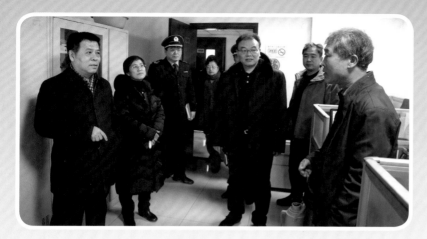

2018年1月8日，北京市卫生计生委主任雷海潮（左一）到大兴区调研控烟工作

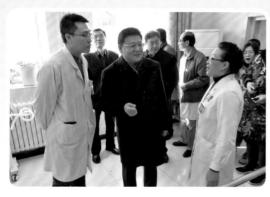

2018年1月30日，国家卫生计生委副主任王贺胜（左三）到复兴医院调研并慰问医务人员

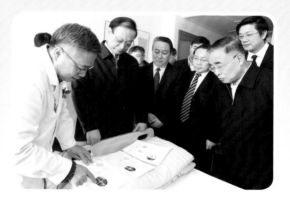

2018年2月1日，国家卫生计生委副主任、国家中医药管理局局长王国强（左二）到眼科医院慰问

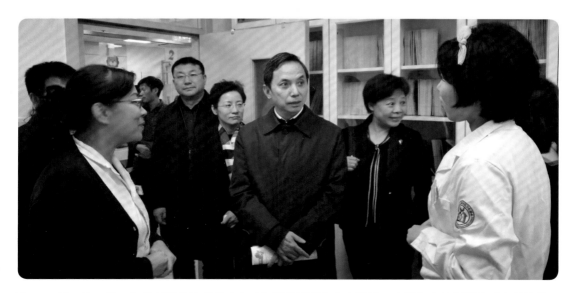

2018年11月21日，北京市副市长卢彦（右三）到东城区东花市社区卫生服务中心调研流感疫苗接种工作开展情况

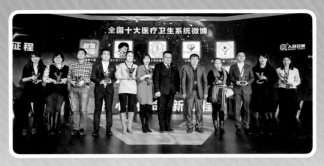
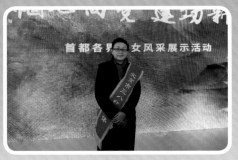

🔊 2018年1月23日，《人民日报》发布2017年年度政务指数微博影响力排行榜，"北京12320在聆听""首都健康""首都献血"荣获"全国十大医疗卫生系统微博"称号

🔊 2018年3月1日，北京市妇联举办"巾帼心向党·建功新时代"首都各界妇女风采展示活动，复兴医院荣获"北京市三八红旗集体"荣誉称号

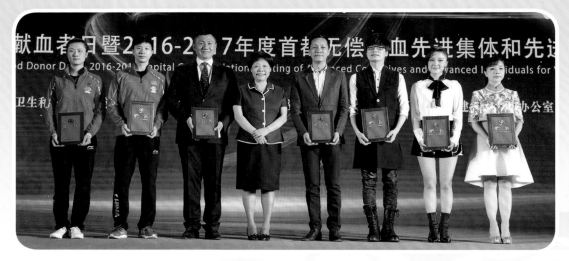

🔊 2018年6月12日，召开庆祝第十五个世界献血者日暨2016—2017年度首都无偿献血先进集体和先进个人表彰大会。北京市政府副秘书长陈蓓为首都无偿献血宣传形象大使——乒乓球运动员丁宁、马龙，主持人罗旭，演员冯远征，歌手玖月奇迹组合和王二妮等人颁发聘书

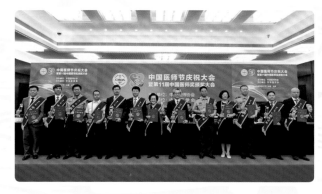
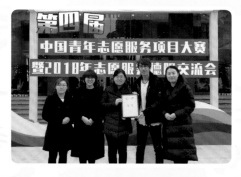

🔊 2018年8月19日，由中国医师协会主办的首个"中国医师节"庆祝大会暨第十一届"中国医师奖"颁奖表彰大会在北京人民大会堂举行，北京地区16名医师获奖

🔊 2018年12月1日，北京地坛医院"2+1"红丝带高校行项目获得第四届中国青年志愿服务项目大赛金奖，这是国内志愿服务领域的最高赛事奖项

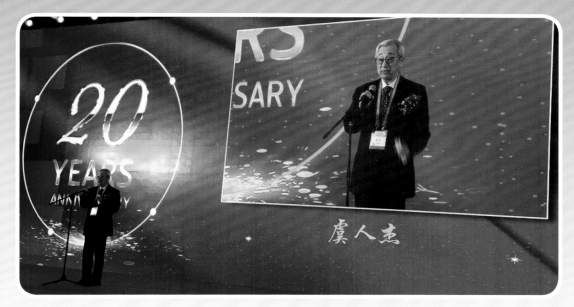

🔵 2018年4月13日，北京华信医院虞人杰教授荣获《中华围产医学杂志》终身成就奖

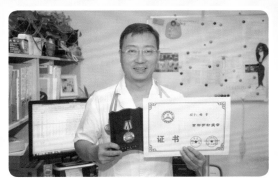

🔵 2018年4月27日，北京朝阳医院急诊科副主任梅雪荣获首都劳动奖章

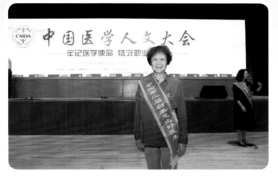

🔵 2018年8月，东直门医院肖承悰教授荣获第二届"白求恩式好医生"荣誉称号

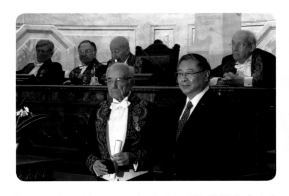

🔵 2018年12月18日，法国国家医学科学院院士大会在法国巴黎召开，大会增选北京积水潭医院田伟教授为法国国家医学科学院外籍院士

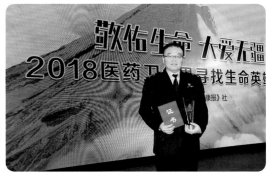

🔵 2018年12月22日，北京市卫生和计划生育监督所所长李亚京在全国"2018医药卫生界寻找生命英雄活动"中被授予"公卫先锋"称号

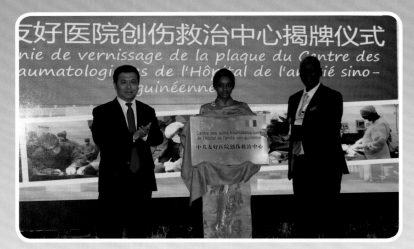

2018年4月26日，北京市卫生计生委代表团出席中国向几内亚派遣医疗队50周年纪念活动，市卫生计生委主任雷海潮为中几友好医院创伤救治中心揭牌

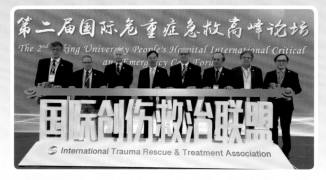

2018年6月2日，在由北京大学人民医院、北京健康促进会和中国医药教育协会联合主办的第二届国际危重症急救高峰论坛暨全国危重症急救培训班开幕式上，"国际创伤救治联盟"正式成立

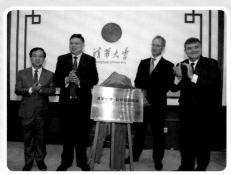

2018年9月2日，清华大学医学院与德国勃林格殷格翰公司签署合作协议，共同探索感染性疾病和免疫疾病领域的新型疗法

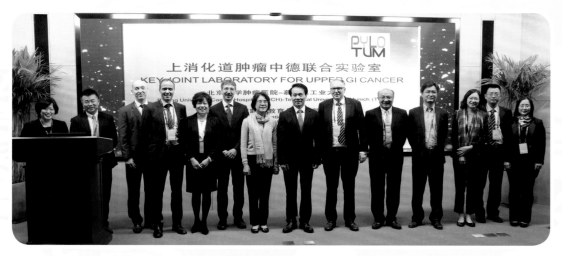

2018年10月10日，北京大学肿瘤医院—德国慕尼黑工业大学共建上消化道肿瘤中德联合实验室启动

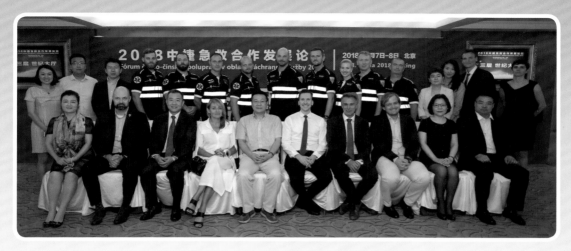

🔊 2018年8月7日，北京市卫生计生委主办中捷急救合作发展论坛

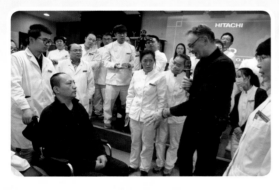

🔊 2018年10月17日，德国康复专家Christoph Hofstetter 教授在北京小汤山医院康复中心进行Bobath技术讲座

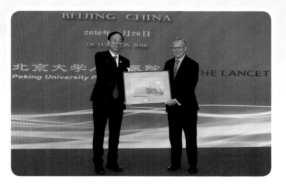

🔊 2018年10月26日，北京大学人民医院和《柳叶刀》杂志共同举办临床医学研究高峰论坛

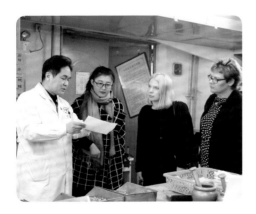

🔊 2018年10月31日，芬兰凯拉瓦市城市发展与国际事务总负责人Emmi Malin一行到北京中医医院顺义医院考察访问

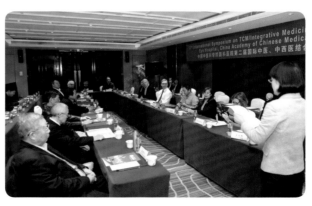

🔊 2018年11月13日，召开中国中医科学院眼科医院第二届国际中医、中西医结合眼科研讨会

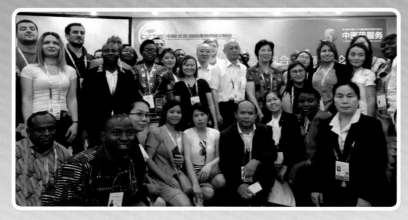

2018年5月30日，北京中医协会在国家会议中心举办中医药"一带一路"跨界融合发展高峰论坛

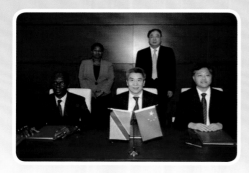

2018年8月15日，中非卫生合作高级别会议期间，阜外医院与坦桑尼亚基奎特心脏病研究所在北京签署对口支援合作协议

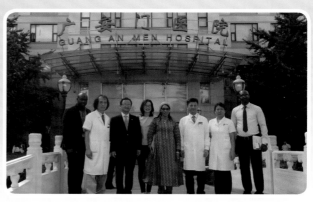

2018年9月5日，冈比亚总统夫人玛塔巴罗一行到广安门医院进行中非传统医学交流

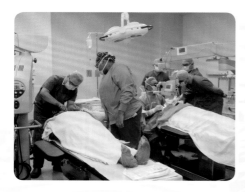

2018年9月，中国（北京）光明行项目专家组抵达安提瓜和巴布达，开展为期两周的白内障筛查与手术"光明行"活动

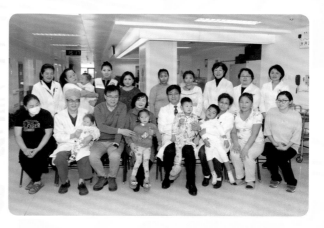

2018年12月6日，蒙古国驻华大使夫人策恩德苏仁到北京安贞医院看望蒙古国先心病患儿，该批患儿是"天使之旅——'一带一路'大病患儿人道救助计划蒙古国行动"资助第二批来京治疗的患儿

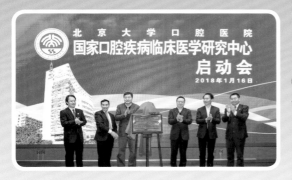

2018年1月16日，国家口腔疾病临床医学研究中心启动会在北京大学口腔医院举行

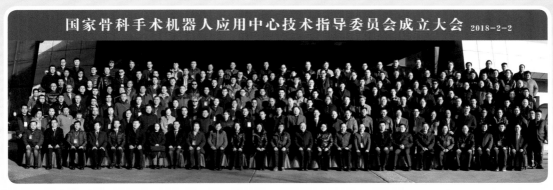

2018年2月2日，北京积水潭医院牵头成立国家骨科手术机器人应用中心技术指导委员会

2018年5月16日，北大医学·教育论坛（2018）：新时代医学教育改革发展暨全国医学教育发展中心成立大会在北京大学英杰交流中心召开

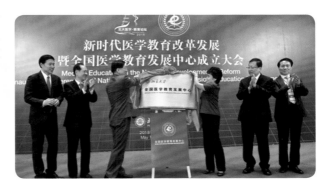

2018年6月28日，"中国中小学生慢病防控医教协同行动计划"启动会在北京儿童医院召开

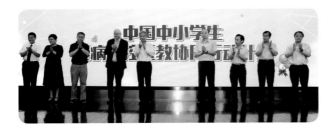

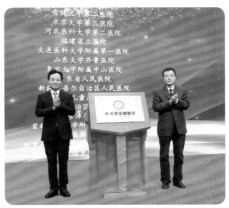

2018年10月24日，中国罕见病联盟成立大会暨第一次学术会议在北京协和医院召开

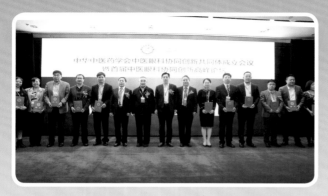

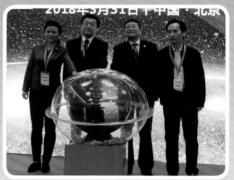

🔼 2018年3月30日，中华中医药学会中医眼科协同创新共同体在北京成立，建立全国中医眼科基层医疗精准帮扶平台

🔼 2018年3月31日，由北京地坛医院牵头，全国30个省（市、自治区）首批70家医疗机构共同组建的"地坛医院感染性疾病专科联盟"在北京成立

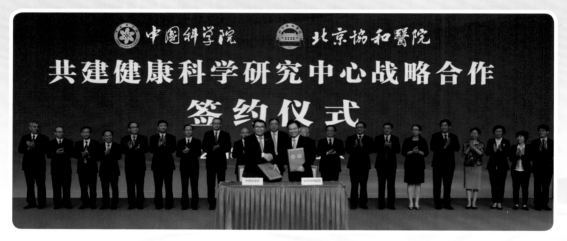

🔼 2018年8月20日，中国科学院与北京协和医院签署共建健康科学研究中心战略合作协议

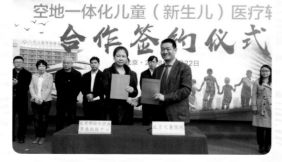

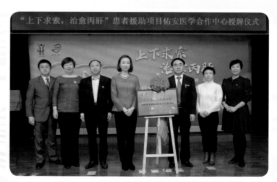

🔼 2018年10月22日，北京儿童医院与北京市红十字会紧急救援中心签订新生儿联合转运（站）协议，搭建全国首家固定翼、直升机、急救车立体化儿童（新生儿）转运体系

🔼 2018年11月2日，由中国初级卫生保健基金会发起的"'上下求索，治愈丙肝'患者援助项目"在北京佑安医院落户，这是该项目在北京市成立的首个医学合作中心

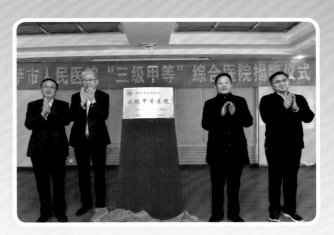

➡ 2018年1月3日，北京市卫生计生委党委书记方来英为拉萨市人民医院"三级甲等"综合医院揭牌

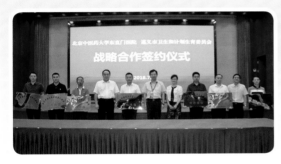

🔺 2018年7月5日，东直门医院与贵州省遵义市卫生计生委签署战略合作协议

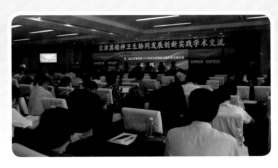

🔺 2018年8月2~4日，北京市精神卫生保健所举办京津冀精神卫生协同发展创新实践学术交流活动

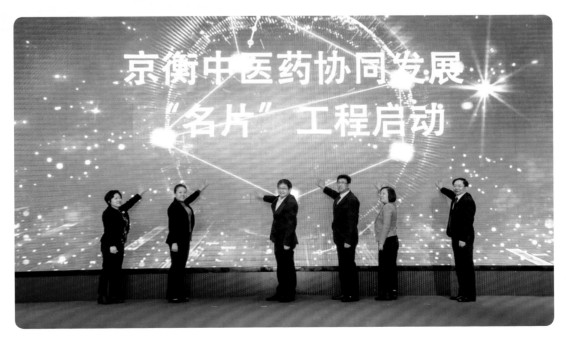

🔺 2018年10月20日，京衡中医药协同发展"名片"工程启动

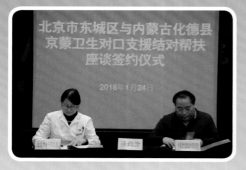

🔵 2018年1月24日，北京市和平里医院党委书记刘东与内蒙古化德县中蒙医院院长刘彪签订对口支援协议书

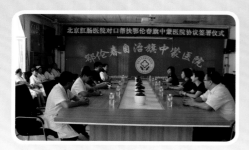

🔵 2018年8月6日，北京市肛肠医院与内蒙古鄂伦春自治旗中蒙医院签署对口帮扶协议

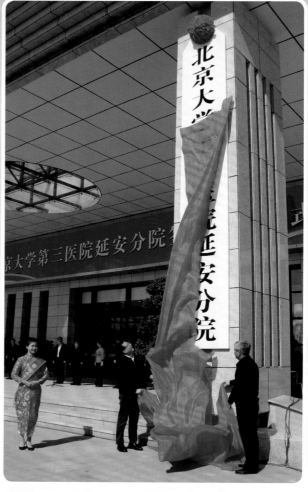

🔵 2018年10月16日，北京大学第三医院延安分院签约揭牌仪式在陕西省延安市中医医院举行

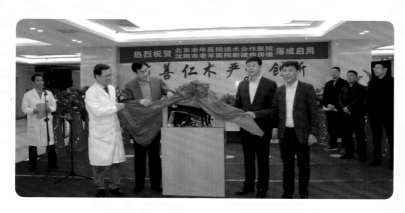

🔵 2018年11月16日，北京老年医院与沈阳市红十字医院签订技术合作协议，双方代表出席了沈阳市老年医院新建病房楼落成启用仪式

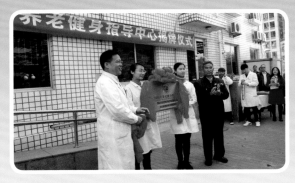

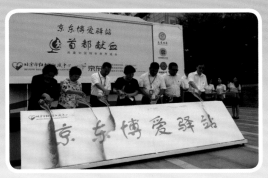

2018年4月10日，航空总医院南郎家园社区卫生服务站成为国内首个全国医疗养老健身指导中心

2018年7月2日，北京市红十字血液中心和京东集团联合在京东集团总部举行"京东博爱驿站"献血方舱启用活动，这是北京市范围内首个启用的企业"博爱号"献血方舱

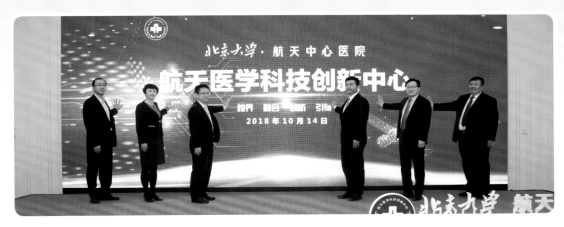

2018年10月14日，航天中心医院航天医学科技创新中心成立，共同推进航天医学发展

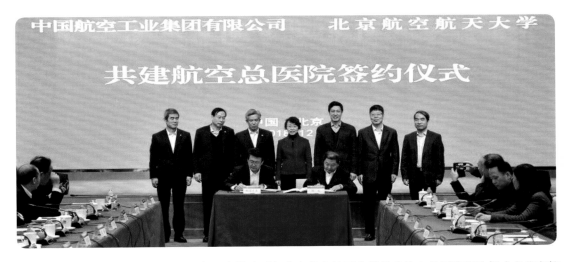

2018年12月26日，中国航空工业集团有限公司与北京航空航天大学共建航空总医院签约仪式在北京航空航天大学举行

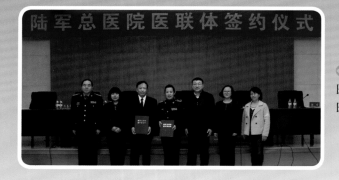

2018年4月4日，陆军总医院与北京市第六医院举行医疗联合体签约仪式

2018年5月18日，北京市第一中西医结合医院联合多家朝阳区社区卫生服务中心、养老机构，成立"朝阳区中医药医养结合联合体"

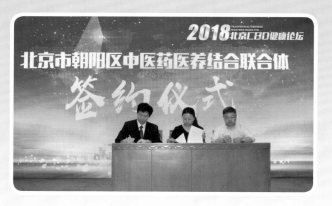

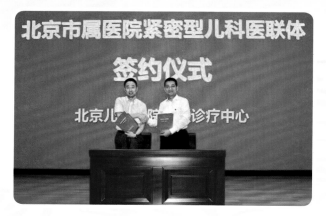

2018年9月29日，北京儿童医院天坛诊疗中心及北京儿童医院世纪坛诊疗中心挂牌，试点打造市属紧密型儿科医联体合作模式

2018年11月22日，海淀区紧密型医联体启动签约仪式在海淀区卫生计生委办公地点举行

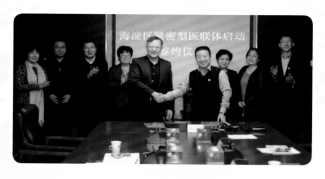

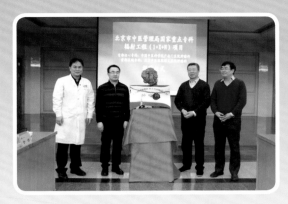
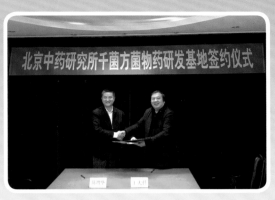

🔆 2018年1月12日，北京中医医院顺义医院肿瘤科获批北京市中医管理局国家重点专科辐射工程（1+X+N）项目揭牌仪式

🔆 2018年2月8日，北京千菌方菌物科学研究院与北京中药研究所共建菌物药研发基地签约仪式在北京中药研究所举行

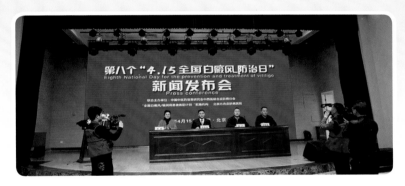

🔄 2018年4月15日，2018年全国白癜风防治日主题——"打好抗白攻坚战，守护人民保健康"在北京方舟皮肤病医院召开的新闻发布会上发布

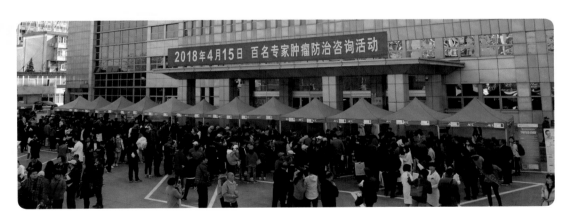

🔆 2018年4月15日，医科院肿瘤医院承办"2018年全国肿瘤防治宣传周活动"，开展大型义诊

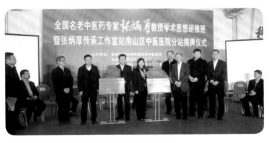

🔄 2018年11月9日，举办全国名老中医药专家张炳厚教授学术思想研修班暨张炳厚传承工作室站房山区中医医院分站揭牌仪式

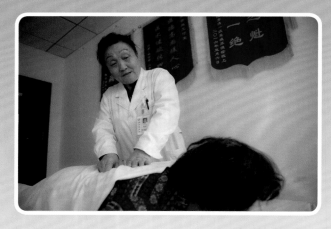

2018年5月8日，国家文化和旅游部公布第五批国家级非物质文化遗产代表性项目代表性传承人名单，航空总医院中医正骨科主任医师罗素兰为罗氏正骨法唯一代表性传承人

2018年6月19日，北京华信医院完成国内外首例儿童冠脉血栓抽吸及冠脉内留置溶栓治疗病例

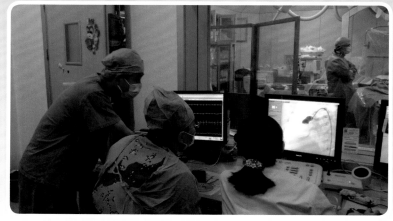

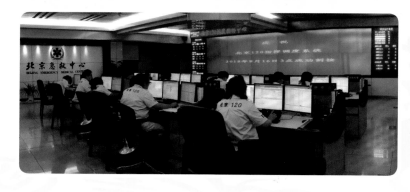

2018年8月16日，北京120调度指挥系统完成升级，实现按任务类别、医生能力、患者伤情程度等分类

2018年11月16日，北京朝阳医院北京市呼吸疾病研究所与中华医学会北京分会主办的"2018朝阳国际医学大会"开幕式上，特举行翁心植院士铜像揭幕仪式

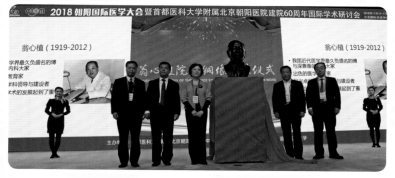

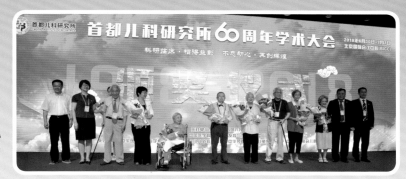

⊃ 2018年7月1日，首都儿科研究所在北京国际会议中心召开建所60周年学术大会

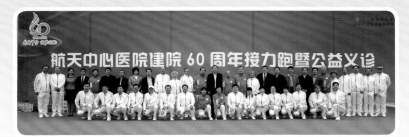

⊂ 2018年9月16日~11月8日，航天中心医院分别在甘肃省酒泉市、河南省洛阳市、河北省承德市及北京市举行建院60周年接力跑暨公益义诊系列活动

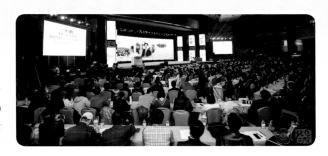

⊃ 2018年10月9日~10日，2018中国医院创新发展峰会暨北京大学第三医院建院60周年学术研讨会在北京国际会议中心召开

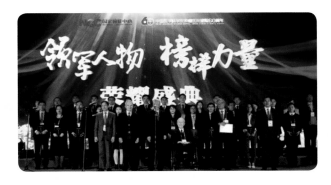

⊂ 2018年10月20日，在医科院肿瘤医院建院60周年纪念大会上，举行"领军人物榜样力量"荣耀盛典

⊃ 2018年12月10日，为庆祝建院60周年，东直门医院举办临床高等教育传承与发展学术大会

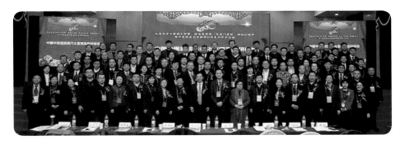

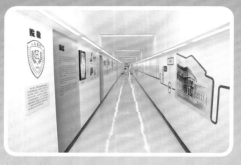

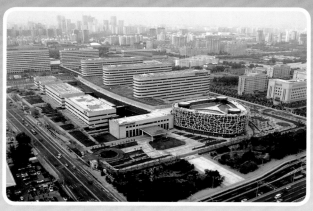

2018年8月13日，北京大学人民医院将地下通道建设成为反映医院百年历史的百米长廊

2018年10月6日，北京天坛医院新院区开诊

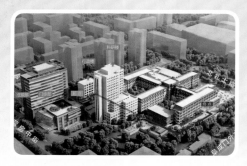

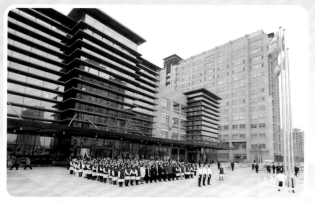

2018年12月10日，医科院阜外医院2号楼（王字楼）正式投入使用

2018年12月22日，北京友谊医院通州院区开诊

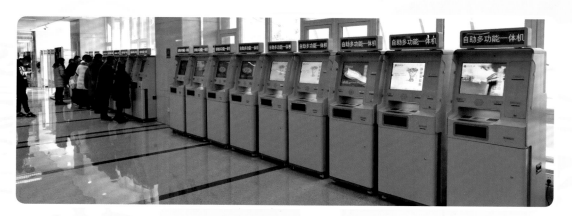

2018年，北京大学第一医院打造"挂收新模式"，门诊大厅自助机集建卡、挂号、缴费、报告单打印、查询等功能，实现就诊自助服务

2019

北京卫生和计划生育年鉴

BEIJING HEALTH AND FAMILY PLANNING YEARBOOK

北京市卫生健康委员会
《北京卫生和计划生育年鉴》编辑委员会 编

北京科学技术出版社

图书在版编目（CIP）数据

2019 北京卫生和计划生育年鉴 / 北京市卫生健康委员会，《北京卫生和计划生育年鉴》编辑委员会编 . — 北京 ： 北京科学技术出版社， 2020.7
ISBN 978-7-5714-0610-3

Ⅰ . ① 2… Ⅱ . ①北… ②北… Ⅲ . ①卫生工作－北京－ 2019 －年鉴 ②计划生育－北京－ 2019 －年鉴 Ⅳ . ① R199.2-54 ② C924.21-54

中国版本图书馆 CIP 数据核字（2019）第 256191 号

审图号：GS（2019）333 号

策划编辑：何晓菲
责任编辑：何晓菲
责任校对：贾　荣
封面设计：申　彪
图文制作：北京永诚天地艺术设计有限公司
责任印制：吕　越
出 版 人：曾庆宇
出版发行：北京科学技术出版社
社　　址：北京西直门南大街 16 号
邮政编码：100035
电　　话：0086-10-66135495（总编室）　0086-10-66113227（发行部）
网　　址：www.bkydw.cn
印　　刷：北京盛通印刷股份有限公司
开　　本：787mm×1092mm　1/16
字　　数：1500 千字
印　　张：40.75
插　　页：16
版　　次：2020 年 7 月第 1 版
印　　次：2020 年 7 月第 1 次印刷
ISBN 978-7-5714-0610-3

定　　价：240.00 元（配光盘）

《2019北京卫生和计划生育年鉴》
编辑委员会

主　　任　雷海潮

副 主 任　张　华

委　　员　（以姓氏笔画为序）

王开斌　孔京生　叶小敏　刘清华　汤伟民

严　进　李德娟　谷　颖　宋　玫　张　涛

罗香葆　钟晓军　禹　震　郗淑艳　姚铁男

高　彬　高　路　郭子侠　唐汉禹　黄若刚

曹　昱　琚文胜　温淑兰　鲍　华　臧萝茜

《2019北京卫生和计划生育年鉴》
编辑部

主　　编　张　华

副 主 编　唐汉禹　琚文胜

常务副主编　郭默宁　余　胜

编　　辑　任向群　姜　冰　张梦琪　党建军

地址　北京市西城区赵登禹路277号

邮编　100034

电话　010-83366954

编辑说明

一、《北京卫生和计划生育年鉴》由北京市卫生健康委主管、北京市卫生健康委信息中心承编，是一部逐年记载北京地区卫生和计划生育工作的资料性工具书和史料文献，其内容主要综合反映北京卫生和计划生育工作各方面的基本情况、进展和成就。

二、本卷年鉴按分类编辑法，按类目、分目、条目结构设计。全书共分15个类目：概况，大事记，特载，重要会议报告，文件和法规，工作进展，军队卫生工作，各区卫生和计划生育工作，三级医院工作，医学科研与教育机构工作，公共卫生及其他卫生计生机构工作，卫生计生社会团体工作，卫生统计，附录，索引。

三、为方便读者阅读，在附录中设有"专有名词对照表"。另外，除卷首目录外，对刊载内容编制了"索引"附于书末，按汉语拼音字母依次排列。

四、本卷年鉴统计数字均以卫生健康统计年报的数字为准。文中涉及各项年度数据以2018年12月31日为统计口径，其他非年度数据以统计部门或业务主管部门的统计口径为准。

五、本卷年鉴反映2018年1月1日至12月31日期间情况（部分内容依据实际情况或为更好地说明相关内容，时限略有前后延伸），凡2018年事项，一般只直书月、日，不再写年份。

六、本卷年鉴收录的文章和条目内容，均由各相关单位专人（部门）提供，并经主要负责人审核。

七、为方便读者阅读、检索，配随书光盘。

八、《北京卫生和计划生育年鉴》的编纂工作在编辑委员会的指导下，依靠广大撰稿人共同完成，力求做到资料翔实、语言规范、文字精练。本年鉴疏漏和不足之处，敬请广大读者批评指正。

《北京卫生和计划生育年鉴》编辑部

2019年10月

目 录

市属医院改革与管理

组织与人事管理

◆ 军队卫生工作

◆ 三级医院工作

◆ 附 录

◆ 索 引

概　况

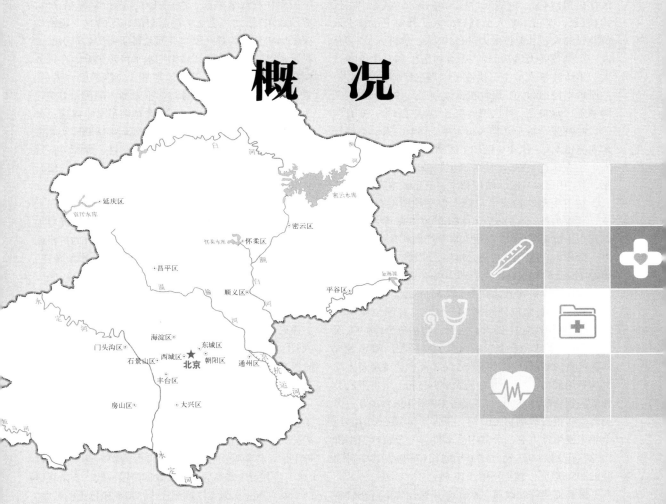

2018年北京市卫生健康工作概况

截至2018年末，全市有医疗卫生机构11100家，其中医疗机构10958家（含三级医疗机构115家、二级医疗机构174家、一级医疗机构654家），其他卫生机构142家。全市卫生人员351765人，其中卫生技术人员281686人、其他技术人员17106人、管理人员20946人、工勤技能人员29050人、乡村医生和卫生员2977人。卫生技术人员中，执业（助理）医师109376人、注册护士123589人。医疗机构编制床位130344张，其中医院119800张、社区卫生服务中心7235张；实有床位123508张。每千常住人口卫生人员16.3人、卫生技术人员13.1人、执业（助理）医师5.1人、注册护士5.7人、实有床位5.7张。社区卫生服务中心（站）2079家，其中中心341家、站1738家；卫生技术人员28004人。村卫生室2613家。户籍人口平均期望寿命82.20岁，其中男性79.85岁、女性84.63岁。常住人口孕产妇死亡率11.69/10万，户籍人口孕产妇死亡率11.03/10万；常住人口婴儿死亡率1.86‰，户籍人口婴儿死亡率2.01‰。户籍人口出生率10.30‰，人口自然增长率3.25‰。医疗机构共诊疗24752.5万人次，出院405.2万人次；编制床位使用率74.2%，实有床位使用率81.5%，平均住院日9.3天；医生日均担负诊疗9.9人次和住院1.0床日。全市二级以上公立医院门诊患者次均医药费534.9元，其中药费256.3元；住院患者人均医药费用22672.7元，其中药费5554.5元。全市甲乙类传染病报告病例28009例，报告发病率128.9/10万；丙类传染病报告病例149207例，报告发病率686.7/10万。全年未发生重大突发公共卫生事件。全市医疗卫生机构总支出2478.9亿元，比上年增长17.9%；其中财政补助395.6亿元，较上年增长18.5%。

医药卫生体制改革 医药分开综合改革自2017年4月实施以来，至2018年年底，门急诊3.8亿余人次，出院和住院患者610万人次，总体平稳有序，反响良好。国务院领导先后8次做出批示，给予肯定和鼓励。改革以来，分级诊疗制度建设取得进展，三级医院门急诊量减少8%，一级医院及基层医疗卫生机构门急诊人数增幅近30%，住院服务向三级医院集中，出院患者增长9.7%；医疗机构新的补偿机制有效发挥作用，医事服务费得到认可；全市医药费用年均增长率

仅为6%，为2000年以来费用增幅的最低年份，与经济增长保持了基本协调。启动实施京津冀第一批六大类医用耗材联合采购，医用耗材采购价格降幅16%，节约费用3亿元。建立了覆盖全市16区的34个紧密型医联体和北京儿童医院、首都儿科研究所为牵引的儿科紧密医联体，带动区域诊疗水平稳步提升。在国务院第五次大督查中，西城区推进"三纵两横一平台"紧密型医联体建设获国务院通报表扬。加快完善现代医院管理制度，市委全面深化改革委员会审议通过并由市政府办公厅印发了建立现代医院管理制度实施方案，推动建立维护公益性、调动积极性、保障可持续的公立医院运行机制。制订《北京市加快推进三级公立医院建立总会计师制度实施方案》，推动三级公立医院落实总会计师制度。12月，市政府办公厅印发《北京医耗联动综合改革实施方案》，取消医用耗材加成，规范更多医疗服务项目，通过有降有升的价格调整，助推医疗机构发展方式向内涵质量效率型转变，更好地保障群众健康。

"健康北京"建设 制订并落实《"健康北京2030"规划纲要》三年行动计划，多部门支持、群众参与的工作局面得以加强，密云区、延庆区通过了国家卫生区验收评审，朝阳区、海淀区通过了国家卫生区第一阶段暗访，通州区、平谷区、怀柔区和天安门地区通过了国家卫生区复审，大兴区、丰台区启动了国家卫生区创建。联合市民政局、市委社会工委、市委农工委推进村（居）委会公共卫生委员会建设，全市已建成公共卫生委员会3396个，海淀区和怀柔区等区以精神卫生、传染病防控、健康教育等为切入点，推动村（居）公共卫生委员会建设，取得阶段成效。全市新增26个献血点，加强无偿献血宣传，组织团体无偿献血，全市采血量比上年净增13.1%，增速和公民无偿献血率均居全国首位，有效应对处置了季节性血液供应紧张的问题。持续开展流感、手足口病等传染病监测，连续两年有效应对了近十年来的两次流感高峰；在全市16区全面建成国家致病菌识别网，成为全国首个完成全覆盖的省级行政单位。不断完善控烟体系建设，自《北京市控制吸烟条例》实施以来，行业控烟总体合格率从77%提升到95%，群众举报和监督处罚并行的

控烟格局基本形成。完成3.4万余家生产经营单位的职业病危害调查和3000家单位的职业病危害检测工作，为加强监管奠定了基础。

非首都功能疏解和京津冀协同发展　加快疏解非首都功能：天坛医院新院实现开诊，疏解核心区医疗床位950张；友谊医院通州院区开诊；同仁医院亦庄院区扩建、口腔医院迁建等项目取得进展；安贞医院通州院区、朝阳医院常营院区、北大医院大兴院区、北大人民医院通州院区、友谊医院顺义院区、首儿所通州院区、北京急救中心通州部、市疾控中心迁建和卫生职业学院新院区等项目加快推进。京津冀临床检验结果互认项目由27项增至33项，临床检验结果互认医疗机构由132家增至296家，实现了符合要求的三级、二级医疗机构和医学检验实验室全覆盖。北京市卫生计生委与河北省卫生计生委、雄安新区管委会共同签署《关于支持雄安新区医疗卫生事业发展合作框架协议》，全力支持雄安新区医疗卫生发展，对廊坊、保定、唐山、张家口、承德等五地市的对口支援取得了新的成效，当地诊疗能力和水平得到持续提升。做好《北京市医疗卫生设施专项规划（2017—2035年）》和《北京市医疗卫生服务体系规划（2017—2035年）》编制工作，开展"十三五"时期卫生计生规划中期评估，推动规划任务落地实施。

卫生应急与公共卫生　加强卫生应急与急救体系建设。积极预防和控制首都突发公共卫生事件，加强各类突发事件紧急医学救援，圆满完成各类重大活动及特殊事件保障任务。在各区、各相关专业机构健全卫生应急管理体系，区级以上疾控机构设立卫生应急办公室，二级以上医疗机构内设或指定处室（科室）负责日常卫生应急管理，有效保障中非合作论坛等一系列重大活动。全面贯彻落实《北京市院前医疗急救服务条例》，大力推进院前医疗急救服务体系建设，院前医疗急救服务能力有效提升，全市新增20个急救工作站，急救呼叫满足率提升8个百分点，急救平均反应时间缩短2分钟，突发公共卫生事件的及时报告率和处置率均达100%。加强延庆区冬奥卫生服务与保障能力，提出冬奥医疗机构定点名单。

提升公共卫生保障能力。持续开展流感、手足口病等传染病监测，有效应对流感高峰。推进以心脑血管病、恶性肿瘤、口腔疾病防治为重点的"阳光长城计划"，开展重点慢性病发病趋势的监测分析；启动北京"城市改变糖尿病"项目，探索糖尿病综合干预管理路径；对心脑血管疾病、恶性肿瘤高危人群进行筛查和干预管理，累计筛查13.5万余人；为8万名适龄儿童提供免费窝沟封闭防龋服务，为42万名学龄前儿童提供免费防龋服务。

医疗卫生服务　加强基层卫生工作。组织涉农区政府加强村卫生室建设，完成194个村卫生室建设，并用邻村覆盖或乡镇卫生机构巡诊等方式将卫生服务送到山区村民身边。市政府办公厅发布《北京市关于改革完善全科医生培养与使用激励机制的实施方案》，加大全科医生培养和使用力度。做实做细家庭医生签约服务，推广"智慧家医"模式，增强医患互动，改善签约居民体验。

改善医疗服务。印发北京市《进一步改善医疗服务行动计划（2018—2020年）实施方案》，在多学科诊疗、急诊急救、日间服务等10个方面进一步创新医疗服务，提升群众就医获得感。开展优质护理服务评价和示范典型创建，确定优质护理服务示范医院15家。开展国际医疗服务试点，促进提升国际医疗服务水平。

生育服务和妇幼健康管理　完善生育服务。整合公安、妇幼和全员人口信息系统，优化生育服务登记程序，开发线上计划生育奖励扶助、特别扶助信息管理系统，探索"生育全周期"服务多证合一和信息共享机制，推进卫生计生健康知识分类推送和生育服务精准引导。推进社会力量参与公共场所母婴设施建设，全市建设爱婴医院114家、爱婴社区318家，公共场所建成327个母婴设施；在全国率先建设社区儿童中心12个，累计10万人次获得服务；提高计划生育特殊家庭特别扶助金标准，所有二级以上公立医院为计划生育特殊家庭提供优先便利服务。将计划生育家庭伤残、死亡特别扶助金从每人每月400元、500元提高到每人每月590元、720元，二级以上公立医院为计划生育特殊家庭成员提供优先便利服务；投入4000余万元为全市失独家庭成员购买养老及意外保险，缓解其在养老、医疗等方面的经济压力。为计划生育特殊家庭发放3.71亿元奖励扶助金、特别扶助金，惠及全市11.2万名计划生育群众。

加强妇幼健康管理。实施保障孕产妇安全攻坚行动和助产能力提升计划，在全国率先开展孕产期心理保健及规范流产后避孕服务，启动0~6岁儿童五类残疾筛查。加强妊娠风险评估，保障孕产妇安全，加强妊娠风险评估和高危孕产妇专案管理；建立市、区、医疗机构三级孕产妇危重症报告评审制度，严格孕产妇死亡控制及评审。健全早产儿保健网络，完善市、区危重新生儿救治转会诊网络，开展儿童死亡评审及反馈。联合市教委、市体育局预防控制儿童营养性疾病，促进儿童身体健康。

康复医疗和老龄工作　分类指导前三批15家公

立医疗机构康复转型工作，完成100余名康复治疗师转岗培训、430余人社区康复治疗适宜技术培训。创建24家老年友善医院。推动东城区、朝阳区、海淀区3个国家级医养结合示范区建设。市政府办公厅印发《关于加强老年人照顾服务完善养老体系的实施意见》，进一步完善本市养老体系。健全老年人照顾和优待政策，将享受优待服务的人群扩大至北京市60周岁及以上老年人，新增优待人群110余万人。

中医药工作　落实中医药法，推进中医诊所备案和确有专长人员考核工作。深化中医健康乡村（社区）、中医健康养老"身边"工程、中医治未病健康促进工程，建立中医药领军人才驻村、驻社区工作模式，形成中医药"'四法合一'+互联网"的治未病服务模式，实现养老助残卡刷卡享受中医药健康养老服务。启动名中医"身边"工程，组建372支名中医团队每周到全市333个社区卫生服务中心（乡镇卫生院）坐诊，为社区百姓提供9项服务，5.5万人次在家门口接受了名中医服务。制订《北京市促进中医药健康服务发展实施方案》，促进中医药健康服务发展。创建北京中医药科技创新驱动联盟，加快推进首都中医药创新发展。

依法行政　深入推进"放管服"改革。全面实施医疗机构、医师、护士电子化注册，开展养老机构内设医疗机构电子化备案，多个事项实现"全程网上办，最多跑一次"。制订医疗机构、医师"两证合一"审批制度改革方案，进一步优化审批流程。制订互联网居家医疗护理、互联网诊疗管理文件，促进"互联网+健康医疗"服务规范发展。政务服务（公共服务）事项由108项精简至50项，政务服务（公共服务）事项网上办理率达100%，并逐步理顺了办理流程和工作机制。《北京市发展中医条例》纳入北京市地方性法规五年立法计划。制定了6项地方标准。

综合监督和食品安全　建立北京市医疗机构依法执业自查平台，出台全市医疗机构依法执业自查指南，初步形成医疗机构自主监管机制。组织开展10家市级三级医疗机构"驻院式"监督检查。印发集中整治"号贩子"和"网络医托"专项行动工作方案，推动将"号贩子"等严重失信行为纳入全市信用监管平台，实施联合惩戒。与市公安局、市高级人民检察院、市高级人民法院建立联合打击无证行医工作协调机制，会同公安等多部门启动整治"号贩子"和"网络医托"专项行动，配合公安机关治安拘留"号贩子"900余人。

开发食品安全企业标准备案管理智能支撑系统，为研制、管理食品企业标准提供参考。初步建立了食品安全风险监测、食物消费量、食品安全国家标准、食品安全地方标准、食品安全企业标准数据库，为大数据人工智能的应用打下基础。

科技创新和人才培养　实施新一轮首都卫生发展科研专项，成立了26家临床研究质量促进中心，支持85家机构267个项目开展为期3年的应用性研究，支持40个具有产业化前景的项目开展生物医药转化研究。启动首都卫生发展科研专项—基层创新培育联合项目，重点支持开展社区卫生适宜技术与管理策略研究。启动2018～2019年度北京市卫生健康科技成果与适宜技术推广项目，支持85个项目向全市600余个基层单位推广先进适宜技术。编制医学研究伦理管理规范和伦理审查工作指南，加强人体研究医学伦理管理。首次启动全市临床重点专科建设项目，面向市属和区属医院加强临床专业能力和水平建设。《北京市关于深化医教协同进一步推进医学教育改革发展的实施方案》由市政府审议通过并实施。

国际合作与对口支援　深化国际合作。配合国家总体外交，第一时间组派世纪坛医院援布基纳法索医疗队。落实市委书记蔡奇出访希腊成果，积极开展与希腊等国在医疗卫生领域的合作。举办北京市援外医疗50周年系列活动。

精准扶贫。与拉萨市密切协作，实现拉萨市人民医院三甲挂牌；根据青海省玉树州实际需要，组建玉树州精神疾病专科医院，结束了国内高原高寒地区没有精神病专科医院的历史。

信息化建设与安全生产保卫工作　制订全市医疗信息互联互通实施方案，并由市委全面深化改革委员会会议审议通过。基本完成信息互联互通的顶层设计。完成"健康北京"APP（一期）的开发，为互联互通落地奠定了实施基础。开展反恐工作、扫黑除恶以及"雪亮工程"建设等，加强系统安全生产和治安保卫工作。

落实全面从严治党主体责任　制订市卫生计生委党委带头落实全面从严治党主体责任的实施意见，发挥领导班子党风廉政建设示范作用。全系统部署开展"知边界、守规矩、抓落实"专项工作，引导党员干部增强党性纪律观念。抓好党支部规范化建设，修订下发《党支部工作规范》，推广使用"一规一表一册一网"。推进基层党组织和党员到社区双报到，全系统在职党员报到率98.6%。在全系统开展学习习近平新时代中国特色社会主义思想专题读书活动、"不忘初心跟党走、牢记使命护健康"主题宣讲活动和"青年大学习"活动，把干部职工的思想和行动统一到党的十九大精神上。举办首届"医师节"庆祝活动，开展第七届"首都十大健康卫士""中国好医生、中国好护士""北京榜样"等推荐宣传活动，彰显卫生健康工作者职业精神。着手建立医院党建工作指导委员会和北京市医院党建工作专家委员会。联合市纪委派驻纪检组成立巡察工作领导小组及办公室，组建巡察组，开展第一批4个单位巡察，推动全面从严治党向基层延伸。

（黄高平）

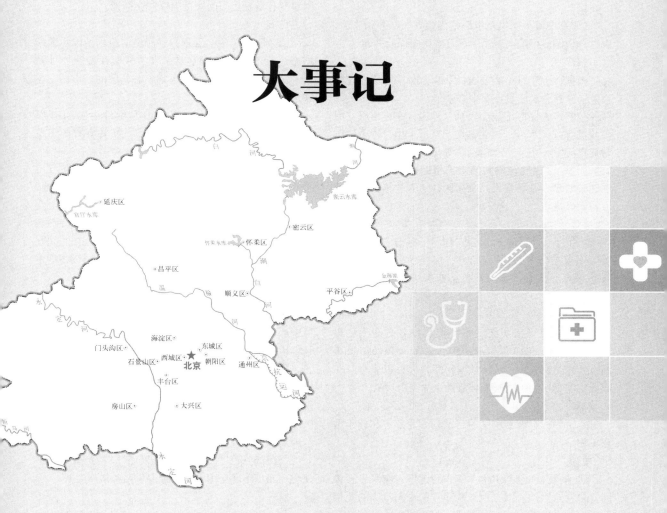

大事记

2018年北京卫生健康工作纪事

1月

1日

《北京市城乡居民基本医疗保险办法》开始实施，农村合作医疗保险与城镇居民基本医疗保险并轨。

3日

根据市卫生计生委要求，北京急救中心成立北京市院前医疗急救质量控制中心办公室。

拉萨市人民医院成为西藏自治区首家地市级三甲医院揭牌仪式举行。该院是在北京市卫生计生委、医管局指导下，由北京友谊医院等市属22家医院"组团式"帮扶、"医院包科"结对，帮助拉萨市人民医院在医院管理、学科建设、临床医疗、人才培养等方面取得明显进步。

4日

市卫生计生委联合市公安局召开打击"网络号贩子"座谈会，市医管局、北京114挂号平台、京医通挂号平台和部分重点医疗机构有关方面负责人参加会议。

5日

美国免疫学家协会宣布，将2018年碧迪生物科学研究者奖（2018 AAI-BD Biosciences Investigator Award）授予清华大学医学院祁海教授，以表彰其在职业生涯早期为免疫学领域所做出的突出贡献。

8日

北京中医医院新院区项目被列入北京市2018年重点工程。

9日

法国社会团结与卫生部部长阿涅斯·布赞一行访问北京儿童医院。双方就医院建立的全国范围的儿科网络运作模式及远程医疗模式、门急诊工作量等进行交流。

10日

随法国总统马克龙一同访华的法国社会团结与卫生部部长阿涅斯·布赞女士一行访问医科院肿瘤医院。

11日

市卫生计生委联合市公安局、市网信办，组织市卫生计生监督所、市红十字血液中心等，召开全市打击非法买卖血液联席会，着重就保证医疗用血安全、维护群众权益进行研究部署，并针对媒体曝光"互助献血变有偿献血"问题提出针对性措施。

12日

国务院副总理刘延东考察海南博鳌乐城国际医疗旅游先行区，现场观摩北京大学肿瘤医院季加孚教授、沈琳教授与成美国际医学中心开展的多学科交互式远程会诊。

市政府新闻办公室联合市卫生计生委召开以"强化控烟工作，倡导健康生活"为主题的新闻发布会。

召开2018年度医管局工作会议，学习贯彻习近平新时代中国特色社会主义思想和党的十九大精神，领会落实中央经济工作会议和市委十二届四次全会精神，全面回顾总结市医管局系统过去5年，特别是2017年重点工作任务落实情况，梳理分析存在的问题和当前及今后一个时期的形势任务，明确未来5年主要工作思路，全面部署2018年主要工作任务。

16日

国家口腔疾病临床医学研究中心北京大学口腔医院中心启动会召开，中心主任、北京大学口腔医院院长郭传瑸向37家分中心单位授牌。

宁夏灵武市对口支援工作调研组到石景山区调研，实地参观中国中医科学院眼科医院、石景山医院，就石景山区在医疗等方面对灵武市人民医院、中医医院的帮扶内容达成意向。

23日

"首都健康""北京12320在聆听""首都献血"被评为"2017年度全国十大医疗卫生系统微博"。

24日

北京市和平里医院与内蒙古化德县中蒙医院签订对口支援协议。

25日

捷克卫生部第一副部长罗曼·普里姆拉一行访问北京急救中心。北京急救中心主任张文中介绍了北京市院前医疗急救及航空医疗发展情况。双方就航空救援开展、付费机制及专业培训等方面情况进行了交流。北京市外办欧非处、北京市卫生计生委国际合作处负责人陪同参观访问。

27日

北京大学人民医院举行"百年华诞 岁月如歌"百周年纪念暨2017年度表彰大会,颁布百年华诞形象标志、新院徽与新院训。

29日

由健康报社发起的"杏林人才星火计划"之中西医结合肛肠专业培训班在北京市二龙路医院开班,来自全国近30家医疗机构的肛肠科骨干医师参加培训。

北京同仁医院与银川市第三人民医院签署"京银医疗卫生合作项目"技术帮扶协议。

31日

北京口腔医院迁建工程纳入2018年北京市重点工程。

1月

丰台区成功创建国家2017年度流动人口基本公共卫生计生服务均等化示范区。

2月

1日

国家卫生计生委副主任、国家中医药管理局局长王国强到东城区调研中医传承工作。

2日

北京积水潭医院牵头成立国家骨科手术机器人应用中心技术指导委员会,田伟任主任委员。

6日

市卫生计生委召开慢性病综合防控示范区建设推进会,各区卫生计生委和区疾控中心主管领导参加会议。会上传达了国家慢性病综合防控示范区工作会议精神,通报了各区示范区建设工作进展,朝阳区、顺义区分别就国家级示范区复审及新创建工作进行经验介绍。对西城区、房山区作为第二批国家级示范区提出要求。

8日

市卫生计生委党委印发《北京市卫生和计划生育委员会公务员平时考核实施办法(试行)》。该办法共5章23条,主要内容包括考核目的和适用范围、考核内容和指标、考核的程序和方法、考核结果运用、办法的解释和施行日期等。该办法适用范围是处级及以下公务员和委属参照公务员法管理、纳入工资规范管理的事业单位工作人员;施行日期为2018年1月1日。

市卫生计生委召开2018年全市卫生计生工作会议。副市长卢彦出席会议并讲话。市卫生计生委主任雷海潮作全市卫生计生工作报告,对近5年卫生计生

工作进行了回顾总结,全面部署2018年工作。市卫生计生委副主任毛羽通报了全市二级以上医院DRGs评价结果,市卫生计生委副主任钟东波通报了北京市卫生发展绩效综合评价情况,北京协和医院等3家单位在会上作典型发言。

8~11日

第三十三届亚太眼科学会大会(APAO 2018)在香港国际会展中心召开,北京同仁医院王宁利教授当选为亚太眼科学会新任主席,胡爱莲教授获得亚太眼科杰出防盲奖。

9~12日

第六届亚洲认知行为治疗大会(6th Asian Cognitive Behavior Therapy Conference,ACBTC)在孟加拉国达卡举行,北京安定医院李占江教授被邀请作为督导师参加案例督导。

10日

市卫生计生委向全市100名在生活保障、养老照顾、大病医疗等方面长期面临经济困境或遭遇突发灾难、需要政府出援手实施帮扶的计划生育特殊家庭成员,每人发放1500元春节慰问金。

22日

印发《北京市卫生和计划生育委员会关于落实<早产儿保健工作规范>的通知》,从加强妇幼健康服务机构能力建设、完善北京市早产儿保健网络、规范早产儿保健服务内容、提高北京市早产儿救治和保健服务水平几方面加大工作力度。

市卫生计生委、市教委、市体育局共同制订《北京市儿童营养均衡计划》,明确北京市儿童营养均衡工作实施策略。

3月

1日

市医管局召开"落实党的十九大精神推进市属医疗资源均衡协调发展"媒体沟通会。会上,市医管局介绍了坚持以首都人民日益增长的健康需求为中心、围绕"优化市属医疗资源均衡配置"这一主线,以实现区域医疗卫生服务均等化为目标,以托管为突破口,以规范医疗合作为落脚点,引导市属医院"精准"向远郊区疏解优质医疗资源,重点探索推广"区办市管""托管"紧密型医疗合作模式,将市属医院人才、技术、服务、管理、信息等优质资源直接辐射到郊区医院。

市卫生计生委联合市教委、市人力社保局组织召开2018年全市春夏季传染病防控部署暨防控技术培训

会。会上，传达了国家卫生计生委结核病工作会议精神，对全市2017年的结核病防控工作开展情况进行了总结，部署了2018年结核病防控工作。

通州、朝阳、顺义、大兴及平谷五区联合开展的"党群同心血脉相连，白衣天使情系人民"——卫生计生系统团体无偿献血活动率先在通州区启动。

2日

市卫生计生委党委召开2018年党建和党风廉政建设工作会议。

6日

市卫生计生委召开保障孕产妇安全——血液保障专项研讨会，老年妇幼处、医政医管处、北京市临床输血质量控制和改进中心、北京妇幼保健院及部分区卫生计生委，部分央属、部属、市属、区属医疗机构代表参加会议。会议对孕产妇用血进行了深入探讨，并就规范化血库建设的基础上医疗机构间联动用血可行性流程、妇幼保健专科医院紧急用血存在的问题及保障方式、产科自体血回输等有效解决措施进行研讨。

市医管局召开2018年医疗护理与行风工作会，总结2017年市属医院医疗运行及医疗护理工作情况，部署2018年医疗护理重点工作及行风建设工作。

7日

市卫生计生委召开北京市孕期营养门诊示范单位工作会议。会议对2017年孕期营养门诊规范化管理工作进行总结，并制订2018年孕期营养门诊年度工作计划。

8日

市卫生计生委召开2017年全市卫生计生监督工作集中汇报会，听取各区卫生计生委汇报2017年卫生计生监督工作成效和2018年工作构想。

10日

团市委、市卫生计生委、市红十字会、市志愿服务联合会联合在全市范围内开展"爱满京城"北京志愿者参与无偿献血主题活动。

13日

根据市委组织部要求，市卫生计生系统从16家市属医院和12个区卫生计生委选派的第九批第二期57名援疆干部，从北京前往新疆和田执行卫生援疆任务。57名卫生专业技术干部分别在和田地区人民医院、和田县人民医院、墨玉县人民医院、洛浦县人民医院、兵团十四师医院执行卫生援疆任务，任期1年。

18～19日

北京市肛肠医院（北京市二龙路医院）举办北京中医（中西医结合）肛肠医学中心暨二龙路跨域肛肠专科医联体首次年度大会。会议通过了《二龙路跨域肛肠专科医联体章程》和《二龙路跨域肛肠专科医联体绩效考评方案》，京冀鲁鄂赣及区内26家成员单位代表及当地卫生计生委领导参加会议。

21日

由市卫生计生委和市教委指导，北京结核病控制研究所和北京防痨协会联合主办，通州区卫生计生委、通州区教委、通州区疾控中心、人大附中协办的"关心帮助青少年，实现健康无'核'梦"世界防治结核病日北京市主题活动暨中国人民大学附属中学社会实践活动在人大附中通州校区举行。

22日

市卫生计生委召开保障孕产妇安全——应急保障专项研讨会。委老年妇幼处、应急办、北京急救中心、北京市红十字会紧急救援中心参加研讨，对院前急救孕产妇转会诊网络建设、加强院前急救记录及相关培训等达成一致意见。

北京市和平里医院专家到银川永宁县人民医院开展对口支援帮扶。和平里医院院长王建辉、永宁县卫生计生局局长杨新斌为双方医院成为技术协作医院揭牌。

23日

市卫生计生委召开生育保险调整相关工作研讨会。市人力社保局有关负责人、北京市助产机构产科主任代表、区妇幼保健院院长代表共20余人参与研讨，就生育保险调整限额、产科价格调整等进行专项研究。

延庆区急救分中心利用航空救援直升机，成功将1名张山营镇患者转运至中日友好医院。

27日

新组建的国家卫生健康委员会正式挂牌。

28日

由市卫生计生委推荐的北京儿童医院重症医学科主任钱素云荣获第六届首都道德模范提名奖。

台湾弘光医学院、法兰医疗机构的精神科专家及管理人员到房山区精神病医院开展精神康复体系交流活动。

29日

由北京市卫生计生委推荐的西苑医院血液科主任医师麻柔、宣武医院血管超声科主任华扬、北京大学第一医院肾脏内科副主任周福德分别被评为"中国好医生"2018年2月、3月月度人物，并受到中央文明办、国家卫生健康委员会表彰。

市医管局消化内科学科协同发展中心召开管理委员会2018年度第一次会议，审议了《消化内科学科协同发展中心五年发展规划》和2018年度重点任务。

30日

中华中医药学会中医眼科协同创新共同体在北京正式成立，中国中医科学院眼科医院院长高云当选共同体专家指导委员会主任委员。

丰台区卫生计生监督综合服务管理平台上线。综合服务平台项目依托"互联网+"模式，实现卫生计生监督执法模式的转变与升级。

31日

北京地坛医院感染性疾病专科联盟在北京成立。

31日～4月2日

由北京大学第三医院、中国医师协会主办，中国妇幼保健协会、北京医学会协办的中国大陆辅助生殖技术成功应用30年庆典暨生殖健康学术研讨会在北京召开。

4月

1日

经市政府批准，北京市制订第二类疫苗接种服务价格，在全市实施。

3日

北京市召开2018年艾滋病防治工作会。各区卫生计生委主管主任、疾控科科长，区疾控中心主管领导和性艾科负责人、技术骨干，北京性艾协会及协和医院、地坛医院、佑安医院、解放军第三〇二医院抗病毒治疗工作负责人等100余人参加会议。会上，市疾控中心分析了全市艾滋病疫情形势，总结了艾滋病防控工作进展，针对艾滋病防控工作存在的主要问题提出下一步工作重点。

市医管局召开2018年规划发展工作会议。会议总结2017年规划、基建、医疗合作主要工作完成情况，部署安排2018年重点工作任务。

4日

市医管局组织制定的北京市地方标准《群体伤院内检伤标识应用规范》正式发布。该《标准》为市医管局组织制定的首个北京市地方标准。

陆军总医院与北京市第六医院举行医疗联合体签约仪式。

9日

市卫生计生委召开2018年北京市疾病预防控制工作会议。军委后勤保障部卫生局、市教委、市财政局、市民政局等相关委办局领导，各区卫生计生委、三级医疗机构、市级公共卫生机构、市级慢病防治所和机关处室等260余人参加会议。

市委组织部调研组到市医管局，就"以实绩考核为核心，健全完善考准考实、简便易行的干部综合考核评价体系""探索运用市场化机制选聘高素质专业化人才"主题开展专题调研。

10日

由荷兰医疗和体育部长布鲁因斯（Bruno Bruins）先生带队的荷兰生命科学和健康领域商务访问团到北京大学第三医院参观访问。

市医管局召开市属医院妇产科疾病西医执业医师合理使用中成药培训。培训围绕妇科疾病相关中成药的临床应用、中成药的循证评价等课题展开，旨在加强西医师合理使用中成药能力。

航空总医院南郎家园社区卫生服务站成为首个全国医疗养老健身指导中心。该中心是国家中医药管理局华夏中医药发展基金会在全国范围打造医疗养老示范基地联盟的第一个指导中心。

12日

市卫生计生委召开老年友善医院建设工作推进会，对首批20家老年友善医院进行授牌。

中国儿童少年基金会在北京新闻大厦举办白癜风"告白行动"三周年总结推进会。北京国丹白癜风医院作为项目临床执行医院，院长高毓梅在会上介绍了白癜风患儿临床救治情况。

13日

京沪医院药事管理经验交流会在北京召开，会上，北京市医管局介绍了总药师制度的探索与实践经验，与会人员就市属医院药事管理与总药师工作开展情况及合理用药管理、药学服务标准化、药学服务信息化建设展开交流。

13～15日

第十届围产医学新进展高峰论坛暨《中华围产医学杂志》创刊20周年纪念会在北京召开，华信医院儿科虞人杰教授获终身成就奖。

15日

由国家卫生健康委疾病预防控制局指导，国家癌症中心、中国抗癌协会、中国癌症基金会主办，中国医学科学院肿瘤医院承办的2018年全国肿瘤防治宣传周活动正式启动。此次活动的主题为"科学抗癌关爱生命——抗癌路上你我同行"，旨在帮助癌症患者正确认识癌症，与医院和社会各界携手努力战胜病魔，提高生存率。

由全国白癜风防治公益服务平台主办，中国中医药信息研究会中西医结合皮肤病分会协办，北京方舟皮肤病医院承办的第八个"全国白癜风防治日"主题发布会在北京方舟皮肤病医院会议中心召开。此次防治日主题为"打好抗白攻坚战，守护人民保健康"。

17日

市卫生计生委召开2018年全市妇幼健康工作会议，总结2017年妇幼健康工作，部署2018年重点任务，并为2017年创建的2个国家妇幼健康优质服务示范区、2家北京市儿童早期综合发展示范基地、7家基层医疗卫生机构妇女保健和儿童保健规范化门诊代表进行授牌。

18日

市医管局在积水潭医院召开科技成果转化重点项目专题推进会。会议就国际首台通用型骨科手术机器人转化应用情况，以及积水潭医院在医药健康产业发展、学科建设和成果转化、教育教学合作等方面的需求进行了讨论。

19日

市卫生计生委会同北京海关（原出入境检验检疫局）召开输入性传染病防控工作研讨会。会议认为，强化部门间信息共享，有针对性为出境人员做好健康服务，及时识别、处置输入性传染病，形成输入性传染病全流程管理的闭环至关重要。

20日

中国航空工业集团有限公司在航空总医院成立航空医学工程中心。

北京医学会抑郁障碍分会第一届抑郁障碍高峰论坛暨首都医体融合抗击抑郁论坛在北辰洲际酒店举行，北京医学会抑郁障碍分会主任委员、安定医院院长王刚对北京市抑郁障碍高危人群筛查数据进行了发布和解读。

北京妇产医院召开国家重点研发计划——"建立出生人口队列，开展重大出生缺陷风险研究"项目启动会。该项目旨在建立全国出生缺陷多中心协调研究网络，有效降低新生儿出生缺陷发生率、提高人口健康素质。

20～22日

北京老年医院院长陈峥、党委书记田喜慧一行10人参加第四届中国老年医学与科技创新大会暨中国老年健康与养老产业博览会，北京老年医院获中国老年医学学会全国首批"老年友善医院""老年医学培训基地"两块授牌。

22日

北京市体检中心合作中心在贵州省贵阳市观山社区卫生服务中心挂牌。

23日

由市卫生计生委、安监局、人力社保局、市总工会共同主办，市疾控中心、市卫生计生监督所和市职业病防治联合会共同协办的2018年北京市《职业病防治法》宣传周主题宣传活动在北京大学第三医院举办。宣传周的主题是"健康中国，职业健康先行"。

25日

全国儿童预防接种日。北京市卫生计生委、市疾控中心和16个区卫生计生系统计划免疫工作者在中国儿童活动中心举行北京市现场宣传活动，宣传和倡导"预防接种，守护生命"的主题。

由北京医学会疝和腹壁外科学组开展的疝和腹壁外科规范化手术基层巡讲活动在顺义区医院举行。

26日

市卫生计生委发布《关于卫生计生综合监督政府购买服务项目的中选通知》，首都医科大学、北京电视台、北京市体检中心、北京大学第三医院、通州潞洲水务有限公司等16家单位中标了卫生计生监督队伍能力建设、卫生计生综合监管制度研究、卫生计生监督执法实践基地创建等9个项目。

市卫生计生委主办的2018年北京市"幸福家庭大讲堂"活动启动。

2018年全科医师培训高峰论坛暨第十五届社区卫生与全科医学学术年会在北京国际会议中心举行。

27日

市卫生计生委、市体育局、市教委、市疾控中心、海淀区政府联合启动"医体结合　科学健身——北京市2018年'健康中国行'主题宣传活动暨健康素养推广活动"和本市第三次健康素养调查工作。

5月

3日

市卫生计生委举办重点传染病及输入性传染病防治师资培训，就手足口病、布病两种重点传染病，以及登革热、疟疾、黄热病、寨卡病毒病、拉沙热、锥虫病、利什曼原虫等7种可能输入传染病的早期识别、诊断治疗、防控策略等内容开展技术培训。全市各区及各三级医疗机构二级培训师资参加培训。

全国政协副主席何维，全国政协常委、教科卫体委员会副主任、国家市场监督管理总局局长张茅，全国政协委员、教科卫体委员会副主任丛兵，全国政协委员、教科卫体委员会副主任孙咸泽，全国政协委员、市政协副主席、市医管局局长于鲁明等一行，到北京儿童医院、中日友好医院、朝阳医院以"巩固破除以药补医改革成果，完善公立医院运行新机制"为主题进行现场调研。

市卫生计生委召开2018年首都卫生发展科研专项启动会，对2018年首发专项项目实施工作进行部署，对2014年项目的结题验收情况进行通报，向26家第一批北京市临床研究质量促进中心颁发证书。

4日

市卫生计生委启动食品综合信息平台——标准管理与自动比对系统预上线工作，邀请8个区卫生计生委企标工作负责人和全市11家食品企业参与试用，并提出系统修改建议和意见。

5日

在第十七届国际腹膜透析年会开幕式及颁奖典礼上，北京大学第一医院董捷教授获John Maher青年突出贡献奖。该奖是国际腹膜透析学会为表彰在腹膜透析领域做出突出贡献的45岁以下青年设立的，董捷教授是全球第11位获奖学者。

6～12日

2018年和田地区基层医疗机构医护人员赴京培训班在北京市卫生计生委党校举办，来自和田地区的60名医护人员参加培训。

7～12日

市中医局、东城区人民政府举办第十一届北京中医药文化宣传周暨第十届地坛中医药健康文化节。

8日

市卫生计生委支援合作处副处长王洪学、市医管局医疗护理处处长谷水到青海省玉树州调研。根据当地卫生计生委的要求，调研组专程到玉树州妇幼保健计划生育服务中心考察。针对玉树州妇保院在妇科、儿科、感染性疾病科等技术方面存在的问题，提出综合指导帮助和短期技术精准帮扶建议。

9日

市卫生计生委召开北京市5岁以下儿童死亡评审会，对本市2017年5岁以下儿童第一死因顺位的早产儿死亡典型病例进行评审。评审会以早产儿抢救病例为核心，对死亡病例的诊断、治疗、转诊、喂养和护理等环节进行系统回顾和分析，发现在管理和技术方面存在的问题，提出有针对性的干预措施。

江西省卫生计生委一行5人来京，与市卫生计生委、市疾控中心、市卫生计生监督所标准工作负责人，就两省企标备案工作模式、备案系统信息化建设和地标申请工作等进行讨论。

北京市中医局与什邡市人民政府签订《中医药战略合作框架协议》。未来十年，双方将致力于推动两

地中医药事业传承与发展，在中医药服务能力提升、学科建设、人才培养、专科医联体平台建设、科研合作与科技创新、产业合作等方面，开展全方位、全周期的深度合作与交流。

10日

北京市召开先天性结构畸形救助项目推进会。市卫生计生委老年妇幼处对2018年北京市先天性结构畸形救助项目工作方案进行解读，围绕救助对象及补助标准、救助实施程序和各单位工作职责等进行介绍。解放军总医院作为项目管理机构，对2017年北京市项目开展情况、存在问题及2018年工作建议进行汇报。

市卫生计生委召开2018年卫生计生监督执法工作会议。会议印发了《2018年北京市卫生计生综合监督工作要点》等文件，通报了2017年绩效考核结果、"双随机一公开"监管改革进展情况、三级医院"驻院式"监督检查情况。

2018年中法急救与灾难医学合作中心管理委员会会议在北京安贞医院举行。市卫生计生委主任雷海潮、法国驻华使馆一等参赞贝家宝、法国道达尔集团驻华总代表努水堂等管委会领导出席会议。会议听取了中心2017年工作总结及2018年工作计划的报告，审议通过市卫生计生委副主任高坚任管委会副主席。市疾控中心、市急救中心代表中心办公室提出共同开展科研项目、加强卫生应急能力建设、提升院前急救诊疗水平等建议。

12日

丁香园联合麦肯锡发布"2017年度中国医疗机构最佳雇主"榜单，北京燕化医院和北京爱育华妇儿医院获"2017年度中国医疗机构最佳雇主全国民营医院十强"。

12～13日

延庆区举办首届本草文化节活动。成立延庆中医药产业联盟，开展本草成果参观体验活动，累计接待6000人次。

14日

北京市2018年康复治疗师转岗培训在北京康复医院启动。

16日

市卫生计生委举办京津冀鲁辽健康智库2018年研究项目评审会，确定了北京市医疗卫生服务供给不足状况及策略研究、现代医院管理制度下的医院内部运行与改革发展研究、基层医疗卫生机构慢病管理与医保协作机制研究等3项课题的承担单位。

由中关村海淀园、北京大学第三医院及北京市海淀医院共同组建的中关村科学城临床研究中心在北京

市海淀医院（北京大学第三医院海淀院区）揭牌。

19日

石景山区家医团队及居民49人参加"签约家医，健康相伴——519医齐走"活动，同步开展"5·19"世界家庭医生日主题宣传活动。

21日

由市委组织部、市卫生计生委联合举办的2018年深化医改研讨班在市卫生计生委党校开班。副市长卢彦以"以党的十九大精神为指引　加快推进新时代健康北京建设"为主题作了开班第一讲。本次专题研讨班持续4天，市政府研究室、市社会建设办、市发展改革委、市民政局、市财政局、市人力社保局等市级有关单位主管领导，市卫生计生委、市中医局、市医管局领导及各处处长，市卫生计生委直属单位主要负责人，各区卫生计生委主要负责人，市属医院主要负责人等130余人参加。

24日

台湾圣保禄医院院长沈雅莲一行到北京朝阳医院参观访问。

24～25日

北京市护理质量控制与改进中心、北京护理学会联合在京召开2018中澳护理学术论坛，来自澳大利亚格里菲斯大学的6位护理专家从护理管理、重症、急诊、科研、质量等方面作专题演讲，根据国际护理发展方向，结合护理管理者的临床需求，搭建专家、学者、护理管理者三位一体的交流平台，京津冀护理管理者350人参会。

25日

文化和旅游部确定并公布了第五批国家级非物质文化遗产代表性项目代表性传承人名单，航空总医院中医正骨科主任医师罗素兰在列，成为国家级非物质文化遗产·罗氏正骨法唯一代表性传承人。

28日

中国儿童健康扶贫计划发布会在北京儿童医院举行，国家卫生健康委医政医管局副局长焦雅辉、国务院扶贫开发领导小组办公室政策法规司司长夏长勇、国家卫生健康委宣传司副司长米锋、中国儿童少年基金会副秘书长许旭及国家儿童医学中心领导出席活动。

28～30日

北京儿童医院联合复旦大学附属儿科医院、上海交通大学医学院附属上海儿童医学中心、重庆医科大学附属儿童医院共30名医护人员组成的国家儿童医学中心医疗队，赴四川省凉山彝族自治州金阳县为两所

小学5235名学生进行视力听力义诊筛查。

29日

中国中医科学院眼科医院获批成为国家区域中医（眼科）诊疗中心并准予挂牌。

30日

市卫生计生委召开2018年北京市规范人工流产后避孕服务工作启动暨培训会，对规范开展人工流产后避孕服务工作进行部署并开展业务培训。

北京中医协会举办中医药"一带一路"跨界融合发展高峰论坛。此次论坛是第五届京交会期间推出"中医药服务板块"的高峰论坛之一，来自北京市各级各类中医医院领导、20个国家的国际友人共120余人参加了交流会。

由北京安定医院、天津市安定医院、河北省精神卫生中心牵头成立的京津冀精神卫生防治协作联盟——2018年精神卫生重点工作研讨会在天津市安定医院召开，来自京津冀三地联盟组长单位的院领导带队，共计25名成员参会。

民航医学中心获批民航应用技术开发型科研院所。

31日

市卫生计生委举办汶川地震灾后十年卫生应急工作回顾和展望研讨会，对十年来北京市紧急医学救援工作成效和发展进行回顾和展望。

5月

在中国医院装备协会举办的第十九届全国医院建设大会上，授予北京大学国际医院"中国最美医院"称号。

航空医学研究所心理研究室受民航局委托，对川航"5·14"事件在事发后第一时间按照危机事件心理创伤发展趋势，制订了心理评估和心理危机急救干预方案。

国家级"刘景源名老中医传承工作室分站"在宣武中医医院挂牌成立。

6月

1日

国家基本公共卫生服务项目——免费提供避孕药具正式在"京东到家"平台上线。市计生服务指导中心与"京东到家"合作，利用现代物流平台为育龄群众提供国家免费避孕药具送货到家服务。

2～3日

北京大学人民医院牵头成立国际创伤救治联盟，

院长姜保国任联盟主席。

4日

市卫生计生委印发《关于委托中国医药生物技术协会开展第三方干细胞制剂制备质量认定的通知》，鼓励与北京地区干细胞临床研究备案机构合作开展干细胞临床研究的企业接受第三方质量认定。

6日

北京市举办早产儿保健与管理工作培训会，解读北京市早产儿保健与管理工作规范。

6～10日

按照外交部要求，市紧急救援中心派遣专业航空医疗救援固定翼飞机B-1999及专业医护人员赴青岛执行上海合作组织青岛峰会航空医疗救援保障任务。

7日

市医管局召开市属医院急诊工作推进会，加强市属医院急诊规范化建设。

8日

市卫生计生委召开北京"城市改变糖尿病"项目启动会，对项目工作方案进行部署，并开展技术培训。北京市糖尿病防治办公室、东城区、通州区卫生计生委及区社管中心、项目参与社区主管领导、项目负责人和全科医生共30余人参加启动会。

国家心血管病中心高血压专病医联体大兴区中心成立，高血压患者在家门口的社区医院就能享受到区人民医院乃至阜外医院专家的指导和诊治。

北京中医药大学第六临床医学院、北京中医药大学房山医院成立大会在房山区中医医院举行。

由《中国医院院长》杂志社主办的一年一度"星耀中华——最具成长力中国医院"评选结果在第六届中国市县医院论坛（珠海）开幕式上揭晓。清华大学附属垂杨柳医院获"最具成长力中国医院TOP10"奖项。

12日

北京市公民献血委员会在北京会议中心举办庆祝世界献血者日主题宣传活动暨2016～2017年度首都无偿献血工作先进集体和先进个人表彰大会，对荣获2016～2017年度首都无偿献血工作先进集体和先进个人进行表彰。

北京胸科医院心脏中心正式运营。

14日

美国心脏协会心血管急救培训中心落户北京地坛医院。

由北京胸科医院、北京结核病诊疗技术创新联盟、全国结核病医院联盟等共同举办的2018年全国结核病学术大会在山西省太原市召开。

15日

北京名中医身边工程部署会暨回龙观地区名中医服务启动会在回龙观社区卫生服务中心召开。

15～17日

以"传承、创新、合作、共赢"为主题的第十三届全国胃癌学术会议在京召开，国际胃癌学会主席、中国抗癌协会副理事长、北京大学肿瘤医院院长季加孚担任大会主席。

19日

市卫生计生委召开提升北京市医疗卫生国际服务能力工作会，对加强本市国际人才引进服务有关工作进行专题研究，并就《关于提升我市医疗卫生国际服务能力的工作方案（草案）》征求与会部门意见。

市医管局召开市属医院医用耗材联合采购工作沟通会，落实京津冀公立医院第一批医用耗材联合采购工作。

华信医院完成国际首例儿童冠脉血栓抽吸及冠脉内留置溶栓治疗病例。

北京市和平里医院位于东城区小黄庄社区的第一门诊部正式开诊。

20日

市卫生计生委发布《关于印发医药分开综合改革后续重点任务委内分工方案的通知》。

门头沟区医院、京煤集团总医院与宣武医院签订医联体协议。

20～26日

市医管局工会组织部分市属医院组成志愿服务专家团队，赴云南省迪庆藏族自治州开展义诊。志愿服务专家团队由友谊医院、同仁医院、天坛医院、世纪坛医院、儿童医院、地坛医院、老年医院等7家市属医院的15名副高级职称以上专家组成，涉及消化内科、眼科、耳鼻喉科、儿科、神经内科、呼吸科、心内科、内分泌科、骨科和皮肤科。

21日

澳大利亚君德勒普市访华团——君德勒普市政府国际部部长麦克·福克纳先生、澳大利亚医学协会教育与培训总负责人简·诺博格先生等专家一行9人到北京老年医院访问交流。

21～23日

由北京安定医院、首都医科大学精神病学系/临床心理学系、国家精神心理疾病临床医学研究中心、精神疾病诊断与治疗北京市重点实验室、中国心理卫生协会牵头主办的第六届精神病学与临床心理学国际新进展论坛在京召开。

25日

河北承德医学院与北京回龙观医院签订本科教学医院和研究生临床实践基地协议。

27日

北京口腔医院口腔无痛诊疗中心正式开诊，成为北京市首个以麻醉科为主体、由麻醉医师主持的口腔无痛治疗中心。中心主要为患者提供麻醉评估、心电监护口腔治疗、镇静镇痛口腔治疗及全麻下的儿童口腔治疗。

28日

市卫生计生委主任雷海潮会见WHO驻华代表高力（Gauden Galea）博士和彭博基金会公共卫生负责人海宁（Kelly Henning）博士一行。

由联合国儿童基金会、国家卫生健康委、中华预防医学会指导，国家儿童医学中心、健康报社、《学生健康报》主办，北京市卫生计生委、北京市教委、北京市医管局支持，北京儿童医院、北京市儿童成人慢性病防治办公室、北京市儿科学科协同发展中心、中华预防医学会儿童成人病（慢病）防治工作委员会共同承办的"中国中小学生慢病防控医教协同行动计划"启动会在北京儿童医院召开。此次计划旨在推动各地中小学校与儿科医疗机构之间建立起中小学生慢病防控的"闭环"，共同遏制中小学生肥胖及慢病上升趋势。

北京宣武中医医院"邓贵成名老中医传承工作室"永清分站在河北省永清县中医医院成立。

北京市丰台中西医结合医院承办2018全国中医、中西医结合诊治呼吸系统疾病学术研讨会。

29日

拉萨市卫生计生委主任宋留柱一行6人来京，向市卫生计生委汇报"组团式"医疗援藏工作情况。

30日

全市所有二级及以上公立医疗机构（不含军队和武警所属医疗机构）全面执行京津冀第一批心内血管支架类、心脏节律管理类、防粘连类、止血类、人工关节类和吻合器类等六大类医用耗材的联合采购结果，同时鼓励其他医疗机构参与。

完成北京地方卫生标准专家库的组建工作。专家库包含公共卫生、医疗卫生、卫生信息、标准化四大领域17个分专业，共计19名专家，供京津冀三地交流共享。

7月

2日

北京市红十字血液中心和京东集团携手在京东集团总部举行"京东博爱驿站"献血方舱启用活动。这是北京市范围内首个启用的企业"博爱号"献血方舱。

9日

希腊雅典市政府对华合作代表、前副市长摩迪阿诺一行3人到北京朝阳医院和北京宝岛医院参观访问。希腊男科医学专家科斯塔斯教授介绍了欧洲男科医院提供的主要技术和服务，以及最新的技术发展应用趋势，同时分享了一系列的手术案例。

9～20日

2018年京藏、京蒙、京豫医疗骨干赴京培训班在北京举办，来自西藏、内蒙古、河南三地的100名医疗骨干参加培训。

11日

浙江省台州市副市长吴丽慧一行来京考察，与市卫生计生委就北京市医药分开综合改革、公立医院改革、医疗服务价格、薪酬制度改革和医养结合等工作进行交流。

市卫生计生委召开新闻发布会，连续第九年以市政府名义发布上年度《北京卫生与人群健康状况报告》。

12日

市医管局与国网北京电力公司举行合作共建签约仪式，保障市属医院电力运行安全。

北京卫生职业学院与房山区良乡医院建立实习基地挂牌签约。

13日

市卫生计生委和北京大学医学部举办共建首都卫生与健康发展高端智库启动仪式暨深化北京医改学术交流活动。市卫生计生委与北京大学医学部签署合作框架协议，并为首都卫生与健康发展研究院揭牌。

由北京天坛医院联合27家医院成立的天坛神经内科专科医联体签约仪式在天坛医院举行。

15日

由北京同仁医院牵头，眼科研究所与中科院自动化研究所联合多家单位获批的国家重点研发计划项目启动和实施方案论证会召开，标志着"智能机器人"重点专项——眼科显微手术机器人系统研制与临床试验进入实施阶段，项目总经费1940万元。

16日

WHO总干事谭德塞一行5人，到西城区德胜社区卫生服务中心，考察社区卫生及援外医疗等方面工作。国家卫生健康委国际司司长张扬，市卫生计生委主任雷海潮、副巡视员郑晋普，西城区副区长郁治等陪同考察。市卫生计生委相关处室负责人、西城区卫生计生委主要领导、安贞医院援外医疗队员等参加座谈。

来自加拿大广播公司（CBC）等多家媒体机构的加拿大媒体代表团一行十余人到北京友谊医院，就门诊就诊流程、医保付费制度、信息化技术应用等进行访问交流。

16～20日

2018年和田地区护理骨干培训班在北京举办，来自新疆和田地区的60名护理骨干参加培训。

18日

市医管局局长于鲁明代表市卫生计生委、市医管局与拉萨市人民政府签订《健康精准扶贫战略合作框架协议》，与拉萨市政府建立联动工作机制。

19日

印发《北京市卫生和计划生育委员会关于进一步做好计划生育特殊家庭优先便利医疗服务工作的通知》，就二级以上政府办公立医院向有需求的计划生育特殊家庭成员提供必要的辅助服务、落实家庭医生签约等方面做出具体规定。

20日

市卫生计生委主任雷海潮率机关和市属7家医院相关负责人，赴沈阳就医疗卫生合作进行调研对接，并签署京沈《2018—2020年医疗卫生合作框架协议》。

由人民日报社指导，人民网和《健康时报》主办的第二届国家名医盛典在京举行，362名国内各学科杰出医生入选第二届国之名医系列榜单。其中，同仁医院耳鼻咽喉头颈外科周兵和超声诊断医学科朱强入选"卓越建树"榜单；积水潭医院脊柱外科田伟、创伤骨科蒋协远、小儿骨科郭源、骨肿瘤科牛晓辉入选"卓越建树"榜单，手外科田文入选"优秀风范"榜单；世纪坛医院石汉平入选"卓越建树"榜单，潘国凤入选"青年新锐"榜单；宣武医院神经内科贾建平、血管外科谷涌泉、普通外科李非入选"卓越建树"榜单；清华长庚医院叶京英入选"卓越建树"榜单；北京儿童医院小儿外科张金哲、孙宁、倪鑫，小儿内科杨永弘，分别入选"特别致敬"榜单、"卓越建树"榜单和"优秀风范"榜单。

市医管局举行市属医院药事管理帮扶签约仪式。由总药师所在医院牵头，在宣武—佑安、安贞—老年、友谊—地坛、天坛—胸科、积水潭—小汤山、同仁—口腔、朝阳—安定医院间建立手拉手、一对一帮扶机制。

北京安定医院与青海省玉树州第三人民医院的远程会诊系统成功连接，玉树州第三人民医院成为北京安定医院远程医联体成员医院。

22日

按照市政府总体救援工作部署，市紧急救援中心派出各类救援车7辆、医疗专用直升机2架配合警航执行北京密云区石城镇暴雨救援，历时12小时完成任务。

24日

市卫生计生委批复北京大学国际医院为2022冬奥会场馆医疗保障牵头医院之一，负责首体短道速滑馆医疗保障工作。

北京市丰台中西医结合医院与内蒙古自治区兴安盟扎赉特旗中医医院建立长期对口支援协作关系。

26日

北京大学第一医院第四批医疗人才"组团式"援藏医疗队赴西藏，执行为期1年的援藏任务。

北京口腔医院迁建工程取得前期工作函，选址确定在丰台区花乡樊家村地块。

8月

1日

市卫生计生委联合市医改办印发《医药分开综合改革后续重点任务2018年工作安排》，进一步细化2018年医药分开综合改革任务，推动有关部门抓紧落实。

西城区卫生计生委选派的第三批第三期4名援青专业技术干部，前往青海省玉树州人民医院执行为期1年的卫生援青任务。

2日

平谷区名中医身边工程启动仪式暨平谷区中医发展大会在北京中医医院平谷医院举行。启动北京中医医院平谷医院专家工作站；授予于增瑞"平谷区中医泰斗"称号，刘福奇、见国繁、徐寅平"平谷区中医大师"称号。

3日

由市医管局组织选派的1名管理干部、13名第四批"组团式"援藏专业技术干部和由朝阳区、海淀区、房山区卫生计生委选派的第八批第三期15名援藏专业技术干部，前往拉萨市分别执行为期3年（管理干部）和1年（专业技术干部）的卫生援藏任务。

"北京市征兵体检指导中心"即全国第一个征兵体检指导中心，在北京市体检中心挂牌成立。

北京口腔医院迁建工程取得市规划国土委批复，明确了规划条件。

6～7日

北京市肛肠医院（北京市二龙路医院）与内蒙古鄂伦春自治旗中蒙医院签署对口帮扶协议。

7日

天津市卫生计生委副主任张铁军一行来京考察。

市卫生计生委副主任钟东波主持召开座谈会，就分级诊疗、人事薪酬制度、职称改革、绩效考核及医院管理等工作进行交流。

7~8日

由北京市卫生计生委主办，北京急救中心和布拉格急救中心承办的2018年中捷急救合作发展论坛在北京渔阳饭店举办。特邀布拉格急救中心的9名专家重点就院前急救调度管理、危机资源管理、大规模伤亡事故、紧急伤员护理等内容授课，北京急救中心和中日友好医院的急诊急救专家就国内急救行业发展、紧急医疗救援方面的处置经验和实践进行交流分享。

8日

由市卫生计生委推荐的第二届"首都十大健康卫士"、北京天坛医院神经外科主任医师张俊廷，当选为"中国好医生"2018年7月月度人物。

9日

由市卫生计生委主办，北京老年医院、首钢医院和北京医联老年医学培训与咨询中心联合承办的安宁疗护现场推进暨实用技术培训会在首钢医院举行。北京地区60余家医疗与养老机构共100余名医护人员及管理工作者参加培训。

10日

999、中日友好医院、捷克卫生部共同开展立体化救援培训及空地直升机救援演练，这是999首次参与国际演练，也是首次参与救治人员超过100人的演练。

北京口腔医院与房山区7家区属医院签署口腔专科医联体协议。

14日

市体检中心主任张静波代表北京医学会健康管理学分会与加拿大健康管理中心签署合作意向，中心副主任钱文红代表北京市体检中心与加拿大健康管理中心签署合作框架协议。

15日

中非卫生合作高级别对话期间，中国医学科学院阜外医院与坦桑尼亚基奎特心脏病研究所在北京签署对口支援合作协议。

市疾控中心举办中法实验室生物安全及P3实验室建设交流会。法国梅里埃集团专家针对实验室建设授课交流。法国马赛AIX生物科学和技术研究所研究员、原中法武汉P4实验室项目负责生物安全的法方专家Gabriel Gras博士，原北京医院检验科主任、梅里埃大学名誉校长、微生物专家张秀珍教授分别就实验室建设及生物安全授课。与会人员针对P3实验室工作流程、建设规划、设计理念等内容进行交流。

17日

国务院副总理孙春兰到北京大学第三医院海淀院区，看望慰问一线医务人员并座谈，院长乔杰汇报三院本部及海淀院区在医改中的举措及效果。

17~19日

第27届中国国际医用仪器设备展览会暨技术交流会与中非卫生合作高级别会议同期同地在京举办。

19日

由中国医师协会主办、中华医学会协办的首届"中国医师节"庆祝大会暨第十一届"中国医师奖"颁奖大会在人民大会堂举行。解放军总医院张子其、韩东一，解放军第三〇六医院杨鹤鸣，火箭军总医院王烈明，北京医院陈敏，北京协和医院周道斌、姜玉新，阜外医院张健、荆志成，北京大学第一医院周利群，北京大学人民医院徐钰，北京友谊医院张澍田，北京中医医院陈彤云，北京儿童医院贾立群，北京口腔医院孙正，丰台区方庄社区卫生服务中心吴浩等80人获"中国医师奖"。

19~20日

为贯彻落实市委市政府京赣合作交流座谈会精神，推进《北京市卫生计生委 江西省卫生计生委2018—2020年医疗卫生合作框架协议》落地，市卫生计生委、市医管局和市属相关医疗卫生机构的分管领导、相关科室负责人一行16人前往江西赣州开展调研对接。

20日

《固安县卫计委委托北京佑安医院定点救治固安县丙型肝炎病毒感染患者框架协议》在北京佑安医院签署。

20~21日

市卫生计生委召开北京市2018年度心血管病高危人群早期筛查与综合干预项目启动培训会。会议总结2016~2017年筛查及干预工作进展情况，部署2018~2019年项目工作方案。国家心血管病中心专家对项目技术方案、现场操作、生物样本留样及数据质控管理等进行培训。各相关区卫生计生委、区疾控中心、定点筛查医院及社区卫生服务机构相关负责人共130余人参加会议。

20~22日

60名来自平谷区、延庆区的女孩参加了北京市"圆梦女孩志愿行动"培训。

22日

第二十一届京台科技论坛医疗分论坛在京举办。论坛主题为"加强京台科技协作，共享医养结合成功经验"。台湾专家就台湾长照总体情况与发展、台湾高龄医疗服务的现况与展望进行介绍，北京专家就老年健康服务体系、医养结合现状、中西医结合促进老年康复护理发展、互联网+老年健康等方面进行交流。

23日

市卫生计生委召开直属事业单位所办企业清理规范工作动员会，并印发《北京市卫生计生委关于开展直属事业单位所办企业清理规范工作的通知》。此次清理规范工作，采取关停注销、收回国有资产、无偿划转或协议转让、规范保留4种方式，涵盖所有直属事业单位投资及再投资办的企业，企业化经营的事业单位不在清理范围内。

24日

京津冀三地卫生计生委在河北廊坊举办2018京津冀"圆梦贫困女孩志愿行动"启动仪式，北京市卫生计生委倡议要发挥北京人才聚集优势，改善贫困女孩生活现状，助力女孩实现人生梦想。

北京妇产医院通过美国病理协会CAP认证，成为国内专科医院通过认证的第二家医院。

北京安定医院无抽搐电痉挛治疗小组在青海省玉树州囊谦县顺利完成高原首例无抽搐电痉挛治疗。

24~26日

回龙观医院在北京嘉禾昆泰酒店举办第十届中日韩临床美术治疗学术研讨会。

25日

北京大学第三医院危重医学科、骨科2名专家作为国家级医疗专家组成员赴哈尔滨参与"8·25"火灾事故伤员救治工作。

27日

由市卫生计生委推荐的第六届"首都十大健康卫士"提名奖获得者、原解放军第三〇九医院全军结核病研究所所长王仲元，被"2018北京榜样"主题活动组委会评为8月第四周"北京榜样"。

27日~9月1日

市健康促进委、市卫生计生委、市教委、市体育局和市总工会联合开展以"共筑健康北京 共享健康生活"为主题的2018年"健康北京周"主题宣传活动。

28日

市卫生计生委在东城区启动北京市流动人口健康教育指导员主题日活动。作为2017年启动的"新市民健康新干线"项目具体实践，此次主题日包括四大行动，即推出一支流动人口健康教育指导员队伍、发布《北京新市民健康宝典》和《流动人口健康护照》、启动北京市流动人口健康教育指导员知识技能大赛、开展健康大课堂课程。

28~31日

市卫生计生委组织北京安贞医院、北京胸科医院、首都医科大学三博脑科医院、五洲妇儿医院和北亚骨科医院专家组成医疗团队，联合北京青少年基金会等单位，赴青海省玉树州开展精准健康扶贫。这是北京市非公医疗机构首次参加对口支援。

29日

国务院第一督查组到西城区德胜社区卫生服务中心现场查看家庭医生签约服务、紧密型医联体建设及社区卫生服务机构医药分开综合改革工作情况，到宣武医院现场查看医药分开综合改革及后续重点任务落实情况；在市卫生计生委召开现场督查座谈会，座谈会由全国人大代表杨先农主持，市卫生计生委主任雷海潮汇报了北京医药分开综合改革成效及后续重点工作进展情况，市发展改革委、市财政局、市人力社保局、市食药监局等单位领导进行补充发言，市民政局、市医管局、西城区政府及相关医疗机构与会进行交流。

30日

北京市健康促进工作委员会、北京市卫生计生委和石景山区政府联合主办"防控慢病，从'三减三健'做起"——2018年"健康北京周"系列活动暨第十二个全民健康生活方式日主题宣传活动。

在房山区召开北京市院前医疗急救工作现场会。与会人员现场观摩120救护车辆管理、调配及车载设备配备使用、抢救室、医生工作室、调度室，了解120分中心日常工作情况及院内院外急救衔接情况等。

31日

中国医学人文大会在北京召开，举行了由中国医师协会、白求恩精神研究会主办的第二届"白求恩式好医生"评选活动颁奖仪式，授予81名医师为"白求恩式好医生"、112名医师为"白求恩式好医生"提名奖获得者，其中北京地区有7名医生获"白求恩式好医生"称号。

"预防接种门诊地图"和"狂犬病暴露预防处置门诊地图"通过首都之窗网站正式上线运行。公众可通过政府网站查询到本市所有免疫预防门诊和狂犬病暴露预防处置门诊的准确位置及其交通路线。地图信息同时还包括机构名称、地址、电话和工作时间等，进一步方便公众就近选择免疫预防接种服务。

8月

中国科学院与北京协和医院签署共建健康科学研究中心战略合作协议。

北京大学国际医院与美国心脏协会（AHA）签署急救课程培训服务协议，正式成为AHA认证的急救培训中心，开展急救导师培训工作。

9月

1日

按照国务院对抗癌药专项采购的决策部署，市药品阳光采购平台开发主动降价功能。零时，首批8种药品价格全部调整到位，包括泽珂、凯美纳、艾坦、飞尼妥、瑞复美、赫赛汀、特罗凯、泰立沙等。9月29日，第二批调价的6个品种完成了采购价格和医保支付标准的调整，包括多吉美、易瑞沙、芙仕得、美罗华、安维汀、万珂等。北京市提前落实到位国家部署的14种抗癌药的降价工作，平均降幅达4.7%。

2日

清华大学医学院与德国勃林格殷格翰公司正式签署合作协议，成立清华—BI感染疾病免疫治疗联合研究中心，旨在针对难治型感染性疾病，开发全新的新型免疫疗法。

4日

全国人大常委会法工委行政法室主任袁杰等到大兴区，就基本医疗卫生与健康促进立法工作进行调研。

7日

东城区卫生计生委举办"服务百姓健康行动东城区大型义诊周"活动。协和医院、北京医院、天坛医院、同仁医院等16家医院的18名专家参加义诊，涉及心内科、神经内科、外科、骨科、妇科、眼科、耳鼻喉科、中医科、口腔科、儿科等重点专业。

11日

市卫生计生委与市发展改革委共同召开医耗联动综合改革对医疗机构及患者费用静态影响测算动员培训会，布置北京市医耗联动综合改革对医疗机构和患者费用静态影响测算事项、内容和要求。

农工党北京市委"在京津冀协同发展背景下北京城市副中心医疗卫生事业改革发展的研究"课题组到市卫生计生委调研。市卫生计生委副主任钟东波主持召开座谈会，就城市副中心医疗卫生资源配置、医联体建设、医疗卫生信息化进展等方面工作情况进行交流。

13日

2018年京津冀卫生应急综合演练在天津市蓟州区举行。共有347人、84辆专业卫生应急救援车辆、1架救援直升机等京津冀三地多领域卫生应急力量参加演练。

14日

北京市卫生计生委主任雷海潮、河北省卫生计生委主任梁占凯、雄安新区管委会副主任傅首清在河北雄安签署《关于支持雄安新区医疗卫生事业发展合作框架协议》。北京支持帮扶内容主要包括：采用"交钥匙"方式支持雄安新区建设1所高水平综合医院，建成后由北京市和雄安新区委托宣武医院进行管理；宣武医院、市中医医院、市妇产医院、市疾控中心和市卫生计生监督所，分别对口帮扶容城县人民医院、县中医院、县妇幼保健院、县疾控中心和县卫生计生监督所。

15日

由国家癌症中心、中国医学科学院肿瘤医院、中国癌症基金会主办，全国20个省（市、自治区）肿瘤医院共同参与的第二十届"北京希望马拉松——为癌症患者及癌症防治募捐义跑"在朝阳公园起跑。

18日

市卫生计生委召开综合协同监管工作启动会，启动医疗质量管理与监督执法综合协同监管工作机制，将医疗质控中心与监督执法队伍联合，通过双方协同培训、协同检查、协同办案及信息共享和信息化建设，发挥监督合力，达到综合协同监管工作效果。

北京中医医院接待乌兹别克斯坦最高会议立法院主席伊斯莫伊洛夫·努·穆一行12人。院长刘清泉介绍了北京中医医院的基本情况，以及医院治疗肿瘤、糖尿病、内科等疾病的特色和优势。代表团了解了中医针灸、推拿、按摩、拔罐、汤药等治疗方法和手段，并就中医能否与现代医学结合治疗、中医治疗介入的时机、中医医师的培养机制、执业资质的取得等问题进行了提问和讨论。

市卫生计生委召开第七届"首都十大健康卫士"集中展示推选会。首都卫生计生系统精神文明建设协调委员会成员、历届"首都十大健康卫士"代表、媒体记者、市卫生计生委主管领导和相关处室负责人、候选人所在单位分管领导等共230余人参加会议。评委会遴选出30名第七届"首都健康卫士"，作为第七届"首都十大健康卫士"正式候选人。

19日

延庆区国家卫生区创建工作通过了全国爱卫办专家组的现场技术评估。

20日

第30个全国爱牙日，宣传主题是"口腔健康，全身健康"，副主题是"护口腔健康、助健康体魄、享健康生活"。市、区卫生计生委在北京市史家小学通州区分校举办了"2018年全国爱牙日—北京护齿嘉年华"主题宣传活动。

21日

国内首个获批用于晚期黑色素瘤的PD-1单抗可瑞

达登陆中国，北京大学肿瘤医院肾癌黑色素瘤内科主任郭军教授开出了可瑞达在中国的第一张处方。

北京妇产医院"国际跨学科子宫内膜异位症中心"获得由欧洲子宫内膜异位症学会颁发的认证资格证书。

26日

世界避孕日。北京市共举办"高效避孕 孕育健康"2018年世界避孕日现场主题宣传活动30余场，2000余人参加，对新婚、流产后、产后、哺乳期、更年期等不同群众、不同时期如何适宜避孕等科学避孕知识进行现场咨询、答疑。

印度新德里市政委员会主席纳雷什库马尔先生一行7人到市疾控中心进行参观访问，考察北京市疾控系统的组织架构、职能及传染病防控和公共卫生保障工作情况。

北京儿童医院天坛诊疗中心挂牌，标志着市属医院紧密型儿科医联体启动运行。

27日

市卫生计生委和市科委等单位联合制订的《北京市加快医药健康协同创新行动计划（2018—2020年）》由市政府办公厅正式印发。提出到2020年，北京市医药健康产业主营业务收入要达到2500亿元。

由市卫生计生委推荐的第六届"首都十大健康卫士"、北京同仁医院眼科副主任卢海，被中央文明办评为2018年9月"中国好人"。

29日

北京妇产医院客座教授Thomas Rabe获2018年"中国政府友谊奖"。

北京儿童医院天坛诊疗中心及北京儿童医院世纪坛诊疗中心挂牌，试点打造市属紧密型儿科医联体合作模式。

30日

由市卫生计生委推荐的宣武医院血管超声诊断科主任华扬，被"2018北京榜样"主题活动组委会评为2018年9月"北京榜样"。

国家医疗保障局印发《关于将17种抗癌药纳入国家基本医疗保险、工伤保险和生育保险药品目录乙类范围的通知》，将爱必妥、赛可瑞、善龙等17种抗癌药纳入报销范围，并谈判确定了支付标准。北京市卫生计生委于10月27日完成17种抗癌药直接挂网和医保支付标准（即采购价）调整工作。

9月

北京市派出10名同仁医院眼科专家赴安提瓜和巴布达（简称安巴）执行为期2周的"光明行"援外任务。该活动是继2015年北京市在安巴、牙买加成功开展"光明行"白内障义诊手术后，再次在加勒比海地区开展"光明行"活动，是2018年北京市开展的援外创新项目之一。

北京市派出由天坛医院9名神经专家组成的援特立尼达和多巴哥（简称特多）短期医疗专家组，执行为期3周的援外任务。该活动是继2014～2016年北京市成功向特多派遣4批援外医疗队后，再次探索以短期专家组的形式为特多提供医、教、研精准对口帮扶，是2018年北京市开展的援外创新项目之一。

北京大学第一医院妇产科获评首批"国家孕产期保健特色专科"。

北京协和医院召开2018住院医师培训国际论坛，发布了中国首个"住院医师核心胜任力框架共识"。

10月

6日

北京天坛医院新址开诊。

9日

回龙观医院举办2018年世界精神卫生日主题活动，国家卫生健康委员会疾控局副局长夏刚、北京市医管局副局长潘苏彦、昌平区副区长吴彬、北京市卫生计生委疾控处处长刘清华、北京市残疾人联合会康复部主任施继良及全市22家精神卫生专科医疗机构的院领导和医患代表参加活动。

9～10日

2018中国医院创新发展峰会暨北京大学第三医院建院60周年学术研讨会在北京国际会议中心召开。

10日

以"健康心理，快乐人生——关注儿童青少年心理健康"为主题的2018年北京市心理健康体验周主题宣传活动在中国科技馆开幕。

"北京大学肿瘤医院—德国慕尼黑工业大学共建上消化道肿瘤联合实验室"正式启动。德国慕尼黑工业大学医学微生物和免疫学研究所所长Dirk Busch率慕尼黑工业大学代表团一行参观访问北京大学肿瘤医院并出席启动仪式。

11日

2018京津冀鲁辽卫生健康协同发展峰会在山东济南召开。五省市卫生计生委签署了《环渤海地区（京津冀鲁辽）卫生健康协同发展合作协议（2018—2020年）》，建立区域卫生健康协同发展工作机制，明确将从加强医疗服务区域合作、推进公共卫生计生区域联动等10个方面加强合作。

11～12日

京津冀（三区市）医疗卫生监督工作交流会在丰

台区召开。

12日

中华预防医学会公共卫生眼科学分会成立。王宁利教授当选第一届委员会主任委员，胡爱莲教授当选副主任委员兼秘书长，刘武、潘志强、张丰菊、杨晓慧教授当选委员。

14日

第二届北京市中西医结合儿童外治疗法学术研讨会暨第二届中国中医药信息研究会青年医师分会儿科学组年会在和平里医院召开。

北京大学—航天中心医院航天医学科技创新中心正式成立。

15日

中医院前急救站在北京中医医院顺义医院正式成立并投入运行。急救站由北京市120急救中心的统一调度，承担顺义区城区及西北部地区院前急救任务，其中赵全营站点24小时全天候出勤，北京中医医院顺义医院区站点为日间运行。

北京京都儿童医院"京都之心"小儿先心病关爱计划患者救助项目第一批患儿顺利完成手术。

16～17日

全国妇幼健康研究会在房山区举办全国儿童早期发展进家庭项目"好妈妈营养教学厨房"示范基地启动和现场培训会。

18日

昌平区中医医院被昌平区卫生计生委、昌平区民政局、昌平区老龄工作委员会办公室指定为昌平区中医药健康养老试点建设单位。

19日

由国家癌症中心、中国癌症基金会和北京肿瘤学会主办，中国医学科学院肿瘤医院承办的"2018国际肿瘤防控大会"在北京建国国际会议中心召开。

北京市临床药学研究所与河南鄢陵县人民政府、县中医院、姚花春酒业合作建立养生产品研发中心和中医药研发中心揭牌。

20日

医科院肿瘤医院举办建院60周年纪念大会。

由北京市中医局、衡水市政府主办的京衡中医药协同发展"名片"工程启动大会在衡水市举行。北京市中医局局长屠志涛与衡水市副市长崔海霞签订了《京衡中医药协同发展"名片"工程框架协议》。

21日

北京中西医结合学会宫廷正骨学术研究专业委员会正式成立，护国寺中医医院刘钢当选为宫廷正骨学术研究专业委员会第一届主任委员、赵环宇当选为副主任委员。同时，护国寺中医医院主办了第一届宫廷正骨学术思想传承与发展研讨会。

22日

北京市启动流感疫苗接种工作。

市紧急救援中心与北京儿童医院合作，在顺义妇幼儿童医院签署合作协议并开展演练，建立国内首个新生儿航空医疗转运体系。

22～26日

市医管局组织消化内科学科协同发展中心考察团一行8人赴香港考察，与香港医管局、东区尤德夫人那打素医院、香港中文大学威尔斯亲王医院、香港大学玛丽医院消化领域研究团队进行交流，为双方长期合作奠定基础。

23日

第八届首都民族团结进步表彰大会召开，共有138个先进集体和245名先进个人受到表彰，其中包括市卫生计生委系统的北京友谊医院、北京朝阳医院、北京天坛医院党委、北京儿童医院党委、市卫生计生委党校等5个先进集体，北京积水潭医院脊柱外科副主任医师伊力夏提·穆罕穆德、北京妇产医院妇科肿瘤科副主任徐小红、北京口腔医院整形创伤外科主治医师王飘、北京安贞医院小儿心脏外科副主任苏俊武、北京地坛医院主治医师李曙光、北京回龙观医院精神医学研究中心助理研究员王帆、首都儿科研究所副主任医师梁金鑫、市卫生计生委家庭发展处调研员王荣杰等8名先进个人。

市卫生计生委举办北京市流动人口健康教育指导员知识技能大赛。通过以赛代训的形式，提高健康教育指导员的自我健康素养和宣传教育技能，发挥健康教育指导员在流动人口中自我教育、自我宣传、自我管理的组织和引导作用。

24～25日

第二十二届北京·香港经济合作研讨洽谈会在北京举行，由北京市卫生计生委和香港特别行政区政府卫生署共同主办卫生合作专题活动。活动以"坚持以人民为中心，加快健康中国建设，提供全方位全周期健康服务"为主题，包括京港卫生合作高层研讨会和相关访问交流活动。

25日

北京市政府办公厅印发《北京市建立现代医院管理制度实施方案》。

第八届中法医学论坛暨法国国家医学科学院Servier奖颁奖仪式在杭州举行，北大医院肾脏内科主任赵明辉教授获法国国家医学科学院Servier奖。

在国家卫生健康委能力建设及继续教育培训中心

举办的中国医院后勤保障优秀管理项目评比中，北京大学国际医院获得"中国十佳示范医院"称号及"大后勤"管理模式第二名。

北京妇产医院与雄安新区容城县妇幼保健院签署对口支援协议，并为容城县妇幼保健院"首都医科大学附属北京妇产医院技术合作医院"揭牌。

26日

市卫生计生委主任雷海潮带领委机关相关处室及12320服务中心等部门负责人，参与市非紧急救助服务中心"听民意 解民忧"第五季活动，接听群众电话。现场办公，答疑解惑，共接听群众来电41件。

北京120调度指挥系统引入MPDS（急救优先调度系统），实施120电话首接负责制。

由商务部、国家发展改革委与日本经济产业省、外务省共同主办的第一届中日第三方市场合作论坛在北京人民大会堂举行。广安门医院与博视远程医疗科技（北京）有限公司、ViewSend ICT株式会社签署的《关于中西医结合重大疾病治疗暨康复战略合作协议》被纳入论坛成果。

北京大学人民医院和《柳叶刀》杂志共同举办临床医学研究高峰论坛。

大兴区精神病医院更名为大兴区心康医院，开展精神卫生诊疗活动及精神疾病的康复、心理咨询治疗等工作。

28日

在国家卫生健康委医政医管局、人民网共同主办的"2018中国医院院长论坛"上，华信医院心脏小儿团队在患儿出生24小时内经脐静脉置入临时起搏电极手术入选"2018年度全国改善医疗服务最具示范案例"。

中国康复研究中心举办成立三十周年学术月系列活动启动仪式。

28日～11月17日

市医管局组织部分市属医院院（处）级领导赴德国杜塞尔多夫和柏林进行医疗卫生管理体制优化及现代医院管理创新培训。

29日

北京市卫生计生委与保定市卫生计生委在京召开精准医疗健康扶贫座谈会，就深化京保结对区县卫生健康领域协作，推动京冀扶贫协作资金项目落地交流意见。

30日～11月12日

航空总医院承办中国红十字基金会第79期乡村医生培训班。来自山西、陕西、贵州、江西、四川5省的103名乡村医生经过系统专业培训和相关考试后，

取得结业证书。

31日

由国务院防治艾滋病工作委员会办公室、国家卫生健康委疾控局、教育部体卫艺司指导，中国疾控中心、北京市卫生计生委、北京市教委在北京师范大学共同主办了"院士携手防艾大使校园行"活动。

芬兰凯拉瓦市代表团到北京中医医院顺义医院考察访问。

10月

根据市发展改革委关于开展"十三五"规划中期评估工作的要求，市卫生计生委完成了北京市"十三五"时期卫生计生事业发展规划实施情况中期评估工作。

中国罕见病联盟成立大会暨第一次学术会议在北京协和医院举行，并举行《中国第一批罕见病目录释义》新书首发仪式。

11月

1日

北京大学肿瘤医院淋巴瘤科西达本胺临床试验项目通过中国台湾食药监部门新药上市核查，这是中国台湾食品药品监督管理局对大陆进行的首个肿瘤新药核查。

北京佑安医院选派3名专家，参加中国性艾协会对口支援四川省凉山州美姑县预防艾滋病母婴传播项目，赴大凉山美姑县进行现场驻点技术支援活动。

顺义区医院医联体院长联席会暨高血压专病医联体签约仪式在李桥卫生院举行。

1～2日

为落实《北京市卫生计生委 湖南省卫生计生委2018—2021年医疗卫生合作框架协议》，推进京湘医疗卫生合作，北京市政府副秘书长陈蓓、北京市卫生计生委副巡视员高小俊一行25人赴湖南省调研对接相关工作。

2日

中国初级卫生保健基金会发起的"'上下求索，治愈丙肝'患者援助项目"医学合作中心落户北京佑安医院，这也是该项目在北京市成立的首个医学合作中心。

北京燕化医院举行空地医疗救援启动签约仪式，并正式启动燕山地区专业化航空医疗救援工作，成为北京西南地区首家、北京市第8家开通空地医疗救援的医院。

3日

北京大学口腔医院发起的"口腔医学数字技术研

究与应用联盟"成立大会在北京召开。该联盟将联合国内108家成员单位共同推动数字化技术在口腔医学领域的研发和转化应用,促进口腔医学发展开辟"中国创造"新篇章。

5日

门头沟区永定镇卫生院和军庄镇卫生院分别与蓝卡集团签订试点协议。

北京医疗器械及医药用品交易分团由市卫生计生委主任雷海潮带队,包括市食品药品监督管理局、市医管局及医药卫生行业企事业单位的签约代表,在首届中国进口博览会上进行洽谈和集中签约活动。截至9日,医药分团有44家医疗卫生单位和65家药械生产、经营企业310余人到场参观洽谈,完成医疗器械、医疗保健品、药品及其他服务贸易类采购意向签约3.89亿美元,约合人民币27亿元。

7日

全国首个心脏起搏器自助随访小屋落户医科院阜外医院,国内第一台CareLinkExpress™Mobile起搏器随访平台正式启用,这是远程医疗监测技术的一项新应用。

8日

新组建的北京市卫生健康委员会挂牌。

由北京市卫生健康委、法国驻华大使馆联合举办的第三届中法卫生应急交流大会在京召开。法国社会团结与卫生部卫生总局皮耶里克·贝日朗先生,奥弗涅–罗讷–阿尔卑斯大区卫生局布鲁诺·莫莱尔先生、法国国家公共卫生所妮可·贝乐提耶女士和萨莎·卡马耶先生,以及国家卫生健康委卫生发展研究中心郝晓宁研究员、中国疾控中心卫生应急中心向妮娟研究员、友谊医院谢苗荣教授、安定医院西英俊教授、北京大学人民医院朱凤雪教授等就中法卫生应急领域相关问题进行了演讲交流。

9日

由北京市卫生健康委和河南省卫生计生委共同主办,邓州市委、市政府承办的"南水北调"京豫医疗卫生对口协作工作交流会在邓州召开。会上,北京市红十字基金会与邓州市卫生计生委、复兴医院与邓州市中心医院、复兴医院月坛社区卫生服务中心与邓州市花洲社区卫生服务中心等举行京邓医疗对口协作新项目签约仪式。

鼓楼中医医院举办"京城名医馆"建馆25周年暨燕京医学传承发展系列学术活动。

9~10日

北京中医药大学房山医院与北京中医医院、房山区医学会中医专业委员会、张炳厚全国名老中医药专

家传承工作室,以及北京市中医药薪火传承"3+3"工程项目张炳厚名医传承工作站共同举办"全国名老中医药专家张炳厚教授学术思想研修班暨张炳厚传承工作室站房山区中医医院分站揭牌仪式",来自全国各地20余家医疗机构及高校的300余人参加。

10~11日

航天中心医院举办建院六十周年品质医疗与科技创新学术论坛。

12日

多民族玻利维亚国前外交部部长费尔南多·瓦纳库尼·马马尼一行到北京国丹白癜风医院参观交流。

12~17日

全国首届创建老年友善医院综合能力提升研修班在北京老年医院举办,老年医院联盟成员单位及北京市26家医疗机构近60名管理者和护士长参加培训。

13日

中国中医科学院眼科医院召开第二届国际中医、中西医结合眼科研讨会暨中西医眼科诊疗新技术新思路学习班,来自挪威等地专家30余人参加会议并交流。

北京市垂杨柳医院正式通过HIMSS O-EMRAM(门诊)六级现场评审。

15日

市人大代表刘学锋、张晓艳、王丽英对北京市院前医疗急救工作进行专题调研。调研结束后,三位代表表示,会充分发挥人大代表的作用,努力推进解决阻碍院前医疗急救事业发展的系列问题,最终切实提升院前医疗急救服务能力和水平。

门头沟区与中国红十字会签订"心拯救"暨急性心梗急救一包药捐赠项目合作协议。

16日

在北京朝阳医院与中华医学会北京分会主办的"2018朝阳国际医学大会"开幕式上,举行了翁心植院士的铜像揭幕仪式。

由北京回龙观医院牵头成立的京津冀精神康复专科联盟和京津冀心理援助专科联盟获北京市卫生健康委批准。

北京口腔医院迁建工程取得市规划国土委批复。

17日

第十三届"健康与发展中山论坛·2018年吴阶平医学奖颁奖大会"在广东省中山市举行。中国工程院院士、解放军总医院肾脏病专家陈香美,中国科学院院士、北京天坛医院神经外科专家赵继宗获2018年吴阶平医学奖;北京天坛医院神经病学专家王拥军、北京协和医院感染性疾病专家李太生、望京医院中医骨伤

专家朱立国获2018年吴阶平医药创新奖。

17~18日

第二届京东京津冀医疗协同发展大会暨模拟医学教育与医疗创新发展大会在平谷召开。平谷区卫生计生委与天津市蓟州区，河北省秦皇岛市、廊坊市、承德市、唐山市签订《共建软硬镜微创医疗中心合作协议》，依托北京友谊医院等多家三甲医院的优质医疗资源，共同建设软硬镜微创医疗中心，进一步做实京津冀医疗协同发展。大会围绕现代医学、中医药管理与发展、医疗卫生信息化等主题设立3个分会场，就深化京津冀医疗协同发展进行研讨。

19~23日

为深入学习法国第五代医院建设和现代化医院管理运营的先进理念和经验，北京市卫生健康委邀请法国教学医院集团医院联合会前主席、蒙彼利埃教学医院集团荣誉院长Philippe Domy，奥尔良大区中心医院院长Olivier Boyer等专家来京开展交流。

22日

北京市卫生健康委印发《医疗机构合作开展干细胞临床研究干细胞制剂院内质量管理指南》，加强干细胞临床研究制剂制备管理，规范医疗机构有序开展相关研究。

门头沟区医院正式成为首都医科大学教学医院。

23~29日

为加强西医医师合理使用中成药能力，市医管局分别举办市属医院呼吸专业、心血管专业西医医师合理使用中成药专场培训，市属医院专科临床医生、药师共150余人参加。

24日

第十九届吴阶平—保罗·杨森医学药学奖颁奖典礼在上海举行，解放军总医院柴宁莉、北京大学第一医院崔一民等15人获本届吴杨奖。

中国中医药信息研究会儿科分会成立大会在京召开，北京中医药大学东直门医院儿科主任、儿科教研室主任王俊宏教授当选分会会长。

25~30日

北京市卫生健康委举办2018年宁夏公立医院党委书记赴京培训班。培训班邀请行业专家就北京在医院党建、现代医院管理、医共体建设等方面的先进经验和做法向学员进行讲解，并组织120名学员到天坛医院、潞河医院和社区卫生服务中心进行参观考察。

26日

京津冀鲁辽健康智库联盟2018年工作会议在京召开。来自京津冀鲁辽5省市科研院所的近30个智库成员单位进行了2018年部分课题汇报，研究健康智库联盟2019年工作计划和研究课题建议。健康智库联盟成员单位专家学者，天津、河北、山东、辽宁卫生健康委，北京市卫生健康委及相关委办局80余人参加会议。

北京积水潭医院和中山市人民政府正式签订北京积水潭医院委托管理中山积水潭骨科医院协议。

27日

延庆区心脏中心、康复中心在区医院揭牌试运行。

29日

由市卫生健康委指导，北京卫生经济学会、首都卫生与健康发展研究院、北京大学医学部卫生政策与技术评估中心联合承办的2018年首都卫生健康发展研讨会在京召开。会议围绕"深化医药卫生体制改革，推进三医联动"主题，设立"医院管理"和"购买有价值的医疗服务"2个分论坛，400余人参加会议。

由市卫生健康委推荐的第六届"首都十大健康卫士"提名奖获得者——解放军总医院重症医学科主任周飞虎被中央文明办评为"中国好人"。

30日

国务院副总理、国务院防治艾滋病工作委员会主任孙春兰到北京性病艾滋病防治协会视察并观摩防治人员培训。

北京大学第三医院付卫团队、乔杰团队和北京大学生命科学学院生物动态光学成像中心汤富酬团队合作研究成果Single-cell Multi-omics Sequencing and Analyses of Human Colorectal Cancer（人类结直肠癌的单细胞多组学测序研究）的研究论文在美国学术期刊SCIENCE（《科学》）发表。

市卫生健康委在诺林大酒店召开2018年职业卫生防治机构工作会。市职业健康检查质控中心、市职业病诊断质控中心负责人及有关专家，各职业健康检查机构、职业病诊断机构负责人及联络员60余人参加会议。

护国寺中医医院加入中华护理学会组织的全国呼吸与危重症护理联盟。

30日~12月2日

国家心血管病中心高血压专病医联体第一届全体大会、海峡两岸医药卫生交流协会高血压专业委员会成立大会暨2018阜外高血压大会在北京国际会议中心召开。

11月

北京市疾控中心"北京市朝阳区艾滋病和病毒性肝炎等重大传染病综合防治示范区建设研究"获批国家"艾滋病和病毒性肝炎等重大传染病防治"科技重

大专项。

北京大学人民医院黄晓军教授获何梁何利基金科学与技术进步奖，王建六教授团队研究成果"子宫内膜癌发病微环境及分子机制研究"获中华医学科技奖一等奖。

北京协和医院连续9年蝉联复旦大学医院管理研究所公布的"中国医院排行榜"榜首。

北京市宣武中医医院与河北省衡水市枣强县中医医院签订中医综合医联体协议。

北京市海淀医院—海淀区温泉社区卫生服务中心紧密型医联体正式成立。

12月

1日

零时，北京12320热线接话功能并入北京市非紧急救助服务中心。

地坛医院"2+1"红丝带高校行项目获第四届中国青年志愿服务项目大赛金奖。大赛由共青团中央、中央文明办、民政部、水利部、国家卫生健康委、中国残疾人联合会、中国志愿服务联合会等共同举办，是中国志愿服务领域的最高赛事。

3日

由市卫生健康委推荐的北京医院内分泌科主任郭立新，被评为"中国好医生"2018年11月月度人物。

4日

东城区医学影像诊断中心暨质量控制和改进中心落户北京市第六医院。

5日

清华大学医学院与厦门长庚医院教学医院签约及揭牌仪式在清华大学举行，厦门长庚医院成为清华大学医学院教学医院。

由环球时报、生命时报、伙伴医生主办的"敬佑生命·2018荣耀医者"公益评选颁奖典礼在北京举行，医科院阜外医院刘玉清、医科院肿瘤医院孙燕、西苑医院陈可冀、北京大学第一医院郭应禄获"生命之尊"奖。

经国家卫生健康委、国家中医药管理局等部门遴选确定，北京中医医院入选"建立健全现代医院管理制度试点医院"。

7日

市卫生健康委在中国科技会堂召开2018年首都卫生发展科研专项—基层创新培育联合项目启动会。共立项18项，支持社区骨干人才开展社区卫生适宜技术

与管理策略研究。会上，市卫生健康委、市社区卫生协会和项目负责人签订了项目任务书，举行了项目科研导师确立仪式，并对项目实施与质量控制及项目医学伦理管理进行培训。

11日

市卫生健康委副巡视员郑晋普会见土耳其伊斯坦布尔省卫生局局长柯米尔·穆杰希卜教授一行。双方就传统中医医学发展、现行医疗保险体制、妇幼卫生保健、预防医学和公共卫生服务等内容进行了交流，达成了推动"一带一路"倡议中的卫生健康领域合作的共识。

召开北京市2018年公立医院综合改革典型经验推广培训工作会。邀请上海市以及北京市改革成效明显地区典型代表（西城区）、国家现代医院管理制度示范候选医院（友谊医院、朝阳医院）的相关专家进行经验分享。市卫生健康委、市中医局、市医管局相关处室以及直属单位主要负责人，各区卫生计生委主要领导、分管领导、相关科室负责人，各三级医院主要负责人约170人参加培训。

12日

市卫生健康委确定2018年度北京市临床重点专科项目。

举行同仁医院东城区眼耳鼻喉专科医联体签约仪式。医联体成员单位包括北京市第六医院、普仁医院、和平里医院、隆福医院、鼓楼中医医院、东城区第一人民医院、东城区妇幼保健院。

13日

为深化医教协同，进一步推进医学教育改革发展，持续提高医学教育质量，促进医学人才队伍建设与卫生健康事业发展相协调，北京市政府办公厅印发《北京市关于深化医教协同进一步推进医学教育改革发展的实施方案》。

中国科协公示第十五届中国青年科技奖获奖人选名单，北京大学第一医院杨莉教授获中国青年科技奖特别奖项，是医疗系统唯一获奖人选。

东城区医学检验（病理）中心暨质量控制和改进中心落户普仁医院。

和平里医院利用信息化平台，与对口支援的内蒙古化德县中蒙医院进行首次远程义诊服务。

14日

北京市疾控中心、北京市卫生计生监督所分别与河北省保定市容城县疾控中心、容城县卫生计生监督所签署对口支援帮扶协议。

北京市垂杨柳医院胸痛中心通过中国胸痛中心

认证。

15日

首都高校"青春红丝带"社团工作领导小组办公室召开2018年首都高校"青春红丝带"社团总结会。市卫生健康委、市委教育工委、市教委、团市委、市红十字会，以及来自全市16区防艾办、红丝带之家和北京佑安医院爱心家园的负责人，全市各高校"青春红丝带"社团的指导教师及学生负责人参加会议。

18日

法国国家医学科学院院士大会在巴黎召开，大会增选北京积水潭医院院长、外科专家田伟为法国国家医学科学院外籍院士。

20日

由积水潭医院组建的中国第27批援几内亚医疗队启程赴几内亚执行为期18个月的援外医疗任务。医疗队共19人，包括神经科、重症医学科等临床专家和翻译、厨师等辅助队员。

民航总医院徐先发团队获批2018年民航科技重点领域创新团队，李清艳入选2018年民航科技创新拔尖人才。

21日

回龙观医院院长杨甫德被北京市卫生健康委、生命与医学科学倡导联盟和北京电视台授予"精诚医者"荣誉称号。

22日

在健康报社主办的"敬佑生命 大爱无疆——2018医药卫生界寻找生命英雄活动"中，市卫生计生监督所所长李亚京获"公卫先锋"称号。

北京友谊医院通州院区开诊。

北京中西医结合心脏康复专科医联体成立，北京市第一中西医结合医院为核心医院之一。

23～24日

北京大学人民医院牵头成立全国高校附属医院临床实践教育联盟。

24日

市医管局以"医工结合和成果转化"为主题，举办第三届科技创新大赛决赛。最终，北京同仁医院获一等奖，北京安贞医院和北京天坛医院获二等奖，北京肿瘤医院、宣武医院和北京安定医院获三等奖，北京朝阳医院、北京儿童医院、北京世纪坛医院和北京清华长庚医院获优秀奖，宣武医院获最佳人气奖。

24～25日

市卫生健康委组织顺义区医院及北京非公立医疗机构14名医疗专家赴河北省张家口市万全区开展健康扶贫义诊活动。

25日

北京医改协调小组会议在市政府召开，研究部署医耗联动综合改革工作。会议听取了市发展改革委和市卫生健康委关于医耗联动综合改革工作的汇报。市委副书记、市长、北京医改协调小组组长陈吉宁，国家卫生健康委副主任、北京医改协调小组副组长王贺胜，军委后勤保障部卫生局副局长徐勤耕出席会议并讲话，市领导林克庆、卢彦，市政府秘书长靳伟出席会议。

市卫生健康委举办以"科学养育 绽放未来"为主题的2018年北京市儿童早期综合发展科学养育知识技能竞赛，来自16区妇幼保健院代表队共80人参加比赛。最终，西城区、顺义区、通州区代表队分别获得竞赛前三名。

由市卫生健康委推荐的宣武医院血管超声诊断科主任华扬获"2018北京榜样"年榜人物提名奖。

国家中医药管理局发布99名中医药传承与创新"百千万"人才工程（岐黄工程）岐黄学者名单。其中北京地区37人，包括：中国中医科学院马堃、刘保延、陈士林、郭兰萍，西苑医院史大卓、刘建勋、李浩、杨宇飞、张允岭、徐凤芹、唐旭东，广安门医院王阶、胡元会、仝小林、姜泉、赵瑞华，望京医院朱立国、魏玮，眼科医院亢泽峰，北京协和医学院孙晓波，北京大学屠鹏飞，北京中医药大学王伟、王耀献、田金洲、乔延江、李军祥、张冰、高颖、高思华、唐启盛，中日友好医院李平、张洪春、金明，北京中医医院刘清泉，解放军总医院杨明会，解放军第三〇二医院肖小河，军事科学院军事医学研究院高月。

26日

市政府办公厅印发《北京医耗联动综合改革实施方案》。

中国航空工业集团有限公司与北京航空航天大学共建航空总医院签约仪式在北京航空航天大学举行。

作为市、区两级重点工程的丰台医院提质改建工程正式启动，开始拆除北院区原有建筑。

27日

市卫生健康委确定北京医院等22家医疗机构为北京市第二批老年友善医院。

28日

市医管局举办市属医院安防系统使用技能比武决赛。经过预赛，友谊医院、同仁医院、宣武医院等8支队伍参加决赛。最终，宣武医院获一等奖，其余医院分获二、三等奖。

29日

由朝阳医院组派的中国第二十六批援几内亚医疗队圆满完成援非任务，返京。

12月

北京大学批复北京大学国际医院增名"北京大学第八临床医学院"。

北京同仁医院召开新闻发布会，宣布《国际过敏科学和鼻科学论坛》（IFAR）首期中国特刊发布，这是IFAR创刊以来首次发表中国专刊。作为鼻科学领域最具影响力的期刊，IFAR首次以整期正刊形式专门报道中国鼻科的研究成果。

北京协和医院全面推行身份证替代就诊卡服务。

航天中心医院完成中国航天科工集团有限公司医疗机构改革任务，自2019年1月1日起，医院上级单位由中国航天科工集团第二研究院调整为航天医疗健康科技有限公司。

海淀医院温泉镇社区卫生服务中心全科医学病房正式启用。

举办海淀医院与北医三院两院融合发展五周年成果暨北京大学海淀医院教学医院启动仪式。

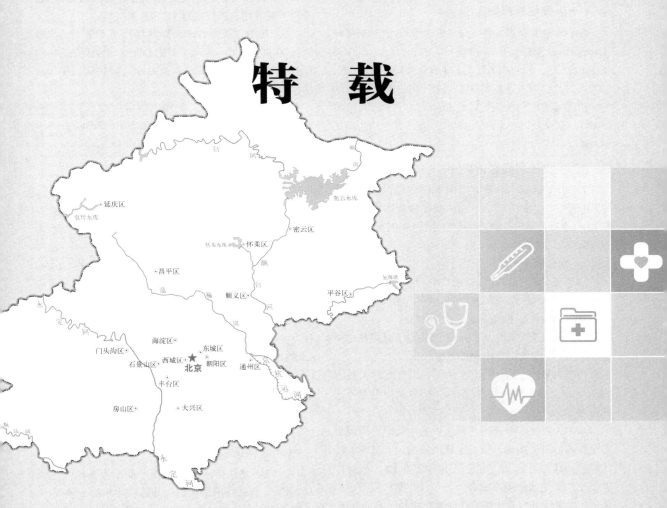

特　　载

北京市2018年度卫生与人群健康状况报告

一、人口基本情况

（一）常住及户籍人口

2018年底北京市常住人口2154.2万人，比2017年减少16.5万人，下降0.76%。户籍人口1375.8万人，其中男性684.2万人、女性691.6万人，非农业人口1152.3万人、农业人口223.5万人；总人口比2017年增加16.6万人。

60岁及以上老年人352.3万人，占户籍人口的25.6%；65岁及以上老年人236.1万人，占户籍人口的17.2%。

（二）出生和死亡情况

1. 出生情况　户籍人口出生135932人，其中男婴70158人、女婴65771人，男女出生性别比为106.67。户籍人口出生率9.88‰，其中男性10.25‰、女性9.51‰。

2. 死亡情况

（1）死亡率。户籍人口死亡96418人，总死亡率7.05‰，其中男性7.97‰、女性6.14‰。居民标化死亡率3.60‰，其中男性4.13‰、女性3.08‰。

户籍人口婴儿死亡率2.01‰，5岁以下儿童死亡率2.69‰，孕产妇死亡率10.64/10万。

在全部死亡人数中，15岁以下儿童死亡人数占0.6%，15～64岁组人群占19.6%，65岁及以上老年人群占79.8%。

（2）主要死因分析。户籍居民的主要死亡原因仍为慢性非传染性疾病，前三位死因依次为心脏病、恶性肿瘤和脑血管病，共占全部死亡的70.8%。与2017年相比，除泌尿生殖系统疾病、恶性肿瘤和传染病标化死亡率下降外，其他疾病标化死亡率均上升。

心脏病死亡率185.12/10万，标化死亡率87.58/10万，占总死亡的26.3%，比2017年上升2.5%。恶性肿瘤死亡率183.25/10万，标化死亡率102.52/10万，占总死亡的26.0%，比2017年下降2.0%。脑血管病死亡率130.92/10万，标化死亡率63.42/10万，占总死亡的18.6%，比2017年上升2.3%。

男性前三位死因为恶性肿瘤、心脏病和脑血管病，女性为心脏病、恶性肿瘤和脑血管病。

户籍居民在医院内死亡占55.2%，院外死亡占44.8%。院外死亡的主要原因为心脏病和脑血管病，分别占院外死亡总数的34.4%和21.8%。

3. 四类主要慢性非传染性疾病早死概率　户籍居民30～70岁（不含70岁）主要慢性非传染性疾病的早死概率为10.7%，男性和女性重大慢性病过早死亡率分别为14.5%和6.8%。

4. 自然增长情况　户籍人口自然增长率3.25‰，男性和女性自然增长率分别为2.72‰和3.78‰。

5. 期望寿命　户籍居民期望寿命为82.20岁，其中男性79.85岁、女性84.63岁。

二、传染病发病情况

2018年北京市共报告甲、乙、丙类传染病25种，报告发病182496例，报告发病率840.72/10万。报告发病数居前十位的病种依次为：流行性感冒（发病率381.84/10万）、其他感染性腹泻病（发病率167.45/10万）、手足口病（发病率150.45/10万）、肺结核（发病率30.43/10万）、痢疾（发病率27.97/10万）、梅毒（发病率25.60/10万）、猩红热（发病率16.70/10万）、病毒性肝炎（发病率16.43/10万）、流行性腮腺炎（发病率9.04/10万）、淋病（发病率7.82/10万），占报告发病数的99.2%。流行性感冒由2017年的第二位升至2018年的第一位。

三、儿童青少年健康状况

（一）学龄前儿童

2018年北京市户籍人口围产期出生缺陷发生率18.36‰，非京籍围产期出生缺陷发生率33.65‰。全市围产期严重出生缺陷发生率继续保持下降趋势。全市共筛查新生儿212997人，筛查率99.6%，确诊患者221人，其中先天性甲状腺功能低下129人、高促甲状腺激素血症53人、苯丙酮尿症39人。户籍人口低出生体重儿发生率4.8%。

户籍人口新生儿母乳喂养率96.3%，其中纯母乳喂养率71.7%。6个月内婴儿母乳喂养率92.1%，其中纯母乳喂养率72.5%。

北京市0～6岁户籍儿童贫血患病率2.6%。5岁以下儿童低体重患病率0.20%，生长迟缓患病率0.28%，消瘦患病率0.30%，肥胖率3.2%。

（二）中小学生健康

1．生长发育水平

（1）身高。2017～2018学年度，北京市17岁年龄组男生平均身高176.2cm，女生平均身高163.5cm。6～17岁男生和女生身高比2016～2017学年度平均分别增长0.26cm和0.17cm，其中12岁男生组（身高159.6cm）和10岁女生组（身高145.9cm）增幅最大，分别增长0.69cm和0.44cm。

（2）体重。2017～2018学年度，17岁年龄组男生平均体重73.5kg，女生平均体重58.4kg。6～17岁男生和女生体重比2016～2017学年度平均分别增长0.26kg和0.08kg，男生和女生均在12岁增幅最大，分别增长0.86kg和0.51kg。

2．学生常见病

（1）沙眼。2017～2018学年度，中小学生沙眼检出率0.06%，其中男生与女持平，城区0.02%、郊区0.12%。

（2）缺铁性贫血。2017～2018学年度，中小学生贫血检出率2.2%，其中男生1.6%、女生2.8%、城区1.7%、郊区2.9%。

（3）视力不良。2017～2018学年度，中小学生视力不良检出率59.5%，其中男生56.6%、女生62.7%、城区62.2%、郊区55.3%、小学48.2%、初中77.9%、普通高中88.8%、职业高中75.0%。

（4）肥胖。2017～2018学年度，中小学生肥胖检出率16.9%，其中男生21.2%、女生12.2%、城区15.0%、郊区19.9%、小学17.8%、初中16.3%、普通高中13.0%、职业高中17.6%。

（5）恒牙龋齿。2017～2018学年度，中小学生恒牙患龋率16.3%，其中男生13.2%、女生19.6%、城区17.6%、郊区14.2%、小学10.2%、初中25.0%、高中32.8%。

四、健康素养

（一）总体情况

2018年北京市城乡居民健康素养水平为32.3%，比2015年（28.0%）提高15.4%。其中，男性30.4%、女性34.4%、城市33.8%、农村23.3%；30～39岁年龄组城乡居民健康素养水平最高，为41.7%。

（二）三方面素养

2018年北京市居民三方面素养水平从高到低依次是：基本知识和理念素养（47.0%）、基本健康技能素养（39.5%）、健康生活方式与行为素养（31.7%）。城市居民三方面素养水平分别为49.4%、41.8%、32.4%，农村居民分别为31.6%、26.9%、27.4%。

（三）六类健康问题素养

2018年北京市居民六类健康问题素养水平从高到低依次为：安全与急救素养（67.7%）、科学健康观素养（62.1%）、传染病防治素养（47.7%）、慢性病防治素养（37.1%）、健康信息素养（32.8%）和基本医疗素养（25.7%）。

五、医疗服务

（一）经费投入

2018年北京市公立医院财政投入1757590万元，基层医疗卫生机构财政投入401672万元，公共卫生财政投入583494万元。

（二）机构及人员数量

1．机构数量　北京市有医疗卫生机构11100家，其中医疗机构10958家、疾病预防控制机构29家、卫生监督机构18家、医学科研机构28家、采供血机构4家、其他卫生机构63家。

2．人员数量　北京市有卫生健康人员459765人，其中卫技人员281686人。执业（助理）医师109376人，每千常住人口执业（助理）医师5.1人；注册护士123589人，每千常住人口注册护士5.7人。医院人员总数252414人，其中卫技人员206209人；基层医疗卫生机构人员总数77164人，其中卫技人员60655人；社区卫生服务机构人员总数37168人，其中卫技人员30970人；疾病预防控制机构人员总数3687人，其中卫技人员3059人。

（三）诊疗服务

1．床位数　北京市医疗机构编制床位总数130344张，比2017年（127855张）增加1.9%；实有床位总数123508张，比2017年（120530张）增加2.5%。其中，医院编制床位119800张，实有床位116279张。社区卫生服务中心（站）编制床位7235张，比2017年（6538张）增加697张；实有床位4774张，比2017年（4383张）增加391张。每千常住人口医疗机构编制床位6.1张、实有床位5.7张。

2．床位使用率　北京市医疗机构编制床位使用率74.2%，实有床位使用率81.6%。其中，医院编制床位使用率78.0%、实有床位使用率83.6%，社区卫生服务中心（站）编制床位使用率20.6%、实有床位使用率34.4%。

与2017年相比，北京市地方医疗机构编制床位使用率和实有床位使用率分别上升1.6个百分点和1.1个百分点，医院编制床位使用率和实有床位使用率分别上升1.9个百分点和1.1个百分点。

3．诊疗人数　北京市医疗机构诊疗24752.5万人次，出院405.2万人次。

4．平均住院日　北京市医疗机构平均住院日为9.3日。

5．人均医疗花费　北京市二级以上公立医院门诊患者次均医药费534.9元，去除物价上涨因素，比2017年增加2.6%；其中次均药费256.3元，比2017年下降4.7%。住院患者人均医药费用22672.7元，比2017年增加1.1%；其中人均药费5554.5元，比2017年减少5.5%。

6．急救　北京市新建及调整急救站25个，累计急救站341个，全年总出车69.3万次，急救呼叫满足率85.7%。120及999急救网络共接诊65.5万人次，其中普通患者56万人次、危重患者9.5万人次。前五位急救疾病依次为：循环系统疾病、损伤和中毒、其他原因、呼吸系统疾病、消化系统疾病。

六、公共卫生服务

（一）基层卫生服务

2018年北京市基层卫生服务机构诊疗服务7932.5万人次，比2017年（7165.1万人次）增长10.7%。社区卫生服务机构共建立居民健康档案1691.8万份，其中电子健康档案1674.1万份，电子健康档案建档率77.7%；使用过的健康档案836.1万份，健康档案使用率49.4%。

截至2018年底，社区卫生服务机构家庭医生签约服务累计签约390.4万户729万人，重点人群签约398.1万人。2018年社区卫生服务机构培养家庭保健员2.1万余名。

（二）疫苗接种

北京市纳入常规免疫规划和应急接种的疫苗可预防疾病共18种，包括结核、乙型病毒性肝炎、甲型病毒性肝炎、脊髓灰质炎、百日咳、白喉、新生儿破伤风、麻疹、风疹、流行性腮腺炎、流行性乙型脑炎、流行性脑脊髓膜炎、水痘、流行性出血热、炭疽、钩端螺旋体病、季节性流感及肺炎等疾病。北京市常规免疫共接种5842114人次，二类疫苗接种2423251人次。

（三）妇幼保健

北京市活产213819人。婚前检查共筛查42998人，婚前医学检查率16.5%。孕产期保健共对210741名产妇进行了艾滋病病毒、梅毒和乙肝检测，检测率99.99%。

（四）癌症筛查

1．宫颈癌筛查　为304928名适龄妇女提供免费宫颈癌筛查。检出宫颈癌前病变860人，癌前病变检出率282.03/10万；宫颈微小浸润癌2例、宫颈浸润癌15例，宫颈癌检出率5.58/10万。

2．乳腺癌筛查　为324012名适龄妇女提供免费乳腺癌筛查。检出乳腺癌前病变21人，癌前病变检出率6.48/10万；乳腺微小浸润癌13例、乳腺浸润癌185例，乳腺癌检出率61.11/10万。

（五）口腔卫生服务

145家指定医疗机构共为1836所幼儿园的386598名学龄前儿童进行了口腔检查，提供免费氟化泡沫预防龋齿服务551782人次。187家指定医疗机构共为242221名儿童提供免费口腔检查服务，共封闭恒磨牙263337颗。

（六）健康传播活动

北京广播电台新推出《看病的智慧》《1025动生活》《营养最时尚》《饭点儿说吃》《今夜私语时》和《老年之友》等健康节目。北京卫视《养生堂》《我是大医生》《生命缘·生命的礼物》和《小区运动会》等栏目创新升级。

北京市卫生健康委指导的大型医学人文纪录片《医者》，讲好医者故事，促进医患沟通，微博端获1.4亿关注度、30万讨论量。

北京市各类各级医疗卫生机构共举办公众健康咨询活动7416次，直接受众近100万人次；举办各级各类健康大课堂25797场，直接受众近138万人次；制作并播放电视节目862期、广播节目373期，在报刊发表科普文章427期；开发制作各类宣传品18156种，印制750万份。

（七）社会卫生保障

1．基本医疗保险　参加城镇职工基本医疗保险1628.88万人，其中在职职工1332万人、退休人员296.88万人；参加城乡居民医疗保险390.76万人，其中城乡老年人110.47万人、学生儿童221.84万人、劳动年龄内居民58.45万人。

2．养老服务　有养老机构609家，养老床位12.2万张（其中运营床位10.8万张），年末在院老人4.9万人。

（八）饮用水

主要集中式地表水饮用水水源地密云水库和怀柔水库水质符合地表水饮用水源水质标准要求。全年城市末梢水合格率100%。

（九）食品与药品

共监测食品类样本16.43万件，列入国民经济和社会发展指标的全市重点食品安全监测抽检合格率为98.7%。完成药品（含医疗器械、化妆品）抽检1.49万件，合格率99.8%；基本药物和社区零差率药品抽检合格率连续9年为100%。全市共完成各级保健食品抽检和监测任务2896件，合格率99.8%。

七、烟草控制

（一）监督执法

2018年北京市卫生监督执法人员共监督检查各类控烟场所11.72万户次，合格率95.3%；责令整改不合格单位4599户次，共处罚违法单位750家，单位罚款228.9万元；处罚个人3574人，罚款19.4万元。市市场监督管理局针对各类烟草违法行为，罚没款95.74万元，其中烟草广告类案件1件，罚没款20万元；市交通执法总队共查处出租汽车驾驶员吸烟违法行为1023起；自《北京市控制吸烟条例》实施以来，各级烟草专卖管理部门共对校园周边100米内的57项新办申请作出不予许可决定，校园周边100米内共计1751户零售户退出卷烟经营。

（二）控烟宣传

2018年印发控烟海报、宣传册、禁烟标识和控烟条例等38.4万张（份），在450余处公交车身、候车亭、地铁站台灯箱以及1000余块楼宇电视发布控烟公益宣传广告；"十一"黄金周，连续7天在首都机场航站楼播放控烟公益广告50万次；向88万来京人员精准推送12306控烟彩信；结合冬季控烟工作，在户外大屏、政务、社区楼宇电视定期播放控烟视频公益广告1890万次。

（三）戒烟干预

2018年，医疗卫生机构共提供简短戒烟干预服务近836万人次，10家规范化戒烟门诊提供首诊服务2087人，药物干预2483人次。北京市12320戒烟热线提供服务25428人次。

（四）志愿者活动

2018年，北京市有控烟志愿者13718人，全年共协助处理投诉案例8187件，巡查4238户，发放各类宣传品22万余件，总服务工时19万余小时。

（五）控烟效果

2018年，北京市公共场所违法吸烟现象发生率4.9%，发现有烟蒂的占4.8%、有烟灰缸的占1.2%、有人员吸烟的占0.4%；公共场所未发现烟草广告和促销信息。4.5%的出租车司机允许乘客在车内吸烟，2.7%的车内有烟味，0.5%的出租车司机在车内吸烟。

2018年北京市限额以上批发和零售企业卷烟商品销售量9311201万支，比2014年减少1048269万支。

八、体育与健身

（一）全民健身设施

2018年新建773片专项活动场地，其中篮球场205片、笼式足球场96片、网球场64片、乒乓球长廊65片、门球场30片、棋苑313片，形成了"15分钟健身圈"。截至2018年底，北京市人均体育场地面积保持在2.25平方米，100%的街道（乡镇）、行政村和有条件的社区均建有体育设施。利用公园、广场、社区、学校及疏解腾退用地，建设冰雪场地设施，其中室内冰场37座（冰面49片）、室外冰场53片。2017～2018年雪季，全市有20家滑雪场开放运营，有雪道115条，接待171.4万人次，总营业收入约2.23亿元。在利用好原有体育场馆的基础上，兴建总面积2100平方米的篮球公园，在工人体育场内增加10张乒乓球台。

16个区均建有体育总会，有市级体育社团95个、区级体育社团531个，备案健身团队7893个。公益社会体育指导员5.4万人。

（二）全民健身活动

开展各类全民健身活动2.5万余项次，参与活动1139万人次。举办市足协杯、首都职工足球联赛等社会足球赛事39项5933场次，近3.6万人次直接参与。第四届冰雪季举办336项市、区级活动，3753场"一区一品"冰雪活动，参与502万人次。组织10余万"零基础"市民参与冰雪运动，免费发放3.4万张电子体验券，开展线上冰雪季，话题阅读量5.4亿。

市总工会共组织市级职工体育赛事活动33个、基层工会活动23项、覆盖全市职工的普惠体育活动10项，直接服务职工55.3万余人次。组织全市各区工会50批次约3000名职工参加冰上、雪上公益体验课活动。

（三）科学健身指导

市体育局与市卫生健康委签订《体医融合战略合作框架协议》，在全市医疗系统培训200余名运动处方师。全民健身科学指导大讲堂采取线下面授、线上直播形式，惠及群众43.7万人次。北京市20个系统工会200余家单位10364人参加体质测试，完成34个基层职工体质测试站点的建设。

（摘自人民卫生出版社《北京市2018年度卫生与人群健康状况报告》）

北京市卫生健康委落实市政府重点工作任务情况

2018年，市卫生健康委承办市政府重要民生实事项目2项、市政府工作报告重点工作17项，均按计划完成。

一、落实市政府重要民生实事2项

1. 组织名中医每周到全市333个社区卫生服务中心（乡镇卫生院）坐诊，做实家庭医生签约服务，方便群众就近看病（实事第8项）

一是组织名中医每周到全市333个社区卫生服务中心（乡镇卫生院）坐诊。6月15日，在全市启动"北京名中医身边工程"，遴选2792名专家组建390支名中医专家团队，分别对接334个社区卫生服务中心（乡镇卫生院）（后期增加1个——海淀区聂各庄卫生院），全市334个社区卫生服务中心（乡镇卫生院）每周均有专家出诊；建立全市名中医身边工程信息平台，包括社区医生管理平台、患者服务平台，通过互联网平台实现患者用户健康管理、科普内容传播、社区医生管理、医生服务、名医团队宣传、公布名中医团队出诊时间安排表等功能；制作名中医基层服务电子地图，将遴选的名中医专家团队进行334个社区卫生服务中心（乡镇卫生院）的点位匹配，使社区百姓可以通过手机地图查询到名中医出诊的机构地址、出诊时间等信息。"北京名中医身边工程"自启动以来，各专家团队积极到各对接点位开展定期出诊、带教、讲座等相关工作。

二是做实家庭医生签约服务。印发《关于进一步加强家庭医生签约服务有关工作的通知》《关于落实审计整改意见进一步规范家庭医生签约服务有关工作的通知》《关于推广智慧家庭医生优化协同模式的通知》等文件，进一步规范家庭医生签约工作。规范签约流程，丰富签约服务内涵，确定老年人、孕产妇等5类重点人群家庭医生签约服务包，推行新全科医疗预约诊疗方式，开展对签约患者的精细化健康管理；总结推广丰台区方庄社区卫生服务中心智慧家庭医生优化协同服务，借助"互联网+"等技术完善服务模式，打造北京市家庭医生签约服务品牌；在各区自查自评基础上，委托第三方开展家庭医生签约服务质量评价，督促工作落实，确保签约服务质量；进一步加

强与农委、民政、残联等部门沟通协调，共享相关人员信息，做好重点人群签约服务，并重点做好对低收入人群的家庭医生签约服务，确保服务全覆盖。截至年底，全市家庭医生签约居民累计781.4万人，家庭医生总签约率36%，重点人群签约率90%以上；签约服务工作逐步得到居民认可；市统计局年中采取随机拦截方式，对1000名听说过家庭医生签约服务的18周岁以上且在北京市居住半年以上的居民进行调查，结果显示，51.2%的被访者签约了家庭医生，80.7%的已签约被访者知道自己的家庭医生（团队）的姓名和联系方式，81.6%的被访者对家庭医生签约服务表示总体满意。

2. 开展健康知识进社区、进乡村、进单位活动，举办1.6万场面向市民的各类健康大课堂，提升市民健康素养；培养2万名家庭保健员，帮助慢性病患者提高自我健康管理能力（实事第9项）

一是开展健康知识进社区、进乡村、进单位活动，举办1.6万场面向市民的各类健康大课堂，提升市民健康素养。在全市构建了市—区—机构三级统筹管理网络。市卫生健康委牵头部署，印发《关于落实北京市2018年重要民生实事项目做好健康大课堂工作的通知》，召开全市工作部署会，对各区、各级各类医疗单位及直属单位下达任务和要求。市、区疾控中心层级开展业务指导，举办健康大课堂工作培训会，对各区卫生计生委、疾控中心及健康大课堂工作专管人员进行业务培训，明确工作要求。各医疗卫生机构推进落实，以居民健康需求为导向，通过不同形式发布大课堂活动信息。各区将健康大课堂工作与现有工作融合，寻求探索区域特色，如丰台区借力"智慧家医"模式，在开展健康管理服务时为签约居民提供健康大课堂信息；朝阳区通过健康需求访谈制订年度授课计划，提高居民满意度；海淀区开展健康大课堂评估活动，不断提升授课质量与效果。全年举办健康大课堂23500场，累计覆盖受众人群128万余人次，超额完成年度目标任务。

二是培养2万名家庭保健员，帮助慢性病患者提高自我健康管理能力。5月，制订《2018年北京市家

庭保健员培养工作方案》，明确各区工作任务。同时，召开全市家庭保健员培养工作部署会及培训会，指导招募、培养、管理等环节，增强社区及家庭对慢性疾病的防治意识和自我健康管理能力，提高社区卫生慢性病防治水平。社区卫生服务机构以《中国公民健康素养66条》《国家基本公共卫生服务规范》《中国居民膳食指南》《北京市家庭保健员培养手册》为教材，从常见慢性病防治知识与技能、急救知识与技能、中医养生保健方法和保健技能等方面培养家庭保健员。全年招募家庭保健员2.1万名，培训8837场次，对2.07万名考试合格者颁发《家庭保健员证书》，完成了家庭保健员培养目标任务。

二、落实市政府工作报告重点工作17项

1. 实现天坛医院新院区运行及老院区腾退，扎实推进北京口腔医院整体迁建和友谊医院顺义院区、同仁医院亦庄院区二期等项目建设（政府分工方案第21项）

一是天坛医院新院区正式对外开诊，疏解核心区床位950张。二是口腔医院确定丰台花乡选址并完成勘察、设计、招标等前期工作，进行征地拆迁。三是同仁医院亦庄院区进行装修施工。四是友谊医院顺义院区进行项目立项评审。

2. 全方位支持雄安新区建设，落实与河北省签订的战略合作协议，加紧学校、医院等项目落地，推进雄安新区中关村科技园建设，切实做到雄安新区需要什么就支持什么（政府分工方案第32项）

9月14日，北京市卫生计生委、河北省卫生计生委、雄安新区管委会在河北雄安新区签署《关于支持雄安新区医疗卫生事业发展合作框架协议》，全面启动和加快推进支援帮扶工作。新建医院项目：按照《北京市支持河北雄安新区"交钥匙"项目实施暂行办法》，市卫生计生委会同市医管局组织宣武医院开展新建医院概念设计方案咨询，并配合项目管理公司做好项目前期工作。支持帮扶项目：安排宣武医院、市中医医院、市妇产医院、市疾控中心和市卫生计生监督所，分别对口帮扶容城县人民医院、县中医医院、县妇幼保健院、县疾控中心和县卫生计生监督所；支援机构持续接收受援机构人员来京进行住院医师、专科医师培训或进修学习，组织专家骨干为受援机构提供技术指导和支持，开展科研协作和远程医疗会诊等，提升雄安新区医疗卫生服务能力和水平。

3. 加强医疗基本公共服务合作（政府分工方案第37项）

组建京津冀检验结果互认专家委员会，结合京津冀三地区域特点，修订《京津冀区域互认实验室质量与技术要求（试行）》和《京津冀地区临床实验室室间质量评价协作方案》。扩大京津冀医学检验和影像结果互认范围，完善京津冀医学影像资料共享工作质控规范。京津冀地区临床检验结果互认项目在第一批试行的27项基础上增加6项，达到33项；互认医疗机构新增165家，达到296家；影像检查资料共享项目在第一批17项基础上增加4项，达到21项；共享医疗机构在102家基础上增加53家，其中北京增加9家（含三级医院8家）。

4. 抓紧建设安贞医院通州院区（政府分工方案第39项）

安贞医院通州院区选址在宋庄镇六合村，已取得前期工作函、设计方案审查意见函，完成项目建议书（代可研）的调整完善和重新申报，配合市发改委评估单位进行评审，同步组织开展交评、环评、水评、稳评及能评等前期工作。安贞医院与宋庄镇政府签订征地拆迁委托协议，配合宋庄镇开展拆迁工作。

5. 以电子病历和居民健康档案为主要内容，建设市、区两级互联互通的全民健康信息平台（政府分工方案第131项）

一是制定《北京健康信息互联互通与大数据应用行动计划的工作方案》，搭建全市互联互通框架和实施路径。二是启动全民健康信息平台立项工作，完成前期研究任务书，开展医院信息化建设及网络信息安全等级保护调研。三是完善30家三级医院电子病历互联互通和共享调阅，实现累计跨院共享调阅174万次；制发《全面推进北京地区医院电子病历全市共享调阅的工作方案》，推进卫生健康系统全市电子病历共享调阅。

6. 完善现代医院管理制度，开展公立医院薪酬制度改革试点（政府分工方案第132项）

一是完善现代医院管理制度。10月25日，制发《北京市建立现代医院管理制度实施方案》，完善治理机制，有效改进医院管理，提高医院运行效率。

二是开展公立医院薪酬制度改革试点。配合市人力社保局制定《北京市公立医院薪酬制度改革试点工作方案》，确定朝阳区、大兴区为公立医院薪酬制度改革试点区，其余14个区各选择1家区属公立医院开展薪酬制度改革扩大试点工作。开展公立医院薪酬制

度改革课题研究，探索符合行业特点和适应改革进程的公立医院薪酬制度。对16个区试点公立医院进行薪酬监测，提出完善和推进改革的策略。

7. 完善分级诊疗制度，每个区至少建设1个紧密型医联体，发展专科医联体；加强基层医疗卫生服务能力建设，做实家庭医生签约服务；完善预约挂号系统；严厉打击"号贩子"，让群众看病更方便（政府分工方案第133项）

一是完善分级诊疗制度。在全市建立34个紧密型医联体，实现每区至少建设1个紧密型医联体的目标。推进专科医联体建设，心血管、儿科等8个专业的专科医联体达到核心医院20家，二、三级合作医院120家，包括10个区域医疗中心。发挥专科医联体核心医院作用，在双向转诊、远程会诊、培训带教等方面开展工作，提升基层医疗机构服务能力。9月，启动市属医院儿科紧密型医联体建设，由儿童医院和首儿所管理运行的天坛医院、世纪坛医院、朝阳医院儿科医联体，取得初步成效。

二是加强基层医疗卫生服务能力建设。举办社区卫生管理人员能力提升培训，培训对象主要为社区卫生服务中心主任，357人参加培训。举办社区上门医疗卫生服务培训，社区医生、护士和康复人员等160人参加培训。举办社区儿科强化培训班，137人参加培训。

三是做实家庭医生签约服务。印发《关于进一步加强家庭医生签约服务有关工作的通知》《关于推广智慧家庭医生优化协同模式的通知》，优先做好重点人群签约服务。总结推广丰台区方庄社区卫生服务中心智慧家庭医生优化协同服务，建立集预防、治疗、康复及居家护理等协同一体化的健康管理方式。全市社区卫生服务机构签约居民781.4万人，签约率36%。

四是完善预约挂号系统。开展对北京市预约挂号统一平台的第三方评价，从患者和医院的角度对北京市预约挂号统一平台进行评价，并就进一步改善预约挂号系统提出意见和建议。借鉴铁路12306的"慢速排队"机制，在北京市预约挂号统一平台的部分热点医院、热门科室试点上线"慢速排队"机制，从技术上限制"号贩子"的抢号行为。

五是严厉打击"号贩子"，让群众看病更方便。组织首都综治办、市网信办、公安局等11部门在全市开展为期6个月的集中整治医院"号贩子"和网络医托专项行动。建立多部门联合工作机制，落实打击整治"号贩子"和医托的沟通联络、定期会商和线索反馈制度，建立执法部门、挂号平台、医疗机构三方共享的"号贩子"黑名单制度。通过多部门线上线下联合行动，压缩"号贩子"活动空间。

8. 实施药品采购两票制和京津冀医用耗材联合采购，规范调整第二批医疗服务价格（政府分工方案第134项）

一是实施药品采购两票制和京津冀医用耗材联合采购。2月，北京市执行药品采购两票制。完成京津冀公立医院第一批六大类医用耗材联合采购，发布《北京市卫生和计划生育委员会关于执行京津冀第一批医用耗材联合采购结果有关事项的通知》，于6月30日起在全市二级及以上公立医院（不含军队所属医院）执行联合采购。第一批六大类医用耗材联合采购共涉及近180家企业申报的3.2万余款产品，经京津冀三地临床专家论证，产品全部覆盖了医疗机构的现用产品，能够同时满足三地临床采购和使用所需，医用耗材价格总体下降15%以上。

二是规范调整第二批医疗服务价格。完成第二批医疗服务项目价格调整可腾挪空间测算工作，并根据市发展改革委提供的第二批医疗服务项目价格规范调整方案，开展方案对全市医疗收入总量影响及样本医院医疗收入、患者费用影响的测算，提出完善调价方案的意见和建议。同时，开展医耗联动综合改革方案的社会稳定风险评估。与市医疗保障局等部门联合印发《关于规范调整病理等医疗服务价格项目的通知》，规范调整公立医疗机构病理、康复、精神、中医、检验等医疗服务价格。

9. 巩固推进国家卫生区创建工作，广泛开展全民健康行动和爱国卫生运动（政府分工方案第136项）

一是推进国家卫生区创建。完成对海淀区、朝阳区创建国家卫生区的病媒生物市级专项验收和市级暗访考评。密云区和延庆区在国家卫生县城基础上创建国家卫生区，并进入市级综合评审阶段。丰台区、大兴区启动创建国家卫生工作。完成对通州区、怀柔区、平谷区、天安门地区市级暗访和技术评估，并高分通过国家卫生区复审检查验收。顺义区马坡镇、丰台区王佐镇等9个参加国家卫生乡镇复审的乡镇完成市级复审检查验收。海淀区四季青镇等6个乡镇完成创建国家卫生乡镇的市级检查验收。

二是开展全民健康行动和爱国卫生运动。以市政府名义发布《2017年度北京市卫生与人群健康状况报告》。联合市体育局、市教委开展2018年"健康中国行"——科学健身主题宣传活动。发布市民科学健身基本原则，现场解答群众健身问题，通过头条直播平台和微信直播平台进行全程网络直播，实时在线观看人数超过2000人。面向中直机关、市级机关、大中小学校和流动人口开展健康科普巡讲112场次，受益2.2万余人次。围绕"健康北京"建设和"健康北京人"九大行动，通过电视台、电台、报纸、网络等媒体制作宣传栏568期。举办健康大课堂2.1万场，受众128万人次。

10. 加强重大传染病和新发突发传染病预防控制，开展慢性非传染性疾病筛查和干预服务；做好公民无偿献血工作（政府分工方案第137项）

一是加强传染病和慢病管理。加强重大传染病及新发输入性传染病防控，开展世界防治结核病日、全国儿童预防接种日、世界艾滋病日主题宣传活动，开展诺如病毒急性胃肠炎、流感等传染病系列科普宣传，为居民提供专业性指导建议。举办全市季节性重点传染病、结核病、手足口病及输入性传染病防控培训5次，切实提升医疗卫生人员防控能力。针对诺如病毒急性胃肠炎高发情况，组织市疾控中心对学校、托幼机构和医疗机构等重点单位开展专题指导和监督检查，督促防控措施的落实。做好重点癌症、心脑血管疾病筛查干预，完成对11.5万名高危人群的筛查干预。

二是做好公民无偿献血工作。印发《北京市血站设置规划（2018—2025年）》。推进采血点设置，全市献血点总数65个。推动团体无偿献血，全市团体献血9.8万单位，占全市献血总量的17.9%。12月，继续增加团体无偿献血，团体无偿献血占总献血量比例超过15%。启用北京市血液信息管理系统，实现全市血站信息互联互通。全市献血32.6万人次，千人口献血人次15‰。

11. 实施助产能力提升行动，提高母婴安全保障能力；传承弘扬中医药文化；推动名中医到基层社区开展服务（政府分工方案第138项）

一是实施助产能力提升行动，提高母婴安全保障能力。确定7家危重孕产妇救治培训基地，打造2家市级助产培训基地，完成助产转岗培训和助产骨干培训103人，完成河北助产人员培训30人。实施孕产期保健人员能力提升计划，培训产科学科带头人、产科骨干各80余人，基层妇女保健人员300余人。全市2000余名专业人员参加理论考核，随机抽取20支助产队伍进行操作考核。举办市、区两级危重孕产妇抢救指定医院知识竞答。举办孕产妇工作相关的院前急救、急诊科等专题培训，共2000余人参加。启动孕产妇妊娠风险评估，对16个区逐一进行孕产妇安全督导，并对8个重点区开展"回头看"督导。制定《北京市孕产妇安全保障攻坚行动方案》，确定18项重点措施，推动各区落实建立三级孕产妇危重症报告评审制度。开

展孕产妇死亡国家级评审。重新遴选11家市级危重孕产妇抢救中心。

二是传承弘扬中医药文化。出台《关于进一步加强北京中医药社区科普团队建设工作的通知》，将中医药社区科普团队建设与中医药文化进校园示范基地、中医药文化素养提升示范基地融合，充分利用街道、社区学院、中小学校各界资源开展中医药文化科普。开展中医药文化素养提升工程，以社区为核心，建设新一批中医药文化基层科普团队。开展以"中医药健康你我他"为主题的中医中药中国行——2018年中医药健康文化大型主题活动，举办地坛文化节、西山文化季、运河文化节等品牌活动，创新活动形式和内容。开展中医药文化进校园示范基地试点建设，覆盖全市近50所中小学；海淀区举办首届校园中医药文化节。

三是推动名中医到基层社区开展服务。遴选2792名专家组建390支名中医专家团队，每周到全市334个社区卫生服务中心坐诊。截至年底，北京市名中医身边工程项目内各专家团队共计出诊5482天，接诊患者5.1万人，开具处方4.7万张，开具治未病处方1.1万张。

12. 创建国家食品安全示范城市，全市80%以上的中小学校、托幼机构、养老机构食堂达到"阳光餐饮"标准；严厉打击各类食品药品违法行为，保障群众饮食用药安全（政府分工方案第140项）

配合市食药局开展国家食品安全示范城市创建工作，在指导各区开展国家卫生区创建和复审工作时，建议把国家卫生区相关食品安全标准与"阳光餐饮"标准相结合，进一步加大食品安全工作力度，按要求完成国家卫生区各项创建工作任务。

13. 推进医养结合（政府分工方案第152项）

开展老年友善医院建设，提高医疗机构老年医疗服务能力。年内，全市22家医疗机构创建成为老年友善医院。制订养老机构与医疗机构医疗服务协议（示范文本），指导机构合作。指导东城区、朝阳区、海淀区开展国家医养结合试点，指导海淀区开展国家安宁疗护试点。启动第三批3家公立医疗机构康复转型，组织100余名学员参加康复治疗师转岗培训。

14. 积极为港澳台同胞和外籍人员就医提供便利，深化外事侨务引资引智工作（政府分工方案第187项）

开展港澳台同胞和外籍人员就医情况调研，形成《北京国际化服务环境调查报告》，从外籍人员就医习惯、就医原因及就医体验等方面进行调研和评价，了

解港澳台同胞和外籍人员的就医需求。制发《北京市卫生和计划生育委员会关于开展设立中外合资合作非营利性医疗机构试点工作的通知》，试点允许举办中外合资合作非营利性医疗机构。印发《北京市国际化医疗服务试点工作方案》，选取6个区和6家医院开展国际化医疗服务试点工作。公布《国际化医疗服务医疗机构名录》，为港澳台及外籍人员就医提供便利。

15. 深入开展"不忘初心，牢记使命"主题教育，坚定理想信念，更加自觉地践行党的根本宗旨（政府分工方案第191项）

党的十九大确定要在全党开展"不忘初心，牢记使命"主题教育。市卫生计生委党委按中央和市委要求，在全系统开展"不忘初心，牢记使命"主题教育。推动全系统各级基层党组织、广大党员深刻领会主题教育的重大意义，铭记"为中国人民谋幸福，为中华民族谋复兴"的初心和使命，真学真做真改真干。在全系统启动"不忘初心跟党走，牢记使命护健康"主题宣讲活动，在委党委会和理论中心组学习中安排相关内容的学习与讲座。

16. 认真执行市人大及其常委会的决议决定，自觉接受人大和政协监督（政府分工方案第192项）

根据市政协要求，报送2019年提案选题参考和协商议题；根据市人大的要求，报送2019年监督工作议题。参加市政协提案总结会、市政府建议提案办理工作总结会和市委党派提案总结会，并落实相关要求。

17. 严格执行中央8项规定及其实施细则精神和市委贯彻落实办法，坚决反对特权、不搞特权，坚决防止"四风"反弹回潮，坚决纠正形式主义、官僚主义顽症；落实全面从严治党主体责任，推动政府系统党风廉政建设向纵深发展；深化廉政风险防控，做好巡视发现问题的整改；严格执行廉洁自律准则和纪律处分条例，强化监督执纪问责，保证干部清正、政府清廉、政治清明（政府分工方案第196项）

一是严格落实中央8项规定精神及其实施细则和市委贯彻落实办法，印发市卫生计生委进一步贯彻落实中央8项规定的有关文件。进一步精简会议活动，规范委内各类信息简报。在重要时间节点和节假日，及时发出提醒通知，倡导风清气正良好风尚，巩固纠正"四风"工作成果。二是修订2018年度党风廉政主体责任书，根据各单位业务工作特点和党风廉政风险点，细化各直属单位责任书，增强党风廉政责任的个性化和针对性。三是制订《带头落实全面从严治党主体责任的实施意见》，发挥领导班子成员示范作用。四是支持驻委纪检监察组工作，开展"知边界，守规矩，抓落实"专项工作，进一步加强全面从严治党工作。五是学习贯彻《中国共产党纪律处分条例》，召开系统巡察工作启动会和总结会，对系统内4个医疗卫生单位开展巡察。

重要会议报告

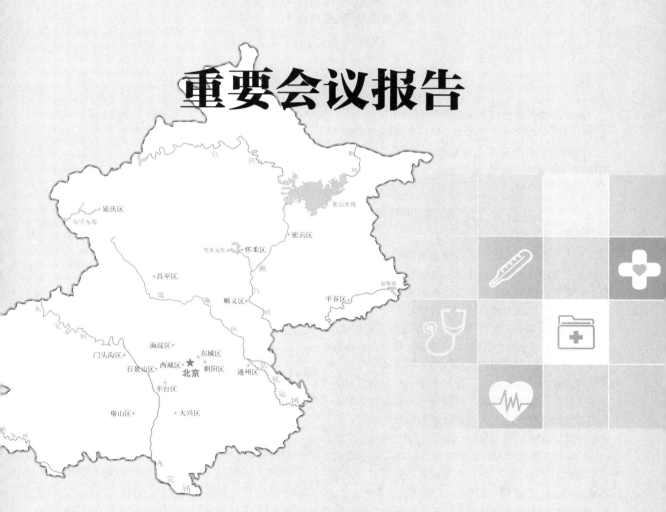

2018年度北京市医院管理局工作会议上的报告

——当好新起点先行者　勇做新征程排头兵
引领市属医院在新时代展现新气象实现新作为
北京市医院管理局局长　于鲁明
（2018年1月12日）

同志们：

现在，我代表市医管局简要回顾过去五年成绩，报告2017年工作，分析当前和今后一个时期的形势任务，明确未来五年主要工作思路，部署2018年重点工作，一会儿方书记还要就党委全面工作进行总结部署。

一、过去五年工作简要回顾及2017年主要工作

十八大以来的五年，全系统干部职工深入学习贯彻习近平新时代中国特色社会主义思想和习总书记对北京的重要讲话精神，在市委市政府领导和市卫生计生委带领下，紧紧围绕首都城市战略定位，坚持以人民为中心的发展思想，直面群众"看病难、看病贵"的现实问题，率先在5家医院试点基础上优化完善改革方案，为全市3723家医疗机构同步实施医药分开综合改革打下基础、树立参照、作出表率；率先建立以患者需求和社会舆情为导向、以提升患者获得感为目标的闭环激励式便民惠民医疗管理机制和服务模式；率先建立以公益性为核心的绩效考核与评价指标体系，推动市属医院显著提升精细化管理水平；率先以非首都功能疏解为"牛鼻子"制订市属医院疏解方案，通过新院建设、区办市管、托管、技术合作等多种方式，推动市属医疗资源均衡协同发展；率先提出打破医院围墙、重构协同模式的学科发展路径，围绕建成具有全球影响力的科技创新中心打造医学科技创新平台。

过去五年，市医管局出台符合现代医院管理内涵的制度规范186项，市属医院总诊疗人次增幅从2012年的12.4%下降至2017年的–4.97%，出院人数增幅从2012年的13.04%下降至2017年的6.32%，医疗收入增幅从2012年的16%下降至2017年的9.76%，患者满意度从2012年的85.96分上升到2017年的92.35分，在功能定

位上实现由医学临床为主向临床科研并重转型，在发展方式上实现由追求规模发展向注重质量提升转型。

过去五年，市属医院新增两院院士4人，14人入选"北京学者"，获得国家科技进步二等奖7项、省部级科技进步一等奖7项，获批国家医学中心1家、国家临床医学中心6家，拥有教育部国家重点学科12个、国家临床重点专科62个。天坛医院神经外科、神经病学，同仁医院耳鼻咽喉科，儿童医院儿科，胸科医院结核病科在中国医院科技影响力排行中名列第一。宣武医院作为全国唯一一家医疗机构荣获第三届中国质量奖，友谊医院荣获提名奖。

过去五年，局院两级始终旗帜鲜明讲政治，始终同心同德谋发展，始终上下一心抓落实，干部职工始终不忘一切为了人民健康的初心、始终牢记建设"健康北京"的使命，用我们的责任和担当，将市属医院打造成了建设"健康中国首善之区"的主力军。

2017年，全系统在前四年努力的基础上接续奋斗，着重抓了五方面大事。

（一）立足市委市政府直属医疗队伍的政治担当，在新一轮北京医改中攻坚克难迈出坚实步伐

截至12月8日，市属医院在8个月的改革运行中，总体平稳有序，基本符合预期，社会反映较好，改革成效在三个方面初步显现：第一，门急诊服务量略有下降，患者就诊结构得到优化。门（急）诊总量1964万人次，同比下降5.4%；普通医师门诊占比60.6%，同比下降1.8%；专家门诊占比31.6%，同比上升1.1%。价格杠杆开始引导常见病和开药患者向社区分流。第二，药费下降明显，患者费用负担总体变化不大。阳光采购推动药品总费用下降10.87%，为患者减负8.4亿元；药占比下降到30.1%，同比下降7.3个百分点；百元医疗收入消耗的卫生材料费用下降到43.45元，同

比下降5.54%。门（急）诊患者次均药品费用下降到222.7元，同比下降12.1%；次均医疗费用481.8元，同比上升6.8%；个人负担略有减轻。第三，医院收入结构有所优化，新型补偿机制初步建立。4～11月，医疗总收入219.2亿元，同比上升6.3%。其中，药品总收入同比下降16.9%，检查费总收入同比下降2.6%；可支配收入90.4亿元，同比上升25.9%。

（二）立足首都新功能定位，在推动市属医疗资源空间布局重塑上取得重大阶段性成果

紧紧聚焦首都"四个中心"功能，全面围绕做好"四个服务"，组织医院开展功能定位规划与院区总体规划编制，全力落地"疏解、均衡、协同、瘦身提升"组合拳。核心城区医疗疏解力度全面加大：天坛医院新院区进入试运行阶段，友谊医院顺义院区完成基坑土方开挖，同仁医院经济技术开发区院区扩建实现主体结构封顶；朝阳医院东院区项目建议书（代可研报告）、中医医院新址（垡头）项目建议书完成评审；口腔医院迁建选址方案、安贞医院通州院区新址调整方案已报市政府；首儿所通州院区选址规划基本确定，妇产医院通州院区和胸科医院结核病院区正积极协调规划部门选址；清华长庚医院未来科学城院区正编制项目建议书（代可研报告），积水潭、世纪坛、儿童、佑安和安定医院新院区正在协调推进规划选址论证。郊区和新城医疗均衡供给力度全面加大："区办市管"合作模式稳步推开，友谊医院托管通州新华医院，朝阳医院托管怀柔区医院，中医、妇产医院托管怀柔中医医院、妇幼保健院正式签约，市属医院托管郊区和基层医疗机构累计达到10家。京津冀等医疗协同合作力度全面加大：坚持以远程会诊、双向转诊、对口支援推进医疗协同发展，回龙观等14家医院与张家口、通辽医疗机构开展远程医疗对口合作；21家医院与津冀55家医院建立62个合作项目；宣武医院援建雄安新区医院项目启动前期论证；友谊医院领衔市属医院组团式援藏，对口帮扶拉萨市人民医院成功创建西藏首家地级市三甲综合医院。瘦身提升和功能优化力度全面加大：完成既有院区综合改造提升规划研究。宣武医院改扩建一期工程主体完工，肿瘤医院新病房楼工程进展顺利，小汤山医院二部征地项目土地手续已报市政府审批，朝阳医院西院妇儿中心项目建议书正在评审，世纪坛医院肿瘤外科楼、回龙观医院科研教学康复楼、老年医院康复护理综合楼完成项目建议书编制，胸科医院改扩建、清华长庚医院二期项目正进行功能定位规划论证；组织第一批10家医院完成抗震节能综合改造项目预算编制，对第二批19家

医院改造项目开展确认。

（三）立足提高群众卫生健康获得感，在大力变革创新医疗服务模式上加速释放改革红利

坚持改革改善同步，从群众最关心的事情抓起，推出18项改善医疗服务行动计划，实施便民惠民服务以奖代补激励机制，开展舆情专报和分析研判，取得扎实成效。在院内就医秩序上基本改变患者排队挂号缴费取药的传统方式：优化京医通平台服务功能，全年累计挂号1629万人次，预约就诊率达到86.2%，同比提高7.1个百分点；全部医院实现自助机缴费；在中医、地坛等10家医院统一推出中草药、代煎汤药配送到家服务，月均服务患者7100余例次。在院内供给侧突出精准精细医疗：推出300余个专病专症门诊，提供76项门诊专科护理服务，16家医院开展日间手术，70个知名专家团队覆盖15家医院，临床药师向出院患者提供用药指导和跟踪服务。在院内就医环境上持续改善患者体验：解决急诊环境混乱、秩序拥挤等问题，17家医院实现急诊封闭式管理；改善卫生间环境设施，优化住院患者膳食保障，改善患者就医停车难和医院周边交通拥堵问题；协调市公安局开展打击"号贩子"专项行动，驱赶"号贩子"2666人次，抓获犯罪嫌疑人414名。在院外构建分级诊疗体系，保障群众便捷就医：14家医院牵头组建区域医联体19个、专科医联体9个，覆盖254家基层医疗机构，在5家区域医联体组建29个慢病专家团队，专家到社区出诊1758人次，上转下沉患者4.1万人次，促进临床诊疗、检查检验、医院管理等紧密联动。

（四）立足医学创新，提升医疗水平质量，推动市属医院由临床向临床科研并重深刻转型

坚持医学创新是引领医院发展的第一动力，强化顶层设计，强化平台搭建，强化资源投入，强化成果应用。打破医院壁垒，推进学科协同发展：在儿科、消化内科试点科研、医疗、人才、成果转化协同建设，构建市属医院医疗供给同质化、学科特色差异化发展态势。深入建设各类学科发展平台：完成"扬帆"计划一期行动，启动二期建设首批项目，投入4000余万元财政资金，资助80项重点培育专业、重点扶持专业、诊疗能力提升和交叉学科布局项目；"培育"计划增设医院管理类研究项目，立项数量增加到148个；成立临床研究方法学专家委员会，举办医学科技创新英文风采大赛，评选资助25支职工科技创新工场培育团队，促进医院提升临床研究水平。狠抓人才聚集培育：1人当选中国工程院院士，5人当选"北京学者"，94名个人和1个集体入选省部级以上优秀人才项目；4个

团队入选"使命"计划、30个团队入选"登峰"计划、90人入选"青苗"计划。力推医学成果转化：出台转化流程、合同范本和激励机制，15家医院配套成果转化管理办法；19家医院建立技术转移办公室，开展对外推介、技术合同登记点运行工作；技术转让合同达到37项，成交额超过3000万元。

（五）立足医院内部精细高效治理，推进率先建成现代医院管理制度的路径探索

坚持向管理要效益，持续规范医院权、责、事，坚实保障医院健康发展。深度开展理论研究：联合高校智库平台，研究现代医院管理制度建立等3个课题；修订医疗合作管理办法，完成常见法律风险及防范研究；开展10项医疗质量管理专题研究。健全法人治理结构：监事会协调组和4个监事会全面履职，重点监督医院运行管理和院长履职。推进薪酬和养老保险制度改革：配合有关部门研究制定公立医院薪酬制度改革试点方案；广泛调研中央在京机构和外省市养老保险情况，多次协调有关部门研究市属医院养老保险改革问题，积极争取政府补助政策。强化财经运行管控：落实财政补助86亿元（不含基本建设），同比增长18%，高出医疗收入增幅8个百分点，高出全市财政收入增幅11个百分点；严格落实经营风险管理办法，扣减红色预警区间医院的绩效考核奖励；规范国有资产权属，梳理下属企业底数，完成22家医院及49家所办企业产权登记；在4家医院配备总会计师；依托经济责任、财务收支和专项审计，实现审计全覆盖；深入开展审计整改年，建立全流程审计整改模式，专项督导17家医院整改以前年度的1061项审计问题，防范经济运行风险。强化执业规范和行风管理：出台依法执业管理制度，排查建立317项A类行风风险点台账，制定防控措施，会同驻委纪检监察组开展2次行风问题整改集中约谈。强化合理用药管理：开展药品预算管理试点和费用控制分析，对医改后医院药占比及下降比例进行公示；点评处方43万张，处方合格率达到96%；在4家医院试点处方前置审核，定期对用药量前20位的药品进行合理性评价；规范临床用药路径，干预用药量大、用药不合理较严重的应激性溃疡预防用药，例均药费降低66.2%；培养药物治疗管理（MTM）药师73人。强化设备耗材规范管理：设置耗材重点监测品种，加强使用监测和公示；制定大型设备使用评价标准，医用设备全生命周期管理信息化建设和质量安全管理指导意见，促进设备科学配置和安全使用。医院运行安全高效：坚持"隐患就是事故"的底线思维，开展安全检查28院次，整改安全

隐患1460个，拆除彩钢板房8190.69平方米，推进20家医院安防系统升级改造，创建"六有"微型消防站，办理来信来访1.3万件，化解重大信访积案24件，全年未发生重大安全和涉稳事件；"一站式"后勤服务平台累计受理30余万件事项，为改进管理提供20余项大数据分析建议；全部院区完成锅炉低氮改造，大气排放达标；与北京建筑大学共建基础运行硕士学位班和专升本培训班，与北京燃气、自来水公司等专业机构签署共建协议，做好专业人才和技术支持。推进信息化建设：在医改监测平台建立监测指标和数据采集体系，分析数据17.25亿条，为局院两级改革评估和精细化管理提供大数据支撑；研发医院安防综合管理平台，应用医疗设备配置审核系统，推进成本核算信息化建设，在5家专科医院启动物流管理系统；开展《网络安全法》学习培训和实地检查，确保信息系统安全稳定。

二、当前和今后一个时期的形势任务

从现在到2020年，是全面建成小康社会的决胜期，是北京率先建成全面小康社会的关键期。从党的十九大到二十大，是"两个一百年"奋斗目标的历史交汇期，是北京按照城市总规建设国际一流和谐宜居之都的重大节点。要深刻把握我们所处的时代方位，要清醒认识我们肩负的使命重任，最根本的指引就是十九大精神，就是习近平新时代中国特色社会主义思想，就是习总书记对北京的重要讲话精神。学习好、宣传好、贯彻好这一系列重大思想，是市医管局系统当前和今后最重要、最迫切的政治任务，我们一定要在学深悟透、把握精髓、武装头脑、推动工作上进一步深入。具体来讲，要从五个方面认识把握。

（一）深刻领会贯彻中国特色社会主义进入新时代的新要求，自觉肩负首都卫生健康事业主力军的职责和使命

十九大明确提出中国特色社会主义进入新时代，首都也随之迈入新时代。我们要自觉提高政治站位，一切工作都要向首都意识和首都标准转变，用高水平的卫生健康服务，保障首都功能、保障首都发展，这是市属医院在新时代的全部职责和使命所在。我们要按照市委部署，着力保障做好三件大事：一是保障做好城市总规落地。总规是首都未来发展的法定蓝图，提出要形成"一核一主一副、两轴多点一区"的城市空间布局，促进主副结合发展、内外联动发展、南北均衡发展、山区和平原地区互补发展。我们要自觉对标对表，进一步完善医院未来发展布局规划，进一步明确不同院区功能定位规划和院区总体规划，进一步

均衡医疗资源分布，做到城市新区往哪里发展，产业人口往哪里布局，市属优质医疗资源就去哪里保障。二是确保以疏解非首都功能为"牛鼻子"的京津冀协同发展战略落实。这是十九大报告明确点出的重大任务，主攻方向是打造以首都为核心的世界级城市群，我们要立足京津冀区域，大力研究、探索、建设与世界级城市群相匹配的医疗卫生服务保障体系。在新院区规划建设中，认真落实"世界眼光、国际标准、高点定位、中国特色"要求，坚持高起点规划、高标准建设、高水平管理，把新院区建设成为符合首都新时代风貌的代表性公共服务类建筑。还要以保障"四个服务"、优化城市环境、缓解城市病等为重点，同步编制、实施好老院区综合提升改造规划。三是保障好冬奥会、冬残奥会筹办工作。这是习总书记亲自推动的一件国家大事，我们要与河北省及张家口市更加密切配合，扎实做好冬奥会、冬残奥会各项准备工作，提升医疗保障水平。

（二）深刻领会贯彻决胜全面建成小康社会的重大部署，自觉促进首都卫生健康事业高质量发展

从现在到2020年全面建成小康社会，只剩下3年时间。市委市政府提出要在全国率先建成小康社会，时间非常紧迫。今年的中央经济工作会议作出了一个重大判断，我国经济已由高速增长阶段转向高质量发展阶段。高质量发展是能够很好满足人民日益增长的美好生活需要的发展，是从"有没有"转向"好不好"的发展。我们要在首都率先建成小康的历史进程中完成使命，就必须坚持高质量发展路径，按照市委市政府要求打好三场攻坚战：一是防范化解重大风险。目前医院不同程度存在经济运行和安全隐患风险，必须引起高度重视。我们要对历史负责、对事业负责，想方设法抓好管控、抓好破解，既防"灰犀牛"，又防"黑天鹅"，坚决做到不让小风险演化为大风险，不让个别风险演化为综合风险，确保医院良性运行。二是在精准脱贫上担当有为。北京虽然没有国家标准以下的贫困人口，但患病依然是群众致贫返贫的重要原因，而且北京还肩负着中央部署的7省（区）78个县级地区的扶贫帮扶任务。我们要更好履行公益性职责，更好落实政府指令性支援任务，通过提高医疗质量、完善分级诊疗体系、推动健康预防等多种方式，在减轻群众看病负担、促进群众高水平就医上履行责任。三是在污染防治上积极贡献力量。建设生态文明是市委市政府紧紧抓在手上的硬任务，我们既要努力建设绿色低碳医院，又要紧紧瞄准生态环境污染给群众带来的

健康威胁和疾病谱变化，着力开展解决临床问题的医学科技研发和推广应用，改善人民健康水平。

（三）深刻领会贯彻全面深化改革的重要举措，自觉为市属医院可持续发展注入强大动力

十九大报告通篇贯穿着全面深化改革思想，市属医院要在新时代可持续发展，根本动力仍然是全面深化改革，我们要在三个方面做好改革加法。一是坚持问题导向，加大对重点领域改革的推动力度。围绕群众需要，牢牢将医疗供给侧改革抓在手上，着力丰富和改善健康产品、健康服务供给；对三医联动、京津冀医用耗材联合采购、第二批医疗服务价格调整等改革事项，要多探索有益经验，供有关部门决策参考。二是坚持以改革促开放，以开放倒逼改革。社会办医和健康服务业将在新时代蓬勃发展，我们要立足北京健康产业空间足、潜力大的优势，积极发挥市属优质医疗资源的乘数效应，探索完善与社会资本合作办医的有效途径，打造国际一流新体制医院，满足群众差异性医疗需求；倒逼市属医院管理运行方式变革，提升国有资产社会效益，提升基本医疗卫生服务的水平质量。三是坚持稳中求进，确保改革有序推进。要善于从政治上看医改，注重倾听群众呼声、了解群众诉求，想好了再干，一步一个脚印把改革推向前进。

（四）深刻领会贯彻我国社会主要矛盾发生变化的新特点，自觉保障和改善人民健康福祉

十九大提出我国社会主要矛盾已经转化为人民日益增长的美好生活需要和不平衡不充分的发展之间的矛盾。蔡书记指出，北京市民对美好生活的需要主要体现为便利性、宜居性、多样性、公正性。实现"四性"和首都卫生健康事业平衡充分发展密切相关，我们要循序渐进抓好三个攻关。一是抓好医学创新攻关。全力实现三个对接：与国际前沿医学中心和试验机构深度对接，努力打造一批在国际上领先的医学新技术、新成果；与首都和全国双一流高校深度对接，开展临床创新技术和交叉学科布局，共同攻关医学新理论、新技术，共同培育医学领军人物；与医学科技相关的两院院士深度对接，在市属医院建立院士工作室，搭建产学研转化平台。二是抓好在首都率先建立现代医院管理制度攻关。进一步厘清规划局院两级事权边界，给医院松好绑、解好套，走出一条精治、共治、法治路子；进一步完善医院内部治理体系，加强党对医院的领导，探索专家委员会在医院发展、学科建设和人才培养中的作用，监事会在公益性办院方向上的监督考核作用，总会计师和经营团队在运行管理中的具体把控作用。三是抓好便民惠民服务攻关。牢

固树立大健康理念，从以治病为中心的现状加速向以人民健康为中心转变，关注全生命周期、健康全过程，从院内、院外、系统内、系统外四个维度立体化便民惠民；在开展便民惠民服务时，要合理引导社会预期，不做超越发展阶段的事，不做过高承诺。

（五）深刻学习领会新时代加强党的建设的新要求，自觉推动全面从严治党在市医管局系统向纵深发展

十九大提出要把党的政治建设摆在首位。北京作为首都，讲政治永远是第一位的，我们要旗帜鲜明做到三个强化。一是强化党的政治建设。坚持用"三个一"规范言行，坚决听从一个号令，即以习近平同志为核心的党中央指挥；带出一支队伍，即对党绝对忠诚的市属医疗卫生队伍；干好一件事情，即推动习近平新时代中国特色社会主义思想在市属医院落地生根、开花结果。二是强化作风和纪律建设。纪律和规矩是新时代的最强音，决不能有半点松软、半点含糊。我们要以蔡书记在全市领导干部教育大会上指出的十二类突出问题为警示，带头做到"四个坚决不允许"，即决不允许妄议中央、说三道四；决不允许阳奉阴违、搞两面派、做两面人；决不允许见怪不怪、纵容附和社会上的错误思潮；决不允许搞团团伙伙，搞山头主义、圈子文化、码头文化。三是强化干事创业精气神。新时代要有新风貌，对类似"现在什么都管得严、活儿没法干了"的论调，必须高度警惕和坚决抵制，既要履行好"一岗双责"，又要以永不懈怠的精神状态和一往无前的奋斗姿态，将一张蓝图绘到底、干到底。

三、今后五年工作总体思路及2018年工作安排

今后五年，市医管局系统要深入贯彻落实十九大精神，坚持以习近平新时代中国特色社会主义思想和习总书记对北京的重要讲话精神为根本遵循，认真落实市委市政府和市卫生计生委决策部署，紧紧围绕"两个一百年"奋斗目标，紧紧围绕首都率先全面建成小康社会、加快建设国际一流的和谐宜居之都，牢牢肩负建设"健康中国首善之区"的使命，着力抓好六项重点任务：一是聚焦首都功能和城市总规，科学编制市属医疗资源布局专项规划，持续打好"疏解、均衡、协同和瘦身提升"组合拳，重塑市属医院空间分布体系；二是持续深化医药卫生体制改革，大力推动医疗供给侧改革，全面提升医疗质量，更好满足群众卫生健康需要；三是扭住医学创新久久为功，全面实现市属医院由临床为主向临床科研并重转型，在创

建高水平的国家级医学中心和医学科技创新中心上取得重大阶段性成果；四是率先在首都建成现代医院管理制度，建设学科、管理、经营、监督相互协调、相互制衡、相互促进的医院内部治理体系，推动市属医院走出一条高质量发展路子；五是贯彻以人民为中心的发展思想，将便民惠民服务机制常态化，全力提升群众看病就医获得感、幸福感；六是瞄准人工智能时代发展趋势，打造以智能化、联通化、共享化为核心要素的智慧医院、智慧医疗。

同志们，2018年是贯彻十九大精神的开局之年，是改革开放40周年，是决胜全面建成小康社会、实施"十三五"规划承上启下的关键一年，谋划好市属医院在新时代的开篇布局，意义十分重大。全年工作的总要求是：牢固树立"四个意识"，坚持新发展理念，坚持稳中求进，紧扣我国社会主要矛盾变化，紧紧围绕首都城市战略定位，更加突出疏解协同，更加突出改革创新，更加突出精细管理，更加突出医疗质量，更加突出群众获得感，既尽力而为又量力而行，确保各项工作开好局、起好步。全年要重点抓好六方面工作。

（一）自觉围绕首都新功能定位谋划布局，在落实城市总规中推动市属医疗资源均衡优质发展

科学谋划市属医院未来发展新格局：高标准推进医院功能定位、院区总体和既有院区综合提升改造三项规划编制，确定医院高水准发展新蓝图。全力推进城市副中心及非首都功能疏解项目规划建设：加快实施3个在建项目，6月底前完成天坛医院整体搬迁、老院区全面腾退，加快友谊医院顺义院区、同仁医院经济技术开发区院区扩建项目施工；力争实现安贞医院通州院区、朝阳医院东院区、中医医院新址（垡头）、口腔医院迁建4个项目开工建设；积极推进首儿所、妇产医院通州院区，胸科医院结核病院区，积水潭医院回龙观院区扩建，儿童、世纪坛、佑安和安定医院新院区8个项目选址及前期手续办理。大力促进京津冀等医疗协同发展：制订专科技术帮扶目标，优化远程医疗服务体系，扩大远程医疗在政府对口支援地区的覆盖面，建立疑难重症转诊绿色通道；积极推动宣武医院援建雄安新区医院取得实质进展，支持妇产医院与雄安对口医疗机构开展合作交流。深化市区医疗资源均衡布局合作：总结完善"区办市管"模式，探索市属和区属医院一体化发展新路径；强化医疗合作项目管理考核，建立合作效果综合评价指标体系。加快推进现址提升改造项目：完成小汤山医院二部项目征地，推动朝阳医院西院区妇儿中心、清华长庚医院二期项目、回龙观医院科研教学康复楼、老年医院康

复护理综合楼及胸科医院改扩建等项目前期工作，力争部分项目开工；加快抗震节能综合改造工程，完成老年、回龙观医院第一批次改造任务，力争其他项目开工；加快推进彩钢板房改造。

（二）深化医药分开综合改革，为建设"健康中国首善之区"继续担当"排头兵"和"定盘星"

持续推进医药分开综合改革：做好医疗服务价格调整、高值耗材阳光采购等课题研究和政策建议；按照行业改革部署，实现全年医疗服务收入增长幅度不超过10%，药占比不超过30%，百元医疗收入消耗的卫生材料费同比下降5%。加强人事制度改革探索：积极配合做好公立医院薪酬制度改革试点，为稳定队伍、聚集人才建立良性保障激励机制；稳步推进养老保险制度改革，合理确定缴费基数，加大经费支持力度，保障医院可持续发展。完善分级诊疗制度：鼓励支持市属医院与基层医疗卫生机构和康复、护理机构加强紧密型医联体建设，着力解决疑难重症患者"上转不顺"和康复患者"出口不畅"等问题；提升市属医院康复医联体诊疗能力，鼓励老年、小汤山医院扩大护理中心规模，打造以专病护理为品牌的康复服务模式。

（三）构建便民惠民常态化服务机制，持之以恒提升人民群众卫生健康获得感

继续推出18项改善医疗服务行动计划：在互联网技术支撑、环境整治、精准医疗和药学服务等方面持续发力；调整优化医疗资源供给，将专病专症门诊扩大到500个，将门诊专科护理服务项目增加到100个，规范导诊服务，推出第四批知名专家团队；丰富完善便民惠民设施，开展院容院貌专项整治行动，为群众增加服务设施，在急诊留观区配备标准化生活用品；优化改进就诊流程，开展移动端就诊信息查询、化验检查结果信息推送、自助打印，将分时段预约挂号服务精确到30分钟，推出院内电子和图形导航服务；深化药学服务转型，推出处方二维码用药服务指导。巩固深化便民惠民服务以奖代补机制：继续拿出2亿元资金，激励补偿医院在改善上做文章，在服务上下功夫。提升医疗质量安全水平：在有创操作中建立标准化患者身份识别流程，推广规范化知情同意书模板；修订医疗质量安全评价指标，加大现场检查督导力度；加强急诊规范化管理，以急性心脑血管疾病为重点开展急诊专项评价；开展儿童专科医院护士规范化培训，推进护理岗位管理研究，着力提升护士责任意识和专业技能。强化行风与人文医学建设：开展行风问题约谈，督导医院制定药品、耗材供应商及相关厂家处罚退出制度，整治私自外转患者等违规行为；加强行风教育培训和人文医学巡讲，开展人文科室创建，弘扬医者仁心和行业廉洁文化。

（四）集中精力加快在首都率先建成现代医院管理制度步伐，推进医院内部治理结构科学精细高效

加强现代医院管理制度研究：深化医院治理结构、院长职业化、医院章程、基建管理等重点领域研究。完善内部治理体系：不断完善法人治理结构，探索新的务实有效路径；在加强党的领导前提下，探索构建院长全面负责、监事会监督考核、总会计师和经营团队运行管理职能分工制衡、相互促进的治理机制。提高绩效考核管理水平：优化精简绩效管理指标，突出公益性导向，突出高质量发展，突出低成本运行，突出潜绩与显绩相结合；把患者和医务人员满意作为医院治理评价的重要维度，加大患者评议、医务人员评价和第三方评估力度。加强药械耗材精细化管理：推广处方前置审核，加强药品预算管理、临床用药路径和慢病药物治疗管理，狠抓合理用药不松劲；落实医用耗材阳光采购，狠抓监测、采购、使用环节管理，确保耗材费用增幅控制在合理区间；开展甲乙类大型医用设备使用效益评价。防范化解经济运行风险：继续完善医院补偿机制，修订财经管理制度，启动"智慧财务"建设，探索成本核算与物流管理第三方服务保障；加强内部经营管控，合理组织收入，降低运行成本，改善医院运行效益；考核医院对下属经营机构监督管理情况，依法依纪严肃问责国有资产损失行为；抓好总会计师配备和后备人才培养，制定"1+X"管理制度体系；加大审计全覆盖和整改力度，强化医院内部审计对经济运行的监督职能，对屡审屡犯、整改不力的医院和责任人要严肃查处追责。规范基础运行管理：牢固树立安全发展和首都安全无小事理念，严格落实安全生产责任制，构建以预警防范为核心、以风险评估和台账管理为基础的医院安全管理体系，推进安全隐患闭环管理，把隐患当事故处理；建立"一站式"服务数据发布制度，开展物业服务评价，规范社会化服务管理，督导医院落实节能减排管理目标。狠抓信息化建设：推动医疗大数据应用，加快政务外网和院级集成平台建设，逐步完善医院综合管理信息平台，促进市属医院互联互通；强化市医管局信息化顶层设计，提升医疗服务、人力资源、安全后勤、物流耗材、科研教学信息化、智能化水平，鼓励医院参与电子病历应用水平等级评审，强化核心业务系统等级保护测评，确保网络信息安全。

倍加珍惜爱护医务人员：坚持用事业吸引人、用待遇激励人、用感情温暖人、用文化凝聚人，深化职工子女暑期托管班、"相约守护·暖基金"、身心健康管理等职工关爱项目，让医务人员职业荣誉感更强、价值实现度更高、工作精气神更足。

（五）聚精会神推动医学创新，在向临床科研并重深度转型中全面提升医疗水平和质量

深化医学学科协同发展中心建设：加强儿科、消化内科两个试点中心内涵建设和管理创新，开展重大项目和特色课题研究，共享青年人才培养和教育教学资源；选择2～3个学科扩大试点范围。全面加强与双一流高校合作：规范医院对外科研合作、教育合作和成果转化；探索市属医院与双一流大学深度对接的有效路径，在医学科技创新、医工结合等领域协同发展、共建共享。规范管理学科发展平台：加强科研项目全生命流程管理和质量控制，促进立项评审流程更加客观公正，从严管理"扬帆"和"培育"计划，对已立项项目组织阶段性检查。加速推进成果转化应用：深化技术合同登记处载体作用，汇聚支撑医院科技成果转化的公共服务平台和创新要素，实现一批重大医学科技成果落地、新技术推广应用和医学技术普及。狠抓人才梯队培养聚集：深化"使命""登峰""青苗"人才计划，抓好领军人才培养，促进中青年骨干加快成长；继续建设科技创新工场，开展青年职工科研技能竞赛，营造良好学术氛围。

（六）坚定不移加强自身建设，用习近平新时代中国特色社会主义思想武装锻造新时代首都医疗卫生铁军

提高政治站位：严守政治纪律和政治规矩，自觉维护以习近平同志为核心的党中央权威和集中统一领导；在全系统开展好"不忘初心、牢记使命"主题教育。提高依法行政和依法治院水平：健全依法决策机制，将律师审核意见作为重大事项决策的必经前置程序；依法加强医疗纠纷和信访矛盾调处，落实医院两级主要领导批示重点信访事项。推动权力运行机制更加透明：强化各类互联网平台应用，做好政府信息和院务公开，自觉接受社会监督。提升回应舆情改进服务能力：优化每日舆情监测专报和每周敏感舆情整改专报及公示机制，将市局两级领导舆情批示事项纳入督查督办和绩效考核范围；实施医院领导班子每日及时了解舆情、集体会诊敏感舆情、统筹整改舆情反映问题、积极稳妥回应热点的工作机制；建立常见多发舆情台账，适时纳入改善医疗服务行动计划。切实加强作风和能力建设：狠抓十二类突出问题自查自纠，努力锻造一支政治过硬、本领高强、作风严实的高素质、专业化机关干部和医院管理队伍；不折不扣落实局党委关于进一步贯彻中央八项规定的实施细则，严格精简会议文件，大兴调查研究之风，破解一批有代表性的难点问题。提高勤政廉政水平：认真落实"一岗双责"，持续整治"四风"问题，塑造风清气正的首都卫生健康事业主力军；全系统党员干部要在局党委领导下，以良好的作风面貌、纪律状态，接受上级不同形式的政治巡视、政治体检。

同志们，新时代蓝图已绘就，新征程奋进正当时。让我们始终保持干事创业的热情、奋发有为的激情、为民服务的真情，不忘初心、牢记使命，锐意进取、埋头苦干，以更加坚定的步伐迈向"健康中国首善之区"，迈向"两个一百年"奋斗目标，在建设国际一流和谐宜居之都的进程中，展现新气象、实现新作为！

2018年北京中医工作会议上的报告

——全面贯彻落实党的十九大精神　开创新时代首都中医药改革发展新局面
北京市中医管理局局长　屠志涛
（2018年2月7日）

同志们：

这次会议是在首都中医药系统深入学习贯彻党的十九大精神，落实《北京市人民政府关于支持中医药振兴发展的意见》，加快推进首都中医药改革发展的关键时期召开的一次重要会议。主要任务是：全面贯彻落实党的十九大精神，以习近平新时代中国特色

社会主义思想为指导，认真贯彻落实全国中医药工作会议部署，回顾总结2017年工作和5年来取得的成就，研究部署2018年重点任务，奋力实现推动首都中医药改革发展要有新突破、"健康北京"建设要有新作为、中医药文化自信要有新面貌的工作目标，为建设"健康北京"、保障首都人民健康作出更大贡献。下面，我向大会作工作报告。

一、2017年首都中医药改革发展主要工作

2017年，是北京市实施"十三五"规划、落实《京津冀协同发展规划纲要》的重要一年，北京市落实"一法一纲要"和《北京市人民政府关于支持中医药振兴发展的意见》的关键一年，首都中医药系统紧紧抓住深化医改、振兴发展的重要机遇，聚集发展动能、优化服务供给，圆满完成既定任务。

（一）平稳推进医药分开综合改革

为了在改革中实现"降低费用、提升疗效、优化服务"的目标，出台6个配套文件和3个补充通知，建立中医药数据动态监测和评估制度，启动中医服务项目价格动态监控平台。全市36家公立中医医院各类指标总体趋势符合预期。积极参与医联体、分级诊疗、家庭医生签约、医保支付方式改革、药品流通领域改革等20余份医改文件的中医药政策制定。启动开展中医药"学术模式、服务模式、管理模式"三模式改革试点，成立中医药肿瘤防治办公室和中医药大数据创新实验室，分别在西苑医院、世纪坛医院、佑安医院、北京中医医院开展三模式改革试点。

（二）扎实落实为民办实事项目

启动中医治未病健康促进工程，建立了150余个治未病团队，在7个区展开试点，形成"四法合一"的治未病服务北京模式，搭建了治未病网络平台，管理人数134746人，惠及人数316642人。继续推进中医健康乡村（社区）工程、中医药健康养老"身边"工程，创新中医药体验馆的乡村服务模式，实现了养老助残卡刷卡享受中医药健康养老服务，惠及群众超过百万。推动中医药老年康复服务资源扩充，完成西城区广外医院、隆福医院、昌平南口医院、东城区第一人民医院等以老年康复服务为特色的综合医院向中西医结合医院的转型。望京医院、北京中医医院入选国家中医康复服务能力规范化建设项目，制定了一批优势病种中医康复方案，大力开展中医康复单元建设。推动规范化的中医妇幼保健服务包纳入妇女孕前、孕中和产后以及儿童保健的各个环节。

（三）积极推动《中医药法》宣传贯彻

组织《中医药法》宣贯培训70余次，培训1.6万余人。开展第三届首都国医名师评选工作，推出百名首都国医名师，并举办"国医名师 中医脊梁"——贯彻落实《中医药法》百名国医大型宣传活动。大力推动配套制度建设，借助信息化平台启动中医诊所备案制，起草中医医术确有专长人员考核管理的实施细则。加快《北京市发展中医条例》修订工作，形成了立法调研报告，并纳入2018年市人大立法调研计划。《北京市人民政府关于支持中医药振兴发展的意见》经市政府常务会审议并于2017年2月发布，建立起市政府中医药工作部门联席会议制度，形成分工方案和年度工作计划。加强行业监督管理，对引起舆情的案件开展调查处理。全年全市中医医疗机构行政处罚66件，涉及单位57家，共计罚款13.5万元，警告26户次，责令改正13户次，有效净化了中医药服务市场环境。

（四）部署实施区域中医药发展战略

研究制定区域中医药发展评价指标体系，并与市财政局联合开展中医药区域发展投入机制的改革。在十个远郊区中，通州、房山、顺义、昌平、门头沟、平谷等区初步形成了本区域"六位一体"的中医药发展规划。推进京津冀中医药协同发展，京廊"8·10"工程首个专科协同病房建设——望京医院托管固安县中医医院骨科病房正式启动，开展与衡水市中医药协同发展的调研并形成初步方案，推动东方医院与河北省隆化县中医医院、北京中医医院与天津市宁河区中医医院的合作。

（五）上下联动提升中医药服务能力

开展国家中医重点专科辐射工程，建立起14个核心专科带动41个基层专科的网络体系，进一步均衡重点专科资源布局。实施中医药基层能力提升工程"十三五"行动计划。落实《北京市院前急救条例》，启动区级中医类医院急救站点建设工作。及时启动流感中医药防控工作机制，方案、培训、演练、督导四步骤推进中医医院流感防控工作。支持二龙路医院中西医结合肛肠中心建立京津冀和基层辐射点，形成分级诊疗、专科救治、学术辐射一体化发展的新模式。

（六）创新中医药传承发展模式

建立北京市中医药科研评价指标体系，在区级中医医院创建国家、市级重点学科和科研专家指导基层的科联体机制。依托亦庄开发区推进首都中医药科技创新转化示范园试点建设。以中医传承室站为依托梳理燕京中医传承体系，按代表性传承人、亲传徒弟

和学生实施分类培养，编制《中医传承蓝皮书》。推进中医住院医师规范化培训，建立规培师分级管理制度，完成200名考官培训考核，评定规培师三优教学团队21个。成立北京市中医药继续教育管理委员会，创建中医药继续教育申报及系统管理平台，对中医药继续教育实行单独管理，率先实施中医药继续教育导航工程。

二、五年来工作回顾

十八大以来，北京中医药行业以习近平总书记对卫生与健康和中医药工作的重要指示批示为指导，凝心聚力、开拓进取，服务能力、传承创新、国际影响取得长足进步。截至2016年底，全市中医类机构1067个，占全市机构总数的10.17%，中医类别医师2.3万人，占全市医师总人数的19.50%，中医类医院实有床位数共计22748张，占全市总床位数的20.54%，千人口中医医师数和床位数均排在全国首位。全市各级各类医疗机构中医门急诊服务量占全市门急诊总量的26.50%。全市占比20%左右的中医资源提供了接近30%比重的服务。

（一）中医药在首都发展大局中的战略地位显著提升

市政府印发《关于支持中医药振兴发展的意见》，站位服务全市经济社会发展大局，以完善符合首都中医药特点的管理体制和政策体系为重点，进一步发挥中医药作为独特的卫生资源、潜力巨大的经济资源、具有原创优势的科技资源、优秀的文化资源和重要的生态资源在首都发展大局中的作用。实施区域中医药发展战略，将区县专项资金转移支付模式改革为资金奖励机制，推动形成首都区域中医药多元发展格局。建立以京廊合作为代表的京津冀中医药协同发展新模式，在京津冀协同发展战略实施中，中医药在医疗、保健、科研、教育、产业、文化等全方位合作的局面初步形成。推进与西班牙合作的"欧洲中医药发展和促进中心"项目，在践行"一带一路"倡议中凸显中医药作为国际交往和合作的重要载体作用。中医药已深度融入了首都"四个中心"建设总体布局中。

（二）群众对多元中医药服务的获得感显著增强

连续三年中医药服务被列入市政府为民办实事项目，开展"北京中医健康乡村（社区）"试点建设项目、中医健康养老"身边"工程、中医治未病健康促进工程，推进中医药健康服务落实、落小、落细，惠及数百万群众，大幅提升中医药在首都民生建设中的显示度和贡献率。提升基层中医药服务能力，实施基层"百千万"工程，遴选100名市级老中医为基层培养100名中医师，完成基层1000名社区医生和乡村医生轮训任务，培养2万余名中医家庭保健员。在327所社区卫生服务中心（乡镇卫生院），建立独立的中医药综合服务诊区（中医馆）。推进中医药"一老一小"基本公共卫生服务项目开展，"一老一小"中医药健康管理服务率分别达47.48%和69.32%。

（三）北京中医药文化传播示范性作用显著提升

创建北京中医药文化传播的支撑平台与精品活动，连续十年举办北京中医药文化宣传周暨地坛中医药健康文化节，与石景山区联合举办两届"北京·西山中医药文化季"活动，整合资源，搭建中医药特色为民服务平台，累计吸引数百万人次参加。推进社区中医药科普团队活动，已建设团队60个。开展中医药文化进校园示范基地试点建设，覆盖全市近50所中小学，并联合市教委编写青少年中医药文化知识普及读本等教材，研究制定北京市中医药文化进校园基地标准等文件。启动中医药文化素养提升工程，通过队伍建设、基地建设、联合研制、合作开发、科学普及等举措，提升市民中医药文化素养。

（四）覆盖基层的中医药科技创新体系初步形成

在区县中医医院建立20个北京基层中医药学科团队基地，创建一批基层中医药科技创新团队。启动中西医结合研究所建设工作，在北京地区三级综合医院共建立22个研究所，研究解决中西医结合重大科研问题。积极组织北京市中医药科技发展资金、首都卫生发展科研专项中医药类及北京市科委绿色通道项目的遴选和推荐，五年来立项北京中医药发展资金项目356项，立项首发专项51项，绿色通道项目3项，资助经费总计达3000多万元，促进了科技成果转化与适宜技术推广应用。整合北京中医药优势资源，开展北京中医药科技创新驱动联盟建设，明确联盟创建的原则、目标和工作任务。依托汇龙森科技园创建中医药创新驱动示范园，建立中医药成果转化公共平台，促进科技成果的孵化。

（五）传承工作室建设经验在全国得到推广

大力开展中医传承工作，建立3个国医大师传承工作室、43个全国名老中医药工作室，建成市级名老中医工作室站"两室一站"148个、基层老中医传承工作室64个，成立老中医室站分站39个（含16个京外分站），在全国率先启动首批中医药传统技能传承工作室遴选，挖掘和传承民间医药。开展分级评选表彰，北京地区共有20名老中医专家获得国医大师称号，组织开展了三届首都国医名师评选活动，评选出首都国医名师144人。启动"首都国医名师大师1+1丛书"工程。实施第三批"125人才"计划，95名学员中60%来源于基层。举办三届西学中高级研究班，培养学员100余人。

（六）中医药健康服务多元化发展格局初步形成

研究制定北京市促进中医药健康服务发展实施方案，全面部署北京中医药健康服务发展。探索医养结合中医健康养老模式，在北京长安中西医结合医院设置养老病区，支持北京同济东方中西医结合医院和北京金海中医医院投资建设养老院、日间照料中心。成功举办四届京交会及2017"京服会"的中医药服务贸易板块，成为对外展示中华传统文明和特色文化的窗口，据不完全统计，历届板块共接待包括近90个国家和地区的来宾逾20万人次，签约项目50项，签约交易额近10亿元人民币。持续推进朝阳区中医药服务贸易试点区工作。推动中医药与旅游业融合发展，共推出35家北京中医药文化旅游基地、13条中医药养生旅游路线，联合国旅、世界中医药联合会等开展针对欧洲和北美等8大市场的宣传。开展北京中医药国际医疗旅游服务包建设，完成验收的首批15家单位的30个服务包累计接待外籍患者1700余人次。

五年来，我们以新的发展理念为指导，积极探索中医药改革发展北京方案，在北京深化医药卫生体制改革、推动健康服务业发展、增强原始创新能力、弘扬优秀传统文化、促进生态文明建设中发挥了重要作用。

三、新时代对首都中医药改革发展的新要求

党的十九大把习近平新时代中国特色社会主义思想确立为我们党必须长期坚持的指导思想，对新时代推进中国特色社会主义伟大事业和党的建设新的伟大工程作出全面部署。我们要以习近平新时代中国特色社会主义思想和党的十九大精神为指导，充分认识中医药的历史定位、充分把握中医药的发展方向、充分结合首都功能定位和发展大局，以首善的标准，努力开创新时代首都中医药改革发展新局面。

（一）牢牢把握习近平总书记发展中医药的新思想、新论断、新要求

一是深刻理解围绕怎么看中医药提出的新论断。习近平总书记深刻指出中医药是中国古代科学的瑰宝，是打开中华文明宝库的钥匙，凝聚着深邃的哲学

智慧和中华民族几千年的健康养生理念及其实践经验。中医药是优秀传统文化重要载体的杰出代表，以其在疾病预防、治疗、康复等方面的独特优势受到各国民众认可，中医药学为人类健康作出了重要贡献。这些新论断，充分肯定了中医药的历史地位和时代价值，彰显了深沉的文化自信。

二是深刻理解围绕发展什么样的中医药提出的新思想。习近平总书记鲜明指出当前中医药振兴发展迎来了天时、地利、人和的大好时机，要切实把老祖宗留给我们的宝贵财富传承好、发展好、利用好，在全民医保中发挥中医药的更大作用，充分发挥中医药在治未病、重大疾病治疗、疾病康复中的重要作用，坚持古为今用，推动中医药健康养生文化的创造性转化、创新性发展，积极应用现代化技术大力发展中医药，推动在重大疾病防治、重大新药创制、重大技术攻关等方面取得突破。这些新思想，明确了中医药发展的历史方位和方向目标，体现了对中医药发展规律的准确把握。

三是深刻理解围绕怎么发展中医药提出的新要求。习近平总书记明确要求，在传承发展方面，既要深入发掘中医药宝库中的精华，加强中医古籍、传统知识和诊疗技术的保护、抢救、整理，也要推进中医药现代化，推进中医药科技创新，力争在重大疾病防治方面有所突破；在保障发展方面，要"四个建立健全"，即建立健全中医药法规，建立健全中医药发展的政策举措，建立健全中医药管理体系，建立健全适合中医药发展的评价体系、标准体系；在海外发展方面，要加强中医药对外交流合作，充分利用传统医学资源为各国人民健康服务，倡导世界卫生组织为促进传统医学振兴发展发挥更大作用，为促进人类健康、改善全球卫生治理作出更大贡献。这些新要求，不仅为振兴发展中医药指明了方向，也凸显了发展中医药与人类命运共同体理念的高度契合。

习近平总书记发展中医药的新思想、新论断、新要求，是中医药工作最直接、最管用的行动指南，在实践中融会贯通这些重要思想论断和要求，就必须在首都经济社会发展的大局中深刻理解中医药的定位，在首都卫生与健康工作中深刻理解中医药的作用，在首都深化医药卫生体制改革中深刻理解中医药的贡献，树立道路自信、理论自信、制度自信、文化自信，将首都中医药继承好、弘扬好。

（二）牢牢把握十九大关于社会主要矛盾转化的论断对首都中医药工作的新要求

党的十九大报告指出我国社会主要矛盾已经转化

为人民群众日益增长的美好生活需要和不平衡不充分的发展之间的矛盾。具体到北京中医药工作，"发展不平衡不充分的一些突出问题尚未解决，发展质量和效益还不高，创新能力不够强"表现在：一是服务供给不充分、不均衡产生的新矛盾。中医药资源总量仍然不够丰富，中医药服务领域存在被挤压风险，中医药资源城乡之间分布还不平衡，16个区中医药事业发展水平也不平衡，基层中医药服务能力仍是短板，中医药学术的影响力、感召力、塑造力尚不够高，在治未病、重大疾病治疗、疾病康复中的作用发挥不够，中西医之间、学科之间发展也不平衡。二是治理体系和能力及现代化水平不高引起的新问题。面对现代化进程的飞速推进，具有几千年历史的中医药尚未形成符合自身发展规律的治理体系，创新能力不足，不善于运用大数据等新技术推动管理体系创新；专业能力不强，不能更多运用专业力量、专业方法解决发展中的问题；开放能力不高，与世界发展前沿、国际国内两个市场的对接不足；工作统筹能力不够，对忧患和风险的敏感性不足，不能牢牢把握工作主动权。三是中医药发展方式转变不充分面临的新挑战。由单一卫生资源发展向五种资源转化发展的思路尚不够清晰，中医药学术模式、服务模式、管理模式亟待变革，科技创新引领不强，中医药作为原创优势的科技资源尚未产出原创性的成果，中医药与现代科学技术融合的生产现代化路径尚未形成，中医药健康服务业和服务贸易尚未形成规模，中医药产业集中度低，中医药企业规模小、竞争力弱、技术含量较低。这些短板都直接影响着北京中医药的公益性、可及性的发挥以及人民群众获得感、满意度的提高，迫切需要我们主动化解、积极弥补，从注重量向更加注重质转变，推动首都中医药高质量发展。

（三）牢牢把握高质量发展中医药事业对首都中医药工作提出的新要求

2017年中央经济工作会指出，推动高质量发展是当前和今后一个时期确定发展思路、制定经济政策、实施宏观调控的根本要求。进入新时代，北京中医药要着力提高发展质量和效益，在建高地、筑网底、拓空间、促协调上下功夫，推动中医药在首都经济社会发展和维护人民健康中进一步发挥作用。一要推进首都中医药发展方式的转型，拓展空间，构建发展新模式。坚持卫生、经济、科技、文化、生态五种资源转化的理念，紧密结合首都核心功能，以优化结构、推进转型、增强承载能力为重点，全方位、多层次拓展中医药行业发展空间。通过服务模式转变，变被动服务为主动服务，提升广大人民群众的获得感；通过发展动能转换，变"以药养医"为"突出中医特色技术服务"，转变公立中医医院的运行机制；通过主体文化转化，变"中医为辅"为"中医为主"，增强中医药文化自信。创新中医药学术模式、服务模式、产业模式，努力实现中医药健康养生文化创造性转化、创新性发展。二要推进首都中医药体制机制的改革，促进协调形成发展新格局。坚持新时代卫生与健康工作方针，加快推进深化首都中医药改革，落实领导责任、保障责任、管理责任、监督责任，改革不适应发展的管理体制和机制，着力推进区域中医药发展战略，实施京津冀中医药协同发展战略，建立适应行业发展需求的准入制度和监管机制，捋顺管理体系，推动建立政府、市场、社会各司其职和相互合作的治理模式，提升信息化支撑水平，加强中医药标准建设，进一步完善首都中医药法律体系、政策体系、管理体系、评价体系和标准体系，完善中医药宏观治理体系建设，提升治理能力现代化，建立行业、产业、事业系统治理的全新格局。三要推进首都中医药的升级发展，建高地、筑网底，呈现发展新气象。发挥中医药原创科技资源的创新引领作用，完善中医药科技创新和传承制度，加强中医药人才体系建设，强化中医药科研布局，建好医疗和科研高地，推进中医药科技创新中心建设；适应医学模式变化，推进疾病治疗向健康管理转变，促进基层中医药服务能力换挡升级，补齐基层服务短板筑好网底，推动中医药特色资源的跨界融合发展，大力发展中医药养生保健和中医药服务贸易，促进中医药与产业的深度融合，加快中医药文化中心建设；以"一带一路"倡议为契机，开展多种形式的中医药对外医疗保健服务，实行"请进来"和"走出去"并重，促进中医药海外创新发展，推动中医药国际交往中心建设。

四、2018年中医药工作的重点任务

2018年是全面贯彻落实党的十九大精神的开局之年，是改革开放40周年，是决胜全面建成小康社会、实施"十三五"规划承上启下的关键一年，是奋力推进"健康中国""健康北京"建设的重要一年。做好2018年工作，对未来北京中医药发展具有举足轻重的意义。今年中医药工作的总体要求是：深入贯彻落实党的十九大、全国卫生与健康大会、"一法一纲"要求，服务首都"四个中心"战略定位、服务京津冀协同发展战略和"一带一路"倡议，落实《北京市人民政府关于支持中医药振兴发展的意见》，以促进全行业改革、转型、升级为总抓手，加快推进中医药发展模式

转型，加快推进区域中医药发展战略实施，加快推进"十三五"规划落实，加快推进中医药健康产业发展，全面提升行业治理现代化水平，为"健康北京"建设作出新贡献。

2018年的北京中医药工作要点已印发大家征求意见，这里我着重强调几个方面的工作。

（一）加快推进深化中医药改革

深化改革是2018年中医药工作的第一主题，中医药发展不平衡、不充分、发展质量和效益不高、创新能力不强的诸多问题亟待我们通过深化改革来扭转。全系统、全行业要牢固树立风险意识，始终把坚持改革放在首位，切实学懂弄通党的十九大报告和党章等重要文件，用习近平新时代中国特色社会主义思想武装头脑、指导实践、推动工作，认真贯彻落实习近平总书记发展中医药的新思想、新论断、新要求，并转化为指导工作实践、推动事业发展的行动自觉，全方位深化中医药各领域的改革。

一是转变公立中医医院运行机制。要不断增强深化医改中医药工作的整体性、系统性、协同性，我市今年启动开展中医药服务模式转变、发展动能转换、主体文化转化改革，协同相关部门研究提出并落实中医药的改革政策，推进中医医院现代医院管理制度改革、人事薪酬制度改革，开展第二批中医服务项目价格改革，着力创新中医药新型定价机制，研究基于DRGs付费方式的中医药优势病种付费方案，在全市二级以上中医、中西医结合医院试点中药药学模式改革。

二是深化中医药医教协同医学教育改革。优化全市的中医药教育规模和结构，建立院校教育、毕业后教育、继续教育三阶段有机衔接机制，完善师承教育贯穿始终、符合中医药事业发展要求和学科特色的中医药人才培养体系；开展中医药继续教育导航工程，分级分类建立一批中医药特色继续教育基地，强化区域类培训基地建设，加强基层医务人员的中医药教育培训，促进各地区各级别中医药继续教育事业均衡发展。

三是深化中医药传承改革。要把传承作为一项管理制度，融入中医药发展的全过程；实施好新"3+3"工程项目，推进传承体系建设、名老中医创新服务模式建设、老中医智库建设、传承人才专项，建立中医药人才培养范式；健全分级传承制度，开展市、区和机构的分级传承工作，建立8个区域传承中心，鼓励各区整合资源开展中医药传承工作，培养区域基层中医药临床人才。

（二）加快推进实施区域发展战略

实施区域发展战略，实现"一区一定位、一区一品牌"，是我市推动中医药发展的重要方针之一，是当前中医药各项工作的重中之重。

一是推进中医药优质资源下沉。强基层是我们必须牢牢把握始终坚持的重点，推动优质中医药资源与基层的上下联动是提升中医药服务效率的有效手段。要实施好市政府为民办实事项目——名中医身边工程，组织市区二级名中医每周到全市335个社区卫生服务中心（乡镇卫生院）坐诊，推动专家、病种、技术下沉基层，居民可就近享受名中医服务；要落实好基层中医药服务能力提升工程"十三五"行动计划，从广覆盖转向强能力，从数量增长转向提高质量，促进基层中医药服务能力换挡升级，补齐基层服务这块短板，让人民群众在家门口就能看上好中医、吃上好中药；要协调好京津冀中医药协同发展，完善重点专科协同病房等京津冀协同的运行机制，走出中医药协同发展的新路子。

二是推动建设防治结合学术模式，为人民群众提供全方位、全周期健康服务。要继续建设好常见病、多发病及危及北京地区人民群众健康的重大疾病中医药防治办公室，在加强肿防办、大数据创新实验室建设的基础上，继续建设心防、脑防、糖防三个防治办公室；要推进中医药康复服务体系建设，开展中医药康复服务能力调查，支持二级以上公立中医医疗机构康复科建设，支持康复医院中医药服务能力建设，建立北京市中医康复示范中心。

三是服务"乡村振兴""健康北京"战略。推进16个区中医药特色发展进程、激发16个区中医药发展活力、挖掘16个区中医药发展潜力；打造升级版中医药健康乡村（社区）、中医药健康养老、中医药治未病工程。扩编中医药领军团队，扩大中医药健康乡村（社区）的覆盖面；实施中医药健康养老时效工程，推动中医药医养结合三模式改革，扩大中医药健康养老试点区范围，支持建设好以医养结合为核心的国家中医药综合改革试验区；实现中医药治未病工程全市覆盖，推动中医治未病工程工作机制落地，发挥中医药治未病科的主体作用和中医治未病平台的支撑作用，扩大中医药治未病的服务人群。

（三）加快推进"十三五"规划实施

以首善标准将北京打造成全国的中医药技术、人才、创新、文化和国际交往中心，是我市中医药十三五规划确立的目标，是我市中医药传承发展的战略定位，必须着力提高发展的质量和效益。

一是打造首善标准的中医医疗、科研和人才高地。保持和发挥北京中医药资源优势，必须全行业同规划、同目标、同标准、同内容弥补中医药学术的缺失。开展全行业"补课工程"，坚持以"强强联合、中主西随、衷中参西、西为中用"为基本方针，就五运六气、针药结合（药穴同理）、经方、经络学说、治未病、医案、医史、医派、医籍、医古文、系统生物学、基因工程技术、信息工程技术、材料工程技术、人工智能与大数据等内容开展全行业从业人员的培训，引导全行业转变学风，提高临床服务能力。要提升中医药服务能力和水平：强化中医药急诊急救技术在急诊科、重症医学科的临床应用，制定中医医院评审地方标准并适时启动新一周期医院评审，继续推进"1+X+N"中医药重点专科服务体系建设，进一步完善中医药应急和传染病防控工作机制，建立中西医结合医院发展评价指数和分级管理制度，积极推进重大疑难疾病的中西医协同服务模式，实施对中西医结合研究所的分级管理制度。完善建立分级分类人才培养体系：继续做好"双百"师承人才、西学中高级研究班、中药骨干人才培养、护理骨干人才培养等项目；开展旅游、贸易等跨界人才培养；研究制定西医全科医师（含公卫医师）必备中医服务技能规范，开展西医全科医师必备中医药技能专项培训，形成中医药人才立体培养体系。强化薄弱环节人才培养，提高中医药人员经典理论知识水平和在临床服务中运用五运六气学说的能力；开展传统技能传承工作室建设工作，传承和发展一批中医药传统技能，培养一批掌握传统技能的中医药人才；引导传承工作室站服务基层，鼓励符合条件的基层医疗卫生机构建立分站；完善住院医师规范化培训体系，探讨专科医师规范化培训与博士培养的协同模式，探索在综合医院建立跨院联合培养基地。打造北京中医药科技品牌：依托北京市中医药科技发展资金，完善北京市中医药科技发展资金项目管理办法和经费管理办法，成立科技成果转化专业委员会，加强科研成果转化和宣传。

二是健全"请进来""走出去"行稳致远的机制。中医药国际发展符合首都"四个中心"战略定位的要求。要做好海外中医药中心建设：推进欧洲中医药发展和促进中心筹办中医开诊事项，推进拉脱维亚的里加中医药项目，建立以中医药为核心的弗罗伊登论坛，支持北京中医药大学、同仁堂集团等做好美国、澳大利亚等中医药中心建设。加强与"一带一路"沿线国家中医药合作：建立"一带一路"国家中医药合作机制，开展"一带一路"沿线国家的中医药专家出访、巡诊、讲座、宣传工作，做好沿线国家中医药技术推广和文化传播，对相关国家驻华使领馆医务人员开展中医培训。加强与国际友好城市的交流与合作，做好在全球重点国家和地区的中医药文化推广：在国际性峰会、文化年等活动中开展中医药交流合作；力争举办蒙古国来华中医学习第一期培训，开展俄罗斯中医项目可行性研究，推动开展塞尔维亚、黑山中药种植项目的研究。实施中医药国际服务品牌建设：开展第二批中医药国际医疗服务包建设，加快北京中医药国际医疗服务包建设和推广。

三是实施中医药文化创造性转化和创新性发展系统工程。继续打造综合改革示范性项目建设，发挥引领带头作用。开展中医药文化素养提升工程：落实中医中药中国行——中医药健康文化推进行动，做好中医药健康文化素养调查，以社区学院为核心，建设文化素养教育试点基地，提升广大市民中医药文化素养；继续办好地坛文化节、西山文化季等活动。推进中医药文化进校园工作：研究制定中医药文化进校园工作方案和建设标准，扩大校本课程覆盖面和多样化，推进必修教材设置和师资培养，建设一批示范基地，通过教育和体验活动提高青少年健康素养。深化中医药文化传播立体联盟作用：推动联盟成员单位多元化、全球化发展，促进中外媒体协作机制建设，增加中医药文化传播渠道，整合宣传力量、创新宣传形式，加强传统媒体与新媒体技术的应用和融合，大力推进"百名国医"系列宣传活动开展。

（四）加快推进健康服务业发展

中医药是发展健康服务业的重要内容，拓展中医药健康服务的广度和深度，是实现人人基本享有中医药服务的根本措施。

一是优化中医药服务供给。发展中医药健康服务，要着力创新中医药健康服务模式，释放发展潜力和活力。制定《北京市推进中医药健康服务行动计划》：落实国家健康服务业精神，引导区域产业发展；指导北京中医药养生保健协会等行业协会发挥行业自律作用，引导社会规范发展中医药养生保健服务。开展中医药产业调研普查工作：完善北京地区中药资源普查，建立北京市中药资源实体库和信息库，研究制定本市中药资源保护利用战略规划；启动中医药相关的文物普查工作，抓好文物保护利用和文化遗产保护传承。推进民间医药筛选推广中心建设，加强民间医药的挖掘整理和开发利用。引导社会办中医连锁化、规模化发展：大力支持并引导社会力量有序发展中医药健康服务，探索包容、有效、审慎的监管模式；对借中医之名行损中医之实、危害人民健康的违法行为必须坚决打击。

二是加快中医药服务贸易发展，提升中医药健康产业整体水平。要加快中医药服务贸易发展：做好第五届京交会中医药板块特装展区"一带一路"成果展示工作；继续办好海外华侨华人中医药论坛，继续完善中医药海外华侨华人培训基地建设，重点培训"一带一路"国家中医从业人员；完善中医国际服务热线建设，制定北京中医国际医疗服务规范、常用商务范本和北京中医国际服务APP。开展中医药国际化传播路径和欧盟中药准入策略等研究，鼓励龙头中医药企业在海外建立研究基地、营销网络，支持举办产品推介会、文化展览会，扩大中药货物贸易，拓展国外中药市场。要加强中医药文化旅游示范基地建设：在京津冀遴选一批文化内涵丰富、体验度高的中医文化旅游项目和中医药文化旅游示范单位，建立京津冀中医药旅游路线；扩大中医药文化旅游融合发展效应，与市旅游委共同在世界范围内开展中医药旅游宣传；指导北京中医药文化旅游示范基地强化文化内涵，完善中医药特色旅游服务；支持旅游企业整合北京优质中医药资源，丰富中医药主题旅游产品，提升北京中医药旅游品牌。

三是推进中华本草园项目建设工作。加快推进2019年北京世界园艺博览会的本草园建设项目，做好以"传承本草文化，引领健康生活"为主题建设中草药植物景观示范园及中医药文化传播的配套服务设施，以全息投影、互动体验、VR等方式展示和传播中医药文化和中草药历史、炮制技艺、药用价值等。

（五）全面提升中医药治理能力

要牢固树立改革创新思维和法治思维，运用中医药的理念方法，着力推动完善中医药制度体系，着力提高中医药系统的治理能力。

一是推动中医药政策法制体系建设，提升依法治理的能力。推动建立政府、市场、社会各司其职、相互合作的治理模式，贯彻实施好中医药法：组织开展各区落实中医药法的专项督导；加强《北京市发展中医条例》调研，完成中医药条例修订立项报告，力争进入人大条例修订程序；制定中医（专长）医师考核实施细则并组织实施首次中医（专长）医师考核；完善西医学习中医管理办法，建立临床类别医师应用中医药技术方法的管理制度；落实《北京市人民政府关于支持中医药振兴发展意见》2018年工作计划，用好中医药工作联席会议制度，调动各方面的积极性，形成科学的协同机制，强化督促检查，合力攻坚克难，

确保各项任务按时保质落到实处。加强中医药监督执法队伍建设：开展中医药监督知识与能力骨干培训班，建立中医药监督队伍分级培训制度和轮训制度；针对医疗广告、互联网医疗、养生保健等重点领域开展深入调研和监督检查，进一步规范中医药服务行为。发挥中医药行业质控中心作用，强化中医医院医疗质量管理，建立中医药血液透析质控中心，完善中医医院医疗质量监测；完善社会组织指导制度，加大对社会组织的购买服务，鼓励学（协）会和各学科专业委员会围绕北京中医药发展中心工作、中医药发展规律和社会对中医药的需求，开展研究、服务、交流、人才培养和宣传工作；指导办好《北京中医药》，扩大影响力和竞争力。

二是推动中医药评价体系建设，提升引领行业发展的能力。推动中医药工作统筹协调、上下联动，形成齐抓共治、共同促进事业发展的合力。建立北京市中医药区域发展评价体系，实施对各区政府中医药工作的区域评价制度，根据不同区域的实际情况裁定不同补偿比例，促进各区域合理配置中医药资源，形成特色鲜明、优势互补、五种资源融合的中医药发展格局；建立中医药行业发展指数制度，对中医药服务全要素、中医药五种资源、中医药健康产业、中医药服务对象进行数据指标采集并加和权重，形成北京中医药发展的评价新标准；深入开展中医药信息宣传工作评价，发挥好信息宣传在推进首都中医药事业发展中的作用，统筹推进全行业的信息宣传工作；完善建立中医药教育管理体系，成立北京市中医药继续教育委员会及办公室，研究北京市中医药继续教育的政策、管理和指导全市中医药继续教育工作；完善中医药科技管理评价体系，建立北京市中医药科技管理平台，实现科研项目的全过程管理，探索建立中医药科技能力和成果的第三方评价体系。

三是强化中医药行业标准化、信息化建设，提升效率规范的能力。加强中医药标准建设，组织制定中医药标准制定的管理办法、标准化项目管理办法，实施10个标准化制定项目；加强中医药信息化建设，推进以中医馆信息化项目为核心的中医药大数据中心建设，开展中医药服务与互联网融合的标准研究。

同志们，中国特色社会主义已经进入了新时代，我们要深入学习贯彻党的十九大精神，全面落实全国中医药工作会议的部署，传承发展中医药事业，努力开创北京市中医药发展的新局面，谱写新时代北京中医药发展的新篇章！

2018年北京市卫生计生工作会议上的报告

——深入贯彻落实党的十九大精神
谱写新时代首都卫生计生事业高质量发展的新篇章
北京市卫生计生委主任　雷海潮
（2018年2月8日）

同志们：

今天会议的主要内容是：深入贯彻落实党的十九大精神和市第十二次党代会部署，总结近五年全市卫生计生工作，分析面临的形势任务，以习近平新时代中国特色社会主义思想为指引，根据市委市政府决策部署和2018年全国卫生计生工作会议要求，安排2018年全市卫生计生重点工作。

一、过去五年工作回顾

（一）深化医改取得重大阶段性成果

国家启动深化医药卫生体制改革以来，我市在基层卫生服务体系建设、公共卫生服务、基本医疗保障制度、基本药物制度、公立医院改革等方面均取得明显进展。2014年我市组建了卫生和计划生育委员会，实现了卫生计生融合发展。2013年开始以医联体建设为切入点，推进分级诊疗制度建设，截至去年年底，全市已建成58个综合医联体和8个专科医联体，583家医疗机构参加。推进基本药物制度，基本药物数量达到699种。我市在基本公共卫生服务内容上已成为全国最丰富的省份之一。2012年在5家三级医院开展医药分开改革试点，开辟了全国公立医院医药分开先河。2014年又先后扩展至延庆、密云两区。2017年4月，全面推开医药分开综合改革，3700余所医疗机构参加。改革以来，总体平稳有序，变化积极，反响良好。分级诊疗制度建设成效显现，医药费用总体平稳，医疗机构补偿机制改善，医保患者负担平稳，困难群众得到有效救助，中医、妇幼等部分短板专业得到发展支撑，居民就医体验得到提升。三级、二级医院门急诊量分别减少12%和2%，一级医院及基层医疗卫生机构增加17%；医药费用增幅不足3%，为2000年以来费用增幅的最低期，去年共节约医药费用67亿元。

（二）非首都功能疏解和京津冀协同发展已见成效

市委市政府审议通过医疗卫生资源疏解方案，首都医疗卫生资源疏解有序推进，天坛医院新院试运行，友谊医院顺义院区开工建设，同仁医院亦庄院区、安贞医院通州院区、北大医院大兴院区、北大人民医院通州院区、市口腔医院丰台新址、市中医医院垡头院区等项目取得进展。建立了京津冀三地协同发展合作机制，与河北省张家口、承德、唐山、廊坊、保定等签署了协同发展协议，实现了三地132家医院的27项临床检验结果和102家医院的17项影像检查资料互认，方便了患者，节省了费用。制订支持雄安新区医疗卫生服务专项工作方案，积极推进项目对接。

（三）"健康北京"建设深入推进

全面开展国家卫生城镇和健康单位创建活动，全市累计创建12个国家卫生区、20个国家卫生乡镇、2488个健康社区（村）、276个健康示范单位、1547个健康促进学校、175个健康促进医院。2015年颁布实施最严控烟条例，加强控烟宣传、执法和督导，成人吸烟率降至22.3%，吸烟者减少20万人以上，公共场所发现吸烟者概率由11.3%下降到3.8%，世界卫生组织授予我市2015年度"世界无烟日奖"。在饮用水、游泳场馆和公共场所实施电子监管。与北京电视台联合创办的《健康北京》等栏目，深受群众欢迎，健康科普和宣传工作深入人心。培训了20多万名家庭保健员，获得居民好评。2017年，市委市政府召开全市卫生与健康大会，印发《关于促进北京市卫生与健康事业改革发展的意见》和《"健康北京2030"规划纲要》，进一步推进卫生与健康事业高质量发展。2009年以来连续8年以市政府名义向社会发布全市卫生与人群健康状况报告，2015年以来连续4年发布各区卫生发展综合绩效评价结果，促进均衡发展。

（四）医疗卫生服务持续改善

2015年以来连续3年实施改善医疗服务行动，大力推行预约挂号、分时段就诊、双休日门诊、即时结算等创新服务，建立了70个知名专家团队，累计预约挂号2150万个，整治"号贩子"和"网络医托"2000余人次。各区多措并举提升基层服务水平，群众就医获得感明显增强：东城区设立专项经费用于家庭医生签约服务工作突出人员的奖励，不纳入工资总额控制；西城区通过紧密型医联体和家庭医生签约服务财政保障机制，增强基层服务能力；石景山区积极探索居民用药社会化配送机制，适应居民需求；昌平区实行以基本服务项目当量数量和质量为核心的财政补偿、绩效管理及用人机制，增强基层工作动力。东城、西城、朝阳、海淀、丰台、通州、昌平、大兴、怀柔、密云等区所属的25家社区卫生服务中心进入全国百强之列。五年来，全市累计完成新生儿耳聋基因筛查108万人次、妇女两癌筛查135万人次，建立了17家老年综合评估中心，12家公立医疗机构转型为康复机构，老年人健康管理率达到69%。

（五）公共卫生保障日益增强

建立健全输入性传染病防控救治体系，实现病例信息全过程监控。有效应对人感染H7N9禽流感、埃博拉出血热、流感等传染病疫情。全市传染病病例从诊断到报告的中位数时间缩短至4小时，艾滋病患者从发现到治疗的时间显著缩短。在全国率先将脊灰灭活疫苗纳入免疫规划，率先建立一、二类疫苗市级统一招采管理方式，率先将接种一类疫苗引起的预防接种异常反应病例引入商业保险补偿机制。2012年开始实施"阳光长城计划"，开展心脑血管疾病、恶性肿瘤、口腔疾病、精神卫生防治专项行动。建成9个国家级和4个市级慢性病综合防控示范区，初步健全了慢性病综合防治机制。首都无偿献血工作持续发展，年均供血量近140吨，公民无偿献血率保持国内领先地位。健全院前医疗急救服务体系，扩大急救服务网络覆盖面，新增35家急救站，全市急救站总数达到324家。2013年开始承担食品安全标准管理工作，建立起食品安全标准实施体系和食品安全监测体系，制修订了企业标准备案办法，完成食品安全企业标准备案1000余件。落实安全生产"一岗双责"要求，采用"四不两直"方式加强督察督导，安全工作总体平稳有序。

（六）计划生育服务管理不断完善

稳妥推进单独两孩和全面两孩生育政策。修订完善法规规章及配套政策，改进计划生育服务管理，实行两孩以内生育登记及再生育行政确认，取消计划生育作为户口前置条件，将128天法定生育假全部纳入生育津贴发放范围。为计划生育特殊家庭办理"暖心计划"综合保险，提高特别扶助金标准。积极应对全面两孩政策调整后出现的生育高峰，设立孕妇建档服务中心，协调解决孕妇建档问题，多措并举调增产床1400多张，增加助产人员800余名，建立市、区和医疗机构三级孕产妇危重症评审制度，完善市、区危重新生儿救治转会诊网络，有效提升妇幼健康服务能力。2016年全市活产分娩28万人，创30多年来的新高；2017年全市活产分娩26.4万人，比2012年增长18%；全市孕产妇建档分娩平稳有序，孕产妇死亡率和婴幼儿死亡率稳中有降。

（七）事业发展支撑更加有力

2013年以来，全市建立4家国家医学中心、2个转化医学国家重大科技基础设施，16家国家临床医学研究中心落户北京，39家医疗机构获批国家临床重点专科，国家临床重点专科总数达到230个，居全国第一。五年来首都医药卫生领域新增两院院士20人，北京市卫生系统"215工程"培养了620名领军人才、学科带头人和学科骨干，13人入选"北京学者"。累计培养了9079名合格住院医师、1167名全科医师，组织1.9万名社区在岗卫生技术人员和4000多名乡村医生进行岗位培训。全市医疗卫生机构获得国家科技奖励29项、北京市科技奖励121项，首都十大疾病科技攻关形成了20项具有国际影响力的创新性成果。实现了市区全民健康信息平台互通，实现了30家三级医院电子病历调阅共享，朝阳、通州、顺义、怀柔等区域信息平台建设已显成效。《北京市控制吸烟条例》和《北京市院前医疗急救服务条例》实施，修订了《北京市人口与计划生育条例》，卫生计生法规体系进一步完善。"放管服"改革深入实施，取消行政许可事项7项，下放行政许可事项2项，清理规范行政审批中介服务事项11项，清理调整涉及企业及群众办事创业各类证明30项，实施医师电子化注册，试点开展护士和医疗机构电子化注册，简化营利性医疗机构审批，推出医疗服务特许经营管理指南，有效激发了社会办医活力，非公医院已占医院总数的65%。国际合作深入拓展，加强与"一带一路"沿线国家和地区的合作，援外医疗队为国家和北京赢得了良好赞誉。

（八）中医药事业成果丰硕

市政府出台《关于支持中医药振兴发展的意见》，完善振兴中医药发展的政策举措。建立了45个全国名老中医工作室、127个北京名老中医工作室（站）、64个基层老中医传承工作室，建立了以16名国医大师、60名首都国医名师、40名中青年名中医为核心的国家、市、区、医院四级师承制度，创建了83个基层中医服务示范单位和35个北京中医药文化旅游示范基地，完成了基层100个中医药专病适宜技术推广，培养了2万余名中医家庭保健员。与西班牙加泰罗尼亚自治区政府合作建设欧洲中医药发展和促进中心，积极推进中医药对外交流传播。

（九）党风廉政建设持续强化

深入扎实开展党的群众路线教育实践活动、"三严三实"专题教育、"两学一做"学习教育，扎实做好"两贯彻一落实"，持续深入推进党的思想政治建设和作风建设，党员干部的"四个意识"明显增强。先后组织开展了三届"首都十大健康卫士"推选活动，大力弘扬社会主义核心价值观。建立党风廉政建设主体责任全程记实制度，在全系统开展基层党组织书记党建工作责任述职评议考核，党风廉政建设主体责任得到强化。加强对"四风"问题的日常监督检查，遏止"回潮"现象，严肃查处医务人员违反"九不准"等问题，集中整治"微权力"腐败，形成反腐败斗争压倒性态势。

五年来，首都卫生计生系统圆满完成了APEC、新中国成立65周年、纪念中国人民抗日战争暨世界反法西斯战争胜利70周年、G20杭州峰会、"一带一路"国际合作高峰论坛、党的十九大等重大国务政务活动保障工作；成功在布拉格举办中医推介和义诊等活动，承担援助几内亚、特立尼达和多巴哥的国家任务，支持西藏、新疆、青海、四川、内蒙古、宁夏以及"南水北调"水源区的卫生计生工作。

在肯定成绩的同时，也要清醒地认识到我们的工作还存在不少差距，卫生计生事业发展还面临诸多挑战和不足：一方面，传统的健康问题依然存在，全球化发展、人口老龄化加速、流动人口数量庞大、气候环境变化和不良生活方式等带来了新的难题，多重疾病威胁、多重健康影响因素交织的复杂局面更加严峻；另一方面，卫生计生发展与经济社会发展不平衡，制约卫生计生事业发展的体制机制性障碍尚未突破。卫生计生服务在公共服务体系中仍属短板，滞后于经济社会发展和居民对美好生活的需要。资源配置布局不均衡、头重脚轻的结构不合理、机构功能错位的问题比较明显，公共卫生和医疗、基层和大医院间的不协调矛盾依然存在；在健康知识传播、健康科普教育、健康素养提升、健康生活方式普及等方面供给不够；连续性服务体系中康复、护理、临终关怀、老年和儿童服务、产科、精神等存在短板；科研创新、技术转化、服务创新、信息化建设、服务便捷性等方面还有提升空间。对此，我们要直面问题，勇于担当，在今后的工作中切实加以解决。

二、新时代对首都卫生计生的新要求

党的十九大做出中国特色社会主义进入新时代的重大判断，深刻指出社会主要矛盾已经转化为人民日益增长的美好生活需要和不平衡不充分的发展之间的矛盾。蔡奇书记把居民的新需求概括为五个方面，即便利性、宜居性、多样性、公正性、安全性。这些要求对卫生计生服务也同样适用。我们要以习近平新时代中国特色社会主义思想和习总书记两次视察北京的重要讲话精神为根本遵循，深刻认识首都卫生计生发展的新形势，准确把握改革发展的新要求。

（一）坚定不移落实城市总体规划

北京城市总体规划是在习总书记亲自关心下编制的，体现了习近平新时代中国特色社会主义思想的价值取向与精神要义，是首都未来发展的核心依据。我们要自觉对标对表，在首都卫生计生事业发展中坚定不移地予以贯彻落实。

深刻理解城市总规的精神要义。城市总规的重要亮点和灵魂就是通篇体现了新发展理念的要求。城市总规在创新、协调、绿色、开放、共享五大发展理念的基础上，围绕"建设一个什么样的首都、怎样建设首都"这一重大问题，密切结合北京实际，谋划首都发展，其要点是：立足资源环境承载力，转变发展方式，实现可持续发展；注重减量集约，实现高质量发展；治理"大城市病"，提高民生保障和服务水平，促进和谐发展；优化城市空间和功能布局，促进均衡发展；疏解非首都功能，推动京津冀协同发展。这些发展要求，对我们把握卫生计生工作的方向和重点具有重要指导意义，需要学深吃透，再也不能走"摊大饼式"的规模外延粗放发展的老路子。

根据城市总规要求与时俱进编修好行业发展规划。近年来，我们陆续制订了一系列行业规划，在具体实施中，要与时俱进，自觉把城市总规对卫生计生工作的新要求嵌入其中，进行必要的充实调整和完善。在实施《北京市"十三五"时期卫生计生事业发展规划》《"健康北京2030"规划纲要》《北京市"十三五"时期健康北京发展建设规划》时，要统筹考虑优化城市空间布局，提高均衡发展水平，积极推动落实15～30分钟医疗服务圈。在实施《北京市医疗卫生服务体系规划（2016—2020年）》时，要按标准严控医院单体规模，对中心城区要完善公共服务设施，对南部地区要补好服务短板，对农村地区要补齐包括基层医疗卫生机构在内的公共服务设施。在制定和实施城市副中心和通州区医疗卫生设施专项规划时，要完善公共服务体系，考虑对周边区域的辐射作用，促进均衡发展。

（二）坚持卫生与健康事业的公益性质

习近平总书记指出，"无论社会发展到什么程度，都要毫不动摇地把公益性写在卫生与健康事业的旗帜上"。北京作为首善之区，在坚持卫生与健康事业的公益性上要更加坚定，在落实公益性上要更加彻底。

基本医疗卫生服务的公平可及和机会、过程、结果的均等化是公益性的基本要求。人最珍贵的是生命，基本医疗卫生服务是对生命和健康的基本保障。基本医疗卫生服务的性质决定了必须由政府来组织保障。实现人人享有基本医疗卫生服务，其要义是实现服务的公平可及和服务机会、过程、结果的平等。目前，我们面向城乡居民免费提供14大类50项基本公共卫生服务项目和11项重大公共卫生服务项目，要使这些服务真正惠及全体市民，就要在提高公平性和可及性上下功夫。目前，我们还有少数医疗卫生服务的空白村，需要加快实现全覆盖，不然，在现代化高水平医院林立环境中还存在没有基本卫生服务设施的村是难以与首都地位和形象相共存的。按照这一要求，在流动人口、残疾人、老年人、低收入人群等群体的基本医疗卫生服务方面，我们还有大量的精细工作要做。

政府公共投入和社会慈善的良性互动是公益性的重要保障。加强公益性，政府投入是重要保障。要进一步健全强有力的体制机制，切实履行政府在医疗卫生机构规划布局、功能定位、目标任务等方面的领导责任，在公共投入方面的保障责任，在促进效率等方面的激励责任，在提高医疗服务质量和保障安全等方面的监督责任。同时要积极引导社会慈善力量投入卫生与健康事业，如优先支持慈善组织等社会力量举办非营利性医疗机构，吸引慈善资金投入艾滋病防治和慢病防控等工作，使社会慈善成为政府投入之外的必要补充，并发挥越来越重要的作用。

（三）坚持以首善标准推进工作

北京作为首都，特殊的城市定位、举足轻重的影响，决定了首都工作的特殊性和重要性，决定了首都各方面的工作具有代表性、指向性。我们在理念、技术、管理、落实、效果等各方面都要坚持以首善标准来要求。

在理念上，要保先进。卫生与健康事业发展要顺应新时代要求，从以治病为中心转到以健康为中心，将健康融入所有政策，突出预防为主，加强健康管理。卫生与健康工作内容应由以提供医疗卫生服务为主向全方位健康服务转变，工作重心应从临床为主向公共卫生、社区卫生和临床服务并重转变，工作标准应从让人民群众看得上病向看病更舒心、更优质、更便利转变。当然，对于公共服务，我们也不能过高宣传和承诺，要量力而行、尽力而为。

在技术上，要创一流。应当看到，最近几年来，国内一些城市的医疗卫生技术发展很快，与首都的差距在明显缩小，甚至已有并跑领跑的趋势。我们要切实增强危机感和紧迫感，在优势专业技术上继续保持先进，在发展短板技术上，要加快布局，利用好科技创新和人才培养激励的有关政策，抓好专业带头人建设，促进各专业均衡发展。

在管理上，要有创新。北京市有230个临床重点专科，在全国首屈一指，医疗临床服务能力很强，但管理和机制创新还不够强大。北京拥有创新需要的基础设施、临床资源、智力、信息、资本等各方面要素，我们要促进要素有机结合，提高管理创新能力，特别是要在细节管理和精细化管理上多下功夫，舍得花时间、花精力用在管理和机制研究创新上，促进管理与专业技术能力双提升，以便更好地服务于首都经济社会发展，服务于民生保障。

在落实上，要坚定高效。要做政治上的明白人，要坚决维护党中央权威和集中统一领导，自觉维护习近平总书记在党中央和全党的核心地位，做到政令畅通、令行禁止。要不折不扣地贯彻落实中央和市委市政府各项决策部署，以守责、负责、尽责的意识，勇于担当的精神，坚定、高效落实"健康北京"建设的各项重点任务，做到事事有着落、件件有回音。抓落实考验的是一个系统的政治态度，考验的是我们的执行能力，考验的是我们的履责能力。要加大督察、督办力度，既要有部署，更要抓落实，还要抓反馈与评价。

在效果上，要优异卓越。北京作为全国医疗卫生资源最聚集、服务水平最高、服务对象最广的地区，既有责任也有能力，立足现有优势，坚持首善标准，自觉运用全球化眼光，主动对照全国和全球先进水平，优异卓越地做好各项工作，发挥好首都医疗卫生资源对服务国家发展的牵引作用、对构建人类命运共同体的支持作用。

三、全力做好2018年重点工作

今年工作的总体要求是：全面贯彻落实党的十九大精神和市第十二次党代会部署，以习近平新时代中国特色社会主义思想为指引，紧紧围绕首都城市战略定位，全面落实城市总规和《政府工作报告》，以人民健康为中心，稳中求进，更加突出改革创新，更加突出健康管理，更加突出疏解提升，切实响应群众健康需求，为建设国际一流的和谐宜居之都奠定更加坚实的健康基础，努力促进首都卫生计生事业高质量发展。重点抓好以下几方面工作。

（一）持续推进体制机制改革

一是加强医联体建设，加快推进分级诊疗。将三级公立医院全部纳入医联体建设，鼓励非公医疗机构加入医联体，增加专科医联体。健全医联体内部决策治理机制，推动以区属医院为先导建设紧密型医联体，每个区至少建成一个紧密型医联体并争取实施医保总额预付机制。二是持续落实社区卫生服务机构绩效工资上浮20%政策，建立动态调整机制，持续调动基层医务人员积极性。加强基层医疗卫生机构能力建设，健全激励约束机制，做实家庭医生签约服务，持续改善便民服务。三是推动区属二级医院发展转型，发挥其在基本医疗卫生服务中的重要地位，强化康复护理和专科特色。四是制订现代医院管理制度实施方案。从外部监管、内部治理相结合的角度推进现代医院管理制度建设，推进薪酬制度、绩效评价制度及总会计师制度的建立与完善。五是启动京津冀高值医用耗材集中采购，降低采购价格。实施药品采购"两票制"，开展全市处方点评，推广处方前置审核，开展控制药占比和卫生材料占比专项行动，进一步规范药品、耗材使用。六是加快推进第二批医疗服务价格规范调整工作，研究建立医疗服务价格科学定价机制与动态调整机制。

（二）扎实建设"健康北京"

一是制订落实《"健康北京2030"规划纲要》的三年行动计划，推动"健康北京"建设任务举措落到实处。丰台、大兴、朝阳、海淀区启动国家卫生区创建工作。二是落实宪法要求，在村（居）委会强化公共卫生委员会建设，夯实"健康北京"建设的基层和群众基础。加强乡镇（街道）卫生计生管理职能和机构建设。三是各区加快推进农村基层医疗卫生机构建设，新建138个村级医疗卫生机构并配备乡村医生。四是开展控烟条例实施三周年总结表彰和研讨活动，推动控烟工作持续深入。五是开展"生命与医学"科

学倡导活动，拓展健康科普传播主渠道，促进科学权威知识的传播。利用健康大课堂、广播电视、报纸杂志、微博微信等广泛开展健康科普宣传教育活动，提高民众自我健康管理意识和能力。做好"健康北京周"活动，全市再培训2万名家庭保健员，推进全民健身与全民健康深入融合。六是开展"新市民健康城市行"活动，提高流动人口基本卫生计生服务水平。

（三）认真落实京津冀协同发展战略

今年，天坛医院新院区要全面运行，扎实推进北京口腔医院整体迁建开工和友谊医院顺义院区、同仁医院亦庄院区二期、朝阳医院东院区和北大医院大兴院区等项目建设。全力服务城市副中心建设，加快推进安贞医院通州院区开工和首儿所分院选址等项目，大力推进通州区医疗卫生服务能力提升帮扶工作，缩小与中心城区的差距。推进北京儿童医院规划选址及儿科诊疗体系建设，适应全面两孩生育政策环境。加强京津冀卫生计生事业发展政策协同，深化拓展医疗卫生合作项目，密切疾病控制、卫生应急、血液保障、卫生监督、食品标准、计划生育、人力资源等领域合作。深化京张合作，加强冬奥会、冬残奥会医疗卫生保障能力建设，提升延庆赛区与冬奥及冰雪运动项目相关的医学专业专科建设。支持雄安新区医疗卫生发展，推进我市医疗卫生机构与雄安对口医疗机构开展帮扶合作。认真做好援藏、援疆、援青和区域合作交流工作。

（四）着力强化公共卫生保障能力

全面推进国家致病菌识别网建设，加强重点传染病及新发传染病监测预警防控力度。贯彻落实北京市防治慢性病中长期规划，完善以社区为基础的慢性病防控网络，积极推进"阳光长城计划"慢病防控行动，加大重点慢病防控力度。开展慢病筛查和干预服务，减少发病、早死和失能。深入开展"三减三健"专项行动，做好儿童口腔保健服务。加强血液安全保障，增加并优化采血点布局，加大团体预约献血，促进公民无偿献血和临床节约用血，做好省际调剂用血，保障血液供需平衡。开发食品安全企业标准备案管理智能支撑系统，会同河北省研究保障冬奥会、冬残奥会的食品安全标准，做好食源性疾病监控工作。进一步推进《北京市院前医疗急救服务条例》落实工作，研究提出急救站点的规划布局方案，完善院前医疗急救服务网络。普及推广120急救手机APP，提高急救效率。深入研究中心城区和副中心急救服务网络建设，提升全市急救指挥调度和服务水平。

（五）全面提升医疗服务水平

一是制订并实施2018—2020年改善医疗服务行动三年计划，以信息化惠民服务为手段，进一步精准三级医院门诊预约时间，持续改善患者就医体验。创新急诊急救服务，完善胸痛中心、卒中中心等急性病多学科诊疗，缩短患者进入医疗机构到接受治疗的等待时间。二是依托市、区两级社区管理中心推进基层卫生服务机构老年健康管理。拓展老年友善医院覆盖面，推进安宁疗护试点，深化医养结合，加强老年连续医疗服务，提升居家医疗服务能力。推进第三批3家公立医疗机构向康复机构转型，累计完成15所机构的转型工作，促进三级综合医院落实设置康复医学科的要求，着力提升康复医疗能力。三是加强全科医生队伍建设，出台改革完善全科医生培养与使用激励机制的意见，完善适合行业特点的全科医生培养制度，建立全科医生使用激励机制。加大儿科、精神、助产等紧缺专业人才培养力度。四是以电子病历和居民健康档案为主要内容，建设市区两级互联互通的全民健康信息平台。加强医疗卫生机构和区域信息化标准化建设，完善安全体系建设，加强健康大数据汇聚、融通、挖掘和应用，推出"健康北京"APP，集成多种便民服务。五是稳妥做好2018年全国两会、改革开放四十周年活动和中非合作论坛峰会等大型会议活动保障工作。六是落实与捷克、土耳其、泰国、荷兰等国家的合作协议，拓展与"一带一路"沿线及周边国家地区的交流与合作，做好我市援外医疗50周年活动，展示医疗卫生国际合作成效，办好第二十二届京港洽谈会卫生合作专场活动。

（六）持续优化生育服务管理

一是落实好全面两孩政策，稳定出生人口，促进生育政策与相关经济社会政策配套衔接，构建鼓励按政策生育的制度体系和社会环境。二是完善计划生育特殊家庭帮扶措施，健全帮扶救助体系。三是推进妇幼保健机构规范化建设和标准化管理，积极推进公共场所母婴设施建设，推进生育全周期精准化服务，优化婚前保健和孕前保健，加强生育全程医疗保健服务，加强妊娠高危风险评估及管理，畅通转会诊和抢救绿色通道。强化出生缺陷综合防治，增加免费新生儿疾病筛查病种，促进患儿早诊早治，开展孕产期心理保健服务和0~6岁儿童筛查。

（七）统筹提高卫生计生治理能力

加快推进《北京市发展中医条例》修订工作，开展《北京市献血管理办法》实施效果评估，研究健康影响评价评估制度等立法工作。深入推进"放管服"改革，推进医疗卫生"多证合一"制度改革，全面实施医疗机构和护士电子化注册试点，做好医疗卫生领域公平竞争审查，进一步释放医疗卫生领域活力和创造力。强化标准引领，建立标准化专业技术委员会，制订医疗机构地方标准发展规划，健全地方卫生标准体系。健全生活饮用水、公共场所室内空气、游泳池水等电子监管制度，扩大电子监管应用范围，改善监管效果。完善监督信息平台和随机摇号系统，加大"双随机一公开"督查考核力度。加大重点场所控烟监督执法和曝光力度，不断完善控烟体系建设。建立执法部门、挂号平台、医疗机构三方共享的"号贩子"黑名单制度，全面落实联合打击惩治"号贩子"工作措施。开展三级医院驻院式监督，规范医疗机构执业和服务行为，促进医疗质量和安全。加强管理干部培训和教育，着力提升政策水平、国际视野和精细化管理技能等。

（八）传承振兴中医药事业

落实《中医药法》，全面实施中医诊所备案制和确有专长人员考核制。实施"名中医身边工程"，组织名中医每周到全市335个社区卫生服务中心出诊，推动优质中医药服务资源下沉基层。实施中医药薪火传承"新3+3"工程，推进燕京学派传承发展。建立京城名老中医智库平台，建立中医药人才培养范式。打造10个中医药继续教育资源中心示范基地，建设30个中药文化进校园示范基地和10个社区学院中医药文化素养提升示范基地。以运河文化带、长城文化带和西山永定河文化带为重点，传承弘扬中医药文化。实施中医药服务贸易升级行动计划，推进中医药国际化和全国中医药服务贸易示范区建设。推进中医药大数据中心建设，提升中医药信息化建设水平。

（九）切实加强党的领导和党风廉政建设

全面深入学习贯彻党的十九大精神和习近平新时代中国特色社会主义思想，坚决维护党中央权威和集中统一领导，牢固树立"四个意识"，深入开展"不忘初心、牢记使命"主题教育，引导党员坚定理想信念，更加自觉地践行党的根本宗旨。统筹推进公立医院、直属单位、民办医疗机构和相关社会组织党建工作，通过健全规范党支部工作制度、开展党支部"B+T+X"建设和星级党支部评比等措施，增强基层党支部的凝聚力和战斗力。持续抓好党风廉政与行风建设，保持全系统反腐败斗争压倒性态势。强化群众观念，增强公仆意识，坚决纠正侵害群众利益的行为。严格落实中央八项规定实施细则和市委实施意见，持续深入纠正"四风"，特别是针对形式主义、官僚主义的新表现和突出问题，深入持久地加强作风建设，努力取得务实效果。

同志们，推动首都卫生计生事业高质量发展意义重大、使命光荣。我们要全面贯彻落实党的十九大精神和市第十二次党代会部署，为早日建成国际一流的和谐宜居之都贡献力量，谱写新时代首都卫生计生事业高质量发展的新篇章！

2018年北京市卫生计生科教工作会议上的报告

——凝聚合力协同推进　续写北京市卫生计生科教工作新篇章

北京市卫生计生委副巡视员　郑晋普

（2018年3月23日）

同志们：

为深入贯彻习近平新时代中国特色社会主义思想，全面实施创新驱动发展战略和"健康中国"战略，认真落实2018年全国卫生计生科教工作会议和北京市卫生计生工作会议精神，总结2017年卫生计生科教工作，研究部署2018年重点任务，今天我们召开北京卫生计生科教工作会议，进一步深化医教协同，促进医研企融合创新，推动医学科技教育工作高质量发展，为建设北京人才高地和全国科技创新中心提供有力支撑。这里我主要围绕2017年重点任务完成情况和2018年重点工作做部署。

一、坚持首善标准，全市卫生计生科教工作稳中有进

（一）医学教育和人才培养工作取得新进展

一是深入实施住院医师规范化培训。全市新增4家培训基地，共计33家单位获批国家培训基地，全年在培住院医师5049人，在培专硕研究生3672人。财政补助"单位人"从每人年4.31万元提高到7.71万元，"社会人"提高到每人年9万元，对全科、儿科、精神等紧缺专业人员额外增加年人均1.2万元的生活补助；培训基地发放的绩效工资水平也逐步提高，北大肿瘤医院、北大六院、医科院肿瘤医院、中日医院、海军总医院、北京医院等6家医院月平均绩效达到5000元以上，经费保障力度进一步加大。北大医院、301医院、朝阳医院、友谊医院及其协同医院，市儿童医院、首儿所和陆军总医院，分别在全科和儿科招录工

作中出色完成招录任务；北大六院、安定医院和回龙观医院超额完成精神科招录任务；顺义区、大兴区、房山区、通州区和丰台区参培人数位列全市前五位，并且较好地完成了全科人员派出任务。协和医院、中日友好医院、北大医院、北大人民医院、宣武医院、天坛医院等基地，在教学体系建设、师资队伍培养、强化住院医师培训、模拟教学平台建设等方面积极探索，积累了很好的经验和做法。协和医学院、北大医学部和首医3家高校积极支持本科住培医师同步申请硕士学位，首批8名本科学历住院医师获得同等学力硕士学位，住培同专硕研究生培养在培训资源统筹、培训质量监管和培训课程互认上实现全面衔接。住培结业考核一年两考试点工作顺利开展，北京参加国家笔试统考成绩位列全国第二，2000名住院医师和1159名研究生获得培训合格证书，总体通过率达到95.12%，培训质量持续提升，首儿所、市口腔医院、航天中心医院、安定医院、医科院肿瘤医院、市妇产医院、北大首钢医院等结业考核通过率达到100%。

二是协同推进专科医师规范化培训试点。全面启动神经外科、心血管、呼吸与危重症3个专业的国家专培招生工作，12家医院25个专科基地首批招录142名来自全国的专科医师。支持北京大学医学部开展专培试点，目前已启动3批47个专科，共计383人接受培训，为推动专培扩大试点积累先行先试的经验。

三是切实加强基层卫生人才培养。推动3项转岗培训，开展7项持续性培训。首批培养了19名儿科转岗医师和31名精神转岗医师，首批233名二、三级医院临床医生参加全科转岗培训。持续开展

"5+3""3+2"全科和助理全科医师规范化培训,全年培训182名全科人才。持续开展全科优师培训,邀请17位美国全科医生来京授课,99名"双师型"全科优秀师资脱颖而出。持续开展社区卫生人员继续医学教育必修课学习,全年培训社区人员27851人,东城、西城、石景山、大兴、通州、顺义、门头沟、房山、昌平、密云和延庆11区的参培率与合格率均达到100%。持续开展常见呼吸疾病防治技能基层练兵活动,大兴区获一等奖,东城、海淀和通州区获二等奖,昌平、朝阳、顺义和怀柔区获三等奖。持续开展乡村医生岗位培训,全年培训4183名乡村医生,培训总学时达134学时。持续开展区级骨干医师培训工作,安排111人到三甲医院接受为期一年的"一对一"导师制培养。持续开展订单定向培养工作,首医和北京卫生职业学院免费为农村定向培养319名医学生,首批招收乡村医生岗位定向生98人。

四是因地制宜开展卫生专业技术人员继续教育。全员培训工作稳步开展,传染病防治知识培训21.87万人,合格率达到97.59%;精神卫生防治知识线上培训21.77万人,应培尽培率达到99.56%,石景山区、门头沟区、顺义区全员培训率达到100%。全市优质继续教育项目数量持续增加,获批国家级1048项、市级1170项,比去年增幅5.87%。协和医院、北医三院、天坛医院和宣武医院获批国家级和市级项目累计达100项。加强项目和学分的事中、事后监管,完成项目督察106项(国家级69项、市级37项),抽审136家单位8408人的学分情况,合格8228人,合格率为97.86%,比去年提高0.39个百分点,34家单位学分审验合格率达到100%。顺义区的学分审验合格率、全员培训率、传染病培训率均达到100%。

(二)卫生与健康科技创新工作获得新成果

2017年,北京地区医疗卫生机构获批国家临床医学研究中心16个、国家临床重点专科176个、科技部国家重点实验室7个、国家工程技术研究中心5个。拥有两院院士39人、教育部长江学者28人、国家自然基金杰出青年50人、国家自然基金优秀青年22人、千人计划17人、科技北京领军人才30人。承担新立项科研项目4800多项,获得科研经费达到34.4亿元。获得各级各类科技奖励303项,其中国家奖16项、省(市)奖52项。被SCI收录论文7237篇,最高影响因子72.406。被中国科技论文统计源期刊收录21985篇,出版专著531部。获得授权专利894项,其中发明专利210项,实用新型专利684项。主要开展了以下四项工作。

一是狠抓临床应用性研究。深入实施首都卫生发展科研专项,修订管理办法和资金管理办法,对首发专项的定位、组织方式、工作原则、实施程序、监督管理等进行细化,对预算编制、资金使用要求等做了简化与权限下放。初步建立了科技评价专家库,2600余名专家在册。继续支持66项重点攻关项目、95项自主创新项目、34项普及应用项目、45名科技青年骨干开展科学研究,全年资助资金达5879万元。完成2018年项目申报与评审,组织开展临床研究选题和设计培训,培训申请人员1500多人,共受理148家单位申报的1269个项目,经多轮评审,最终267项进入立项程序,加大了对儿科、肿瘤、精神疾病、中医及公共卫生、卫生管理等领域的支持力度,同时加大对35岁以下优秀青年科技人才的资助力度。对2014年202个申请结题项目进行验收,评选出5个优秀重点攻关项目和9个优秀自主创新项目,其中市神外所3项,医科院肿瘤医院、天坛医院、宣武医院各2项,阜外医院、北医三院、北大口腔医院、北京肿瘤医院和市预防医学中心各1项,这些单位将在下一轮申报中获得相应的增项名额。经第三方绩效评价显示,2014年首发专项实施至今共解决722项临床和公共卫生领域的实际问题,优化了145项诊断方法和62项治疗措施,制定或更新指南20部,发现了25个新的影响相关疾病预后的因素,为提高医疗服务质量提供了17个解决方案和29项政策建议。结题项目发表研究论文817篇,其中被SCI收录的论文285篇;申请专利99项,其中半数已经获得授权。

二是狠抓科技成果转化和适宜技术推广。深入实施首都转化医学研究专项,继续支持20个有产业化前景的生物医药项目开展转化研究试点,新增27个涉及机器人、数字医疗、新药和新材料等前沿领域的项目进入第二轮立项程序。深入推进产学研协同创新,组织首届首都转化医学创新大赛,邀请医研企三方专家共同"会诊",最终27个项目分获一、二、三等奖及最具投资价值奖和最佳创意奖,积水潭医院王军强团队的"基于体感交互与生物力学约束的智能化下肢长骨骨折复位系统"、北大人民医院姬涛团队的"无创电磁驱动骨科植入物在肢体短缩矫形中的应用"和307医院王燕青团队的"自动静脉穿刺器的研发"3个项目获得一等奖,阜外医院、协和医院、北大人民医院获得最佳组织奖,302医院还组织开展了院内的转化医学大赛。近80项有一定产业化前景的成果进入成果库,持续开展后续支持和孵化工作,加速项目熟化及与产业对接。支持成立老年中心科技公司和北京市糖尿病研究所等转化和研究实体。推进市属医学科研院所纳入首都科研条件平台的各类科研仪器设备达370台（套），原值合计5.8亿元。组织开展了4次成果转移转化及知识产权培训，培训科研和科管人员近500人次。实施卫生与健康科技成果与适宜技术推广项目及十大疾病科技攻关成果推广项目，召开技术供需双方对接会，组织100个技术团队推广技术140项，覆盖全市所有行政区，推广至200余家基层单位，培训近千名基层医务人员。

三是狠抓临床研究质量。将首发专项的质量控制关口前移，在项目申报前设立方法学评价环节，初步建立了事前监管机制。启动北京市临床研究质量促进中心建设，首批30家高校和医疗卫生机构的方法学团队入围，对690个首发专项项目进行申报前的方法学辅导和评价。加强干细胞临床研究管理，发布《关于进一步加强北京地区医疗机构干细胞临床研究管理的实施意见》，成立北京市干细胞临床研究专家委员会，获批备案机构新增北京医院、北京口腔医院、宣武医院、天坛医院、同仁医院、安贞医院6家医院，累计12家医院具备开展干细胞临床研究的机构资格。

四是狠抓生物医学研究伦理管理。成立北京市医学伦理专家委员会，协助推动北京地区涉及人的生物医学研究伦理审查工作的制度化和规范化，督导和评估医疗卫生机构伦理委员会工作，加强培训、咨询和技术指导。组织开展市级医学伦理管理与审查培训班，支持举办首都医学伦理论坛和伦理审查观摩交流活动，着力加强伦理审查和管理队伍建设。截至目前，北京地区共4家医疗机构通过AAHRPP（美国人体研究保护项目认证协会）认证，22家医疗机构通过SIDCER/FERCAP（发展伦理委员会审查能力的战略行动）认证，伦理管理和伦理审查能力位居全国前列。其中，北医三院伦理委员会组织机构健全，项目审核规范，建立了伦理评审电子信息平台，实现了评审工作信息化，具有较好的示范作用；北京佑安医院制定了操作性强的章程、规章制度、标准操作规程、工作表单等，伦理审查效率和质量较高，起到了辐射带动作用。

（三）确保实验室生物安全

加强实验室生物安全属地管理，严格落实四方责任，组织开展"一带一路"国际合作高峰论坛专项督察、十九大生物安全保障交叉互查，开展"回头看"复查，及时通报问题，及时进行整改，消除隐患。全年共办理菌毒种或样本本市准运证899份，跨省运输初审37份。全年全市未发生实验室生物安全重大事件。

（四）促进区域协同发展

认真落实对口支援任务，全年培训100名贵州省学科带头人、73名江西省和19名石家庄市学科骨干，安排52名新疆、西藏和遵义的住院医师在北京接受为期3年的规范化培训。向津冀开放继续教育项目，来自两地1700多人次参加学习。组织北京肿瘤医院、北京安贞医院、首都儿科研究所等单位赴河北、天津多次开展培训、义诊及学术交流活动。

在看到成绩的同时，我们也要清醒地看到，科教工作同卫生与健康事业发展和人民群众日益增长的健康需求相比还有一定差距，卫生计生系统的创新活力还有待进一步释放，协同创新的合力还有待进一步增强，卫生计生队伍结构亟需改善，打通政策落地"最后一公里"的任务还很艰巨。我们必须要正视这些问题，在今后的工作中下大力气推动。

二、抓住机遇，全力做好2018年科教重点工作

今年，北京卫生计生科教工作思路是：贯彻落实党的十九大提出的"健康中国"战略，围绕加快实施创新驱动发展战略、深化医药卫生体制改革和医学教育改革重点任务，以需求为导向，以落实为重点，以质量求效益，以创新促发展，加快人才培养和科技创新体系建设，全面提高卫生计生队伍岗位胜任力，全面提升卫生与健康科技创新能力，全面推进科技成果尽快向产业化转化，为"健康中国""健康北京"建设提供强有力的人才和科技支撑。在确保常规工作落实的同时，还要重点做好以下工作。

（一）深化医教协同，全面加强医学教育和人才培养

一是加强全科医生队伍建设。印发并落实《北京市关于改革完善全科医生培养与使用激励机制的实施方案》，健全适应行业特点的全科医生培养制度，深化基层卫生人员使用激励机制改革。支持全科住院医师和助理全科医师规范化培训基地等医院设置全科医疗科，鼓励非全科的临床医生通过转岗培训加注全科执业范围，在二、三级医院全科医疗科和基层卫生机构从事全科工作。依托首都医科大学开展乡村医生定向大专生免费培养，全年招生150人；开展全科研究生和乡村医生成人大专学历教育，全年培养40人，研究社区定向本科生培养机制。着力培养全科医生骨干队伍，培养"双师型"全科师资。对在岗乡村医生开展不少于80学时的课程学习和不少于1个月的临床进修培训。组织符合乡村全科执业助理医师资格报考条件的

400多名乡村医生开展助考培训。继续开展全科、护理等14个社区岗位人员的公共必修课和岗位必修课培训。组织开展全市基本公共卫生服务岗位练兵活动。

二是推动毕业后教育高质量发展。加强住培基地管理，开展培训基地和专业基地再认定。加强师资培训和国外交流合作。在具备条件的基地开展临床教学单元设置、模拟教学体系建设、住院医师淘汰机制建立、教学联合体管理方式探索等教学改革试点。全面推进住培信息化建设，年内逐步实现培训全程信息化管理和全部公共课程线上学习。改革完善自主培训人员人事管理制度，促进央地同城同步。探索财政经费补助增长机制，研究制定新一轮补助标准。妥善解决在京军队医院住培与保障问题，促进军地协同发展。继续开展公卫医师、检验技师、医院药师和康复治疗师规范化培训。协同推进国家专培试点，研究制定保障措施，加强质量监管，完善住培和专培一体化培训方式。支持高等院校开展专博学位培养改革试点和专培先行先试工作。

三是全面提升继续医学教育供给能力。探索继续教育项目"放管服"管理机制，鼓励支持线上学习方式，增加继续教育供给，加强项目实施的事中、事后监管。开展慢性乙型肝炎、医疗纠纷预防与处理全员培训。继续实施精神、儿科和全科医师转岗培训。组织区级骨干医师到三级医院进行"一对一"导师制培训。升级改造北京市继续医学教育管理信息系统，完善继续教育对象信息，加快推进人员管理、学分管理、项目管理平台整合。启用北京市继续医学教育数字学习平台，开发建设紧缺专业项目库，提高继续医学教育的针对性、适宜性和先进性。

四是支持北京卫生职业学院新院区建设，做好第一院区过渡周转办学期间的服务保障和质量安全督导。

（二）深化科卫协同，全面加强卫生与健康科技创新和成果转化

一是深化科卫协同机制。与市科委签订科卫协同框架协议，深化联动机制，优化医疗卫生机构科技创新政策环境，研究制定卫生与健康科技创新规划，共同争取国家临床医学研究中心、国家工程技术研究中心、国家重大新药创制转移转化基地等国家级平台和重大项目落户北京，协同推进医学科技资源开放共享，加强重大疾病防治领域科技攻关，促进医研企深度合作，加快科技成果转化，加强创新团队建设。

二是加强临床研究，深入实施首都卫生发展科研专项。研究制定首发专项科研信用管理和数据共享管理办法。全面启动新一轮267个首发专项项目研究，

组织北京市临床研究质量促进中心对项目实施进行稽查和质量控制。实施首发科研专项—基层创新培育联合项目，着力加强基层创新能力培养。系统回顾1997年设立的原首发基金和2011年设立的首发专项运行至今20多年的临床研究成果，完善临床研究管理措施。

三是促进科技成果转移转化。开展医疗卫生机构和医学科研机构科技成果使用权、处置权和收益权改革现状调研，研究成果转化"最后一公里"的解决路径，加快推进医疗卫生机构和科研机构人才管理、薪酬制度、绩效评价等改革举措落地。推动北京地区医疗卫生机构知识产权工作向更高水平发展，出台加强知识产权工作的实施方案，联合有关部门共同建设知识产权管理与运营示范单位，开展知识产权培训。启动实施北京市卫生与健康新技术新成果推广工程，首批建设10个推广基地，推广50项技术，促进新技术基层普及，推进新成果转化落地。

四是加强医学科技条件平台建设。研究制定市属医学科研机构科技条件平台开放共享实施方案和科研用房管理规定，继续推动建立新的创新实体，解决服务收费、人员激励、科研空间等问题，促进医学科技资源充分利用和开放共享。探索建设转化医学研究基础设施，推动医研企共建共享联合实验平台，促进医学与交叉学科的融合创新，充分发挥首都优势临床资源对生物医药健康产业振兴发展的支撑作用。

五是加强科技规范管理。进一步加强涉及人的生物医学研究伦理管理，出台管理规范和审查工作指南，启动制定伦理审查标准操作规程，组织开展伦理委员会备案，实施医疗卫生机构伦理委员会合格评估，开展伦理管理示范基地建设，加强伦理审查和管理能力建设。做好干细胞临床研究监督管理，开展干细胞制剂制备机构认定标准体系研究。组织开展北京市医疗机构临床研究项目备案，加强对人体研究管理的监督检查。

（三）加强病原微生物实验室生物安全

完善市级实验室生物安全监管联动机制。加强对重点涉源单位的专项督查，做好重大活动及节假日期间生物安全保障。完善实验室及实验活动备案管理制度，组织开展基层医疗机构实验室生物安全管理规范、临床生物样本库建设与管理规范研究，支持生物样本库地方标准制修订工作。依法开展高致病性病原微生物菌（毒）种或样本运输等行政审批工作。

同志们，卫生计生科教工作肩负改善民生、促进产业发展、加快科技进步的重要使命，是卫生与健康事业发展的基础性、战略性工作，任务艰巨、责任重

大。2018年是贯彻党的十九大精神的开局之年，是改革开放40周年，是决胜全面建成小康社会的关键一年，让我们以大局为重，齐心协力，狠抓落实，不断开拓进取，向质量要效益，以质量促发展，为培养合格的医学人才、推动医学技术进步，为实现全民健康、实现科技强国目标做出新的更大的贡献！

2018年北京市疾病预防控制工作会议上的报告

——不忘初心　牢记使命　全面推进公共卫生服务对健康的引领作用
北京市卫生计生委疾控处处长　刘清华
（2018年4月9日）

一、2017年工作总结

2017年，在市委、市政府的领导下，首都疾病预防控制战线的工作者深入学习、贯彻十九大和"健康北京"规划精神，落实"健康中国"和"健康北京"建设要求，结合我市医药卫生体制改革和京津冀协同发展的战略部署，全面深入推进疾病预防控制与公共卫生工作，较好完成了各项任务，保障了首都人民群众健康安全。

（一）提高站位，强化公共卫生能力建设

立足国际一流和谐宜居之都的功能定位，组织开展首都公共卫生体系建设研究，总结全市公共卫生取得成就的同时，认真分析了当前制约公共卫生服务能力和发展的问题和矛盾，提出具有可操作性的政策建议和行动计划，为我市今后公共卫生体系发展确定了方向。加强医疗机构公共卫生能力建设，研究医疗机构在公共卫生服务中的责任与定位，积极推动疾控机构与医疗机构间传染病监测信息共享。注重疾病预防控制工作的实效考核，坚持日常工作和现场考核并重、行政管理和业务成效并重，不断完善考核标准，努力推动工作的改进和提升。

（二）联防联控，强化传染病和地方病防控工作

2017年共报告法定传染病3类26种，报告发病数132588例，报告发病率610.19/10万，较2016年上升8.60%，其中甲、乙类传染病共报告发病19种30336例，报告发病率为139.61/10万，较去年上升1.17%。

传染病和地方病防控成效显著。加强人感染禽流感、中东呼吸综合征等新发、输入性传染病防控，强化防控工作落实，2017年有效应对并妥善处置了27起人感染禽流感疫情。针对2017年流感活动度明显增强的情况，修订印发《北京市流感监测与疫情处置工作方案（2017年版）》，强化疫情评估，有效应对了流感高峰，受到国务院和市委市政府领导的高度肯定。在西城区、丰台区、通州区、顺义区、昌平区建成国家致病菌识别网，提升了我市细菌性传染病检测、监测和疫情溯源能力。加强全市传染病信息数据和报告系统安全建设，2017年全市传染病报告信息系统全面启用数字身份认证。印发《"十三五"北京市地方病防治规划》，为地方病防治提供引领目标，开展碘缺乏病监测和饮水型地方性氟中毒监测工作。

艾滋病防控取得明显成效。制发了《北京市遏制与防治艾滋病"十三五"行动计划》，充分发挥防艾委成员单位的职责，落实各项防控措施。推广艾滋病抗病毒治疗"绿色转诊通道"工作模式，简化了艾滋病病患治疗流程，患者发现到治疗的时间从100天缩短到10.7天，治疗覆盖率达到94%，在治患者的病死率降至0.08%，治疗效果达到国际先进水平。全市已建立246家艾滋病筛查实验室、11家艾滋病确证实验室、329个检测点，99.4%的社区卫生服务中心具备开展艾滋病、梅毒抗体快速检测能力。同时，在男男同性性行为人群和高校中推广互联网+艾滋病多元化检测工作模式。多种形式开展宣传教育活动，打造高校大学生艾滋病防治知识宣传辩论赛品牌，"青春红丝带"社团遍及89所高校，会员人数达到10万余人，青少年性教育取得了尝试性突破。支持民间组织积极参与艾滋病防控工作，全年22个社会小组共开展了37个动员、转介、关怀项目。

结核病防控工作内容不断扩展。印发北京市结核病防控"十三五"规划，明确了结核病分级诊疗建设意见。推进市、区两级结核病定点医疗机构建设，强化诊疗服务能力的提升。加强学校结核病防控，在大学新生中开展PPD筛查和胸部X线检查，将学校防控防线前移。继续实施耐多药结核病高危人群筛查策略，全市耐药筛查率65.6%，所有区级结核病实验室均具备分子生物学诊断能力。在全市新登记或可随访的HIV感染者或AIDS患者中，开展结核病症状筛查。全面规范卡介苗接种管理工作，全市所有卡介苗补种的单位都达到规范化免疫预防门诊要求，完成北京卡介苗进销存管理系统的建设，实现全市卡介苗计划、采购、存储、配送、使用、监管全程信息化管理。

免疫规划工作安全实施。细化完善北京市扩大免疫程序，制订北京市免疫规划程序，出台北京市免疫规划门诊管理办法及配套文件，有效提高全市疫苗流通和预防接种管理水平。率先引入实施三年脊灰灭活疫苗序贯程序，保持无疫苗相关麻痹病例报告，麻疹报告发病率降到历史最低水平。扩大免疫接种种类，及时推出宫颈癌疫苗等多种新的第二类疫苗。2017年完成123.837万人流感疫苗免费接种，完成24.3764万人次外来务工人员流脑、麻疹疫苗接种，切实筑牢人群免疫屏障。我市已保持连续23年无白喉病例发生。

（三）项目引导，强化慢性病防治工作

制定印发《北京市防治慢性病中长期规划（2017—2025年）》。完成朝阳区国家级慢性病示范区复审和昌平区、顺义区、怀柔区第四批国家级示范区建设工作，目前已建成9个国家级、4个市级慢性病综合防控示范区。开展全市成人慢性病及危险因素、恶性肿瘤和心脑血管疾病监测工作。启动第二阶段全民健康生活方式行动，开展"三减三健"专项行动，新创建健康示范机构150家。开展重点慢性病高危人群筛查和干预管理，完成城市和农村肺癌、消化道癌等重点癌症高危人群评估和临床检查。为24029名适龄人群开展脑卒中筛查服务，筛出高危人群3873人；开展心血管病高危因素筛查33067人，筛出高危人群9362人，对筛出的高危人群开展综合干预。继续开展口腔公共卫生防治龋齿项目，为27.9865万名儿童提供免费口腔检查服务，提供免费氟化泡沫预防龋齿服务51.4794万人次。做好"营"在校园主题活动，提升中小学生营养卫生的意识和技能，开展北京市中小学生营养与健康状况监测和评估工作。

（四）关口前移，强化精神卫生管理工作

建立了市、区、街道（乡镇）三级精神卫生工作综合管理机制，精准开展严重精神障碍患者社区管理治疗服务。全市严重精神障碍患者免费服药惠及率达49%，较去年提高了6.4%；监护人看护管理补贴申领率达86%，较去年提高了26.6%。继续深化朝阳区、海淀区开展全国精神卫生综合管理示范区创建试点工作，强化社区卫生服务机构精神卫生服务功能。推动"三社联动"工作机制，引入专业社会工作者参与社区精神卫生工作。开展心理健康促进行动，探索适于北京特点的社区主动式治疗技术（ACT）服务模式，并在北京6个区进行应用和推广。面向全体市民提供24小时的专业心理援助服务，累计服务量超过22万次，同时开通9条区级心理援助热线。2017年我市严重精神障碍患者报告患病率3.4‰，在册管理率94.88%，在册规范管理率90.69%，规律服药率77.74%，多项指标处于全国领先水平。

（五）规范现行，强化四大公共卫生工作

推行健康促进学校评定规范地方标准，制定并出台健康促进学校方案，稳步推进全市星级健康促进学校的创建和评定。组织编写《北京市中小学生成年期疾病早期监测与干预试点工作方案（2018—2020年）》和《北京市中小学生营养状况分级管理工作方案》，为学校开展学生慢病管理相关工作提供技术性指南。制定印发《北京市职业病防治规划（2016—2020年）》和《北京市职业病防治规划（2016—2020年）重点任务分工方案》，明确各部门工作职责和任务。联合组织全市尘肺病防治现场督办工作，切实维护尘肺病患者健康权益。完成北京市职业病防治能力摸底调查，基本掌握全市职业病防治机构及其能力情况。开展全市重点职业病监测与健康风险评估、医疗卫生机构医用辐射防护监测、职业性放射性疾病监测与职业健康风险评估。完成对口支援西藏放射卫生监测工作。全市饮用水监测乡镇覆盖率达到100%，扩大了空气污染对人群健康影响的监测覆盖面。加强空气污染健康宣传教育工作，成立空气污染雾霾健康防护专家组。

（六）注重服务，强化行政审批"放管服"政策落实

2017年行政许可工作重点是从行政管理向社会服务转变。完成涉水产品、消毒产品生产企业等卫生许可417件、放射卫生防护检测和个人剂量监测机构资质审定11家、消毒产品备案等其他类事项约600件。根据市政府"放管服"工作要求，进一步梳理行政许可内容，2017年取消了2项审批事项，明确了放射卫生技术服务机构备案工作程序及要求，做好行政审批与事后的监管工作衔接，确保信息共享，营造公平竞争环境。

（七）共同推进，强化京津冀协同发展

实现京津冀三地甲类、按甲类管理传染病及境外输入性新发传染病的信息通报；成立京津冀口腔卫生保健协作中心，推动京津冀一体化口腔公共卫生服务领域的资源共享与协作；成立京津冀精神卫生防治联盟暨防治协作中心，探索"一横三纵"的精神卫生防治结合的服务模式；京津冀联合开展艾滋病防控宣传工作，启动京津冀高校大学生艾滋病防控宣传联盟，共建三地高校防艾控艾"新长城"。

2017年全市疾控工作取得了一定的成效，特别是在传染病防控、计划免疫、大型活动公共卫生保障等方面获得了国家和北京市各级领导的认可，锻炼了我们的队伍，也将全市工作向前推进了一大步。在看到成绩的同时我们也要关注到，疾病预防控制工作服务能力与北京城市功能定位还有一定差距，还远不能满足人民群众对健康的渴望，发展不平衡不充分的问题依然突出，传染病防控人才缺口持续存在，有效应对慢性非传染性疾病威胁的手段仍显不足，公共卫生信息化水平滞后于社会发展，既有体制机制问题，也有体系建设问题，还有工作持续推进问题，我们要在工作上继续创新、努力突破，做好疾病预防控制工作。

二、2018年重点工作

2018年是实施"十三五"规划承上启下的关键一年，疾病预防控制工作要以"五个坚持"为工作原则，即坚持问题导向，解决不平衡、不充分的矛盾；坚持健康为中心，服务于人民美好生活的多样化需要；坚持预防为主，解决社会重治轻防的传统观念；坚持创新驱动，解决现行防病模式与社会发展不适应的矛盾；坚持部门协同，抓住健康融万策的历史机遇深化部门合作，扎实做好2018年疾病预防控制工作。2018年疾病预防控制工作的目标是：深入贯彻落实党的十九大精神，主动适应首都发展建设的新形势，紧紧围绕"健康北京"建设，增强首都疾控系统的政治担当，不断完善公共卫生管理机制，创新工作模式，倡导健康文明生活方式，预防控制重大疾病，加大公共卫生管理统筹协调力度，积极推进全市疾病预防控制平衡发展、充分发展，着力推动京津冀疾病预防控制协同发展。围绕工作目标，重点做好以下工作。

（一）推进传染病防控能力持续提升

不断提高对重点、新发、输入性传染病的早期识别能力和处置能力，动员多部门参与，强化社会治理责任；完成各区的国家致病菌识别网建设，达到全市100%区级覆盖；积极探索利用信息化手段提高边远地区传染病识别和诊疗服务能力；建立北京市流感综合评价指标和分级管理体系，实施分级管理；进一步规范学校、托幼机构的传染病工作，会同教育部门建立定期督导机制，主动适应走班制等教育体制改革对现行防病模式的挑战。完善艾滋病多元化检测服务模式，合理布局实验室网络，鼓励区级艾滋病筛查实验室一体化建设；固化艾滋病感染者绿色转诊工作模式，推广在药店、高校内尿液检测工作，探索利用"互联网+物联网"模式提高发现艾滋病及感染者的能力。推进我市结核病防控体系调整，完善疾控机构、结核病定点医院和基层社区卫生服务机构分工合作的"三位一体"结核病防治体系；推进结核病分级诊疗和综合防治试点工作，出台我市结核病医疗质量质控方案；修订北京市学校结核病防控工作规范，强化各级各类学校的结核病防控工作规范化管理。进一步规范北京市疫苗储存和运输的管理；成立北京市预防接种技术支持中心，搭建特殊体质儿童免疫规划管理网络；实现第二类疫苗异常反应补偿商业保险保障全覆盖；探索北京医务人员岗前预防接种制度；推进疫苗可预防疾病的覆盖种类。组织开展全市疾控系统典型案例评选与互鉴交流，提升疾控系统专业技术水平。

（二）推进慢性病早期发现和综合防控能力

深入贯彻落实防治慢病中长期规划，完成西城区、房山区国家慢性病综合防控示范区复审，推进大兴区、密云区和延庆区市级示范区建设。加强体医融合建设，在市体检中心试点运行运动健康管理项目，探索体医融合的适宜运动健康管理运行模式；推进全民健康生活方式行动，深入开展"三减三健"专项行动，开发标准健康处方，推广适宜技术和工具。加强对慢性病发病趋势及重点人群的信息管理、早期干预和监测评价；强化重点癌种、心脑血管疾病等慢性病筛查，在社区推广大肠癌高危人群及心血管十年风险评估工具，提高居民自我健康管理意识；启动城市改变糖尿病项目，推广糖尿病等常见慢性病社区诊疗纲要，探索糖尿病管理北京模式；以脑卒中防治为重点，探索建立社区干预指导、医疗机构急救溶栓治疗、社区康复管理的慢性病综合防控模式。制订《北京市国民营养计划实施方案（2017—2030年）》；推进"营"在校园平衡膳食行动，加强中小学校健康食堂建设，不断改善学生营养健康状况。

（三）推进基本公共卫生服务不断深化

加大基本公共卫生服务的宣传力度，做好基本公

共卫生服务项目承担单位的信息公开，提升群众对项目的知晓度；强化市、区两级专业机构的作用，规范开展基本公共卫生服务项目，加强培训、指导、督导与考核，突出考核结果应用；推进社区卫生服务机构的基本公共卫生服务绩效考核，明确考核办法、标准和内容，通过绩效考核推动基本公共卫生服务的高质量开展。

（四）推进精神和心理健康体系建设不断完善

进一步完善严重精神障碍患者的救治救助政策，做好严重精神障碍患者免费服药及监护人申领补贴工作；健全街乡（镇）和村（居）委会综合管理协调机制，加强村（居）委会精神卫生综合管理领导小组建设；建立健全心理健康服务的工作体系和服务网络，制发北京市加强心理健康服务的指导意见、管理标准和实施细则；加强心理咨询师职业资格鉴定的管理，促进心理服务人员专业化发展；推广朝阳区和海淀区精神卫生综合管理示范区建设试点经验，扩大示范区创建范围；鼓励社会资源和社会工作者参与精神卫生工作，促进形成全社会关注、关心心理和精神卫生的氛围；积极开展心理健康教育与促进工作，推广居民心理健康测评工具，推进心理健康促进行动进学校、进社区、进企事业单位。

（五）推进项目引领的健康社会建设

充分利用首都公共卫生体系研究成果，从基础能力建设、人才队伍建设、信息化建设、实验室能力建设等加强首都公共卫生体系建设，进一步释放疾控发展活力；与环保部门协同开展健康研究，推进京津冀及周边地区大气污染对人群健康影响研究攻关工作；与环保和水务部门联合推行区级饮用水监测信息公开；推进和落实职业病防治"十三五"规划，继续做好重点职业病监测与健康风险评估、医疗卫生机构医用辐射防护监测、职业性放射性疾病监测与职业健康风险评估工作，并做好相应职能调整；积极推进健康促进星级校评选，营造学校健康支持环境；以开展食盐加碘消除碘缺乏防控措施、监测水氟含量促进及时降氟改水为重点，持续推进地方病防控和消除工作。

（六）推进依法行政落实"放管服"要求

按照我市简政放权、放管结合、优化服务工作要求，优化服务流程，提高服务质量；依法开展放射、涉水产品、消毒产品的许可备案工作；依法组织放射卫生技术服务机构技术能力考核，强化检测机构的技术能力；规范全市公共卫生行政许可工作。

（七）推进京津冀协同发展战略实施

强化京津冀传染病、公共卫生联合监测，建立健全重大传染病疫情、精神卫生报告、空气污染（雾霾）对人群健康影响监测数据共享及信息互通的机制；深化三地艾滋病宣传合作，继续做好大学生防艾辩论赛工作；推动京津冀一体化口腔公共卫生服务领域的资源共享与协作；做好冬奥会疾病预防控制工作的保障，强化区域技术能力提升，开展风险评估工作。

2018年全市妇幼健康工作会议上的报告

——凝心聚力　砥砺前行　扎实推进妇幼健康服务工作

北京市卫生计生委副主任　李彦梅

（2018年4月17日）

同志们：

今天，我们在这里召开全市妇幼健康工作会议。这次会议是在深入学习贯彻党的十九大精神，推进"健康北京"建设的关键时期召开的一次重要会议。会议的主要任务是：全面贯彻落实党的十九大精神，以习近平新时代中国特色社会主义思想为指导，落实2018年全国卫生计生工作会议、全国妇幼健康工作会议及北京市卫生计生工作会议要求，总结2017年工作进展与成效，分析形势，统一思想，明确目标，部署任务，推进妇幼健康事业取得新进展。下面，我代表北京市卫生计生委向大会报告工作。

一、2017年妇幼健康工作取得成效

2017年是卫生计生工作落实年，在市委、市政府

的坚强领导和国家卫生健康委员会的有力指导下，全市妇幼健康战线深入贯彻全国和北京市卫生与健康大会精神，按照《"健康北京2030"规划纲要》和"十三五"规划蓝图，强化措施，提升能力，规范管理，夯实基础，圆满完成各项任务，为妇女儿童健康提供坚实保障。

（一）妇幼健康水平持续改善

2017年，北京市常住孕产妇死亡率5.68/10万、户籍孕产妇死亡率8.17/10万，与2016年常住人口孕产妇死亡率8.34/10万、户籍孕产妇死亡率10.83 /10万相比，明显降低。户籍5岁以下儿童死亡率2.64‰、婴儿死亡率2.29‰，继续保持全国领先。孕产妇系统服务率及0～6岁儿童保健覆盖率保持在较好水平，分别为97.74%和99.05%。剖宫产率41.03%。新生儿疾病筛查率、两癌筛查出癌前病变及宫颈癌与乳腺癌治疗率均接近100%。

（二）妇幼健康服务体系建设深入推进

一是着力推进妇幼保健机构建设：朝阳、海淀、丰台、门头沟、通州、顺义、平谷、怀柔、密云等区将妇幼保健院新院建设项目纳入发展规划。截至目前，市、区17家妇幼保健机构有10家完成或立项异地新建。二是全力夯实基层网底：自2015年起，在全市基层医疗卫生机构开展妇女保健和儿童保健规范化门诊创建；截至2017年，全市已有232家基层医疗卫生机构成功创建规范化门诊，创建率达69%；继西城区成功创建2家AAA级门诊之后，2017年，朝阳区南磨房社区卫生服务中心通过AAA级门诊验收。三是督导调整产科资源：联合市财政局，依托第三方审计机构，对全市有增床任务的公立助产机构开展床位补贴经费、产科人员激励政策落实及人员储备等方面工作督导，依据督导评估结果动态调配产科床位。四是持续开展绩效考核：各区政府对妇幼健康工作的重视程度逐年提高，妇幼健康工作持续改进，西城、朝阳、通州区在2017年区级妇幼健康工作绩效考核中位列前三名。五是努力创建国家示范：西城、怀柔、朝阳、通州、房山、密云区6个区获得国家级妇幼健康优质服务示范区称号，房山、通州、顺义区妇幼保健院3家机构成功创建国家儿童早期综合发展示范基地。

（三）控制和降低孕产妇死亡措施更加务实

一是出台多项管理措施：建立孕产妇危重症报告评审制度，在北京大学第三医院和北京妇产医院培训市级助产人才，加强妊娠风险评估和高危孕产妇专案管理，优化危重孕产妇抢救绩效考核，开展产科质量

飞行检查，严格孕产妇死亡评审。二是启动孕产期保健人才培养计划：列支300多万元专项经费，分层分类培养产科主任、产科骨干及基层妇女保健医生，促进危重症孕产妇及时发现和救治，加强危重孕产妇抢救能力和人才梯队建设；给广大产科人员和基层妇女保健人员分别发放中华医学会孕产保健口袋书和基层医疗机构孕产期保健人员口袋书，方便随时翻阅学习。三是开展全市助产技能大练兵：为检验提高助产人员全员技术能力水平，开展全市理论考核和市、区两级助产病例模拟演练等技能考核练兵，北京怀柔医院作为优秀代表队进行全市展演。

（四）儿童生命安全保障和健康服务不断完善

一是推广使用母子健康手册：西城、朝阳、石景山、房山、大兴、平谷、怀柔、密云区开展新版母子健康手册试点工作，实现国家母子健康手册与北京市母子健康档案优化整合。二是完善危重新生儿转会诊：建立绩效评估体系，开展危重新生儿转诊双向绩效考核，朝阳、海淀、丰台、通州、房山区危重新生儿救治转会诊工作力度较大。三是强化爱婴服务：全市爱婴医院达到114家，爱婴社区覆盖率达到90%以上。四是加强儿童保健服务：落实0～6岁儿童听力与耳聋基因联合筛查定向转诊制度；研究制订《儿童营养均衡计划》；规范早产儿服务；提升各区儿童早期综合发展服务中心儿童口腔、视力及心理保健服务能力，东城、海淀、丰台、房山、通州和怀柔区服务积极，成效明显。

（五）出生缺陷综合防治成效逐步显现

一是全面推进一级预防：积极推进婚前保健工作，房山、大兴、怀柔区探索婚前医学检查、婚姻登记一站式便民服务模式，婚检率明显提升；继续实施免费孕前优生健康检查项目，有效降低出生缺陷发生。二是不断加强二级预防：完成19家医疗机构产前筛查与产前诊断质量控制；户籍人口严重出生缺陷发生率呈下降趋势，2017年户籍围产期出生缺陷发生率14.22‰，约77%的严重出生缺陷避免出生。三是扎实落实三级预防：新生儿疾病筛查率明显提高，遗传代谢性疾病筛查率达到99.65%，儿童听力筛查率达到97.57%；西城、房山、大兴区参与全国残疾预防综合试验区试点项目。四是提高患儿保障水平：免费向先天性苯丙酮尿症患儿发放奶粉，开展先天性结构畸形救助项目。

（六）计划生育技术服务水平不断提升

一是推动解决难点问题：组织专家论证，推动提

高计划生育免费手术费用标准。二是持续改进服务管理：积极探索两癌筛查与农村适龄群众长效体检项目整合，提出流程优化方案；探索青少年健康综合保健管理模式和服务内容，西城、房山代表北京市参与国家青少年项目；朝阳区计划生育服务管理有序高效。三是强化避孕药具管理：针对2017年免费提供避孕药具项目纳入国家基本公共卫生服务的新形势，加强沟通协调，指导做好避孕药具独立采购及发放工作。

（七）妇幼健康重点任务扎实推进

一是落实公共卫生服务项目：2017年，实现建档孕妇艾滋病、梅毒、乙肝免费筛查全覆盖；增补叶酸34689例，目标人群叶酸服用率为98.45%；在全国首次开展针对宫颈细胞学及HPV检测等筛查关键环节的事前质量评估工作，探索优化宫颈癌筛查最佳方法和流程；全市宫颈癌免费筛查31万妇女，乳腺癌筛查33万，检出宫颈癌、乳腺癌及癌前病变900余例；房山、怀柔区两癌筛查覆盖率及检出率持续保持较好水平；完成新生儿遗传代谢性疾病筛查26.3万余人次，确诊先天性甲状腺功能低下182人、苯丙酮尿症40人；完成新生儿耳聋基因筛查26万余例，检出常见耳聋基因阳性者12221例，阳性率为4.64%；为105.4万名0～6岁儿童进行健康体检。

二是强化妇幼健康信息化建设：推进北京市妇幼保健网络信息系统（三期）建设工作；继续开展国家三网监测工作，西城、怀柔区参与全部监测项目；完成出生医学证明管理工作督导，实现出生医学证明管理信息系统与国家联通；朝阳、海淀、丰台区推进信息化建设，积极引导辖区部分医疗机构通过接口方式导入孕产期保健信息，避免重复录入，极大减轻基层人员工作量；推进危重孕产妇和新生儿救治远程系统建设，中日友好医院、北京儿童医院及怀柔区、大兴区积极参与试点。

三是积极开展健康宣教：推进助产机构孕期营养门诊建设，覆盖范围达83.2%，引导孕产妇合理饮食和运动，促进自然分娩；推进助产机构开展生育咨询服务，在世界母乳喂养周、预防出生缺陷日、世界早产儿日等纪念日开展健康宣教活动。

回顾2017年取得的成效，一是市委市政府高度重视，以人民健康为中心，将妇幼健康工作作为民生的重要内容，研究出台保障政策；二是卫生计生行政部门认真履职，敢于担当；三是医疗机构在深化医改的大背景下，凝心聚力，拼搏奉献；四是各政府部门大力支持，通力合作。

二、深刻认识妇幼健康工作面临的新形势

十九大确立了习近平新时代中国特色社会主义思想，提出实施"健康中国"战略，以及要解决好发展不平衡不充分问题，不断满足人民日益增长的美好生活需要；习近平总书记在全国卫生与健康大会上提出"没有全民健康就没有全面小康"。妇幼健康工作以妇女儿童为主要服务对象，守护着生命的起点，贯穿全生命周期，是全民健康的重要基石。新形势下，我们要以习近平新时代中国特色社会主义思想为指导，科学分析妇幼健康事业所处的历史方位，准确把握群众对妇幼健康服务的新需求与妇幼健康事业发展不平衡不充分之间的矛盾，确保妇幼健康事业发展方向、发展路径、发展举措和各项中心工作更加惠及民众。

（一）妇幼健康服务面临新机遇

一是首都功能定位和新的发展阶段，为深化医改，推进妇幼健康服务提供动力：将妇幼健康事业融入到北京非首都功能疏解、京津冀协同发展、雄安新区建设等一系列重要战略举措中予以推进。二是《"健康北京2030"规划纲要》为妇幼健康事业描绘清晰蓝图：围绕明确的发展目标，按照北京建设国际和谐宜居之都的发展要求，夯实妇幼三级健康网络基础，确保母婴安全，促进妇女儿童健康发展。三是生命全周期健康的理念，为妇幼健康服务注入新的活力：聚焦妇女儿童两类重点人群，以儿童保健、妇女保健、孕期期保健为重点，融合计划生育技术服务，围绕儿童期、青春期、婚前期、孕前期、孕产期、更年期等，提供从出生到老年，内容涵盖生理和心理的主动、连续的医疗保健与健康管理服务。

（二）妇幼健康事业呈现新气象

一是妇女儿童健康状况迈上新台阶：在调整完善生育政策、分娩量处于高位的情况下，妇女儿童健康核心指标持续改善，在努力控制死亡率的同时积极推动妇女儿童健康全面发展。二是妇幼健康系统展现新风貌：近两年，在应对全面两孩政策生育高峰的工作中取得优异成绩，妇幼健康系统展现出素质强、形象好、干劲足、作风硬的良好风貌，妇幼人的精气神得到极大提升。

（三）妇女儿童健康充满新期待

在推进全面建成小康社会进程中，广大妇女儿童对健康有着多样化、多层次、多方面的要求。一是对健康服务的需求日益增多：随着人们健康素养的提

升，健康第一责任人的理念不断增强，对获取健康知识和技能的意愿也越来越强，需要我们及时给予指导和服务。二是对优生优育提出更高期望：全面两孩政策实施后，广大育龄妇女不仅希望怀得上、孕得优，还希望生得安全、生得舒心，希望获得更专业、更温馨、更人性化、连续系统的妇幼健康服务。三是对儿童全面发展提出新需求：以前人们更多地关注孩子吃得饱、穿得暖，现在家长更加关注儿童早期综合发展，儿童营养均衡，为健康成才夯实基础。

（四）妇幼健康事业发展不充分

一是服务资源不足：在妇幼保健机构方面，2017年底，16个区妇幼保健院建筑面积大于2万平方米标准的仅5家，公共卫生人员配备标准达到61～90人的仅6家，相当一部分区妇幼保健院业务用房及公共卫生人员不达标；在助产资源方面，2017年全市助产技能考核中，发现产科人员流失非常严重，影响队伍稳定、产科质量及孕产妇安全保障。二是保健和临床相结合不够紧密：长期以来，我市各级妇幼保健院在科室设置、组织管理和服务形式上，沿袭综合医院的传统模式，把工作重点放在看病治病上，形成"临床+保健"的业务结构，保健与临床"两张皮"现象普遍存在。这使得一方面，妇幼健康服务特色和亮点不突出，妇幼保健院发展受限；另一方面，从事保健的人员与从事临床的人员不能形成合力，没有充分发挥保健优势及临床技术的有力支撑。要强力推进防治结合的服务模式。三是配套政策有待完善：从全局来看，随着医改深入，需要加强顶层设计，这是一个复杂工程，面临着财政投入、价格调整、保险配套、人事薪酬等一系列配套改革。从妇幼健康系统来看，各级政府对妇幼健康的重视程度尚需提高，妇幼健康服务机构运行机制需进一步优化；部分区对妇幼保健院公共卫生保障不足，医院产科、新生儿科的倾斜政策和激励机制尚需建立，妇幼健康新技术、新服务缺乏收费标准，妇幼信息动态监测及数据采集量持续增加，相关支持政策有待完善。

为更好地体现发展新要求和妇女儿童新期待，今后工作中我们要把握好以下几个方面：一是要坚持首都标准及首善要求。北京作为首都，各方面工作都具有代表性、指向性，在政治上要有更高标准，在"四个意识"上要有更高要求，要把"四个意识"落到实处，时时处处创示范、立标杆，努力使北京的各项工作更加符合党和人民的新要求。二是要坚持以妇女儿童健康为中心的发展思想。要树立和坚持大妇幼、大健康的发展理念，推动以治病为中心向以健康为中心

转变，让改革发展的成果更多、更公平惠及广大妇女儿童。三是要坚持政府主导及共建共享的发展思路。将妇幼健康事业纳入经济社会发展全局中统筹考虑，充分发挥政府主导作用，将妇女儿童健康融入所有政策，实现人民共建共享；卫生计生委是业务指导部门，出思路，出政策，具体落实要靠各级政府。四是要坚持防治结合的发展道路。保健与临床相结合是在长期实践中总结出来的妇幼健康工作方针，符合卫生与健康事业发展规律，具有重大意义；各级妇幼保健机构要推动实现保健和临床实质融合、群体保健和个体保健有机融合、公共卫生和临床医疗人才交流融合，体现妇幼健康服务的特色和亮点；在全市健康体系建设方面要横向联合、纵向发展，特别要依托优质医疗资源作为母婴安全保障的龙头，把防和治联起来。五是要坚持生育全程医疗保健服务模式。以提高妇女儿童健康水平为核心，为妇女儿童提供连续规范的医疗保健服务，推动基本公共卫生服务项目、重大公共卫生服务项目等相关政策措施有效衔接，实现对妇女儿童全方位、全周期的服务和保障。六是要坚持以全面深化改革为发展动力。通过改革破除思想观念和体制机制弊端，围绕妇幼健康服务机构运行补偿、绩效考核、人事薪酬等方面建立新机制，激发事业发展的内生动力。

三、全力推动2018年妇幼健康工作上新台阶

2018年的工作思路是：深入贯彻党的十九大精神，以新时代卫生与健康工作方针为指引，着力加强妇幼健康服务体系建设，加强生育全程基本医疗保健服务，推动解决重点、难点问题，推进妇幼健康事业全面发展，不断满足广大妇女儿童健康新需求、新期待。2018年妇幼健康工作要点已印发给大家，请大家认真落实。

（一）加强精细化管理保障母婴更加安全

一是全力控制孕产妇死亡。两孩政策实施以后，孕产妇死亡情况与往年有所不同：一方面，产科直接因素构成比升高，从2014年的15%提升至2017年的34%；另外，经产妇死亡构成比升高，从"十二五"期间的38%提升至2017年的60%。2017年孕产妇死亡控制到15例，仍有5个区常住孕产妇死亡率超过11/10万的目标，怀柔区（24.3/10万）、昌平区（18.2/10万）、密云区（17.4/10万）、石景山区（16.3/10万）、平谷区（15.9/10万），其中昌平区户籍孕产妇死亡率高达33.07/10万。2018年孕产妇安全保障形势更加严

峻，上半年死亡16例，其中昌平、房山区各3例，朝阳区、大兴区各2例，海淀、石景山、通州、平谷、密云、延庆也都有孕产妇死亡发生。全市各区必须严防严控，严格加强孕产妇责任意识和风险管理。为此，今年1月，全市保障孕产妇安全工作会议召开，对下一步工作进行部署。3月，对16区进行孕产妇安全专项督导，从督导结果来看，丰台、门头沟、房山、通州、平谷区卫生计生委一把手主任重视孕产妇安全工作，部署区内妊娠风险评估、参加督导、听取反馈，甚至亲自对高危孕产妇进行追访联络；西城区充分结合区域特点进行细化分解，创新性地将计划生育风险点融入区级细则，体现生育全程高危评估和风险防控意识；大兴区对辖区9家助产机构对照市级妊娠风险评估表中每个疾病接诊能力进行全面评估；丰台区对辖区内每家助产机构存在问题列表梳理，建立问题台账，将整改工作落到实处；房山区结合市级印发2017年飞行检查通报和孕产妇死亡市级评审通报，梳理出32个风险点，逐一开展自查整改。各区可以参考这些区的优秀做法，结合实际，完善本区高危孕产妇管理实施细则，把妊娠高危风险评估及管理落到实处。各区卫生计生委要合理制定产科床位周转率考核指标，避免产科床位过快周转。各区要统筹做好医疗机构间孕产妇用血联动保障。妇幼保健院是各区重要分娩机构，督导发现大兴、门头沟、延庆区妇幼保健院血库无库存，东城、西城、丰台、顺义、平谷区妇幼保健院红细胞类库存为0，发生大出血时孕产妇生命安全将面临严重威胁，上述区今年务必要做好妇幼保健院血库建设和血液储备工作。关于院前急救，北京急救中心（120）和北京红十字会紧急救援中心（999）要按照市、区规定转诊网络做好高危孕产妇转运，提前对接，提高救治效率，并着重做好人员规范化培训。今年，全市将实施保障孕产妇安全攻坚行动，遴选北京市危重孕产妇救治中心及培训考核基地，严格技术练兵，继续开展孕产妇危重症评审，开展产科质量飞行检查。今年市医管局还将市属医疗机构孕产妇安全保障纳入考核体系。希望各部门、市区两级积极联动，合力强化危重孕产妇转运、救治、用血等重点环节保障，全力保障孕产妇安全。

二是提升孕产期保健服务能力。没有人才保障，谈不上母婴安全。去年，北京市实施孕产期保健人员能力提升计划，对三类人员进行针对性培养，提升产科技能，促进危重症孕产妇的及时发现和救治，今年将持续开展这项工作，并继续开展孕产保健人员理论考核和助产操作考核，完善持证在岗人员情况监测。

各区要具体组织实施好本辖区助产能力提升计划，各助产机构要做好参培人员选派工作。此外，各区要积极协调相关部门，加大对产科、儿科及妇幼保健岗位引进非北京生源毕业生支持力度。各助产机构要在薪酬分配上落实倾斜政策，充分体现产科、儿科医务人员岗位的特殊性及落实国家生育政策调整等因素，在同级别人员职称晋升中，优先产科、儿科人员职称晋升，改善发展空间和执业环境，激发人才活力。督导中发现昌平区医院积极采取措施支持产科发展，从周边省市引进专业产科人才，提高产科人员待遇，收入水平居院内前三名，这些好的做法值得大家学习借鉴。

三是有效控制儿童死亡。2017年，北京市开展危重新生儿转会诊工作绩效考核，发现部分市级抢救指定医院转诊不畅，对基层培训与技术支持力度不够；尚有6个区的区级抢救指定医院仍未开展危重新生儿救治工作；部分区非对口转诊比例居高不下等。今年，北京市将加大危重新生儿救治转诊网络管理，各市级危重新生儿抢救机构要发挥转诊救治和技术指导作用，加强对口区危重新生儿接诊工作，不得以任何理由推诿拒绝。各区卫生计生委，特别是上面提到的6个区，要争取支持政策，加强辖区新生儿科建设，配置必要抢救设配，合理调整扩增人员队伍，提高新生儿常见病救治能力。今年，还将围绕新生儿死亡前三位因素，有针对性地开展工作：一是按照国家要求，落实早产儿保健工作规范，建立保健网络，规范服务内容，推广早产儿保健适宜技术；二是启动新生儿窒息复苏训练营，强化实际操作训练，提高快速反应和处置能力；三是普及先天性心脏病产前超声筛查技术，完善先天性心脏病管理网络；同时，我们将增加危重新生儿转运设备配置，提高转运能力。

（二）促进妇幼健康服务体系建设更加充分

一是推进妇幼保健机构标准化建设与规范化管理。进一步落实妇幼健康服务机构标准化建设与规范化管理的指导意见，推进妇幼保健机构等级评审及重点专科建设，以改革促发展，加快建成功能完整、服务高效的新型妇幼健康服务机构。

二是加强基层网底建设。2018年要实现80%以上基层医疗卫生机构妇女保健和儿童保健门诊达到规范化标准的要求。还有一部分没创建的基层医疗卫生机构或房屋等硬件不够，或人员等软件达不到要求，各区要加大创建力度，尤其在人员配备等方面强化保障。

三是优化产科、新生儿科资源配置。今年继续对全市助产资源增加情况进行评估、督查，根据实际需求动态调整增床数量和结构。严格危重孕产妇和新生儿救治双向绩效考核，保证转会诊绿色通道畅通。各区要结合出生人口服务需求，合理增加辖区新生儿科医疗服务资源，特别要加强区妇幼保健院新生儿科建设。北京市将结合绩效考核和妇幼保健机构等级评审等，开展工作督导。

（三）推动妇女儿童保健工作更加规范

一是依法加强服务监管。各区要按照国家和北京市相关规定和技术标准，严格助产技术服务、计划生育技术服务机构和人员审批，依法开展日常监督管理。对助产人员配置不达标的情况，各区要结合机构校验及日常监督，加强管理。各医疗机构和人员要按照卫生计生行政部门批准的业务范围开展技术服务，严格遵守技术规范、制度和职业道德。

二是推行生育全程医疗保健服务。我们与相关委办局联合制订《北京市关于加强生育全程基本医疗保健服务的实施意见》，大家要认真组织实施。要以国家优质服务示范区创建、区级妇幼健康工作绩效考核等工作为抓手，努力提高系统、规范、连续的妇幼健康与优生优育全程服务能力。

三是完善出生缺陷综合防治。前移孕产期保健关口，各区做好增补叶酸预防神经管畸形工作，加大宣传力度，增加发放数量。今年，各区要与民政等部门加强配合，着重在婚前医学检查、婚姻登记、优生咨询一站式服务方面取得进展，要采取更加便民的措施，按照市级统一部署，进一步整合婚前保健和孕前保健，提高覆盖率。并做好消除艾滋病、梅毒、乙肝母婴传播行动计划实施工作。

四是提升妇女保健工作。继续实施中医药妇幼保健机构全覆盖项目。优化整合两癌免费筛查和长效节育户籍已婚育龄群众免费健康体检，提升两癌早诊率。加强与教委等相关部门联动，开展青少年保健综合服务，应用北京市青少年保健综合服务包，保护和促进青少年身心健康与发展。

五是规范儿童保健工作。儿童阶段的健康发育会影响终身，在这方面要考虑多做些工作。各区都开展了儿童早期综合发展服务，部分区已经创建成为国家级或北京市级示范基地。各示范基地要巩固创建成效、积极发挥示范引领作用，通过举办现场观摩会等加大交流，带动全市进一步提高儿童早期综合发展服务水平。在重视孕期营养的基础上，还要重视儿童营养问题，各区要落实好儿童营养均衡计划，全面促进儿童健康成长。做好0~6岁儿童五类残疾筛查工作。

六是加强计划生育技术服务工作。加强计划生育技术服务机构督导及并发症评审，联合卫生监督部门加强依法管理。要结合计划生育技术服务，重点规范人工流产后避孕服务，促进流产后及时落实避孕措施，减少重复流产，提高计划妊娠比例，保护女性健康和生育能力。去年底，国家将免费提供避孕药具纳入基本公卫服务项目，我们要结合考核指标要求，理顺工作流程，提高免费药具发放服务可及性。

七是持续推动妇幼信息化工作。继续推动北京市妇幼急危重症远程医疗协同体系建设。全市推广使用新版母子健康手册，提高妇幼健康信息化水平和使用效率。各区要积极配合，落实信息化相关工作，尤其要推动辖区各医疗机构之间妇幼健康信息的互联互通。

八是广泛开展健康宣传活动。加大政策宣传力度，以计划怀孕夫妇、孕产妇和哺乳期妇女为重点人群，以优生优育为主要内容，重点开展科学备孕、妊娠风险防范、新生儿安全知识等宣传。各区要开发有针对性的健康教育材料，充分利用电视、广播、报刊、微信等媒体，用群众喜闻乐见的方式传递妇幼健康知识和正能量，营造支持生育政策落实的良好氛围。

同志们，2018年妇幼健康服务的目标、任务和路径都已明确，关键是要抓好落实。我们要真抓实干，推进妇幼健康事业新发展，更好地造福广大妇女儿童，为推进"健康北京"建设做出新贡献！

2018年北京市卫生应急工作会议上的报告

——不忘初心　牢记使命　谱写新时期首都卫生应急事业发展新篇章
北京市卫生计生委副主任　高坚
（2018年4月18日）

同志们：

今天，我们在这里召开2018年全市卫生应急工作会。本次会议的主要任务是：在党的十九大精神指引下，深入贯彻落实2018年全国卫生应急工作会议及全市应急工作会议精神，全面总结2017年全市卫生应急工作，深入分析当前全市卫生应急面临的新形势、新要求，部署2018年全市卫生应急重点工作。刚才，市卫生计生委应急办的同志就2017年有关专项工作的情况进行了通报；积水潭医院，房山、怀柔两个区及中日友好医院就有关工作介绍了他们的做法和经验；此外，我们还邀请了北京海关介绍了北京口岸输入性传染病监测及重要疫情防控工作情况。请大家认真学习、借鉴、落实。下面，我讲三个方面。

一、凝心聚力，2017年卫生应急工作成效显著

2017年，全市卫生应急系统深入学习贯彻党的十九大精神，在市卫生计生委党委的坚强领导下，在国家卫生健康委应急办、市应急办的指导下，紧紧围绕市委市政府及市卫生计生委中心工作，以维护首都安全和人民健康为首要任务，恪尽职守、迎难而上、奋勇拼搏，从严从实从细做好维稳定、护安全、促和谐、保健康各项卫生应急保障工作。全市重大会议活动卫生应急保障机制更加完善，突发事件应对卫生应急响应更加迅速，卫生应急救援队伍建设更加规范，卫生应急决策辅助支撑更加有力。为实现首都安全形势总体平稳，为建设国际一流的和谐宜居之都，为维护人民群众生命财产安全等方面提供了坚实的卫生应急保障。

（一）重大会议活动卫生应急保障成功圆满

完成"一带一路"峰会卫生应急保障任务。2017年5月，"一带一路"国际合作高峰论坛在京举办。在全市卫生应急系统充分做好社会面突发事件应对准备

的基础上，为有效防范和处置会议期间可能发生的核生化恐怖事件，按照市反恐协调领导小组的工作要求，市卫生计生委精心组织市疾控中心与北京急救中心应急力量共36人和病原微生物检测、理化检测、消毒、负压救护共12台专业车辆，组成2支反恐卫生应急处置队，在国家会议中心和雁栖湖实行24小时全天候现场驻守保障，并与市反恐办和军队防控部门密切配合，做到无缝衔接，圆满完成相应任务。

完成十九大卫生应急保障任务。十九大召开前和会议期间，市卫生计生委周密部署，精心安排，组织全市卫生应急力量参与保障。一是超前谋划，充分做好卫生应急保障准备：将十九大期间卫生应急保障纳入全市2017年卫生应急重点工作，多次召开专题会进行部署，强化训练演练，提升备战水平；各单位做好队伍、物资、药械、车辆等应急准备工作。二是制定方案，明确卫生应急保障目标：制订了详尽的卫生应急保障及处置方案，确立了工作任务、分级备勤和响应措施，与会议核心区医疗卫生保障组实现无缝对接。三是启动卫生应急机制，强化卫生应急管理：全市各级各类卫生应急力量24小时在岗值守，全市所有院前医疗急救人员取消休假，120、999调度指挥中心设立调度专席，增加值班车辆20%。四是加强卫生应急信息收集、整理、分析、报送工作：及时、准确、全面地收集、整理、分析和报送十九大期间卫生应急工作部署、措施、成效，以及突发事件发展的进程及相关动态，供领导决策参考。五是开展督导检查，发现问题及时改进：在会议召开前和会议期间，市卫生计生委组成督查组，对重点医疗卫生单位贯彻落实情况进行专项督查，发现问题及时改进，确保一旦突发公共事件能够迅速响应、有效控制。

（二）重要节日及专项卫生应急保障保质保量

元旦、春节、五一、国庆等重要节假日，以及清明祭扫、春运、高考等重要专项活动期间，卫生应急

73

系统全面启动卫生应急响应机制，强化卫生应急值守工作，尽职尽责，保持高度敏感性，在接到突发事件报告后，立即核实，积极处理，及时进行信息报送。同时，常态化保障信访、反恐等专项工作，以及天安门、中南海周边等敏感地区服务保障工作，圆满完成各项卫生应急保障任务。另外，针对除突发公共卫生事件应急指挥部以外的18个专项应急指挥部部署的相关工作，全市卫生应急系统全力配合、勇于担当，获得各专项应急指挥部的一致好评。2017年全年共完成相关各类卫生应急保障任务375起，出动车辆792车次，出动人员2670人次。

（三）突发公共卫生事件防控成效显著

2017年全市通过国家突发公共卫生事件管理信息系统报告突发公共卫生事件共29起，均为一般级别，全市无特别重大、重大及较大级别突发公共卫生事件报告。其中，甲类传染病4起、乙类传染病9起、丙类传染病8起、其他类突发事件8起，死亡2例，其中比较突出的事件是有人感染H7N9禽流感、诺如病毒引起的突发公共卫生事件。通过不断强化卫生应急管理的规范化、标准化，加强突发公共卫生事件的监测和风险评估，有针对性地开展应急培训和演练活动等措施，切实实现对突发公共卫生事件早发现、早报告、早处置，并注重多部门的联防联控，使突发公共卫生事件的危害范围及危害程度得到有效控制，应急处置工作的能力和水平不断得到提升。

（四）突发事件紧急医疗救援工作及时高效

2017年，120院前医疗急救力量共完成突发事件紧急医疗救援任务1242起，出动车辆1709车次，出动人员4968人次，转送伤员4897人次；999院前医疗急救力量共完成突发事件紧急医疗救援任务287起，出动车辆424车次，出动人员1272人次，转送伤员941人次。后续接收伤病员救治的医院，如协和医院、北京医院、中日友好医院、北大医院、同仁医院、积水潭医院、朝阳医院、儿童医院等，充分发挥专业特长，把突发事件所造成的伤病员的病死率、伤残率降低到最低水平，均做出了突出贡献。对突发事件紧急医疗救援工作所取得的成效，市委市政府相关领导多次给予肯定和表扬。2017年，受国家卫生健康委派遣，市卫生计生委应急办共计协调组织北京儿童医院、友谊医院、宣武医院、朝阳医院、回龙观医院16名专家，涵盖儿科、心胸外科、神经科、呼吸科、重症医学科、精神卫生及心理危机干预等专业，赴内蒙古大兴安岭、河南濮阳、四川茂县等地帮助指导兄弟省市突发事件紧急医疗救援工作，受到国家卫生健康委高度

肯定。

（五）卫生应急管理基础性建设工作稳步推进

强化基层卫生应急体系建设。在卫生应急体系建设方面，将基层医疗卫生机构作为重点。2017年，全市3家区级疾控机构及5家卫生应急基地医院设立应急机构，5个区完善区级卫生应急指挥决策系统，全市投入卫生应急工作经费480余万元、应急物资储备650余万元，开展不同类型突发事件公共卫生风险评估62次，培训卫生应急人员2576人次，开展应急演练78次。稳步提升了基层卫生应急管理水平和综合卫生应急能力。

全面推进卫生应急工作规范化建设。认真贯彻国家卫生健康委《关于加强卫生应急工作规范化建设的指导意见》。市卫生计生委制订下发了《北京市卫生应急规范化建设提升工程实施方案》，启动全市卫生应急工作规范化建设的三年提升工程。各区按"一体两翼"的发展思路进行卫生应急体系建设和能力建设，按计划、分步骤解决自身存在的重点和难点问题，共提出涵盖九大工作领域的233项重点任务，呈现出"比、学、赶、帮、超"的良好工作氛围。

启动相关卫生应急预案修订工作。启动《北京市突发公共卫生事件应急预案》《北京市突发公共事件医疗卫生救援应急预案》的修订工作，目前该项工作已接近尾声。另外，按照市空气重污染应急指挥部的统一部署，市卫生计生委第三次修订了《北京市空气重污染卫生应急分预案》。

开展卫生应急技能竞赛活动。依据国家卫生健康委《关于开展全国卫生应急技能竞赛活动的通知》要求，市卫生计生委和市总工会联合在全市范围内开展了以"技能竞赛砺练精兵，卫生应急护航健康"为主题的2017北京市卫生应急技能竞赛活动。各区广泛动员，共吸引了180余家医疗卫生机构1600余名卫生应急战线的人员参与，120多名选手参加了市级复赛和决赛。通过层层选拔，最终代表我市参加国家竞赛的代表队取得了良好的成绩。通过开展卫生应急技能竞赛活动，全市卫生计生系统掀起以赛促学、以学促练、以练促干的活动热潮，形成勤学理论、苦练技能的浓厚氛围，展现首都卫生应急人员勇于奉献的精神和精益求精的职业素养，提升首都卫生应急队伍的整体能力和水平。

积极参与防灾减灾科普宣传活动。依托全国第九个防灾减灾日活动的契机，根据国家减灾委"减轻社区灾害风险，提升基层减灾能力"主题，5月中旬，北京市应急委开展了"防灾减灾，保障民生"为副主

题的防灾减灾主题宣传活动。市卫生计生委协调组织通州区卫生计生委、市疾控中心、北京急救中心、市红十字会紧急救援中心、回龙观医院、安定医院等7家单位50余人携带卫生应急装备参加了主会场应急装备展示、应急咨询服务、发放宣传材料等活动，现场接待群众1100余人次，发放各类防灾减灾卫生应急类材料1500余份。

（六）院前医疗急救服务水平逐步提升

《北京市院前医疗急救服务条例》2017年3月1日实施前后，全市涉及院前医疗急救服务工作的部门和机构均高度重视，加速推进相关配套工作，积极推进《条例》的贯彻落实，圆满完成既定任务。一是全面宣贯培训，营造良好氛围：在卫生计生系统内分类分级召开《条例》宣贯培训会，做到全体动员、全员知晓领会；下发《北京市卫生和计划生育委员会关于做好实施<北京市院前医疗急救服务条例>相关准备工作的通知》，进行总体部署；制作H5宣传片，通过官方网站和微信、微博及微信朋友圈广泛传播。二是制定颁布相关重点配套文件：市卫生计生委成立专项工作办公室，负责协调《条例》相关重点配套文件的制定和相关措施的落实，共组织开展各类调查、访谈、研讨220余场次，形成各类报告35万余字；出台《关于院前急救分类救护的指导意见（试行）》等7个配套文件。三是提前研判风险，及时开展舆情监测，确保《条例》平稳实施：《条例》实施前，召开专题会，对《条例》实施后可能出现的问题和风险点进行研判，针对性地做好应对准备预案；《条例》实施后，部署12320公共卫生热线每日统计报送院前医疗急救服务投诉举报、咨询答疑情况，委托专业机构针对性地进行舆情监测与分析。这一系列措施有力地保障了《条例》的平稳实施。

同时，全市卫生计生系统，尤其是涉及医疗急救业务的专业机构，以《条例》的实施为契机，同步全面推进本市院前医疗急救服务能力和水平提升工程，诸如体系规划、指挥调度改革、收费价格改革、搬抬服务提供、财政保障机制、社会急救能力等方面均取得了突破性、历史性的进展。市人大常委会教科文卫体办公室组织实施的相关专项评估数据显示，《条例》实施后半年内，社会总体满意度同比上升4个百分点，市人大常委会的执法检查也对此给予了高度的评价和肯定。

（七）各区卫生应急工作亮点纷呈

东城区全面推行依法依规处理突发事件卫生应急保障改革工作，探索引入社会救助等第三方资源，提升卫生应急保障能力；西城区加大卫生应急队伍建设和物资储备的力度，有力保障突发事件的卫生应急应对工作；朝阳区完成了三大平台16个子系统的卫生应急信息化管理体系建设；海淀区在社区、学校、医院、大型商场、超市、工厂、影剧院等广泛开展卫生应急健康教育工作，增强市民的卫生应急意识；丰台区不断拓展卫生应急保障的基础性建设工作；石景山区通过分类分级的应急演练，优化细化应急处置工作流程，提高了应急决策、指挥和响应能力；房山区协同区民防局、区安监局，以桌面推演、实战演练的方式，共同组织完成了民防系统突发事件和危险化学品事故应急演练，卫生应急专业化进一步提升；怀柔区将卫生应急管理内容纳入全区卫生计生系统绩效考核；昌平区进一步深化与食药、农业部门的联防联控工作机制；通州区针对城市副中心发展建设的需求，不断优化卫生应急队伍管理、充实应急装备、强化培训演练；密云区梳理完善卫生应急预案和工作方案，使其更具有科学性、实用性和可操作性；延庆区制作《卫生新视野》电视专题片，依托区健康教育工作网络，广泛发布卫生应急科普知识。

（八）京津冀卫生应急合作全面深化

为深入贯彻落实京津冀协同发展国家战略，认真履行《京津冀突发事件卫生应急合作协议》和《京津冀毗邻县（市、区）突发事件卫生应急合作协议》，按照相关工作计划和方案，2017年京津冀卫生应急合作进一步全面深化。7月13日~14日，由北京市卫生计生委主办，天津市、河北省卫生计生委协办，在通州区西集镇举行了第一届京津冀卫生应急管理与专业学术论坛及2017年度京津冀卫生应急联合演练，来自京津冀三地及山西、山东、辽宁、内蒙古等省的400余卫生应急行业人员参加了论坛，观摩或直接参加了演练。中央电视台、新华社、《人民日报》《光明日报》、北京电视台、《北京日报》等21家主流媒体都进行了报道。另外，京津冀公共卫生安全季度分析会制度自2016年建立以来，运行良好，三地轮流主办，此项机制为三地突发公共卫生事件的监测、预警及其他联防联控工作提供了有力保障。

二、认清形势，把握新时代卫生应急工作新要求新目标

在肯定成绩的同时，我们更要清醒地认识到我们的工作还存在不少差距，首都卫生应急事业发展还面临诸多挑战和不足：一是部分基层医疗卫生机构卫生应急管理体系尚不健全，二是突发事件卫生应急能

力和管理水平需要继续提升，三是卫生应急工作规范化、制度化、科学化建设有待进一步提高，四是现有的院前医疗急救服务水平和能力尚有待提升和规范。对此，我们要冷静分析，直面问题，勇于担当，在今后的工作中循序渐进，逐步加以解决。

习近平总书记在十九大报告中指出，要弘扬生命至上的思想，实施"健康中国"战略，提升救灾能力，预防控制重大疾病，推动构建人类命运共同体。这是对我国卫生应急工作提出的新要求，也是今后首都卫生应急工作的新目标。实现新时代首都卫生应急工作新目标，重点在体系建设和能力建设两个方面。

一是要从管理、资源、行动三个维度同时发力。从管理维度，要全力推进卫生应急法律法规、预案、政策、运行机制等建设，使法制更为完备、依据更加充分、机制更加灵敏、评判更加科学；从资源维度，要不断强化卫生应急组织机构、人才队伍、物资装备、技术能力与信息资源建设，使卫生应急管理机构更加健全、功能更加完善、保障更加有力；从行动维度，要实化、细化预防准备、监测预警、处置救援、善后恢复与评估等措施，使准备更加充分、预防更加有效、处置更加有力、卫生应急质量和效率快速提升。

二是要以实现快速反应、有效应对、指挥协调、综合保障为统领，重点提升软、硬两个方面的实力。卫生应急硬实力主要表现在应急队伍、紧急医学救援基地、应急指导专家库和信息指挥平台，卫生应急软实力主要表现在应急机制、监测与风险管理、培训演练、社会动员和联防联控机制建设。

三、明确任务，扎实推进2018年卫生应急工作

2018年，全市卫生应急系统要聚焦党的十九大报告中公共卫生安全的新要求；要牢固树立起安全发展和生命至上理念，胸怀大局，居安思危；要充分认识首都卫生应急工作的地位和作用，勇于承担起首都人民群众健康安全保障方面之责任；要整体规划、有效整合，努力开创卫生应急工作可持续发展的道路。具体工作任务主要包括以下几个方面。

（一）加强卫生应急组织管理建设

各区卫生计生委要按照分级负责、属地管理为主的原则，加强对本辖区卫生应急工作的领导，健全相应的领导和管理机构，配齐专（兼）职管理人员，并对不同层级、不同部门和单位、不同岗位管理人员的职责和权限作出规定，形成权责清晰、运转高效的组织构架。做到所有街道（乡镇）政府有指定的专人负

责卫生应急工作，设立卫生应急联络人员，在卫生应急第一现场开展综合协调和指挥；在基层的医疗卫生机构设置专业卫生应急队伍，使卫生应急专业人员能够覆盖到所有街道和村庄。

各区卫生计生委要加强本辖区卫生应急工作的日常管理，要定期组织研究，谋划制订本辖区卫生应急工作计划和中长期规划，研究提出优先发展的政策和措施，加强专业机构和队伍的建设管理，合理设定考核的量化目标和指标，建立奖惩和责任追究制，推动和督促各项工作有效落实。

二级以上医疗机构要内设或指定处室（科室）具体负责日常卫生应急管理，同时明确医院内各有关处室（科室）的卫生应急相关工作职责，根据需要组建本单位卫生应急专家组和卫生应急现场救援队伍。区级以上疾控机构要设立独立的应急办公室，负责应急工作的日常管理和应急响应的协调、组织和实施。

（二）加强卫生应急队伍和人才建设

市卫生计生委将在做好2支国家级卫生应急队伍代建代管工作的基础上，进一步优化完善市级各类卫生应急队伍、基地、专家库建设。各区、各部门要按照相关标准和要求，结合本区、本部门的特点和需要，做好以下几方面工作。

一是各区、各部门要全面加强卫生应急队伍管理。应急队伍建设和管理要以"切实际、可持续、促发展"为目标，要加强队伍的精细化管理。要配备相应的专业装备和仪器设备，提高卫生应急队伍装备水平；要有计划地组织开展卫生应急指挥决策和专业技术骨干培训演练；要建立健全卫生应急队伍考评制度；要加强卫生应急队伍的交流与合作，不断提高队伍专业能力和管理水平。

二是各区要做好卫生应急基地建设，形成专业门类齐全的紧急医学救援体系。紧急医学救援基地建设要注重"平急结合"：平时，开展紧急医学救援管理与技术类的专业教育、人才培养、培训演练、学科建设、科技研发和新技术推广应用等工作；应急时，快速反应，开展专业救援。

三是各区、各部门要建设强有力的专家支撑队伍。重点梳理卫生应急需求，摸清卫生应急专家资源底数，按应急处置专业类别建立健全专家库，为突发事件卫生应急工作提供快速有力的技术指导和专业支持。

（三）加强卫生应急信息化和辅助决策系统建设

各区卫生计生委要在市卫生计生委统筹部署下，主导加强本区卫生应急信息化系统建设，规范突发公

共卫生事件及其他三大类突发事件紧急医学救援相关信息的收集、报送、整理和分析，将各级各类卫生应急专业机构纳入卫生应急信息化系统中，实现信息共享的规范化、快捷化；要加强突发事件卫生应急辅助决策系统建设，实现平时的监测预警、应急值守、信息沟通、培训演练等基本功能，以及战时专家研判、远程视频会商、数据传输和展示、资源调派和处置措施监控等功能，逐步实现与各相关业务关联部门的信息互联互通。

（四）加强监测预警和实验室检测系统能力建设

各区卫生计生委要按照市卫生计生委的部署安排，组织加强本区公共卫生安全监督预警体系建设。制定监测预警和风险评估的标准，严格执行监测标准与程序；定期举办基层业务人员培训班，提高突发公共卫生事件的监测预警和综合分析能力；构建基于网络媒体的事件监测管理体系，规定专人负责信息的收集、筛选和上报；以电子病历和电子健康档案为基础，探索建立突发急性传染病症候群检测系统以及突发急性传染病病例和密切接触者追踪管理系统；建立突发急性传染病风险评估和早期预警信息平台，实现突发急性传染病的早期发现、动态分析、科学评估和及时预警；建立预警信息快速发布机制，拓展与广播、电视、报纸、网络等媒体间沟通渠道，增强突发公共卫生事件风险沟通能力。

市疾控中心要主导建立完善的高等级生物安全实验室网络体系。依托现有各级疾病预防控制中心及相关部门的实验室，建立健全卫生应急处置实验室检测的标准方法和质量管理系统，力争建设一座生物安全三级实验室，推进病原微生物、化学、核与辐射实验室快速检测方法研究，完善不明原因疾病和新发传染病的实验室检测鉴定技术、能力储备和网络实验室信息的监测分析工作，切实增强病因快速调查和有毒物质的检测能力，进一步提高突发公共卫生事件的早期鉴别能力；加强高致病性菌（毒）种运输、保藏体系建设，进一步健全高致病性病原体实验室生物安全管理。

（五）加强突发事件紧急医学救援能力建设

以市卫生计生委为主，各区卫生计生委及相关医疗卫生机构协同配合，分级分类加强具有针对性、实操性、指导性的突发事件紧急医学救援预案体系，制定完善各类紧急医学救援工作方案、规范、标准和执行程序；制订完善紧急医学救援队伍管理办法和技术指南，分级分类明确队伍的人员设置和装备配备标准；优化紧急医学救援队伍装备配置方案，提高队伍装备的模块化、便携化、信息化水平；规范院前医疗急救队伍，规范院前医疗急救人员的执业行为和工作素养，合理配置院前急救人员，建立长效培训机制，不断强化技术培训；制订周密的分级医疗救治安排与计划，使院前与院内急救之间形成无缝衔接；建立适当数量的紧急医疗救援基地，加强对批量危重伤员的收治能力、医疗救援信息指挥联通能力、区域内紧急医学救援培训演练功能；对基地医院和后备医院的医务人员进行救治培训和演练，切实提高我市在突发事件中大批患者的救治能力。

（六）加强卫生应急物资准备及调用体系建设

市卫生计生委将进一步优化完善市级卫生应急储备的种类、方式、调用机制。各区卫生计生委及各相关专业医疗卫生机构要按照统一规划、分级储备、统一调度、有偿使用的原则，合理确定卫生应急物资储备种类、方式和数量；可根据本地区、本机构实际情况，合理加强灾难事故、重大传染病、职业中毒救治、生物恐怖等所需的实物储备、资金储备和生产能力储备的比例与数量；要加强与相关部门的沟通协调，建立卫生应急物资储备、生产、调拨、配送和监督的信息化管理机制，实现各类卫生应急物资综合动态管理和资源共享。

（七）加强卫生应急社会动员建设

全市卫生应急系统要增强责任感和使命感，不断加强对社会公众的卫生应急知识和技能的宣教和培训，加大宣传力度，拓宽宣传渠道。以全市7000家社区公共卫生委员会的成立为契机，参照"5·12"防灾减灾日宣教的内容和模式，依托基层卫生应急组织，定期对老百姓进行卫生应急相关知识和技能的普及，使广大人民群众了解突发公共事件的法律法规和基本常识，定期进行演习。一旦发生突发事件，能够服从安排，并展开自救和互救。逐步形成大众参与、共建共享的良好社会氛围。

（八）加强京津冀一体化和联防联控机制建设

全市卫生应急系统要切实履行京津冀突发事件卫生应急合作协议，进一步加强和固化三地的信息互通、协调联动、资源共享、联合培训演练和互相学习交流等工作机制。不断完善本市各级联防联控工作机制，加强区域协同、城乡协同、行业领域协同、军地协同，实现各方职能优势互补、应急措施联动，形成工作合力，有效提升突发事件卫生应急处置能力。

同志们，卫生应急工作关乎首都公共安全，推动首都卫生应急事业新发展意义重大、使命光荣。我们要努力推动首都卫生应急事业向前发展，为早日建成国际一流的和谐宜居之都贡献力量，谱写新时期首都卫生应急事业发展新篇章！

2018年北京市卫生计生综合监督工作会议上的报告

北京市卫生计生委副主任　毛羽

（2018年5月10日）

同志们：

刚才，综合监督处开斌同志通报了2017年度综合监督绩效考核结果，监督所亚京同志通报了"双随机一公开"监管改革进展情况，劲松同志通报了组织开展"驻院式"监督检查情况，通州区卫生计生委负责同志交流了去年工作的经验。这些情况和经验，对于做好全市卫生计生监督执法工作，很有启发和帮助。我再着重讲以下几个方面的问题。

一、2017年全市卫生计生监督执法工作成绩喜人

概括起来就是六个率先、两大突破。六个率先是指我们在全国同行业率先全面推进"双随机一公开"监管，率先组织开展"驻院式"监督检查执法，率先实现医疗机构传染病防治分类综合评价，率先组织开展依法执业自我检查，率先明确二、三级医院由医务和护理部门领导担任监督协管员，率先组织三级医院开展集中空调监督检查。两大突破，一个是指行政处罚案件和罚没款金额，去年作出卫生计生行政处罚13775件，罚款和没收非法所得款共计超过3400万元，创造了新的纪录；一个是指行政检查和行政执法，去年卫生计生人均行政检查量列全市执法部门第一名，行政执法总体考核得分列全市民生社会领域第一名。六个率先和两大突破，有力维护了北京的医疗卫生工作秩序，为完成医药分开综合改革目标任务做出了积极贡献。

当然，去年全市卫生计生综合监督工作，也还存在一些问题和不足。一是关于控烟的投诉举报数量还比较大，表明控烟执法工作还不能有丝毫放松；二是生活饮用水污染事件出现高发，表明政府负责的多部门联合行动机制还要继续完善；三是非法行医的问题还客观存在，小诊所、无资质的游医，无证行医致人

死亡，表明行政执法属地化工作还需要进一步加强；四是部分医疗机构违法违规问题还比较突出，包括部分三级医院，表明贯彻落实卫生计生法规的思想认识还需要进一步提高，医疗机构履行依法执业主体责任的意识还需要进一步牢固。

二、2018年卫生计生监督工作主要任务

（一）推动"双随机一公开"监管改革实现常态化

推广随机抽查，是监督执法工作的重大变革，是要改变过去地毯式、运动式、行政命令式执法，推动回归行政执法本质，实现科学、公正、文明、阳光执法。今年，要结合编制体制调整改革、新增职权、消除"僵尸"条款等，进一步梳理行政执法事项，要进一步完善抽查规则，完善北京卫生监督平台统计功能。按时完成国家随机抽检，有序开展北京市随机抽检。严格落实《北京市卫生计生监督执法"双随机"抽查规则（试行）》，日常监督检查要从传统执法+"双随机"双轨制，全面切换为"双随机"单轨制，各区卫生计生监督机构每月随机抽取检查对象和执法人员名单，力争管理相对人全覆盖。

（二）推动卫生计生监督执法走向多元化

适应新时代新要求，不断创新监督工作方式和手段。

一是加快监管思路理念更新，探索建立医疗卫生领域综合监管制度。按照"四位一体、八大体系"建设要求，进一步建立政府主导、医疗卫生机构自我管理、社会广泛参与的综合监管体系，形成机构自治、行业自律、政府监管、社会监督相结合的多元治理格局；强化政府的主导责任，探索成立由卫生计生部门

牵头，有关部门参加的综合监管协调机制，统筹综合监管的协调指导等工作，形成监管合力；加强医疗卫生机构自我管理责任，发挥行业组织自律作用，重视社会监督作用。

二是积极发展电子监管，提升科技水平。以全市加强公共卫生体系和能力建设为契机，健全生活饮用水、公共场所室内空气、游泳池水等电子监管制度，扩大电子监管应用范围，完善电子监管数据收集利用，加强大数据分析，改善监管效果；建立大型活动保障驻地的电子监管系统，积极实现重点区域和全国两会驻地全部纳入电子监管范围，保障生活饮用水水质、室内空气质量和泳池水质的卫生安全；加强市政水厂供水管路电子监管覆盖。

三是运用大数据原理，借助"互联网+"实现精准执法。推动"卫生计生举报监督执法一张图"信息平台建设，实现投诉举报信息实时展现、实时查询、统计分析、空间分析；充分发挥协管员、志愿者、新闻媒体、社会公众力量，大力实施有效监督、精准执法。

（三）推动专项执法行动具体化

一是加强对医联体机构的监督检查，保障医改工作顺利推进；进一步加强公立医院监督，推进现代医院管理制度建设；结合"放管服"要求，针对养老机构内部设置医疗机构取消行政审批实行备案和中医诊所实行备案制，加强事中、事后监管和监督执法。

二是持续开展医疗机构依法执业检查，建立医疗机构依法执业自监管体系，将监督执法关口前移至医疗机构日常管理工作中，以各区为主体，加强对医疗机构的"驻院式"监督检查。

三是针对今年全市监督工作要点明确地开展贯彻落实《中医药法》、职业放射卫生、人体器官移植检查等7个专项，制定具体的工作方案，有序组织开展，确保质量效果。

（四）推动公共卫生监督社会化

一是加强公共卫生监督和重点场所控烟执法工作。开展商场超市、星级宾馆、快捷酒店、夏季游泳场所等公共卫生专项监督工作，加强重点场所、重点环节的检查力度，加强同行业部门的配合联动；联合爱卫办、文化局、控烟协会等，加强网吧等重点场所的控烟执法工作，市、区监督机构要在控烟条例实施三周年之际开展专项执法行动。

二是加强生活饮用水卫生监督。坚持政府主导，加强与水务、环保、公安等相关部门的沟通协调，提高办证率，加强对物业、居民区、农村生活饮用水的

卫生监管，及时稳妥处置饮用水污染事件。

三是联合教育部门，全面加强学校卫生监督工作，探索建立学校卫生自监管制度。

四是着眼保障冬季奥运会，配合冬奥组委，积极开展冬奥会场馆生活饮用水、空气质量、游泳池水等卫生保障筹备工作。

五是加强传染病防控和计划生育监督执法工作。坚持预防为主，结合重大节假日、重要会议、重大活动、新生入学、季节转换等，加大传染病防控监督执法力度，加强消毒产品监督；同时认真做好以查处"两非"案件为主的计生监督执法工作。

三、有关要求

（一）思想上要进一步重视

卫生计生监督执法工作，既关系家庭个人的利益，也涉及社会的整体稳定。举几个例子，去年媒体曝光西客站的"医托"，曝光"号贩子"问题，披露酒店集中空调监管，有的还不是发生在北京，但市委市政府主要领导、分管领导都做出明确批示，要求卫生计生行政部门牵头查处，市卫生计生委专门联合公安局等几个部门推出打击"医托""号贩子"的联合惩治措施。这些事，看起来是小，让患者多花了几个钱，但为什么会受到领导的高度关注，为什么要组织开展全市性的集中专项行动？就是这些事，不是孤立的事件，关系到北京的形象，关系到首都社会的安全，关系到广大患者的切身利益，所以，我们必须高度重视，要把小问题当作大问题对待，要把隐患当作事故和案件来处理。

（二）体系上要进一步完善

前年底，我们联合市编办、财政局等部门，制定下发了《关于进一步加强卫生计生行政执法工作的意见》，这是一个指导性文件，明确提出了构建行政管理、行政监督、行政执法、行政问责"四位一体"的监督执法机制，明确提出了要大力建设监督执法组织指挥、政策法规、技术装备、专业执法、社会协同、人才培养、勤务保障、理论研究"八大体系"，并对融合监督执法资源等提出了明确要求。对此，我们一是要结合推进机构改革工作，做好职责调整融合，确保监督执法工作不断、监督队伍不乱；二是要结合疏解整治促提升专项行动，严格落实属地管理、行业管理工作原则，深入开展打击非法行医等工作，发现一起查处一起，对非法行医者绝不姑息，切实履行法定职责，做到守土有责。

（三）能力上要进一步提升

人是生产力的第一要素，也是我们抓好监督执法工作的核心。今年，市卫生计生委更加注重监督人才的能力素质建设，结合公共卫生体系建设，将监督执法人才纳入了全市医疗卫生人才培养总体规划，筹措了专项资金，采取政府购买服务方式，加强监督执法教学基地、实践基地建设。对此，希望市卫生计生监督所和各区卫生计生委要结合开展对口支援等工作，采取"走出去""请进来"和办班集训等多种方式，做好监督执法人才培养工作，为北京和对口支援的兄弟省市培养造就高素质的监督执法人才，不断提高监督执法水平和能力素质。

（四）稽查上要进一步到位

各级要严格按照市卫生计生委印发的《2018年卫生计生综合监督工作要点》开展监督工作。市卫生计生监督所要组织力量，对《要点》的3个方面19项重点内容完成情况开展督查和稽查，以确保工作开展进度和完成质量。

在这里，我还要特别强调一下监督执法中的党风廉政建设问题。东西南北中，党政军民学，党是领导一切的。监督执法工作要在党的各级组织领导下开展，各级要扎实抓好监督执法系统党建工作，深入学习贯彻党的十九大精神，加强理想信念宣传教育，筑牢党员干部的思想防线；要狠抓中央八项规定精神贯彻落实，围绕提升党员干部理论素养和落实全面从严治党责任，加快作风转变，引导监督队伍强化党性观念、纪律观念，切实提高思想认识，进一步强化责任意识和服务意识。

在持续提升卫生计生监督执法效能上，要重点提升执法效能，下力气解决监督执法工作不平衡、社会效果不充分的问题。执法考核指标落后的区要下大力度补短板，加大执法要素的投入和结果产出。市监督所也要加强指导和督导。对监督机构的考核要全面落实市政府法制办《2018年行政执法监督工作要点》要求，要加快从重过程到重结果的转变，要考虑违法行为消除、违法行为制止、社会效果等多个方面，不断提升群众的满意度和获得感。

过去的2017年，全市卫生计生监督工作成绩斐然。2018年，我们要在市委、市政府和市卫生计生委的坚强领导下，发扬开拓进取精神，书写新的篇章！

文件和法规

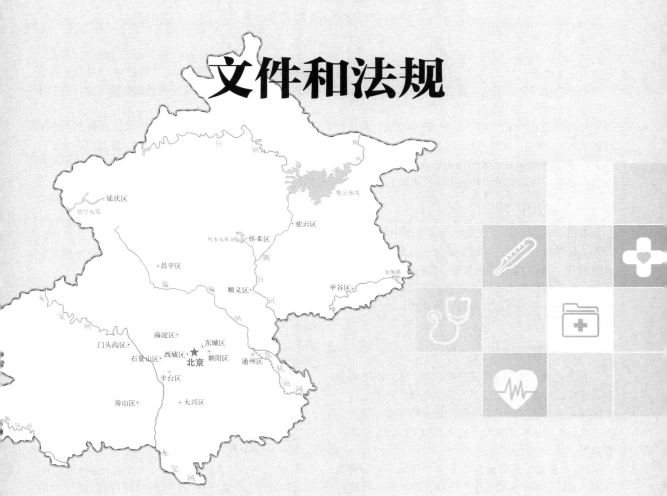

北京市卫生和计划生育委员会关于做好养老机构内部设置医疗机构取消行政审批实行备案管理工作的通知

京卫医〔2018〕35号

（2018年2月22日）

各区卫生计生委：

为加快推进医疗领域"放管服"改革，进一步促进医养结合发展，根据《国家卫生计生委办公厅关于养老机构内部设置医疗机构取消行政审批实行备案管理的通知》（国卫办医发〔2017〕38号，以下简称《通知》），现就本市做好养老机构内部设置医疗机构取消行政审批实行备案管理的有关工作通知如下。

一、实施范围

本市辖区内的养老机构内部设置诊所、卫生室（所）、医务室、护理站（以下简称"养老机构内设医疗机构"），为其内部服务对象提供有关诊疗服务的，取消医疗机构行政审批，实行备案管理。养老机构内设医疗机构应当向所在地的区卫生计生行政部门进行备案。

二、办事流程

为优化政务服务、提高管理效率，本市养老机构内设医疗机构备案实施电子化备案管理。市卫生计生委依托北京市医政医管电子化注册管理平台，设置了养老机构内设医疗机构电子化备案服务模块。备案流程如下。

（一）备案人通过北京市卫生和计划生育委员会官网"北京市医政医管电子化注册管理平台/医疗机构电子化注册/养老机构内部设置医疗机构备案"栏目，办理养老机构内设医疗机构备案、查询、材料补正等业务。

1. 网上申请备案。备案人在线填写医疗机构备案基本信息，并上传设置单位或其主管部门设置医疗机构的决定（附医疗机构法定代表人和主要负责人身份证和养老机构设立许可证）电子材料后，在线提交备案申请。

2. 备案申请查询和材料补正。备案人在"养老机构内部设置医疗机构备案"栏目输入联系人信息后，可在线进行备案申请业务进度查询、接收补正通知和进行电子材料补正。

3. 打印备案书和领取执业许可证。备案人在备案业务查询栏目中接收到卫生计生行政部门的发证通知后，可在线打印设置医疗机构备案书，将设置医疗机构备案书和设置单位或其主管部门设置医疗机构的决定原件（加盖公章）现场提交至卫生计生行政部门并领取《医疗机构执业许可证》。

（二）各区卫生计生行政部门通过"医疗机构注册联网管理系统"接收医疗机构备案材料，并进行业务办理。

1. 网上备案材料齐全且符合《通知》要求的，卫生计生行政部门应当在10个工作日内完成《医疗机构执业许可证》制证，并将发放证件通知通过系统告知备案人，通知其领取证件和提交备案材料原件。备案结果应进行公示。

2. 网上备案材料不全或者不符合《通知》要求的，卫生计生行政部门应当在5个工作日内通过系统一次性告知备案人需要补正的全部材料及内容。

三、工作要求

（一）备案人应当对照有关医疗机构基本标准对拟备案的养老机构内设医疗机构情况进行自查，对网上备案材料的真实性及电子材料和纸质材料的一致性作出承诺并承担主体责任。养老机构内设医疗机构取得《医疗机构执业许可证》后，应严格按照《医疗机构管理条例》等法规规定依法执业。对于以欺骗等不正当手段进行备案的，卫生计生行政部门撤销发放的《医疗机构执业许可证》并进行不良行为记录。不良记录信息将记入北京市医政医管电子化注册管理平台，并与信用系统联通，作为有关部门开展联合惩戒的依据。

（二）各区卫生计生行政部门应加强对养老机构内设医疗机构的事中事后监管。在发放《医疗机构执业许可证》后，各区需加强养老机构内设医疗机构相关依法执业培训、医疗质量管理及医疗风险防控。辖区卫生计生监督机构应在医疗机构开业后的3个月内进行第一次现场监督检查，每年现场监督检查不少于2次。养老机构内设医疗机构校验时，卫生计生行政部门须进行现场审查。对出现违法违规情形的，卫生计生行政部门应依照有关法规规定进行严肃处理。

（三）各区卫生计生行政部门应当结合本市医养结合及分级诊疗工作要求，指导养老机构内设医疗机构与周边医疗机构建立转诊协作机制，提升医疗服务能力，保障医疗质量安全。

（四）本通知自印发之日起实施。

北京市卫生和计划生育委员会关于开展设立中外合资合作非营利性医疗机构试点工作的通知

京卫医〔2018〕66号

（2018年4月26日）

各区卫生计生委：

根据《国务院关于北京市服务业扩大开放综合试点总体方案的批复》（国函〔2015〕81号）和深化"放管服"改革工作精神，我委经商市民政局，决定在本市开展设立中外合资合作非营利性医疗机构试点工作。现就有关事项通知如下。

一、试点范围

试点适用于境外申请人在北京市辖区内设立中外合资合作非营利性医疗机构的情形。试点时间为自本通知印发之日起至北京市服务业扩大开放综合试点期结束。

二、设置要求

（一）申请设立中外合资合作非营利性医疗机构的中外双方应是能够独立承担民事责任的法人，具有直接或间接从事医疗卫生经营管理的经验，并符合下列要求之一：

1. 能够提供全球先进的医疗机构管理理念、管理制度和先进服务，尤其是在非营利性医疗机构的服务提供和组织管理等方面；

2. 能够提供具有全球领先水平的医学技术和设备；

3. 可以补充或改善北京在基本医疗服务能力、医疗技术和医疗设施方面的不足。

（二）设立的中外合资合作非营利性医疗机构应当符合以下条件：

1. 必须是独立的法人；

2. 开办资金不得低于2000万元人民币；

3. 除中外合资合作诊所外，中方在中外合资合作医疗机构中的开办资金比例不得低于30%；

4. 合资合作期限不超过20年；

5. 功能定位和服务方向符合提供基本医疗服务的试点政策要求；

6. 设置区域和类型符合非首都功能疏解和本市新增产业的禁止和限制目录的有关要求。

（三）申请设立中外合资合作非营利性医疗机构的中外双方应当按照《医疗机构管理条例》《中外合资、合作医疗机构管理暂行办法》《北京市医疗机构许可管理办法》等有关法律法规及文件规定的材料到卫生计生行政部门办理医疗机构设置审批和执业登记，依据民政部门法律法规及文件规定在民政部门办理法人登记。

三、管理要求

（一）市、区卫生计生行政部门在职责范围内负责中外合资合作非营利性医疗机构的审批和监督管理。

（二）设立中外合资合作非营利性医疗机构必须遵守国家有关法律、法规和规章，包括执行临床诊疗常规和技术规范，执行医疗技术管理的规章制度等相关规定，加强医疗质量管理，保障医疗安全；自觉接受登记管理机关年度检查、随机抽查、信息公开、日常评估等相关要求。

（三）中外合资合作的非营利性医疗机构运行管理应符合国家有关部门对非营利组织管理所要求的从事公益性或者非营利性活动、收入不得分红等有关方面的规定。

各区在试点中遇到的问题，请及时向市卫生计生委等有关部门反馈。

北京市卫生和计划生育委员会　北京市民政局　北京市财政局　北京市妇女儿童工作委员会办公室　关于落实生育全程服务推进婚前与孕前保健工作的通知

京卫老年妇幼〔2018〕22号
（2018年7月6日）

各区卫生计生委、民政局、财政局、妇女儿童工作委员会办公室，各有关单位：

为贯彻落实党的十九大精神，努力为人民群众提供全方位全周期健康服务，依据《中华人民共和国母婴保健法》《中共中央国务院关于实施全面两孩政策改革完善计划生育服务管理的决定》（中发〔2015〕40号）、《"健康北京2030"规划纲要》和《北京市"十三五"时期妇女发展规划》等要求，加强生育全程基本医疗保健服务，北京市将婚前医学检查、孕前优生健康检查列为重大公共卫生服务项目。现将有关事项通知如下。

一、工作目标

坚持政府主导，便民利民原则，为适龄群众提供高效、便捷的技术服务，不断提高群众婚前保健、孕前保健覆盖面，逐年提高婚前医学检查率、孕前优生健康检查率，保障有需求人员享受相应服务，努力构建健康幸福家庭，切实提高出生人口素质。

二、主要内容

（一）优化服务流程

1. 整合服务项目。各区要创造条件，积极推进便民服务，通过"一个窗口对外，一站式办结，一条龙服务"的运行机制，提供"婚前医学检查、孕前优生健康检查、婚姻登记、优生咨询指导"一站式服务，为符合条件、准备结婚的适龄男女在婚姻登记环节，提供免费婚前、孕前保健服务。男女双方半年内计划怀孕，可直接接受孕前优生健康检查服务。

非婚前医学检查对象且符合计划生育政策的本市常住计划怀孕夫妇，女方为本市户籍凭身份证或户口簿、女方为非户籍常住人口凭居住证可到户籍或居住地所在区，每孩次免费接受一次孕前优生健康检查服务。

2. 开展预约服务。卫生计生部门开发"健康北京"智能手机第三方应用程序，提供婚前医学检查、孕前优生健康检查预约服务。民政部门在婚姻登记信息平台上链接婚前医学检查、孕前优生健康检查预约服务模块，为群众提供便捷的预约服务。

（二）整合服务机构

为方便群众享受服务，各区要实现婚前医学检查与孕前优生健康检查服务机构整合，承担服务的医疗机构要同时具备婚前保健许可及孕前保健工作要求，鼓励有条件的医疗机构积极开展婚前、孕前保健服务。各区卫生计生委于2018年7月23日前将服务机构名单报至市卫生计生委。

（三）规范服务内容

服务机构根据国家《婚前保健工作规范》和《国家免费孕前优生健康检查项目工作技术服务规范》要求，规范开展婚前医学检查和孕前优生健康检查服务项目。婚前医学检查按照575元/对的标准，开展服务内容包括优生健康教育、体格检查、实验室检查、影像学检查、婚前卫生咨询及指导等15项（附件1）；孕前优生健康检查按照1026元/对标准，开展服务内容包括优生健康教育、病史询问、体格检查、临床实验室检查、影像学检查、风险评估、咨询指导等25项（附件2）。

（四）强化健康教育

各区要推进生育全程服务理念，在办理婚姻登记过程中做好免费婚前、孕前保健服务宣传，引导新婚夫妇自觉接受婚前、孕前保健服务。积极推广母子健康手册，对登记结婚有生育意愿的男女，在婚前、孕前保健时免费发放母子健康手册，生成妇幼健康服务条形码，该条形码为后续孕产妇及婴幼儿妇幼保健服务的唯一身份标识，用于享受产前检查、产后访视、新生儿疾病筛查、0～6岁儿童体检等系列惠民服务。

各区要在婚前、孕前保健场所对北京市享有婚前保健和孕前保健人群免费发放"婚育健康服务包"，对孕前保健人群免费发放叶酸片，宣传妇幼健康政策，普及婚前保健和孕前保健健康知识。

三、各部门职责

（一）卫生计生行政部门

市、区卫生计生委负责提供各种婚前保健、孕前保健宣传资料，提高公众相关知识水平。充分发挥基层卫生计生宣传网络优势，有针对性地开展宣传，增强公众对婚前、孕前保健认识。

市卫生计生委负责制订优化整合婚前保健与孕前保健服务项目工作方案，对开展服务的医疗机构进行技术培训、考核，并定期开展评估。

各区卫生计生委由一个专职科室负责婚前保健与孕前保健服务工作，结合实际制定优化整合婚前保健与孕前保健服务项目具体实施方案，并组织实施。选择符合资质的医疗机构开展婚前医学检查及孕前优生健康检查服务，加强对开展服务的医疗机构进行监督管理。加强与财政部门信息沟通，按照财务部门要求及时上报服务量，以保证经费及时拨付。加强与街道（乡镇）办事处沟通，统筹协调孕前优生健康检查相关事宜。

（二）民政部门

市民政局与市卫生计生委共同推进"婚前医学检查、孕前优生健康检查、婚姻登记、优生咨询指导"一站式服务。

各区民政局为实现一站式婚前、孕前保健场所积极创造条件，在办理婚姻登记过程中做好免费婚前、孕前保健服务宣传、引导。

（三）财政部门

各区财政局负责按照工作要求，保障婚前医学检查、孕前优生健康检查经费投入，足额安排工作经费，将经费定期及时划拨定点服务机构，保障工作顺利开展，加强对项目经费使用的监督和管理。项目结算与收费标准参照《北京市统一医疗服务收费标准》制定。如收费标准有调整，按照北京市最新医疗服务收费标准执行。

（四）妇儿工委办公室

市、区妇儿工委办公室负责协调有关成员单位积极发挥职能作用，建立有效的工作机制和联席会议制度，明确相关部门职责，定期召开工作例会，及时研究和协调解决工作中存在的问题，定期通报工作情况。

四、工作要求

（一）加强组织领导，扩大覆盖范围

各区要将优化整合婚前、孕前保健工作作为为民办实事的一项工作任务，切实加强组织领导及婚前医学检查与孕前优生健康检查工作督导、考核。要认真贯彻落实《中国妇女儿童发展纲要（2011—2020年）》和《北京市"十三五"时期妇女儿童发展规划》提出的目标任务，逐步扩大婚前医学检查、孕前优生健康检查覆盖范围，确保到2020年底，婚前医学检查率不低于国家要求。

（二）严格资金监管，注重绩效考核

各区要加强资金监管，确保专款专用，并落实督导、培训、宣传动员和质量控制等工作经费，保障工作顺利实施。探索建立绩效考核机制，将婚前、孕前保健工作相关指标列入计划生育目标管理考核、妇幼健康绩效考核及民政部门相关考核，并作为妇女儿童先进集体及个人评选依据之一。

（三）完善服务网络，提升服务能力

各区卫生计生行政部门充分发挥妇幼保健机构组织、协调和管理作用，做好技术指导和质量控制工作。服务机构要加大人员配备、提高服务能力、保证项目质量，为接受婚前、孕前保健服务夫妇及时提供相应服务，及时出具检查报告。民政部门要加强婚姻登记员的综合业务培训和监督指导，认真落实婚前、孕前保健宣传引导工作，确保婚前、孕前保健工作有效开展。

（四）加强信息管理，确保数据质量

各区卫生计生部门与民政部门要加强合作沟通，根据工作要求，完成婚前、孕前保健相关信息收集、录入、报送和审核工作，确保数据及时准确，有效掌握婚前、孕前保健人群健康状况，为生育全程技术服务提供信息保障。

（五）开展健康教育，加大社会宣传

各区要创新健康教育方式，加强健康宣教，积极普及婚前保健和孕前保健相关知识，不断提高服务对象健康意识和自觉参与婚前医学检查和孕前优生健康检查的积极性。

本《通知》自发文之日起实施。此前规定与本《通知》不一致的，以本《通知》为准。

附件：1. 北京市免费婚前医学检查项目（略）
2. 北京市免费孕前优生健康检查项目（略）

北京市卫生和计划生育委员会关于进一步做好计划生育特殊家庭优先便利医疗服务工作的通知

京卫家庭〔2018〕3号

（2018年7月19日）

市中医局、市医管局，各区卫生计生委，各有关医疗机构：

为贯彻落实《国家卫生计生委办公厅关于进一步做好计划生育特殊家庭优先便利医疗服务工作的通知》（国卫办家庭发〔2017〕37号），现就有关事项通知如下。

一、服务对象

计划生育特殊家庭成员，即纳入北京市计划生育家庭特别扶助制度的人员，持《北京市计划生育特殊家庭扶助卡》就医时享受优先便利医疗服务。

二、服务内容

（一）政府举办的二级以上公立医院要为计划生育特殊家庭成员提供挂号、就诊、转诊、取药、收费、综合诊疗等优先便利服务，向有需求的计划生育特殊家庭成员在就医过程中给予必要的辅助服务，引导计划生育特殊家庭成员在门诊、检查等环节实名预约。鼓励其他属性医疗机构参与上述服务。

（二）基层医疗卫生机构要将计划生育特殊家庭成员纳入家庭医生签约服务重点人群优先覆盖，落实签约服务工作在就医、用药、转诊方面的政策要求，提升签约计划生育特殊家庭成员的获得感。结合服务能力和计划生育特殊家庭成员需求，推出个性化的服

务内容。

（三）各有关医疗机构要按照《北京市进一步加强和完善医联体建设工作方案》（京卫医〔2017〕122号）的要求，顺畅上下转诊和预约渠道，增强服务能力，在医联体内为计划生育特殊家庭成员提供便利医疗服务。

（四）各有关医疗机构要按照《进一步改善医疗服务行动计划（2018—2020年）实施方案》（京卫医〔2018〕63号）的要求，逐步建立并完善医务社工和志愿者制度。三级医院可设立医务社工部门，配备专职医务社工，开通患者服务呼叫中心，统筹协调解决计划生育特殊家庭成员就医相关需求。各有关医疗机构要推行志愿者服务，鼓励医务人员、医学生、有爱心的社会人士和青年团员等，经过培训后为计划生育特殊家庭成员提供志愿服务。

（五）医疗机构在对计划生育特殊家庭成员施行手术、特殊检查或者特殊治疗时，如无法取得患者本人意见又无法取得患者家属或者关系人意见时，经治医师应当提出医疗处置方案，在取得医疗机构负责人或者被授权负责人签字同意后实施。

三、工作要求

（一）市中医局、市医管局和各区卫生计生委要高度重视本项工作，明确责任部门，做好政策宣讲工

作，确保相关政策落实。各有关医疗机构要指定专门部门负责，并结合本单位实际制定具体实施方案，不断提高计划生育特殊家庭成员就医体验感和满意度。

（二）各街道（镇、乡）卫生计生职能部门要以落实双岗联系人制度为抓手，加强与计划生育特殊家庭成员的密切沟通、政策宣传和组织动员，组织属地基层医疗卫生机构做好家庭医生签约服务工作。各基层医疗卫生机构要切实提高签约服务的质量，使有签约意愿的计划生育特殊家庭成员应签尽签。

（三）各有关医疗机构应于2018年12月10日前按属地原则向各区卫生计生委报送本项工作的落实情况，市属医院同时报送市医管局。市医管局和各区卫生计生委应于2018年12月20日前将工作落实情况报送市卫生计生委。

（四）市卫生计生委将在全市范围内开展督查和第三方调查，通报相关结果，督促各区、有关医疗卫生机构落实要求。

北京市卫生和计划生育委员会　北京市财政局　北京市总工会　北京市妇女联合会　关于优化整合北京市两癌筛查和长效体检工作的通知

京卫老年妇幼〔2018〕23号

（2018年8月16日）

各区卫生计生委、财政局、工会、妇联，各有关单位：

为落实生命全周期健康保障，深化医药卫生体制改革，推行妇幼健康便民措施，提高广大妇女生殖健康水平，将北京市适龄妇女宫颈癌和乳腺癌筛查（简称"两癌筛查"）和长效节育户籍已婚育龄人群免费健康体检（简称"长效体检"）进行优化整合，现将有关事宜通知如下。

一、服务内容

参考国际筛查方案，确定筛查方法和流程。

（一）宫颈癌筛查

在原妇科检查、宫颈细胞学检查、阴道镜检查、组织病理学检查基础上，确定如下内容。

1. 宫颈癌筛查采用宫颈液基细胞学检查和高危型HPV检测联合筛查。

2. 新增高危型HPV检测（HPV高危亚型检测或HPV高危分型检测），包括取材、保存、实验室检测及报告。HPV试剂所采用的技术平台及其产品要涵盖世界卫生组织明确确认的13种以上的高危型型别：HPV16、18、31、33、35、39、45、51、52、56、58、59、68等亚型，确保检测质量。

3. 阴道镜检查对象为宫颈细胞学结果TBS报告为低度病变（简称LSIL）及以上者；宫颈细胞学结果为未明确意义的不典型鳞状上皮细胞（简称ASC-US）且高危型HPV阳性；高危型HPV检测16/18亚型阳性；临床症状或体征可疑宫颈病变和宫颈癌者等。阴道镜检查结果异常者或筛查结果与阴道镜检查结果不相符合不能除外高级别宫颈上皮内病变者。

（二）乳腺癌筛查

在原乳腺临床检查、乳腺彩超筛查、乳腺X线摄影检查及组织病理检查基础上，确定如下流程。

1. 乳腺X线摄影：具有乳腺癌高危因素人群；乳腺临床检查可疑病例；乳腺彩超检查BI-RADS分级0级以及3级者。

2. 组织病理检查：乳腺彩超检查BI-RADS分级4级和5级；X线检查BI-RADS分级4级和5级者（简称"活检"，非免费项目）。

（三）长效体检

在原有农村适龄人群长效体检基础上，扩大覆盖范围至全市，统一检查项目，优化两癌筛查内容。

1. 一般项目及化验检查：血压、体重、身高、血常规、尿常规、肝功、血脂、血糖、肾功能检查。

2. B超：生殖系统及肝胆肾超声。

3. 宫颈癌、乳腺癌免费筛查项目。

4. 男性检查：一般项目检查、常规化验、生化检验、泌尿生殖系统检查、前列腺指诊及超声检查。

二、筛查策略

依据国家农村妇女两癌检查项目，结合国际成熟筛查经验，确定筛查周期为每3年一次，筛查对象为北京市户籍35～64岁妇女。49岁以下并采取长效避孕节育措施的北京市户籍育龄人群，结合两癌筛查进行长效体检，其中两癌相关内容按照两癌筛查统一管理。

三、工作职责

（一）组织领导

北京市卫生计生委、北京市财政局、北京市总工会、北京市妇联共同成立两癌筛查和长效体检工作领导小组，工作小组办公室设在北京市卫生计生委，承担相关工作的领导、组织、协调、监督、管理工作。各区卫生计生委、财政、工会、妇联等相关部门组成本地区工作小组，负责辖区内工作的组织、协调和监督，指导各街道（乡/镇）对辖区户籍适龄妇女筛查工作的组织动员。

（二）部门职责

1. 卫生计生行政部门：北京市卫生计生委负责制订全市实施方案；成立市级专家技术指导组，联合相关部门，对两癌工作开展情况进行督导，统筹安排长效体检工作。各区卫生计生委负责制定辖区实施方案；成立区级专家技术指导组；整合长效体检、两癌筛查及诊断机构，建立转诊机制和网络，制定辖区工作计划并组织落实。

2. 财政部门：北京市财政局负责市级相关部门工作经费保障。各区财政局负责落实适龄妇女两癌筛查及长效体检检查费、可疑病例追访及宣传等相关工作经费的保障，并按照要求及时支付下拨。

3. 妇联及工会组织：北京市总工会、北京市妇联负责组织项目的宣传动员工作，宣传报道保障广大妇女健康的政策，开展健康知识宣传教育活动。基层妇联组织负责入户动员宣教工作，发放宣传资料，提高妇女健康知识知晓率及筛查率。

四、组织实施

（一）健康教育和社会宣传

开展多种形式的两癌筛查及长效体检的健康教育

和社会宣传，提高健康知识知晓率。市、区工会、妇联充分利用网络体系，深入企业、社区、家庭，开展社会宣传，动员妇女积极参与。利用网络、电视等媒体，播放公益广告和专题片，开辟专栏，广泛开展相关政策和妇女健康知识宣传，扩大活动的覆盖面和社会影响力。通过喜闻乐见的妇女健康知识宣传册、招贴画、健康知识竞赛和健康大讲堂等形式，提高妇女健康意识，帮助广大适龄妇女树立文明健康理念，培养良好的生活方式。

（二）两癌筛查和长效体检

1. 各区两癌筛查和长效体检机构由区卫生计生委确认合格后方能开展相关工作。诊断机构经市级专家组现场考核合格方能承担相应工作。承担北京市适龄妇女宫颈癌筛查、妇女病普查、长效体检相关检测的宫颈细胞学检测阅片机构及高危型HPV检测实验室须为宫颈癌免费筛查质控评估合格机构。承担两癌筛查和长效体检工作的医疗机构及相关人员需符合《北京市乳腺癌筛查技术手册》《北京市宫颈癌筛查技术手册》及《重大公共卫生项目北京市户籍适龄妇女宫颈癌、乳腺癌筛查管理手册》的要求，并按照规范流程开展筛查与后续诊断。各区卫生计生委于2018年11月30日前将服务机构名单报至市卫生计生委。

2. 北京妇幼保健院负责两癌筛查工作的技术指导、培训考核、质量控制、信息管理以及数据分析等。区妇幼保健机构负责辖区内两癌筛查及长效体检日常管理工作。

（三）可疑病例和追踪随访

1. 宫颈癌筛查异常/可疑病例：肉眼观察异常/可疑者；阴道镜检查者（HPV16/18阳性）；细胞学ASC-US且高危型HPV阳性及细胞学LSIL及以上者）；病理学检查结果为宫颈高级别病变（CIN2和CIN3）及以上者。

2. 乳腺癌筛查结果异常/可疑病例：接受乳腺彩超检查或乳腺X线摄影筛查BI-RADS分级4级及以上者；病理学检查为不典型增生及小叶原位癌、导管原位癌、浸润性乳腺癌等恶性病变者。

3. 可疑病例就医指导：非HPV16/18亚型阳性、宫颈细胞学结果ASC-US且高危型HPV阴性者，建议12个月到专科门诊复查细胞学联合HPV检查；乳腺X线检查0级者建议到专科门诊进行进一步检查；乳腺X线检查3级者建议半年后到专科门诊复查。

（四）信息收集和数据管理

两癌筛查和长效体检机构应妥善保存、发放个人的筛查资料，做好保密工作。承担两癌筛查和长效体检工作的医疗机构，使用扫描仪读取二代身份证，将基本信息导入，无相应设备的机构直接将个案基本信息录入"北京市妇幼保健网络信息系统"，并填写筛查结果，个案信息每天进行录入并随时上传至平台，对可疑病例进行随访，及时补录追访信息。每年按要求报送数据报表至区妇幼保健机构，区妇幼保健机构汇总后将报表和工作总结报至北京妇幼保健院，北京妇幼保健院审核、统计、汇总后报至北京市卫生计生委。

（五）经费预算和使用管理

1. 每年区卫生计生委根据下一年度开展两癌筛查和长效体检人数，按照两癌筛查和长效体检标准编制预算，经区财政局审核报请同级人大批准后，纳入下一年度卫生计生部门年度预算。

2. 区财政局和卫生计生委按照财政预算和国库管理规定，制定资金管理办法，规范预算执行，加强管理。两癌筛查和长效体检专项资金原则上应在当年执行完毕，年度未支出的资金按财政结转结余资金管理有关规定执行。

3. 区财政局和卫生计生委及其工作人员在专项资金分配、审核中，存在违反规定分配资金、向不符合条件的单位（或项目）分配资金或者擅自超出规定范围、标准分配使用专项资金，以及其他滥用职权、玩忽职守、徇私舞弊等违法违纪行为的，按照国家有关规定追究相应责任；涉嫌犯罪的，移送司法机关处理。

（六）联合监督和项目评估

1. 北京市卫生计生委、北京市财政局、北京市总工会、北京市妇联制订督导评估方案，定期对项目管理、资金运转、实施情况、质量控制及效果进行督导和评估。

2. 各级工作领导小组定期组织督导，对项目实施情况进行检查，建立例会制度，发现问题及时协调解决，保证此项工作顺利如期完成。

本《通知》自2019年1月1日起实施。此前规定与本《通知》不一致的，以本《通知》为准。

附件：1. 北京市两癌筛查项目内容及成本测算表（略）

2. 北京市长效体检项目内容及成本测算表（略）

北京市加快医药健康协同创新行动计划（2018—2020年）

京政办发〔2018〕37号
（2018年9月27日）

为深入贯彻国务院关于促进医药产业健康发展的决策部署，认真落实《北京市加快科技创新发展医药健康产业的指导意见》，进一步促进本市医药健康产业高质量发展，加快构建产学研医协同创新体系，特制订本行动计划。

一、总体要求

（一）指导思想

全面深入学习贯彻党的十九大精神，以习近平新时代中国特色社会主义思想为指导，认真落实习近平总书记对北京重要讲话精神，坚持新发展理念，充分发挥首都科技和人才优势，遵循医药健康科技创新

和产业发展规律，瞄准瓶颈问题和共性需求，聚焦生命科学前沿技术、医工交叉新兴业态、高精尖医药产业等重点领域，着力深化体制机制改革、集聚创新要素、强化协同创新、优化营商环境，不断提升医药健康创新发展水平，为建设全国科技创新中心、构建高精尖经济结构、推动高质量发展提供有力支撑。

（二）基本原则

坚持问题导向。紧紧抓住基础研究、成果转化和产业化等关键环节，深入分析医药健康创新发展面临的重点、难点问题，精准发力，综合施策，补齐短板，努力破除体制机制障碍，切实解决制约发展的"卡脖子"问题。

注重原始创新。把握生命科学和生物技术领域前沿发展趋势，聚焦创新药和高端医疗器械研发，以高等学校、科研院所为创新源头，加大基础研究力度，强化原创成果产出，增强自主创新能力。

加强协同转化。充分发挥创新资源特别是医疗创新资源集聚的优势，以重大临床应用需求为牵引，开展协同攻关；积极引导医疗机构加强与企业合作，畅通医疗机构科研成果转化渠道，实现产学研医协同创新，有效促进成果转化。

促进高端发展。加快产业转型升级，大力推动医药健康与人工智能、大数据技术融合，积极培育新兴业态，为产业发展提供新动能；加大引导各类国际创新要素集聚力度，积极推动产业价值链向高端延伸，优化构建高端产业体系。

（三）发展目标

到2020年，引进培养一批世界顶尖创新团队，培育一批自主创新能力较强的重点企业，原始创新能力继续保持全国领先；专业孵化能力显著提升，科技成果转化体系更加健全；医疗机构创新体制机制进一步完善，临床研究水平大幅提升，医疗资源溢出效应显著增强；产业政策进一步细化，产业要素进一步集聚，产业环境进一步优化，产学研医协同创新体系初步形成；产业规模进一步壮大，新增发展空间10平方公里左右，主营业务收入达到2500亿元。

二、重点任务

（一）加强基础研究和成果转化，提升创新能力

1. 加大重点领域支持力度。在部分前沿领域，建设新型研发机构，同时布局建设一批大科学装置，支撑原始创新成果培育，加快前沿技术突破。制定北京医药健康协同创新发展重点方向目录，重点支持干细胞与再生医学、脑科学与类脑、结构生物学、合成生物学、蛋白质组学等基础研究，推动免疫治疗、基因检测及新型测序、多模态跨尺度生物医学成像等技术发展，促进创新药、高端医疗器械，以及医药健康与人工智能、大数据技术融合新兴业态等领域发展。（责任单位：市科委、市卫生计生委）

2. 加强专业孵化能力建设。提升北京经济技术开发区、海淀区、大兴区等区域专业孵化器的孵化能力，强化评估咨询、知识产权、法律、金融等综合服务。在中关村生命科学园等园区试点建设专业孵化器，面向国际遴选运营管理机构；积极推广试点经

验，在高等学校、科研院所、医疗机构集中区域布局新建一批专业孵化器。（责任单位：市科委、中关村管委会、市教委、北京经济技术开发区管委会、相关区政府）

3. 加快中关村生命科学园提升建设。设立中关村生命科学园战略指导委员会，完善园区管理架构和工作机制。优化提升中关村生命科学园一、二期服务功能，启动三期规划建设。引进国际化园区管理服务团队，引入第三方研发及生产服务企业、专业中介机构、社会资本等配套要素，积极营造与国际接轨的世界一流创新发展环境，努力将中关村生命科学园打造成具有全球影响力的专业园区，为加强医药健康领域原始创新提供有力支撑。（责任单位：中关村管委会、市科委、海淀区政府、昌平区政府、中关村发展集团）

（二）提高临床研究水平，发挥溢出效应

4. 提高临床研究与试验水平。进一步加快国家及北京临床医学研究中心布局，切实发挥其对临床研究的带动引领作用。采取医疗机构、高等学校、科研院所、企业共建模式，引入国际化运营管理团队，试点建设独立的临床试验医院，并积极探索可持续的运行机制。支持三级医疗机构设立研究型病房，专门开展高水平临床医学研究；在现有药物临床试验机构基础上，探索以多种合作方式建立临床试验协同网络，解决三级医疗机构临床试验病床等资源不足问题，有效支撑临床试验需求。（责任单位：市卫生计生委、市科委、市财政局、市食品药品监管局、市医院管理局、中关村管委会、北京经济技术开发区管委会、昌平区政府、海淀区政府）

5. 优化医疗机构科技创新体制机制。推动将临床试验和成果转化作为医疗机构绩效评价和人员职称评定的重要依据。调整和完善医疗机构人员岗位设置、科技成果定价、收益处置分配、主要管理人员尽职免责等相关制度规范，出台医疗机构鼓励科技创新和成果转移转化实施细则。完善医疗机构科研用房建设标准，保障承担临床试验任务的医疗机构科研用地。（责任单位：市卫生计生委、市发展改革委、市规划国土委、市财政局、市医院管理局、市人力社保局、北京经济技术开发区管委会、相关区政府）

6. 引导医疗机构加快成果转化。加强医疗机构、企业协同，探索成立促进科技成果转化的医药健康协同创新研究院。探索由医疗机构联合企业、社会资本、产业技术联盟等组建医药健康创新和转化基金，支持医药科技创新和成果转化。（责任单位：市卫生

计生委、市医院管理局、市科委、市财政局）

7. 促进医疗健康数据共建共享。在北京重大疾病临床数据和样本资源库的基础上，建设全市统一、开放、共享的生物样本库、健康大数据中心和数字化临床研究网络，推动临床医疗数据标准化和院际间数据开放互通。（责任单位：市卫生计生委、市医院管理局、市科委、市经济信息化委）

（三）聚焦培育重点企业，提升核心竞争力

8. 强化重点企业统筹服务。加强对重点企业的跟踪服务，及时了解企业发展动态和需求，强化部门联动和政策集成，对企业在研发、生产、经营过程中遇到的问题，采取"一企一策、一事一议"的方式及时解决。（责任单位：市科委、市经济信息化委、市卫生计生委、中关村管委会、北京经济技术开发区管委会、市食品药品监管局、市人力社保局、市财政局）

9. 推动研发型企业创新发展。研究建立创新品种审批绿色通道，协调加快临床试验；品种成熟后，支持研发型企业向产研融合型企业发展，建设高端产品生产线，推动实现在京落地转化和规模化生产。（责任单位：市科委、市经济信息化委、市食品药品监管局、北京经济技术开发区管委会、相关区政府）

10. 支持生产型企业做强做大。在生产线改造升级、上市品种规模扩大、重点品种二次开发、国际市场拓展、上市融资和并购重组等方面，加大支持力度，推动企业不断提升核心竞争力。（责任单位：市经济信息化委、市科委、市金融局、中关村管委会）

11. 加强第三方研发和生产服务。引入国内外高端服务型机构或团队，鼓励建设符合国际标准的第三方研发服务平台和代工生产服务平台；加强政策引导，为平台技术标准和质量规范的国际化认证提供支持，并做好资金、土地、厂房等配套条件保障。（责任单位：市经济信息化委、市科委、中关村管委会、市财政局、市环保局）

12. 加快建立生产及专业服务平台。在海淀区、昌平区建设千升规模的生物药中试服务平台，就近满足研发型创新主体的科研样品、临床试验用药的委托生产需求。在北京经济技术开发区依托现有技术实力较强、软硬件条件齐备的专业服务型企业，建设十万升规模的生物药代工生产服务平台，实现抗体药物、细胞治疗药物的规模化生产。（责任单位：市科委、市经济信息化委、市环保局、北京经济技术开发区管委会、相关区政府）

13. 支持跨国公司在京发展。充分利用高等学校、科研院所的国际合作渠道，积极对接全球顶尖医药健康跨国公司，支持其在京建设总部和研发中心。围绕跨国公司研发中心的战略调整，做好对接服务，采取多种合作模式，推动人才团队、重点项目落地北京。（责任单位：市科委、中关村管委会、市经济信息化委）

14. 推动中医药产业创新发展。依托本市中医药领域高等学校、科研院所，促进中医理论与现代科学融合，加强中药设计与优化、制药过程系统控制等现代技术平台建设，进一步加大中医经典名方、院内制剂研发与转化力度。发挥龙头企业创新引领作用，加强中药新药研发、中药大品种二次开发。支持中药企业利用标准化、自动化、智能化技术改造提升传统工艺，更好发挥中医药对重大慢病、疑难疾病、老年性疾病的防治作用。（责任单位：市中医管理局、市科委、市经济信息化委）

（四）完善产业发展要素，优化营商环境

15. 推进产业集聚发展。将医药健康产业列为主导产业的相关区要尽快制定产业发展战略规划，明确新增空间，加快产业布局。北部（海淀区、昌平区）要发挥中关村科学城在医药健康基础研究和前沿技术方面的科研优势，形成对产业发展的有力支撑；南部（北京经济技术开发区、大兴区）要在土地空间规划利用中，加强对医药健康产业发展的保障，引导企业和项目集中布局，进一步提升高端制造聚集优势。（责任单位：市经济信息化委、市发展改革委、市规划国土委、中关村管委会、市环保局、北京经济技术开发区管委会、相关区政府、中关村发展集团）

16. 优化园区服务体系。加强医药健康专业园区评估，进一步明确园区功能定位，强化园区规划与服务体系建设。研发类园区要加强软环境建设，构建投融资平台、一站式综合服务平台、国际交流合作平台，营造开放共享的学术环境；制造类园区要合理布局产业空间，加快"腾笼换鸟"，构建代工生产服务平台，加强园区专业化服务能力建设。积极举办具有国际影响力的产业论坛、学术活动等，为投资者、科学家、企业家搭建交流沟通的平台。进一步提升中关村生命科学园特殊物品和动植物源性生物材料"一站式"进出境检验检疫公共服务平台和北京经济技术开发区中关村国际生物试剂物流中心"生物试剂出入境集中监管平台"的服务水平，提高通关效率。（责任单位：中关村管委会、市经济信息化委、北京经济技术开发区管委会、相关区政府、中关村发展集团）

17. 鼓励采购应用创新产品。研究制定医药健康

创新产品评价筛选标准和认定程序，形成医药健康领域新技术新产品（服务）目录，并推动纳入政府采购和推广应用等政策支持体系。市属医疗机构试点建立采购应用创新产品的快速评价审批制度，鼓励采购应用医药健康领域新技术新产品（服务）目录中的产品。认真贯彻落实《国务院办公厅关于完善国家基本药物制度的意见》（国办发〔2018〕88号），积极推动创新产品、通过一致性评价的药品纳入国家和本市基本药物目录。（责任单位：市科委、市卫生计生委、市食品药品监管局、中关村管委会、市经济信息化委、市财政局、市医院管理局、市人力社保局）

18. 优化新增医疗服务项目价格管理方式。深化医疗服务价格改革，加快制定本市公立医疗机构新增医疗服务项目价格管理实施细则，探索实行动态管理，对创新性强、临床应用价值高的诊疗新技术、新产品，在新增医疗服务收费项目审批时加快评审。（责任单位：市卫生计生委、市发展改革委）

19. 加快落实药品上市许可持有人制度。按照国务院关于开展药品上市许可持有人制度试点的要求，从审评审批、监督管理等方面加快制定实施方案，进一步鼓励药品创新，提升药品质量。（责任单位：市食品药品监管局、中关村管委会）

20. 加大创新激励。以医药健康产业作为主导产业的相关区要研究出台措施，对年主营业务收入首次达到一定规模、重大创新品种国内首先获批上市或在欧美国家获批上市、仿制药通过一致性评价的企业，给予相应的激励。（责任单位：市经济信息化委、中关村管委会、市食品药品监管局、北京经济技术开发

区管委会、相关区政府）

三、保障措施

（一）加强统筹协调。建立联席会议制度，定期会商调度，统筹推进本市医药健康协同创新工作，及时协调解决产业发展重点难点问题，保障行动计划有效落实。成立专家指导委员会，负责对行动计划的组织实施提供咨询。

（二）狠抓任务落实。市有关部门、相关区政府要认真履行职责，结合实际制定配套政策措施和细化落实方案。市政府授权北京经济技术开发区、海淀区、大兴区和昌平区自主决定政府各类支持总额10亿元以内的单个项目。建立动态考核制度，将行动计划完成情况列入对有关部门和相关区的考核指标体系，加强检查评估，推动行动计划落到实处。

（三）强化人才支撑。遴选具有国际影响力的顶尖人才和团队，并通过设立北京医药健康前沿创新专项，给予持续稳定支持。充分发挥各类人才培养平台作用，着力培养一批具有国际视野的高素质、高层次经营管理人才。加强医药健康领域顶尖人才和团队的服务，切实做好医疗、教育、住房等方面配套保障。

（四）做好资金保障。聚焦创新药、高端医疗器械以及医药健康与人工智能、大数据技术融合等领域的原始创新，加大市区两级财政资金投入力度。依托北京市科技创新基金设立医药健康领域子基金，吸引社会资本参与，积极支持处于不同阶段的创新项目。加强企业上市、并购重组等投融资服务，拓宽企业融资渠道。

北京市建立现代医院管理制度实施方案

京政办发〔2018〕40号

（2018年10月24日）

北京市建立现代医院管理制度实施方案为贯彻落实《中共中央办公厅印发〈关于加强公立医院党的建设工作的意见〉》《国务院办公厅关于建立现代医院管理制度的指导意见》，加快建立科学有效的现代医院管理制度，结合本市实际，特制订本方案。

一、总体要求

（一）指导思想

全面深入学习贯彻党的十九大精神，以习近平新时代中国特色社会主义思想为指导，坚持党的领导，

坚持正确的卫生与健康工作方针，充分调动广大医务人员积极性和创造性，推进科学决策、民主管理和依法执业，切实维护公立医院的公益性，强化公立医院引领带动作用，加快医疗服务供给侧结构性改革，实现医院治理体系和管理能力现代化、社会效益与运行效率的有机统一，为人民群众提供更高水平的医疗卫生服务，为推进"健康北京"建设奠定坚实基础。

（二）基本原则

坚持以人民健康为中心。把人民健康放在优先发展的战略地位，将公平可及、群众受益作为出发点和立足点，全方位、全周期保障人民健康，增进人民福祉，增强群众改革获得感。

坚持公立医院的公益性。落实党委和政府对公立医院的领导责任、保障责任、管理责任、监督责任，把社会效益放在首位，注重健康公平，增强普惠性，持续提升服务品质。

坚持科学治理与依法治理相统一。尊重医院管理的科学规律，循序渐进、因地制宜、因时制宜，最大限度保证制度的可操作性，依法依规加强管理和提供医疗服务。

坚持分类指导，鼓励探索创新。尊重首创精神，鼓励各区、各单位在确定的改革方向和原则下，根据医院性质、功能定位、等级规模等不同情况，建立符合实际的现代医院管理制度。

（三）总体目标

到2020年，基本形成维护公益性、调动积极性、保障可持续的公立医院运行新机制和决策、执行、监督相互协调、相互制衡、相互促进的治理机制，推动公立医院管理规范化、精细化、科学化，基本建立权责清晰、管理科学、治理完善、运行高效、监督有力的现代医院管理制度。

二、工作任务

（一）完善医院治理机制

1. 强化政府对公立医院的举办职能。根据法律法规和政策要求积极履行政府办医责任，可探索建立统筹政府办医职能的议事协调机制，加强对公立医院的领导，研究完善公立医院发展规划、财政投入、薪酬制度、重大项目实施等保障政策，加强对公立医院人财物运行监管，提高公立医院的精细化管理水平。建立以科学方法为指导、以成本为基础、与财政补助相衔接、体现医改方向、多方参与的医疗服务价格形成机制与动态调整机制。

2. 合理划分政府与公立医院职责。落实政府对公立医院的领导责任、保障责任、管理责任和监督责任，科学编制公立医院发展规划，明确公立医院功能定位，合理确定公立医院建设规模与标准，优化公立医院空间布局；根据居民基本医疗服务需求，按照编制管理相关规定，合理确定并动态调整公立医院员额。政府和其他办医主体重在加强宏观管理，公立医院依法依规进行经营管理和提供医疗服务，行使内部人事管理、机构设置、中层干部聘任、人员招聘和人才引进、内部绩效考核、年度预算执行等经营管理自主权。

3. 推动医院制定章程。各级各类医院应依据相关法律法规，从历史、现状和实际出发，结合医院功能定位、等次、规模等不同情况，科学制定章程。医院章程应包括医院性质、办医宗旨、功能定位、办医方向、发展目标、党建工作要求、管理体制、组织结构、决策机制、管理制度、监督机制、文化建设，以及办医主体、医院、职工的权利义务等内容。公立医院要以章程规范医院发展，建立健全内部管理机构、管理制度、议事规则、办事程序等，努力实现社会效益与运行效率的有机统一。制定章程时，要明确党组织在医院内部治理结构中的地位和作用，要重视医院内部各个群体特别是医务人员的广泛参与。公立医院章程经举办主体和上级主管部门同意后，以医院名义发布。

4. 改革公立医院领导人员选拔任用培养制度。按照公立医院领导人员管理有关规定，选拔任用公立医院领导人员。推进公立医院院长、副院长（含总会计师）专业化、职业化建设，以适应医院管理科学化、现代化需要。扩大选人用人范围，坚持五湖四海、任人唯贤，适时探索全球化招聘。加强公立医院领导人员专业化培训，提升其现代化、专业化管理水平。研究制定公立医院领导人员管理的相关规定。

5. 强化对医院领导人员的激励机制。完善公立医院领导人员职业发展保障政策，拓展职业发展空间，提供晋升、学习、培训等各种机会。开展公立医院领导人员年薪制试点，根据岗位目标和任务要求，建立以绩效考核为基础梯度化的公立医院领导人员年薪制，领导人员年薪标准实施动态调整，并探索通过公共财政渠道予以补助。对长期从事医院管理并作出显著成绩和贡献的领导人员，可按照有关规定给予表彰奖励。

6. 强化政府对医院的监管。建立职责明确、分工协作、科学有效的综合监管制度，重点加强对公立医院功能定位、建设规模标准、医疗质量安全、医药费用、资产安全与使用、对外合作等方面的监管，严格控制公立医院床位规模、建设标准和大型医用设备配备。以保障和增进人民健康为公立医院的根本职责，严格控制特需服务规模，提供特需服务的比例不超过10%。强化对公立医院经济运行和财务活动的监管和审计监督。

7. 健全政府对公立医院的绩效考核制度。围绕办院方向、社会效益、医疗服务、经济管理、人才培养培训、研发创新、可持续发展等方面，建立以公益性为导向，以质量安全、服务效率、成本控制、节能减排等为主要内容的公立医院考核评价体系，定期组织公立医院绩效考核以及领导人员年度和任期目标责任考核，考核结果与财政补助、医保支付、绩效工资总量以及院长薪酬、任免、奖惩等挂钩，评价结果在一定范围内公开。完善公立医院财政资金绩效评价制度。

8. 加强行业自律和社会监督。加强医院信息公开，发挥行业协会、学会等社会组织行业自律和第三方专业机构外部监督作用。改革完善医疗质量、技术、安全和服务评估认证制度，探索建立第三方评价机制。通过专项监管、媒体监督以及支持社会力量提供多层次多样化医疗服务，促进公立医院关注医疗质量、安全和运行效率，控制服务成本。

（二）健全医院管理制度

9. 健全医院科学决策和民主管理制度。院长在医院党委领导下，全面负责医疗、教学、科研、行政管理工作。院长办公会是医院行政、业务议事决策机构，由院长召集并主持，在广泛听取意见的基础上，对讨论研究事项作出决定。在决策程序上，公立医院改革发展、财务预决算、"三重一大"、内部组织机构设置和干部任用等重大事项，以及涉及医务人员切身利益的重要问题，要经医院党组织会议研究讨论同意，保证党的卫生与健康工作方针和政策部署得到贯彻落实。研究制定公立医院议事规则。健全以职工代表大会为基本形式的民主管理制度，工会依法组织职工参与医院的民主决策、民主管理和民主监督。充分发挥专家作用，建立健全战略管理、医疗质量安全管理、药事管理、技术评估、护理管理、教学管理、科研管理、绩效管理、审计等专业委员会，负责对专业性、技术性强的决策事项提供技术咨询和可行性论证。

10. 健全战略管理。各级各类公立医院根据功能定位与服务对象，确立自身的使命、愿景和价值观，制订战略规划，做好战略实施，开展战略评估。建立覆盖全员、全面、全过程的战略实施机制，有效实现医院自身使命、愿景、价值观和战略规划，切实担负

起提供基本卫生服务的责任和义务，进一步提升医疗服务质量和效率，保障公立医院医疗服务的公平性、医疗技术的适宜性和相关制度的可持续性。

11. 健全医疗质量安全管理制度。医院要建设涵盖从临床到护理、从行政到后勤各个环节的质量安全保障体系。落实医疗质量安全医院、科室两级责任制，院长是医院依法执业和医疗质量安全的第一责任人，临床科室以及药学、护理、医技等部门主要负责人是本科室医疗质量管理的第一责任人。建立全员参与、覆盖临床诊疗服务全过程的医疗质量管理与控制工作制度，严格落实各项医疗质量安全核心制度，严格执行医院感染管理制度、医疗质量内部公示制度等。医院应建立完善不良事件和安全隐患主动报告制度，加强内部纠错，改进制度体系，不断提升医疗质量安全管理水平。

12. 健全财务资产管理制度。建立健全全面预算管理、成本管理、财务报告、第三方审计和信息公开机制，确保经济活动合法合规，提高资金资产使用效益。强化公立医院成本核算与控制，推进医院全成本核算。在市属、区属三级公立医院全面设置总会计师岗位，并作为医院领导班子成员，统筹管理医院经济工作。加强与改进公立医院经济管理，开展公立医院经济管理绩效考评工作。强化公立医院内部审计监督，推动注册会计师审计工作。

13. 推进人事薪酬制度改革。完善灵活的用人机制，落实公立医院用人自主权，在编制总量内根据业务需要面向社会自主公开招聘医务人员，对紧缺、优秀人才可按规定采取考察的方式予以招聘。进一步改进中心城区以外地区公立医院人员招聘工作，合理设置招聘条件，改进招聘方式方法，完善激励保障措施。建立健全人员聘用管理、岗位管理、职称管理、执业医师管理、护理人员管理、收入分配管理等制度。按照"允许医疗卫生机构突破现行事业单位工资调控水平，允许医疗服务收入扣除成本并按规定提取各项基金后主要用于人员奖励"要求，探索建立适应行业特点的公立医院薪酬制度，合理确定公立医院薪酬水平，着力体现医务人员技术劳务价值。公立医院在核定的薪酬总量内进行自主分配，体现岗位差异，兼顾学科平衡，做到多劳多得、优绩优酬。加强内部绩效管理，将政府、其他举办主体对医院的绩效考核落实到科室和医务人员，对不同岗位、不同职级医务人员实行分类考核，并将考核结果与医务人员岗位绩效、职称晋升、表彰奖励等挂钩。

14. 健全科研管理制度。承担科研项目的公立

医院应建立健全科技创新、成果转化、知识产权保护、经费使用等科研管理制度。加强基础学科、临床学科、辅助诊疗学科与人文科学等的交叉融合。探索建立医院首席临床科学家制度。完善科技创新投入机制，把科技投入纳入医院年度预算。建立对科研人员的绩效考核体系，实行分类管理。

15．健全职工教育制度。落实住院医师、专科医师规范化培训制度，为参加培训的人员提供必要保障。加强全员继续教育，营造终身学习环境，将继续教育与卫生技术人员的年度考核、聘任、职务晋升挂钩。

16．健全信息管理制度。落实《国务院办公厅关于促进"互联网+医疗健康"发展的意见》（国办发〔2018〕26号），强化医院信息系统标准化、规范化建设，推进院内、院际间健康医疗相关信息互联互通。完善信息系统医疗服务管理、医疗质量安全、药品耗材管理、绩效考核、财务运行、成本核算、内部审计、科技管理、物资与后勤管理、廉洁风险防控等功能，提高医院管理效率。加强医院网络和信息安全建设管理，完善信息安全等级保护制度，加强关键信息基础设施安全保护，保障医院安全高效运行，保护患者隐私。

17．健全后勤管理制度。强化后勤工作围绕医疗护理服务的责任意识，通过购买服务等方式推进后勤服务专业化、规模化和社会化，在物业管理、环境管理、消耗性物资采购供应、设备维修等环节降低成本，提供优质高效服务。合理配置适宜医学装备，建立采购、使用、维护、保养、处置全生命周期管理制度。

18．推进管理创新。注重学习引进国内外先进、科学的医院管理理念，借鉴其他行业的管理技术与方法，充分尊重一线医务人员的首创精神，在实践中推进管理创新。开展医院管理创新行动，鼓励医院引进现代管理方法、技术与工具，开展现代医院管理研究，持续提高医院管理能力与水平。

19．完善运行和服务管理。加强医院运行管理，提升管理队伍职业化水平，科学平衡、合理调度资源，满足医院实际运行需求。进一步改善医疗服务，优化就医流程，合理布局诊区设施，科学实施预约诊疗，推行远程医疗、临床路径管理、检查检验结果互认等工作，加强社工和志愿者服务。开展就医引导、诊间结算、检查检验结果推送、异地就医结算等信息化便民服务，改善群众看病就医体验。

（三）加强医院党的建设

20．充分发挥公立医院党委的领导作用。公立医院实行党委领导下的院长负责制。党委等院级党组织发挥把方向、管大局、作决策、促改革、保落实的领导作用。实行集体领导和个人分工负责相结合的制度，凡属重大问题都要按照集体领导、民主集中、个别酝酿、会议决定的原则，由党委集体讨论，作出决定。

21．全面加强公立医院基层党建工作。坚持把公立医院党的建设与现代医院管理制度建设紧密结合，同步规划，同步推进，同步考核。加强和完善党建工作领导体制和工作机制，合理设置医院党建工作机构，配齐配强党建工作力量，建立科学有效的党建工作考核评价体系。树立党的一切工作到支部的鲜明导向，推进党组织和党的工作全覆盖，完善医院内设机构党支部建设，选优配强党支部书记，把党支部建设成为坚强战斗堡垒。做好发展党员和党员教育管理监督工作，充分发挥党建引领和党员先锋模范作用。

22．加强思想政治工作和医德医风建设。加强思想政治工作，不断创新工作内容、方法和载体，深入开展习近平新时代中国特色社会主义思想宣传教育，建立常态化政治理论学习制度，打造学习型、创新型医院文化，把医院管理行为和医务人员思想行动统一到党中央的决策部署上来。建立党委主导、院长负责、党务行政机构齐抓共管的医德医风工作机制，引导医务人员弘扬和践行敬佑生命、救死扶伤、甘于奉献、大爱无疆的崇高职业精神，塑造医术精湛、医德高尚、医风严谨的行业风范。健全医务人员医德医风档案，探索建立完善医务人员医德考评制度，实行医德医风"一票否决"制，将医德表现与医务人员晋职晋级、岗位聘用、评先评优和定期考核等挂钩。推进医院精神文明建设，落实意识形态工作责任制，管好医院各类思想文化阵地。举办好医师节、护士节、世界卫生日等活动，关心爱护医务人员。积极维护医务人员合法权益，尊重医务人员劳动成果和辛勤付出，做好推优和各类表彰奖励工作，增强医务人员职业荣誉感。

23．加强队伍管理和人才工作。坚持党管人才原则，创新用人机制，优化人才成长环境，健全干部培养教育、交流锻炼和监督约束制度。医院党委要按照干部选拔任用有关规定，制定公立医院内部组织机构负责人的选拔任用流程和规定，讨论决定医院内部组织机构负责人人选，依照有关程序推荐院级领导人员和后备人选，坚持正确选人用人导向，把好思想政治关，注重专业能力、专业精神。重点加强中青年人才培养，有条件的医院每年选派一定数量的青年骨干医务人员到国内外著名医学中心学习，拓宽视野，提高技能；对中青年骨干管理人员进行有计划、多岗位的实践锻炼和强化培养，并轮转到适宜岗位进行交叉培养。

24．完善公众参与机制。贯彻党的群众路线，完善社会共治机制，在公立医院探索建立党委领导下的公众参与委员会，成员主要由人大代表、政协委员、专业性社团代表、医院管理服务相关专家、服务对象和居民代表等组成，形成公众参与医院决策与管理的制度化渠道，更好地回应公众需求。

25．加强社会办医院党组织建设。加大社会办医院党组织组建力度，批准设立社会办医院时，要坚持党的建设同步谋划、党的组织同步设置、党的工作同步开展。实行属地管理与主管部门管理相结合，建立健全社会办医院党建工作管理体制，规范党组织隶属关系。社会办医院党组织要紧紧围绕党章赋予基层党组织的基本任务，结合实际开展工作，按照党的要求和法律法规办医立院。

三、组织保障

（一）加强组织落实。各区、各办医主体、各医院要将建立现代医院管理制度作为深化医改的重要内容，将其摆上重要议事日程。各区、各办医主体要结合本实施方案和实际情况，因地制宜制订具体工作计划，明确目标任务和责任分工，精心组织实施，并落实督办制度。市有关部门要适应建立现代医院管理制度的新要求、新情况，按照职能分工及时下放相关权限，明确进度安排，调整相关政策；加强与其他公立医院办医主体的统筹协调与联动，强化属地化全行业管理；优化政务服务流程，加强事中事后监管。相关医院要建立党政主要负责人牵头的工作专班，对照任务要求，建立完善制度，细化工作目标和推进方案，并在每年年底前向所在区行业主管部门报告工作进展情况，各区于每年第一季度向市行业主管部门报告上一年度工作进展情况。

（二）总结推广经验。各区、各办医主体要密切跟踪工作进展，加强调研指导，研究解决改革中出现的新情况、新问题；挖掘、总结、提炼、推广典型经验，及时将成熟经验上升为政策，推动现代医院管理制度不断完善。

（三）做好宣传工作。坚持正确的舆论导向，及时回应社会关切，合理引导社会预期，为建立现代医院管理制度营造良好舆论环境。

北京市卫生健康委员会 北京市财政局关于提高本市农村部分计划生育家庭奖励扶助金标准的通知

京卫家庭〔2018〕5号

（2018年12月12日）

各区卫生计生委、财政局：

为贯彻《财政部 国家人口计生委关于建立全国农村部分计划生育家庭奖励扶助和计划生育家庭特别扶助标准动态调整机制的通知》（财教〔2011〕622号），经市政府批准，从2019年开始，提高本市农村部分计划生育家庭奖励扶助金标准，现就有关事项通知如下。

一、提高计划生育奖励扶助金的标准

自2019年1月1日起，本市农村部分计划生育家庭奖励扶助金标准由现行的每人每月120元提高到每人每月175元。

二、经费负担渠道

按照《北京市卫生和计划生育委员会 北京市财政局关于提高本市计划生育奖励扶助金和特别扶助金标准的通知》（京卫家庭字〔2014〕3号）相关规定执行。

三、工作要求

各区卫生计生部门要加强资格审查，防止发生虚报冒领问题，按规定时限应发尽发。各区财政部门要加强财政资金监管，确保专款专用。

本通知自2019年1月1日起施行，此前有关规定与本通知不一致的，以本通知为准。

北京市关于深化医教协同进一步推进医学教育改革发展的实施方案

京政办发〔2018〕47号

（2018年12月13日）

为深化医教协同，进一步推进医学教育改革发展，持续提高医学教育质量，促进医学人才队伍建设与卫生健康事业发展相协调，根据《国务院办公厅关于深化医教协同进一步推进医学教育改革与发展的意见》（国办发〔2017〕63号）精神，结合本市实际，制定本方案。

一、总体要求

（一）指导思想

全面深入学习贯彻党的十九大精神，以习近平新时代中国特色社会主义思想为指导，坚定不移贯彻新发展理念，坚持以人民为中心，牢牢把握党的教育方针和卫生健康工作方针，始终将医学教育和人才培养摆在卫生健康和教育事业发展的战略地位，遵循医学教育规律和医学人才成长规律，深化医学教育综合改革，完善医学教育体系，推进育人方式、办学模式、管理体制、保障机制改革，为建设"健康北京"提供有力的人才支撑。

（二）主要目标

到2020年，医学专业院校教育、毕业后教育和继续教育制度较为完备，以拔尖创新医学人才培养为引领、应用型医学人才培养为主体、定向医学生培养为补充的医学专业人才培养体系更加健全，全科、儿科、精神科、公共卫生等紧缺人才培养得到全面加强，药学、护理、康复治疗等医学相关专业人才培养协调发展，培养质量全面提升，对卫生健康事业的支撑作用明显增强。

到2035年，医学教育改革发展的政策环境更加完善，终身学习制度全面实施，医学教育和人才培养质量达到较高水平，医学人才队伍满足"健康北京"建设需要。

二、主要任务

（一）加强拔尖创新医学人才培养

支持举办医学教育的高等学校，依托国家拔尖创新人才培养改革试点项目，深入实施临床医学、口腔医学、中医学本科起点长学制医学人才培养项目，在国家下达的招生指标额度内，每年新增研究生招生指标向医学专业倾斜。鼓励引导高等学校开展国内外联合培养和对外短期交流，探索医学专业学位和学术学位双博士（MD/PhD）培养、学术学位本硕博连读培养机制，着力培养临床与生命科学等多学科交叉复合型创新医学人才。完善博士后培养制度，深入实施"高创计划""海聚工程"等人才计划，吸引医学领域优秀杰出人才。

（二）加强应用型医学人才培养

改革完善临床医学、口腔医学、中医学专业院校教育和毕业后教育制度，健全完善"5+3+X"（5年本科教育+3年住院医师规范化培训或3年硕士专业学位研究生教育+X年专科医师规范化培训或博士专业学位研究生教育）应用型医学人才培养体系。争取国家学位培养改革试点政策，在国家下达的招生指标额度内适度增加全科、儿科、精神科等紧缺医学专业本硕连读研究生培养规模。加强硕士专业学位研究生临床能力培养，可将临床经验总结、临床疗效评价、文献综述、临床研究报告等作为论文申请学位。加快推进医学博士专业学位研究生培养改革试点，着力加强专科临床能力训练。建立健全住院医师和专科医师规范化培训和考核体系，到2020年，基本形成以自主培训人员为主的住院医师规范化培训机制，稳步推进神经外科、心血管、呼吸与危重症等专科医师规范化培训工作，加快医学专业学位研究生培养与住院医师、专科医师规范化培训互认进程。

高等学校要强化医学专业5年制本科教育的基础地位，把思想政治教育和医德培养贯穿教育教学全过程，推动人文教育和专业教育有机结合，引导医学生将预防疾病、解除病痛和维护群众健康权益作为自己的职业责任。统筹优化通识教育、基础教育、专业教育，推动基础与临床融合、临床与预防融合，规范临床实习管理，开展基于器官/系统的整合式教学和基于问题的讨论式教学，着力培养合格的应用型医学人才。结合实际，按需做好定向医学生培养，利用5～10年时间，为院前急救机构定向培养100名临床医学本科生，为区级疾病预防控制机构和社区卫生服务机构定向培养500名预防医学本科生；利用8至10年时间，为社区卫生服务机构和村卫生室定向培养1000名临床医学本科生和800名临床医学专科生。

（三）加强中医药人才培养

具备条件的高等学校在国家下达的招生指标额度内适度增加本硕连读的中医学、中药学专业学位研究生招生规模，提高优秀中医药应届本科毕业生免试攻读研究生的比例。构建服务生命全周期的中医药学科专业体系，推进中医药养生保健等方面人才培养。利用5～8年时间，为社区卫生服务机构和村卫生室定向培养400名中医学专业医学生。健全中医住院医师规范化培训制度，促进医学专业博士学位培养与专科医师规范化培训相结合，完善中医药师承和毕业后教育制度。建立完善西学中制度，利用3年左右时间，培养西学中领军领衔学者20名、骨干人才100名，有效带动中医药人才培养。支持民族医药发展，鼓励有条件的高等学校开展民族医药研究生教育。

（四）统筹推进护理等医学相关专业人才培养

大力发展护理（含助产，下同）、检验、影像、康复治疗、药学、卫生信息等医学相关专业本科教育，按需发展护理高等职业教育和研究生教育，支持高等学校探索护理专业学位研究生和有限处方高级执业护士的协同培养。完善临床药学、检验技术、康复治疗、护理等医学相关专业学生毕业后规范化培训制度。利用5～10年时间，为本市农村地区定向培养600名康复治疗、检验、影像等医技人才。大力培养医养结合长期照护人才。重视和加强卫生管理专门人才教育和培养，健全学士、硕士和博士等多层次学位制度，推进首都卫生管理科学化、规范化、制度化。

（五）巩固完善继续医学教育

强化全员继续医学教育，健全终身学习体系。探索建立岗位能力标准和评价体系，组织开展继续医学教育项目，将继续医学教育合格作为卫生专业技术人员岗位聘用、专业技术职务评聘和定期考核的重要依据或条件。建设市级继续医学教育基地和继续医学教育学习平台，发展"互联网+继续教育"和远程培训，提高继续医学教育的可及性。鼓励支持卫生专业技术人员多种方式参加继续医学教育，多种途径提升学历教育层次，掌握新理论、新知识、新技术和新方法，不断提高技术水平。规范继续医学教育项目实施和学分授予办法，加强监督管理，促进继续医学教育规范有序发展。

（六）加强医学院校和临床教学基地建设

严格落实《北京城市总体规划（2016—2035年）》，建设好高等学校的附属医院和教学医院。支持举办医学教育的高等学校建设特别是学科建设。实施临床教学能力提升行动计划，2020年底前对承担高等学校临床教学和住院医师规范化培训任务的医院全面开展临床教学基地评估工作，建设一批市级临床教学示范基地、临床技能培训考核示范中心和示范教学门诊。医院承担临床教学的主体责任，要健全组织管理体系，配齐教学管理人员，选拔符合条件的人员从事临床教学工作，并将临床教学任务完成情况纳入医院内部绩效考核和职称评聘。根据临床教学需要，医院设立大内科和大外科主任职位，加强大内科、大外科等教研室建设，逐步建立教学门诊等临床教学单元。鼓励有条件的医院建立综合病房用于临床教学。健全教学督导体系，加强见习实习、教学查房、临床带教等过程管理。医学院校要加大对临床教学的投入，支持附属医院和教学医院改善临床教学条件。

（七）加强师资队伍建设

改革完善高等学校教师和医院临床教师的培养和使用激励机制。建立完善教学基本能力标准，开展师资培训。设立医学教育教学改革研究项目，开展教育教学改革研究。加强医学教育国际交流合作，选送优秀骨干教师和教学管理人员到国内外一流高等学校学习深造，引进优秀海外学者到高等学校和医院专兼职从事医学教育、研究和管理工作，不断提高医学教育和人才培养质量。

（八）强化医学教育质量评估

建立健全医学院校本科教学质量常态监测机制和医学毕业生质量监测数据库，积极推进医学院校本科教学工作审核评估及专业认证工作，适时开展高等职业学校护理、康复治疗等专业的质量评估。持续推进住院医师、专科医师规范化培训和继续医学教育第三方评估。加强教育教学管理信息平台建设，逐步实现教育培训全程信息化管理和实时动态考核评估。

（九）促进医学教育协调发展

推进本市行政区域内高等学校医学教育学分互认，促进优质教育资源共享。加强京津冀地区高等学校在医学人才培养及科学研究等方面的交流合作，逐步实现区域协同发展。加大高等学校对口支援贫困地区医学教育工作力度，落实住院医师规范化培训对口支援任务。

（十）完善人才激励机制

在公立医院薪酬制度改革试点基础上，按照国家部署，持续推进公立医疗卫生机构薪酬制度改革。根据本市经济社会发展状况以及公立医疗卫生机构目标完成情况、服务质量、成本控制、重点紧缺专业临床能力建设、家庭医生签约服务等考核结果，合理确定公立医疗卫生机构薪酬水平和绩效工资总量，分配向高危岗位、创新岗位、高劳动强度和农村偏远地区岗位倾斜。完善绩效管理体系和内部分配机制，医生收入不得与药品、耗材等医疗收入挂钩，公共卫生和全科、儿科、产科、精神科、病理等临床紧缺专业医务人员的收入水平不低于本单位同级别医务人员。落实全科医生培养与使用激励机制，提高基层医疗卫生机构中高级专业技术岗位结构比例，对高级职称实行单独分组、单独评审；本科及以上学历毕业、经住院医师规范化培训合格，到基层医疗卫生机构工作的，可直接参加中级职称考试，考试通过的可直接聘任中级职称。落实公立医院用人自主权，对亟需的优秀人才、紧缺专业人才以及具有高级专业技术职务或住院医师规范化培训合格证书、专科医师规范化培训合格证书的人员，可由医院采取面试、组织考察等方式公开招聘。探索优秀医学毕业生到本市医疗卫生紧缺岗位工作的激励机制。

三、保障措施

（一）建立健全医学教育管理协调机制

建立由市卫生健康委、市教委牵头，市发展改革委、市人力社保局、市财政局、市中医管理局等相关部门参加的市医学教育工作联席会议制度，统筹推进全市医学教育工作，协调解决医学教育和人才培养使用中的重点难点问题；联席会议办公室设在市卫生健康委。联席会议办公室要加强与国家卫生健康委、教育部和军队等有关单位的沟通，促进央地、军地医学教育共建、融合发展。

（二）建立医学教育供需匹配机制

加快建设卫生健康人力资源信息系统，开展医学人才现状分析和需求预测，定期发布首都医学教育人才培养报告。建立市教育、卫生健康部门和学校间的定期会商机制，优化高等学校学科专业结构，坚持按需招生、以用定招，逐步实现招生、人才培养与就业有效衔接。充分发挥高等学校、行业学（协）会在医学教育和人才培养中的重要作用，合作开展战略咨询研究，为医学教育改革发展提供智力支持。

（三）加大经费投入力度

积极发挥财政投入的引导和激励作用，调动社会、医疗卫生机构、个人出资的积极性，建立健全多元化、可持续的医学教育经费保障机制。根据培养成本等情况，完善经费保障动态调整机制，探索建立以培养质量、绩效管理为导向的经费拨付方式，提高资金使用效益。央属院校承担本市医学教育和人才培养委托任务的，市财政按照央地共建项目给予资金支持。建立住院医师规范化培训补助标准动态调整机制，逐步实现住院医师生均公用定额与医学硕士专业学位研究生生均定额同等标准、参加规范化培训的医学硕士专业学位研究生的生活补助与同等条件住院医师的基本工资同等标准；建立专科医师规范化培训补助机制。适时调整医学类专业生均定额拨款标准，完善免费定向医学生培养经费补偿机制。

（四）加强考核奖惩

建立健全常态化考核机制，重点考核医师和护士资格考试通过率、规范化培训结业考核通过率、学校和临床教学基地评估认证结果等内容，考核结果向社会公开。将临床教学基地医学教育和人才培养工作作为公立医院绩效考核以及院长年度和任期目标责任考核的重要指标，考核成绩突出的，在教育和卫生健康系统表彰活动中优先考虑；考核不合格的，限期整改，整改后仍不达标的停止临床教学基地招生资格。

（五）营造良好环境

通过多种形式宣传解读医学教育改革发展政策和措施，及时回应社会关切问题，增进医学生、医务人员、医学教育工作者和社会公众对医学教育改革发展的理解，营造全社会尊医重教，关心和支持医学教育和人才培养的良好氛围。

北京市中医医术确有专长人员医师资格考核注册管理实施细则（试行）

京卫发〔2018〕6号

（2018年12月19日）

第一章　总　则

第一条　为切实做好北京市中医医术确有专长人员医师资格考核注册管理，根据原国家卫生计生委《中医医术确有专长人员医师资格考核注册管理暂行办法》（卫生计生委第15号令），制定本实施细则。

第二条　本细则所称中医医术确有专长人员是指具备完全民事行为能力、身体健康，在本市以师承方式学习中医或者经多年实践，医术确有专长的人员。

第三条　北京市中医管理局组织本市中医医术确有专长人员医师资格考核及申请的复审工作，负责本市取得中医（专长）医师资格人员的执业管理。

各区中医药主管部门组织辖区内中医医术确有专长人员医师资格考核报名、初审工作，负责本辖区内取得中医（专长）医师资格人员执业的日常管理。

第四条　鼓励名老中医以师承方式传授临床学术经验，支持乡村医生申请参加中医医术确有专长人员医师资格考核。

第五条　获得中医（专长）医师资格的人员纳入本市医师资格、执业注册统一管理。

第二章　考核申请

第六条　以师承方式学习中医的，申请参加医师资格考核应当同时具备下列条件：

（一）在本市连续跟师学习中医医术满5年，对某些病证的诊疗，方法独特、技术安全、疗效明显，经指导老师评议合格；

（二）由至少两名中医类别执业医师推荐，推荐医师不包括其指导老师。

本细则发布前，按照《传统医学师承和确有专

长人员医师资格考核考试办法》已取得本市颁发的《传统医学师承出师证书》或已经公证开展传统医学师承不足5年的，在本细则发布之后30日内，应与原指导老师补签2年师承合同，连续跟师学习累计5年期满后，可申请参加中医医术确有专长人员医师资格考核。因不可抗力无法继续跟随原指导老师学习的，可由原指导老师所在执业机构出具证明，并指定与原指导老师学缘相近和专业相同的符合条件的指导老师带教2年。

本细则发布前，《中华人民共和国中医药法》（以下简称《中医药法》）颁布后，已经按照《传统医学师承和确有专长人员医师资格考核考试办法》公证签署5年以上师承合同，并按照本细则规定跟师学习期满后，可申请参加考核。

第七条　经多年中医医术实践的，申请参加医师资格考核应当同时具备下列条件：

（一）具有医术渊源，在中医医师指导下在本市从事中医医术实践活动满5年或者《中医药法》施行前已经从事中医医术实践活动满5年的；

（二）对某些病证的诊疗，方法独特、技术安全、疗效明显，并得到患者的认可；

（三）由至少两名中医类别执业医师推荐。

具有本市《乡村医生执业证书》，临床以提供中医药服务为主，在某一中医专业领域具有特长、临床疗效较好的乡村医生，可以申请参加中医医术确有专长人员医师资格考核。

本细则发布前，按照《传统医学师承和确有专长人员医师资格考核考试办法》，已取得本市颁发的《传统医学确有专长证书》，或者以传统医学医术确有专长人员身份参加医师资格认定或考试获得中医类别执业助理医师资格的，可按照本细则规定参加中医医

术确有专长人员医师资格考核。

本细则发布前，按照《传统医学师承和确有专长人员医师资格考核考试办法》取得本市颁发的《传统医学师承出师证书》，连续在临床实习满5年或连续临床实习和取得中医类别执业助理医师资格并注册后的执业时间相加满5年，可按经多年临床实践人员申请参加中医医术确有专长人员医师资格考核。

第八条 以师承方式学习中医的，其指导老师应当同时具备下列条件：

（一）具有中医类别执业医师资格；

（二）从事中医临床工作15年以上或者具有中医类别副主任医师以上专业技术职称任职资格；

（三）同时带徒不超过4名。

第九条 推荐医师应当同时具备下列条件：

（一）经注册在本市医疗机构内执业的中医类别执业医师；

（二）与推荐参加考核的中医医术确有专长人员专业相关，并且对被推荐人考核的医术专长和学术特点有深入了解，能够明确指出被推荐者长期临床实践所采用的中医药技术方法和具体治疗病证的范围。

第十条 符合本细则第六条或者第七条规定的人员，可以向其临床实践所在地的区级中医药主管部门提出考核申请。

第十一条 申请参加中医医术确有专长人员医师资格考核的，应当提交以下材料：

（一）《北京市中医医术确有专长人员医师资格考核申请表》。

（二）本人有效身份证明（中华人民共和国居民二代身份证、港澳台居民居住证、港澳居民往来内地通行证、台湾居民来往大陆通行证）。

（三）《北京市中医医术确有专长人员医师资格考核中医医术专长综述表》。

（四）《北京市中医医术确有专长人员医师资格考核推荐医师意见表》。

（五）以师承方式学习中医的还需提供以下材料：

1.《北京市中医医术确有专长人员师承关系合同书》；

2. 自合同签订之日起连续跟师学习中医满5年的证明材料，包括学习笔记、临床实践记录的病案、《北京市中医医术确有专长师承学习手册》；

3.《北京市中医医术确有专长人员师承指导老师评价意见及出师结论表》。

已经取得《传统医学师承出师证书》的人员，上述1应提供《传统医学师承出师证书》复印件和补签的2年师承合同，2、3仅提供补充跟师2年的材料。

已经公证开展师承学习但尚未取得《传统医学师承出师证书》的人员，上述1应提供经公证的原师承关系合同原件及复印件和补签的2年师承合同，上述2、3须提供原学习记录《传统医学师承人员学习记录手册》及法律法规培训记录和按照本细则规定的补充跟师学习2年的记录。

已经公证跟师学习5年的人员，上述1应提供经公证的师承关系合同原件及复印件；上述2、3项，在本细则发布前的学习经历须提供《传统医学师承人员学习记录手册》及法律法规培训记录，本细则发布后的学习经历，按照本细则规定提交材料。

（六）经多年中医医术实践的还需提供以下材料：

1.《北京市中医医术确有专长人员医师资格考核医术渊源证明资料汇总表》；

2. 长期实践所在地的区级中医药主管部门或者居委会、村委会出具的《北京市中医医术确有专长人员医师资格考核从事中医医术实践活动证明》，或者其临床实践所在街道、村至少10名患者为其出具的《北京市中医医术确有专长人员医师资格考核从事中医医术实践活动患者推荐证明》。

乡村医生应提供《乡村医生执业证书》复印件。

已经取得《传统医学医术确有专长证书》的人员应提供其证书复印件。

已经取得《传统医学师承出师证书》，连续在临床实习满5年或连续临床实习和取得中医类别执业助理医师资格并注册后的执业时间相加满5年的，应提供其《传统医学师承出师证书》《医师资格证书》《医师执业证书》的复印件和其临床实践机构出具的实习期证明。

第十二条 申请人出现下列情形之一的，将取消其中医医术确有专长报名或考核资格：

（一）不具备完全民事行为能力的；

（二）经查实虚构学习经历或实践经历，提交虚假资料的；

（三）发生违规违纪行为按规定需要停考处理的；

（四）学习或实践活动不符合本细则要求的；

（五）在临床实践中存在医疗纠纷且造成严重后果的；

（六）师承指导老师、多年临床实践经历证明的提供者、推荐医师提供虚假材料的。

第十三条 各区中医药主管部门对申请者提交的材料进行初审，对申报材料不实的，审核不予通过；初审合格后将材料报送北京市中医管理局进行复审，对符合考核条件的人员、指导老师和推荐医师信息在北京中医药信息网进行公示，公示期为5个工作日。

第十四条 申请者在申报过程中存在弄虚作假等违规行为的,一经查实,取消其报名资格,5年内不得再申请考核,并须重新跟师学习或临床实践。

第十五条 师承指导老师或推荐医师提供相关情况不属实者,作为不良行为纳入医师定期考核不良行为记录,取消指导老师指导资格和推荐医师推荐资格,不得再次作为指导老师和推荐医师。申请者须选择新的指导老师跟师学习,学习期重新计算。

第十六条 多年临床实践经历证明的提供者或推荐医师,在证明或推荐中弄虚作假、徇私舞弊的将严肃问责,对患者取消其证明资格,并纳入个人征信记录。申请者须重新开展临床实践,5年内不得再次申请考核。

第三章 考核要求

第十七条 根据参加考核者使用的中医药技术方法,分为内服方药和外治技术两类进行考核。

第十八条 内服方药类考核内容包括:医术渊源或者传承脉络、医术内容及特点;与擅长治疗病证范围相关的中医基础知识、中医诊断技能、中医治疗方法、中药基本知识、用药安全及应急处理知识等。依据中医药学术领域范围,进行专科专病分层考核。

专科是指中医药临床诊疗科目。参加考核者在师承学习或多年实践中,学习和掌握某一专科的中医药基础理论、经典著作、诊治方法,在诊治某一专科疾病的过程中具有很好的临床疗效,可申报某一专科进行考核。

专病是指具体的疾病。参加考核者在师承学习或多年实践中,能够熟练掌握诊治某一专病的中医基础理论、基本知识和基本技能,可申报某一专病进行考核。

第十九条 外治技术类考核内容包括:医术渊源或者传承脉络、外治技术内容及特点;与其使用的外治技术相关的中医基础知识、擅长治疗的疾病诊断要点、外治技术操作要点、技术应用规范及安全风险防控方法或措施等。使用中药外治的,要考核中药的基本知识和中药毒性知识、外用药的安全性及应急处理知识。按照申报考核的医术专长内容进行安全风险评估分级。

一级是指申报考核的医术专长风险较低、操作简单、部位局限、技术难度低、不侵入皮肤(黏膜)的普通中医技术,包括中药外治、普通推拿、刮痧、拔罐、普通灸、敷熨熏浴等。

二级是指申报考核的医术专长有一定风险和技术难度、操作复杂程度一般的中医技术,包括中药外治(侵入皮肤、黏膜)、普通针灸、特殊手法推拿、特殊灸法、普通骨伤技术等。

三级是指申报考核的医术专长风险较高、操作较复杂、难度较大的技术,包括特殊手法针灸、小针刀、特殊部位推拿、特殊骨伤技术、肛肠技术等。

第四章 考核组织

第二十条 本市每年组织中医医术确有专长人员医师资格考核,并于考核时间前3个月向社会公告。确保考核公平、公正、安全、有序进行。

第二十一条 北京市中医管理局成立北京市中医医术确有专长人员医师资格考核工作领导小组,负责考核工作的统筹规划、组织领导、督促落实和监督审核工作。领导小组下设办公室,具体负责实施考核工作。

第二十二条 成立北京市中医医术确有专长人员医师资格考核学术专家委员会,建立考核专家库,负责建立完善考核方式、考核内容。专家委员会根据考生申报的医术专长材料,讨论其科学性与可行性,提出可能存在的问题和安全风险等,针对每项医术专长涉及的疾病诊断、治疗、潜在安全风险等方面制定出应知应会考核要点并建立病案库。

第二十三条 考核专家应当符合下列条件:

(一)中医类别执业医师,无不良执业记录;

(二)具有丰富的临床经验和技术专长,具备副主任医师以上专业技术职务任职资格,或者从事中医临床工作15年以上具有师承或者确有专长渊源背景;

(三)热爱中医药事业,遵纪守法,爱岗敬业,恪守职业道德,公平公正,原则性强,工作认真负责;

(四)身体健康,能够保证参加考核工作的时间。

根据考核需要,建立中药专家库,入库专家应当同时符合下列条件:

(一)中药类别药师;

(二)具有丰富的药学临床经验和技术专长,从事中药学临床或教学工作10年以上;

(三)遵纪守法,恪守职业道德,公平公正,原则性强,工作认真负责。

专家应签署保密协议,对确有专长考核的内容和结果予以保密。

第二十四条 北京市中医管理局根据考生申报的医术专长,随机从中医医术确有专长人员医师资格考核专家库内抽取考核专家,专家人数为不少于5人的奇数，专家组成员中应包括具有师承或确有专长背景的专家，必要时可增加1名中药专家。

第二十五条 考核专家是参加考核人员的近亲属或者与其有利害关系的，特别是担任指导老师、推荐医师的，在涉及传统医学师承、中医医术确有专长人员的社会培训机构任教的，应当主动申请回避。

第五章 考核实施

第二十六条 考核实行专家评议方式，通过现场陈述问答、回顾性中医医术实践资料专家评议、中医药技术方法操作等形式对实践技能和效果进行规范化考核。根据考生申报的医术专长确定考核时间。

第二十七条 考核专家组应当对参加考核者使用中医药技术方法的安全性进行风险评估，并针对风险级别，考核其安全风险意识、相关知识及防范措施等。对风险级别较高、安全性较差的，实施一票否决制。

第二十八条 内服方药类考核程序包括医术专长陈述、现场问答、诊法技能操作和现场中药辨识等。考核专家组围绕参加考核者使用的中药种类、药性、药量、配伍等进行安全性评估，根据风险点考核相关用药禁忌、中药毒性知识等。

考核程序：

（一）医术专长陈述

1. 参加考核人员对其申报的医术专长进行现场陈述，包括医术的渊源、基本内容、适应证或使用范围、医术特点等，以及医术所治疾病的诊断与鉴别诊断、辨证论治、病证常见的演变与转归、并发症的处理等；

2. 对其申报的医术专长的潜在安全风险、治疗禁忌，以及有效的防范措施和处理预案等进行考核；

3. 抽取与申报相关专科专病的理论知识要点现场作答。

（二）实践知识与诊断技能

1. 考生对申报的相关专科专病的典型病例进行现场陈述和病案分析；

2. 考生抽取申报相关专科专病的病案进行现场分析；

3. 考生抽取诊法操作题目进行现场演示。

（三）中药知识

根据参加考核人员申报的常用中药目录，结合申报的专科专病，考核常用中药的性味归经、功效主治、配伍禁忌，以及有毒药物的使用禁忌与处理办法。

第二十九条 外治技术类考核程序分为医术专长陈述、现场问答、外治技术操作、中药辨识等。考核专家应当围绕参加考核者使用外治技术的操作部位、操作难度、创伤程度、感染风险等进行安全性评估，根据风险级别考核其操作安全风险认知和有效防范方法等；外敷药物中含毒性中药的，还应当考核相关的中药毒性知识。

考核程序分为：

（一）医术专长陈述

1. 参加考核人员对其申报的外治技术进行现场陈述，包括该技术的医术渊源、技能特点、操作方法、适应证或使用范围等，以及所治疾病的诊断与鉴别诊断、辨证论治、病证常见的演变与转归、并发症的处理等；

2. 对其申报的外治技术的潜在安全风险、治疗禁忌，以及有效的防范措施和处理预案等进行考核；

3. 抽取与申报相关外治技术的理论知识要点现场作答。

（二）实践知识与外治技术操作

1. 考生对所申报的外治技术进行现场操作演示；

2. 考生对申报的相关典型病例进行现场病案分析和操作演示；

3. 考生抽取与所申报技术适应证相关病案进行现场分析和操作演示。

（三）中药知识（使用中药外治技术的加试）

根据参加考核人员申报的常用中药目录，结合申报的专科专病，考核常用中药的性味归经、功效主治、配伍禁忌、药物现场辨识以及有毒药物的使用禁忌与处理办法。

第三十条 治疗方法以内服方药为主、配合使用外治技术，增加考核实践知识与外治技术操作内容；以外治技术为主、配合内服方药的，增加考核实践知识与诊断技能、中药知识内容；并相应增加考核时间。

第三十一条 考核专家根据参加考核者的现场陈述，结合回顾性中医医术实践资料等，围绕相关病证的疗效评价关键要素进行分析评估并提问，对其医术专长的效果进行现场评定。必要时可采用实地调查核验等方式评定效果。

第三十二条 考核专家依据考核标准进行独立评分，综合计算各位专家评分的平均分值，对参加考核者做出初步考核结论，并对其在执业活动中能够使用的中医药技术方法和具体治疗病证的范围进行认定。

第三十三条 考核结论实施专家复核制，参与考核的专家对被考核人员进行投票，得票数超过2/3的为考核合格。

第三十四条　北京市中医管理局对考核合格人员进行公示，公示时间为5个工作日。公示无异议的，由北京市中医管理局颁发国家统一制式的《中医（专长）医师资格证书》。

本细则规定的两次公示期间有举报并查证属实的，按照本实施细则相关条款进行处理。

第六章　执业注册

第三十五条　中医（专长）医师实行医师区域电子化注册管理。取得《中医（专长）医师资格证书》者，应当向其拟执业机构所在地区级以上中医药主管部门提出注册申请，经注册后取得《中医（专长）医师执业证书》。

第三十六条　中医（专长）医师按照考核内容进行执业注册，执业范围包括其能够使用的中医药技术方法和具体治疗病证的范围。中医（专长）医师执业范围确定后不得随意变更，重新跟师学习或者临床实践活动满5年的，按照本细则规定申请参加考核合格后，方可变更执业范围。

第三十七条　取得《中医（专长）医师执业证书》者，即可在注册的执业范围内，以个人开业的方式或者在医疗机构内从事中医医疗活动。

第三十八条　持非本市核发的《中医（专长）医师资格证书》申请在本市执业注册，应按照本细则要求参加本市组织的考核，合格后方可在本市执业注册。申请考核时应提交本细则第十一条规定的（一）（二）（三）（四）（五）项要求的材料和其资格证书和执业证书的复印件。

第七章　执业管理

第三十九条　中医（专长）医师应严格按照注册的执业地点、执业范围开展中医药执业活动。

第四十条　中医（专长）医师在执业活动中不得编造学术渊源、技术、方法，滥用中医药术语宣传自身学术理论、技术、方法，夸大自身学术水平、治疗效果，欺骗广大患者；不得发布虚假违法广告或从事违法的广告代言活动，或利用互联网和微信等新媒体发布虚假信息，或参加健康类栏目进行虚假宣传，坑骗人民群众；不得以秘方、验方、偏方和知识产权保护、保密等理由，不向患者提供处方；不得将中药饮片加工成制剂或调剂成协定处方向患者出售。

第四十一条　中医（专长）医师应积极参加中医药相关学术组织，开展学术交流，持续提高中医药服务能力与水平。

第四十二条　鼓励中医（专长）医师通过学历教育提升自身理论和学术水平。允许获得成人教育学历或执业满5年、无不良行为记录的中医（专长）医师参加国家医师资格考试。

第八章　监督管理

第四十三条　建立中医（专长）医师培训制度，将中医（专长）医师纳入中医药主管部门的培训，每年度对中医（专长）医师进行相关卫生和中医药法律法规基本知识、基本急救技能、临床转诊能力、中医医疗技术相关性感染防控指南、传染病防治基本知识及报告制度、中医病历书写等相关知识的培训和学习，提高其执业技能，保障医疗安全。中医（专长）医师培训作为医师定期考核的条件和依据，无故不参加培训或培训考核不合格者，医师定期考核周期内认定为不合格并按照本市医师定期考核的管理规定处理。

首次培训由北京市中医管理局统一组织，在考核合格人员取得《中医（专长）医师资格证书》后3个月内完成。

第四十四条　建立中医（专长）医师不良行为记录积分制度，包括因违反医疗卫生管理法规和诊疗规范常规受到的行政处罚、处分，以及发生的医疗事故等，并作为医师定期考核的依据之一。

第四十五条　中医（专长）医师按照北京市定期考核管理的内容和要求，每两年为一个周期参加定期考核，其中业务水平考核按照其执业范围确定考核内容。

第四十六条　中医（专长）医师应按照规定参加继续教育学习，完成每年规定的继续教育学分。

第四十七条　区级中医药主管部门负责对本辖区内中医（专长）医师执业行为的监督检查，重点对其超出规定的范围执业、不符合相关诊疗技术规范、不规范宣传行为和医德医风等进行监督检查。

第四十八条　建立中医（专长）医师信息发布机制，实行注册内容公开，并提供注册信息查询服务。

第四十九条　违反本细则相关规定的，按照《中医药法》《执业医师法》《药品管理法》《医疗广告管理办法》《中医医术确有专长人员医师资格考核注册管理暂行办法》等法律法规予以处罚。

第九章 附 则

第五十条 中医医术确有专长人员实行全程信息化管理。

以师承方式学习中医的人员，在签订合同书后15日内登录北京市中医确有专长人员服务平台填报相关信息。本细则发布前已开展师承的人员，应于本细则发布后30日内登陆平台补报相关信息。

经多年中医医术实践的人员，应于本细则发布后30日内登陆平台填报相关信息。其执业机构所在地区级中医药主管部门对登记的基本情况进行走访调查核实，核实信息无误的，予以审核通过并报北京市中医管理局，北京市中医管理局复核后统一入库备案。未经备案者不得申请参加考核。

第五十一条 非传统师承方式（如参加各类中医确有专长培训班等）的学习经历及证书不能作为申请参加中医医术确有专长人员考核的报名依据。

第五十二条 盲人按照《中医药法》及国家有关规定，参加盲人医疗按摩人员资格考试。

第五十三条 港澳台地区人员在本市以师承方式学习中医的，可在本市申请参加中医医术确有专长医师资格考核。

第五十四条 本细则自发布之日起试行。

第五十五条 本细则由北京市中医管理局负责解释。

北京市卫生健康委员会 北京市市场监督管理局 北京市医疗保障局 关于发展和规范互联网居家护理服务的通知

京卫医〔2018〕214号

（2018年12月25日）

各区卫生计生委、市场监督管理部门、人力社保局，各三级医院：

为贯彻落实国家卫生健康委员会等11部委《关于印发促进护理服务业改革与发展指导意见的通知》（国卫医发〔2018〕20号）和《国家卫生健康委员会 国家中医药管理局关于深入开展"互联网+医疗健康"便民惠民活动的通知》（国卫规划发〔2018〕22号）精神，促进居家护理服务安全、规范、科学、健康发展，依据《医疗机构管理条例》《护士条例》，现就规范开展互联网居家护理服务有关事项通知如下。

一、功能定位

互联网居家护理服务是指医疗机构通过互联网信息平台派出本机构执业护士为适合在家庭条件下进行医疗护理的患者提供居家护理的一种服务模式。互联网居家护理让群众获得"互联网+医疗健康"创新成果带来的实惠，是医疗机构执业活动的组成部分。

二、发展原则

（一）坚持以人民健康为中心

解决人民群众关心的健康问题是发展互联网居家护理的出发点和落脚点，统筹发展机构护理、社区护理和居家护理等多种方式。鼓励医疗机构依托互联网技术，将护理服务从机构延伸到社区、家庭，构建连续性护理服务。

（二）坚持以质量安全为要义

加强质量安全制度体系建设是开展互联网居家护理服务的前提和保障。医疗机构要强化主体责任，落实法律法规要求及各项医疗质量规章制度，完善和优化服务流程，持续改进护理服务质量安全。

（三）坚持以改革发展为动力

坚持改革与改善相结合、管理与服务相结合，鼓励社会资本进入护理服务领域，为出院患者、慢病患者、老年人、残疾人等提供适合在家庭条件下进行的居家护理服务，满足群众多样化、多层次的健康需求。

三、管理要求

（一）服务资质

1. 医疗机构。互联网护理应由取得《医疗机构执业许可证》的医疗机构提供。取得《医疗机构执业许可证》的医疗机构向发证机关申请家庭病床、巡诊等服务方式，登记后可在本市范围内开展互联网居家护理服务。

2. 信息平台。信息平台不得独立开展互联网护理，必须依托实体医疗机构。医疗机构可独立设置信息平台，也可与第三方以签署协议的形式合作建立，其服务端需显示实体医疗机构名称、地址等信息。

3. 从业护士。提供互联网居家护理服务的护士应有3年以上临床护理工作经验，具备护师及以上技术职称，并在派出医疗机构进行执业注册或备案。有违反相关法律法规、不良执业行为记录的护士不得提供互联网居家护理服务。

（二）服务范围

本市医疗机构可开展的互联网护理服务项目实行目录清单管理。依据安全、必要、有效、医疗风险低、易操作实施、消毒隔离达标、不易发生不良反应等原则，经专家论证，制定《北京市互联网居家护理服务项目目录（2018版）》（详见附件）。提供互联网居家护理服务的医疗机构要根据自身服务能力，对服务对象进行全面的综合评估后实施。

互联网护理服务项目涉及药品的，需有在本市医疗机构注册的医师在本市医疗机构开具的处方且经药师审验合格。互联网居家护理不得涉及含有麻醉药品、精神药品、医疗用毒性药品、放射性药品等特殊管理药品。

基层医疗卫生服务机构对失能、半失能、高龄老人等重点人群和家庭病床建床患者开展的上门医疗护理服务按照相关规定执行。

（三）服务过程管理

1. 建立质量安全管理体系。医疗机构要建立并落实与互联网居家护理活动相适应的质量安全管理制度，明确服务流程、人员岗位职责，保证互联网护理服务安全、有效、有序开展。

2. 落实岗前培训考核。医疗机构应组织提供互联网居家护理服务的执业护士进行岗前培训和考核，确保从业人员具备服务资质和服务能力，掌握服务流程，明

确服务风险，制定应急处置预案，保障护患双方安全。

3. 完善居家护理评估。医疗机构提供互联网居家护理服务前，要对患者护理需求、健康状况、既往史、家居条件等进行全面的综合评估，明确告知患者服务内容、流程、双方责任和权利以及可能出现的风险等，签订知情同意书。

4. 规范居家护理服务。医疗机构要按照国家有关文件要求为患者建立电子护理病历，规范管理，保证互联网居家护理全程留痕、可追溯。服务过程中，严格遵守各项规章制度和操作常规。发生意外事件的，医疗机构要立即启动应急预案。按照国家相关法律法规及管理规定，医疗机构要落实医疗废弃物管理责任。

（四）信息安全管理

医疗机构开展互联网居家护理服务的，要具备满足互联网技术要求的设备设施、信息系统、技术人员以及信息安全系统。医疗机构要对从业人员进行电子实名认证，严格执行信息安全和医疗数据保密的有关法律法规，妥善保管患者信息，并向监管部门开放数据接口，不得买卖、非法泄露患者信息。

四、保障措施

（一）做好资源衔接，落实分级诊疗

按照分级诊疗和医联体建设要求，落实各级各类医疗机构功能定位，建立二、三级医院与基层医疗机构之间分工协作机制，为群众提供连续性护理服务。

各区要将护理院、护理中心、护理站等医疗机构纳入医联体，实现护理资源上下贯通和患者上下转诊。二、三级医院可与基层医疗卫生机构建立技术合作服务关系，委托其承接出院患者延续性护理服务需求，并做好相应的管理。社区卫生服务中心可通过签约形式，与护理站建立合作服务关系，护理站可在家庭医生开具的医嘱下开展护理服务。

（二）优化设置审批，鼓励社会办医

遵循市场规律，激发市场活力，鼓励社会资本在本市设置护理院、护理中心、护理站等医疗机构，开展互联网居家护理服务，鼓励有资质的劳务派遣机构、家政服务机构等积极开展护理领域生活性服务，提供生活照料、挂号取药、陪伴就医、辅具租赁以及家庭照护等服务，依法依规满足群众多层次、多样化的服务需求。

护理站设置审批按照《关于进一步做好护理站准入管理有关工作的通知》（京卫医〔2018〕97号）及

本市有关规定执行。护理站执业登记时，诊疗科目标注为"全科医疗科（社区护理）"，可登记家庭病床、巡诊等服务方式。同一设置主体举办连锁品牌护理站的，可跨区加冠同一品牌名称。

（三）加强能力建设，防范执业风险

医疗机构要加强护士互联网居家护理服务能力培训和考核，在岗前培训考核基础上，提升其延续护理、康复促进、慢病护理、健康管理、老年护理等能力。鼓励二、三级医院高年资护士、专科护士以个人或护士工作室等团队形式通过实体医疗机构开展互联网居家护理服务，探索慢病个案护理、健康管理等服务，适应患者健康需求，拓展护理服务领域，推动护理专业发展。

医疗机构要通过规范互联网居家护理服务实名认证、加强信息审核、完善服务流程、购买商业保险、居家护理过程监测等方式，防范护士居家护理风险，保障人身安全和合法权益。

（四）完善价格机制，推动护理产业发展

互联网护理服务价格按照医疗机构性质实行分类管理，形成多层次价格体系相互补充的格局。公立医疗机构开展的现行医疗护理项目执行政府指导价管理；新增项目价格实行动态管理，新增项目在初期实行市场调节价管理，价格管理部门根据项目开展情况适时组织评估论证工作，制定公布价格。非公立非营利医疗机构开展项目按照现行统一医疗服务价格项目执行或按照《全国医疗服务价格项目规范》设立服务项目，价格实行市场调节；非公立营利性医疗机构可根据供需双方需求，自行设立服务项目，价格实行市场调节。医疗机构提供互联网居家护理服务所需交通费用，由医疗机构事先告知，据实收取。

医疗机构开展互联网居家护理服务，应依法依规明码标价，通过网络页面、价目表、价目本等多种形式标示价格，包括项目名称、计价单位、价格标准、项目内涵（含除外内容）；公立医疗机构应对政府指导价项目和市场调节价项目区分表示，并备注收费依据。医疗机构标示的价格信息应当真实明确、清晰醒目，不得收取未予标明的项目。严格落实医疗服务留痕制度，对患者提供的各项服务及价格签订知情同意书，并主动提供收费明细清单。

五、监督管理

（一）市、区两级卫生健康行政部门向社会公示开展互联网居家护理活动的医疗机构名单，及时受理和处置违法违规居家护理服务举报。

（二）医疗机构开展互联网居家护理的，按照属地化管理的原则，向所在地的区卫生健康行政部门报备，并由所在地的区卫生健康行政部门进行监督管理。

（三）患者与医疗机构在互联网居家护理活动过程中发生医疗纠纷时，医患双方按照国家法律、法规规定途径解决。

（四）行业协会应根据各自职能，充分发挥作用，加强行业监督、维权、自律，维护护患双方合法权益。

（五）医疗机构违反医疗服务项目价格管理相关规定的，由市场监督管理部门、卫生行政部门依据各自职能予以处理。

（六）任何单位或个人未取得《医疗机构执业许可证》擅自开展互联网居家护理服务的，由卫生行政部门予以处理。

本通知自发布之日起实施。请各区卫生计生委将本通知转发区属三级医院、辖区二级及以下医疗机构。

附件：北京市互联网居家护理服务项目目录（2018版）

附件：北京市互联网居家护理服务项目目录（2018版）

序号	类别	护理项目	工作内容	人员资质
1	健康促进	生活自理能力训练	根据患者病情、生活自理能力，指导、训练患者或其照顾者选择适宜的进食方法、个人卫生、穿脱衣裤鞋袜、床椅转移等日常生活自理方法，提高自理能力和生活质量。为关节活动障碍的患者进行被动运动，促进肢体功能的恢复	执业护士
2		安全护理	根据患者的病情、意识、活动能力、生理功能、家庭环境等，做好坠床、跌倒、烫伤、误吸、误食、错服药物等意外的防护。同时对患者或其照顾者进行安全方面的指导。必要时指导患者或其照顾者选择合适的安全保护用具，安全保护用具包括保护手套、保护带（腕带、腰带）、保护床栏、护理垫、保护座椅、保护衣等	执业护士

（续表）

序号	类别	护理项目	工作内容	人员资质
3	健康促进	压疮预防护理	根据患者的病情，对易发生压疮的患者采取定时翻身、气垫减压等方法预防压疮的发生。为患者及照顾者提供压疮护理的健康指导	执业护士
4		坠积性肺炎预防护理	根据患者的病情，有无手术、引流管、骨折和牵引等，对患者卧位、翻身、拍背等进行指导，选择合适的翻身频次、体位、方式帮助患者翻身拍背，促进排痰。对患者及照顾者进行坠积性肺炎预防健康教育	执业护士
5	常用临床护理	生命体征监测	为患者进行体温、脉搏、呼吸、血压、血氧饱和度等方面的监测	执业护士
6		氧气吸入	遵医嘱给予患者吸入氧气	执业护士
7		物理降温	遵医嘱为高热患者使用酒精或温水进行擦浴降温或使用冰袋、冰囊或降温贴等贴敷降温	执业护士
8		鼻饲	遵医嘱经鼻胃管/鼻肠管给予胃肠营养、水和药物	执业护士
9		血糖监测	遵医嘱对患者手指、耳垂实施采血，用床旁血糖仪测得数值。将结果告知患者/照顾者，做好记录	执业护士
10		静脉采血	遵医嘱为患者经静脉抽取血液标本	执业护士
11		肌内注射	遵医嘱将药物注入患者的肌肉组织内	执业护士
12		皮下注射	遵医嘱将药物注入患者的皮下组织。常用注射部位为上臂、腹部及股外侧	执业护士
13		外周静脉留置针的维护	遵医嘱，经过评估，选择生理盐水或合适的肝素溶液对外周静脉留置针进行冲管和封管，以保持导管通畅，并根据情况对敷料进行更换。告知患者和照顾者注意事项，并进行安全指导	执业护士
14		留置/更换导尿管的护理	遵医嘱对留置导尿管的患者做好会阴护理，保持尿道口清洁，保持尿管通畅。定期更换尿管及尿袋。留置尿管期间，妥善固定尿管及尿袋，拔管后根据病情，鼓励患者多饮水，观察患者自主排尿及尿液情况，有排尿困难及时处理	执业护士
15		一般灌肠	遵医嘱将灌肠液经肛门灌入肠道，软化粪块、刺激肠蠕动、促进排便、解除便秘、清洁肠道	执业护士
16		直肠栓剂给药	遵医嘱为患者经肛门使用开塞露、直肠栓剂。观察患者用药反应	执业护士
17		人工肛门便袋护理	为直肠、结肠或回肠肛门改道造瘘术后患者提供人工肛门便袋护理，包括肛门便袋的使用、局部皮肤的护理等内容	执业护士
18		普通伤口护理	遵医嘱对患者的普通伤口进行换药	执业护士
19	专科护理	经外周静脉置入中心静脉导管维护	遵医嘱执行，经外周静脉置入中心静脉导管（PICC）维护，对患者及照顾者进行日常管理维护指导	专科护士
20		造口护理	遵医嘱执行，造口护理，对患者及照顾者进行日常清洁与维护指导	专科护士
21		压疮伤口换药	对压疮进行评估，根据压疮分级，选择适宜的药物和合适的敷料，进行压疮伤口换药	专科护士
22		失禁性皮炎的预防及护理	对失禁性皮炎进行评估，选择合适的方法、药物、敷料、护理用品进行处理，并对患者及照顾者进行健康指导	专科护士
23		气管切开置管的护理	对患者进行评估，清洗气管切开套管并进行分泌物清理，更换切开部位敷料，以保持管道通畅和切开部位的清洁干燥。对患者和家属进行安全及健康教育指导	专科护士
24		糖尿病足溃疡的护理	对患者溃疡部位进行评估，选择合适的敷料及药物进行处理，并对患者及照顾者进行健康教育指导	专科护士
25		母婴护理	根据护理对象个体情况，提供母乳喂养、产褥期常见疾病护理及心理、健康、饮食、运动指导，提供新生儿护理要点指导	专科护士

北京市卫生健康委员会关于在办理计划生育事项中取消生育情况证明的通知

京卫办〔2018〕61号

（2018年12月25日）

各区卫生计生委：

根据国家及本市"放管服"工作要求，我委决定取消办理再生育确认、《独生子女父母光荣证》、独生子女父母各项奖励及扶助等事项时提交的生育情况证明，具体通知如下。

一、再生育确认办理

根据《北京市人口与计划生育条例》（以下简称《条例》）第十七条规定申请办理再生育确认的，不再需要夫妻双方存档单位或社区村（居）证明婚育情况并盖章。办理方式如下。

1. 网上办理。登录"北京市生育服务系统"（网址http://syz.phic.org.cn/，以下简称"生育服务系统"）填写相关信息，需要领取《北京市再生育确认服务单》的，可在10个工作日后登录生育服务系统自行下载打印，也可到一方户籍地社区村（居）或街道乡镇服务窗口打印。

2. 现场办理。持夫妻双方户口簿、身份证、结婚证到一方户籍地社区村（居）或街道乡镇填写《北京市再生育确认信息采集表》（附件1）。子女已出生补办再生育确认的需携带《出生医学证明》，委托他人代办的需提交授权委托书。需要领取《北京市再生育确认服务单》的，可在10个工作日后登录生育服务系统自行下载打印，也可到办理再生育确认的社区村（居）或街道乡镇领取。

此外，按照《条例》第十七条第二款第三项、第三款办理再生育确认需要申请病残儿医学鉴定的，提交病残儿诊断证明、病史资料，填写《北京市区级病残儿医学鉴定表》（附件2），不再需要夫妻双方存档单位或社区村（居）出具书面意见及盖章，其他程序不变。

二、《独生子女父母光荣证》办理

根据《条例》规定申请办理《独生子女父母光荣证》的，不再需要夫妻双方存档单位或社区村（居）证明生育情况并盖章。

办理方式是由夫妻双方填写《领取<独生子女父母光荣证>申请表》（附件3）或《初育双（多）胞胎夫妇享受独生子女家庭奖励待遇申请表》（附件4），其他程序不变。

三、独生子女各项奖励、扶助事项办理

根据《条例》规定申请办理独生子女父母奖励费、独生子女父母年老时一次性奖励、独生子女因意外伤残致使基本丧失劳动能力或死亡一次性经济帮助、农村部分计划生育家庭奖励扶助、独生子女伤残家庭特别扶助、独生子女死亡家庭特别扶助事项的，填写《个人承诺书》（附件5），不再提交夫妻双方存档单位或社区村（居）出具的生育情况证明，其他程序不变。

本通知自2019年1月1日起施行。此前规定与本通知不一致的，按本通知执行。

附件：1. 北京市再生育确认信息采集表（略）

2. 北京市区级病残儿医学鉴定表（略）

3. 领取《独生子女父母光荣证》申请表（略）

4. 初育双（多）胞胎夫妻享受独生子女家庭奖励待遇申请表（略）

5. 个人承诺书（略）

北京医耗联动综合改革实施方案

京政办发〔2018〕50号

（2018年12月26日）

为全面贯彻落实党中央、国务院关于深化医药卫生体制改革的决策部署，积极探索多种有效方式、逐步建立科学合理的医疗机构收入补偿机制，依据《国务院关于印发"十三五"深化医药卫生体制改革规划的通知》（国发〔2016〕78号）、《国务院办公厅关于城市公立医院综合改革试点的指导意见》（国办发〔2015〕38号），结合本市实际，制订本方案。

一、改革范围

根据北京医改协调小组会议精神，本市行政区域内政府、事业单位及国有企业举办的公立医疗机构和军队在京医疗机构适用本方案。

政府购买服务的社会办医疗机构、基本医疗保险定点的社会办医疗机构，可自愿申请参加本次医耗联动综合改革，并执行各项改革政策。

二、改革目标

本次医耗联动综合改革要坚持改革与改善、改革与监管、改革与保障同步推进，主要内容是"一降低、一提升、一取消、一采购、一改善"。其中，"一降低"是指降低医用设备检验项目价格；"一提升"是指提升中医、病理、康复、精神、手术等医疗服务项目价格；"一取消"是指取消医用耗材加成；"一采购"是指药品耗材集中采购；"一改善"是指进一步改善医疗服务，增强群众获得感。

通过取消医用耗材加成、开展国家药品集中采购试点、实行京津冀医用耗材联合采购，为规范调整医疗服务项目价格腾出空间，从而理顺医疗服务比价关系，更好地体现医务人员技术劳务价值，提升医疗质量和服务水平，更好满足人民群众需要。

三、重点改革任务

（一）规范调整医疗服务项目价格。按照"总量控制、结构调整、有升有降、逐步到位"的原则，提高本市中医、病理、康复、精神、手术等5类医疗服务项目价格，降低医用设备检验项目价格，优化调整医疗服务比价关系。

（二）取消医用耗材加成。在医药分开综合改革取消药品加成的基础上，取消医用耗材加成，推动医疗机构由资源消耗型向质量效率型转变。

（三）开展国家药品集中采购试点和京津冀医用耗材联合采购。在公立医疗机构有序开展国家药品集中采购试点，实行带量采购，完善配套措施，进一步规范药品流通秩序，降低药品价格，促进药品合理使用，保障群众用药安全。继续实施心内血管支架等六类医用耗材京津冀联合采购，研究推动逐步扩大三地联合采购的范围和规模。

（四）改善医疗服务。推广预约诊疗，改进急诊急救服务，积极推进就诊信息互联互通，提高医疗服务效率。完善分级诊疗，建设国家级临床重点专科医联体服务点，推广"智慧家医"，提升群众就医便利度。优化医疗服务流程，严厉打击"号贩子"和"网络医托"，维护就医秩序。推广多学科诊疗，提升护理服务质量，改善医疗服务体验。

（五）加强综合监管和绩效考评。各有关单位要立足自身工作职责，围绕医疗服务、药品耗材采购、医疗服务价格等方面加大监管力度。加强对医疗机构在社会效益、服务质量、成本控制、可持续发展等方面的绩效考评，完善以绩效考评为基础的绩效工资制度，健全对医疗机构的激励约束机制，调动医务人员积极性，构建和谐医患关系。深入开展医德医风行风建设，严肃查处行业不正之风和侵害群众利益的行为。

（六）加大医疗保障和支付方式改革力度。市医疗保障部门要同步研究完善医保报销和医疗救助等相关政策，将符合规定的医疗服务项目纳入基本医疗保险报销范围。对社会救助对象加大医疗救助力度，发挥好兜底保障作用。进一步完善医保基金总额预算管理制度，发展复合式的医保支付方式。

四、保障措施

（一）加强组织领导。依托北京医改协调小组，统筹协调医耗联动综合改革工作，及时研究解决改革中遇到的重大问题，确保各项改革措施协同发力、平稳推进；市卫生健康委、市医改办承担日常协调推进工作。各有关单位、各区政府要建立相应工作机制，周密部署，精心组织，采取有力举措，确保各项改革措施落到实处。

（二）细化责任分工。市发展改革委、市市场监管局、市药监局等有关单位要综合研判、深入分析改革实施过程中本领域存在的风险，制订应急处置预案，加强对改革实施的指导监督。市发展改革委、市医保局负责加强价格管理，指导和监督医疗机构更新价格目录并公示。市医保局负责落实本次改革中的医保政策，健全复合式的医保支付方式，完善针对社会救助对象的医疗救助措施，做好国家药品集中采购试点和京津冀医用耗材联合采购工作。市卫生健康委负责做好改善医疗服务等相关工作。市价格监督检查部门负责依法严厉查处医疗服务项目价格违法行为。市药监局负责加强对药品、耗材的质量监管。市人力资源社会保障局负责研究提出推进公立医疗机构薪酬制度改革方案，科学核定医疗机构绩效工资总额。各级财政部门负责做好本次改革工作的经费保障。

（三）做好宣传引导。坚持正确的舆论导向，充分利用各种新闻媒介，加强政策宣传解读，及时回应群众关切，合理引导社会预期，广泛凝聚共识，在全社会形成关心改革、支持改革、参与改革的良好氛围。

（四）加强监测和评价。市卫生健康委、市发展改革委、市医保局等单位要结合各自职责，对医耗联动综合改革实施情况开展监测，明确监测指标、监测对象及监测办法，定期形成监测报告。适时聘请第三方机构对改革进展及成效进行评价，及时完善政策措施，确保实现预期改革目标。

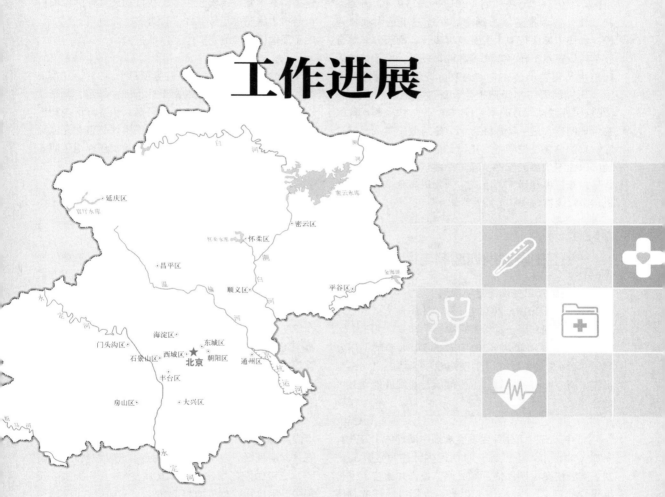

工作进展

发展规划

【概述】 2018年，完成北京市"十三五"时期卫生计生事业发展规划实施情况中期评估，启动《北京市医疗卫生设施专项规划（2017—2035年）》研究编制工作。协调推进城市副中心医疗卫生重大项目建设，加快市属医疗卫生资源疏解步伐。医药分开综合改革后续重点工作平稳实施并取得效果，发挥首都医药卫生协调委员会、北京医改协调小组统筹协调作用，研究部署首都医药卫生和医改重点工作，发布《北京医耗联动综合改革实施方案》，加快完善现代医院管理制度。进一步加强首都卫生与健康发展高端智库、京津冀鲁辽健康智库建设，推进京津冀、环渤海地区医疗卫生协同发展。通过举办培训班、组织专项督导检查、课题研究等方式，强化提高全市医疗卫生机构医疗废物管理和节能管理水平。

（张妮莉）

卫生发展规划编制与评估

【编制医疗卫生设施专项规划】 为落实《北京城市总体规划（2016—2035年）》，7月16日，市卫生计生委、市规划和国土资源管理委员会印发《北京市医疗卫生设施专项规划（2017—2035年）编制工作方案》，启动北京市医疗卫生设施专项规划的研究编制工作，将空间布局规划和卫生健康行业发展规划有机融合。

（赵妍慧）

【"十三五"卫生计生发展规划中期评估】 年内，完成《北京市"十三五"时期卫生计生事业发展规划》实施情况中期评估，形成评估报告并通过了主管市领导的审定。"十三五"以来，规划目标任务总体进展顺利，基本实现了"时间过半，任务过半"，为"十三五"时期全面推进卫生事业发展奠定了基础。

（赵妍慧）

基本建设投资与进展

【北京市疾控中心迁建】 10月，市疾控中心迁建项目取得市发展改革委批复的前期工作函。12月，市疾控中心与宋庄镇政府签署委托征地拆迁协议，相关经费拨付到位，地上物搬迁补偿方案取得通州区住建委备案批复。市疾控中心加快推动设计方案、项目可研报告编制等后续工作。12月底，完成投资1亿元，用于征地拆迁等前期工作。

（柳 伟）

【北京卫生职业学院新院区项目】 12月，北京卫生职业学院新院区完成勘察设计招标，确定了勘察设计单位。卫生职业学院与通州区漷县镇签订了委托拆迁协议，漷县镇完成全部村民补偿协议签订并完成除需办理林地手续外的土地上物清除工作，卫生职业学院正在加快地质勘查等后续工作。

（柳 伟）

医药卫生体制改革

【医药分开综合改革】 6月20日，市卫生计生委印发《医药分开综合改革后续重点任务委内分工方案的通知》，督促指导委有关处室和直属单位根据职责分工抓好落实。8月1日，市卫生计生委联合市医改办印发《医药分开综合改革后续重点任务2018年工作安排》，细化医药分开综合改革2018年任务，促进有关部门抓紧落实。加强医药分开综合改革督查，配合市委改革办、市政协对医药分开综合改革及后续改革开展督查等工作。

医药分开综合改革自启动至2018年12月底，全市门急诊3.8亿人次、出院610余万人次，总体平稳有序，反响良好。改革以来，分级诊疗制度建设取得突破，三级医院门急诊人次同比减少8%，一级医院及基层卫生机构诊疗量增幅近30%，三级医院出院增长9.7%。新的医疗机构补偿机制有效发挥作用，呈现住院服务向三级医院集中、门诊向基层机构分流的趋势。规范调整435项医疗服务项目和价格，并纳入基本医保报销范围，儿科、妇产科、护理、精神心理、传染病等部分短板专业的发展得到支撑。改革以来，全市医药费用年度平均增长6%左右，为2000年以来费用增幅的最低年份。国家统计局北京调查总队在二、三级医院中对患者开展的独立调查显示，

91.7%的患者支持医药分开综合改革，90%以上的患者满意就医状况。

（经　通）

【卫生与健康发展高端智库建设】 7月13日，市卫生计生委和北京大学医学部举办启动共建"首都卫生与健康发展高端智库"暨深化北京医改学术交流活动。市卫生计生委和北大医学部签署了共建首都卫生与健康发展高端智库合作框架协议并为首都卫生与健康发展研究院揭牌。中国科学技术协会名誉主席、北京大学医务部原主任韩启德院士，市政府副秘书长陈蓓，市卫生计生委主任雷海潮，北京大学常务副校长、医学部主任詹启敏院士出席活动并致辞。国家卫生健康委、国务院发展研究中心、北京大学的专家学者就卫生与健康领域重点问题和深化医改作报告。

11月29日，召开2018年首都卫生健康发展研讨会暨首都卫生与健康发展研究院学术年会。会议围绕"深化医药卫生体制改革，推进三医联动"的主题，设立"医院管理"和"购买有价值的医疗服务"两个分论坛。北京大学常务副校长、医学部主任詹启敏院士，市卫生健康委主任雷海潮在开幕式致辞。全国人大常委会原副委员长、全国政协副主席韩启德院士，国家卫生健康委体改司司长梁万年，市卫生健康委主任雷海潮，国家医疗保障局价采司司长钟东波，复旦大学教授胡善联分别发言。400余人参加会议。

（经　通）

【完善现代医院管理制度】 年内，市卫生计生委研究起草北京市关于建立现代医院管理制度的实施方案。7月，召开现代医院管理制度实施方案征求意见座谈会，征求各市级部门、各区、部分医院管理者、专家学者的意见，进行修改完善。8月，经首都医药卫生协调委员会暨北京市医改领导小组第一次全体会议审议并原则通过。9月，经十二届市委全面深化改革领导小组第十三次会议审议并原则通过。10月，以市政府办公厅的名义印发《北京市建立现代医院管理制度实施方案》，围绕完善医院治理机制、健全医院管理制度和加强医院党的建设3个方面提出建立现代医院管理制度的25项重点任务。

（王　莹）

【召开首医委工作会】 8月28日，召开首都医药卫生协调委员会暨北京市医改领导小组第一次全体会议。市委副书记、市长、首医委主任委员、北京市医改领导小组组长陈吉宁，国家卫生健康委副主任、首医委副主任委员曾益新，中央军委后勤保障部卫生局副局长、首医委副主任委员季建华出席会议并讲话。会上，与会人员听取北京医药分开综合改革及后续重

点工作情况、北京市深化医药卫生体制改革2018年重点工作安排及进展情况、北京市建立现代医院管理制度实施方案和北京市健康信息互联互通与大数据应用实施方案及进展情况，并听取了建议和意见。陈吉宁发表讲话，要求首医委要加强统筹协调，形成工作合力，提升工作质量和水平。

（经　通）

【签署环渤海卫生健康协同发展协议】 10月11日，京津冀鲁辽卫生健康协同发展峰会在山东济南召开。会上，京津冀鲁辽五省市卫生计生委主要负责人签署了《环渤海地区（京津冀鲁辽）卫生健康协同发展合作协议（2018—2020年）》。建立区域卫生健康协同发展工作机制，将从加强医疗服务区域合作、推进公共卫生计生区域联动等10个方面加强合作。

（经　通）

【京津冀鲁辽健康智库】 年内，组织开展北京市医疗卫生服务供给不足状况及策略研究、现代医院管理制度下的医院内部运行与改革发展研究、基层医疗卫生机构慢病管理与医保协作机制研究等7个课题。11月26日，召开2018年京津冀鲁辽健康智库联盟工作会议。京津冀鲁辽五省市科研院所近30个智库成员单位参加国家卫生健康委体改司、卫生发展研究中心专家关于医疗行业综合监管和药品政策方面的专题讲座，听取2018年京津冀鲁辽五省市健康智库部分课题汇报，研究了健康智库联盟2019年工作计划和研究课题的建议。北京市卫生健康委主任雷海潮、党委委员屠志涛出席会议并讲话。健康智库联盟成员单位的专家学者，天津、河北、山东、辽宁卫生健康委，北京市卫生健康委及相关委办局80余人参加会议。

（经　通）

【医耗联动综合改革】 为巩固医药分开综合改革成效，加快完善公立医院运行补偿新机制，2018年下半年，市委市政府启动医耗联动综合改革，属地70余家医院的300余名临床专家参与方案的研究制订，组织324家医疗机构进行方案模拟测算。同时，听取医疗机构、专家学者、医务工作者、市人大、市政协意见，并征求国家卫生健康委、军委后勤保障部卫生局等部委意见。12月26日，市政府办公厅印发《北京医耗联动综合改革实施方案》。在医药分开综合改革平稳实施的基础上，通过取消医用耗材加成、开展药品耗材集中采购，为规范调整医疗服务价格腾挪空间，从而理顺比价关系，更好地体现医务人员技术劳务价值。重点实施"五个一"改革，即一降低（降低医用设备检验项目价格）、一提升（提升中医、手术等医疗服务项目价格）、一取消（取消医用耗材加成）、一

采购（药品耗材集中采购）、一改善（进一步改善医疗服务）。

（经　通）

非首都功能疏解与协同发展

【推进京津冀医疗卫生协同发展】　9月14日，北京市卫生计生委、河北省卫生计生委、雄安新区管委会在河北雄安新区共同签署《关于支持雄安新区医疗卫生事业发展合作框架协议》，全面启动和加快推进支援帮扶工作。协议主要包括采用"交钥匙"方式支持雄安新区建设1家高水平综合医院，建成后由北京市和雄安新区委托宣武医院管理；宣武医院、市中医医院、市妇产医院、市疾控中心和市卫生计生监督所分别对口帮扶容城县人民医院、县中医院、县妇幼保健院、县疾控中心和县卫生计生监督所，帮助新区提升综合医疗、妇幼保健、中医医疗、公共卫生等服务能力，适应新区发展需要。协议签署后，宣武医院、妇产医院、市疾控中心和市卫生计生监督所等支援机构又先后与受援机构签订具体合作协议，确定对口帮扶关系，扎实推进后续工作。

（柳　伟）

【推进市属医疗卫生资源疏解步伐】　年内，市卫生计生委加快推动一批市属医疗卫生疏解项目落地实施。10月6日，天坛医院新院正式对外开诊，疏解核心区床位950张；12月22日，友谊医院通州新院区开诊。同仁医院亦庄院区扩建、口腔医院迁建，安贞医院通州院区、积水潭医院回龙观院区扩建、卫生职业学院新院区、市疾控中心迁建等项目取得进展，首都儿科研究所附属医院通州院区、北京急救中心通州部确定选址。

（柳　伟）

医疗废物管理

【医疗废物管理培训】　9月29日，市卫生计生委举办医疗废物管理知识培训班。培训内容包括医疗废物管理工作中存在的问题及解决方案、医院污水处理等。市卫生计生委、市中医局、市医管局，各区卫生计生委，各二、三级医院，市卫生计生委直属相关单位人员300余人参加培训。

（杨　辉）

【医院医疗废物管理专项检查】　11月1～20日，市卫生计生委组织31名医疗废物管理专家，从制度、机制建设，设施、设备、包装、收集、运送、暂存、处置，人员培训与防护，管理与监督等方面对全市90家三级医院（不含部队和武警医院）和5家相关部委直属单位的医疗废物管理工作情况进行专项检查，对检查中发现的问题进行梳理并监督相关单位及时整改。

（杨　辉）

【继续医疗废物处置量统计】　自2015年起，市卫生计生委将所有医疗机构产生的感染性废物、损伤性废物、病理性废物、药物性废物、化学性废物的处置情况列入法定报表，于每季度结束后10日内通过北京卫生综合统计信息平台填报。2018年度执行情况良好。

（杨　辉）

节能管理

【组织节能课题研究】　5月，市卫生计生委通过公开招标，遴选北京节能环保中心承担2018年节能技术推广咨询研究项目。12月，项目结题并通过了专家评审。项目研究编制了《2018年北京市医疗卫生机构节能低碳技术（产品）推广目录及案例选编》《2018年北京市医疗卫生机构节能低碳政策汇编手册》，梳理节能工作思路，总结节能经验，汇集节能政策法规，形成节能行动计划，为全市医疗卫生机构"十三五"时期节能减碳工作提供服务。

（杨　辉）

【开展节能情况调查与改造】　年内，市卫生计生委对市属医疗卫生机构节能减碳工作进行调研，掌握了市属医疗卫生机构能源计量状况、分类计量条件、能源消耗情况、节能技术改造情况。12家市属医疗卫生机构实施绿色数据中心改造，改造信息中心7个，改造面积367平方米，节约电量约7万度，平均节能率37%；低氮燃气锅炉改造51台；实施太阳能热水项目9个，集热面积2286平方米；北京友谊医院、首都儿科研究所被评为"北京市能效领跑者"。

（杨　辉）

法制建设

【概述】 2018年，北京市卫生计生系统以全面提高依法行政能力为重点，加快推进《北京市发展中医条例》的修订立项工作，完成《北京市落实健康优先发展战略研究》等课题的结题，进行北京市献血管理办法实施情况评估，着手组建北京市公共卫生标准化技术委员会，深入推进"放管服"改革，精简政务服务事项，全力推进网上办理，为首都卫生计生事业改革发展提供良好的法治环境。

（王 麟）

政策法规研究

【完成法治医院建设研究课题】 2017年11月，市卫生计生委委托中国政法大学刘鑫教授，牵头开展法治医院建设课题研究，调查研究医院法治建设现状，提出北京市卫生计生委关于加强法治医院建设的意见，提出北京市法治医院考核指标、考核办法。2018年10月，课题组完成了《法治医院建设研究报告》《北京市卫生计生委关于加强法治医院建设的意见》及起草说明、《北京市法治医院考核指标》《北京市法治医院考核办法》及起草说明，并通过了结题评审。

（王 麟）

【完成北京市落实健康优先发展战略研究课题】 2017年11月，市卫生计生委委托国务院发展研究中心宏观经济研究部副研究员、北京市卫生经济学会副会长江宇，牵头开展北京市落实健康优先发展战略课题研究，结合首都实际，对北京市落实健康优先发展战略进行制度设计，提出北京市关于促进健康优先发展的意见。2018年11月，课题组完成了《北京市落实健康优先发展战略研究报告》《北京市关于促进健康优先发展的意见（建议稿）》，并通过了结题评审。

（王 麟）

【完成北京市落实健康融入所有政策机制研究课题】 2017年11月，市卫生计生委委托国家卫生计生委卫生发展研究中心主任傅卫，牵头开展北京市落实健康融入所有政策机制课题研究，研究北京市落实健康融入所有政策的实施机制，提出北京市关于将健康融入所有政策的实施意见。2018年11月，课题组完成了《北京市落实健康融入所有政策机制研究报告》《北京市关于将健康融入所有政策的实施意见》，并通过了结题评审。

（王 麟）

【完成北京市医疗机构地方标准体系研究】 2017年11月，市卫生计生委委托北京医院协会副会长朱士俊，牵头开展北京市医疗机构地方标准体系研究；收集医疗机构国家标准，行业标准和有代表性的省、市、区地方标准，企业标准及团体标准，形成北京医疗机构标准化的需求报告；制定北京市医疗机构地方标准体系，提出北京市医疗机构地方标准发展规划。2018年11月，课题组完成了北京市医疗机构标准体系研究报告，并通过了结题评审。

（王 麟）

【建立本市卫生健康行业法律顾问制度】 年内，市卫生计生委在建立北京市卫生计生行业法律顾问制度课题研究的基础上，开展课题研究成果转化工作。12月30日，制发《关于建立北京市卫生健康行业法律顾问制度的意见》及《北京市卫生健康行业法律顾问管理规定》，推动在本市卫生健康行业建立法律顾问制度，推进卫生健康治理体系和治理能力现代化，促进卫生健康事业高质量发展。

（王 麟）

立法

【中医立法调研】 年内，为适时修订《北京市发展中医条例》，市卫生计生委、市中医局联合开展中医条例立法调研工作。3月26日，召开北京市卫生计生重点立法项目推进会，明确年度立法工作重点和进度安排。8月，联合市人大常委会法制办、教科文卫体办、市司法局相关处室成立立法工作小组。9月25日、10月11日，分别召开立法座谈会，对亟待立法解决的问题进行全面梳理和初步论证。10月16～18日，赴外埠调研，了解广州、上海两地的中医药发展情况、地方立法进程。12月19日，召开年度立法工作总结会，明确规范与扶持并重的立法方向，构建适合本市实际情况的中医药发展管理协同机制，规范中医医师资格管理和诊疗服务行为，完善本市中医医疗服务体系，探索养生保健行业综合监督管理体制，传承和保护中医药文化。

（赵 婧）

【献血立法后评估】 年内，依托中国政法大学对《北京市献血管理办法》进行立法后评估。评估认为，该《办法》实施10年，在保障本市医疗临床用血足量、安全方面取得了一定成绩，但仍然存在血液供应紧张、献血管理工作职权不清、公共信任缺失、法律规范刚性不足等问题。建议适时提出制定地方性法规的立法建议，满足本市日益增长的临床用血需求。

（赵 婧）

行政规范性文件与重大行政决策管理

【重大行政决策合法性审查和送审】 全年市卫生健康委审查拟以市政府、市政府办公厅名义颁布的重大行政决策8件。

（宿 珊）

【行政规范性文件审查备案】 全年共审查市卫生健康委行政规范性文件22件次，制定并备案行政规范性文件10件，分别是：《关于提高本市计划生育特别扶助金标准的通知》《关于做好养老机构内部设置医疗机构取消行政审批实行备案管理工作的通知》《关于开展设立中外合资合作非营利性医疗机构试点工作的通知》《关于落实生育全程服务推进婚前与孕前保健工作的通知》《关于进一步做好计划生育特殊家庭优先便利医疗服务工作的通知》《关于优化整合北京市两癌筛查和长效体检工作的通知》《关于提高本市农村部分计划生育家庭奖励扶助金标准的通知》《关于在办理计划生育事项中取消生育情况证明的通知》《关于发展和规范互联网居家护理服务的通知》《关于印发<北京市中医医术确有专长人员医师资格考核注册管理实施细则（试行）>的通知》。

（宿 珊）

行政复议与应诉

【办理行政复议65件】 市卫生健康委全年办理行政复议65件，其中作为行政复议机关收到行政复议申请53件，办结53件；作为被申请人的行政复议案件12件，均为市政府法制办审理。

（郭 林）

【办理行政应诉54件】 年内，市卫生健康委作为被告或者被上诉人的行政诉讼案件有54件，其中一审案件30件、二审案件22件，检察院监督1件，市高院再审1件。主管领导出庭应诉2次。

（郭 林）

"放管服"改革

【精简政务服务（公共服务）事项】 按照市审改办《关于精简本市政务服务（公共服务）事项的工作方案》要求，经逐项对照梳理，市卫生健康委政务服务（公共服务）事项由108项精简至50项，精简58项，其中取消3项、实行单列的"零办件"1项、调整为不面向社会的政府内部审批和管理事项5项、整合调整49项。

（王 麟）

【政务服务事项标准化梳理】 年内，开展市、区两级卫生健康政务服务事项标准化梳理工作，全面清理诸如"其他必要的补充材料"等不确定兜底条款。共梳理填报市级卫生健康政务服务事项41项（办事事项105项）、区级（以朝阳区为例）卫生健康政务服务事项27项（办事事项62项），实现了同一事项在市区之间和区区之间事项名称、设定依据、办理时间、申报材料、受理标准、审批条件、办理流程、结果文书"八个一致"。

（钟海荣）

【规范行政审批中介服务事项】 年内，市卫生健康委清理规范了6项行政审批中介服务事项，包括："涉及饮用水卫生安全的产品卫生许可"审批事项中的"涉及饮用水卫生安全产品检验"，申请人按照国家卫生标准和卫生规范要求，可对产品自行检验，也可委托有关机构开展，审批部门不得以任何形式要求申请人必须委托中介机构提供服务；"《医疗机构执业许可证》核发"审批事项，不再要求申请人提供验资报告；"医师执业资格认定（含人体器官移植医师）"审批事项，不再要求申请人提交6个月内的健康体检表；"生活饮用水卫生许可""供水单位卫生许可（集中式供水）""公共场所卫生许可"审批事项，不再要求申请人提供健康合格证明。

（钟海荣）

【取消涉及企业群众办事创业各类证明】 年内，市卫生健康委取消了8项涉及企业和群众办事创业的证明。包括："护士申请补办《护士执业证书》"时，需提交的所在医疗机构开具的遗失证明""医师申请补办《医师资格证书》"时，需提交的执业医疗机构开具的遗失证明""医师申请补办《医师执业证书》"时，需提交的执业医疗机构开具的遗失证明""申报材料中生产场地房产证与实际门牌地址不一致的个人和企业，申请消毒产品生产企业卫生许可时，需提交的企业所在地派出所开具的生产场地使用证明""申报材料中生产场地的房产证与实际门牌地址不一致的个人和企业，申请涉及饮用水卫生安全产品卫生许可时，需要提交的企业所在地派出所开具的生产场地使用证明"的改为部门内部调查核实办理；"夫妻双方或一方为本市户籍的，申请再生育第三个及以上子女时，需提交的夫妻双方存档单位或户籍所在地居（村）委会、外省市一方户籍地区县卫生计生行政部门或现居住地居（村）委会、部队师级以上政治机关开具的婚育情况证明"的改为申请人个人承诺加部门内部信息核实；"2015年12月31日前生育或再婚的独生子女［初育双（多）胞胎］父母，申请领取《独生子女父母光荣证》［初育双（多）胞胎夫妇享受独生子女父母奖励待遇申请书］时，需提交的档案存放单位、居（村）委会开具的生育（含收养）情况核实表（盖章）""独生子女父母申请领取相关奖励、扶助事项时，需提交的档案存放单位、居（村）委会开具的生育（含收养）情况证明"的改为申请人个人承诺加部门抽查核实。

（钟海荣）

【政务服务40项进驻市政务服务中心】 年内，市卫生健康委政务服务事项进驻市政务服务中心，实现"应进必进"，共进驻政务服务事项40项（办事事项104项），已进驻政务服务事项均纳入市政务服务中心综合窗口。

（钟海荣）

【政务服务事项网上办】 年内，市卫生健康委政务服务事项网上可办率100%，并完成市卫生健康委自建办事系统与市政务服务网的单点登录对接。

（钟海荣）

【开展公平竞争审查】 年内，按照市卫生健康委公平竞争审查工作流程，共有597份文件进行公平竞争审查，未查出违反公平竞争的政策措施。

（钟海荣）

普法

【市卫生健康系统普法暨复议应诉培训】 11月8~9日，市卫生健康委举办2018年度普法暨复议应诉工作培训会。会议邀请法官就卫生类行政诉讼相关法律问题进行以案释法，政策法规处相关工作人员就医疗机构依法执业、行政部门依法履职进行以案释法。各区卫生计生委、各直属单位、各医疗机构130余人参加培训。

（钟海荣）

【征集法治文艺作品和法治动漫微电影作品】 年内，组织全市卫生健康系统单位参加北京市2018年法治文艺大赛和法治动漫微电影征集展映活动。在法治动漫微电影征集展映活动中，全系统共有12个作品获奖，市卫生健康委获组织奖。

（钟海荣）

地方卫生标准

【贯彻实施地方卫生标准】 11月5~6日，市卫生计生委召开2018年北京市卫生标准工作培训会暨新发布实施地方卫生标准宣贯会，各区卫生计生委、各医疗机构负责标准化工作人员230余人参加培训。会上，对本年度新发布实施的地方卫生标准进行了一级宣贯，要求各单位相应开展二级、三级宣贯。

（黄高平）

【组建北京市公共卫生标准化技术委员会】 年内，市卫生健康委开展北京市公共卫生标准化技术委员会的组建工作，草拟《北京市公共卫生标准化技术委员会章程》《北京市公共卫生标准化技术委员会秘书处工作细则》，并向市市场监督管理局提出成立申请。11月，市市场监督管理局批复同意成立北京市公共卫生标准化技术委员会。第一届任期5年，由37名委员组成，邓瑛任主任委员，况海涛、王志锋、曾晓芄、李亚京、琚文胜、张静波、刘江、张文中任副主任委员，黄若刚任委员兼秘书长，黄高平任委员兼副秘书长，秘书处承担单位为北京市疾病预防控制中心。北京市公共卫生标准化技术委员会将在公共卫生领域从事标准工作，为北京市卫生健康委在地方标准立项论证、起草、预审、实施效果评估和复审等工作中提供技术支撑。

（黄高平）

【制定地方卫生标准】 全年制定完成6项地方标准，分别是：《群体伤院内检伤标识应用规范》《疫苗流通管理基本数据集》《安全生产等级评定技术规范——第56部分：医疗卫生机构》《核医学从业人员的辐射防护规范》《新生儿转运技术规范》《医疗行为关键控制点编码规范》。市卫生健康委标准终审通过率100%。

（黄高平）

地方志编修工作

【完成《北京志·卫生志（1991—2010年）》初审评议】 6月底，市卫生计生委完成《北京志·卫生志（1991—2010年）》初审评议稿。初稿52.9万字，分为目录、概述、大事记、志、附录等5部分，设疾病预防控制与爱国卫生运动、医疗、卫生应急、基层卫生、妇幼卫生、中医、科研与教育、境外交流与合作、卫生监督、卫生行政等10篇44章153节。7月，调整编委会架构，增设顾问组和专家组，缩减编委会成员单位，更新了编委会主任、副主任及委员名单。在初审评议期间，邀请顾问、专家从专业角度对志稿进行同步审定。10月28日，经市地方志办公室同意，召开初审评议会，部分《北京志·卫生志》副主审及责任审稿组成的评审小组对志稿进行了专家点评。《北京志》副主编戴卫、周继东、谢荫明，《北京志·卫生志》责任审稿于冰，《北京志·卫生志》主编朱小皖、副主编江镜波和肖珣、编委会办公室成员及主笔参加了会议。专家认为初审评议稿内容相对完整、资料较为丰富、专业性强，较好地描述了本市二轮修志断限期内的北京卫生事业发展状况；在初审稿修改阶段还应立足全局、从全市占位视角概括本市卫生事业发展全貌、突出卫生事业在改革开放40年中的重点和亮点，注意主旨内容在断限期内的填平补齐，着重补充本市医疗服务改进、发展和市及区县卫生执法监督工作成果和成效，规范图、表和照片及章下述的体例格式。

（赵　婧）

【地方志资料年度收集整理】　年内，在全市卫生计生系统内开展2017年度地方志资料收集整理工作，共计收集地方志年度资料74件。

（赵　婧）

【参编《北京志·人口志》《北京志·政府志》】　年内，市卫生计生委配合市发改委、市政府办公厅完成《北京志·人口志》《北京志·政府志》中卫生章的参编工作。

（赵　婧）

综合监督与安保工作

【概述】　2018年，全市卫生健康综合监督和系统安全生产、保卫工作成效显著。综合监督体系建设取得新的进展；依法实施公共卫生、医疗卫生、计划生育行政处罚15528件，罚款2724.9万元，没收违法所得370.8万元；开展公共卫生电子监管，建设推广医疗机构依法执业自查系统，全面实施"双随机一公开"监督和开展学校卫生自监管试点及加强安全生产行业管理指导的经验做法，被国家卫生健康委和北京市推广。

（王开斌）

综合监督体系建设

【召开卫生计生监督执法实践基地创建研讨会】　3月23日，市卫生计生委召开专题研讨会，研究采取政府购买服务的方式，创建卫生计生监督执法实践基地，开展监督员执法实践培训，提升违法行为的识别能力和一线执法能力。北京大学第三医院、北京大学口腔医院、北京友谊医院、北京中医医院、北京妇产医院、北京佑安医院、医科院整形医院、通州区水厂、首都医科大学等单位有关负责人参加会议。

（朱建华）

【评选优秀典型案例案卷】　年内，市卫生计生委推选本市卫生计生监督执法优秀案例参加全国案例评查。3月，成立参选案例评选小组，采取组内评查、小组推荐、全体讨论和投票等方式，对案例的新颖性、复杂性、办案难度、案例质量、社会影响及案例评析等进行综合评定。推选出市、区两级监督机构制作的6个监督执法优秀案例参加全国评选，其中4个案例入选国家优秀典型案例：朝阳区卫生计生委某电商销售未取得卫生许可批件的涉及生活饮用水卫生安全产品案，某妇儿门诊部有限公司从不具有经营资格单位购进第二类疫苗案，东城区卫生计生委某医院管理有限公司开展医疗技术未按照国家有关医疗技术和手术管理有关规定加强医疗技术临床应用管理逾期不改案，北京市卫生计生委某诊所超出登记的诊疗科目范围开展口腔诊疗活动案。

（王雅祺）

【召开卫生计生监督工作会】　5月10日，市卫生计生委召开2018年卫生计生监督执法工作会议。市卫生计生委副主任毛羽出席会议并讲话。印发《2018年北京市卫生计生综合监督工作要点》等文件，通报了2017年绩效考核结果、"双随机一公开"监管改革进展情况、三级医院"驻院式"监督检查情况，通州区卫生计生委交流了工作经验。2017年，全市卫生计生行政处罚13775件，罚款2536.8万元，没收非法所得962.4万元。市中医局、市医管局和各区卫生计生委、市区卫生计生监督所及各三级医院、12320热线服务中心、委机关有关处室负责人参加了会议。

（王开斌）

【举办8省市卫生计生监督员培训班】 7月2～5日，北京市卫生计生委举办8省市卫生计生监督员培训班。邀请国家中医局、国家监督中心、北京市政府法制办、法院、著名高校的专家、教授等授课。同时，设置专业实践环节，参训监督员赴北医三院、友谊医院、整形外科医院、通州水厂，实地学习了解医疗、公共卫生业务。来自北京、天津、河北、内蒙古、新疆、宁夏、辽宁、湖北等8省（市、自治区）130余名卫生计生监督员参加了培训。

（朱建华）

【召开卫生计生监督协管服务标准化评估培训会】 7月20日，市卫生计生委召开2018年卫生计生监督协管服务标准化评估培训启动会。市卫生计生委副主任高坚出席会议并就做好卫生计生监督协管标准化服务工作提出要求。会议通报2017年监督协管服务标准化评估结果，邀请监督协管服务优秀单位交流经验，授予评估达标的社区卫生服务中心"北京市卫生计生监督协管标准化服务合格单位"，部署2018年监督协管服务标准化评估工作。市疾控中心和市卫生计生监督所专家针对食源性疾病报告、公共场所卫生、控烟巡查、饮用水卫生、学校卫生、打击非法行医和非法采供血、计划生育等7项专业进行了培训。各区卫生计生委、区卫生计生监督所、90余家社区卫生服务中心的负责人及监督协管员骨干共210余人参加。

（朱建华）

【卫生计生监督执法专项稽查】 7月，市卫生计生委下发《关于开展2018年卫生计生监督执法稽查工作的通知》。稽查内容包括：卫生计生监督投诉举报处理情况、行政处罚信息公示情况、执法全过程记录制度推进情况、卫生计生行政处罚裁量权行使情况、控烟监督执法工作情况等。组成4个市级专项稽查工作组，对16个区开展全覆盖专项稽查工作。稽查中发现的问题包括：一是投诉举报工作需要进一步规范，二是执法全过程记录制度推进情况参差不齐，三是全市卫生计生行政处罚裁量规则亟待更新。通过稽查，不断加大对工作任务完成的督促力度，加大对监督执法的全过程记录和全流程留痕管理，促进监督执法人员文明执法、履职到位。

（王雅祺）

【举办卫生健康监督管理干部培训班】 11月28～30日，由市卫生健康委组织，首都医科大学承办了北京市卫生健康监督管理干部培训班。邀请国家卫生健康委体改司司长梁万年、监督局副局长何翔、法制司副巡视员龚向光，以及北京市高级人民法院、国家行政学院相关专家，对综合监管制度的时代背景、设计思路、目标框架、实现路径等进行了解读；对推进新时期综合监管执法工作的思路对策进行了梳理；讲授了适应综合监管与"放管服"改革、厘清政府与市场的关系、如何减少行政执法的风险等。北京市、天津市、河北省、湖北省十堰市卫生健康行政部门及监督机构的60余人参加了培训。

（朱建华）

【卫生健康监督执法"双随机"抽查单轨运行】 12月29日，市卫生健康委印发《北京市卫生计生监督执法"双随机"抽查补充规则》。自2019年1月1日起，全市卫生健康监督执法工作由日常监督检查和"双随机"抽查并行切换为"双随机"抽查单轨制运行，并提出增加随机抽查执法事项、动态维护"两库"信息、探索对高风险单位的监督检查新模式等要求。

（朱建华）

【完善综合监督体系建设】 年内，市卫生计生委持续探索提高卫生计生综合监管水平的新路子。在理论研究体系建设上，签约首都医科大学，推动综合监管制度建设迈上新台阶；在人才培养体系建设上，与首都医科大学和北京大学第三医院、北京友谊医院等9家业内知名机构共建卫生计生监督执法教学基地和实践基地；在社会监督体系建设上，联手北京电视台、北京卫生法学会、北京控烟协会、北京社区卫生协会，采取媒体以案说法、扩大志愿者服务、为医疗卫生机构划定依法执业红线（一户一档管理）等方法，加强媒体监督、行业监督和自我监督；在加强专业执法体系建设上，结合医疗卫生行业的特殊性和北京依法执业的特殊要求，以解决执法人员的技术难题为抓手，通过政府购买服务方式，邀请医学检验、血液安全、器官移植、放射诊疗等专业质控中心专家参与监督执法检查工作。

（王开斌）

综合监督行政执法

【召开打击非法买卖血液工作会】 1月11日，市卫生计生委联合市公安局、市网信办召开全市打击非法买卖血液联席会，着重研究部署保证北京医疗用血安全、维护群众权益，并就联合治理媒体曝光的"互助献血变有偿献血"问题提出针对性措施。决定在全市开展打击非法买卖血液专项执法监督检查，对非法组织买卖血液的人员进行严厉打击。

（苏承馥）

【开展网吧控烟专项执法行动】 4月起，市爱卫会、市卫生计生委、市文化局、市执法总队联合开展为期6个月的网吧控烟专项执法行动。本次行动重点检查网吧是否按照"四有一无一劝阻"开展控烟工作，特别是对"未对禁止吸烟场所内的吸烟者进行劝阻"的违法情形严肃查处。7月19日，市爱卫会、市卫生计生委、市文化局、市文化执法总队执法人员联合对海淀区四道口附近的网吧开展执法行动，对1名违法吸烟者和5家存在烟头、烟具以及控烟管理制度不完善的单位进行了处罚。

（朱建华）

【开展10家"驻院式"监督执法检查】 5～10月，市卫生计生委对北京大学第一医院、北京大学肿瘤医院等10家三级医院进行"驻院式"监督执法检查。针对医院出现的违法违规问题进行全面梳理，并依法给予行政处罚。对于全市出现的普遍违法问题全市通报及开展专项自查工作。2018年，"驻院式"监督执法检查共做出行政处罚20件，其中简易程序4件、一般程序16件，罚款82000元，没收违法所得886.96元。

（苏承馥）

【试点学校卫生自监管】 6月15日，北京启动学校卫生自监管试点工作。市卫生计生委联合市教委召开试点工作培训启动会，西城区、大兴区卫生计生委、教委相关负责人，北京市和西城区、大兴区卫生计生监督所相关负责人，西城区、大兴区学校卫生保健所所长，20所试点学校主管校长及相关负责人参加了会议。会议解读了《北京市中小学学校卫生自查试点工作方案》，对学校卫生安全管理和服务系统的使用人员进行了培训，并研讨了学校开展自监管工作中的问题。

（朱建华）

【开展打击非法行医专项行动】 7月19日，市区两级卫生计生、公安、食药、城管、工商执法人员捣毁藏匿在朝阳区黑桥村的无证行医窝点。这是本市打击非法行医领导小组对重点地区黑诊所"回头看"后采取的集中统一行动。年内，全市共查处无证行医531户次，行政处罚案件437件，罚款609.0万元，没收器械3599件、药品522箱，没收非法所得317.7万元，罚没款926.7万元；移送案件51件，其中移送公安部门20件、食药部门3件、工商部门28件。

（苏承馥）

【推广医疗机构依法执业自查平台】 8月7日，市卫生计生委举办医疗机构依法执业自查专题培训班，

推广北京市医疗机构依法执业自查信息系统，启动全市医疗机构依法执业的自查工作。北京市医疗机构依法执业自查系统是市卫生计生委采取政府购买服务方式，委托北京卫生法学会建立的信息化平台。平台按照级别和专业分类，将全市所有医疗机构需执行的15项一级、100余项二级及500余项三级依法执业自查指标开发设计成自查系统。医疗机构相关人员可随时进入系统，随时按照程序、对照法律法规自查，随时发现存在的问题与不足，及时纠正改进，从而降低受到行政处罚的概率，降低违法执业的风险。全市128家三级医疗机构协管员、各区卫生计生委相关业务负责人等200余人参加培训。

（苏承馥）

【启动医疗卫生行业综合协同监管工作】 年内，市卫生计生委下发《关于建立医疗质量控制与卫生监督执法技术协作机制的通知》。9月18日，综合协同监管工作启动会召开，启动医疗质量管理与监督执法综合协同监管工作机制。该机制实施后将医疗质控中心与监督执法队伍紧密联合在一起，通过双方协同培训、协同检查、协同办案及信息共享和信息化建设，共同发挥监管合力，达到综合协同监管工作效果。全市各级卫生计生行政部门、监督部门和医疗质控中心120余人参会。

（苏承馥）

【开展现场制售饮用水卫生安全专项督查】 12月29日，市卫生健康委印发《关于组织开展现场制售饮用水卫生安全专项督查的通知》，开展为期3个月的专项督查。全市备案制售水机5114台，占本市现有制售水机的84.7%。截至上报日期，仍有927台制售水机未备案，主要原因是现场制售饮用水经营主体未取得合法经营资质（营业执照）。上述未备案制售水机均已纳入监管台账中，列入本年度重点监督工作中，督促经营者尽快履行备案手续，对于无法取得经营主体资格的，移交市场监管部门处理。

（王雅祺）

【开展传染病防治分类监督综合评价】 年内，市卫生计生委下发《2018年北京市医疗卫生机构传染病防治分类监督综合评价工作方案》，加强组织领导，明确职责分工，提高工作标准，保障分类监督综合评价工作顺利进行。全年实际监督检查并开展综合评价机构1465家，其中市、区级疾控机构，采供血机构，一级以上医疗机构100%完成。对6.46%的未定级医疗机构开展了综合评价。评价结果显示，优秀单位1045家、合格单位380家、重点监督单位11家。

（王雅祺）

【处理4种问题消毒产品流入本市】 年内,《南方周末》文章曝光成都安蒂康生物科技有限公司生产的"安提可四价流感病毒抗体喷剂"等5种产品存在违规宣传预防治疗作用、误导消费者等问题。其中4种产品14万余支流入本市并由北京环太生物技术有限公司、北京奥丽健康科技有限公司等17家经销商经销。市卫生计生委采取相应措施迅速查清产品去向,要求各级各类疾病预防控制机构、妇幼保健机构及其他医疗卫生机构(含经营的药房、商店等)立即停止使用该类产品,并对购买、使用和推荐情况开展自查自纠和统计上报工作。下发《关于开展抗(抑)菌制剂专项整治工作的通知》,部署全市专项整治工作。

(王雅祺)

安全生产管理和治安保卫工作

【国家卫生计生委督查本市安全生产工作】 2月22～25日,新疆维吾尔自治区卫生计生委副巡视员于密萍带领国家卫生计生委安全生产第16督查组,对北京市卫生计生系统安全生产工作进行督查。督查组认为,北京卫生计生系统做到了领导重视到位、责任分解到位、经费投入到位、工作部署到位、建章立制到位、强化预防到位,工作成效明显。

(刘忠良)

【召开安全生产和治安保卫工作会】 5月11日,市卫生计生委党委委员、副主任、市卫生计生委安全生产委员会副主任毛羽召开2018年安全生产和治安保卫工作会。会议要求各单位要牢固树立安全生产"红线"意识、"底线"思维,全面落实安全生产和保卫工作;严格按照行业管理和属地管理原则,把安全生产和治安保卫工作抓细抓实,坚持人防物防技防同步;坚持经常性管理和专项整治相结合的原则,抓好危险化学品、电气安全、安全生产大检查等专项治理工作;强化管理、防范、监督、检查等措施,全面加强安全生产和治安保卫工作基础设施建设;坚持以提高管理水平为核心,做好安全生产能力素质培训和实战演练工作。市中医局、市医管局和各区卫生计生委、三级医疗机构、市卫生计生委直属单位负责安全生产和保卫工作的领导参加了会议。

(刘忠良)

【安防能力综合评价】 6～10月,市卫生计生委委托北京安全防范行业协会对包括首都高校,市属、区属医院和市卫生计生委直属单位在内的25家医疗卫生机构的安全保卫能力进行综合评价,对评价中发现的问题隐患给出整改意见,并将评价发现的共性问题通报各级医疗机构。

(刘振华)

【"号贩子"集中整治专项行动】 10月30日,市卫生计生委下发《北京市卫生计生系统扫黑除恶专项斗争实施方案》,将"医托""医闹""号贩子""黑救护""血头血霸""非法行医"等14类涉医违法行为列入卫生系统扫黑除恶专项斗争工作重点。11月,联合首都综治办、北京市网信办、北京市公安局等11个部门,印发《北京市集中整治"号贩子"和"网络医托"专项行动工作方案》和《全市卫生健康系统集中整治"号贩子"和"网络医托"专项行动工作分工方案》。

(刘振华)

市属医院改革与管理

【概述】 2018年,市医管局系统落实城市总体规划,推动医疗资源均衡优质发展,深化医药分开综合改革,构建便民惠民常态化服务机制,全面提升了市属医院医疗水平和服务质量。

围绕京津冀协同发展和首都功能定位,推动市属医疗资源均衡优质发展。天坛医院实现整体搬迁开诊,友谊医院通州院区、副中心门诊部开诊,安贞医院通州院区、口腔医院、同仁医院亦庄院区等项目按计划推进。开展医院功能定位、院区总体和既有院区综合提升改造3项规划的编制。加强京津冀区域医疗协同,宣武医院、北京中医医院、北京妇产医院对口帮扶雄安。帮扶拉萨市人民医院完成三甲医院的创建,帮助组建青海省玉树州精神疾病专科医院,与拉萨市政府、北京援藏指挥部联合启动建档立卡户医疗救治专项行动,建立我国首家耐低氧适应研究康复中心。

利用"互联网+医疗"技术,推进医药卫生体制改革。医院可支配收入同比增加14.64%,药品总收入同比下降15.5%，检查费总收入同比下降1.6%，劳务技术占比提升56.6%。

立足人民群众卫生健康获得感，提升医疗服务质量。持续推出18项便民惠民措施，探索紧密型儿科医联体建设模式，天坛医院、朝阳医院、世纪坛医院儿科门诊量、出院人数同比增长31%。开展"二维码移动用药服务指导"，开设用药目录查询功能，在18家医院开设MTM（药物治疗管理）门诊或医生—药师联合门诊。加强区域医联体建设，提升回天地区群众就医获得感。京医通平台累计完成挂号3860万人次，日最高挂号9.5万人次，市属医院总体预约就诊率88.2%。

围绕医学创新，促进科研成果和人才建设协同发展。完善学科协同中心运行管理机制，启动研究专项申报评审，加快医疗同质化建设，共享资源、联合培养人才。建立科技成果转化年报制度，以重点项目转化为载体，构建成果转化全流程服务体系。推动"扬帆"计划和"培育"计划。完成高层次人才和团队遴选推荐，做好"使命""登峰""青苗"人才评选和服务保障。

聚焦现代医院管理制度，优化医院内部治理结构。发挥绩效考核"指挥棒"作用，启动医院章程制定工作。开展用药动态监测，实施药品预算、处方前置审核和用药路径管理。开展医用耗材京津冀联合采购和大型医疗设备使用评价体系建设，制定医用耗材编码。安排资金2.6亿元，将12家医院纳入分类补偿；安排资金72亿元，完成医院养老保险参保入库。开展下属经营机构清理整治，构建审计整改工作闭环管理体系。

树立总体国家安全观，落实安全生产责任制。加强国家安全人民防线，加强网络信息安全防护。加强危化品及设备安全管理，拆改可燃夹芯彩钢板建筑近3万平方米。配合公安机关驱赶"号贩子"1万余人次，抓获犯罪嫌疑人400余名。开展社会矛盾纠纷排查调处工作，做好信访矛盾排查化解工作。

加强自身建设，落实从严治党主体责任。开展"知边界、守规矩、抓落实"工作，组织规范化管理集训，纠治12类突出问题。统筹新媒体矩阵，突出舆情管理。开展酒水相关问题专项整治，查处群众身边不正之风和腐败问题。出台加强支部规范化建设指导意见，组织11638名党员完成社区报到。全面调研医院领导班子，组织处级领导干部谈话170余人次。落实医务人员身心健康管理项目。

截至12月底，市属医院编内人员35406人、编外人员15278人。

（王存亮　王　岩　时　亮）

公立医院改革

医药分开改革试点

【公立医院综合改革效果评价考核】　年内，按照国务院医改办、国家卫生健康委、财政部等关于2017年度公立医院综合改革效果评价考核的安排，报告了北京市市属医院落实医药分开后续重点任务、总会计师岗位设置、医联体建设、创新医疗服务模式等进展情况，北京世纪坛医院、北京肿瘤医院接受了考核组的现场复评。

（杨　蕊）

【市属医院医药分开综合改革后运行平稳】　与改革前一年相比，市属医院改革后运行平稳。门急诊总量同比下降5.44%，出院人数上升6.2%，手术例数增长14.1%，门急诊患者次均药品费用下降了11.62%，出院患者药品费用下降了18.88%。医院药品总收入同比下降15.5%，检查费总收入同比下降1.6%。

（杨　蕊）

医院绩效考核

【印发2018年绩效考核指标体系】　5月25日，市医管局印发《市属医院2018年度绩效考核与评价体系》。新的绩效考评体系框架以平衡计分卡为主要设计基础，建立"主要任务目标考核+日常评价+个性化考核+党建考核+各区评价+公益性+单项奖励"考评体系，提升市属医院精细化管理水平。

（农定国　张晓光）

【落实奖励性绩效工资兑现方案】　6月21日，根据市属医院2017年度绩效考核结果排名，以市财政局批复的奖金总额向医院下发了《北京市医院管理局关于落实2017年度绩效考核奖励经费的通知》，督促各市属医院完成绩效考核奖励工资的发放。

（农定国　张晓光）

【完成2017年市属医院绩效考核】　年内，市医管局对市属医院2017年度绩效目标完成情况进行考核，完成《北京市属医院2017年绩效考核分析报告》。各市属医院在强化公立医院的公益性、加强医院管理、提高运营效率、保证医疗质量、降低医药费用方面取得成效，尤其体现了市属医院公益性职能的各项指标完成较好。

（农定国　张晓光）

【职工满意度、人才满意度调查】　年内，市医管局继续委托第三方在上半年、下半年各开展一次市属医院职工和人才满意度调查。完成《市属医院职工满意度调查报告》《市属医院人才满意度调查报告》。2018年，平均职工满意度87.329%，人才满意度86.256%。

（农定国　张晓光）

市属医院规划编制

【开展"十三五"规划中期评估】　8月29日，制定《北京市医院管理局关于开展"十三五"时期市属医院规划实施中期评估的通知》。9月11日，市医管局召开"十三五"规划中期评估工作部署会暨培训会，指导市属医院完成"十三五"规划中期评估。至年底，22家市属医院完成"十三五"规划中期自评。委托首都医科大学完成"十三五"时期市属医院规划总体实施中期评估，形成《北京市医院管理局"十三五"规划中期评估报告》。

（张梦平）

【评审功能定位规划、院区总体规划】　9～12月，市医管局组织医院管理、医疗管理、科研教学、规划建设等方面专家组成的专家组对16家医院功能定位规划和22家医院院区总体规划进行论证咨询并提出修改意见，指导市属医院完善功能定位规划和院区总体规划。

（张梦平）

医院基础管理

医疗护理工作

【改善医疗服务行动计划】　1月9日，市医管局出台《关于印发2018年市属医院改善医疗服务行动计划》，在市属医院推出18项改善医疗服务措施：开展院容院貌专项整治行动，为患者和职工营造良好的环境；进一步规范导医导诊服务，打造有序就医流程；增加一批便民服务设施，满足患者就医需求；不断提高膳食质量，丰富供应品种，让患者感受到变化；拓展京医通服务功能，方便患者信息查询；优化门诊候诊服务，精确预约到30分钟；提供急诊预缴费服务，简化就医流程，减少往返不便；在急诊留观区域提供标准化生活用品，改善留观区环境；丰富百姓健康服务平台，促进患者科学健康观念和生活方式的养成；关爱老人，为老年患者提供住院护理评估和出院健康指导，减少老人住院和居家的护理风险；通过处方上印制的二维码，扫码后为患者提供更便捷的用药指导服务；推出一批疑难病多学科联合门诊和专病中西医联合门诊，为患者提供更全面的诊疗服务；增设营养门诊（营养咨询门诊），提供专业营养咨询服务；细化专病专症门诊，帮助患者更加精准就医；增加门

诊专科护理服务项目，使患者享有更全面专业的护理服务；大力推广日间服务，减少患者留院时间，减轻患者费用负担；继续推出第四批知名专家团队，使疑难重症患者看上"大专家"；继续拓展远程医疗服务，使患者就近获得高水平专家服务。

通过改革创新服务供给方式、改进投诉服务、开展便民惠民服务专项绩效考核奖励工作、落实分级诊疗、提高医疗安全质量等措施，持续打造优质医疗、精准医疗和有温度的医疗。

（刘立飞　朱晓瑞　程　卓　冀　杨　董思鑫）

【加强行风建设】　1月18日，市医管局印发《关于进一步规范市属医院开展医疗合作、外转病人及医师外出会诊等相关工作的通知》，规范医疗合作项目中医院的执业行为、转会诊和多点执业的医师执业行为、医院对医师行为的监管等工作。3月26日，印发《关于建立市属医院依法执业及行风问题"一案双查双备"制度的通知》，汇集信访、投诉、纠纷、舆情信息等渠道反映的问题线索，开展依法执业和行风两方面的调查94件（一案双查），并就问题线索和调查处置情况向医院纪委和市医管局纠风办备案（一案双备），主动接受监督。建立行风建设闭环管理机制，针对市属医院梳理出的行风建设354个A类风险点，分两批召开行风风险点管控工作会，建立行风风险台账和防控措施，从源头上预防腐败和治理不正之风。加强行风建设工作督导检查，将行风建设纳入局绩效考核日常评价指标体系，督导医院强化主体责任，狠抓行风问题整改落实效果。

（朱晓瑞）

【地方标准申报及宣贯】　4月4日，市医管局牵头制定北京市地方标准《群体伤院内检伤标识应用规范》，由市质量技术监督局批准公布，并为市属医院配发群体伤院内检伤标识，进一步规范突发群体伤应急医疗救治流程及标识使用。

（朱晓瑞）

【"互爱生命，共享健康"护理文化周】　5月，市医管局开展以"互爱生命，共享健康"为主题的护理文化周活动。文化周期间，市医管局举办综合素养大赛。市属医院的医护人员300余人深入学校、社区、企业、养老及儿童机构等场所开展公益服务行动，培训心肺复苏等急救技能，并开展义诊。

（董思鑫）

【便民惠民服务绩效考核】　8～10月，市医管局开展市属医院2018年便民惠民服务专项绩效考核奖励工作。通过"以奖代补"资金分配方式强化绩效管理引导，激励市属医院以创新方法改善患者服务、医院

管理和综合改革工作。其中包括两类工作内容：一是改善医疗服务18项措施，由市医管局统一考核，考核方法包括社会监督员暗访、现场督导检查和满意度调查等；二是创新便民惠民服务措施，不包括改善医疗服务18项措施，由各市属医院主动申报，市医管局考核评价。根据最终考核和评价情况确定各医院的奖励情况。

（刘立飞 冀杨）

【探索紧密型儿科医联体建设模式】 年内，市医管局探索北京儿童医院与北京天坛医院、北京世纪坛医院，首都儿科研究所附属儿童医院与北京朝阳医院5家试点单位建立"2+3"紧密型儿科医联体模式。9月26日，北京儿童医院天坛诊疗中心挂牌，市属医院紧密型儿科医联体正式启动；9月29日，北京儿童医院世纪坛诊疗中心、首都儿科研究所朝阳诊疗中心运行；10月6日，北京儿童医院天坛诊疗中心在天坛医院新院区开诊。开诊以来，综合医院儿科诊疗量明显增加，综合医院儿科病种逐渐扩大，医联体内建立了顺畅的双向转诊、人员流动和资源共享等工作机制。天坛、朝阳、世纪坛3家试点综合医院儿科门诊量同比增长31.42%，出院人数同比增长31.95%。

（刘立飞）

【继续推出知名专家团队】 年内，市医管局推出第四批、第五批知名专家团队。市属医院知名专家团队总数149个，全年门诊56万人次。知名专家团队号源利用率72.3%，较京医通平台整体号源利用率高16%，优质医疗资源得到充分运用，通过团队层级转诊使真正需要知名专家诊疗的疑难病患者得到及时诊治，提高了专家资源利用率。

（程卓）

【深化市属医院康复医联体建设】 年内，康复医联体内转诊患者776人（小汤山医院和老年医院分别接收515人和261人），超额完成年度工作目标。天坛医院、清华长庚医院、宣武医院转出数量居前三位，占全部患者的27.7%；脑卒中、骨折术后、心肺疾病、脑外伤占转诊病种的72.16%，医联体成员单位之间形成了顺畅的双向转诊关系。

（刘立飞）

【推进市属医院参与京津冀医疗协同发展】 年内，宣武、中医、妇产3家医院对口帮扶雄安新区容城县3家医院，京张、京承、京曹、京廊、京保等政府间合作项目扎实推进。22家市属医院与河北、天津69家医院开展医疗合作，其中16家市属医院与河北26家医院开展政府合作项目31个。年内派出医务人员982人次，门诊4.3万人次，急诊14人次，手术3266人次，受援科室135个，开设新科室14个，开展新技术48项，远程会诊598例，挂职院领导9人次，挂职科主任7人次，来京进修69人次，转诊至市属医院348人次，转回当地医院534人次，开展科研合作12项，检查结果互认285例，影像结果互认104例。

（刘立飞）

【深化护士规范化培训】 年内，市医管局继续开展新入职护士规范化培训。8家试点医院共1045名护士参加了培训，并通过了统一的理论及综合技能考核。北京儿童医院、首都儿科研究所于年内纳入试点范围。

（董思鑫）

财务资产管理

【规范税收手续费返还款管理使用】 7月，市医管局印发《关于进一步规范市属医院税收手续费返还款管理使用的指导意见（试行）》，明确了市属医院在税收手续费返还款管理、使用等方面的要求，进一步规范市属医院代扣、代收和代征税款返还手续费的管理工作。

（姜鹏）

【清理规范市属医院下属企业】 8月，起草了《北京市医院管理局关于开展市属医院下属企业清理规范工作的通知》，杜绝市属医院违规投资办企业行为。9月底，下达第一批企业清理规范方案，并持续推进开展剩余企业清理规范工作。

（姜鹏）

【解决市属医院养老保险相关资金】 10月19日，经市政府专题会议审议通过，10月底前全部市属医院完成在职人员参保入库工作。市医管局会同市财政局妥善安排专项经费，解决市属医院养老保险资金补偿问题。

（周颖）

【推进市属医院成本管理服务项目】 市医管局拟开展市属医院成本管理服务项目，即通过政府购买服务的形式，对市属22家医院的科室成本、病种成本、项目成本等进行医疗数据成本核算，进一步提升数据及时性，提高数据准确性，为卫生事业改革与发展提供数据支撑。年内，项目通过了市财政评审中心评审，完成公开招标程序等前期工作。

（周颖）

【物流管理服务项目增至9家医院】 为提升医院物流管理的科学化水平，降低医院运营成本，提高医院物流管理水平，市医管局加大物流管理推进力度，将市属医院物流管理服务项目增加至9家医院：北京佑安医院、北京安定医院、北京地坛医院、北京小汤山医院、北京妇产医院、首都儿科研究所附属医院、北京回龙观医院、北京儿童医院、北京大学肿瘤医院。

（周 颖）

【推进审计中发现问题的整改】 年内，市医管局推进审计中发现问题的整改，持续关注整改效果，做到"问题不遗漏、整改必到位"。一是建立审计整改责任惩戒机制，进一步突出党政一把手的审计整改主要责任，确定审计发现的问题，凡次年年底前未整改完毕的，进行惩戒。整改完成率未达到50%的医院暂缓兑现绩效考核党政一把手奖励资金，对整改完成率没有达到90%的医院扣发绩效考核党政一把手奖励资金的30%。二是整改措施和整改结果认定引入专家评议，意见书面反馈，指导医院整改，开展审计整改专家集中督导和现场督导，对整改进度慢的医院由局领导约谈医院主要领导，推进整改。三是对审计发现的历史遗留问题进行分类整理，将因政策原因不能整改的问题纳入备查簿。四是对于审计发现的制度性缺陷或空白，推进相关政策、制度完善。截至年底，当年下发的经济责任审计报告披露的问题整改完成率（含因政策原因转备查的审计问题）为95.39%。

（雷光平）

【论证"智慧财经"信息系统】 年内，市医管局成立专家组正式启动"智慧财经"信息系统项目业务顶层设计研讨和论证。经过多次研讨，专家组认为顶层设计框架基本符合政策和业务需要，业务模块的申报内容基本符合"智慧财经"建设需要，为未来的信息系统建设奠定了良好的基础。

（郭群英　林琼菁）

基础运行管理

【与自来水集团共建合作】 1月9日，市医管局与北京自来水集团举行合作共建签约仪式，市医管局局长于鲁明、副局长边宝生，自来水集团党委书记刘锁祥、总经理高踪阳、副总经理何俊山出席仪式。双方就市属医院供水管网应急抢修以及供水安全等方面开展合作，带动市属医院基础运行管理水平的持续提升。

（冯 斌）

【防雷防汛专项检查】 3月，市医管局下发文件要求市属医院强化防雷检测和雷电灾害隐患消除等相关工作。7月，开展防雷防汛专项检查。借助专业机构技术力量支持，采取"四不两直"方式，重点针对市属医院安全生产责任制建设、防雷检测与防汛排查演练、防汛物资储备、安全隐患台账建立以及宣传培训等工作落实情况进行督导检查，同时将存在的问题纳入医管局安全隐患台账系统，督促相关医院抓紧落实，确保安全渡汛。8月2日，市医管局召开防汛防雷专项督导检查通报暨工作部署会。会上，通报前期防汛防雷专项督导检查发现的主要问题，并就下一步安全隐患整改提出具体的工作要求。8月7日，市医管局副局长边宝生带队赴儿研所和朝阳医院，对前期防汛防雷专项检查中发现问题的整改落实情况开展"回头看"检查。

（冯 斌）

【推进安全隐患台账闭环管理】 4月26日，市医管局召开安全工作部署会，部署安全隐患排查治理及隐患台账闭环管理工作。下发《关于加强市属医院安全隐患排查治理建立安全隐患闭环管理机制的通知》，明确安全隐患排查治理机制，建立安全隐患闭环管理机制。通过建立安全隐患台账管理系统，对市属医院安全隐患实现隐患登记入账、隐患情况反馈、医院整改情况上报、整改效果审核验收的安全闭环式管理，做到安全隐患"全部上账、分类监管、限期整改、逐一销账"，实现全流程信息化管理。

（张华兴）

【基础运行设备全生命周期管理】 6月28日，市医管局召开基础运行设备规范化管理培训，22家市属医院的总务处处长、相关设备管理负责人以及外包服务公司管理人员110余人参加。由市属医院运行保障专业技术组组长作为培训师资，对配电、电梯以及医用气体设备技术管理进行培训解析，并于8月底前完成22家市属医院变配电和锅炉设备的全生命周期管理调研。

（冯 斌）

【市属医院人文医学巡讲】 6月，市医管局制定印发《2018年度市属医院人文医学培训工作方案》，部署各市属医院开展人文医学巡讲。截至年底，共完成人文医学巡讲课程85节次，累计培训医务人员近1万人次，实现22家市属医院全覆盖。同时，启用人文医学手机APP，构建24小时在线学习和学习交流平台，便于医务人员通过阅读文章、浏览视频、案例分享等多种方式，利用碎片化时间，实现全方位的知识获取。2000余名市属医院的医务人员注册使用人文医学APP。

（林丽云）

【市属医院人文科室建设】 6月，市医管局制定印发《市属医院人文科室建设工作方案（试行）》，并启动第一批人文科室建设。22家市属医院共有39个科室申报人文科室。经专家组综合评定，有26个申报科室通过验收，被授予"市属医院医学人文建设示范科室"标牌。

（林丽云）

【与电力公司共建合作】 7月12日，市医管局与国网北京电力公司举行合作共建签约仪式，市医管局局长于鲁明、副局长边宝生以及国网北京电力公司董事长李同智、副总经理周建方、张铁恒等出席。

（冯　斌）

【市属医院患者满意度评价】 年内，市医管局持续推进患者满意度绩效评价工作。每个月完成门诊患者现场拦访调查和住院患者电话调查，并制定下发季度和年度患者满意度调查总报告和分报告。同时，建立并完善满意度数据采集、分析和报告发布系统，并于9月底启用报告发布系统。

（林丽云）

【规范市属医院安防系统使用管理】 市医管局制定下发《市属医院安防系统使用管理规范（试行）》，于10月16日召开专题培训会，对市属医院保卫处处长、技防管理人员、值机员骨干进行全员培训及考核。同时，市医管局委托第三方对各市属医院安防系统规范使用管理情况进行评估，评估技防系统运行、值机人员、制度建设、使用管理等6个方面29个单项总计146条内容。通过评估，摸清了各医院安防系统建设现状及使用情况，总结了先进经验，查找到使用中存在的问题以及与规范之间的差距。

（张华兴）

【举办人文医学执业技能师资培训班】 11月1~2日，市医管局举办2018年度人文医学执业技能师资培训班，由21家市属医院推荐选拔的医务人员和市属医院人文医学巡讲团部分成员50余人参加培训。邀请北京大学人文医学研究院教授和市属医院人文医学巡讲团骨干师资讲授人文医学和医患沟通技能系列课程。

（林丽云）

【防范"号贩子"工作】 12月5日，市医管局召开重点医院防范"号贩子"工作部署会，同仁、天坛、积水潭、宣武、儿童、妇产、中医、口腔等8家重点市属医院主管院领导、保卫处和门诊部负责人共30余人参会，市医管局副局长边宝生出席会议。会上，基础运行处传达了集中整治"号贩子"和"网络医托"专项行动工作方案，医疗护理处对近期门诊医疗管理采取的防范"号贩子"措施和下一步工作计划进行了说明和布置。8家市属医院、114和京医通预约挂号平台服务方分别就防范"号贩子"工作开展情况进行了汇报。全年，市属医院为打击惩治"号贩子"出动工作人员40548人次，增加保安巡逻值守24542人次，增加技防设备设施3290件（套），驱赶"号贩子"10779人次，摸排通报线索161条，配合公安机关抓获犯罪嫌疑人411名，追究治安及刑事责任5名，集

中宣传113次，开展专项培训80次。

（张华兴）

【市属医院安防系统使用技能比武】 年内，市医管局举办市属医院安防系统使用技能比武，活动分预赛和决赛两个阶段。12月28日，友谊医院、同仁医院、宣武医院代表队等8支预赛晋级队参加决赛，市属医院安全主管院领导、保卫处负责人、技防管理干部等共200余人观摩。最终，宣武医院代表队获得决赛一等奖，其余医院代表队分获二、三等奖。

（张华兴）

【整治可燃夹芯彩钢板建筑】 年内，市医管局推动市属医院可燃夹芯彩钢板建筑拆改工作，将可燃夹芯彩钢板建筑纳入年度绩效考核及单项奖励，要求医院属于违规用房的立拆立改，属于有产权证业务用房的停水断电查封，制订拆改计划，明确拆除时限，确保医院安全运行。多次召开可燃夹芯彩钢板建筑拆改专题会议，督促医院落实工作要求，消除安全隐患。截至12月，市属医院共拆改可燃夹芯彩钢板建筑31519.47平方米。

（张华兴）

【强化运行保障专业化队伍建设】 年内，市医管局加强对市属医院运行保障专业技术工作组的管理与支撑，全年开展节能减排、电气安全、环境改善提升、空调管理、电梯管理、被服洗涤等多项调研交流。推进与北京建筑大学联合培养市属医院硕士及本科学历人才，进一步提升市属医院专业化管理水平。

（冯　斌）

【试点患者满意度闭环管理】 市医管局坚持以问题为导向，完善患者满意度闭环管理平台，选取天坛医院、友谊医院、同仁医院、世纪坛医院、中医医院、首都儿科研究所、妇产医院等7家医院试点使用，定期将现有满意度调查结果中的患者不满意评价和意见分发至各市属医院，实现"满意度调查、结果分析、问题反馈、服务整改、效果评估"的闭环式管理目标，提升市属医院患者满意度管理水平。

（林丽云）

医院建设投资

【北京世纪坛医院急诊急救综合楼工程】 4月2日，市委、市政府研究决定启动北京世纪坛医院急诊急救综合楼项目建设。6月22日，项目取得市发改委核准项目勘察设计招标方案的函。7月20日，项目取得原市规划国土委关于项目规划设计方案的批复。8月28日，项目取得市发展改革委项目建议书（代可研报告）的批复。10月底，完成项目施工、监理单位的招

标。10月31日，举行奠基仪式。

（纪路辉）

【北京中医医院新址（垡头）建设工程】 5月31日，市发展改革委核发北京中医医院新址（垡头）建设项目前期工作函。

（纪路辉）

【北京积水潭医院回龙观院区二期扩建工程】 6月7日、8月13日，市委书记蔡奇在回龙观地区调研时，提出加快推进北京积水潭医院回龙观院区二期扩建工程，同步推进老院区新北楼降层，推动"银锭观山"景观恢复。11月12日，完成项目土地开发补偿报告的编制。

（纪路辉）

【北京回龙观医院科研教学康复楼工程】 7月3日，市发展改革委核发北京回龙观医院科研教学康复楼工程建设项目前期工作函。

（纪路辉）

【北京口腔医院迁建项目】 7月13日，副市长卢彦召开专题会，确定北京口腔医院新院区选址在丰台区樊家村。7月26日，市发展改革委出具项目前期工作函。8月3日，原市规划国土委出具项目有关意见的函。

（纪路辉）

【北京朝阳医院东院建设工程】 7月26日，市发展改革委批复北京朝阳医院东院建设工程项目建议书（代可行性研究报告）。

（纪路辉）

【北京安贞医院通州院区项目】 8月，北京安贞医院与通州区宋庄镇签署征地拆迁委托协议，启动项目征地拆迁工作。11月7日，向市发展改革委申报选址调整后的项目建议书（代可研报告）。11月23日，取得原市规划国土委出具的安贞医院通州院区用地相关意见及设计方案审查意见的函。

（纪路辉）

【北京天坛医院迁建工程】 年内，北京天坛医院迁建项目进入全面试运行调试，完成家具设备搬迁和医护人员入驻。10月6日，天坛医院新院全面开诊运营，老院区同步关闭。

（纪路辉）

【首都儿科研究所附属儿童医院通州院区】 10月22日，原市规土委出具首都儿科研究所附属儿童医院通州院区选址的有关意见，确定项目选址在通州区宋庄镇。

（纪路辉）

【宣武医院改扩建一期工程】 年内，宣武医院改扩建一期工程完成施工收尾工作，开展相关专项验收。12月17日，中国国际神经科学研究所成功开展首台手术，标志着改扩建一期工程进入试运行阶段。

（纪路辉）

【北京友谊医院通州院区】 年内，北京友谊医院接收通州新华医院，成立北京友谊医院通州院区，完成一期改造工程施工任务。12月22日，北京友谊医院通州院区试开诊，为城市副中心提供高质量医疗服务。

（纪路辉）

【北京同仁医院亦庄院区扩建工程】 年内，北京同仁医院亦庄院区工程完成二次结构砌筑、机电管线安装和外立面施工。

（纪路辉）

药品和医疗器械管理

【召开药事管理工作会】 1月31日，市医管局召开2018年度药事管理工作会暨廉政工作部署会，22家市属医院的主管院领导、药学部主任、支部书记60余人参会，市医管局副局长边宝生出席并讲话。会上，药事处总结2017年药事管理工作，部署2018年重点工作任务；局总药师甄健存、赵志刚分别介绍了市属医院合理用药情况、药学帮扶工作；朝阳医院、安贞医院、儿童医院分别就临床用药路径管理、绩效管理促处方点评、全程药物治疗管理体系等分享药事管理经验；市驻委纪检组受邀出席会议，对加强廉政风险防范工作提出要求。

（孔繁翠）

【召开医疗器械管理工作会】 2月6日，市医管局召开2018年度医疗器械管理工作会暨党风廉政建设工作部署会，22家市属医院的主管院领导、医工、采购部门负责人及党支部书记80余人参会，副局长边宝生出席并讲话。会议总结2017年器械管理工作，部署2018年器械管理和党风廉政建设工作。宣武医院、世纪坛医院、首儿所、安贞医院分别进行了经验交流。市驻委纪检组处长刘慧解读了廉政工作要求。

（陈 亮）

【规范市属医院外购药品使用】 2月28日，市医管局印发《北京市市属医院外购药品等患者使用与管理的有关规定》。要求医院制定外购药品相关管理制度，完善医院药品目录结构，防范住院患者使用自备药品的安全风险，加强外购药品行风管理。

（孔繁翠）

【优化医疗器械绩效考核】 3月6日、3月15日、3月19日，市医管局药事处分别召开市属医院绩效考核调研会，听取22家市属医院在绩效管理方面的工作情况，以及存在的问题和困难。针对调研结果，进行了医疗器械绩效考核指标的修改：主要指标中将"百元医疗收入（不含药品收入）卫生材料消耗"指标的赋分方式修改，加入举措类评价方式，进一步引导医院推行行之有效的耗材管控措施。日常评价指标在维持医用耗材管理和医疗设备管理两个维度不变的前提下，梳理精简具体的评价方法和路径，减少了22条考核评价路径，使日常评价考核更加客观、合理。10月，组织评价专家队伍对22家市属医院开展绩效考核评价。

（陈　亮）

【上海市卫生健康委调研总药师制度】 4月13日，上海市卫生健康委到北京市医管局就总药师制度与药事管理工作开展专题调研。召开京沪医药药事管理经验交流会，北京市医管局介绍了市属医院总药师制度的探索与实践经验，与会人员交流了市属医院药事管理与总药师工作开展情况及合理用药管理、药学服务标准化、药学服务信息化建设。随后，上海市卫生健康委药政处、上海市药学会一行到市医院管理局就总药师制度与药事管理工作开展专题调研。

（孔繁翠）

【召开药事管理重点工作推进会】 5月17日，市医管局召开2018年药事管理重点工作推进会。会议推进市属医院处方前置审核、二维码用药指导工作，宣武医院、儿童医院、朝阳医院、天坛医院、清华长庚医院分别介绍了经验。门急诊处方前置审核及二维码用药指导的落实，将显著减少用药错误的发生，促进合理用药，方便患者随时查阅信息，正确用药。

（孔繁翠）

【探索医工人才发展路径】 5月18日，市医管局药事处召开市属医院医学工程管理交流会。会上，中日友好医院介绍了医疗设备全生命周期管理信息化平台建设实践，现场演示了大型设备自动化监管、设备技术管理全流程、床单元生命支持类设备管理、影像类设备临床应用研究及实时图像远程会诊等，并就工作实践中遇到的问题进行了讨论。年内，市医管局举办医学工程专业技术人员知识技能培训3次，参训200余人次。市医管局与首都医科大学联合举办的首都医科大学医学工程硕士学位课程班完成理论授课，有13人进入选择导师进行实践培训和科研课题的论证阶段。

（陈　亮）

【调研医用耗材分类编码及统计口径】 上半年，针对市属医院卫生材料统计口径不一致、上报数据不准确等问题，市医管局开展了卫生材料统计口径及医用耗材分类编码研究；召开专家研讨会进行论证，形成《医用耗材分类编码调研报告》。

（陈　亮）

【医用耗材京津冀联合采购平稳落地】 为保障6月30日北京市医用耗材京津冀联合采购工作平稳实施，在北京市部署京津冀联合采购工作后，市医管局药事处先后4次召开部署、督导工作会，督促各市属医院作为采购主体制定本单位的医用耗材遴选采购规章制度，完善产品遴选、产品议价和网上采购等环节的工作机制，既要满足临床需要，保证医疗质量安全，又要进一步降低采购价格，增加百姓获得感。6月30日，京津冀联合采购实施后，实行日常监测制度，采取日报、周报、月报方式检查督导各市属医院对于此项工作的落实情况，确保改革平稳落地。

（陈　亮）

【建立市属医院药事管理帮扶机制】 7月20日，市医管局举行市属医院药事管理帮扶签约仪式。由总药师所在医院牵头，在宣武—佑安、安贞—老年、友谊—地坛、天坛—胸科、积水潭—小汤山、同仁—口腔、朝阳—安定等多家医院间建立"手拉手、一对一"帮扶机制。针对市属医院在管理、技术能力、人才方面的不均衡现象，帮扶工作将沿着"抓两头、促中间"的思路，推进药学工作再上一个台阶。帮扶结对医院将按照帮扶目标、帮扶内容、帮扶举措、帮扶进度约定，在为期2年的帮扶期内深度联手，共同提升。

（孔繁翠）

【加强大型医疗设备使用评价体系建设】 8月9日，印发《北京市医院管理局医疗设备使用评价表（试行）》，进一步加强医用设备配置与使用管理，为合理配置大型医疗设备提供决策依据，规范各医院医疗设备使用评价工作。10月底前，完成192台甲乙类大型设备的分析评价工作。

（陈　亮）

【举办市属医院药事管理培训班】 10月12日，市医管局举办2018年度市属医院药事管理培训班，市属医院药学部主任及班组长、骨干等相关管理人员150余人参加。药事处对药事管理政策、如何做好药事绩效管理工作进行解读；邀请宣武医院院长赵国光、佑安医院院长金荣华、世纪坛医院副院长闫勇、市医管局总药师、央属医院药学部主任，分别从建立大药学理念、做合格的药学部主任、医院药事委员会作用发挥、药学部科室文化建设、药事管理相关政策和管理工具等方面进行讲解。

（孔繁翠）

【医用设备全生命周期管理信息化建设】 10月15日，市医管局制订下发《医用设备全生命周期管理信息化建设指导意见》。内容涵盖医用设备的申购论证、招标采购、基本信息、验收入库、使用培训、日常巡检、预防性维护、故障维修、质量控制、计量、不良事件监测、使用效果评价、资产、报废等14个方面，以提升市属医院医用设备全生命周期管理水平，全面推动医用设备管理的信息化建设。

（陈 亮）

【完成首届中国进口博览会集中签约】 11月5~7日，22家市属医院参加首届中国进口博览会，参观、洽谈、集中签约。21家市属医院与28家国外知名企业签订合同，采购涵盖医疗设备、医用耗材、诊断试剂及设备维保服务等。市属医院签约率95%，共签署合作意向68项，合计9015万美元。

（陈 亮）

【举办市属医院药学学科发展培训班】 12月3日，市医管局举办2018年度市属医院药学学科发展培训班。市医管局报告了市属医院药学学科人才调研现状；天坛、朝阳等6家医院汇报医院药学学科发展情况；特邀复旦大学医院管理所所长高解春、北京大学第三医院（位列复旦大学评选的"2017年中国医院最佳专科声誉排行榜"临床药学第一）教授翟所迪、中国药学会药事管理专业委员会主委朱珠从临床药学学科建设及排名、北京大学第三医院药学学科建设经验等方面进行分享，并对市属医院所做汇报逐一"把脉"。市属医院主管院长、总药师、药学部主任及学科骨干130余人参加。

（孔繁翠）

【举办MTM阶段性交流会】 12月25日，由市医管局、北京药师协会主办，宣武医院承办的MTM阶段性交流暨第十六期药师沙龙召开。市医管局副局长边宝生、医保中心副主任郑杰、药事处处长颜冰，北京药师协会理事长冯国安、秘书长袁瑞玲出席。市属医院总药师、药学部主任、首届MTM培训班师资及学员、从事MTM工作药师120余人参加。举行了我国首部本土化MTM培训教材《药物治疗管理教学与实践手册》授书仪式。会议对市属医院药师MTM培训与教材编写历程进行了回顾总结，并对下一步工作进行展望。天坛医院、安贞医院、积水潭医院与妇产医院汇报了本院MTM门诊开设以来的工作情况与成效。

（孔繁翠）

【推广处方前置审核】 年内，在宣武医院与朝阳医院开展处方前置审核的基础上，市医管局在市属医院推广处方前置审核。医院利用信息化手段实现线上处方审核，将处方管控关口前移，在有效规范医生医疗行为的同时，减少患者的药品花费，降低医院药占比，提高处方合格率，保证了患者用药安全。全年有12家市属医院实现门急诊处方前置审核全覆盖、7家市属医院部分覆盖。

（孔繁翠）

【市属医院制剂共建、共享及调剂】 年内，按照共建共享、集团化发展思路，市医管局在紧密型儿科医联体内推行规划通、品牌通、人员通、药品通、标准通、管理通。支持北京儿童医院、首都儿科研究所附属儿童医院的相应儿童用医疗机构制剂在有关成员医院儿科范围内调剂使用，满足患儿诊疗所需。完成临床需要的23种医疗机构制剂在紧密型儿科医联体有关成员医院儿科范围内实现打包调剂使用，并实现整体批复，延长批件有效期。

（孔繁翠）

【完成2018年度处方点评工作】 年内，抽取市属医院随机14天2170536人次的门急诊中西药处方340万张，使用评价软件大数据点评与临床专家、临床药师点评相结合方式，从适应证、重复用药、相互作用、配伍禁忌、用法用量5个维度对处方进行点评，不合理处方集中在适应证、用法用量及重复用药方面。在专项点评中，抗菌药物处方合理率为92.29%，静脉注射剂处方合理率为88.33%，中药注射剂处方合理率为85.58%。

（孔繁翠）

【举办西医师合理使用中成药培训班】 年内，市医管局举办市属医院西医师合理使用中成药专场培训，市属医院专科临床医师、药师共200余人参加。全年，西医执业医师合理使用中成药系列培训举办了妇产、儿童、呼吸与心血管4个专场轮训，提升了西医合理开具和使用中成药的能力和理念。

（孔繁翠）

【规范市属医院医用耗材编码】 年内，市医管局委托中国医学装备协会、解放军总医院进行医用耗材的分类编码研究，并启动耗材编码对照工作，在国内首次将国际商品分类码、医用耗材分类码与医院耗材进行一一对应，收集数据90余万条，为市属医院医用耗材信息化、精细化管理提供数据基础及技术保障。

（陈 亮）

【推出处方二维码用药指导服务】 年内，市医管局利用信息化手段为患者提供更便捷丰富的用药指导。患者通过处方、用药指导单、药袋上提供的二维码或通过医院APP，在手机端查看药品说明书、药品提示等相关信息，同时可以查询本院药品及说明书，为患者提供全程化的药学监护服务。在22家市属医院推广，并完成用药指导基础数据库的维护。

（孔繁翠）

【举办专题药师沙龙】 全年市医管局共举办4期药师沙龙，分别由中医医院、肿瘤医院、安定医院、宣武医院承办。沙龙分别从中医药传承创新、肿瘤患者用药、精神科用药、MTM为核心内容，多角度的专业知识为市属医院药师提供更宽广的视野。4期沙龙累计200余人次参加。

（孔繁翠）

【开展多元化用药宣教】 年内，市医管局继续完善用药宣教工作。"京城药师"微信公众号累计推送稿件208篇，阅读量424093次，并完成公众号内22家市属医院药品目录的更新，方便市民查询市属医院药品目录。市属医院药师在北京城市广播《健康加油站》累计录制节目23期，广播音频累计1260分钟，视频直播覆盖网易、腾讯、今日头条、新浪、一直播等平台，并特别制作短视频《听听医生怎么说》系列，在新媒体多平台分发。图文科普、音视频直播、音视频新媒体累计点击量近千万。用药咨询中心累计咨询量32万例。

（孔繁翠）

【医用设备配置技术审核】 全年完成22家市属医院申请配置医用设备10381台（套），累计入库金额31.32亿元，削减8.92亿元。完成同仁医院二期、友谊医院通州院区、世纪坛医院急诊急救综合楼、肿瘤医院新建病房楼、妇产医院产房改造、佑安医院透析中心改造、高原适应研究康复中心、紧密型儿科医联体等设备的专项评审，为医疗工作的顺利开展提供保障。

（陈 亮）

医院干部与人事管理

人才队伍建设

【23人获评国务院政府特殊津贴专家】 友谊医院尤红、田野、崔红、龚树生，同仁医院王成硕、杨金奎、房居高，积水潭医院蒋协远，天坛医院赵性泉、缪中荣，安贞医院苏俊武、陈忠、聂绍平，北京大学肿瘤医院郝纯毅、郭军、潘凯枫，首都儿科研究所孙红妹、曹春梅，妇产医院阮祥燕，口腔医院韩正学，佑安医院张永宏、金荣华，安定医院王刚等23人获评享受国务院政府特殊津贴。

（农定国 唐天宇）

【15人入选市第十三批海外高层次人才】 安贞医

院蒋宏峰、房芳，世纪坛医院钟晓松，肿瘤医院李文庆入选全职工作项目；同仁医院蓝凤入选青年项目；友谊医院蒋丹，同仁医院范国平、杨红丽，朝阳医院常洪，清华长庚医院魏正宗，安定医院孙静，回龙观医院姚音，老年医院冷晓入选短期项目；天坛医院Josef Parvizi、佑安医院Christopher Peter Conlon入选外专短期项目。

（农定国 唐天宇）

【14人获市"百千万"人才工程经费资助】 友谊医院杨吉刚，同仁医院王成硕，积水潭医院刘亚军，天坛医院张勇、王伊龙、李子孝、张伟，安贞医院侯晓彤，宣武医院陈志国、张兰，肿瘤医院吴楠、孔燕，口腔医院范志朋，地坛医院曾辉等14人获创新研发类资助，资助总额109.2万元。

（农定国 唐天宇）

【落实对口支援工作】 年内，市医管局选派14名专业技术干部和2名管理干部参加第四批"组团式"援藏，对口援助拉萨市人民医院；选派17名专业技术干部参加第九批第二期援疆，对口援助和田地区人民医院；选派5人参加第十九批"博士服务团"；选派19名专家分赴郊区医疗卫生机构参加第十一批"京郊行"卫生援助任务；选派7名专家参加市人才工作领导小组组织的"京青专家服务团"活动；选派2名管理干部分赴宁夏、内蒙古挂职；选派同仁医院魏芳远赴河北第三人民医院，接收河北李建峰等6名专业技术干部参加京冀互派挂职；接收18名"西部之光"访问学者，7名新疆少数民族特培学员，8名内蒙古自治区骨干医师岗位培训锻炼班学员，采取一对一导师带学方式来京进修学习。按照精准施策、精准帮扶、精准脱贫的总体思路，与拉萨市政府签订《健康精准扶贫战略合作框架协议》。

（农定国 唐天宇）

干部管理

【加强市属医院领导班子和干部队伍建设】 年内，市医管局开展市属医院领导班子及干部队伍建设专题调研，形成《市属医院领导班子和干部队伍分析报告》及各市属医院班子情况分析材料。本年度，市医管局党委共任免干部35人，其中提拔5人、平级改任2人次、试用期转正13人、局机关核职4人、军转定职2人、免职9人。

（农定国 张 蒙）

【建立优秀年轻干部"蓄水池"】 年内，市医管局分层次建立全系统优秀年轻干部"蓄水池"并收录235人，有计划地举办大别山党性教育培训班、境外培训班，提升年轻干部的整体素质和管理能力。

（农定国 张 蒙）

【完善干部管理工作制度】 年内，制定印发《中共北京市医院管理局委员会贯彻〈中国共产党问责条例〉实施细则（试行）》《关于加强市属医院中层干部管理的若干意见》，修订了《北京市属医院总会计师管理办法（试行）》。

（农定国 王存亮）

人事管理

【推进市医管局机构改革】 年内，推进市医管局机构改革工作，制定组织实施方案，配合市委改革办、市委编办研究确定市医院管理中心"三定"方案。

（王存亮）

【核增友谊医院工作人员数额】 年内，市医管局协调编制、人社、财政等部门，为友谊医院核增工作人员控制数2759人，增加副院级领导职数3人，并明确工作人员控制数内人员相关身份待遇政策，为推进友谊医院通州院区、副中心门诊部建设提供支持。

（王存亮）

【接收军转干部42人】 年内，完成军转干部接收安置工作，市医管局机关及市属医院共接收军转干部42人，其中团职干部2人。

（王存亮 时 亮）

【核定市属医院薪酬】 年内，市医管局积极争取市人力社保局核增绩效工资总量；落实"两个允许"精神，坚持合理有序增长，综合考虑人均收入、绩效考核结果和经济运行状况等因素，科学制订绩效工资总量核定方案并分解下达。

（王存亮 陆莹莹）

【变更宣武医院工资管理部门】 年内，经市医管局与市人力社保局、市教委等部门沟通，宣武医院、老年病研究中心工资管理部门由市教委变更为市医管局。

（王存亮 陆莹莹）

【市属医院离退休管理】 年内，审核批准市属医院50名高级专家延退工作，为北京儿童医院张金哲、胡亚美2名院士办理离休手续。

（王存亮 陆莹莹 李 洋）

【局机关人事管理】 市医管局全年公开招录公务员5人、调出1人。考核机关公务员，确定机关优秀处室3个，考核优秀12人，三等功3人，嘉奖14人。增加局办公室负责信息化工作职责，核增行政编制2人、负责信息化工作的副处级领导1人。

（王存亮 时 亮 陆莹莹）

【市属医院招聘1095人】 年内，市属医院公开招聘1095人，其中引进非北京生源毕业生374人。

（王存亮 李 洋 时 亮）

市医管局处级及以上干部任免情况

卢 平 不再兼任北京积水潭医院副院长职务

王天有 不再兼任北京儿童医院副院长职务

刘中勋 不再兼任首都儿科研究所所长职务

郭胜亚 任北京市医院管理局组织与人力资源管理处（监事会工作办公室）处长（主任）（试用期1年）

邢念增 不再担任北京朝阳医院副院长职务

赵广鸣 不再担任北京口腔医院副院长职务

王拥军 试用期满按期转正，任北京天坛医院党委副书记、常务副院长（主持行政工作）

王 刚 试用期满按期转正，任北京安定医院党委副书记、院长

郭敬源 试用期满按期转正，任北京安定医院总会计师

李晓北 试用期满按期转正，任北京朝阳医院副院长

邓亚芳 试用期满按期转正，任北京朝阳医院总会计师

杜敬毅 试用期满按期转正，任北京儿童医院总会计师

高 岩 任北京安贞医院副院长

段钟平 免去北京佑安医院副院长职务

郭胜亚 任北京清华长庚医院理事会理事（兼）

张金保 免去北京清华长庚医院理事会理事（兼）职务

王志强 任北京口腔医院党委副书记（挂职1年）

金荣华 任北京佑安医院党委副书记、院长（试用期1年）

魏文斌 任北京同仁医院副院长（试用期1年）

刘静明 任北京口腔医院副院长（试用期1年）

龚文涛 试用期满按期转正，任北京市医院管理局基础运行处处长

刘立飞 试用期满按期转正，任北京市医院管理局医疗护理处副处长

袁 飞 任北京安贞医院党委副书记（正处级）、纪委书记

张金保 任北京朝阳医院理事长

吴新宝 试用期满按期转正，任北京积水潭医院副院长

张 骏 试用期满按期转正，任北京安定医院副院长

陈效友 试用期满按期转正，任北京市结核病胸部肿瘤研究所（北京胸科医院）副所（院）长

侯常敏 任北京积水潭医院总会计师（试用期1年）

萧 潇 任北京同仁医院总会计师（试用期1年）

崔玉峰 免去北京市医院管理局监事（正处职）职务

于亚滨 试用期满按期转正，任北京妇产医院副院长

邓明卓 试用期满按期转正，任北京友谊医院副院长

于亚滨 任首都儿科研究所副所长，免去北京妇产医院副院长职务

监事会工作

【开展专项监督检查】 年内，围绕医院领导班子履职情况、医院经济运行情况、医药分开综合改革实施情况、非首都功能疏解任务完成情况，市医管局组织监事开展专项检查，出具监事会监督检查报告，促进市属医院规范化管理水平的提升。

（农定国 张晓光）

科研学科教育工作

【持续提升市属医院实验室生物安全水平】 针对市属医院实验室生物安全现状，市医管局于9月组织市属医院生物安全现场观摩，11月组织实验室生物安全互查，提升实验室生物安全意识，提高了生物安全管理规范化水平。

（王 昕）

【实施"培育"计划】 10月，完成2018年度"培育"计划评审，22家市属医院上报西医、中医、管理共228项。委托第三方承担评审工作，经形式审查和专家会议评审，共立项140项。

（魏合章）

【举办第四届临床研究高级研修班】 11月，依托市医管局临床研究方法学专家委员会，组织了第四届临床研究高级研修班。来源于医院推荐、协同中心推荐、临床流行病学重点扶持专业推荐的43名学员参加，学习了标书撰写、研究设计与实例分析、样本量估算、统计技术的应用、统计分析方法及论文撰写与发表等方面的核心概念、基本原理和应用规范，通过分组讨论和专业辅导，在培训期间完成与自身工作相结合的临床研究方案。

（李晓峰）

【第二批次技术经纪人培训】 12月，市医管局组织第二批次技术经纪人培训。经过培训、考试，93人获得技术经纪人证书，市属医院懂业务、懂管理、懂产业的技术经纪人达到162人。

（李晓峰）

【举办第三届科技创新大赛】 12月，市医管局以"医工结合和成果转化"为主题组织第三届科技创新大赛。10个项目进入决赛，同仁医院"精密、个性化框架眼镜验配系统"项目获一等奖。

（李晓峰）

【开展"送政策、送服务、送对接"进医院系列活动】 12月，市医管局会同市科委等部门开展"送政策、送服务、送对接"进市属医院系列活动。组织天医智人工智能产品、血管介入手术机器人、医用负重系统等重点项目与产业园区、意向企业、第三方服务机构对接。

（李晓峰）

【医学学科协同发展中心试点建设】 年内，市医管局儿科、消化内科2个学科协同发展中心按计划推进，启动医疗质量、科学研究、教育教学、人才培养、信息系统、国际合作等各项工作，取得"六个一"的试点成效。即，建立一套行之有效的运行管理机制：打破医院学科界限，建立市医管局统领的牵头医院—成员医院的横向协作模式，构建学术委员会指导、综合管理办公室落实的纵向管理体制。制定一套规范可行的管理制度体系：完善例会制度、科研立项制度、经费使用办法、问答细则、教育教学资源共享办法、医疗质量控制制度和转会诊制度等，保障日常各项工作的开展。启动一批异定位的临床研究平台：完成儿科协同研究专项、消化内科协同研究专项的申报和评审，瞄准国际前沿和技术热点，启动11个重点项目、62个一般项目、29个协作创新项目。建立一个高效协同的医疗同质模式：以提升医疗质量为目标，建立协同中心质控体系，修订转会诊制度，加大医疗资源的合理分配；儿科协同中心启动紧密型医联体建设，实现了"六通"；消化内科协同中心建立了消化道急症救治绿色通道。统筹一批共享开放的教育教学资源：消化内科协同中心举办6届消化大讲堂；儿科中心举办住院医师临床技能大赛，探索图书馆、样本库等资源共享。培养一批业务精湛的协同骨干力量：消化内科中心引进杜克大学临床研究培训项

目（CRTP）；儿科中心开展北京市儿科医师转岗培训工作，进一步充实市属医院儿科医师队伍。

（李晓峰）

【青年人才"青苗"计划】 年内，市医管局完成前3批入选"青苗"人才的专题培训，从青年人才成长、临床研究、人文医学等多方面对青年人才进行全面培养。完成2018年度（第四批）"青苗"计划的申报评审，遴选出90名"青苗"人才，在双向沟通基础上为"青苗"入选者选定专业导师，搭建了良好的指导合作平台。完成第一批"青苗"的考核验收，在两年培养期内，90名"青苗"入选者共发表中文统计源期刊论文218篇、SCI论文156篇，获得科研课题88项，有29名"青苗"出国进修学习，12名"青苗"参加援疆、援藏、挂职等，多名"青苗"获得中华医学科技奖、北京医学科技奖、北京市科技新星、北京青年五四奖章等荣誉和奖励，为市属医院学科发展提供了智力支持。

（郭妍宏）

【市属医院科研学科教育成果】 2018年，市属医院新立项科研经费总额为6.9亿元，比上年增长18.5%；新立项科研项目1085项，比上年增长10.2%；新立项国家自然科学基金项目238项，比上年的228项增长4.4%；发表SCI论文2579篇，比上年增长8.3%；发表统计源期刊论文5156篇，比上年减少16.9%。授权发明专利54项，比上年减少10%；实用新型和外观设计专利176项，比上年增长23.1%；签约科技成果转化23项，合同成交额为1381万元。

（郭妍宏）

【市属医院学科发展平台】 截至12月底，市属医院有国家医学中心1个，国家临床医学研究中心6个，国家工程技术研究中心1个，国家工程实验室1个，教育部国家重点学科12个，教育部重点实验室6个，教育部工程研究中心3个，国家临床重点专科建设项目64个，国家中医药管理局国家重点学科13个、重点专科12个，北京市重点实验室45个，北京市工程技术研究中心12个。

（郭妍宏）

党建、工会和共青团工作

【市属医院获奖情况】 4月，北京积水潭医院脊柱外科被评为"全国工人先锋号"，北京朝阳医院梅雪获首都劳动奖章。

9月，市总工会与市科委联合认定北京积水潭医院田伟创新工作室为以领军人名字命名的市级示范性职工创新工作室，认定首都儿科研究所曹玲创新工作室、北京同仁医院张建中创新工作室、北京中医医院刘红旭创新工作室、北京佑安医院李宏军创新工作室、北京口腔医院刘敏创新工作室为市级职工创新工作室，对李宁—林栋栋、孙力波，吴昊—张彤、代丽丽、黄晓婕，童朝晖—孙兵、贺航咏、李绪言、唐晓等师徒授予"名师带徒"称号，授予北京积水潭医院"骨科机器人手术临床综合解决方案研究"项目为2017年度首都职工自主创新成果一等奖，授予北京佑安医院"检测血清糖蛋白岩藻糖指数的化学发光蛋白芯片、试剂盒及检测方法"项目为2017年度首都职工自主创新成果二等奖。

（李 岩）

【市属医院专家赴云南迪庆州义诊】 6月，市医管局工会组织友谊医院、同仁医院、天坛医院、世纪坛医院、儿童医院、地坛医院、老年医院等7家市属医院的15名副高级以上职称专家赴云南省迪庆藏族自治州开展为期一周的志愿服务活动。专家们跨越数百千米藏区，前往迪庆州人民医院、德钦县人民医院和维西县人民医院开展义诊活动，累计诊治患者近2500人次，并为当地医务人员传递业务知识和技能。

（李 岩）

【市属医院举办暑期职工子女托管班】 7月，在市总工会的支持下，市医管局系统各市属医院工会积极协调各方资源，18家单位共开设托管班23个，850余人参加。通过个性化的课程设置，让孩子们在托管班里能够学有所得、学有所获。局工会下拨专项支持经费，并举办第三届暑期托管班儿童绘画征文比赛，进一步充实孩子们的假期生活。

（李 岩）

【"相约守护"互换体验季活动】 7～11月，市医管局邀请中央和本市65家单位630余名干部职工走进市属医院开展医务岗位体验，为医院进一步提升管理、改善服务提出意见建议。"相约守护"健康宣教和义诊进社区、进农村、进军营、进学校、进企业、进工地、进机关等活动，也受到广泛关注和好评。

（单 玥）

【天使健康关爱计划——医务人员身心健康管理项目】 8月，市医管局工会举办第四期"天使健康关爱计划——医务人员身心健康管理项目"，50名市医管局系统的劳模、先进、一线医务人员代表参加本次健康管理体验活动。

（李 岩）

【"北京青年医生"项目培训】 10月19日，市医管局团委举办新一期"北京青年医生"项目培训。

《英国医学杂志》副主编Trish Groves博士为近200名青年医生演讲，就如何书写一篇SCI文章、如何确保研究值得发表、如何充分利用IMRaD结构撰写文章等内容分享了经验；并与现场青年医生互动，共同讨论相关问题及解决方法。

（李　旭）

【第三届科技创新大赛】 12月，市医管局举办第三届科技创新大赛决赛。本次比赛由北京市医院管理局工会联合科教处共同举办，以"医工结合和成果转化"为主题，在各市属医院的积极参与下，共有22个项目进入复赛。经过决赛，共筛选出10个具有影响力和发展潜力的医学创新成果，引导市属医院向"国际一流的创新型医院"迈进，推动医学科技创新和转化应用。

（李　岩）

【深化"北京青年医生"品牌项目】 年内，市医管局团委进一步深化"北京青年医生"公益品牌工作，人民网"北京青年医生"项目累计关注浏览8700万人次，有9名青年医生参加了节目录制。同时，项目与《北京青年报》合作，全年刊登稿件5篇，展示青年医务工作者的良好形象。

（李　旭）

【推进区域化团建项目】 年内，市医管局区域化团建CPR急救培训项目走进北京交通大学、中国人民大学、中国农业大学等多所高校，培训师生1000余名。区域化团建心理试点项目持续开展心理健康服务，服务百姓近1000人次；开展中西医文化公益课堂项目，从白纸坊街道社区到清华附中，中医药知识普及活动近30次。

（李　旭）

【推进志愿服务工作科学发展】 年内，市医管局系统团组织以"学雷锋纪念日""无偿献血志愿者""重阳节"等志愿服务主题，开展常态化志愿服务活动。同时，结合8月"团员下社区参与志愿服务"活动，使青年志愿服务深入基层。局系统有团员9234人，青年医务志愿者参与服务2000人次，开展志愿服务近300次，并覆盖本市16个区，服务民众55000人次。

（李　旭）

信息化与统计管理

【概述】 2018年，市卫生健康委牵头制订《北京健康信息互联互通和大数据应用行动计划工作方案》，进一步推动行业信息化建设水平不断提升。完成政府折子、绩效以及相关整改任务，为北京健康信息互联互通和"互联网+"信息惠民奠定了基础。全年申报信息化重点立项23项。

（李朝俊）

信息化管理

【完成全员人口个案信息管理系统升级改造】 1月，市卫生计生委信息中心完成全员人口个案信息管理系统升级改造项目公开招投标，产生中标商。2月，完成项目合同的签订，项目正式启动。3月，完成系统政务云部署和功能培训。4月，系统通过第三方软件测评和安全测评，并通过初步验收。11月，项目通过最终验收。该项目主要内容是确保全员人口数据的完整性，实现对符合奖励扶助、特别扶助及市级计生奖励优惠政策对象的帮扶。

（冯文洁）

【召开信息工作推进会】 6月5日，市卫生计生委召开卫生计生信息工作专题推进会。市卫生计生委主任雷海潮听取了北京市全民健康信息化工作进展情况的汇报，传达了市领导关于"加快完善分级诊疗和预约制度""打通医疗信息系统，实现互联互通"等要求，并就如何落实好互联互通工作方案提出要求：要完善现状分析与基本判断，要认真谋划方案的前景蓝图，使信息传输更加高效流畅、信息监管高效准确、医疗机构协作更加顺畅和共享。会议由市卫生计生委副主任钟东波主持，信息统计处处长臧萝茜汇报了北京健康信息互联互通和大数据应用方案制定情况。市医管局办公室负责人，市卫生计生委发展规划处、政策法规处、卫生应急办、疾控处、基层卫生处、老年妇幼处、医政医管处、组织人事处、财务处负责人，市卫生计生委信息中心负责人等参加了会议。

（李朝俊）

【30家医院电子病历共享调阅】 至7月底，北京地区已有30家试点医院实现电子病历共享调阅。即患者在这30家医院中的任意1家就诊后再到其他29家医院就诊，医生可随时调取患者的既往检验检查结果、

主要诊断、用药、手术情况等信息，无须患者提供。

（李朝俊）

【完成网上信访信息系统项目建设】 7月，网上信访信息系统项目通过初步验收。12月，完成系统试运行并通过最终验收。系统实现全市卫生健康委体系下信访工作机构对来信、来访等六大信访业务的全流程网上流转和办理，建立了四层级信访受理体系，形成上下畅通、左右联通的网上信访处理工作格局。

（顾晓晖）

【升级卫生综合信息管理决策支持平台】 7月，市卫生计生委信息中心对决策支持平台进行2017年度数据更新维护。12月，市卫生健康委所有业务处室工作人员成为北京市卫生综合信息管理决策支持平台用户，有用户900余人。通过该平台，用户可以查阅卫生资源情况（含医疗机构、人力、床位、设备、资产等）、医疗服务情况（含工作量、工作效率、服务费用、运营情况等）、公共卫生情况，以及主题分析（包括出院病人病案首页分析、门诊就诊信息分析、门诊大病信息分析）等。全年共计359人次访问，访问卫生资源548次，医疗服务239次，公共卫生298次，疾病统计160次，市属医院、数据导航、资料汇编等其他栏目访问近1000次。

（臧白　韩冬）

【启动北京市卫生计生举报监督执法一张图建设项目】 8月，市卫生计生委信息中心向市财政局申请财政评审，完成财政评审阶段材料准备工作和2019年预算申报。12月，启动北京市卫生计生举报监督执法一张图建设项目招标准备工作。该项目为全市范围内开展打击无证行医、无证供水、公共场所和游泳场馆无证经营，以及公共场所吸烟等违反公共卫生和医疗卫生法律法规行为的监督执法工作提供信息化监管途径，方便群众、志愿者投诉举报与执法人员进行执法。并将"打非"工作的实时动态及违法单位等信息展示给公众，接受社会监督。

（李　静）

【制定健康信息互联互通与大数据应用行动方案】 按照市委市政府131折子任务要求，经与有关部门共同研究，报请市政府批准，12月20日，市卫生计生委印发了《北京健康信息互联互通与大数据应用行动计划的工作方案》，实施"行业统筹、属地管理、单位负责、多方监督"的行业管理机制，并明确了实施《方案》的年度工作安排和重点项目工程。建设国内一流健康信息化体系，实施"325工程"，即：建设包括"健康信息惠民工程、健康信息协同工程、健康信息精治工程"的3项互联互通与大数据应用工程，建设包括"健康大数据汇集与融通工程及健康云网工程"的两项互联互通与大数据基础工程，建设包括"安全保障体系、互联互通与大数据应用标准规范体系、多元化信息技术支撑体系、组织保障机制、合作伙伴体系"的5项长效管理与运行体系机制。

（李朝俊）

【试运行北京市生育服务系统】 年内，分批次进行了试点区和全市范围的北京市生育服务系统试运行。北京市生育服务系统是市卫生健康委首个按照市经信局要求接入政务云的项目，实现了"双云"部署（政务云、互联网云）。该系统主要功能包括：两孩以内生育登记服务（网上及现场办理）、三孩及以上再生育确认、流动人口生育登记服务、移动生育服务系统、数据协同共享功能。项目采用公开招投标形式，市财政全额拨款，总投资884.25万元。

（冯文洁）

统计管理

【提供本市全国经济普查医疗卫生机构资料】 5月31日，市卫生计生委向市统计局提供北京市第四次经济普查医疗卫生机构名录资料。共提供了10967家医疗卫生机构的资料，内容包括统一社会信用代码（组织机构代码）、区划代码、单位地址、职工总数、机构类别、设置/主办单位等信息。

（刘　颖）

【制发卫生计生统计调查制度】 7月11日，市统计局同意市卫生计生委制发《北京市卫生和计划生育统计调查制度》（2018—2019年统计年报和2019—2020年定期统计报表）。该调查制度将原《北京市卫生和计划生育统计报表制度（2016—2018年）》和《北京市医药分开综合改革报表制度》合并，并对妇幼卫生保健、社区卫生服务管理等报表进行了修改。截至9月底，调查制度全部发放到各区卫生计生委、二级以上医院等部门和单位。

（刘　颖）

【北京地区全国第六次卫生服务调查】 8月8日，市统计局同意市卫生计生委执行《北京地区全国第六次卫生服务调查方案》。调查旨在通过了解居民健康状况、卫生服务需求及利用水平特征、医疗保障制度的覆盖人群和保障水平、群众就医费用、经济负担及就医感受等，掌握北京地区卫生服务状况，为政府制定卫生政策和卫生事业发展规划，推动"健康北京"建设、深化医药卫生体制改革提供数据支持。调查范围为16个区，即在国家的调查范围（东城区、密云区）

的基础上扩展到全市范围。调查对象包括家庭、医疗卫生机构和医疗服务人员。调查方式包括入户询问调查、组织问卷填写等。

8月23～24日，市卫生计生委召开北京地区全国第六次卫生服务调查启动会暨第一期培训班。市卫生计生委副主任钟东波出席会议，相关处室、直属单位领导，16个区卫生计生委主管领导、工作负责人和部分城区的调查人员等共240余人参加培训。市卫生计生委信息中心讲解调查总体情况、实施方案、质量控制方案、各类调查表的填报要求等，并组织参加培训的调查员用pad进行了现场演练。8月27～28日、8月30日，分别举办了第二期和第三期培训班。

（刘　颖）

卫生应急

【概述】 2018年，北京卫生应急系统以预防和控制首都突发公共卫生事件、有效应对各类突发事件紧急医学救援、完成各类重大活动及特殊事件保障任务为基本；以完善卫生应急体系、健全卫生应急工作制度、创新卫生应急工作机制、锻炼卫生应急队伍为常态；以贯彻落实《北京市院前医疗急救服务条例》、推进院前医疗急救服务体系建设、进一步强化京津冀卫生应急协作等市政府折子工程为重点，全市卫生应急工作迈上一个新台阶。全年本市报告突发公共卫生分级事件41起，均为一般级别，得到及时有效处置，并直报国家卫生健康委突发公共卫生事件网络管理系统。全年接到生活饮用水污染事件报告3起，已及时有效处置，未造成人员发病。全市未发生公共场所危害健康事故和医疗机构放射事件，突发公共卫生事件网络直报率、报告及时率、规范处置率100%。

节假日及重要活动期间，全市启动卫生应急机制，强化应急值守工作，全年完成国家级和市级重大活动医疗保障任务1796项，出动急救车2556车次、保障人员7661人次，完成各项卫生应急保障任务。

（张志伟）

卫生应急体系建设

联防联控机制建设

【推进京津冀卫生应急协作】 5月，市卫生计生委印发《关于做好2018年京津冀卫生应急协同发展工作的通知》，将卫生应急区域合作纳入重要议事日程和卫生应急规范化建设与发展体系，给予经费支持和其他保障，建立了突发公共卫生事件风险评估和会商机制、突发事件信息通报和协调联动机制、卫生应急资源互通共享和相互支援机制、应急队伍培训演练协同配合和相互观摩机制、业务交流学习和科研合作机制。

（张志伟）

【京津冀卫生应急联合演练】 9月11～13日，在天津市蓟州区盘山滑雪场召开深化京津冀卫生应急协同发展工作会议暨2018年京津冀卫生应急联合演练。北京市卫生计生委抽调北京急救中心、首都机场急救中心及市红十字会紧急救援中心3支院前急救力量，北京市疾控中心卫生防疫力量，中日友好医院医疗紧急救援力量，北京市卫生计生监督所，北京安定医院和北京回龙观医院2支心理救援力量共5类队伍、8家医疗卫生单位150余人、30台专业车辆和相关卫生应急装备参加了演练。

（张志伟）

卫生应急能力建设

【编制修订卫生应急专项预案】 年初，市卫生计生委启动《北京市突发公共事件医疗卫生救援应急预案》的编制修订工作。经过资料收集、风险评估、情景构建、能力分析等环节，对原预案中卫生应急指挥体系、突发公共卫生事件分级及卫生应急响应措施等进行了修订。至年底，完成《北京市突发公共卫生事件应急预案》《北京市突发事件紧急医疗救援预案》《突发生活饮用水污染事件应急预案》《突发急性中毒事件应急预案》修订稿。

（张志伟）

【宣传卫生应急防灾减灾知识】 5月12日，组织2018年卫生应急防灾减灾系列主题宣传活动。主会场在海淀区中关村国家自主创新示范区展示中心，市卫生计生委组织市疾病预防控制中心、北京急救中心、北京安定医院、北京回龙观医院等4家单位20余人携带卫生应急保障装备参加主会场应急装备展示、卫生咨询服务等活动。

5月14日，市卫生计生委开展卫生应急防灾减灾进机关主题宣传活动。编制"公众卫生应急素养条目"和"卫生应急急救知识"主题展板2套共13块，在市政府中环办公楼一层大厅展出。同时，设立卫生防灾减灾互动体验活动展示摊位4个，由市疾控中心、北京急救中心、北京安定医院、北京回龙观医院等相关专业人员与市政府办公楼干部、职工、基层办事人员、执勤武警官兵等200多人开展互动体验活动。

11月9日、11月23日，市卫生计生委组织北京急救中心、北京市疾病预防控制中心专家分别到丰台区第十中学和西城区北京市财会学校，现场宣教卫生应急防灾减灾与科普知识，增强学校师生防灾减灾及卫生应急意识，普及推广公众防灾减灾和自救互救的技能。

（张志伟）

【基层医疗卫生机构卫生应急能力建设】 年内，本市4家区级疾控机构、6家卫生应急基地医院设立了应急机构；5个区完善区级卫生应急指挥决策系统；各区卫生计生委投入卫生应急工作经费680余万元，应急物资储备850余万元；开展不同类型突发事件公共卫生风险评估65次；举办各类培训68次，培训卫生应急人员2867人次；开展卫生演练87次，参加演练4365人次。提升了基层卫生应急管理水平和综合卫生应急能力。

（张志伟）

【强化突发事件卫生应急演练】 年内，市突发公共卫生事件应急指挥部开展多项卫生应急演练，包括：组织国家卫生应急队伍开展中毒卫生应急联合演练、2018京堰卫生应急联合演练、中非论坛专项医疗应急演练、北京市防空警报试鸣演练等全市性应急演练5次，参加京津冀卫生综合应急演练1次，参加卫生应急演练人员2365人次。

（张志伟）

院前医疗急救

【出台院前医疗急救服务"8项措施"】 8月底，北京市副市长卢彦、市政府副秘书长陈蓓分别召开持续改善全市院前医疗急救服务工作的专题调度会和现场推进会。市卫生计生委制定了改善全市院前医疗急救服务工作的"8项措施"：建立急救调度"首接负责制"；建立健全院前医疗急救服务用户回访及满意度调查机制；建立健全院前医疗急救服务患者或家属座谈会机制；加强培训，持续提升急救从业人员的服务意识和水平；进一步优化院前—院内急救绿色通道，保障急危重症患者快速就诊；加快推进各区急救网点建设，有效提升急救呼叫满足率；建立院前医疗急救费用"多种、简易、快捷"支付方式；按需补足院前医疗急救工作人员，发挥急救志愿者作用，逐步解决服务不足的问题。

（张志伟）

【提升急救呼叫满足率】 推动各区快速推进急救网点建设，市卫生计生委会同市规划资源部门研究《北京市院前医疗急救机构设置规划》，进一步确定详细点位。年底，出台城市副中心院前医疗急救机构设置分规划。

自8月起，全市120系统增建急救站32个，已运行16个，120系统急救站总量达到208个；全市120系统急救呼叫满足率提高8个百分点，达到86%，实现了年度目标。

（张志伟）

【建立院前医疗急救费用多种支付方式】 以往院前医疗急救费用主要采用现金支付、零星电子支付，自8月起，本市院前医疗急救费用全面推进微信、支付宝、银行卡等多种支付方式。至年底，市级120运营的救护车已具备急救费用多种方式支付能力，各区120急救分中心电子支付实现率40%，999系统电子支付覆盖率约50%。

（张志伟）

【优化院前、院内急救绿色通道】 9月，市卫生计生委修订《北京市院前医疗急救转运与院内衔接工作管理办法》，进一步强化相关标准和规范，细化流程和要求，完善急救调度中心—救护车—医院急诊三方沟通的联系机制。在此基础上，逐步推进实施院前医疗急救电子病历，与院内病历实现对接，通过技术手段简化院前—院内急救的交接程序，缩短交接时间。此外，通过与百度地图等机构合作，建立社会车辆导航系统自动语音提示避让救护车机制，减少救护车在拥堵路段的行驶时间。

（张志伟）

【实现急救调度"首接负责制"】 年内，市卫生计生委在本市原有120/999联合指挥调度平台的基础上，升级改造两个指挥平台有关信息的实时共享功能，实现了急救呼叫电话"谁先受理谁全程负责到底"的"首接负责制"，避免在两套院前急救指挥体系独立运行的情况下，急救呼叫者重复拨打急救电话、重复诉说急救需求的弊端，方便群众急救呼救需求。截至年底，共受理此类业务620例。

（张志伟）

【健全院前医疗急救服务用户回访及满意度调查机制】 年内，市卫生计生委在原有从业机构每月电话回访及满意度调查机制的基础上，开启通过短信、工作人员走访、委托第三方机构调查等方式，增加了回访及调查的覆盖面和样本量。同时，将12345/12320热线电话、市卫生健康委主任信箱的相关内容纳入总体数据分析中。截至年底，共收集相关信息2.5万条，经分析，对其中2%的"不满意"相关信息进行了归类整理并及时整改。

（张志伟）

【健全院前医疗急救服务患者或家属座谈会机制】 在原有每月1次急救市民开放日的基础上，120、999系统每月新增1次患者或家属座谈会。至年底，共召开座谈会8次，发放相关调查问卷90份，收集意见、建议31条，均分类予以解决、改进和解释。

（张志伟）

【提升急救从业人员的服务意识】 年内，在急救从业人员常规业务培训的基础上，市卫生计生委分批次对全市急救从业人员开展针对服务意识和水平的专项强化培训，培训结束后进行在线考试，考试不合格者重新参加培训，直至考核合格，获得培训合格证后方可上岗。

（张志伟）

突发事件处置

【防控流感疫情】 年初以来，北京部分地区流感活动度出现快速上升趋势，流行季本市流感疫情较前5年呈现明显高发态势。市卫生计生委启动突发公共卫生事件应急指挥部工作机制，会同教育、住建、交通、食药监、铁路、民航、海关等相关部门，在准确分析、科学研判疫情的基础上，采取一系列有效防控措施：针对学生、老年人和职业人群等不同群体发布防控流感健康指导；联合教育、交通、建设等部门，对中小学、幼儿园、车站、空港、建筑工地等进行督导检查，督促落实防控措施，做好宣传和消毒等工作；增加儿科、呼吸科、发热门诊等服务供给能力，适应公众需求；保障医护人员健康，提供良好的诊疗支撑条件；及时调配医药物资，保证临床和预防工作需要；引导患者分级分散就诊，缓解个别医院诊疗压力过大的问题；注重中西医结合，发挥中医药在防控

流感中的作用。同时，依托市突发公共卫生事件应急指挥部工作平台，强化多部门联防联控和沟通协调机制，有效遏制了流感疫情的蔓延。

（张志伟）

卫生应急保障

【中非合作论坛卫生应急保障】 9月3~4日，中非合作论坛峰会在北京举行。市卫生计生委组织市疾控中心和120应急共12人，以及病原微生物检测、理化检测、消毒、负压救护共4台专业车辆，组成反恐卫生应急处置队，由卫生应急办人员带队，在人民大会堂周边实行24小时全天候现场驻守，并与市反恐办和军队防控部门配合，完成了峰会卫生应急保障任务。

（张志伟）

【国庆卫生应急保障】 国庆节前，市卫生计生委组织全市各医疗单位对卫生应急值守人员进行了专题培训，检查检修了应急值守相关设施设备。节日期间，各单位严格执行24小时领导在岗带班和专人值班制度，以及信息报送制度。10月1~7日，市疾控中心在岗值班821人次，出动车辆7车次，动用应急物资5件次。全市院前急救系统共接听电话39470次，受理急救要车电话1379次，派车12223次；开展突发事件紧急医疗救援83起，出动救护车94辆，转运伤员153人。全市未发生突发公共卫生事件。

（张志伟）

【突发事件紧急医疗救援】 全年120院前急救共完成突发事件紧急医疗救援任务884次，出动车辆1204车次，转送伤员3409人次。其中发生3人以上的火灾17起，转运伤员87人；一氧化碳中毒26起，转运伤员105人。999共完成突发事件紧急医疗救援任务302起，出动车辆430车次，出动人员1290人次，转送伤员1052人次。其中参与突发事件卫生应急处置一氧化碳中毒28起、车祸8起、火灾事件7起。受国家卫生健康委指派，组织北京协和医院、积水潭医院、人民医院、回龙观医院等8家医院的胸外科、重症医学科、精神卫生及心理危机干预专业的18名专家协助外省市及相关国家开展突发事件紧急医疗救援工作。

（张志伟）

疾病预防控制

【概述】 2018年，北京市报告3类传染病25种182496例，报告发病率840.72/10万，比上年上升了37.78%。其中甲、乙类传染病共报告发病18种28543例，报告发病率131.49/10万，较上年下降了5.82%。

年内，加强重点季节性传染病防控，特别是流感防控提早部署安排，新增小学生四价流感疫苗接种，与教育部门形成了传染病督导、会商和信息共享的长效工作机制；全市在疫情研判、联防联控、健康宣传、疫苗接种、疫情处置、监督指导、医疗救治、药品储备、家庭签约医生服务、中医药防治等方面都采取了针对性措施，有效应对流感流行。全市16个区全面建成国家致病菌识别网，成为全国首个完成地市级全覆盖的省市。全市已建立253家艾滋病筛查实验室、12家艾滋病确证实验室、361个艾滋病检测点，99.7%的社区卫生服务中心和监管场所具备开展艾滋病、梅毒抗体快速检测能力。继续实施耐多药结核病控制，将高危人群筛查策略扩展为全人群筛查，全市高危人群耐药筛查率为96.2%，新涂阳患者耐药筛查率年末增长到68.8%，所有区级结核病实验室均具备分子生物学诊断能力。在全市新登记或可随访的HIV感染者或艾滋病患者中，开展结核病症状筛查。2018年，肺结核报告发病率为30.4/10万，较上年下降7.0%，活动性肺结核治疗成功率为91.7%。全市一类疫苗接种率均达到98%以上，连续12年为本市中小学生和60岁以上本市户籍老人开展流感疫苗免费接种，调整现行疫苗免疫策略，为65岁以上本市户籍老年人开展肺炎疫苗免费接种，实现第二类疫苗异常反应补偿商业保险保障全覆盖。进一步完善专业技术能力，推进北京市预防接种技术中心和质控网络建设。继续保持无脊髓灰质炎、无白喉病例报告。开展心脑血管疾病、恶性肿瘤等重点慢性病发病监测，实现了慢性病综合防控示范区全覆盖，其中9个区达到国家级示范区标准。新创建健康示范机构177家，建成各类健康支持性环境194处。完成城市五癌（肺癌、乳腺癌、肝癌、上消化道癌、大肠癌）高危人群评估24253例，农村两癌（大肠癌、肺癌）高危人群评估36251例；完成心脑血管高危人群筛查91816人。实施慢性病防控关口前移，对4000名肥胖儿童进行健康风险和膳食运动行为评估并进行有针对性干预，探索有效的慢性病危险因素控制措施。通过"阳光长城计划"和"营在校园"微信公众号普及营养膳食知识和慢性病防治知识。遴选聘任第三批微博科普专家79人、第三批平衡膳食校园行动专家51人，向公众传播专业知识。不断完善精神卫生综合管理机制，推动精神疾病双向转诊、急慢分治、上下联动分级诊疗模式和建立符合本市情况的分级诊疗制度。截至年底，全市严重精神障碍疾病报告率为3.628‰，在册患者规范管理率为91.24%，面访率为86.66%，规律服药率为77.98%；在册精神分裂症规律服药率为79.91%。开展心理健康促进工作，加强心理健康知识宣传，在全市开展志愿服务647小时，心理健康知识宣传知晓率83.74%。

（张　斌）

疾病控制综合管理

【2017年度国家基本公共卫生服务项目考核】 3月6～9日，市卫生计生委委托北京市社区卫生协会组织疾病预防控制、应急管理、慢病管理、妇幼保健、精神卫生、中医药服务、结核病防治等领域的56名专家分为4个考核组，由各有关处室领导带队，对16个区基本公共卫生服务项目从组织管理、资金管理、项目执行及项目效果等进行现场考核。考核结果通报各区，并作为社区卫生服务绩效考核依据。

（陈　鑫）

【召开北京市疾病预防控制工作会】 4月9日，市卫生计生委召开2018年北京市疾病预防控制工作会。会议总结了2017年北京市疾病预防控制工作，部署了2018年疾病预防控制重点工作；通报了2016年度北京市疾病预防控制工作考核结果，并给朝阳区等考核优秀的8个区卫生计生委颁发了证书；市疾控中心通报了2017年及2018年第一季度传染病疫情情况，朝阳区卫生计生委、中日友好医院围绕各自职责及特色工作发言。军委后勤保障部卫生局、市教委、市财政局、市民政局等相关委办局领导，各区卫生计生委，三级医疗机构，市级公共卫生机构，市级慢病防治所和机关处室等260余人参加了会议。

（陈　鑫）

【完成"十三五"地方病防治规划中期自评】 8~9月，市卫生计生委组织各区和市级各相关委办局开展"十三五"地方病防治规划中期自评，包括各区自查自评、市级各委办局工作汇总和市级现场抽查评估。自查自评结果显示，本市实现了有效控制饮水型地方性氟中毒危害的"十三五"防控目标，暂未实现持续消除碘缺乏危害的"十三五"防控目标。

（张　瑞）

传染病防治

艾滋病防治

【开展美沙酮门诊联合督导】 1月25日，市卫生计生委、市公安局和市食品药品监管局联合对本市部分美沙酮门诊进行现场督导。针对检查中发现的问题，检查组要求市、区和门诊属地各部门认真履职，进一步加强沟通、协调，认真梳理部门间、门诊内部外部的问题，根据各区的不同情况，因地制宜地解决存在的问题；门诊工作人员在工作中要注意工作方式方法，与服药患者有效沟通；各门诊的硬件改造和监控设备更新陆续完成，门诊要严格按照要求使用新的设备，做好服药人员的管理。

（徐　征）

【召开艾滋病防治工作会】 4月3日，市卫生计生委召开2018年艾滋病防治工作会。会上，市疾控中心分析全市艾滋病疫情形势，总结艾滋病防控工作进展，针对本市艾滋病防控工作存在的问题提出了下一步工作重点，开展"互联网+物联网+艾滋病多元化检测"，扩大检测覆盖面，进一步优化抗病毒治疗流程。解放军第三〇二医院、海淀区疾控中心和佑安医院在会上发言。各区卫生计生委主管主任、疾控科长、区疾控中心主管领导和性艾科负责人、技术骨干、北京性艾协会，以及协和医院、地坛医院、佑安医院、解放军第三〇二医院抗病毒治疗工作负责人等100余人参加了会议。

（徐　征）

【督导戒毒药物维持治疗工作】 8月15~17日，市卫生计生委、市公安局和市食品药品监管局联合组成4个督导小组，分别对本市6个戒毒药物维持治疗工作组和10个门诊进行督导和调研。通过与区级工作组和门诊工作人员的座谈，了解本市戒毒药物维持治疗工作存在的主要困难和问题。督导组对现场发现的问题提出了整改意见，并强调做好中非合作论坛期间的保障工作，确保戒毒药物维持治疗工作的质量和安全。

（徐　征）

【京津冀高校大学生艾滋病防控宣传辩论赛】 10月21~27日、11月9~11日，2018京津冀高校大学生艾滋病防控宣传辩论赛初赛、复赛举办。141所高校226支团队报名参赛。通过线下的校内宣传、几轮初赛、复赛、培训和网上投票等环节，活动覆盖20余万人。天津师范大学、天津财经大学珠江学院、衡水学院、中国人民公安大学、河北农业大学、天津理工大学几支队伍进入决赛。

11月25日，中国人民公安大学举办第31个世界艾滋病日主题活动暨2018京津冀高校大学生艾滋病防控宣传决赛。最终，中国人民公安大学、天津师范大学、河北农业大学获一等奖，天津财经大学珠江学院、天津理工大学、衡水学院获二等奖，北京信息科技大学、中央戏剧学院、北京师范大学、天津理工大学中环信息学院、河北工程大学、承德医学院获三等奖。国务院防治艾滋病工作委员会办公室副主任、国家卫生健康委疾控局副局长王斌，国务院防治艾滋病工作委员会办公室主任助理、中国疾病预防控制中心性病艾滋病预防控制中心主任韩孟杰，北京市艾滋病防治领导小组办公室主任、北京市卫生健康委副巡视员刘泽军，天津市重点疾病预防控制和免疫规划工作领导小组办公室主任、天津市卫生健康委副主任张富霞，河北省防治艾滋病工作委员会办公室主任、河北省卫生健康委党组成员、河北省中医药管理局局长姜建明，中国预防性病艾滋病基金会副理事长刘京徽，以及北京市、天津市和河北省卫生健康委、教委、疾病预防控制中心、首都高校"青春红丝带"社团领导小组的领导、嘉宾及高校大学生志愿者共500余人参加活动。活动现场，北京市疾控中心发布了2018年北京市艾滋病疫情。

（徐　征）

【启动e检知艾滋病多元化检测项目】 10月31日，"院士携手防艾大使校园行"活动在北京师范大学举办。国家卫生健康委疾控局副局长王斌、教育部体卫艺司副调研员樊泽民在开幕式致辞。中国疾病预防控制中心主任、中国科学院院士高福围绕艾滋病离我们并不远、掌握防艾知识就是最好的社会疫苗、树立健康第一的理念和行动是战胜艾滋病的最好回答等4个方面给青年学生作了"零艾滋"主题讲座。中国科学院院士王福生与预防艾滋病宣传员濮存昕、红丝带健康大使悦悦和沈娜，以及中国疾控中心性病艾滋病预防控制中心主任韩孟杰、北京市卫生计生委疾控处处长刘清华、北京市疾控中心书记黄春、北师大校医院书记胡志峰、学生志愿者付思云进行了座谈。活动现场，启动了北京市e检知艾滋病多元化检测项目。

（徐　征）

【**孙春兰考察北京市艾滋病防控工作**】 11月30日，国务院副总理、国务院防治艾滋病工作委员会主任孙春兰来本市考察艾滋病防控工作。国家卫生健康委主任马晓伟、副主任王贺胜，北京市副市长卢彦，北京市卫生健康委主任雷海潮陪同。孙春兰听取了雷海潮关于本市艾滋病防控工作开展情况的介绍，包括全市艾滋病疫情形势、工作策略和措施、京津冀协同发展、开展对口支援和精准扶贫，基层公共卫生委员会建设情况等；指出北京市在基层村委会、居委会建立公共卫生委员会的做法很有意义，可在全国推广。

（徐　征）

【**"青春红丝带"社团工作总结会**】 12月15日，首都高校"青春红丝带"社团工作领导小组办公室召开2018年首都高校"青春红丝带"社团总结会。会上总结了2018年各高校"青春红丝带"社团艾滋病防治工作开展情况，北京市疾控中心、北京信息科技大学和中国人民公安大学交流了在高校开展艾滋病防控工作的经验与体会，并对2018年度首都高校"青春红丝带"社团工作表现突出社团、优秀指导老师、志愿者进行了表扬。市卫生健康委、市委教育工委、市教委、团市委、市红十字会以及16个区防艾办、红丝带之家及北京佑安医院爱心家园的负责人，全市各高校"青春红丝带"社团的指导教师及学生负责人参加了会议。

（徐　征）

结核病防治

【**召开结核病防控工作会和防控技术培训会**】 3月1～2日，本市召开结核病防控工作会和2018年春夏季传染病防控部署暨防控技术培训。会上传达了国家卫生计生委结核病工作会议精神，对全市2017年的结核病防控工作开展情况进行了总结，部署了2018年本市结核病防控工作。同时，针对本市传染病防控形势，特别是学校的传染病防控任务，市卫生计生委联合市教委、市人力社保局进行了春夏季传染病防控部署暨防控技术培训。全市16个辖区卫生计生委系统的主管领导、主要业务人员以及区教委、中小学保健所、全市技工院校的负责人和相关工作人员参加了会议。

（徐　征）

【**世界防治结核病日主题宣传活动**】 3月24日是第23个世界防治结核病日，宣传主题是"开展终结结核行动，共建共享健康中国"。3月21日，北京结核病控制研究所和北京防痨协会在中国人民大学附属中学（通州校区）联合主办世界防治结核病主题活动。市

卫生计生行政部门、教育系统、疾控机构、结核病专业防治机构以及人大附中和首都多家媒体的500多名代表参加活动。

（徐　征）

【**开展新生入学肺结核病检查**】 从2018学年开始，本市对所有新生开展结核病检查。托幼机构、小学及初中非寄宿录取新生，入园、入学前，由学校向家长发放结核病可疑症状筛查问卷；高级中等学校（普通高中、中等专业学校、职业高中、技工学校）录取新生和初中寄宿录取新生，随录取通知书发放《北京市高级中等学校和初中寄宿录取新生入学肺结核筛查通知》，学生入学前全部进行肺结核可疑症状筛查和结核菌素皮肤试验。全市在16个区综合医疗机构、结防机构和社区卫生服务机构设置了116家新生入学结核菌素皮肤试验筛查点，于7月25日～9月15日开展筛查工作，确保每名学生根据自己暑假安排就近筛查。此次共对444513名学生开展结核病症状筛查，对77767名学生开展结核菌素皮肤试验，发现1429名结核菌素皮肤试验强阳性学生，检出14名活动性肺结核学生。

（徐　征）

【**学校肺结核疫情处置培训**】 10月18日，市卫生计生委和市结控所联合举办学校肺结核疫情现场流行病学调查处置培训班，全市结核预防机构80余人参加培训。培训专家讲解了学校结核病疫情现场调查处置的思路与步骤，通过理论与实践点评的方式，进一步增强本市结核预防人员对现场流行病学调查理论的理解和实践应用能力。

（徐　征）

其他传染病防治

【**强化输入性传染病防控机制**】 4月19日，为加强联防联控工作，做好2022年冬奥会和冬残奥会公共卫生保障准备工作，市卫生计生委会同北京海关（原出入境检验检疫局）召开输入性传染病防控工作研讨会。强调建立更加紧密的长效合作机制，重点加强监测信息共享，进一步优化入境传染病早期检疫、早期识别、早期处置工作机制和管理服务流程，为出入境人员精准提供传染病风险提示讯息，不断提高全市输入性传染病应对能力。

（纪晋文）

【**春夏季重点传染病防控督导检查**】 4月26～28日，市卫生计生委、市教委组织市疾控中心及教育部门专家对全市16个区32家学校托幼机构春夏季重点传染病防控情况进行督导检查。督导重点围绕学校托幼

机构晨午检、缺勤登记、因病复课以及日常消毒等相关制度落实情况，传染病疫情报告标准及处置掌握情况和手足口病、病毒性胃肠炎等传染病知识健康教育开展情况等专项检查。针对督导中发现的部分单位晨午检等制度落实、消毒剂使用不规范、传染病疫情报告标准不熟练等问题，督导组专家进行了现场反馈并提出整改建议。

（纪晋文）

【重点传染病及输入性传染病防治师资培训】 5月3日，市卫生计生委组织全市各区及各三级医疗机构二级培训师资举办重点传染病及输入性传染病防治师资培训，重点就手足口病、布鲁氏菌病等2种重点传染病，以及登革热、疟疾、黄热病、寨卡病毒病、拉沙热、锥虫病、利什曼原虫7种可能输入传染病的早期识别、诊断治疗、防控策略等开展技术培训。

（纪晋文）

【召开流感防控专家研讨会】 7月11日，市卫生计生委副巡视员刘泽军组织中国疾控中心、北京市疾控中心以及北京儿童医院、北京朝阳医院疾控和临床相关领域的专家召开流感防控专家研讨会，对本市流感等传染病应对工作进行分析和研讨。专家认为，与全国流行情况一致，北京市2017~2018年流感流行季流感流行形势虽复杂严峻，但符合季节性流感流行特点，流感病毒未发现明显变异。下一步，加强与相关部门的沟通联系，动员社会参与，提高公众传染病健康素养，共同落实防控责任，切实做好流感等传染病防控工作。

（纪晋文）

【召开大兴国际机场疾病预防控制对接会】 11月8日，市卫生健康委组织北京海关、大兴区卫生计生委、市疾控中心召开大兴国际机场传染病等疾病预防控制工作对接会。会议围绕传染病防控、公共卫生监测等工作进行了探讨，并强调建立长效合作机制，进一步强化属地责任、部门责任和担当精神，重点加强监测信息共享，进一步优化入境传染病早期检疫、早期识别、早期处置的工作机制和管理服务流程，推进信息化建设，为出入境人员精准提供传染病风险提示讯息，不断提高全市传染病整体应对能力。

（纪晋文）

【召开秋冬季重点传染病防控部署培训会】 11月23日，市卫生健康委联合市教委、市人力社保局召开北京市秋冬季重点传染病防控工作部署培训会。各区卫生计生委主管领导、疾控科科长、疾控中心主管主任，各区教委体卫科、中小学卫生保健机构负责人，全市各技工院校负责人及市疾控中心相关业务骨干参

会。会议通报了全市传染病疫情形势，部署了下一阶段工作要求，并邀请中国疾控中心、北京市疾控中心和北京市结核病控制研究所有关专家围绕病毒性胃肠炎、流感、结核病等秋冬季重点传染病监测报告、疫情处置、消毒隔离等预防控制关键技术进行了培训。

（纪晋文）

【指导学校、幼儿园传染病防控工作】 12月7日，市卫生健康委党委书记、主任雷海潮采用"四不两直"的方式到东城区光明小学广渠校区调研指导诺如病毒急性胃肠炎等传染病防控工作，对学校晨午检、疫情报告、消毒隔离、健康教育等落实情况进行实地调研。

12月13日，市卫生健康委副巡视员刘泽军采用"四不两直"的方式到朝阳区某幼儿园调研指导诺如病毒急性胃肠炎等传染病防控工作，对该园晨午检、疫情报告、消毒隔离、健康教育等落实情况进行实地调研。

（纪晋文）

【冬春季重点传染病防治工作再部署】 12月27日，市卫生健康委召开北京市冬春季传染病防治工作视频会，市卫生健康委疾控处、医政医管处等处室负责人，市疾控中心、市卫生计生监督所、市卫生计生热线服务中心主管领导和各区卫生计生委主管领导及相关部门负责人参会。重点围绕流感、诺如病毒急性胃肠炎等传染病防治工作对全市卫生系统进行再动员、再部署。市卫生健康委党委委员屠志涛强调，各区、各单位要进一步细化工作措施，切实落实区域质控中心建设和完善区域应急预案、加强诊疗重点环节和重点人群管理、强化全科医师儿科诊疗技术培训、开展科普宣教、有效加强监督管理等5项管理要求，确保本市流感等冬春季传染病防治工作平稳有序。

（纪晋文）

免疫规划

【国务院办公厅调研北京市疫苗流通和预防接种管理】 2月8日，国务院秘书三局钱军处长到北京市开展疫苗流通和预防接种管理调研。实地考察了中国生物技术集团北生研生物制品有限公司疫苗生产流程和冷链管理情况；到西城区德外社区卫生服务中心现场了解预防接种、信息报告系统及冷链实时监控系统等情况；在市疾控中心召开座谈会，并听取汇报。调研人员与市疾控中心免疫所的专家、相关管理人员进行了交流和座谈。

（王艳春）

【出台第二类疫苗接种服务费政策】《疫苗流通和预防接种管理条例》于2016年修订颁布，本市出台了一系列政策贯彻落实。因第二类疫苗接种服务费定

价政策不能同时到位，市卫生计生委委托市疾控中心和北京中医药大学联合开展疫苗接种单元成本测算数据，并开展政策社会风险评估。2018年3月6日，市发展改革委、市卫生计生委、市人力社保局联合印发了《关于制定本市第二类疫苗接种服务价格的通知》。自4月1日起，全市实施第二类疫苗接种收取接种服务费政策，即预防接种单位按25元/支的标准收取第二类疫苗接种服务费，并在接种门诊公示第二类疫苗服务价格。

（王艳春）

【全国儿童预防接种日宣传活动】 2018年是我国实施免疫规划政策40周年。4月25日，市卫生计生委、市疾控中心和16个区卫生计生系统计划免疫工作者共聚中国儿童活动中心开展现场宣传活动，宣传和倡导"预防接种，守护生命"的主题。国家卫生健康委疾病控制局局长毛群安、市卫生计生委副巡视员刘泽军出席并致辞。

（王艳春）

【65岁以上老年人肺炎疫苗免费接种】 为推进肺炎球菌性疾病预防控制工作，降低老年人的疾病负担，经过市疾控中心分析北京市死因监测数据、全市住院病例报告数据及病原学监测结果、社会风险评估，市卫生计生委制定了《北京市肺炎球菌疫苗接种工作实施方案》。自12月25日起，启动65岁以上北京户籍老年人肺炎球菌疫苗免费接种，并对疫苗的流行病学影响开展常规哨点监测工作。

（纪晋文　王艳春）

慢病防治

慢病综合防控

【慢性病综合防控示范区建设】 2月6日，市卫生计生委召开慢性病综合防控示范区建设推进会，各区卫生计生委和区疾控中心主管领导参加了会议。会上传达国家慢性病综合防控示范区工作会议精神，通报了各区示范区建设进展，朝阳区、顺义区代表分别就国家级示范区复审及创建工作介绍了经验。对作为第二批国家级示范区的西城区、房山区提出要求，迎接国家复验的准备工作；同时推进尚未建成市级示范区的3个区示范区的建设。

5月4日，在区级自评的基础上，市卫生计生委组织专家对第二批国家级示范区的西城区、房山区进行现场督导复核，并申报国家级复审。11月13～14日，国家卫生健康委评估组通过听取汇报、查阅资料、现场走访等方式，分别对房山区、西城区慢性病综合防控示范区建设进行了现场调研和技术评估。经评估，慢性病综合防控示范区建设进行了现场调研和技术评估。经评估，慢性病综合防控示范区建设进行了现场调研和技术评估。经评估，

西城区、房山区通过了国家复审。

11月8～9日，12月19日，在区级自评并申报市级验收的基础上，市卫生健康委组织专家分别对密云区、延庆区、大兴区北京市慢性病综合防控示范区进行考评。现场会上，考评组听取了区创建国家慢性病综合防控示范区工作汇报，并通过集中座谈、查阅档案资料等形式，了解3个区工作开展情况。考评组认为3个区达到了市级慢性病综合防控示范区的标准要求。

（刘峰）

【全民健康生活方式日主题宣传活动】 8月30日，北京市健康促进工作委员会、北京市卫生计生委和石景山区政府在石景山区莲石湖公园联合主办"防控慢病，从'三减三健'做起"——2018年"健康北京周"系列活动暨第12个全民健康生活方式日主题宣传活动。市卫生计生委副巡视员刘泽军、石景山区副区长杨宏伟以及市卫生计生委、石景山区卫生计生委、市疾控中心、石景山区疾控中心有关领导及居民代表共200余人参加。

（刘峰）

【"阳光长城计划"城市减重健步走】 9月14日，市卫生计生委与怀柔区卫生计生委联合在怀柔区黄花城水长城举办"阳光长城计划城市减重行动"长城行健步走活动。活动现场依托"阳光长城计划"微信公众平台开展"知识加油站"健康生活方式知识竞答活动，3个"加油站"累计参与1123人次，答题3754人次。

（刘峰）

【举办运动处方师培训班】 为推进体医融合建设，市卫生计生委在市体检中心探索建立体医融合健康管理创新研究示范基地，并于10月27～31日和12月7～12日举办了两期运动处方师培训班，重点针对全市体检机构和社区卫生服务机构培训骨干人员160余人。

（刘峰）

【聘任第三批"阳光长城"慢病防治微博科普专家】 年内，北京市卫生健康委重新遴选聘任第三批微博科普专家79名。12月13日，召开北京市"阳光长城"慢病防治微博科普专家启动暨培训会，微博科普专家及专家所在医疗机构相关负责人80余人参加。会上对第三批微博科普专家提出具体的工作要求并进行了业务培训。截至年底，"阳光长城"慢病防治新浪微博话题阅读量7000万次，讨论量4万余条。

（刘峰）

【推进全民健康生活方式行动】 全年创建健康示范机构177家，其中示范社区56家、示范食堂40家、示范餐厅34家、示范超市6家、中小学校健康食堂41家；建成各类健康支持性环境194处。指导各区开展

"三减三健"宣传干预活动200余项，制作"三减三健"适宜技术宣传包4500个。完成全市健康生活方式指导员动态管理及线上培训系统APP的开发，新培训健康生活方式指导员3700余人。

（董　忠　刘　峰）

【**重点慢性病监测**】　年内，本市开展恶性肿瘤、急性冠心病事件、急性脑卒中事件发病监测，收集新发肿瘤病例61471人次，随访肿瘤患者61039例，排除非京籍患者1358例，成功随访56254例。收集整理急性冠心病事件39329人次、急性脑卒中事件84450人次，为编写2018年《北京市卫生与人群健康状况报告》提供数据。

（刘　峰）

【**开展"阳光长城计划"健康宣传**】　年内，北京市卫生计生委通过"阳光长城计划"微信公众号，为居民提供健康生活方式、恶性肿瘤、心脑血管疾病、口腔卫生、心理健康等知识。关注人数3.3万余人，全年累计推送各类信息208条，总阅读量137681人次；开展高血压、糖尿病、脑卒中等有奖知识问答活动4次，共27763人次参与。

（刘　峰）

肿瘤防治

【**召开肿瘤患者社区随访培训会**】　5月25日，市卫生计生委召开2018年北京市户籍肿瘤患者社区随访技术培训会，对2018年度北京市肿瘤患者社区随访工作方案进行了解读。16个区卫生计生委、疾病预防控制中心、社管中心、区肿瘤防办等相关单位负责肿瘤社区随访的工作人员共计50余人参加。9月11日，召开2018年北京市肿瘤患者社区随访工作总结暨技术培训会。总结了本年度肿瘤患者社区随访总体情况，对工作中存在的问题及肿瘤患者社区随访系统相关模块操作进行了培训。16个区疾病预防控制中心、社区卫生服务管理中心相关负责人共50余人参会。

（王　宁　刘　峰）

【**召开癌症早诊早治项目工作会**】　10月29日，召开北京市2018年度癌症早诊早治项目工作会，各相关区卫生计生委、区疾控中心及定点筛查医院相关负责人共100余人参加。会议总结了2017～2018年筛查及干预工作情况，城市癌症早诊早治项目共完成肺癌、乳腺癌、肝癌、上消化道癌、下消化道癌高危问卷评估24253例，完成临床筛查9255例，任务完成率92.56%，筛查阳性例数819例。农村癌症早诊早治项目中大肠癌筛查34251例，评估出高危10017例，完成临床筛查6008例，早诊220例，早诊率95.24%；肺

癌筛查在同一人群中推进，共完成1771例年度复查和229例基线筛查，任务完成率100%，检出肺癌2例。部署了2018～2019年项目工作方案，对工作完成较好的项目区和单位进行了奖励。

（王　宁　刘　峰）

【**召开肿瘤登记技术培训会**】　11月27日，召开北京市肿瘤登记技术培训会，全市130余家二级及以上医院统计室、病案室人员共280余人参会。会议总结2018年北京市肿瘤登记工作概况、数据质控及全市病案核查情况，邀请专家对癌症分期在肿瘤登记中的应用以及常见病理类型的编码进行了解读，肿瘤数据上报优秀的医院代表分享了经验。

（王　宁　刘　峰）

心脑血管病防治

【**召开脑卒中随访干预项目工作会**】　1月25日，市卫生计生委召开2018年北京市脑卒中随访干预项目工作会，16个区卫生计生委、疾控中心及各项目点相关负责人共220余人参会。会上总结了项目实施以来筛查及随访工作情况，对2018年筛查对象的追踪核查、病例确诊及第三方核查质控进行了部署，并就2018年筛查人群核查随访、脑卒中患者诊疗资料收集与确诊、质量控制等进行了讲解。

（刘　峰）

【**督导脑卒中高危人群筛查干预项目**】　4月18日，市卫生计生委组织专家对东城区、海淀区及协和医院、北京大学第三医院新开展的脑卒中高危人群筛查干预项目进行督导检查。督导组现场听取各单位项目组织实施及进展情况汇报，并就项目实施过程中存在的困难和问题进行了交流研讨。

（刘　峰）

【**召开心血管病高危人群筛查干预工作会**】　8月20～21日，北京市2018年度心血管病高危人群早期筛查与综合干预项目启动培训会召开，各相关区卫生计生委、疾控中心、定点筛查医院及社区卫生服务机构相关负责人130余人参会。会议总结2016～2017年筛查及干预工作进展情况；根据项目考核指标，对丰台、房山、顺义、怀柔各区卫生计生委、疾控中心，丰台医院等5家定点医院，德胜等13家社区卫生服务中心进行奖励；部署2018～2019年项目工作方案，并邀请国家心血管病中心专家对项目技术方案、现场操作、生物样本留样及数据质控管理等进行培训。2017～2018年，本市共完成心血管高危人群筛查47406人，高危率为27.7%。

（董　忠　刘　峰）

【中国成人血脂异常健康管理服务试点二期项目】 9月11日，市卫生计生委召开中国成人血脂异常健康管理服务试点二期项目总结会，朝阳区卫生计生委疾控科、卫生监督所、信息中心、社管中心、参与项目的社区卫生服务中心主管领导及市心防办负责人共20余人参加。该项目经过近一年半的时间，制定出冠心病和脑卒中、高血压、糖尿病4种慢病的社区诊疗质量评估指标体系，完善了社区医生诊疗信息系统，实现4种慢病诊疗质量的自动化评估。项目还开展了社区血脂异常患者服用他汀类药物依从性干预研究。调查发现，高脂血症病史不足半年的患者服用他汀类药物依从性更差。通过对新发现的血脂异常患者进行公众号患者教育信息推送、微信服药自动提醒、人工智能答疑、专业医生解答等干预措施，患者服药依从性没有得到明显改善。

（杜 昕 刘 峰）

【召开脑卒中高危人群筛查干预项目工作会】 10月16日，召开北京市2018年度脑卒中高危人群筛查干预项目工作会，各相关区卫生计生委、区疾控中心及相关社区卫生服务中心、脑卒中筛查与防治基地医院相关负责人共50余人参会。会议总结2017～2018年筛查及干预工作情况，部署了2018～2019年项目工作方案。2017～2018年筛查脑卒中高危人群44410人，高危率为26.7%。

（刘 峰）

【开展脑卒中高危人群随访干预】 年内，全市完成57606人追踪核查，完成率为99.2%。在可用于数据分析的56273人中，36571人（65.0%）可以通过社区基本诊疗系统或社区卫生管理平台完成核查，5789人（10.3%）通过村/居委会联系到筛查对象或其他多种方式完成核查，879人（1.6%）去世，13034人（23.2%）因拒绝被询问或联系方式错误等原因无法获得信息。经2017年摸底纳入随访队列33372人，完成随访30992人，随访率为92.9%。市、区疾控中心针对社区卫生服务中心开展的摸底工作进行现场督导及电话回访，市、区两级疾控共进行现场督导113次、电话回访900余次。市疾控中心委托北京天坛医院为第三方进行质量控制，电话回访随访对象4006人，一致率平均为84.7%；对基线调查过程中收集的脑卒中患者发病诊疗资料进行诊断核实，共完成1185例。

（董 忠 刘 峰）

其他慢病防治

【《北京市社区糖尿病诊疗纲要（2018年版）》发布】 4月25日，市卫生计生委发布《北京市社区糖尿病诊疗纲要（2018年版）》。该纲要以2型糖尿病为重点，包括2型糖尿病基本诊疗要点、降糖药物治疗要点、血压控制要点、血脂控制要点和社区2型糖尿病常用口服降糖药应用建议、GLP-1受体激动剂应用建议、胰岛素应用建议，以及需要普通会诊、转诊的情况和低血糖等特殊情况的处理等，并将糖尿病诊治的关键信息浓缩成一张表格，强调对患者进行综合管理，为社区医务人员提供实用、规范的指导建议。

（杨金奎 刘 峰）

【开展口腔公共卫生服务项目】 4～10月，北京市继续开展适龄儿童窝沟封闭（7～9岁）和氟化泡沫（3～6岁）预防龋齿服务。全市设立定点医疗机构166家，共为267852名适龄儿童提供免费口腔检查及窝沟封闭防龋服务，为395140名学龄前儿童提供免费氟化泡沫防龋服务。据第四次全国口腔流行病学调查数据显示，本市5岁儿童乳牙开放性龋患病率为55.7%，居全国最低，治疗率为30.9%，为全国最高。12岁儿童患龋率为28.3%，低于全国平均水平（38.5%）10个百分点，人均患龋量从30年前的1.41颗下降到0.5颗左右，平均每个孩子减少近1颗龋齿。

（刘 敏 刘 峰）

【启动"城市改变糖尿病"项目】 6月8日，市卫生计生委召开"城市改变糖尿病"项目启动会，市糖尿病防治办公室、东城区、通州区卫生计生委及区社管中心、项目参与社区主管领导、项目负责人和全科医生共30余人参加。北京"城市改变糖尿病"项目重在对糖尿病高危人群和患者的早期防治，由北京市糖尿病防治办公室具体负责，选取东城区建国门社区卫生服务中心、体育馆路社区卫生服务中心、通州区梨园社区卫生服务中心、永顺卫生院开展干预对照研究。以《北京市社区糖尿病诊疗纲要（2018年版）》为基础开展培训指导，采用网络技术平台和远程会诊模式，建立"医院—社区—患者"数字化实时沟通及管理平台，强化对糖尿病患者的管理。通过3年时间，围绕糖尿病认知及管理状况、糖尿病防治宣传教育、社区糖尿病患者规范化治疗和管理等方面评估糖尿病防控管理的效果。

（杨金奎 刘 峰）

【全国爱牙日主题宣传活动】 9月20日，市卫生计生委在史家小学通州分校举办"2018年全国爱牙日——北京护齿嘉年华"主题宣传活动。市、区卫生计生委，市、区牙防所及学校师生代表共260余人参加。现场通过知识答题、"刷牙我最行""我是小牙医"及牙齿解密等多项科普互动活动，宣传口腔健康知识。活动中还展示了从全市小学生中征集的爱牙护齿绘画作品，并为优秀作品颁发了奖状。

（刘　峰）

精神卫生

【提升精神障碍患者救治救助水平】 年内，北京市继续落实严重精神障碍患者监护人看护补助制度。2月8日，市卫生计生委印发《关于修改〈北京市门诊使用免费基本药品治疗严重精神障碍管理办法（试行）部分条款的通知〉》，拓展区级免费服药申领对象范围，由原辖区户籍患者修改为辖区居住患者，增补了药品奥氮平片。

（张　斌）

【召开精神卫生大会】 2月26日，全市精神卫生工作大会召开，市卫生计生委副巡视员刘泽军，首都综治办、市公安局、市财政局、市民政局、市人保局、市残联等部门的领导出席会议。会议总结2017年本市精神卫生工作，明确了2018年精神卫生工作的要点。刘泽军肯定了2017年的工作成绩，指出了精神卫生工作在社会公众认识不足、体系建设有待完善、专业人员数量质量不足、救治救助服务有待提高、检出率未达国家标准、国家康复机构不足、社会参与度有待提高、人民需求日益增加的8个薄弱环节，并对下一步工作提出了要求。

（张　斌）

【京津冀精神卫生协同发展】 5月30日，北京市精保所协助天津市召开京津冀精神卫生防治协作联盟管理委员会主任例会暨2018年重点工作研讨会。8月1～3日，在内蒙古赤峰市举办2018年京津冀精神卫生工作论坛，主题为"协同创新、融合发展——互联网+精神健康医疗"，重点围绕如何建立"互联网+精神健康医疗"服务模式，依托三地大量诊疗数据，推进"互联网+新技术"精神（心理）健康大数据惠民应用；加强三地精神卫生防治，医疗、心理等健康数据开放、共享和利用，提高信息化效能；同时就三地精神卫生工作的特色研究等主题开展交流活动。

（张　斌）

【加强精神卫生知识宣传】 年内，邀请业内知名专家在"北京12320在聆听"、北京新闻广播（FM100.6）、《健康北京》、北京交通广播（FM103.9）、《一起午餐吧》等新闻媒体开展直播活动，在"健康北京""今日头条"、搜狐新闻客户端、现代生活网、大众生活网、民众健康网、99健康网等网络媒体和"北京精神卫生""北京心理健康"微信公众号发布科普文章。10月9～14日，以"'健康心理，快乐人

生'——关注儿童青少年心理健康"为主题，在中国科技馆举办为期一周的2018年北京市心理健康体验周活动，包括参观体验、专家讲座、科普宣传等多种形式。接待参加各类心理健康电子辅助设备体验活动的群众9000余人次，名师讲堂听课4000余人次，发放宣传书籍《见招拆招——专家谈心理保健》及《解读青少年心理》共886本。

（张　斌）

【启动国家社会心理服务建设试点】 年内，北京市开展国家社会心理服务体系建设试点区的筛选确认工作，最终，西城区、朝阳区、海淀区、房山区、怀柔区被确定为本市试点。12月10日，市卫生健康委召开市、区两级多部门参加的社会心理试点工作启动会，并组织专家对5个区的试点工作方案进行逐一审议指导。

（张　斌）

【强化精神卫生管理】 年内，北京市继续推进严重精神障碍患者社区管理治疗服务的精准开展。截至12月底，全市发病报告51290人次，累计建档87957人，新建档7108人，报告患病率从年初的3.392‰提升至3.628‰；为78070名患者开展了危险度评估、分类干预和药物使用及康复指导等日常管理、治疗服务369055人次；为29072名患者提供免费体检服务；全市严重精神障碍患者在册规范管理率91.24%，同比增加0.6%；规律服药率77.98%，同比增加0.3%。

（张　斌）

【强化综合协调机制】 年内，北京市继续加强协调配合，不断巩固和完善市、区、街道（乡镇）三级精神卫生工作政府领导和部门协调机制，实现全市全覆盖；继续推广精神卫生综合管理工作国家级试点经验；总结朝阳区、海淀区国家精神卫生综合管理试点经验，将综合管理工作在16个区全面推开。

（张　斌）

【精神卫生工作能力建设】 全年开展各级各类精神卫生专业培训，市、区两级培训205场12259人次。培训涉及精神卫生工作综合管理、社区管理服务技能、信息监测、精神卫生专业社工、康复防治技术、应急医疗处置等；继续开展转岗培训，拨付经费59万元，43人获得培训合格证书。

市卫生计生委与市总工会组织北京市第二届公共卫生医师精神卫生防治岗位技能竞赛，全市16个区共参赛677人，其中16支参赛队80名选手参加复赛，复赛进入前十名的区队推选出10名选手进入决赛。最终，延庆区精神卫生保健院郭逸成、海淀区精神卫生防治院李阳、平谷区峪口社区卫生服务中心佟永平获

前三名，并获得市总工会职工技术协会颁发的高级职业技能证书。

（张　斌）

【加大心理服务力度】　年内，北京市继续落实"阳光长城"计划——心理健康促进行动（"四心工程"）。"知心工程"，制作北京市居民心理健康自评工具。"明心工程"，依据《社区心理健康宣传与教育技术指南（试行）》，组建心理卫生科普讲师团（80名）和心理志愿者服务队（557人），在全市开展进学校、进企业、进社区、进特殊群体等"四进"活动615场，大讲堂讲座39场。"舒心工程"，继续推进北京市常见心理问题个体化干预项目，组织5个区设计、编制并印刷大学生、孕产妇、社区老人3类人群的《项目评定手册》，对存在常见心理问题的检出人群进行心理干预；编写完成《北京市常见心理问题个体化心理干预服务工作指南》。"安心工程"，继续落实"三社联动"工作机制，通过购买社工服务项目和精神卫生专业社工培养项目，搭建社区多方精神卫生防治网；继续在本市16个区应用和推广社区主动式治疗技术（ACT）服务模式，为社区内有严重、持久和复杂的精神疾病患者提供综合性、个性化治疗和康复；新开展抑郁症康复适宜技术项目，共招募并培训40名康复治疗师，完成379例患者的康复训练，完成28家单位的推广工作；继续通过北京市心理援助热线，面向市民提供24小时专业心理援助服务。

（张　斌）

职业病防治

【《职业病防治法》宣传周活动】　4月23日，市卫生计生委、市安全生产监督管理局、市人力资源和社会保障局和市总工会共同主办，市疾病预防控制中心、市卫生计生监督所和市职业病防治联合会共同协办主题为"健康中国，职业健康先行"的北京市《职业病防治法》宣传活动。进一步贯彻落实《职业病防治法》，提高社会、用人单位及劳动者对职业病危害性的认识，切实保障劳动者职业健康与安全。

（王艳春）

【放射与防护知识视频大课堂】　10月12～31日，市卫生计生委组织制作2期放射与防护知识大课堂。16个区卫生计生委，市、区疾控中心和各医疗机构有关专业技术人员通过视频直播和回放的形式参加放射与防护知识培训，培训覆盖6000余名医护人员，总观看时长572小时。

（徐　征）

【培训职业病诊断鉴定专家】　10月31日，市卫生计生委召开职业病诊断鉴定专家培训会。针对职业病诊断标准和职业健康监护标准研制进展、尘肺病数字化X线摄片质量问题进行了讲解和探讨，进一步规范本市职业病诊断鉴定工作，提升职业病鉴定专业技术水平。

（徐　征）

【举办职业病报告工作培训会】　11月5日，市卫生计生委举办职业病报告工作培训会，市、区疾控中心，卫生计生监督所职业病报告工作负责人，各医疗机构职业病报告工作人员60余人参加。培训会讲解了职业报告有关业务工作，通报分析了监督检查中发现的职业病报告问题，对下一步职业病报告工作提出了要求。

（徐　征）

【举办职业病防治（放射卫生）项目培训会】　11月5日，市卫生计生委举办2018年职业病防治（放射卫生）项目工作推进培训会，对放射工作人员健康监护和监督管理、辐射在医学中的应用与防护等内容进行了网络培训。各区卫生计生委、疾控中心有关负责人，市级放射性职业健康检查机构，部分医疗机构负责人70余人参加。市疾控中心总结2018年全市职业病防治（放射卫生）项目中期督导情况，部署下一阶段北京市职业病防治（放射卫生）项目工作，部分区和医疗机构进行了工作经验交流。

（徐　征）

学校卫生

【"营"在校园平衡膳食主题宣传活动】　5月18日，市卫生计生委和市教委在东城区板厂小学高年级部召开北京市2018年"营"在校园——平衡膳食行动暨"营在校园美食"主题宣传活动。各区卫生计生委、教委主管处室领导，各区疾控中心、中小学保健所相关科所负责人，学生及家长代表近300人参加。本市自2014年启动"营"在校园——北京市平衡膳食校园健康促进行动，每年有一个宣传主题。2018年，围绕"营在校园美食"主题开展平衡膳食校园行动，主要包括6个方面内容：一是在全市中小学校中发起校园大厨教做营养餐、"感恩食物"活动、小学生一周午餐食谱设计3项活动，通过发挥教师力量推动学生珍爱食物、健康饮食的习惯养成，并提高学校炊管人员对平衡膳食的认识和烹饪营养菜品的技巧；二是发布修订后的《北京市中小学生健康膳食指引》，并培训各区学校卫生和中小学校炊管等有关工作人员，加强对学生营养的指导作用；三是汇总分析第二轮学生营养与健康状况监测结果；四是进一步完善本市平衡膳食校园行动专家团队和工作团队建设，开展专家团队能力提升培训；五是继续开展中小学校健康食堂创建工作，在创建过程中让更多的学校炊管人员提高营养膳食配比能力和烹饪技巧，为学生提供在校期间更加安全、营养的餐食；六是继续通过"'营'在校园"微信公众号开展形式多样的主题活动展示和宣传，结合热点问题，普及营养膳食知识，形成健康的生活行为方式。

（张　瑞）

【中小学生健康膳食技能培训】 7月3～6日，市卫生计生委和市教委联合组织4期北京市中小学生健康膳食技能培训。全市中小学校健康老师、德育老师或校园营养师、中小学校食堂炊事人员、食堂食品安全员或食堂管理员、各区疾控中心营养及学校卫生工作人员、中小学生保健所相关工作人员及平衡膳食专家组1100余人次参与培训。根据不同的对象设定培训内容，解读新版《北京市中小学生健康膳食指引》和《中国儿童青少年零食指南》，对正确理解营养标签、科学选择食物、"慧吃慧动"及健康体重等进行了培训。

（张　瑞）

健康城市与健康促进

【概述】 2018年是落实全国卫生与健康大会精神的第二年。本市以"健康北京"建设为主线，加强多部门合作机制，贯彻实施《"健康北京2030"规划纲要》。连续第九年以市政府名义发布人群健康状况报告，广泛开展"健康中国行"、健康大课堂、健康科普大赛等健康知识普及活动，全市各级各类健康大课堂1.6万场，参与超过80万人次。海淀区、朝阳区、大兴区、丰台区启动国家卫生区的创建工作，通州区、怀柔区、平谷区、天安门地区以及怀柔区怀柔镇等9个地区及乡镇高质量完成国家卫生区、镇的复审，延庆区和密云区通过了国家卫生城市评审。开展各类控烟宣传，发挥社会共治模式，严格落实《北京市控制吸烟条例》，控烟工作继续在全国起表率作用。

（周月娜）

"健康北京"建设

【加强村委会、居委会公共卫生委员会建设】 3月，市卫生计生委、市民政局、市委社会工委、市委农工委、市爱卫办联合制定下发《关于进一步推进村委会、居委会公共卫生委员会建设的通知》，力争用1～2年时间在全市7097个村、居委会完成公共卫生委员会建设，进一步夯实"健康北京"建设的工作网底。截至年底，全市村（居）委会公共卫生委员会建设3317个，建设率为46.7%，其中东城区、西城区、石景山区、海淀区、怀柔区、大兴区建设率为100%。

（李志军）

【贯彻《"健康北京2030"规划纲要》】 4月11日，本市举办建设"健康北京"培训班。中国疾控中心环境所所长施小明围绕"健康国家战略与健康中国建设"、市卫生计生委副巡视员刘泽军围绕《"健康北京2030"规划纲要》作专题讲座。9月20日，经征求47家市属相关部门和16个区政府的意见和建议，并报请市政府同意，市卫生计生委印发《北京市实施〈"健康北京2030"规划纲要〉行动计划（2018—2020年）》，作为分步推动《"健康北京2030"规划纲要》落地实施的具体安排，细化各区、各部门、各有关单位的责任和任务。

（刘福森）

【"健康北京周"系列主题宣传活动】 8月27日～9月1日，市健康促进委、市卫生计生委、市教委、市体育局和市总工会联合举办2018年"健康北京周"主题宣传活动。"健康北京周"以"共筑健康北京，共享健康生活"为主题，为期6天，每天有1个主题活动。8月27日，"家庭保健员风采展示"主题日，16个区的家庭保健员通过知识竞赛和节目展演展示家庭保健员的风貌；8月28日，"流动人口健康指导员"主题日，推出一支流动人口健康教育指导员队伍，发布《北京新市民健康宝典》和《流动人口健康护照》，启动北京市流动人口健康教育指导员知识技能大赛和健康大课堂课程；8月29日，"首都公共卫生科普宣传"主题日，市疾控中心和市预防研究中心的专家走进北汽福田汽车股份有限责任公司怀柔重型机械厂，普及公共卫生知识，提升职工健康素养，营造"预防为主"的健康科普传播氛围；8月30日，"全民健康生活方式"主题日，号召市民深入开展"三减三健"（减盐、减油、减糖，健康口腔、健康体重、健康骨骼）、适量运动、控烟限酒、心理健康等专项行动，科学传播健康知识，传授健康技能，倡导全民健康文明的生活方式；8月31日，"呵护生命全周期"主题日，北京妇产医院孕妇学校开办网络课堂，展示母乳喂养支持环境，发放《妇幼健康护照》，16个区妇幼保健院通过各种方式现场传播妇幼健康知识；9月1日，"开学健康第一课"特别活动日，通过健康、教育专家向孩子们介绍零食、运动和坏情绪，传递健康生活理念和生活方式。各区利用宣传栏、电子屏等形式宣传了"健康北京周"的相关内容。

（刘福森）

【"十三五"健康北京发展建设规划中期评估】年内，市卫生计生委聘请北京健康城市建设促进会对《北京市"十三五"时期健康北京发展建设规划》的实施情况进行中期评估。评估分析结果，30项指标中孕产妇死亡率、药品抽检合格率、中医馆社区建设覆盖率等17项指标提前完成；成人吸烟率、森林覆盖率、中心城绿色出行比例等8项指标趋近目标值并有望在"十三五"末实现；另有5项指标距离"十三五"末的目标尚有一定差距；国民体质监测合格率和经常参加体育锻炼人数稳步增长；在健康环境方面，全市污水处理率实现目标的58%；对农村饮水卫生合格率，需要进一步加大推进力度，确保在"十三五"末实现目标。

（刘福森）

健康促进

【"健康中国行"主题宣传活动】 4月27日，市卫生计生委、市体育局、市教委、市疾控中心、海淀区政府联合主办的"医体结合，科学健身——北京市2018年健康中国行主题宣传活动暨健康素养推广活动"正式启动。市卫生计生委和市体育局共同发布市民科学健身基本原则，包括：减少静坐的时间，鼓励随时随地、各种形式的身体活动；运动前应全面评估身体状态，减少运动风险；一次完整的运动应包括准备活动、正式运动、整理活动，这3个环节缺一不可；成人运动要保证一定强度、频率和持续时间；儿童、青少年、老年人及特殊人群健身需关注要点等。启动会上，组织者还现场连线公园、社区、学校中正在开展健身活动的市民和师生，解答健步走、社区体育健身器材使用、办公室运动中存在的健身问题，以及家庭如何配合学校做好中小学生的健康维护和提升。同时，启动本市第三次健康素养调查。5～7月，市疾控中心在全市开展第三次城乡居民健康素养监测，对全市12000户家庭的12000名15～69岁常住居民做入户调查，获得最新的居民健康素养指标，其结果可作为本市实施各项健康规划的重要阶段性评价指标。

（刘福森）

【健康大课堂】 年内，健康大课堂被纳入北京市重要民生实事项目。市政府提出本市全年举办各级各类健康大课堂1.6万场的工作目标，市卫生计生委印发了《关于落实北京市2018年重要民生实事项目做好健康大课堂工作的通知》。6月底，完成全市的中期督导工作。本市全年各级各类医疗卫生机构累计举办健康大课堂23500场，累计覆盖受众1280899人次，超额完成年度任务。

（周月娜）

【连续9年发布人群健康状况报告】 自2009年以来，市卫生计生委坚持每年以市政府名义发布上年度《北京卫生与人群健康状况报告》。2017年度健康状况报告涉及18个市属委办局，经过编写组10余次编审和整理，于7月11日正式发布。主要包括人口基本情况、传染病、慢性非传染性疾病、残疾人口和精神病情况、儿童青少年健康状况、医疗卫生服务和健康环境状况等9个方面内容。2017年，全市居民期望寿命继续增长，主要慢性病的早死概率有所下降；中小学生体质水平整体上升，视力不良增长趋势得到遏制；慢病威胁持续存在，肿瘤、心脑血管疾病仍为主要问题。同期出版了白皮书解读本，突出实用技能，对市民掌握疾病防控知识和技能、改变不健康的行为习惯和生活方式有所帮助。

（刘福森）

【健康促进区试点建设】 7月，市健促委、市卫生计生委联合下发《关于全面开展全国健康促进区建设的通知》，在本市全面开展全国健康促进区建设。7月26日，召开全国健康促进区建设培训会，介绍工作方案，解读建设标准。8月，组织市级专家完成西城区、门头沟区全国健康促进区建设市级评估；11月，广西壮族自治区和宁夏回族自治区的专家组对西城区、门头沟区全国健康促进区建设进行国家级评估复审，肯定了两区的工作成效。

（刘福森）

【健康细胞工程建设】 年内，全市开展以健康示范单位和在职人群为重点的健康细胞工程建设。市卫生计生委、市爱卫会办公室修改《北京市健康示范单位标准》，并制订相关管理办法，进一步规范创建工作。截至年底，全市累计创建健康示范社区（村）3142个、健康促进学校1301所、健康促进医院247家、健康示范单位494个。

（刘福森）

【健康科普宣传】 年内，北京健康科普专家面向中直机关、市级机关、大中小学校和流动人口开展健康科普巡讲112场次，参与2.2万余人次。围绕"健康北京"建设和"健康北京人"九大行动，与北京电视台《健康北京》栏目举办合作访谈节目72期，与北京电台《健康加油站》完成合作节目43期，与《北京晚报》的"健康北京"专栏合作完成专版16期，与《法制晚报》合作完成健康版37期，协助制作网络健康科普栏目《医者说医》400集。

（刘福森）

爱国卫生

【病媒生物防治】 3月12～16日和11月26～30日，市爱卫会以市政地下管线、公共绿地、中小餐饮、宾馆（饭店）、农贸市场等为重点开展春、冬季统一灭鼠活动。6～9月，在全市开展4次统一灭蚊蝇活动。以首都核心地区、农贸市场、城中村、城乡接合部、居民社区，以及疏解非首都功能重点区域为重点开展蚊蝇防治活动，使外环境蚊蝇滋生地得到有效清理。

7月12～18日，市卫生计生委组织市疾控中心对16个区67个街道的135个拆违重点区域及其周边外环境100米范围内蚊、蝇、鼠的活动危害进行专项监测。监测结果显示，16个区中的监测点均存在不同程度病媒生物危害问题，其中79.1%的街道（53个）和70.4%的点位（95个）的病媒生物密度超过同期全市平均密度。与2017年调查结果相比，全市范围内病媒生物密度下降幅度较大，超过全市平均密度的点位明显减少，监测结果好于上年。

（孙轶卓）

【"健康北京"灭蚊行动】 5～9月，市爱委会、市卫生计生委开展了主题为"清洁家园，灭蚊防病"的"健康北京"灭蚊行动。行动覆盖16个区247个街道1518个社区，出动工作人员5000人次，使用各类器械4383台次，处理滋生地16.9万处，处理外环境1亿余平方米。监测数据显示，6～9月，全市小型积水蚊幼虫路径指数（0.24）同比降低27.3%，成蚊停落指数（0.91只/小时）同比降低70.6%。蚊幼虫从6月中旬至9月上旬一直维持在较低水平，在7月和8月的蚊密度高峰期，蚊幼虫密度仍维持在6月初的水平，成蚊密度显著下降。1～9月，登革热输入性病例同比增加15.8%。通过开展"健康北京"灭蚊行动，本市居民区、公园绿地等重点环境蚊虫密度得到有效控制，未发生本地病例。

（孙轶卓）

【农村户厕改造】 年内，市卫生计生委按照职责分工做好农村户厕改造技术指导和工作培训等。自2月全市启动美丽乡村建设以来，每月召开全市涉农区农村户厕改造工作推进会，要求各区把推进"厕所革命"工作当成一项政治使命来完成，确保2018年美丽乡村试点村按期完成户厕改造任务。市卫生计生委制定印发《关于美丽乡村建设中农村户厕升级改造工作指导意见》《农村改厕技术规范》《关于进一步推进美丽乡村建设做好农村户厕升级改造工作的通知》，配合农业农村部门联合印发《关于北京市农村厕所革命指导意见》，对全市各乡镇负责户厕升级改造的干部进行统一培训；市卫生计生委成立由卫生、环保、水务、城市管理等领域专业人员组成的改厕专家指导组，赴大兴区现场调研，研讨农村户厕改造工作。6月，市卫生健康委印发3万本《农村改厕技术规范》和7万张改厕宣传海报，配送到各区、乡镇和村。10月起，各区陆续开展当年美丽乡村户厕改造数据收集，重点围绕各区1081个创建村计划改造户厕数和已完成数。10月，市卫生健康委随市农业农村局赴山东考察相关技术，赴房山区十渡镇考察调研新技术试点情况。

（孙轶卓）

【建设国家卫生城镇】 年内，朝阳区、海淀区、大兴区、丰台区启动了创建国家卫生区工作。朝阳区、海淀区于12月通过了市级暗访，计划2019年申报国家卫生区评审。大兴区、丰台区政府审议通过国家卫生区创建方案，计划2022年申报国家卫生区评审。密云区和延庆区在原国家卫生县城基础上创建国家卫生区，通过了全国爱卫办组织的暗访检查、现场技术评估、综合评审、媒体公示，于2019年3月19日获得命名。

2017～2019年，海淀区四季青镇、上庄镇、苏家坨镇、温泉镇、东升镇、海淀镇、西北旺镇，朝阳区太阳宫乡、南磨房乡、来广营乡，昌平区延寿镇，平谷区马坊镇，怀柔区雁栖镇，房山区长阳镇，大兴区庞各庄镇，密云区溪翁庄镇共16个乡镇启动国家卫生乡镇创建工作，并陆续通过了市级评审。

2018年，通州区、怀柔区、平谷区、天安门地区参加国家卫生区复审，4个区（地区）均高分通过国家卫生区复审考评，其中通州区得分最高为853分。怀柔区怀柔镇、北房镇、汤河口镇、杨宋镇，房山区窦店镇、长沟镇、十渡镇，顺义区马坡镇，丰台区王佐镇共9个乡镇参加国家卫生乡镇复审，均通过了国家卫生镇复审抽查。大兴区安定镇、密云区北庄镇、古北口镇、大城子镇、巨各庄镇、河南寨镇共6个乡镇开展创建北京市卫生乡镇工作。通过创建，各乡镇基础设施建设和城乡环境管理水平大幅提升，生活垃圾、污水处理符合要求，居民健康素养水平明显提升。

（李志军）

控烟工作

【控烟宣传】 1月12日，市政府新闻办公室联合市卫生计生委召开以"强化控烟工作，倡导健康生活"为主题的新闻发布会。5月29日，纪念第31个世界无烟日宣传活动暨京津冀无烟环境建设论坛在天津滨海新区举行。国家卫生健康委、WHO驻华代表处、中国疾控中心、京津冀三地卫生计生委有关领导出席大会并讲话。大会表彰110个首都控烟先进集体、313名首都控烟先进个人和45名首都戒烟之星。以世界无烟日、控烟条例实施3周年为契机，在450余处公交车身、候车亭、地铁站台灯箱以及1000余块楼宇电视发布控烟公益宣传广告；"十一"黄金周，连续7天在首都机场航站楼播放控烟公益广告50万次，依托12306向88万来京人员精准推送控烟彩信；结合冬季控烟工作，在户外大屏幕、社区楼宇电视定期播放控烟视频公益广告1890万次。

（崔良超）

【控烟监督执法】 全年出动卫生监督执法人员23.4万人次，监督检查11.7万户次，发现不合格单位5563家，责令整改单位4624家，处罚单位747家，罚款228.12万元，处罚违法吸烟个人3527人，罚款18.515万元。5月30日，市卫生计生委在东城区启动为期两周的全市重点场所控烟专项执法行动。根据投诉举报和日常执法情况，选取餐饮一条街、较大规模的餐饮场所、写字楼、网吧等作为重点场所，同时对投诉举报高发单位进行有效监督、精准执法。市卫生计生委副巡视员刘泽军、东城区副区长刘俊彩、东城区卫生计生委主任林杉等参加启动活动，并带队对安贞大厦、环球贸易中心等写字楼控烟情况进行监督检查。卫生计生执法人员联合公安民警，对簋街餐饮一条街进行夜间控烟检查。执法人员现场对8家单位下达了责令整改通知书。7月19日，联合市文化局、市文化执法总队开展网吧控烟执法行动，现场检查8家网吧，处罚1名违法吸烟者，对5家单位下达责令改正通知书，对2家未劝阻违法吸烟行为的单位立案处罚。

（崔良超）

【科学戒烟活动】 10月15日，市卫生计生委启动2018年"健康北京——你戒烟，我支持"北京市民科学戒烟活动。在全市招募300名市民，由市疾控中心健康教育所作为总技术支持，通过药物、心理和行为综合干预，达到成功戒烟效果。启动仪式后，4家戒烟门诊的医生在现场开展了义诊咨询活动。

（崔良超）

【创建控烟示范单位】 11月14日，市爱卫会会同市卫生健康委、首都精神文明办、市总工会、团市委、市妇联在第一批北京控烟示范单位的基础上，在全市继续开展控烟示范单位的创建活动。此次完成创建300家示范单位，力争到2020年全市控烟示范单位达到1000家。

（崔良超）

改水工作

【农村改水培训宣传工作】 2月、4月、12月，市改水办分别邀请改水技术指导、疾控部门领导和审计、财务、给排水和水质检验等专业人员，对农村改水项目区改水办主任（负责人）、工程技术、财务和改水中心化验室、重点水厂检验等人员分别进行业务培训，累计培训300余人次。以"共促健康饮水，共享健康生活"为主题，制发宣传海报10000份、饮水健康指南20000册，并开展饮水健康知识宣传普及工作。

（郭三余）

【考核评估改水项目】 5～10月，市改水办委托第三方对10个农村改水项目区2017年完成的改水项目进行考核评估。考评工作以农村改水工作的组织领导、资金管理、项目建设、水质卫生和档案管理等为主要内容，先后与农村改水工作人员和水厂（站）管理人员进行座谈交流，查阅了改水项目档案资料，抽查131处项目工程，走访了480家用户，对50家水厂出厂水或末梢水水样进行39项常规检测及非常规指标中的氨氮检测。在数据分析基础上，形成《北京市2017年度农村改水项目考核评估报告》，就下一步农村改水工作提出了指导性意见和建议。

（郭三余）

【农村改水"十三五"中期评估】 6～11月，市改水办委托第三方进行农村改水"十三五"中期评估。评估工作以"十三五"期间改水项目完成、资金筹措及使用、项目管理和实际效益情况等为主要内容，采取问卷调查、现场调研、资料收集、座谈和分析评价相结合的办法，对包括2016年和2017年两个年度完成的150个项目水厂（站）进行调查，形成了《北京市农村改水"十三五"规划中期评估报告》。

（郭三余）

【加强农村改水项目管理】 年内，市农村改水办采取严格立项审查指导、加强工程项目质量督导和开展项目竣工验收检查等办法，组织协调顺义、通州、昌平、大兴、房山、门头沟、怀柔等农村改水项目区开展农村饮水健康行动。全年完成4类农村改水项目

493个，其中风险管理项目42个、水质消毒项目216个、水质净化处理项目31个、维修养护项目204个，涉及561个自然村，受益人口415199人。延庆区农村改水专项资金由区政府统筹到美丽乡村建设；密云和平谷两个区区财政未划拨资金，没有实施农村改水项目。

（郭三余）

基层卫生

【概述】 2018年，本市基层卫生工作以推进"健康北京"建设为目标，通过完善体系、锤炼队伍、提升内涵、改善服务、研究激励政策等重点任务，使本市基层卫生网络进一步完善、基层卫生队伍能力水平不断提高、家庭医生签约为主的服务内涵不断拓展、"智慧家医"服务模式逐步推广、对基层卫生机构和医务人员的激励机制政策初见成效、农村基层医疗卫生全覆盖基本实现。

截至12月底，全市正常运行的社区卫生服务中心336个、社区卫生服务站1586个、村卫生室2613个。社区卫生服务机构在岗职工37464人，村卫生室医务人员3180人。与上年比较，社区卫生服务中心增加3个、社区卫生服务站减少8个，社区卫生机构职工总数增加992人；村卫生室减少219个，村卫生室人员减少270人。2018年，全市社区卫生服务中心（站）总诊疗6596.2万人次，占全市医疗机构的26.6%；出院3.1万人次，占全市医疗机构的0.8%。与上年比较，社区卫生服务诊疗总人次增长11.5%，社区卫生服务中心（站）医师日均担负诊疗20.2人次。此外，全市社区卫生服务机构为居民提供出诊服务27.6万人次。

（李志敬）

社区卫生

【社区卫生绩效考核】 年内，社区卫生绩效考核立足全市医药分开综合改革关键点，通过对各区社区卫生服务的组织管理、基本医疗与基本公共卫生服务能力、服务模式、服务体系、社会评价、探索创新等方面进行考核和评价。考核采用现场考核和日常工作

情况直接核分两种方式，将各区日常工作情况直接核分指标比重加大，推进各区加大日常工作管理和执行力度。考核总分数为103分，其中区开展探索创新的奖励性分数3分，共有5项一级指标、17项二级指标、54项考核点。3月6～9日，市卫生计生委联合市中医局组织由社区卫生、基本公卫等专家组成的4个考核组，针对16个区2017年开展社区卫生服务工作及落实基本公共卫生项目情况进行现场考核。东城区、西城区、朝阳区分获考核前三名。

（宗保国）

【开展基层卫生政策激励机制研究】 4月，市卫生计生委与市人力社保和财政部门起草了《关于完善基层医疗卫生机构绩效工资机制 保障家庭医生签约服务工作的通知》及配套文件（征求意见稿）。在明确财政保障水平基础上，通过增、奖、补3种方式，对不同地区、不同类型的基层医疗卫生机构分类补助，以此激励基层和农村卫生人员，激发医务人员工作积极性，缓解基层卫生人才引不来、留不住的问题，实现保基本、强基层、建机制的目标。

（荣志清）

【健康档案和慢病管理】 截至12月底，全市共建立健康档案1691.8万份，建档率为78.5%，其中电子健康档案1674.1万份，电子健康档案建档率为77.7%。全市社区卫生服务机构管理高血压患者151.9万人，规范管理102.9万人，高血压患者规范管理率为67.7%；全市社区卫生服务机构管理糖尿病患者65.2万人，规范管理44.6万人，糖尿病患者规范管理率为68.4%。为强化慢性病患者自我管理和居家管理，发挥社区卫生贴近社区居民的优势，为慢性病家庭培养家庭保健员2万余人，结合"健康北京宣传周"，举办北京市家庭保健员

风采展示活动，营造健康共建共享氛围。全年全市社区卫生服务机构共开展免疫接种758万人次；传染病家庭访视8.32万人次；提供健康咨询800.1万人次；发放健康教育宣传材料622.9万份；开展健康教育讲座2.3万场，受益106.1万人次。

（宗保国）

【推广京港示范社区卫生服务中心成果】 在2017年开展京港"社区医疗新世界社区卫生服务培训示范中心"项目实施效果评估基础上，利用丰台区方庄社区卫生服务中心的示范作用，年内，市卫生计生委委托市社区卫生协会、市健康促进会，针对本市基层全科医生培训基地40名优秀师资和全市250余名全科医生骨干开展全科医生门诊诊疗评估方法的推广与应用。通过精品小班与普通班等形式开展不同程度和类型的培训，进一步强化全科医学临床思维和理念，提高社区全科医生诊疗水平。

（李志敬）

【基层卫生人才队伍建设】 年内，为提高基层卫生服务水平，市卫生计生委组织了系列培训，包括：社区卫生管理人员能力提升培训357人，社区上门医疗卫生服务规范培训350人，全科医生儿科强化培训137人，家庭医生服务团队能力培训213人，80名社区全科医师参加国家体育总局举办的运动处方师培训，780名基层医务人员参加3期高血压防治培训。此外，针对社区"十百千"人才开展能力提升培训，4名社区卫生首席顾问、26名社区卫生首席专家、103名社区健康管理专家和1267名社区卫生业务骨干参加培训。

（荣志清）

【提升家庭医生签约服务质量】 年内，为规范家庭医生签约服务，市卫生计生委将工作重点从确保覆盖面向提升签约服务质量转变。下发2018年度北京市家庭医生签约服务包文件，开展了签约服务督导检查，委托第三方对全市16个区随机抽选的67家社区卫生服务中心开展家庭医生签约服务质量评价。全市共建立社区卫生服务团队4100个，累计签约390.4万户729.4.7万人，总签约率为33.9%，其中65岁以上老年人签约175.4万人，签约率为72.8%。家庭医生式服务团队为545.5万人次提供健康评估，发放健康教育材料714.6万份，告知健康信息964.9万人次，提供上门健康指导服务40.9万人次。此外，借鉴丰台区方庄社区卫生服务中心"智慧家庭医生优化协同模式"，在全市分步、分阶段推广实施。至12月底，"智慧家庭医生优化协同模式"核心内容按计划在全市70%的（235个）社区卫生服务中心推广；50%以上社区卫生服务中心可提供手机应用（APP）服务，其中全市统一推广

的"身边医生"APP在140个卫生服务中心上线运行。

（朱文伟）

【社区卫生服务第三方评价】 年内，市卫生计生委继续委托永润禾（北京）信息咨询有限公司针对全市社区卫生服务机构开展居民认知、使用与满意度调查。随机抽取92个社区卫生服务中心、144个社区卫生服务站，在选定的社区卫生服务中心完成65个样本调查，在选定的社区卫生服务站完成30个样本调查，最终全市完成整体样本调查10300份。北京市社区卫生服务机构综合评价指数得分86.66分，较上年增加0.64分。其中东城区、昌平区、西城区位居前三名。结合北京市2009～2017年的综合评价指数得分数据，综合评价指数稳步上升。

（宗保国）

【多项惠民举措引导患者基层就诊】 北京市医药分开综合改革实施一年多以来，实施多项惠民便民举措，引导患者患常见病、多发病后到基层就诊。包括：针对4种慢性病签约患者，社区卫生服务机构提供105种慢性病用药2个月长处方服务，累计服务4.9万人次，开具长处方9万余张；在为老年人提供"优先就诊、优先出诊、优先建立家庭病床"服务的基础上，为60岁以上本市户籍老年人提供医事服务费个人自付金额减免政策，累计服务5373万人次，减免金额5373万元；持续优化社区就诊流程，全市328个社区卫生服务中心实施"先诊疗后结算"服务；加大社区药品配置，完善缺药登记机制，满足居民常见病、多发病用药需求。医改监测显示：医药分开制度改革实施一年来，一级医院及社区卫生服务机构门诊急诊量与改革前相比增长了28.5%。

（荣志清）

农村卫生及乡村医生管理

【低收入村及低收入农户医疗帮扶工作】 4月，市卫生计生委根据市农委提供的4万余名因病导致低收入农户的基本信息，组织有关涉农区开展摸底调查，逐一排查其健康状况，提供有针对性的医疗卫生帮扶工作。截至8月底，完成健康摸底调查，其中大病患者4339人，占10.8%；慢性病患者23176人，占57.9%；其余31.3%的人与提供信息不符，包括否认患病、非低收入农户、人户分离、联系不上等。针对大病和慢性病患者，社区卫生服务机构完善其健康档案，开展慢病管理，提供家庭医生签约服务，对有转诊需求的大病患者协助转诊服务。同时，加大低收入村医疗卫生机构建设。年底，全市234个低收入村中

有210个建有村级卫生机构，占89.7%，其他低收入村通过邻村机构或巡诊提供服务。

（李志敬）

【推进村级医疗卫生服务全覆盖】 年内，市卫生计生委按照各涉农区年初工作安排，拟针对农村地区医疗卫生服务空白区域建设138个村级卫生机构，实际完成194个，超额完成建设任务。同时，为规范并强化乡村巡诊服务，8月，市卫生计生委出台《关于完善乡村巡诊机制促进医疗卫生服务全覆盖工作的通知》，指导各涉农区统筹辖区医疗卫生资源，对不适宜建设村卫生室和暂时难以配齐乡村医生岗位人员的地区通过巡诊提供医疗卫生服务，实现每周至少巡诊1次。

（李志敬）

【加快补充乡村医生岗位力量】 年内，市卫生计生委加快补充乡村医生岗位新生力量。有关涉农区公开招募乡村医生岗位人员65人；委托首都医科大学开展乡村医生岗位人员订单定向免费培养，共招生95人，于9月进入首都医科大学进行为期3年的临床医学专业（乡村医生方向）学习，毕业后将回到本区乡村医生岗位。

（李志敬）

【提升乡村医生岗位人员执业能力】 年内，市卫生计生委组织在岗乡村医生参加全国乡村全科执业助理医师资格考试，并集中辅导考前理论及进行技能培训，202人通过理论和技能考试，获得国家乡村全科执业助理医师资格。通过医联体建设，促进10个远郊区的11个区域医疗中心分别对接一家市属三级医院，通过重点学科扶持、远程医疗和出诊带教等方式带动农村地区提升医疗卫生服务能力。启动实施"北京名中医身边工程"，全市333个社区卫生服务中心每周均有市级名中医出诊，在服务城乡居民的同时带动基层诊疗水平的提升。

（李志敬）

中医工作

【概况】 2018年，全市有中医类医院220家，其中三级31家、二级39家、一级146家、未评级4家，公立51家、民营169家，中医医院176家、中西医结合医院41家、民族医院3家，有中医类门诊部219家、诊所725家。中医类医疗机构占全市医疗机构的10.63%，中医医师占全市医师的19.91%。全市各级各类医疗机构中医门急诊服务5938万人次，占全市服务总人次的23.99%。全市各级各类中医医院编制床位28566张，占全市的21.9%；实有床位24867张，占全市的20.1%。

市中医局制定医改中医药考核目录及评价标准，并开展督导考核，督促全市中医药行业在改革中实现"降低费用、提升疗效、优化服务"的目标。配合开展医耗联动综合改革，制订中医"改善服务、提升质量、控制费用"三联动方案，提出15项措施，在改善医疗服务中进一步突出中医药特色。

启动中医药行业学术模式、服务模式、管理模式改革，部署推动公立中医医院现代医院管理制度、人事薪酬制度、医保付费方式等特色改革。启动市政府为民办实事项目——"北京名中医身边工程"，组建374支名中医团队共2677名医务工作者每周到全市333个社区卫生服务中心（乡镇卫生院）坐诊。

推进京廊"8·10"工程项目落地，京廊两地在中医医联体、重点专科协同病房、名老中医传承、健康乡村、中医药适宜技术人才培养等方面均进行了深度合作。签订《京衡中医药协同发展框架协议》，双方致力打造"标志性建筑、标杆性成果、标准性服务"京津冀协同发展"衡水中医"名片。

65家单位的140个项目通过北京中医药科技项目遴选获得立项，北京中医医院成为第二批国家中医临床研究基地。新立项"3+3工程"传承室站及分站、国医大师和全国名中医传承工作室等近80个。首期仲景国医研修班98名学员结业，完成西学中高级研修班3期102名学员的培训。

举办《中医药法》专题培训，开展各区贯彻落实《中医药法》督导检查，组织修订《北京市发展中医条例》的调研论证。制发《关于进一步做好中医诊所备案工作的通知》，备案50余家。制发《北京市中医医术确有专长人员医师资格考核注册管理实施细则（试行）》，并启动首次考核报名工作。

推进"放管服"改革，全面实施中医医疗机构、中医师电子化注册，中医诊所电子化备案，政务服务事项精简为78%，一站式办理率为66%，网上办理率为100%。

年内，开展中医药行业清扫行动，查处借中医诊病、养生保健等名义虚假宣传、骗取钱财等不法行为。全市中医医疗机构行政处罚76件，涉及14个区55家机构，共计罚没21万元。

举办第五届京交会中医药版块，推出"中医药主题日"，举办国际中医药发展智库论坛、中医药"一带一路"跨界融合发展高峰论坛、中医药国际健康旅游发展论坛等，签约10项，意向签约额约2.5亿元。

（诸远征）

中医医政管理

【国家基本公共卫生中医药健康管理项目考核】
3月，市中医局组织专家对全市16个区32个社区卫生服务中心2017年度国家基本公共卫生中医药健康管理项目进行现场考核。全市各区均按照国家中医药健康管理服务规范要求，对辖区内65岁及以上常住居民和0～36个月婴幼儿开展中医药健康管理服务，健康管理服务率分别为46.79%、68.61%，完成了国家要求的45%的指标。

（林文慧）

【成立血液透析质量控制中心】 3月，市中医局印发《关于成立血液透析质量控制中心的批复》，同意血液透析质量控制中心以中国中医科学院广安门医院为牵头单位。质控中心的工作任务是规范中医系统血液透析医疗行为，加强血液透析专业的质量控制及持续改进的管理，完善本专业标准规范；发挥行业引领作用，探索中西医结合协同发展机制，创新医教研协同发展的模式，建立信息化平台，促进中西医学术交流和医生学术能力的提高。

（祝 静）

【中药质量管理】 3月起，以中药岗位人才培养为根本，针对二级以下医疗机构中药饮片调剂人员举办《北京市中药饮片调剂规程》培训4期，1600余人参加。9月，开展北京市医疗机构中药饮片管理专项检查，重点检查中药饮片全链条及重点环节，强化了中药饮片质量管理和体系建设。10～11月，对全市二级以上中医医疗机构进行中药饮片抽样质量评定，分析评定结果，集中对饮片质量相关问题进行反馈，保证中药饮片的质量。11月，抽取全市二级以上40余家中医类别医疗机构8～10月开出的含有有毒饮片的饮片处方抽样点评，对筛查出不规范的处方进行分析，提出建设性意见并反馈各有关机构。

（祝 静）

【中医医院医疗质量管理】 5月，市中医局印发《北京市中医医疗质量控制中心2018年工作要点的通知》，以病案、中医技术、药剂、护理、急诊及ICU、临床路径与诊疗方案、中医医院感染管理、检验与输血、病理、影像、血液透析11个质控中心为抓手，强化中医医疗质量管理。质控中心加强对中医医疗机构质控薄弱环节及风险点的管理，以培训为手段，以学术活动为重点，以督导检查为切入点，不断完善中医医疗机构医疗质量控制管理体系，创新质控管理模式，开展医疗质量督导检查，严格落实医疗制度规范，持续推进中医医疗质量的改进与提升。

（祝 静）

【北京名中医身边工程】 6月，市中医局召开北京名中医身边工程部署会暨回龙观地区名中医服务启动会。北京名中医身边工程统筹布局北京地区优质中医专家资源，组织名中医每周到全市333个社区卫生服务中心（乡镇卫生院）坐诊，给基层群众提供全方位、全周期的中医药服务。共组建374支名中医团队，其中市级团队227支、区级团队147支；2677名医务工作者中，有4位国医大师，高级职称人员占49.17%。截至12月，北京名中医身边工程各专家团队共出诊5482天，接诊患者51483人次，开具处方47623张，开具治未病处方11054张。

（林文慧）

【中医药高层次人才基层扎根五联动示范工程】
7月，市中医局召开北京中医药高层次人才扎根基层五联动示范工程人员选拔会。各区共推荐65人，在候选人资格审查、基础条件评定后，采取现场答辩、实时当场公布分数排名情况的方式，最终确定首批32人入选。在开展传承、学术、科技、服务和发展潜力等方面进行联动改革，推进高层次人才扎根基层，提升基层服务能力。

（林文慧）

【冬病夏治工作】 7～8月，市中医局在全市开展"冬病夏治三伏贴"工作。要求医疗机构按要求进行备案，开展三伏贴规范培训，对患者预约登记及开展科普宣传等。

（林文慧）

【首都特色重点专科建设】 8月，市中医局确定23家医疗机构28个临床科室为首都区域特色中医重点专科，下发《关于公布北京市首都区域特色重点专科项目的通知》，制订了首都区域特色重点专科建设实施方案，下拨经费430万元。

（祝 静）

【中西医结合病理远程会诊网络建设】 8月，市中医局印发《关于开展北京市中西医结合病理远程会诊网络建设的通知》，决定以中国中医科学院望京医院为核心医院，牵头组建北京市中西医结合病理远程会诊网络，提供远程会诊技术平台，指导网点医院共同完成远程会诊工作。截至12月，会诊网络已有12家中医医院、中西医结合医院备案加入。开展网上病理切片质控及人员培训，完成病理会诊132例，缓解了基层病理诊断薄弱问题。

（祝　静）

【**京衡中医药协同发展**】　10月20日，市中医局与河北省衡水市政府签订《京衡中医药协同发展框架协议》，开展8项重点任务，建立10个中医综合医联体，建设10个省级水平的重点专科，培养100名技术师资骨干，为衡水市提供不少于20名拜师名额。推进中医药旅游一体化、京衡中医药文化传承一体化、建设邳彤广场和邳彤庙以及衡水中医药博物馆、开通北京中医药数字博物馆衡水馆等；推进京衡中医药教育一体化，建设京衡国家中医药实用技术培训基地，将衡水市中医药继续教育纳入北京中医药继续教育统筹管理；推进京衡中医药创新一体化，包括建设中医药双创示范园，建立中医药新技术、新产品转化中心等。截至12月31日，完成衡水市第二中医医院与北京市中西医结合医院等6家医联体及重点专科合作建设的签约，实现双向挂职18人；开通衡水市中医治未病公众号，并建立5支服务团队；完成20名骨干人才拜师，2个首都名中医衡水分站挂牌。

（祝　静）

【**成立中医药防治办公室**】　11月，市中医局决定依托北京中医医院成立北京中医药心血管病防治办公室。12月，市中医局通过遴选，确定东直门医院和北京中医医院为北京中医药脑血管病防治办公室的承担单位，广安门医院为北京中医药糖尿病防治办公室的承担单位。

（林文慧）

【**中医药应急管理**】　年内，市中医局举办了北京市中西医结合防治手足口病培训班、北京中医应急培训演练、以"灾难医学救援"为主题的首届北京中医应急学术研讨会。提高了中医医院应对传染病的防治能力、急诊急救能力和各中医机构应对突发公共事件的应急能力。

（林文慧）

【**中医护理工作**】　年内，市中医局继续推进8个专科中医护理门诊建设、14个"一证一品"（即以重点专科的专科优势病种为基础，采用医护一体化诊疗护理模式，形成中医特色鲜明的护理服务品牌）专科护理示范病房建设和中医护理传承工作室建设。8月和9月，举办北京市中医医院护士长管理培训班和护理质量管理培训班，对北京市中医医疗机构护理管理团队和护理质量管理进行了系统培训。8月，举办创新技术助力中医护理发展创意大赛，全市21家中医医疗机构的参赛作品149项，设立优秀创意奖1项、一等奖3项、二等奖5项、三等奖15项、优秀组织奖3个并予以表彰。12月，完成《中医护理实用手册》（中英文对照）的编写并出版发行。

（祝　静）

【**修订北京中医条例**】　年内，市中医局致力推进《北京市发展中医条例》的修订工作，委托中国政法大学课题组，开展系列调研。结合北京城市功能新定位，针对北京中医药发展存在的主要问题，梳理11个方面56个立法突破点，形成立项论证报告，并纳入2018年市人大立法调研计划。

（祝　静）

【**中医药监督执法**】　全年本市中医医疗机构行政处罚76件，涉及14个区55家单位，共计罚款208000元，没收违法所得1813元，警告32户次，责令停止活动9户次，责令改正22户次。其中，涉及《医疗机构管理条例》处罚50件，《护士管理条例》处罚12件，《抗菌药物临床应用管理办法》处罚8件，《中华人民共和国执业医师法》《中华人民共和国精神卫生法》《麻醉和精神药品管理条例》《医疗广告管理办法》处罚各1件，适用《中医药法》及其配套行政处罚2件。

（祝　静）

【**京廊"8·10"工程项目落地**】　年内，10对京廊中医医联体成员均完成协议签署并揭牌，河北省廊坊市选派近30名医师到京进修。10组重点专科协同合作单位均签订帮扶协议并挂牌，在教学查房、危重病例抢救、临床诊疗等方面深度合作。廊坊12个"北京名老中医传承推广单位"均挂牌，其中8个开展师带徒工作，共带徒19人，门诊共接诊1000余人次。京廊双方健康乡村团队多次联合开展协同驻村、驻社区健康咨询、宣教活动，服务1000人次以上。三河市等3个廊坊辖下市、区20名医务人员参加京廊中医药适宜技术人才培训班，并进入第二轮跟师学习阶段。

（祝　静）

中医科教工作

【**培训中医护理骨干人才**】　3月，市中医局委托北京中西医结合学会组织本市20名全国中医护理骨干人才培养对象结业考核。专家组通过听取专题报告、查阅论文的方式，按照考核标准，对结业论文进行考评，李静等20名骨干人才以优异的成绩通过结业考核。

（刘骅萱）

【发布中医药文化旅游基地标准】 市中医局和市旅游委组织专家，历时2年，在总结6年中医药文化旅游基地建设经验的基础上，制订了《中医药文化旅游基地设施与服务要求》，并列入北京市地方标准，于4月1日正式实施。这是全国首个中医药文化旅游相关标准。

（江南）

【验收2014年"3+3"工程】 4月13日，市中医局召开北京中医药薪火传承"3+3"工程两室一站验收评审会，对马在山名家研究室等2014年立项的18个室站进行验收。经过3年建设，18个室站均取得一定的建设成果，全部通过了验收，其中周德安、林兰、肖承悰、朴炳奎、姜良铎等5个室站获得优秀。

（刘骅萱）

【举办中医药文化宣传周】 5月11～13日，由市中医局、东城区政府共同主办的第十一届北京中医药文化宣传周暨第十届地坛中医药健康文化节在地坛公园举办。活动回顾了10年地坛文化节的成果，发布了《中医药传统文化经典诵读指引之黄帝内经》，并打造了中医药文化传承创新日、中医药文化家庭日等专题活动，开设在线直播课堂7场。同时，此次文化节首次设立分会场，在延庆区同步开展活动。3天的活动中，主、分会场参与者逾万人。

（刘楠）

【中医药服务贸易先行先试重点区域】 5月，国家中医药管理局对北京市首批中医药服务贸易先行先试重点区域进行建设验收。专家组听取了市中医局人员的工作汇报，认为北京市在建设期间做了大量创新性工作，在全市推进中医药服务贸易，取得了突出成绩，一致同意通过验收。

（江南）

【中医药服务贸易骨干企业建设】 5月，市中医局对北京市首批中医药服务贸易骨干企业建设验收。中国中医科学院、北京中医药大学、北京同仁堂（集团）有限公司参加了验收。各骨干企业在建设期内均取得突出成果，完成了建设期内的相关工作。

（江南）

【验收全国名老中医药专家传承工作室】 6月8～12日，市中医局组织专家对本市2014年度立项的全国名老中医药专家传承工作室进行验收。验收采取听取传承工作室建设情况汇报、查阅资料、实地检查的方式，重点对工作室条件建设、学术经验继承工作开展情况、人才培养情况、信息管理系统建设、管理制度建立和经费使用等方面进行评估与验收。验收通过了全部工作室，其中高才达工作室成绩优秀，其他4个工作室成绩良好。

（刘骅萱）

【欧洲中医药发展促进中心项目建设】 6月9日，市中医局委托中国国际经济交流中心国经咨询有限公司对"欧洲中医药发展和促进中心"项目开展战略规划咨询及召开论证会，对该项目的战略发展提出建设性意见。10月，由北京中医药大学和西班牙巴塞罗那大学医学院联合开办、获得欧盟官方认可的中医学官方硕士班第三届开班。同时，由北京中医医院负责设在巴塞罗那临床医院的中医诊疗中心完成外派医师选拔，预计2019年开诊。

（刘楠）

【申报中医药科技发展资金项目】 6月13日，市中医局召开2018年度北京市中医药科技发展资金项目立项评审会。通过现场答辩及专家质询，对申报的411个项目进行评审。最终有60个规划项目、36个青年项目、11个护理专项及33个自筹项目共计65家单位的140个项目通过立项。11月1日，市中医局对在研的130个课题进行中期检查，起到了督促进度、发现问题、提升管理水平的作用。

（刘楠）

【中医中药中国行】 6月30日，为弘扬和传承中华优秀传统文化，增进中医药行业自信和民族自信，由国家中医药管理局等22个部委及北京市政府主办、市中医局承办的"中医中药中国行——中医药健康文化推进行动"在国家博物馆举行。两天共接待参观体验群众近4万人次。

（刘楠）

【中医护理骨干人才结业考核】 6月，市中医局对陈丽丽等51名北京市第一批中医护理骨干人才培养对象进行结业考核。经考核，培养对象全部合格，其中陈一秀等10名培养对象成绩优异，被评为"十佳"学员；骆凌云等10名培养对象成绩优良，被评为优秀学员。

（刘骅萱）

【推荐岐黄学者】 6～7月，市中医局开展岐黄学者推荐工作。按照申报条件和程序对申报人基本情况、中医药临床能力或科研能力相关情况、学术成果相关情况及申报材料的真实性等进行审核，在各单位推荐的31名岐黄学者申报人员中有22名专家（科研型3名、临床型19名）审核合格，上报国家中医药管理局。国家中医药管理局公布了99人为中医药传承与创新"百千万"人才工程（岐黄工程）岐黄学者，其中市中医局推荐的屠鹏飞、肖小河、杨明会、高月、刘清泉5人入选。

（刘骅萱）

【成立北京市中医药研究伦理委员会】 7月6日，为落实国家卫生计生委《涉及人的生物医学研究伦理审查办法》和国家中医药管理局《中医药临床研究伦理审查管理规范》，市中医局依托北京中联中医药项目管理与评价中心成立了北京市中医药研究伦理委员会，为北京市首家区域性伦理审查机构，负责为北京地区需要进行伦理审查但不具备伦理委员会条件的医疗机构提供指导。

（刘 楠）

【北京双领学者西学中高级研修项目】 7月19日，由市中医局主办、中国中医科学院承办的北京双领学者西学中高级研修项目推进会举行。会议解读了工作方案、教学方案以及经费使用办法，明确通过中西医协同实践，建立中西医协同发展平台，探索形成中西医融合发展机制；开拓中西医协同新领域，建立国际中西医协同新渠道；探讨形成中西医协同创新研究新方向，探索形成中西医协同临床服务新模式。

（岳松涛）

【选拔推荐全国中医外向型人才】 年内，市中医局开展了中医外向型人才的选拔和推荐申报工作。经过形式审查、条件筛选、专家面试，向国家中医药管理局推荐5人。8月8日，国家中医药管理局中医师资格认证中心公示了第一期中医药外向型优秀骨干人才选拔结果，东直门医院陈晟、护国寺中医医院孟笑男和北京市中医研究所宋瑾被录取。

（刘骅萱）

【第二期仲景国医研修班开班】 8月24日，京豫皖三地联合开展第二期仲景国医研修班招生工作。经过选拔和遴选，第二期仲景国医研修班100名学员正式入学，其中北京学员40名，在"医圣故里"南阳进行了第一次集训学习。

（刘骅萱）

【首期仲景国医研修班学员结业】 9月，仲景书院首期仲景国医研修班98名学员结业。11名成绩优异者被授予"仲景国医门人"称号，20名成绩优秀者被授予"仲景国医优秀传人"称号，67名成绩合格者被授予"仲景国医传人"称号。

（刘骅萱）

【中药特色技术传承人才培训】 9～10月，市中医局召开2014年全国中药特色技术人才培训项目结业考核工作方案制订会。组织专家研读结业考核相关文件，讨论制订了《北京市2014年全国中药特色技术传承人才培训项目结业考核方案》。专家组对10名培养对象进行结业考核，其中张碧华、许保海、肖薇、付晓燕4人获得优秀成绩，其他6人获得良好成绩。

（刘骅萱）

【中医师健身气功社会体育指导员培训】 9～12月，市中医局和市体育局联合主办3期北京市中医师健身气功社会体育指导员培训班。学员由全市400余名执业中医师组成，通过培训和考试合格后，获得健身气功社会体育指导员资格。

（刘 楠）

【第三届北京·西山中医药文化季】 10月12日，由市中医局和石景山区共同主办"医养宜家·大德广行"第三届北京·西山中医药文化季系列活动。本届中医药文化季活动采取主题展示日、为民服务周、全民文化季的活动形式，展示中医药工作亮点、成果，发布中医药技术服务产品、解决方案，助力京西中医药服务发展新举措，并通过中医药文化创意主题活动，引领和带动石景山区中医药振兴发展，系列活动持续到年底。

（刘 楠）

【培养薄弱环节人才项目】 10月15～17日，市中医局对首批薄弱环节人才五运六气项目29名学员进行结业考核。考核委托中国中医科学院中医基础理论研究所实施，特邀请顾植山教授等知名专家现场评定。经过现场考核及答辩评审，12人综合考评成绩优异，进入下一阶段培训，并正式拜师。

（岳松涛）

【运河中医药文化节】 10月18日，启动通州区运河中医药文化节暨京津冀中医药文化宣传活动月。活动中，区卫生计生委与区教委领导为8所试点中小学校授牌，启动通州区中医药文化进校园试点建设，培养城市副中心中小学生对中医传统文化的兴趣与热爱。同时，通州区在已建成8个运河中医药薪火传承工作室的基础上，引进6个北京薪火传承名老中医工作室分站，在活动中授牌启动。

（刘 楠）

【传统中药制剂开发及转化培训】 10月18～19日，市中医局举办医疗机构传统中药制剂开发及转化培训班。就医疗机构制剂政策解读、体现临床应用特色的医院制剂研究、发展路径探讨、医疗机构制剂质量研究、产业化发展、知识产权保护、注册申报等进行专题报告，共200人参加了培训。

（江 南）

【加强京港中医药合作】 10月24日，在北京举行的第22届北京·香港经济合作研讨洽谈会上，由市卫生计生委主办、市中医局协办的卫生合作专题活动同期举办。市中医局积极开拓京港两地间的合作渠道和方式，年内多次与香港东华三院接洽，并就双方合作达成初步意向。

（刘　楠）

【李玉泉中医药传统技能传承工作室立项】 10月31日，经单位申报、区卫生计生委推荐、项目评审等程序，市中医局对门头沟区中医医院申报的李玉泉中医药传统技能传承工作室立项，并签订建设项目任务书。

（刘骅萱）

【启动第二批中医护理骨干人才培养项目】 10月31日，市中医局启动北京市第二批中医护理骨干人才培养项目遴选工作。经单位申报、形式审查、评审答辩，确定左少敏等50人为北京市第二批中医护理骨干人才培养项目的培养对象，确定中国中医科学院广安门医院等8家医院为北京市第二批中医护理骨干人才培养项目临床实践基地，确定北京市宣武中医医院等4家医院为北京市第二批中医护理骨干人才培养项目临床实践基地建设单位。

（刘骅萱）

【中医药文化旅游与森林康养融合发展】 10～11月，市中医局召开中医药文化旅游与森林康养融合发展调研及座谈会，中医药、林业、旅游、康养产业投资等诸多行业的专家参会。与会专家从中医药文化旅游及森林康养产品设计思路、国内中医药大健康旅游概况及发展、森林康养人才培养、中药鲜药康养等角度阐释意见，为探索中医药文化旅游与森林康养融合统一了思想。

（江　南）

【西学中高级研究班】 10～12月，北京西学中高级研究班第三期35名学员结业考核。截至年底，市中医局完成3期102名学员培训。培训学员发表中医类学术论文130余篇，出版专著近10部，申请中医相关科研课题20余项，23名优秀学员通过博士研究生学位论文答辩，取得临床医学博士专业学位。

（岳松涛）

【中医住院医师规范化培训体系建设】 年内，市中医局对原17家中医住院医师规范化培训基层实践基地进行复审验收，认定新基地14家。先后开展了北京市中医住院医师规范化培训教学查房竞赛活动，优秀住陪基地负责人、十佳科主任、十佳好老师、十佳住院医师评选活动，新增评选认定三优教学团队10个，并在11月28日北京市中医住培开学第一课上进行了表彰，提出中医住院医师规范化培训中建立负面清单制度。

（岳松涛）

【第二批中药骨干人才培养项目】 11月29日，市中医局启动北京市第二批中药骨干人才培养项目。经单位申报、形式审查、遴选考试，确定王超等50人为北京市第二批中药骨干人才培养对象，确定付鹏等12人为北京市第二批中药骨干后备人才培养对象。项目实施期为2年，市中医局委托北京中医药学会对培养对象进行集中培训、实地参观考察、野外药用植物识别与采集、中药饮片厂实习及督导考核等。

（刘骅萱）

【"十二五"中医药重点学科建设】 12月5日，在各学科建设单位完成自查的基础上，市中医局组织专家组对北京市承担国家中医药管理局"十二五"中医药重点学科建设的7家单位共9个学科验收评审。各单位均较好地完成了建设任务，全部通过验收，并推荐北京中医医院中医急诊学等3个学科为优秀等次。

（刘　楠）

【验收2015年"3+3"工程】 12月7日，市中医局召开北京中医药薪火传承"3+3"工程两室一站验收评审会，对丁鸣九名家研究室等2015年立项的7个室站进行验收。经过3年建设，7个室站均取得一定成果，全部通过了验收，其中王玉章、罗有明、阎小萍、冯建春、沈绍功5个室站获得优秀。

（刘骅萱）

【中医药国际医疗服务包建设】 12月10日，市中医局公布了北京市第二批中医药国际医疗服务包建设项目，共计6家单位的10个服务包开始新一轮建设工作。同时，在第一批项目中选取部分建设成果较好的服务包单位，联合知名旅游企业开展中医药国际医疗旅游线路体验活动。

（刘　楠）

【京衡第一批中医药专家学术经验继承工作】 年内，市中医局在京衡中医药协同发展名片工程中开展了京衡第一批中医药专家学术经验继承工作。10名第一届、第二届首都群众喜爱的中青年名中医成为20名河北省衡水市中医药人员的师承指导老师，指导老师聘期为3年。本次师承培养方式以继承人来京学习为主，指导老师到衡水地区实地指导为辅。

（刘骅萱）

【新增"3+3"工程传承室站及分站】 年内，北京中医医院等6家单位的10个项目申报北京中医药薪火传承"3+3"工程室站建设。经专家评审论证，市中医局决定对王修身、李万禄2个名家研究室，尉中民、蔡连香、聂莉芳、王惠英、张世臣、唐祖宣6个名医传承工作站，及孙桂芝名老中医工作室共9个两室一站立项。至此，共建立"3+3"工程两室一站158个。同时，新增"3+3"工程基层老中医传承工作室

29个，共建立基层老中医传承工作室89个；新增室站分站35个，其中在京外新增分站13个，在津冀地区新增分站9个，共建立室站分站75个。

（刘骅萱）

【名老中医药专家传承工作室】 经市中医局推荐，国家中医药管理局新增李文泉全国名老中医药专家传承工作室、李世增全国名老中医药专家传承工作室为2018年全国名老中医药专家传承工作室建设项目，并签订了项目任务书。

（刘骅萱）

【第三届国医大师传承工作室】 年内，经市中医局推荐，柴嵩岩国医大师传承工作室，陈彤云、危北海、钱英全国名中医传承工作室获得国家中医药管理局立项。项目依托单位、市中医局与国家中医药管理局三方签订项目任务书，启动了项目建设。

（刘骅萱）

【中药资源普查】 年内，市中医局继续推进中药资源普查工作。中药资源调查部分：实地调查代表区域22个，完成样地241个、样方套2151个、普查野生品种1355种、栽培品种43种、记录个体数292种、记录重量50种，有蕴藏量的40种、病虫害2种。市场调查主流品种18种。采集腊叶标本5800份、药材标本40份、种质资源162份。拍摄照片39545张、录像304分钟。药用动植物、矿物调查23种。在房山区种植业服务中心建立了北京市药用植物保存圃，接收延庆、怀柔、昌平、密云、房山、门头沟、平谷7个区的种质活体。落实97种种子种苗繁育工作。怀柔区整理编写《怀柔中草药彩色图谱》初稿，密云区整理编写中药资源普查相关书籍《北京密云区中药资源植物图鉴》。

（江南）

【首批中药炮制技术传承基地】 年内，市中医局确定同仁堂、华邈药业为首批北京市中药炮制技术传承基地，为每家基地各下拨经费100万元。

（江南）

中医对外交流与合作

【承办第五届京交会中医药版块】 5月28日～6月1日，市中医局承办第五届中国（北京）服务贸易交易会中医药版块，并推出本次京交会唯一行业主题日——中医药主题日。5天共吸引近110个国家和地区约7万人次客商、参展商及观展群众。合作签约10项，意向签约额约2.5亿元人民币。其间，举办了国际中医药发展智库论坛、中医药"一带一路"跨界融合发展高峰论坛、中医药国际健康旅游发展论坛等，其中，国际中医药发展智库论坛被评为本届京交会最佳会议奖。

28日，首次举办国际中医药发展智库论坛，邀请了经合组织（OECD）、联合国开发计划署（UNDP）、世界卫生组织（WHO）驻华代表，全国政协副主席刘晓峰、全国政协科教文卫体委员会副主任张秋俭等领导，以及知名专家、学者出席，围绕服务贸易、中医药国际认证、中西医融合、健康城市等，结合中医药产业的发展，共同寻找解决全球健康服务的中国智慧、中国方案。

（江南 高亮）

【举办第六届中医护理国际化推进会】 5月31日～6月1日，市中医局召开第六届中医护理国际化推进会。以新思维、新理念开创中医护理全方位国际化推广新格局，探讨跨文化的中医护理服务与科研，涵盖护理、中医护理、中西医结合护理，指导护理实践全面发展。

（高亮）

【召开北京国际针刺与神经病学研讨会】 6月30日，市中医局召开2018北京国际针刺与神经病学研讨会。围绕针灸和神经病学主题，以脑卒中、疼痛和针灸为主要议题，邀请美国、德国、丹麦等国家和中国香港地区的相关领域临床和科研专家进行专题讲座，交流神经系统疾病的研究思路和临床治疗进展。

（高亮）

【举办穴位临床应用国际高峰论坛】 8月24～27日，市中医局举办2018穴位临床应用国际高峰论坛。以穴位的临床应用为特色，邀请国内外知名专家分别针对腧穴的临床应用、耳穴的临床应用，以及穴位在养生康复方面的应用等作主题报告，交流经验。

（高亮）

【完成中医药从业人员"走出去"研究】 年内，市中医局与对外经贸大学中国WTO研究院合作，完成"基于LMT视角促进中国中医药从业人员'走出去'的对策研究"课题，形成5万字的研究报告。该研究在理论层面，针对目标国签证制度中的劳动力市场测试及相关细节探讨，在一定程度上丰富了国内关于劳动力市场测试制度的研究；此外，对中医药服务贸易从业人员顺利走出国门给出了相关政策建议，以促进中国中医药服务贸易的发展。

（高亮）

老年、妇幼卫生与康复护理

【概述】 2018年，北京市常住人口孕产妇死亡率为11.69/10万，户籍孕产妇死亡率为11.03/10万。户籍5岁以下儿童死亡率为2.69‰，婴儿死亡率为2.01‰。孕产妇系统管理率为97.48%，剖宫产率为42.67%。宫颈癌、乳腺癌早诊率分别为95%、80%，治疗率接近100%。0~6岁儿童保健覆盖率为98.92%，神经管缺陷发生率为0.67‰，0~1岁儿童神经心理发育筛查率为93.46%。持续推进妇幼健康服务体系建设，开展区级妇幼卫生绩效考核和妇幼保健重点专科建设，全市84.94%的社区卫生服务中心创建了妇女保健和儿童保健规范化门诊。

推广首批20家医院经验，完成第二批22家老年友善医院的验收。联合相关委办局共同推动居家养老健康服务工作，组织市人大调研5次，完成市人大常委会专题审议及询问任务。制作老年医学系列微课堂，惠及1万余名医务人员。召开安宁疗护工作现场会，推广试点工作经验。对全市肿瘤内科医护人员开展安宁疗护知识全覆盖培训。推进医养结合，制订养老机构与医疗机构医疗服务协议示范文本，指导机构合作。指导东城区、朝阳区、海淀区开展国家医养结合试点，指导海淀区开展国家安宁疗护试点工作。

分类指导前三批15家公立医疗机构康复转型工作，并明确2019年第四批4家公立医疗机构向康复转型。组织100余名学员参加康复治疗师转岗培训。督导65家三级医疗机构，推进康复医学科建设。将社区康复工作纳入社区绩效考核。组织全市各社区卫生服务中心、部分独立社区卫生服务站以及开展康复医疗服务较好的社区卫生服务站和康复转型医疗机构共434人参加社区康复适宜技术推广培训。

（杨　凯）

老年卫生

【召开老年友善医院建设标准与申报流程培训会】 为加强北京市老年健康服务体系建设，优化老年患者就医流程，满足老年人的健康及照护需求，6月21日，市卫生计生委召开北京市老年友善医院建设标准与申报流程培训会。16个区共163名医务人员及管理人员参加了培训。

（毕宪国）

【举办临终关怀试点单位服务技术培训班】 8月9日，由市卫生计生委主办，北京老年医院、首钢医院和北京医联老年医学培训与咨询中心联合承办了安宁疗护现场推进暨实用技术培训会。北京地区60余家医疗与养老机构100余名医护人员及管理工作者参加培训。市卫生计生委人员介绍了北京市安宁疗护工作开展情况及下一步工作思路，专家对安宁教育与癌症晚期的镇痛治疗、安宁病房入住标准及安宁疗护临床常用评估工具、如何告知坏消息及演练等内容进行了授课，首钢医院介绍了安宁疗护中心运行经验。

（毕宪国）

【举办第21届京台科技论坛医疗分论坛】 8月22日，第21届京台科技论坛医疗分论坛在北大博雅国际酒店举办。市卫生计生委副主任李彦梅、市台办副巡视员赵孝清、中华华夏医师协会会长苏清泉、安泰医院董事长苏主荣出席活动，台北医学大学、清华长庚医院、北京宝岛妇产医疗集团、信和未来医院等单位的学者和专家，各区老年健康服务指导中心主管院长、康复转型医疗机构主管院长、安宁疗护试点医院主管院长共120余人参加了论坛。论坛主题为"加强京台科技协作，共享医养结合成功经验"。台湾专家介绍了台湾长照总体情况与发展、台湾高龄医疗服务的现况与展望，北京专家交流了老年健康服务体系、医养结合现状、中西医结合促进老年康复护理发展、"互联网+老年健康"等。

（毕宪国）

【举办老年长期照护适宜技术培训班】 为提升各医疗机构医护人员老年病防治与管理技术水平，加强老年健康服务体系建设，11月27~28日，本市举办老年长期照护适宜技术方法的培训，专家重点就老年护理知识、技能、安宁疗护等内容进行讲解。各相关医疗机构医护人员共123人参加培训。

（毕宪国）

【制作老年医学系列微课堂】 年内，为加强老年医学能力建设，提高老年医务人员专业知识技能，市卫生计生委老年与妇幼健康服务处委托北京协和医院老年医学科牵头制作老年医学系列微课堂，让听者利用业余碎片时间学习，通过简短精练的讲述，快速掌握老年医学的基本内容、基本技能以及常见问题的处理，从而更好地为老年人群提供有效的医护服务。老年医学系列微课堂对北京市老年医务工作者免费开放，每节课堂约20分钟，共31节。

（毕宪国）

【确定第二批老年友善医院】 年内，经医疗机构自愿申报、区卫生计生委评估、市卫生计生委专家组复核，确定北京医院、宣武医院等22家医疗机构为本市第二批老年友善医院。市卫生计生委将对老年友善医院实施动态管理，发挥示范作用，总结经验，推广成果。

（毕宪国）

妇幼卫生

【加强妊娠风险评估管理】 2月，为预防和减少孕产妇死亡，保障母婴安全，市卫生计生委制订了孕产妇妊娠风险筛查与评估管理规范，印发了《关于进一步做好孕产妇妊娠风险评估管理工作的通知》，并于2月6日举办了专项培训。《通知》要求：严格妊娠风险筛查与评估，建册医疗机构和助产机构均须对孕产妇进行妊娠风险评估分级；将妊娠风险分为绿、黄、橙、红、紫5个等级，明确各类医疗机构对高危人群管理职责；严格要求医疗机构落实高危专案管理，保证专人专案、全程管理、动态监管、集中救治。

（张 杨）

【专项督导孕产妇安全工作】 2月13日，市卫生计生委副主任李彦梅带队到大兴区中西医结合医院、昌平区医院，就大兴区和昌平区保障孕产妇安全、落实孕产妇风险评估工作进行专项实地督导。督导组听取督导区卫生计生委和督导机构近三年孕产妇死亡情况分析、整改情况以及妊娠风险评估工作开展情况，帮助两区分析存在问题，进一步细化改进工作重点，对两区工作从机制建立、社会协同、强化培训、加强演练、扩大宣传、持续练兵等方面提出要求。

3月13~30日，市卫生计生委、北京妇幼保健院组织专家对16个区保障孕产妇安全工作进行专项督导，对各区卫生计生委、区级产科质量管理办公室（区妇幼保健院）、重点助产机构、计划生育服务机构和基层卫生服务机构开展妊娠风险评估及能力建设情况考核。6月4~25日，对东城区、海淀区等8个重点区再次进行督导检查，对存在问题进行重点指导。

（张 杨）

【落实早产儿保健工作规范】 2月，市卫生计生委印发《关于落实<早产儿保健工作规范>的通知》，开展北京市早产儿保健网络建设，规范早产儿保健服务内容，改善早产儿生存质量。6月，市卫生计生委举办早产儿保健与管理工作培训会，解读早产儿保健相关文件，开展早产儿出院后保健与早产儿常见病诊治知识培训。11月，结合世界早产儿日开展早产儿保健宣传与培训。

（金英楠）

【开展儿童营养改善行动】 2月，市卫生计生委联合市教委、体育局印发《北京市儿童营养均衡计划》，以优化儿童营养健康服务、普及儿童营养健康知识、建设儿童营养健康环境为重点，关注儿童营养健康，促进儿童智力和体格正常发育。8月，开展16个区爱婴医院飞行检查，查找爱婴服务工作问题，提出改进建议，继续保护、支持、促进母乳喂养。开展爱婴社区创建工作，提高爱婴社区覆盖率。全市现有爱婴社区318家，覆盖率近95%。

（金英楠）

【开展孕产妇安全血液保障工作】 3月6日，市卫生计生委召开保障孕产妇安全——血液保障专项研讨会。老年妇幼处、医政医管处、市临床输血质量控制和改进中心、北京妇幼保健院及部分区卫生计生委、部分央属部属市属区属医疗机构代表参加会议。会议对孕产妇用血进行了深入探讨，就规范化血库建设、医疗机构间联动用血可行性流程、妇幼保健院专科医院紧急用血存在的问题及保障方式、产科自体血回输进展等解决措施进行了研讨。8月16日~9月28日，市卫生计生委委托北京市临床输血质量控制和改进中心对105家助产机构开展临床用血情况飞行检查。

（张 杨）

【继续开展孕期营养门诊】 3月7日，市卫生计生委召开北京市孕期营养门诊示范单位工作会。总结2017年孕期营养门诊规范化管理工作，制订2018年孕期营养门诊年度工作计划。12月13日，市卫生健康委召开2018年度孕期营养工作总结会，总结2016年启动孕期营养工作以来取得的成绩。2016年，各区至少1家助产机构完成孕期营养门诊建设；2017年，各区50%以上助产机构完成孕期营养门诊建设；2018年，各区所有助产机构均开设孕期营养门诊，提供咨询与诊治服务。

（张 杨）

【召开孕产妇安全应急保障研讨会】 3月22日，市卫生计生委召开孕产妇安全应急保障专项研讨会。老年妇幼处、应急办、北京急救中心（120）、北京市红十字会紧急救援中心（999）参会，对院前急救孕产妇转会诊网络建设、加强院前急救记录及相关培训等达成一致意见。8月9日、10日、16日、17日，举办4期全市急救人员妇幼技能培训。北京急救中心及各区分中心（120）、北京红十字会紧急救援中心（999）医师参加培训，每期参培200余人，有效保障市、区两级急救医师全覆盖。

（张　杨）

【研讨生育保险医疗费用长效机制】 3月23日、4月24日、5月11日、7月31日和11月15日，市卫生计生委、市人力社保局、市发展改革委相关处室多次召开生育保险调整相关工作会，共同研讨生育保险医疗费用调整长效机制。初步达成与会委办局综合施策，采取收付费政策协同方式整体推进，对产检项目、产科价格和生育保险付费进行梳理、规范和测算，调整生育保险医疗费用报销限额实施方案，及时报市政府审议，促进产科良性长效发展。

（张　杨）

【青少年保健综合服务】 3月，市卫生计生委与市教委联合印发《关于印发北京市青少年保健综合服务项目方案（2018—2020年）的通知》。开展全市青少年及妇幼保健机构服务能力调查，制作包括工作人员服务手册、青少年健康宣教核心信息宣传折页、青少年健康教育标准课件在内的北京市妇幼保健工作者青少年性与生殖健康服务包，不断提高妇幼保健人员青少年保健服务的基本理论和服务技能。

（周彦华）

【开展婚检孕检整合工作】 4月26日，市卫生计生委召开婚前保健与孕前保健整合工作研讨会。7月6日，市卫生计生委、市民政局、市财政局、市妇女儿童工作委员会办公室联合印发《关于落实生育全程服务推进婚前与孕前保健工作的通知》，将婚前保健和孕前保健工作进行项目和内容整合。7月19日，市卫生计生委召开全市婚前保健与孕前保健整合工作启动会。通过整合婚前与孕前保健，大幅提升了经费保障力度，婚前医学检查标准提高到575元/对，孕前优生健康检查标准1026元/对；优化整合了服务项目，结合婚检项目和艾滋病、梅毒、乙肝母婴阻断工作要求，在孕检增加了男女双方艾滋病病毒抗体检测项目，形成婚前—孕前—产前连续检查模式；实现婚前医学检查与孕前优生健康检查服务机构整合，承担服务的医疗机构同时具备婚前保健许可及孕前保健工作要求，鼓励有条件的医疗机构积极开展婚前、孕前保健服务；整合服务内容，推进便民服务，通过"一个窗口对外、一站式办结、一条龙服务"的运行机制，提供

"婚前医学检查、孕前优生健康检查、婚姻登记、优生咨询指导"一站式服务；强化健康教育，推进生育全程服务理念。

（张　杨）

【防治妇女盆底功能障碍】 4月26日、10月10日，市卫生计生委分别举办北京市妇女盆底功能障碍防治项目培训和北京市妇女盆底功能障碍防治健康教育行为干预试点工作培训，共300余人参加培训。通过培训加强北京妇女盆底功能障碍防治工作，规范服务行为，提升服务质量和水平。

（周彦华）

【加强孕妇学校服务管理】 4月，市卫生计生委印发《关于加强孕妇学校服务管理工作的通知》，进一步规范孕妇学校管理，完善《北京市孕妇学校管理细则》，开展示范孕妇学校建设。在机构自评、区级评估基础上，市卫生计生委组织专家按照《北京市示范孕妇学校建设标准》进行北京市示范孕妇学校评估。最终确定北京妇产医院等24家助产机构为北京市示范孕妇学校。

（周彦华）

【妇幼健康工作绩效考核】 4月，市卫生计生委印发《关于印发北京市区级妇幼健康工作绩效考核标准的通知》，结合国家和北京市妇幼健康工作重点，调整区级妇幼健康工作绩效考核标准。按照政府保障、妇幼保健网络建设、妇幼保健管理与服务、妇幼健康状况4类重新调整考核指标。10月、11月，市卫生计生委联合市妇儿工委、市总工会、北京妇幼保健院及相关专家对16个区开展2018年区级妇幼健康工作绩效考核及重大公共卫生项目督导工作。顺义区、西城区、通州区年度绩效考核取得较好成绩，位列全市前三名。

（周彦华）

【召开孕产妇死亡控制工作约谈会】 5月4日，市卫生计生委副主任李彦梅对2017年和2018年上半年发生孕产妇可避免死亡、创造条件可避免死亡及2018年保障孕产妇安全专项督导后三名的区卫生计生委和医疗机构进行约谈。各有关区卫生计生委主任，北京妇幼保健院院长、主管院长、保健部及有关科室负责人，各有关区妇幼保健院及医疗机构院长参加会议，汇报了存在的问题和整改措施。

（张　杨）

【实施助产能力提升行动】 年内，市卫生计生委实施孕产期保健人员能力提升计划，包括：开展河北助产人员培训工作，于5月28日～11月30日，分两批培训河北助产人员60人；9月，组织全市助产骨干和

在职护士转岗培训共100人；5月31日，印发《关于加强2018年孕产保健人员能力提升工作的通知》，启动孕产期保健人员能力提升工作。6～12月，共培训产科学科带头人（产科主任）82人、产科学科骨干80人和基层妇女保健人员337人。

（张 杨）

【孕产期心理保健】 为更好地落实生育全程服务，推进孕期心理保健工作，5月31日，市卫生计生委召开孕产期心理保健工作研讨会，北京妇幼保健院、北京市精神卫生保健所相关业务负责人参会。11月1日，市卫生计生委、市财政局联合印发《关于开展孕产期心理保健工作的通知》，在全市推进孕产期心理保健工作，包括：开展孕期全程心理健康筛查，在本市领取母子健康手册（孕产保健档案）、进行系统产前检查的孕产妇均为孕产妇心理保健服务对象；孕早期（13周前）、孕中期（16～24周）、孕晚期（25～32周）和产后42天分别进行孕产妇心理健康筛查；开展筛查对象管理。助产机构应在相应时段督促孕产妇筛查并进行指导，建立由区妇幼保健院、区精神卫生保健院所（或区精神疾病专科医院）、辖区综合医院精神科（心理科、身心疾病科）、基层医疗卫生机构广泛参与的孕产期心理保健转介机制。

（张 杨）

【召开儿童死亡评审反馈会】 5月，市卫生计生委在开展2018年儿童死亡评审基础上，举办北京市5岁以下儿童死亡评审反馈及培训会，全市各区妇幼保健院儿童保健科长、儿童死亡防控负责人，各助产机构产科负责人、设儿科医疗机构儿科负责人共计200余人参加。培训反馈5岁以下儿童死亡评审中发现的问题，对产、儿科提出改进建议，并开展相关业务培训，持续提升全市危重新生儿救治能力。

（金英楠）

【推广使用新版《母子健康手册》】 5月，新建"北京妇幼健康服务"官方微信公众号，实现孕妇自助建册。7月，市卫生计生委举办全市《母子健康手册》推广使用启动与培训会。年内，北京市优化整合国家《母子健康手册》与《北京市母子健康档案》，实现新版《母子健康手册》使用全市覆盖。新版《母子健康手册》在原有基础上重点增加家庭健康教育内容，并对孕产期和儿童保健记录内容进行完善。

（金英楠）

【召开保障母婴安全工作会】 7月12日，北京市召开保障母婴安全工作会，各区卫生计生委主任、妇幼（防保）科长，北京妇幼保健院院长、主管院长、保健部及有关科室负责人，各区妇幼保健院院长等60余人参会。会议通报近期北京市孕产妇死亡情况，各区卫生计生委汇报了辖区孕产妇及高危孕产妇底数情况、市级约谈会后辖区高危孕产妇管理情况以及加强属地管理、实施机构间及助产机构内联动等工作情况。会议印发了《北京市高危孕产妇服务管理措施》及《北京市高危孕产妇服务管理部门职责》，培训了北京市高危孕产妇服务管理工作流程及高危孕产妇转会诊标准。

（张 杨）

【举办全市产科主任系列培训】 8月15日、22日，9月5日、12日，市卫生计生委举办4期产科主任培训班。行政管理与业务提升并重，由市卫生计生委老年妇幼处处长郗淑艳梳理全市孕产妇安全形势分析、高危孕产妇管理工作职责和近期措施，北京妇幼保健院结合病例培训高危孕产妇管理流程、各级助产机构职责及转会诊流程，北京大学第一医院、北京大学第三医院、宣武医院、朝阳医院等多家医疗机构专家对临床工作中的难点问题进行专题培训。安贞医院、协和医院、天坛医院和北京大学第三医院多科专家以团队形式，结合实际病例，对心脏疾病、免疫性疾病、脑血管疾病在妊娠期的识别和救治策略，肺栓塞、羊水栓塞抢救中多学科管理要点进行剖析。全市多家市、区级危重孕产妇抢救指定医院资深产科主任以学员身份参与培训，并将各自临床经验与参培学员分享。

（张 杨）

【优化整合两癌筛查和长效体检】 8月，市卫生计生委与市财政局、市总工会、市妇联联合印发《关于优化整合北京市两癌筛查和长效体检工作的通知》，将本市适龄妇女宫颈癌和乳腺癌筛查及长效节育户籍已婚育龄人群免费健康体检进行优化整合，优化筛查方法和流程。

（周彦华）

【妇幼健康教育】 8月，开展"健康北京宣传周"妇幼专场宣传活动。以"呵护生命全周期，共同携手孕育爱"为主题，围绕妇女儿童生命全周期健康服务，开展微诊所义诊、生命全周期资料发放、健康教育节目展演、各区妇幼文化妇幼服务展示。参加义诊和服务体验的群众有200余人，组织者将生命全周期的健康理念灌输给群众。同时，此活动树立了领先创新、趣味时尚、人文关怀并存的妇幼立体化服务形象，开拓妇幼工作者的工作思路。与歌华有线等媒体合作，在全市开展了母婴安全主题宣传活动。

（周彦华）

【完善危重新生儿转诊救治网络】 8月，市卫生计生委对全市8家市级危重新生儿转会诊指定医院开展绩效考核，摸底市级转会诊中心主动转运数量和对基层帮扶指导情况。要求市级优质医疗资源加大对基层业务指导，提升全市危重新生儿救治水平。同时，对NICU新生儿听力筛查相关工作进行质控，规范高危新生儿和NICU住院新生儿听力筛查。完善儿童听力筛查和诊断信息采集，实现耳聋基因筛查信息与儿童听力筛查信息数据对接，准确掌握全市儿童听力筛查和诊断情况。

（金英楠）

【扩大新生儿疾病筛查病种】 8月，北京市在原有新生儿耳聋基因筛查4个基因9个位点基础上，增加4个新生儿耳聋基因筛查位点，扩大遗传性耳聋筛查范围。12月，新增新生儿遗传代谢病筛查病种，开展先天性肾上腺皮质增生症筛查，形成新生儿疾病筛查"6+1"新格局。

（金英楠）

【创建妇女保健和儿童保健规范化门诊】 8～9月，在社区自评、区级评估基础上，市卫生计生委组织专家通过查阅资料、现场查看、业务考核等方式，从房屋设施、设备配置、人员配备、制度规范、服务内容、基本技能、信息管理、效果指标、档案管理等9项内容进行市级复核。椿树社区卫生服务中心等58个基层医疗卫生机构成为本市第四批基层医疗卫生机构妇女保健和儿童保健规范化门诊，其中AA级7个、A级51个，创建率达84.94%。

（周彦华）

【开展产科质量飞行检查】 8月起，市卫生计生委继续开展全市产科质量飞行检查。8月29日～9月17日，检查市属14家机构；10月16～30日，检查区属13家机构；12月30日～2019年1月1日，检查央属6家机构。事先不通知被检查区卫生计生委和助产机构，旨在了解各助产机构人员学习及工作的真实情况。检查采用宫外孕模拟病例，检查人员以普通患者和家属身份到急诊就诊，从孕产妇急诊首诊、院内危重孕产妇抢救流程及医疗机构管理情况等多方面对孕产妇救治全过程进行检查。通过检查与指导的有机结合，有助于发现和排查孕产妇救治过程中存在的潜在质量隐患，降低医疗风险。

（张 杨）

【开展增加助产资源专项督导检查】 9月17日～10月28日，市卫生计生委开展全面两孩政策、增加助产资源专项督导检查。对16个市辖区84家有增床任务的公立助产机构落实《关于调整公立医疗机构产科床位数量有关工作的通知》的情况进行全覆盖督导。督导结果显示：门头沟、大兴、平谷区卫生计生

委重视助产资源增加工作，经费拨付及时；北京协和医院、解放军总医院第七医学中心（原中国人民解放军陆军总医院）、丰台区妇幼保健院依据市、区两级资金使用管理办法，结合自身实际情况建立专项资金使用管理办法，保障财政资金的使用效益，对产科发挥有效激励作用。

（张 杨）

【开展急诊科人员妇幼技能专项培训】 9月25日，市卫生计生委对本市125家助产机构医务处（科）和急诊科主任进行妇幼技能专项培训。培训从近年来急诊科孕产妇救治典型案例分析入手，对急诊科孕产妇紧急救治操作技能和要点进行讲解，有助于提升医疗机构急诊科妇幼救治专项技能。

（张 杨）

【新一轮危重孕产妇救治中心遴选】 9月27日，市卫生计生委印发《关于开展北京市危重孕产妇救治中心遴选的通知》，有20家机构提交申报材料。11月22日，经过专家审查，14家机构进入集中答辩环节。答辩会上，各机构院级负责人阐述了危重孕产妇救治中心制度建设、科室支持、对口区能力帮扶提升等。12月17日，市卫生健康委对通过答辩的助产机构现场审核，最终遴选出11家市级危重孕产妇救治中心：北京协和医院、北京医院、北京大学第一医院、北京大学人民医院、北京大学第三医院、解放军第一医学中心（原解放军总医院）、解放军第六医学中心（原海军总医院）、宣武医院、北京友谊医院、北京朝阳医院和北京安贞医院。

（张 杨）

【加强出生缺陷救助保障】 年内，市卫生计生委按照国家出生缺陷（结构畸形）救助项目要求，继续开展结构畸形困难儿童家庭救治，扩大北京市实施机构数量，全年完成349名结构畸形困难儿童救治。9月，申请成为出生缺陷（遗传代谢病）救助项目省，确定项目管理单位和实施单位，对贫困家庭出生缺陷（遗传代谢病）儿童实施医疗救助。

（金英楠）

【开展助产机构产科病历交叉互评】 10月8日～11月15日，市卫生计生委开展助产机构产科病历交叉互评，共评审16个区570份产科病历。病历交叉互评有助于提升病历规范性、严谨性，培养科学规范的临床思维，保障医疗质量和医疗安全。

（张 杨）

【举办全市助产人员理论考试】 10月13日，本市继续组织孕产期保健人员理论考核。参加考核2056人，其中医生864人、助产士856人、基层医疗机构妇

女保健人员336人；实际参加考核2015人，缺考41人，参考比率98.01%。实现2018年助产新上岗人员全覆盖，参加培训的产科主任、产科骨干及基层医疗机构妇女保健人员全覆盖。

（张 杨）

【促进儿童早期综合发展】 10月，市卫生计生委组织专家对本市各儿童早期综合发展服务和儿童口腔保健、眼及视力保健、心理保健工作开展市级评估，深入各区指导儿童早期综合发展服务门诊建设，提高儿童早期综合发展服务水平。12月，举办2018年儿童科学养育知识竞赛与辅食添加展示比赛，以儿童科学养育为重点，考察医务人员临床知识掌握程度和技能应用情况。

（金英楠）

【全市助产人员技能操作考核】 11月9日，市卫生计生委围绕"产后出血"病例对助产人员进行技能操作考核。从16个区助产机构中随机抽取20支助产队伍，并从抽取的队伍中随机抽取1名一线医师、1名二线医师和2名助产士进行操作考核。北京大学国际医院、海淀医院、平谷区妇幼保健院获得技能操作考核团队前三名；北京大学国际医院韩肖彤、何逸雯，海淀医院许银星，怀柔区妇幼保健院蒋博，分别为一线和二线医生、一线和二线助产士个人操作考核第一名。

（张 杨）

【危重孕产妇抢救指定医院知识竞答】 11月21日，北京市举办市、区两级危重孕产妇抢救指定医院知识竞答。竞答题主要涵盖产科基本概念、疾病诊疗原则、抢救路径等临床常见问题。分别从13家市级、11家区级危重孕产妇抢救指定医院中按孕产期理论考核成绩选取排名为前八名的机构进入知识竞答比赛。最终，宣武医院、中日友好医院、人民医院分别获市级孕产妇抢救指定医院组竞答比赛前三名；门头沟区医院、顺义区医院、通州区妇幼保健院分别获区级孕产妇抢救指定医院组比赛前三名。

（张 杨）

【启动0～6岁儿童残疾筛查】 11月，市卫生计生委联合市残联、市财政局印发《关于开展0～6岁儿童残疾筛查工作的通知》，在全市启动0～6岁儿童残疾筛查工作。根据儿童年龄特点，对本市0～6岁常住儿童开展听力、视力、肢体、智力和孤独症5类残疾筛查。确定残疾筛查复筛和诊断评估机构，建立筛查转诊网络。

（金英楠）

【妇幼保健专科建设】 年内，市卫生健康委持续开展妇幼保健重点专科建设。确定孕前保健、新生儿保健、儿童营养、儿童眼保健、妇女常见病防治和计划生育6个专科为2018年北京市第二批重点发展、重点扶持的妇幼保健专科。最终遴选西城区妇幼保健院、北京大学第三医院、北京大学第一医院、北京大学人民医院、顺义区妇幼保健院为本市专科建设示范单位，对每家示范专科予以100万元经费支持，以3年为一个建设周期，大力提升专科业务能力和服务质量，充分发挥示范引领作用，积极带动辖区及全市该学科发展，提升全市服务水平。

（周彦华）

【规范人工流产后避孕服务】 年内，市卫生计生委启动规范人工流产后避孕服务工作，对规范开展人工流产后避孕服务明确工作目的、工作内容、设施要求、职责分工。对全市各区卫生计生委、妇幼保健院、药具站和各计划生育技术服务机构进行全面工作部署，对全市所有计划生育技术服务机构开展业务培训，对东城区妇幼保健院、北京大学第一医院、民航总医院等计划生育技术服务机构进行人工流产后避孕服务工作调研，组织200余人次到北京妇产医院、北京大学第一医院、民航总医院、通州区及顺义区妇幼保健院等机构开展10场现场观摩活动。

（周彦华）

【完善托幼机构卫生保健服务管理】 在托幼机构卫生保健人员岗前理论培训与考核基础上，增加岗位实践环节。依托市级示范幼儿园举办托幼机构学龄前儿童运动与健康卫生保健观摩，全年覆盖10个区的50余名卫生保健人员。配合市教委完成7个区55所托幼机构级类验收。开展16个区托幼机构卫生保健工作督导。

（金英楠）

康复护理服务

【康复治疗师转岗培训】 为规范康复治疗师管理，加强康复治疗师队伍建设，提高康复治疗技术水平，市卫生计生委组织2018年度康复治疗师转岗培训。5月14日，转岗培训在北京康复医院启动，授课老师为中国康复研究中心、北京康复医院、北京小汤山医院、中国中医科学院望京医院、友谊医院、复兴医院等多家医院的康复医学和康复治疗专家，全市16个区的各级各类医疗机构107名学员参加培训。学员在转岗培训期间按课程安排完成理论和实践学时，参加理论考试和临床实践操作考核，合格者获得市卫生计生委颁发的《康复治疗师岗位培训合格证》，可在本市医疗机构从事康复治疗工作。

（杨　凯）

【举办北京国际康复论坛】　6月12日，市卫生计生委举办2018北京康复医学国际论坛，邀请德国康复医学专家及国内知名康复专家共同就康复医疗服务体系建设、康复医学发展与未来、国家康复医学质控战略、康复医学新技术等展开交流。各区卫生计生委主管主任及主管康复医疗工作科室负责人和各三级综合医院、三级中医（中西医结合）医院康复医学科主任，以及15家康复转型医疗机构院长、主管副院长、康复医学科主任参加了论坛。

（杨　凯）

【督导三级医院康复医学科建设】　7月23日～9月21日，市卫生计生委联合市中医局、市医管局对全市65家三级综合医院、三级中医（中西医结合）医院的康复医学科建设情况开展督导，印发《关于开展三级医院康复医学科建设情况督导工作的通知》，制定《北京市三级综合医院康复医学科建设督导评价实施细则》《北京市三级中医（中西医结合）医院康复医学科建设督导评价实施细则》。其中有9家医院未开设康复医学科，16家医院开设康复医学科但未设置床位，40家医院开设康复医学科并设置了康复床位，康复床位总数1248张。通过督导掌握全市三级综合医院和三级中医（中西医结合）医院康复医学科现状，促进三级医院康复医学科学科建设，推进全市康复医疗服务体系建设。

（杨　凯）

【举办社区康复适宜技术培训】　12月24～25日、27～28日，市卫生健康委分两批在北京小汤山医院举办社区康复适宜技术培训，来自全市各社区卫生服务中心、部分独立社区卫生服务站以及开展康复医疗服务较好的社区卫生服务站和康复转型医疗机构的434人参加了培训。培训邀请解放军总医院、中国中医科学院望京医院等三级医院康复专家分别进行康复评定技术、神经康复治疗技术、骨科康复治疗技术和老年康复治疗技术4门专业的讲授。采取理论学习与实践操作相结合的方式，对操作教学跟拍直播，以便学员更好地掌握技术精髓。

（杨　凯）

【推动第三批公立医院转型】　年内，市卫生计生委与市财政局联合印发《关于推动第三批公立医疗机构康复转型有关工作的通知》，确定东城区第一人民医院、密云区鼓楼社区卫生服务中心、延庆区永宁镇社区卫生服务中心为第三批向康复功能转型的公立医疗机构。组织专家对第三批转型医疗机构开展基线评估，建立了对口支援关系，采取多项有针对性的措施推动转型机构开展工作。

（杨　凯）

医政管理

【概述】　2018年末，全市有医疗机构10958家，其中医院736家。卫生技术人员28.2万人，其中执业（助理）医师10.9万人、注册护士12.4万人。每千常住人口拥有卫生技术人员13.1人、执业（助理）医师5.1人、注册护士5.7人。医疗机构编制床位130344张、实有床位123508张。全年医院共诊疗16173.3万人次，出院391.3万人次。

持续优化医疗资源配置。制订医疗卫生领域2018年禁限目录，推进中心城区优质医疗资源疏解，深入推进京津冀协同发展，深化重点地区的医疗合作。持续推进社会办医，开展设立中外合资合作非营利性医疗机构试点，落实服务业扩大开放试点任务。

推动分级诊疗制度建设。2018～2020年，重点以医联体为抓手推进分级诊疗工作。全市已建成58个综合医联体，包括核心医院55家、合作机构528家，其中非公立医疗机构30余家；建立8个专业的20余个专科医联体，涵盖约120家二、三级医院；建立34个紧密型医联体，实现每个区至少建设1个紧密型医联体的目标。

推进行业"放管服"改革。全面实施医疗机构、医师、护士电子化注册，开展养老机构内设医疗机构电子化备案，实现三大基础注册数据库的互联互通和交互验证，多个事项实现"全程网上办，最多跑一次"。持续推进医师、护士区域注册，全市有1万余名医师、近3000名护士办理多机构执业。制定互联网居家医疗护理、互联网诊疗管理文件，按照促进发展和加强监管并重的原则推进互联网+医疗健康服务规范发展。制订医疗机构、医师"两证合一"审批制度改革方案，优化审批流程。

持续改善医疗服务。建立预约诊疗、远程医疗、临床路径管理、检查检验结果互认、医务社工和志愿者等工作制度，在多学科诊疗、急诊急救、日间服务等10个方面进一步创新医疗服务。确定优质护理服务示范医院15家、示范病区30个。开展国际医疗服务试点，编制服务指南。

提升专科能力建设。按照属地化、全行业的原则，将市委属（管）、市属、厂矿企业医院和区域医疗中心均纳入支持范围，并结合各类医疗机构的功能定位，分培育、建设和卓越项目进行分类支持。全年开展首批15个专科的遴选建设，确定44个支持项目，给予4000万元财政资金支持。

做好医疗技术临床应用管理工作。建立负面清单管理制度、限制类医疗技术临床应用备案制度、质量管理与控制制度、规范化培训制度、信息公开制度等5项制度。制订10项北京市重点医疗技术管理规范，全市累计开展650余家次的限制类医疗技术临床应用的备案。

强化医疗机构监管评价和质控管理。通过DRGs方式开展医院评价并发布评价报告。全市医疗专业质控中心达到34个。加强质量管理顶层设计，推进电子证照和执业行为电子监管试点。

做好对口支援和医疗扶贫工作。全年派驻825人次对口支援本市10个远郊区医院，诊治门急诊患者43138例，住院患者12205例，手术2809例，培训17241人次，新建临床专科18个，开展适宜技术140个，新项目85项，捐赠设备、经费及其他总值约70万元。持续做好京蒙、京藏省际对口支援。

加强行风建设和纠纷防范。1~11月，通过医疗纠纷人民调解结案1958件，调解成功率93.13%；医责险赔案365件，赔付2779万元。

做好血液管理。取消互助献血，加大献血屋和街头献血点的建设力度，完善血液安全预警和应急保障机制。全市新建、恢复和升级改造街头献血点24个，街头献血点达64个。全市团体献血8.1万单位，同比增长47%，占全市献血总量的16.4%；外省调入血液9.2万单位，同比增长1.8倍。

（陆 珊）

准入管理

【召开医政管理行政审批专项培训会】 1月11日，市卫生计生委召开北京市医政管理专项工作培训会，对血液透析中心、医学影像诊断中心、病理诊断中心、医学检验实验室等机构解读审批管理政策、简化营利性医疗机构审批材料政策，对外国医师在京短期行医审批权限下放进行培训。各区卫生计生委主管主任、医政科（审批科）科长、市病理质控中心、血液透析质控中心、医学检验质控中心、医学影像质控中心、院感质控中心主任，市卫生计生委行政许可大厅，12320中心，市卫生监督所，北京医学会相关工作负责人参加。

（段姗姗）

【养老机构内设医疗机构实行备案制】 2月，本市养老机构内设诊所、卫生室（所）、医务室、护理站取消医疗机构行政审批，实行备案管理。依托北京市医政医管电子化注册管理平台，设置了养老机构内设医疗机构电子化备案服务模块。养老机构内设医疗机构实现了"全程网上办，最多跑一次"。

（段姗姗）

【医疗机构电子化注册】 4月12日，市卫生计生委召开会议，在全市16个区实施医疗机构电子化注册工作。标志着本市医师、护士、医疗机构电子化注册全面实施，医师、护士、医疗机构三大基础执业注册数据库实现了互联互通和信息的交互验证。截至6月底，全市医疗机构电子化注册激活率达96%以上。

（段姗姗）

【中外合资合作非营利性医疗机构试点】 4月26日，为在全市开展设立中外合资合作非营利性医疗机构试点工作，市卫生计生委制定《关于开展设立中外合资合作非营利性医疗机构试点工作的通知》，从准入条件、管理要求等方面明确了中外合资合作非营利性医疗机构的设置。经国家卫生计生委同意，5月，市卫生计生委正式发布《关于开展设立中外合资合作非营利性医疗机构试点工作的通知》，允许在本市设立中外合资合作非营利性医疗机构。6月，北京市卫生计生委与市外办联合就本市外籍人员就医存在的困难以及主要需求进行了调研。7月20日，就做好国际医疗服务建设召开座谈会，就国际化医疗服务需求进行调研。

（段姗姗）

【探索建立医疗重点领域安全预警机制】 5月15日，市卫生计生委委托首都医科大学开展对全市医疗领域外资准入安全预警机制的专项研究，包括：国外社会资本与外资医疗行业准入的安全预警机制比较研究，国内各行业内资与外资准入的安全预警机制比较研究，北京市医疗服务领域准入管理的现状及存在问题，构建全市医疗服务领域准入安全预警机制。

（段姗姗）

【**医疗机构开展互联网诊疗**】 12月27日，下发《北京市卫生健康委员会、北京市中医管理局转发国家卫生健康委员会、国家中医药管理局关于印发互联网诊疗管理办法（试行）等3个文件的通知》，明确本市互联网诊疗、互联网医院、远程医疗服务的准入管理程序及工作要求。

（段姗姗）

【**护理站准入工作**】 年内，市卫生计生委明确本市护理站的准入，一是发放护理站、养老机构内设护理站《医疗机构执业许可证》时，核定诊疗科目一般为"全科医疗科"；确有必要的，可根据实际核定其他相关科目。二是为护理站、养老机构内设护理站核定"全科医疗科"诊疗科目时，以符合护理站基本标准的护士作为核定诊疗科目的人员依据。

（段姗姗）

医疗服务

【**召开流感防治工作视频会**】 1月12日，市卫生计生委召开2018年流感防治工作视频会，邀请地坛医院感染科主任李兴旺教授对《流行性感冒诊疗方案（2018年版）》进行解读。市、区卫生计生委，市中医局有关负责人，二级以上综合医院、中医医院、儿童医院有关负责人，部分基层医疗卫生机构相关负责人和医疗机构部分呼吸科、儿科、重症医学科骨干医师参加了会议。

1月31日，召开2018年流感防治工作第二次视频会。市疾控中心副主任庞星火通报了流感疫情；市中医局副局长禹震通报了流感防控情况，提出流感防控的中医工作要求；市卫生计生委提出了流感防控基层和医疗质量安全工作要求。市卫生计生委、市中医局、市医管局、市社管中心相关部门负责人，委属委管医院和部分市属医院在主会场参会；各区卫生计生委分管领导，医政、基层、中医管理部门负责人，区社管中心负责人，二级以上综合医院、中医医院、儿童医院分管领导、部门负责人、流感防控业务骨干和基层医疗卫生机构分管领导以及流感防控业务骨干在分会场参会。

（刘 颖）

【**孙春兰参加本市爱眼日主题活动**】 6月6日，中央政治局委员、国务院副总理孙春兰到朝阳区南磨房社区卫生服务中心，参加北京市爱眼日"科学防控近视，关爱孩子眼健康"的社区卫生服务中心主题活动，调研考察青少年近视防控工作。孙春兰考察了南磨房社区卫生服务中心的区域卫生信息化系统、家医

服务新流程、儿童视力保健的卫教联合防控机制及学校、家庭、学生、社会、医疗机构五位一体的综合防控模式等工作，并给予肯定。副市长卢彦、市卫生计生委主任雷海潮及朝阳区有关负责人陪同。

（王同国）

【**召开急性心脑血管疾病医疗救治工作会**】 7月4日，市卫生计生委委托北京市心血管介入质控中心召开北京市急性心脑血管疾病医疗救治·胸痛质控工作会，16个区卫生计生委和62家具备心血管介入诊疗急救能力的医疗机构（含军队医院）负责人近200人参加会议。会上，市心血管介入质控中心介绍了全市1～5月冠脉及急性心肌梗死数据，解读了急性胸痛诊疗流程，大兴区人民医院、清华长庚医院、垂杨柳医院等分享了使用"心脑绿色通道"APP管理经验。市卫生计生委对心血管疾病介入诊疗技术备案管理提出了明确要求，并对全市"心脑绿色通道"APP使用情况、心血管疾病救治能力提升情况进行了通报。会议要求"心脑绿色通道"APP面向全市所有具备救治急性心脑血管疾病能力的医疗机构按照就近原则推送患者；医疗机构利用"心脑绿色通道"APP与院前急救及时衔接，并在急性心脑血管疾病患者救治结束8小时内上报关键时间节点及基础质控信息。市级心血管质控中心对全市范围内接诊急性心血管疾病患者的二、三级医疗机构进行质量控制，发布质控信息，更新心梗急救地图。

（刘 颖）

【**召开市卒中中心建设推进会**】 7月12日，市卫生计生委召开北京市卒中中心建设推进会。市卫生计生委党委委员、市中医局局长屠志涛，国家卫生健康委脑防委办公室处长巢葆华，市医管局副局长吕一平，市、区卫生计生委、市医院管理局、市中医局有关负责人，本市具有急性脑卒中诊疗能力的二、三级医疗机构共70家（含分院及军队、武警医院）主管领导、医务处、急诊科、神经内科负责人近250人参加会议。市卫生计生委总结了《北京市进一步提升急性心脑血管疾病工作方案》实施半年来的工作情况，市脑卒中质控中心通报了卒中质控情况，北京潞河医院、解放军第三〇六医院、北京急救中心中区分中心做了经验交流。同时，北京市脑卒中急救地图更新为68家医疗机构，对7个优秀卒中院前急救分中心、11个优秀静脉溶栓医院、4个优秀动脉取栓医院进行了表扬。

（刘 颖）

【**首个"中国医师节"主题宣传活动**】 8月17日，市卫生计生委主办北京首个"中国医师节"主题宣传活动，60名北京优秀医师代表、患者代表，以及来自

政府、企业、医院、媒体的300余人共同庆祝医师节。北京协和医院李汉忠教授、广安门医院路志正、北京儿童医院贾立群教授分别作为"百年协和""百岁国医""百姓信赖"的代表发言;市卫生计生委党委委员、市中医局局长屠志涛,国家卫生健康委医政医管局巡视员李林康出席活动并讲话。

市卫生计生委开展形式多样的主题活动,自7月起,联合北京人民广播电台等多家媒体,发起了生命与医学科学倡导——"你出金句,我扶你上墙"征集活动,收到各行各业的千余条留言。还联合北京卫视《医者》和《全民健康学院》栏目共同发起"为医者点赞"大型公益活动,并邀请刘涛、陈赫、韩庚、贾玲等10余位明星作为医者传播人物,在微博平台掀起新一轮关注浪潮,呼吁"和谐医患、共享健康"。

(杨培蔚)

【召开儿童白血病救治管理电视电话会】 10月12日,市卫生计生委召开全市儿童白血病救治管理工作电视电话会。市卫生计生委、市发展改革委、市人力社保局、市食药监局、市中医局相关处室负责人,北京市儿科质控中心、北京儿童医院专家在主会场参会,各区设立分会场。市卫生计生委对儿童白血病救治管理工作进行政策解读,市发展改革委、市人力社保局、市食药监局负责人分别部署工作,市卫生计生委提出工作要求,北京儿童医院代表市级儿童白血病诊疗服务定点医疗机构发言。市卫生计生委党委委员屠志涛传达了国家对儿童白血病救治管理工作的批示,要求各区、各医疗机构扎实推进儿童白血病救治管理工作。会后,北京市儿科质控中心专家对《儿童急性淋巴白血病及儿童急性早幼粒细胞白血病诊疗规范(2018版)》进行了培训。

(杨培蔚)

【预约挂号平台试点"慢速排队"机制】 借鉴铁路12306售票平台防范网络"票贩子"经验,11月1日,市卫生计生委在本市预约挂号统一平台的部分医院试点上线预约挂号"慢速排队"机制。实行"慢速排队"后,系统会对在北京市预约挂号统一平台挂号的行为进行分析,通过大数据分析比对,一旦识别出有使用机器或外挂等疑似网络"号贩子"抢号的挂号行为,"慢速排队"机制会将其列入"慢速排队"队列,使普通的挂号用户拥有均等的挂号机会,防范恶意抢号插件,遏制网络抢号,缓解网络"号贩子"造成的挂号难的问题。

(段姗姗)

【召开医疗技术临床应用管理培训会】 11月13日,市卫生健康委召开全市医疗技术临床应用管理有关工作培训会。解读了《医疗技术临床应用管理办法》,并对北京市限制类(重点)医疗技术备案系统、国家卫生健康委医疗技术临床应用管理系统等进行了培训。各区卫生计生委、各三级医院、市卫生计生监督所等200余人参会。

(王同国)

【建立流感信息监测网络直报制度】 11月26日,市卫生健康委印发《关于加强流感病例信息监测的通知》,启动今冬明春流感信息监测工作。指定市儿科质控中心、市感染质控中心为本市流感病例监测哨点单位;市儿科质控中心负责承担全市所有儿童医院和综合医院儿科的流感病例信息收集、监测、分析,市感染质控中心负责承担本市除儿童医院和综合医院儿科以外各级各类医院的流感病例信息收集、监测、分析。建立全市流感信息监测上报平台,453家医疗机构实行流感救治信息网报、周报、零报告制度,各机构通过北京市卫生综合统计信息平台网络直报流感病例监测信息及流感死亡病例信息。

(杨 琴)

【加强流感医疗救治】 12月17日,市卫生健康委印发《关于做好今冬明春流行性感冒医疗工作的通知》。要求各区、各医院重视流感医疗工作,提高责任意识,落实各项防控措施,加强人员培训,统筹协调资源,加强健康宣教舆论引导,有序开展医疗救治,建立流感救治专家组,集中救治重症、危重症患者,做好应对局部流感聚集性暴发、患者数量激增的救治准备,保证诊疗工作有序开展,降低流感对患者健康的危害和社会影响。

(杨 琴)

【2019年改善医疗服务规范医疗行为任务清单】 12月26日,市卫生健康委制定了《北京市改善医疗服务规范服务行为2019年行动计划》《北京市改善医疗服务规范服务行为2019年任务清单》,明确改善服务、提升质量、补短扶弱、控制费用、负面清单等5类40项重点任务。

(王同国)

医疗监管与评价

【召开职业卫生防治机构工作会】 11月30日,市卫生健康委召开2018年职业卫生防治机构工作会。会上,市职业健康检查质控中心副研究员关里、市职业病诊断质控中心副主任宋玉果分别汇报了质控中心2018年工作总结和下一步工作计划,市职业健康检查质控中心专家、原北京化工职业病防治院院长乔昕介绍了2018年职业健康检查质量控制常见问题及改进建议。市职业健康检查质控中心、市职业病诊断质控中心负责人及有关专家，各职业健康检查机构、职业病诊断机构负责人及联络员60余人参加会议。

（刘　颖）

【召开住院病案首页规范填报培训会】　12月10日，市卫生健康委主办、市卫生计生委信息中心和市病案质控中心协办北京市住院病案首页规范填报培训工作会。培训会邀请市卫生计生委信息中心郭默宁、北京协和医院病案科王怡、医科院肿瘤医院病案室樊美娜、人民医院信息中心黄锋、北京大学第三医院病案室陈剑铭、中日友好医院医务处焦建军，分别就DRGs对医院管理的要求和挑战、住院病案首页数据填写质量规范、医生首页填报要求及存在问题、ICD疾病分类编码规则的实践与应用、手术操作编码规则与常见问题解析、18项核心制度与病案质量管理工作进行了解读。会议要求，在全市范围内进一步提高病案首页质控管理水平，提高病历质量，促进DRGs在医院评价、学科评价、医保支付等方面发挥更大作用。市卫生健康委、市中医局、市医管局相关处室负责人，各区卫生计生委相关科室负责人，各三级医院，各区域医疗中心医务、临床、医保、病案、编码负责人近500人参加培训。

（刘　颖）

护理管理

【优质护理服务示范典型评选】　1月24日，市卫生计生委印发《关于开展2017年度优质护理服务示范典型推荐评价工作的通知》，工作内容包括患者满意度调查、护理人员满意度调查、优质护理服务实地督导检查。1～3月，市卫生计生委对92家医院推荐的229个示范典型开展评价。通过专家评议、第三方调查、现场督导，最终确定2017年度优质护理服务示范医院15家、示范病区30个、示范个人50名、示范项目20项。

（杨　琴）

【优质护理服务第三方满意度调查】　1～3月，市卫生计生委对69家三级医院及区医疗中心开展优质护理服务第三方满意度调查。调查结果显示：出院患者对66家公立二、三级医院护理服务满意率平均为92%，改善护理服务的相关举措得到患者认可。同时，调查结果显示，三级医院护理人员满意度逐年稳步提升，护士离职率由2014年的4.1%降为2017年的3.1%。

（杨　琴）

【实施护士电子化注册】　4月9日，市卫生计生委召开北京市全面实施护士电子化注册培训工作会。市卫生计生委副主任毛羽出席会议并讲话，海淀区卫生计生委、宣武医院在会上分享了试点工作经验，有关工程师就护士电子化注册系统的操作使用进行了培训。大兴等10个区卫生计生委主管主任、医政科科长、二、三级医院主管院长、护理部主任以及委行政审批服务中心、市公共卫生热线（12320）服务中心、北京护理工作者协会相关负责人等共250余人参加了会议。

自4月10日起，北京地区全面实施护士电子化注册，护士可通过电脑或手机进入北京市卫生计生委官方网站，登录北京市护士电子化注册管理系统，在线办理首次注册、延续注册、变更注册、重新注册、注销注册、补办证书、备案等业务，同时可在线查询办理进度和审批结果；接到制证完成的通知后，直接到许可大厅领取证书。

（杨　琴）

【召开纪念国际护士节暨护理工作会】　5月10日，市卫生计生委召开纪念"5·12国际护士节"暨2018年护理工作会。市人大代表臧美华、雷达，市政协委员黄殿琴、张毅出席，市卫生计生委副主任毛羽到会并讲话。市卫生计生委医政医管处副处长刘颖介绍护理事业发展现状，反馈2017年度优质护理服务评价结果，通报了北京市"十三五"护理事业发展规划、护士区域注册、护士电子化注册等重点工作的进展。截至2017年年底，全市注册护士12.3万人，每千人口对应注册护士5.67人，全市医院医护比为1∶1.38，其中三级医院1∶1.47。全市具有大专以上学历的护士占总数的69%，具有中高级职称的护士占总数的13%。全市持有专科护士证占医院在岗护士总数的8.2%，涉及重症监护、急诊急救、血液净化、肿瘤护理、手术室护理、静脉输液治疗等专业及领域。

（杨　琴）

【规范护理员管理】　2009年，北京市开始实行护理员就业准入制，包括护理员免费培训、持证上岗、医院按比例配置等，至2018年培训护理员1万余人。6月，市卫生计生委印发《关于更新发布北京市护理员定点培训机构名单的通知》，更新定点培训学校名单，进一步规范护理员培训及持证上岗工作。同时，受国家卫生计生委医政医管局委托，5月，市卫生计生委组织专家制订了《医疗机构护理员培训管理办法》《医疗护理员培训大纲》《老年护理员培训大纲》《母婴护理员培训大纲》等4个文件。

（杨　琴）

【规范互联网居家护理服务】　就媒体报道的部分

互联网平台推动"网约护士",借助信息化手段开展护士上门服务,6月26日、7月3日、8月2日,市卫生计生委分别召开工作研讨会,了解"网约护士"服务业态,梳理存在问题的台账,与行政管理、监督管理、医院、行业学协会、院校等部门代表共同探讨规范管理工作思路。9月11日,市卫生计生委主管领导带队到乐护护理服务有限公司实地调研,了解互联网护理服务公司运行模式、成熟经验和存在问题。医政医管处、朝阳区卫生计生委、市卫生监督所等有关人员参加调研。12月25日,市卫生健康委与市场监督管理局、市医疗保障局联合印发《关于发展和规范互联网居家护理服务的通知》,从服务资质、服务范围、服务过程、信息安全等方面提出要求。这是全国首个发展和规范互联网居家护理服务的文件。

(杨 琴)

【实施护士区域注册政策】 自2017年8月1日起,市卫生计生委实施护士区域注册。截至2018年12月底,共有2664名护士办理多机构执业备案,其中92%备案在基层医疗机构、37%备案在社会办医疗机构。护士流动方向主要为基层到基层(70%),二、三级医院到基层(21%),二级医院到二级医院(9%)3种。

(杨 琴)

血液管理

【调研无偿献血工作】 1月18日,市卫生计生委主任雷海潮带领相关部门负责人专题调研本市无偿献血工作并主持召开座谈会。调研组首先赴北京火车北站采血点实地考察街头无偿献血情况,在血液中心采血一线科室和核酸实验室与献血者和医务人员交流。座谈会上,在听取了各单位人员的工作汇报和建议后,雷海潮提出,各单位要加强无偿献血宣传,规划好全市采供血机构设置,解决民众献血不方便、获得献血服务不便利等问题;通过优化现有采血点设置和布局,让民众在方便的地点、舒适的空间和方便的时间,便利地获得参加无偿献血公益活动的机会;有关质控机构要大力推广标准和规范,节约用血;要加大协调力度,实施好跨省调剂用血机制,解决季节性供血紧张问题;要配合公安机关严厉打击买卖血液行为。市血液中心领导班子,通州、密云、延庆3家中心血站和北京市临床输血质控中心负责人,中心城6区卫生计生委负责人参加会议并汇报工作。

(杨培蔚)

【采供血情况】 从2月10日起,本市停止开展互

助献血,依法开展血液调剂,保障临床用血安全。全年全市临床医疗供血69.7万单位,比上年增加0.3%。其中,供应红细胞58.8万单位,比上年减少0.5%;供应血小板10.9万单位,比上年增加4.6%。参加无偿献血35.3万人次,比上年减少6.2%;采集血液59.4万单位,比上年减少8%。采集RH阴性血3145单位,比上年减少9.9%。外省调入血液11.8万单位,比上年增长83%;外省调出血液3110单位,比上年增长5.2倍。采集全血50.6万单位,比上年减少6.6%。其中,个人捐献全血38.7万单位,同比增长1.7%;团体捐献全血10.1万单位,同比增长41.6%;互助捐献全血1.8万单位,同比减少79.5%。采集机采血小板8.8万单位,比上年减少15.5%。其中,个人捐献血小板7.5万单位,比上年增加33.1%;团体捐献血小板0.7万单位,比上年增长1.1倍;互助捐献血小板0.6万单位,比上年减少85.1%。年内,全国自愿无偿献血增长率平均为4.8%,北京为13.1%,为全国第一。

(杨培蔚)

【表彰无偿献血先进集体和先进个人】 6月12日,市公民献血委员会召开庆祝第十五个世界献血者日暨2016~2017年度首都无偿献血工作先进集体和先进个人表彰大会。对荣获2016~2017年度首都无偿献血工作先进集体和先进个人进行了表彰。

自1998年《中华人民共和国献血法》实施以来,本市街头采血点由1998年的3个提升到63个。1998年北京市参加自愿无偿献血1800人次,2017年达近40万人次。2017年,本市血液采集129吨,地区献血率为1.73%,居全国城市之首。

会上,委员会聘请乒乓球运动员马龙、丁宁,演员冯远征,玖月奇迹歌手组合和王二妮为首都无偿献血宣传形象大使。国家卫生健康委、市卫生计生委、市人力社保局、市财政局、首都精神文明办、市红十字会、中央军委后勤保障部卫生局、驻京部队献血办及市公民献血委员会的有关领导出席了会议。

(杨培蔚)

质控中心建设

【开展质控中心年度工作评估考核】 3月29~30日,本市召开2017年度医疗质量控制和改进中心评估会。9名专家评委、32家医疗质量控制和改进中心主任及专职人员共90余人参会。各质控中心主任汇报了2017年工作开展情况,并提出2018年工作计划。采取集中考核方式,各质控中心分别接受专家组考核评估。经过专家评估打分和对各质控中心日常工作完成

情况及年度经费使用情况汇总，32家质控中心最高得分105分，最低得分76.19分，前五名为急诊、体检、核医学、护理、口腔质控中心。

（杨培蔚）

【加强质控信息化建设】 4月，市卫生计生委向所有32家医疗质控中心征求医政医管信息管理平台建设具体需求，完成了需求的初步采集。5月，召开研讨会，对需求进行细化和论证，形成了医政医管信息管理平台构架需求方案初稿。此项工作的开展将加快质控相关数据的采集和分析，实现已有卫生系统数据资源的整合，实现统筹管理和决策。

（陆　珊）

【改进质控中心评估考核指标】 11月23日，市卫生健康委党委委员屠志涛主持召开医疗质量控制和改进中心工作座谈会。各质控中心主任参会，围绕深化推进"放管服"改革、分级诊疗、互联网+医疗、多学科联合发展等新形势下如何进一步做好质量控制工作进行了汇报。同时，下发《北京市医疗专业质量控制和改进中心年度工作评价实施细则（征求意见稿）》，开始了本市质控中心考核评估工作的改革创新，对每个质控中心从日常工作完成情况、财务情况、临时交办任务完成情况、总结陈述情况等方面进行自查和综合评估，并公布最后结果，将各中心得分情况进行排序。

（杨培蔚）

【完善质控中心建设】 11月和12月，市卫生健康委分别成立北京市门诊医疗质量控制和改进中心（主任委员单位为北京朝阳医院）、北京市医疗管理数据质量控制和改进中心（主任委员单位为市卫生计生委信息中心）。优化门诊服务，改善门诊秩序，推进分级诊疗建设，改善医疗服务；推进信息化、大数据、智能化管理方式在医疗管理中的应用，加强医疗管理数据质控管理和数据统计分析。其中北京市医疗管理数据质量控制和改进中心率先试点在设置1个门诊质控中心主任委员单位的基础上，设置3个副主任委员单位。主任委员单位承担质控中心主要管理职责，负责会同副主任委员单位牵头组建本专业专家委员会，制订年度工作计划等，并接受年度考核；副主任委员单位负责配合主任委员单位共同开展质控工作，承担相关工作任务。

（杨培蔚）

【推进医疗质控中心核心指标建设】 12月27～28日，市卫生健康委召开医疗质控核心指标评审会。各质控中心重点介绍指标的制订依据、可操作性、适用性等，并现场接受评审专家的提问。持续加强医疗

质量管理，规范临床诊疗行为，促进医疗服务的标准化、同质化水平。

（杨培蔚）

突发事件医疗救治及大型活动医疗保障

【北京市两会医疗卫生保障】 1月20～30日，北京市两会在京召开。市卫生计生委成立了领导小组，制订工作和应急方案，全面做好医疗卫生保障工作。本次大会共选派友谊医院、安贞医院、朝阳医院和世纪坛医院的27名医务人员和4辆救护车，承担会场和住地的医疗保障任务；北京市中医医院为大会提供了中医药保障方案，预防流感；市疾控中心全面开展传染病监测、早期预警和相关培训；市卫生计生监督所对会场及住地进行了全面监督监测工作，确保公共场所和生活饮用水的安全。

（刘　昆）

【全国两会医疗卫生保障】 3月3～20日，十三届全国人大一次会议、全国政协十三届一次会议在北京召开。市卫生计生委成立了领导小组，提前制订工作和应急方案，全面做好医疗卫生保障工作。本次大会选派友谊医院、安贞医院、积水潭医院、天坛医院、朝阳医院、宣武医院、复兴医院、煤炭总医院、世纪坛医院、同仁医院和北京急救中心共11家医疗机构的72名医务人员和14辆救护车，承担会场和10个住地的医疗保障任务。市疾控中心全面开展传染病监测和早期预警，配合卫生监督部门开展住地公共场所等抽样检测，对住地服务人员健康监测95928人次。市卫生计生监督所共协调派出监督员259人次，监督检查680户次，现场快速检测929件，确保会场及住地公共卫生安全。

（刘　昆）

【赴冬奥组委对接医疗卫生服务保障工作】 4月3日，市卫生计生委主任雷海潮一行10人到北京冬奥组委进行医疗卫生服务保障工作对接，冬奥组委运动会服务部部长于德斌等参加对接活动。双方介绍了前期医疗卫生保障筹备情况及下一步工作安排，并就医务人员冰雪技能培训、饮用水与比赛场馆内空气质量监测、传染病与疫情防控、突发公共卫生事件应对、病媒生物防制、无烟奥运等交换了意见。市卫生计生委牵头制定的7类28项医疗卫生工作标准成为冬奥会医疗卫生保障工作中的第一批工作标准。年内，开展的重点工作包括：遴选赛会定点医院、开展人员培训、完善有关标准规范、加强急救体系建设、帮助提升延庆区医院等医疗机构的综合服务保障能力、强化疾病

预防控制等公共卫生工作。

（王同国）

【北京国际长跑节医疗急救保障】 4月15日，2018北京国际长跑节暨北京半程马拉松在天安门广场举行，参赛运动员1.8万余名。市卫生计生委成立了长跑节赛事医疗急救保障工作领导小组，制定了医疗急救保障工作方案。比赛共设立11个固定医疗站、2个线路流动医疗站和5辆摩托车救护组，120与999共选派62名医务人员、13辆救护车、5辆救护摩托车、1辆线路协调车参加医疗保障工作。同时，指定同仁医院、朝阳医院等7家医院为赛事后备医院。比赛期间，共救治伤病员426人，其中低血压2人、严重脱水1人，送至解放军第三〇六医院救治，好转后出院。

（王同国）

【中非合作论坛北京峰会医疗卫生保障】 8月31日~9月5日，中非合作论坛北京峰会在京召开。北京市卫生计生委负责此次峰会所有住地及部分会议的医疗卫生保障工作。共派出北京医院、中日友好医院、北京大学第一医院、人民医院、北京大学第三医院、解放军总医院、解放军第三〇四医院、解放军第三〇五医院、解放军第三〇六医院、解放军第三〇九医院、陆军总医院、海军总医院、空军总医院、友谊医院、朝阳医院、世纪坛医院、安贞医院、宣武医院、积水潭医院、同仁医院、天坛医院、煤炭总医院、复兴医院、北京急救中心24家医疗机构，组成73个医疗组，负责会议现场以及外国领导人、媒体、企业家住地的医疗保障工作。此次保障，共派出医务人员、疾控和卫生计生监督保障人员400余人，出动近百辆工作车，全面做好传染病疫情评估、防控培训及住地和会场的公共卫生监督工作。地坛医院、佑安医院、北京市血液中心、解放军第三〇二医院、解放军第三〇七医院，做好传染病、血液供应及"三防"后备应急支持。圆满完成了本次峰会的医疗卫生保障工作。

（刘　昆）

【北京马拉松医疗急救保障】 9月16日，2018年北京马拉松赛举行，有包括30名特邀运动员在内的3万余名运动员参赛。北京马拉松全程共设立21个固定医疗站、6个线路流动医疗站和8辆摩托车救护组，120与999共选派120名医务人员、28辆救护车、8辆救护摩托车、1辆线路协调车参加医疗保障工作。同时，由400余名学生志愿者、40名携带自动体外除颤器（AED）的自行车志愿者、30名医师组成的志愿者团队参加医疗保障工作。指定中日友好医院、北京协和医院（西区）等12家医院为赛事后备医院。本次比赛共诊治伤员1582人，其中低血压3人，胸腹痛3人，呕吐、虚脱2人，分别送解放军第三〇六医院、北京大学第三医院、北京安贞医院等救治，好转后出院。

（王同国）

【中国网球公开赛医疗保障】 9月24日~10月8日，2018中国网球公开赛在北京举行。市卫生计生委制定了医疗保障方案，指派120派出2名医生、2名护士、1名司机组成急救单元完成赛事的医疗保障任务。赛事期间，共诊治患者120人次，其中观众57人次、工作人员63人次，包括上呼吸道感染、腹泻、高血压、腹痛、过敏、外伤等疾病。

（王同国）

【单板滑雪大跳台世界杯医疗急救保障】 11月24日，2018沸雪北京国际雪联单板滑雪大跳台世界杯在鸟巢体育场举行。市卫生计生委制定了医疗保障方案，北京天坛医院派出医疗官1名，120派出2名医生、2名护士、2名司机组成急救单元完成赛事的医疗保障任务。赛事期间，共诊治患者7人次，其中转运至解放军第三〇六医院3人（1名中国籍女运动员鼻骨骨折，1名俄罗斯籍女运动员右侧肩关节软组织损伤，1名瑞士籍女运动员右肘关节鹰嘴脱位），好转后出院。

（王同国）

药品和医疗器械管理

【概述】 2018年，北京市继续开展药品阳光采购工作，所有公立医疗机构在用的化学药品、中成药品、生物制品全部纳入阳光采购范围。并于2月起，执行公立医院药品采购"两票制"。继续开展医院处方集中点评，做好麻醉药品、第一类精神药品管理，建立重大事件药品供应保障每日会商机制，加大规范诊疗和安全用药专题培训，设立妇幼药学质控小组助力药学专科管理水平。全年召开3次乙类大型医疗设备配置评审，并启动制定新版乙类大型医用设备配置实施细则和准入标准。

（张　宇）

药品及医用耗材集中采购

【公立医院药品采购实现"两票制"】 年内，市卫生计生委组织3000余家生产经营企业、全市二级及以上公立医疗机构和独立采购的社区卫生服务中心（站）签署药品采购执行"两票制"（即药品生产企业到流通企业开一次发票，流通企业到医疗机构开一次发票）承诺书；公示"两票制"相关企业和产品资质审核结果；组织医疗机构开展落实"两票制"政策解读和操作培训，并针对以区为单位的基层医疗机构开展专场培训答疑；通过开通热线电话和网络答疑群的方式实时为企业和医疗机构提供实施"两票制"的政策和系统支持。2月，本市公立医院全部实现药品采购"两票制"。

（张　宇）

【京津冀公立医院医用耗材联合采购】 按照《京津冀公立医院医用耗材联合采购框架协议》，京津冀三地卫生计生委选定心内血管支架类、心脏节律管理类、止血类、防粘连类、人工关节类和吻合器类六大类医用耗材开展联合采购。经过企业申报、资质审核、专家评审、结果公示等程序，三地卫生计生委于5月30日在天津召开新闻发布会，通报联合采购工作的完成情况，同时宣布于6月30日起正式按结果执行采购。

（王　喆）

医疗机构药事管理

【开展规范诊疗和安全用药培训】 年内，市卫生计生委联合区域医联体牵头单位，开展以慢性病为主题的规范诊疗和安全用药专题知识培训，为基层医务人员量身打造处方集中再点评技能训练和处方开具病例模拟技能训练。3～6月，共组织培训12场，近2000人参加培训。通过医联体专家现场集中点评指导，训练社区医师慢性病规范诊疗药物应用和药师处方审核业务技能。

（杨　旸）

【加强药学专科管理】 4月，市卫生计生委在药学质控中心内建立妇幼药学质控小组，明确用药指导、药品供应可及和综合评价三大目标，提高本市药学专科管理水平。5月，市卫生计生委通报了本市公立医院抗菌药物、细菌耐药、支原体耐药及用药错误监测情况，相关工作开展平稳有序，各监测指标与上

一年度基本持平。按季度统计分析，加强重点监控药品管理，向问题比较突出的医院提出改进建议，综合提高全市药事管理水平。

（杨　旸）

【加强处方点评】 为提高医疗机构安全用药预警和处方点评能力，三级医院通过第三方评价，对不合理用药进行持续动态监测和预警。社区医疗机构结合分级诊疗，开展高血压、糖尿病、冠心病、脑血管病等慢性病处方用药专项点评，确保患者用药安全。

（杨　旸）

【麻醉、精神药品专项检查】 年内，本市对持有"麻醉、精神药品印鉴卡"的近千家医院机构，以区为单位，通过自查、自查与抽查结合等方式，继续开展医疗机构麻醉药品、第一类精神药品专项检查，规范特殊药品购进、储存、使用管理，堵塞漏洞，消除隐患，保障临床合理使用。通过检查，对特殊药品管理各环节进行查缺补漏，推动各医院持续做好麻醉药品、一类精神药品管理工作。

（杨　旸）

【建立重大事件药品会商机制】 为应对重大活动保障、重大疫情处置等重大突发事件，市卫生计生委会同食品药品监管部门建立重大事件药品供应保障每日会商机制。面对冬春季节本市流感疫情集中高发时段磷酸奥司他韦（达菲）等抗病毒药物市场需求激增的问题，提前介入，掌握市场供给，圈定重点品种，督促生产经营企业积极安排生产、全国调货，按日监控生产配送企业库存、发货、在途药品信息，收集医疗机构需求状况，统筹调配使用，做好适度储备。

（杨　旸）

医疗器械管理

【乙类大型设备配置评审】 3月、6月和9月，市卫生计生委召开3次乙类大型医用设备配置专家评审会。对医疗机构的首次配置、新增配置项目进行评审，共计评审通过14家医疗机构的27个配置申请。

（王　喆）

【编制新版乙类大型医用设备配置实施细则和准入标准】 2017年5月，《国务院关于修改<医疗器械监督管理条例>的决定》中规定："医疗器械使用单位配置大型医用设备，应当符合国务院卫生计生部门制定的大型医用设备配置规划，并经省级以上人民政府卫生计生主管部门批准，取得大型设备配置许可证。"为此，2018年6月13日，国家卫生健康委发布新版《大型医用设备配置与使用管理办法（试行）》和《甲类

大型医用设备配置许可管理实施细则》。10月29日，国家卫生健康委发布《2018—2020年大型医用设备配置规划》《甲类大型医用设备配置准入标准》和《乙类大型医用设备配置标准指引》。自10月30日起，本市启动《北京市乙类大型医用设备配置许可管理实施细则》和《北京市乙类大型医用设备配置准入标准》的编制工作。

（王　喆）

食品安全标准管理与监测评估

【概述】 2018年，本市坚持问题导向、目标导向，强化能力提升，食品安全标准与监测评估管理和服务水平得到进一步提高。进一步完善工作体系，加快信息化建设，提高管理与服务能力，更好地发挥食品安全标准与监测评估在食品安全治理体系中的作用。开展安全宣传周专题活动，印发《食品安全标准常见问题解答三十问》。举办食品安全标准大课堂5期，开展标准专题培训19次，食品安全标准宣讲活动6次。启动5项食品安全标准跟踪评价专项研究。全市完成食品企业标准备案733份。完善风险监测体系构建，提升风险监测技术能力，并及时通报风险监测工作情况。

（张　婷）

食物消费量调查

【调查食物消费量】 6月，市卫生计生委参加国家卫生健康委食物消费量调查，印发《2018年中国居民食物消费量调查北京市实施方案》。启动北京市部分地区3岁及以上人群含油、盐、糖加工食品为主的各类食物消费状况数据调查工作，以补充北京市食物消费量数据库。

（王　玮）

食品安全标准管理

【食品安全企业标准备案管理智能支撑系统】 年内，市卫生计生委开发食品安全企业标准备案管理智能支撑系统。通过该系统，食品生产企业将企业标准结构化以后，可以自动与食品安全国家标准进行比对。4月，该系统已经在部分企业试用，通过比对结果可快速判断企业标准是否符合食品安全国家标准，为研制、管理食品企业标准提供参考。

（张　婷）

【食品安全宣传培训】 7~11月，市卫生计生委举办5期"北京市食品安全标准大课堂"网上直播活动，将传统课堂的讲授形式转变为网络直播形式，食品企业、监管部门、食品协会、企标备案人员等标准使用者免费参加。邀请专家对食品企业、食品安全监管者关注的食品安全国家标准进行解读，实现了京津冀卫生系统联合组织收视。

7月，市卫生计生委开展食品安全宣传周活动。制作了5集《食品安全与健康》系列动漫，于食品安全宣传周期间在市卫生计生委官网、"健康北京"微信公众号、"首都健康"新浪微博播出。

全年开展标准专题培训19次，覆盖各区卫生计生系统、市食品药品监管局、市农业局、出入境检验检疫局、市食品行业相关协会、食品检验机构、主要食品生产企业相关人员，邀请国家食品安全风险评估中心专家授课。委托北京预防医学会、北京肉制品协会、北京茶业协会等开展食品安全标准宣讲活动6次，邀请专家宣讲重点基础标准或某食品行业关注的食品安全国家标准，对标准使用者遇到的问题当面交流，解疑释惑。

（王　玮　张　婷）

【印发《食品安全标准常见问题解答三十问》】 针对食品企业、食品监管部门在标准执行过程中经常遇到的一些问题，市卫生计生委组织专家，凝练出标准使用者最关心、最普遍、最疑惑的30个问题，进行科学解读。于10月印发《食品安全标准常见问题解答三十问》3000册，电子版手册下载2368次，并通过线上直播和线下培训，宣讲到5000多家食品生产企业、检验机构、监管单位。

（张　婷）

【持续食品安全跟踪评价】 年内，市卫生健康委围绕建立"最严谨的标准"，开展食品安全标准跟踪评价工作，不断探讨跟踪评价的方式方法。经研究，共提出63项问题与建议报国家卫生健康委。10月，市卫生计生委与市食品药品监督管理局、市农业局、市质量技术监督局联合印发《关于近期开展食品安全标准跟踪评价和宣传培训工作的通知》，通过网络平台收集社会民众及标准使用者意见、开展专业培训、进行专项调查研究等，对检验方法、通用标准等食品安全国家标准开展跟踪评价。启动专项研究5项，委托专业技术机构完成，对于需要进一步专项调查研究的问题（多为检验方法标准）跟踪评价专题立项，进行方法验证。经过专家评议和筛选，对《食品安全国家标准 味精中麸氨酸钠（谷氨酸钠）的测定》《食品安全国家标准 食品中氨基酸的测定》《食品安全国家标准 食品中水分的测定》（GB 5009.3—016）第一法——直接干燥法对畜禽肉水分测定、《食品安全国家标准 食品接触材料及制品 对苯二甲酸迁移量的测定》《食品安全国家标准 食品中锡的测定》5个国家标准进行专项跟踪评价立项，为进一步完善食品安全国家标准或者提高标准的可操作性提供依据。

完成跟踪评价协作组工作。食品安全国家标准检测方法协作组分别牵头参加食品营养及营养强化剂检测方法工作组和食品添加剂及化学污染物检测方法工作组，承担了《食品安全国家标准 食品中丙烯酰胺的测定》《食品安全国家标准 食品中溶剂残留量的测定》《食品安全国家标准 食品中阿斯巴甜和阿力甜的测定》《食品安全国家标准 食品中维生素B_6的测定》《食品安全国家标准 食品中氨基酸的测定》5个国家标准的科学性、适用性和完整性等进行跟踪评价，并将5个标准的适用范围与《GB 2760—2014 食品安全国家标准 食品添加剂使用标准》中的食品类别进行了对比，涉及14大类60余小类食品。

（张　婷）

【推进市级食品安全综合信息平台建设】 年内，市卫生计生委初步建立了食品安全风险监测、食物消费量、食品安全国家标准、食品安全地方标准、食品安全企业标准数据库，为大数据人工智能的应用打下基础。特别是将食品安全国家标准通用标准进行字段化、结构化分解，不仅可以查询标准文本，也可以按照食品分类、危害物质、限量要求等实现快速查询。

（张　婷）

【加强企业标准备案后管理】 年内，全市完成食品企业标准备案733份。其中首次备案及修订重新备案481份、修改237份、延续3份、注销12份。涉及企标的政务信息公开37份。加强备案后管理，对违反法律法规或不符合食品安全国家标准的企业标准一经发现，要求约谈企业予以纠正。经约谈，企业主动注销不符合规定的企业标准8件、修订重新备案1件。

（张　婷）

【征集食品安全地方标准立项建议】 年内，市卫生计生委公开征集北京市食品安全地方标准制（修）订立项建议。结果均不符合制订范围，不予立项。

（张　婷）

食品安全风险监测

【完善风险监测体系构建】 3月，市卫生计生委印发2018年《食品污染及有害因素监测方案》和《食源性疾病监测方案》。食源性疾病监测覆盖二级以上医疗机构和社区卫生服务机构453家，李斯特菌病监测覆盖二级以上医疗机构139家。10月，市卫生计生委组织市疾控中心和9个区疾控中心开展北京市食源性疾病分子溯源网络组网插件部署升级项目。

（王　玮）

【通报风险监测情况】 5月，市卫生计生委向市政府报送《2017年北京市食品安全风险监测情况的报告》。7～9月，市卫生计生委向市有关部门发出4份食品安全风险监测通报函。5～12月，市卫生计生委组织2次市食品安全有关行政部门工作会商会、1次市卫生计生系统单位会商会。

（王　玮）

【提升风险监测技术能力】 年内，市疾控中心争取科技部、国家自然科学基金委、国家卫生健康委、市科委和市卫生健康委的项目资助，开展《食品和药品基体中未知化学物质的分离和分析方法研究》《食品和生物基体中重要污染物参考物质研究》《加工食品中主要过敏原检测技术研究》等26项科研项目，共获经费2260万元。将进一步提升北京市食品安全风险因子的甄别能力和精准检测技术水平，为食品安全监管提供技术支撑。

（王　玮）

计划生育管理

【概述】 2018年，北京市以落实市委、市政府《关于实施全面两孩政策改革完善计划生育服务管理的意见》为主线，完善相关配套政策措施，深化计划生育服务管理改革和流动人口基本卫生计生公共服务均等化。全年常住人口出生216656人，户籍人口计划生育政策符合率99.59%。

以完善计划生育利益导向机制和计划生育特殊家庭扶助制度为重点，持续落实计划生育奖励扶助、特别扶助制度，继续实施"暖心计划"综合保险项目，不断完善计划生育特殊家庭帮扶措施，着力推进"放管服"改革，协同推进京津冀"圆梦女孩志愿行动"，开展计划生育利益导向、性别比综合治理等一系列宣传培训，推进惠民政策落地生根，促进计划生育家庭发展，维护社会和谐稳定。本年度，全市计划生育奖励扶助、特别扶助惠及11.16万人，共投入资金3.7亿元。自1月1日起，全市计划生育家庭伤残、死亡特别扶助金由每人每月400元、500元提高到每人每月590元、720元。年内，出台将全市二级以上公立医院全部纳入特殊家庭优先便利医疗服务范围政策，取消申请计划生育各项奖励、扶助所需要的生育证明。全市常住人口出生性别比降至106.38，实现了3年连降，完成"十三五"时期稳中有降的目标。

（车昱晓 刘丹）

计划生育服务管理

计划生育服务管理改革

【召开全市计划生育工作会】 11月13日，市卫生健康委召开2018年度全市计划生育工作会。听取各区2016～2018年计划生育目标管理责任书及目标管理考核工作任务完成情况的汇报，并部署下一步工作。

（周宏宇）

【深化计划生育"放管服"改革】 年内，市卫生计生委下发《关于在办理计划生育事项中取消生育情况证明的通知》，取消办理再生育确认、独生子女父母光荣证、独生子女父母各项奖励及扶助等事项时提交的生育情况证明。精简社区工作事项，减轻基层负担，规范计划生育政务服务事项，更好落实计划生育

依法行政的工作要求。

（蒋新宁）

【完善常住人口两孩以内生育登记服务】 年内，在全市运行生育登记服务新系统。1月1日～12月31日，全市成功办理生育登记216656例。其中一孩131631例、二孩85025例，户籍人员135653例、流动人口81003例，互联网及手机端办理66644例、现场办理150012例。

（黄晶晶）

【举办基层基础工作培训班】 年内，举办面向区、街乡镇计生干部的计划生育基层基础工作专题培训班2期，共300余人参训。培训内容涉及计划生育基层基础工作、健康教育与健康促进、妇幼健康、依法行政、流动人口计划生育服务管理等，提升了基层干部业务水平和服务技能。

（车昱晓）

【推进公共场所母婴设施建设】 年内，利用基层工作网络进行全市摸底，建立工作台账和联络员制度，开展专题培训；制定发布全市统一的母婴关爱室图标和名称，协调社会力量为母婴人群集中的医疗机构、商业中心捐赠50台移动母婴室，联合高德地图实现全市公共场所320余家母婴室电子化搜索。

（蒋新宁）

流动人口计划生育工作

【基本公共卫生计生服务均等化示范区评估验收】 3月22日和28日，市卫生计生委分别对丰台区、石景山区2017年流动人口基本公共卫生计生服务均等化示范区创建工作进行评估验收。6月28日，国家卫生健康委发布通报，丰台区及石景山区被授予2017年度流动人口基本公共卫生计生服务均等化示范县（市、区）。

（周宏宇）

【组建流动人口健康教育指导员队伍】 6月，市卫生计生委出台《关于在全市组建流动人口健康教育指导员队伍的通知》，要求各区、乡镇街道在辖区、企业、学校等流动人口集中地每50人配备1名健康教育指导员。10月，全市统一注册培养一支1000人的流动人口健康指导员队伍，掌握健康生活方式的知识和技能，承担起家庭和社区健康教育和健康生活方式指

导职责，助力"健康北京"建设。

（黄晶晶）

【举办流动人口健康教育指导员大赛】 10月，市卫生健康委举办流动人口健康教育指导员知识技能大赛。通过以赛代训的形式，提高健康教育指导员的自我健康素养和宣传教育技能，发挥健康教育指导员在流动人口中自我教育、自我宣传、自我管理的组织和引导作用，传播健康知识，增进健康素养。

（黄晶晶）

【编印流动人口健康教育宣传品】 年内，市卫生计生委编印《新市民健康宝典》15000本、《流动人口健康护照》7500本、《流动人口健康指导员工作手册》1500本。

（黄晶晶）

【举办流动人口健康大讲堂】 年内，市卫生计生委牵头在各区开展以"共建北京，共享健康"为主题的流动人口健康大讲堂活动。邀请北京市三甲医院的6名专家为16个区的3200余名流动人口开展健康讲座，内容涉及儿童预防接种、传染病防控、孕产妇和儿童保健、老年病防治等。

（黄晶晶）

【流动人口生育服务登记】 根据市卫生计生委《关于流动人口生育服务登记工作的通知》，全年共办理流动生育服务登记81003例，其中一孩53322例、二孩27681例。

（黄晶晶）

【流动人口动态监测】 按照国家卫生健康委要求，市卫生健康委完成2018年全国流动人口卫生计生动态监测调查，完成全市7000例样本的调查任务。

（潘 滟）

利益导向及出生人口性别比综合治理

计划生育奖励与扶助

【慰问计划生育特殊家庭】 1月18日，市卫生计生委向各区卫生计生委下发了《关于做好计划生育特殊家庭春节期间慰问活动的通知》。2月10日，向全市100名在生活保障、养老照料、大病医疗等方面长期面临经济困境或遭遇突发灾难、需要政府实施帮扶的计划生育特殊家庭成员每人发放1500元春节慰问金。2月13日，市卫生计生委副巡视员刘娜到东城区看望了3户计划生育特殊家庭，并代表市卫生计生委向计划生育特殊家庭送去新春祝福及慰问金。据不完全统计，全市各区、街道、乡镇普遍开展了多种形式走访

慰问活动，两级投入经费1768.7万元，走访慰问计划生育特殊家庭和有困难的计划生育家庭1.2万户，解决或缓解他们的燃眉之急。

（葛纪军）

【举办计划生育特别扶助家庭服务管理信息系统培训】 计划生育特殊家庭服务管理信息系统收集计划生育特殊家庭基本信息档案及扶助关怀政策措施落实情况。为做好该系统数据录入及维护，夯实精准扶助基础，2月11日，市卫生计生委家庭发展处召开计划生育特别扶助家庭服务管理信息系统培训会，各区卫生计生委共17人参加了培训。家庭发展处工作人员进行了信息系统介绍、基本功能介绍和功能模块说明，并模拟操作演示。各区现场同步操作，有效掌握系统的使用。同时，家庭发展处强调要落实双岗联系人、家庭医生签约等各项制度，确保信息采集真实准确，切实做好计生特殊家庭的关怀、扶助工作。

（刘 丹）

【开展计划生育奖扶和特扶专项检查】 3月21～23日，市卫生计生委副巡视员刘娜带队分别对东城区、丰台区、昌平区、延庆区2018年计划生育奖励扶助和特别扶助工作进行质量抽查。抽查奖扶、特扶资料档案700余份，对奖扶、特扶对象的资格确认进行政策把关，并检查报表填写、三级审核公示等程序的准确性和执行情况。抽查结果显示，各区均严格执行计划生育奖扶、特扶工作程序，政策掌握准确，基础工作扎实，资料齐全完备，归档操作规范。对抽查中发现的填写不规范等问题，检查组及时指出并予以纠正，确保计划生育奖扶、特扶政策准确落实。

（刘 丹）

【开展计划生育服务项目绩效评价】 根据国家卫生计生委与财政部要求，市卫生计生委开展2018年计划生育项目绩效评价自评工作。3月15日，市卫生计生委对2018年计划生育服务项目绩效评价进行培训，部署绩效评价自评工作。自评结果显示，各区均能严格按照资格确认、资金管理、资金发放与监督"四权分离"的管理机制运行计生服务项目，严格按照资格确认条件和程序确定目标人群，不存在虚报、错报、漏报等现象。

（刘 丹）

【完成农村计划生育家庭奖扶、特扶数据审核上报】 截至4月15日，全市首次应用新开发的北京市奖扶、特扶管理系统，完成2018年度农村部分计划生育家庭奖励扶助、特别扶助对象数据审核上报工作，共处理新增、年审、退出人员11.4万人的信息。新系统将应用端口延伸到乡镇街道，增加了多重逻辑审核校

验功能和管理功能，极大提升了数据的准确性，同时通过对系统的核验，发现并纠正了原始错误数据，为数据库的升级与应用打下了基础。

（葛纪军）

【"暖心计划"综合保险】 "暖心计划"综合保险项目是本市为失独家庭提供养老保障的品牌项目。5月，市卫生计生委完成投保人数确认；7月，完成招标确认，并与中标保险公司签署了保险服务协议；12月1日，协议生效，为全市失独家庭成员提供2900元养老金及意外伤害等3项保险保障。

（葛纪军）

【出台计划生育特殊家庭优先便利医疗服务政策】 为贯彻落实《国家卫生计生委办公厅关于进一步做好计划生育特殊家庭优先便利医疗服务工作的通知》，6月26日，市卫生计生委家庭发展处召开会议，对拟出台的《关于进一步做好计划生育特殊家庭优先便利医疗服务工作的通知》进行风险评估。会议根据风险预判范围，聘请了医院、社区卫生服务中心、街道办事处、院校等单位5位专业相关人士参加，研究风险点与风险程度、控制方法。与会人员一致认为：拟出台的文件内容具体，从很大程度上缓解了特殊家庭看病就医面临的困难与担忧，在提供的优先便利医疗资源上优于国家文件的要求，体现了本市对特殊家庭扶助工作具体、到位。

7月19日，正式发布了《北京市卫生和计划生育委员会关于进一步做好计划生育特殊家庭优先便利医疗服务工作的通知》，提出把政府举办的二级以上公立医院全部纳入为计划生育特殊家庭成员提供优先便利医疗服务范围，方便计生特殊家庭在就医环节享受优先便利服务等。

（葛纪军）

【召开计划生育特殊家庭优先便利医疗服务培训会】 9月13日，市卫生计生委召开全市计划生育特殊家庭优先便利医疗服务政策培训会，45家三级医院及各区卫生计生委负责人共90余人参加了培训。会议要求各医疗机构要把为计生特殊家庭优先便利医疗服务工作落实到位、抓出成效；各区及各医疗机构要确保政策真正惠及计生特殊家庭，不断优化就医环境；各区卫生计生委要及时开展二次培训，按时报送工作落实情况，市级将在全市范围内开展督查和第三方调查，督促各区、有关医疗卫生机构落实文件要求。

（葛纪军）

【召开利益导向工作培训会】 9月13～14日，市卫生计生委家庭发展处召开全市计划生育利益导向工作培训会。培训的重点是贯彻落实国务院、北京市关于"放管服"相关文件精神，对2017～2018年计划生育利益导向工作进行梳理，部署落实《关于进一步做好计划生育特殊家庭优先便利医疗服务工作的通知》及"放管服"工作，规范利益导向工作程序。各区卫生计生委主管科室负责人及工作人员共30余人参加。

（葛纪军）

【再次调整农村部分计划生育家庭奖励扶助金标准】 9月28日，市卫生计生委家庭发展处召开会议，对拟出台的关于调整本市农村部分计划生育家庭奖励扶助政策进行风险评估。会议根据风险预判范围，聘请财政、法律、人口、计生等4位专业相关人士参加会议，研究风险点与风险程度、控制方法。与会人员一致认为：拟出台的文件是保民生的重要举措，符合上位法原则，符合公众利益，风险等级较低。

12月12日，正式发布了《北京市卫生健康委员会北京市财政局关于提高本市农村部分计划生育家庭奖励扶助金标准的通知》。自2019年1月1日起，调整农村部分计划生育家庭奖励扶助金标准，由现行的每人每月120元提高到每人每月175元。

国家自2005年实施农村部分计划生育家庭奖励扶助制度以来，本市按国家要求对奖励扶助金实行动态调整，已先后于2008年、2014年两次上调扶助金标准。截至2018年底，市、区两级财政共投入资金5.87亿元，为44.2万人次农村计划生育群众发放了扶助金。

（葛纪军）

【计划生育特殊家庭心理健康服务培训】 11月19日，市卫生健康委家庭发展处召开全市计划生育特殊家庭心理健康服务培训会，各区卫生计生委及相关街道办事处工作人员共140余人参加了会议。培训会邀请中国科学院心理所、陕西省西安市未央区妇女青少年心理健康中心、中华女子学院家庭发展研究中心等相关专家，围绕特殊家庭心理健康状况分析、特殊家庭心理创伤评估、特殊家庭情绪管理及特殊家庭心理健康服务的组织与实施等进行讲解。此次培训旨在帮助计划生育特殊家庭扶助的工作人员了解、掌握心理健康服务工作的全过程，为做好全市计划生育特殊家庭心理健康服务夯实基础。

（刘丹）

【取消生育证明】 为落实"放管服"改革要求，12月25日，市卫生健康委出台了《关于在办理计划生育事项中取消生育情况证明的通知》。自2019年1月1日起，申请领取《独生子女父母光荣证》或初育双（多）胞胎夫妇享受独生子女家庭奖励待遇时，取消存档单位或社区村（居）证明生育情况及盖章，由夫妻双方填写包含个人承诺的新版申请表；申请领取独生子女父母相关奖励、扶助时，取消存档单位或社区村（居）出具的生育情况证明，改由申请人填写个人承诺书。

（刘　丹）

出生人口性别比综合治理

【举办性别比综合治理培训班】 4月24日，市卫生计生委举办北京市性别比综合治理培训班。市卫生计生委副巡视员刘娜总结本市2017年性别比综合治理工作情况，并部署2018年工作重点。国家卫生健康委性别比综合治理办公室副主任白宇作了"出生人口性别比综合治理回顾与展望"的讲话。培训班还请相关专家结合"两非"实际案例讲解相关法规，并对"两非"案件信息管理系统规范应用进行了培训。16个区分管性别比综合治理的主任、科长和"两非"案件信息管理系统工作人员，市卫生计生委性别比综合治理领导小组办公室成员，市、区卫生监督所工作负责人参加了培训。

（肖　利）

【圆梦女孩志愿行动】 为推进"圆梦女孩志愿行动"，促进出生人口性别综合治理，8月20～22日，平谷区、延庆区的60名女孩参加了北京市"圆梦女孩志愿行动"培训，市卫生计生委副巡视员刘娜参加了活动。

8月24日，京津冀三地卫生计生委在河北廊坊举办2018京津冀"圆梦女孩志愿行动"启动仪式。北京市卫生计生委倡议要做关爱贫困女孩的实践者，积极支持京津冀联合开展"圆梦贫困女孩志愿行动"，发

挥北京人才聚集优势，改善贫困女孩生活现状，助力女孩实现人生梦想。

（肖　利）

家庭发展

【参与国际家庭日活动】 5月13日，由国家卫生健康委、中国人口福利基金会等联合主办，北京市卫生计生委协办的2018年国际家庭日主题宣传纪念活动举行。活动期间，北京市卫生计生委组织120名家庭代表参与活动，与会领导共同启动第二届全国幸福家庭推选活动，并围绕"幸福母亲·幸福家庭"主题，从幸福家庭、幸福微笑、幸福工程项目讲述幸福故事。

5月23日，中国人口福利基金会发函，感谢北京市卫生计生委在"幸福母亲·幸福家庭"——2018国际家庭日主题宣传纪念活动中给予的关心支持和全力协助。

（刘　丹）

【推荐计划生育家庭发展追踪调查优秀单位和个人】 7月13日，市卫生计生委家庭处下发通知，要求各区严格按照《国家卫生健康委员会办公厅关于报送中国计划生育家庭发展追踪调查优秀单位和优秀个人的通知》，推荐中国计划生育家庭发展追踪调查工作中做出突出贡献的单位和个人。通过自下而上逐级推荐的方式，最终推荐朝阳区卫生计生委和海淀区卫生计生委2个优秀单位，以及李萍等15名优秀个人。

（刘　丹）

公众权益保障

【概述】 2018年，北京市卫生健康委召开新闻发布会24场，接待境内外媒体采访50余次，主动群发新闻通稿80余次，为北京市卫生健康工作持续发展营造良好的社会舆论环境。市卫生健康委按照"阳光信访、责任信访、法治信访"的总要求，规范信访基础业务，强化纠纷投诉管理工作，深入推进信访信息化建设，加大信访积案化解力度。

（毕天琦）

新闻宣传

【录制"市民对话一把手"节目】 1月28日，市

卫生计生委党委书记、主任雷海潮参加由市政府办公厅主办，北京人民广播电台城市广播、北京卫视新闻频道、首都之窗、北京时间、千龙网、北京发布等联合制作的"市民对话一把手"专题访谈节目的录制。介绍了医药分开综合改革、京津冀医疗卫生协同发展、传染病防控、公共卫生保障等方面的情况，并与网友在线交流。

（毕天琦）

【加强京津冀医疗卫生协同发展宣传】 1月，北京市两会期间，市卫生计生委开展医疗资源疏解相关项目的宣传解读。5月，市卫生计生委组织媒体赴天津市参与京津冀公立医院第一批医用耗材联合采

购工作新闻发布会的宣传报道。7月，市卫生计生委主任雷海潮就京津冀医疗卫生协同发展接受北京电视台《京津冀大格局》栏目专题访谈，介绍京津冀医疗协同发展工作情况。9月，市卫生计生委组织媒体赴雄安新区，报道京冀卫生计生委和雄安新区管委会签署支持雄安新区医疗卫生事业发展合作框架协议。

（毕天琦）

【**召开市卫生计生系统新闻宣传工作会**】 3月6日，市卫生计生委召开2018年全系统新闻宣传工作会。6家单位介绍了本单位新闻宣传工作经验，市卫生计生委新闻宣传工作领导小组组长、新闻发言人高小俊出席会议并讲话。市卫生计生委新闻宣传工作领导小组办公室成员，各区卫生计生委、各三级医院、各直属单位宣传工作的主管领导、宣传部门负责人、宣传干部，市中医局、市医管局宣传工作负责人以及委机关各处室负责人等200余人参加会议。会上，表彰了2017年度本市卫生系统新闻宣传工作20家先进单位和30名先进个人，以及第四届"首都除夕，护卫健康"暨第二届"醉美身影，点亮花灯"主题宣传活动先进单位和先进个人。

（毕天琦）

【**宣传北京市医药分开综合改革1周年**】 4月20日，市卫生计生委联合市发改委、市人社局、市财政局、市民政局、市食药监局召开医药分开综合改革1周年新闻发布会。市卫生计生委主任雷海潮介绍医药分开综合改革1周年工作成效及下一步工作重点，并回答记者提问。新华社、人民网、北京电视台、《北京日报》、千龙网等媒体参加新闻发布会。同日，市卫生计生委在北京世纪坛医院召开医药分开综合改革1周年媒体座谈会，4家医院主管领导介绍各医院医药分开综合改革1周年情况。中央电视台、北京电视台、北京人民广播电台等20家媒体代表参加座谈会。4月23日，市卫生计生委组织《北京日报》《北京青年报》等15家媒体到海淀区羊坊店社区卫生服务中心，就医药分开综合改革1周年基层医疗机构情况进行采访。

（毕天琦）

【**举办新闻发言人暨新闻宣传骨干培训班**】 7月30～31日，市卫生计生委举办2018年市卫生计生系统新闻发言人暨新闻宣传骨干培训班。市卫生计生委新闻发言人高小俊出席并讲话。培训班邀请中国传媒大学教授王良兰、国家卫生健康委宣传司新闻处处长刘哲峰、中国传媒大学媒介与公共事务研究院副院长郭晓科以及市网信办舆情科科长王利涛，分别围绕新媒体认知、新闻宣传策划、新闻发布会模拟演练和新媒体发展趋势及分析4个主题授课。市卫生计生委新闻宣传工作领导小组办公室成员，市中医局、市医管局、各区卫生计生委、各三级医院及各直属单位的新闻发言人、新闻宣传部门负责人，委机关各处室负责人等200余人参加培训。

（毕天琦）

【**加强微博、微信新媒体平台建设**】 年内，市卫生计生委官方微博"@首都健康"发布微博3600条，策划2018年春节期间第四届"首都除夕，护卫健康"、第二届元宵节"醉美身影，点亮花灯""生命与医学"科学倡导等微博话题；官方微信公众号"健康北京"累计发布文章936篇，围绕医药分开综合改革、慢病防控、医联体建设、家庭医生签约服务、传染病防控、控烟工作及京津冀医疗协同发展等内容推出一系列话题；官方网站共发布各类工作信息850余条，及时做好政策解读。

（毕天琦）

【**加强基层卫生工作宣传**】 年内，市卫生计生委召开"新时代，新气象，新作为"学习贯彻党的十九大精神新闻发布会，通报2017年度《北京市控制吸烟条例》实施情况；举办2018年"健康北京"灭蚊行动系列宣传活动；组织媒体采访市疾控中心，报道本市公共卫生保障工作情况；以基层社区卫生为重点，突出家庭医生签约、改善社区卫生服务和社区卫生服务能力建设宣传，依托北京人民广播电台城市广播推出"健康守护在身边"第二季，组织16个区卫生计生委"一把手"访谈，全面、权威解读基层卫生建设。

（毕天琦）

信访投诉

【**开展社会矛盾纠纷排查工作**】 年内，市卫生计生委坚持将社会矛盾纠纷定期排查与专项排查相结合，动态排查不间断，边排查边化解，把各类矛盾纠纷纳入工作视线。1月，开展2018年全市卫生系统第一次社会矛盾纠纷排查，共排查矛盾纠纷60项。重大活动期间开展矛盾纠纷专项排查。6月，组织2018年第二次社会矛盾纠纷排查，共排查矛盾纠纷59项。确保不发生因信访问题引发的重大群体性事件和重大个人极端事件。

（毕天琦）

【**召开北京市卫生健康信访工作会**】 3月13日，市卫生计生委召开2018年北京市卫生健康信访暨纠纷投诉管理工作会。会议总结了2017年度信访暨纠纷投诉管理工作，部署了2018年度工作。4家单位就本单位信访暨纠纷投诉管理工作交流了经验，市卫生计生委副巡视员高小俊参加会议并讲话。会上，对15家信访暨纠纷投诉管理工作先进单位、15名最美信访干部和23名优秀信访干部进行了表彰。各区卫生计生委、各三级医院、直属单位信访及纠纷投诉管理工作主管领导、相关部门负责人，市中医局、市医管局信访工作负责人以及委机关各处室信访工作联络员等200余人参加会议。

（毕天琦）

【开展信访条例宣传月活动】 6～7月，市卫生计生委组织全系统开展以"坚持以人民为中心，推动法治信访建设"为主题的信访条例宣传月活动。宣传国务院《信访条例》和《北京市信访条例》，推进信访工作法治化建设。各单位通过主题宣传实践活动、专题讲座、典型宣传等方式，引导教育群众自觉、依法、有序信访，促进依法、及时、妥善处理信访问题，使依法信访成为社会共识，法治理念深入人心。6月22日，市卫生计生委在办公楼信访接待大厅、办公楼廊道张贴宣传海报，向来访群众发放宣传折页，回答群众咨询，引导群众依法维权，通过网上信访新平台反映诉求。

（毕天琦）

【推进信访信息化建设】 年内，市卫生计生委针对机关办公系统群众诉求模块运行中出现的问题进行完善升级，进一步规范了市卫生计生委自办件的办理流程。针对医院和直属单位信访系统未联网问题，市卫生计生委申报了网上信访信息系统建设项目。8月，举办信访信息系统与纠纷投诉管理系统启动培训会，并于8月13日启动系统试运行。

（毕天琦）

【举办信访暨纠纷投诉管理培训班】 9月5～6日，市卫生计生委举办2018年全市卫生系统信访暨纠纷投诉管理培训班。邀请市信访办来信办理处副处长王慧、网上信访处调研员关亚君、西城区人民法院马维洪法官以及信访信息系统开发技术人员，分别就纸信办理、网上来信办理、医疗纠纷涉法涉诉注意事项和信访信息系统操作等4个主题授课。市中医局、市医管局、各区卫生计生委、各三级医院及各直属单位的信访部门负责人与信访干部等170余人参加培训。

（毕天琦）

【参加市非紧急救助服务中心接听群众电话活动】 10月26日，市卫生计生委主任雷海潮、副巡视员高小俊带领委机关政策法规、疾控、基层卫生、医政医管、老年妇幼、家庭发展、公众权益保障及12320服务中心等部门负责人参加市非紧急救助服务中心接听群众电话活动。市非紧急救助服务中心通报了2017年及2018年市卫生计生委电话诉求办理"三率两度"工作情况。雷海潮一行现场办公，答疑解惑，共接听群众来电41件。

（毕天琦）

构建和谐医患关系

【推进医疗机构医务社工工作】 8月22～24日，市卫生计生委联合市委社会工作委员会、国家开放大学社会工作学院举办2018年北京市医务社会工作人才高级研修班。研修班邀请民政部社会工作司副司长吕晓莉、北京大学公共卫生学院教授刘继同，以及中国社会工作联合会、复旦大学等专家学者围绕医务社会工作岗位开发设置、医务社会工作概论、医务社会工作模式等主题举办了6场专题讲座。4家医院就本单位医务社工和志愿服务工作交流了经验。市卫生计生委副巡视员高小俊出席研修班并讲话。各区卫生计生委、各三级医院、有关直属单位主管领导及相关部门负责人等100余人参加研修班。11月，市卫生计生委委托国家开放大学社会工作学院开展北京市医务社会工作制度可行性建构研究项目，调研北京市医务社会工作现状，探索适合首都实际的三级医院医务社工发展模式及管理策略。

（毕天琦）

【推进"生命与医学"科学倡导工作】 年内，市卫生计生委将"生命与医学"科学倡导工作纳入新闻宣传工作要点。利用新媒体平台，在官方微信公众号"健康北京"设置"生命与医学"专栏，发布主题文章。在官方微博"@首都健康"首个中国医师节发布"为医者点赞"话题。与北京电视台生活频道合作制作播出《医者》纪录片。与北京卫视联合推出《生命缘》第二季，邀请艺人王凯为"生命与医学"健康传播大使，参加"生命与医学"科学倡导为主题的系列活动。委托市卫生计生委宣传中心开展"生命与医学"科学倡导主题宣传暨杏林杯、好新闻、春雨榜品牌宣传活动，征集优秀摄影、电视作品。与北京广播电台合作，发起生命与医学科学倡导——"你出金句，我扶你上墙"宣传语征集活动，梳理整理出60条优秀金句。

（毕天琦）

科研与教育

【概述】 2018年，北京市医疗卫生机构新立项科研项目6558项，获科研经费33.98亿元；获北京市科学技术奖励31项；有国家临床医学研究中心16个。首都卫生发展科研专项持续支持85家医疗卫生机构267个项目开展心脑血管、肿瘤、内分泌等31个学科领域的研究，全年财政资助经费6760.32万元。向基层推广普及医疗卫生技术85项。国家住院医师规范化培训基地33个，协同医院18家。获批国家和市级继续医学教育项目3037项，完成慢性乙型肝炎防治和医疗纠纷预防知识全员培训；开展各类基层卫生人员培训4万余人次，以岗位胜任力为导向的毕业后教育体系和继续医学教育体系不断完善。全市未发生实验室生物安全重大事件。

（宋 玫）

科研管理

科研项目管理

【公益发展改革试点项目】 1月，市疾控中心、市眼科研究所、市心肺血管疾病研究所、市创伤骨科研究所、市儿科研究所、市老年病医疗研究中心的呼吸、眼科、心血管、心脑血管、骨科、儿童6个项目获批北京市属医学科研院所公益发展改革试点项目（第二批）。

（白 冰）

【公布首批临床研究质量促进中心名单】 通过自愿申报、先行试用、专家复核、综合评价和择优遴选，3月21日，市卫生计生委公布了2018年北京市临床研究质量促进中心名单，有来自高校、医疗机构、科研院所的26家单位成为第一批质促中心依托单位。

（王 岩）

【医学科研队伍技术创新能力建设】 6～7月，市卫生计生委针对400余名项目负责人和质量控制员开展首都医学发展专项项目实施与质量控制培训，讲解了高水平临床研究的标准，项目的组织管理、角色分工与职责，研究方案注册、发表及更新，临床研究数据采集、管理，临床研究实施过程中常见问题及应对建议，不同设计类型临床研究质量控制要点等。11月，举办首都医疗卫生机构科研能力提升暨首都卫生发展科研专项伦理与知识产权培训班，加强全市科研人员及科研管理人员伦理与知识产权管理能力。各区卫生计生委科研管理负责人、项目负责人及团队骨干成员、三级医疗机构科研管理部门负责人等390余人参加培训。

（王 岩）

【2018年首发专项研究】 年内，市卫生计生委支持85家机构267个项目开展新一轮为期3年的应用性研究，其中重点攻关项目53项、自主创新项目144项、基层普及项目24项、青年优才项目46项，共拨付经费6760.32万元。开展项目任务书审核与签订工作，召开了项目启动会。

（王 岩）

【2016年首发项目实施质量核查】 年内，市卫生计生委要求对2016年首发专项240个项目开展自查，并委托26家北京市临床研究质量促进中心对209项由三甲医疗机构承担的自查项目进行核查。为此，针对100余名质促中心工作人员开展首发专项项目核查工作培训。26家质促中心分别在65家单位开展了209个项目的现场核查，检查与指导项目的进展情况，并对核查工作进行总结与分析。198项临床研究项目总体质量良好，80分以上的项目占41%。

（王 岩）

【启动首发专项—基层创新培育联合项目】 年内，市卫生计生委启动首发专项—基层创新培育联合项目。收到40家单位的40个项目申请，最终立项18项，重点支持社区"十"和"百"层次骨干人才开展社区卫生适宜技术与管理策略研究。同时，确立了科研导师制度，并召开了项目启动会。

（王 岩）

【2014年度首发专项项目结题】 年内，市卫生计生委完成2014年首发专项结题，198项通过验收。编辑、印发《2014年首都卫生发展科研专项成果汇编》。

（王 岩）

科技奖励和成果推广

【医药健康协同创新行动计划】 10月，市政府发布《北京市加快医药健康协同创新行动计划（2018—

2020年）》。行动计划围绕原始创新和成果转化、医疗资源溢出、提升企业竞争力、优化营商环境4个方面部署20条重点任务。到2020年，北京医药健康产业原始创新能力要继续保持全国领先，科技成果转化体系更加健全；医疗资源溢出效应显著增强；产学研医协同创新体系初步形成；产业规模进一步壮大，主营业务收入达到2500亿元。

（王冯彬）

【获北京市科学技术奖励31项】 2018年度，北京地区医疗卫生机构共获得"3D打印钛合金骨科植入物的临床应用与关键技术研究""牙颌面功能重建关键技术创新及临床应用"等31项北京市科技奖励。

（王冯彬）

【推广卫生适宜技术85项】 年内，市卫生计生委组织中国医学科学院肿瘤医院"肿瘤分子病理检测规范化流程推广"等85项成果和适宜技术向基层推广，项目涵盖肿瘤防治、心血管、精神心理、妇儿、老年等领域，覆盖全市所有行政区的200余家基层医疗卫生机构。

（王冯彬）

【科技成果转移转化】 年内，北京大学口腔医院、北京大学第三医院等通过技术许可、技术转让等方式实现成果向市场转化，合同总金额超2亿元。

（王冯彬）

知识产权和医学伦理管理

【加强干细胞临床研究管理】 1月，市卫生计生委联合市药品监督管理局开展干细胞临床研究监督检查，现场督查阜外医院干细胞临床研究备案项目。4月、9月，联合市药品监督管理局开展国家干细胞临床研究项目备案初审。6月，印发了《关于委托中国医药生物技术协会开展第三方干细胞制剂备质量认定的通知》。11月，印发《医疗机构合作开展干细胞临床研究干细胞制剂院内质量管理指南》，强化干细胞制剂备质量管理，举办了干细胞临床研究制剂制备管理培训班。

（白　冰）

【加强医学伦理管理】 3月，市卫生计生委印发《北京地区医疗卫生机构涉及人的生物医学研究伦理管理规范》《北京地区医疗卫生机构涉及人的生物医学研究审查工作指南》。5月，举办了10场涉及人的生物医学研究伦理管理及伦理审查政策巡讲，16个区443家医疗卫生机构参加。6月，联合中国医学科学院生命伦理学研究中心举办了生命伦理学高级研修班。

（白　冰）

实验室生物安全管理

【专项督查实验室生物安全】 8月，市卫生计生委印发《关于开展北京地区2018年度人间传染的病原微生物实验室生物安全监督检查工作的通知》，落实国家卫生健康委病原微生物实验室生物安全监督检查工作要求，组织北京地区从事人间传染的病原微生物实验活动的实验室开展自查，区卫生计生委督查整改。9月，市卫生计生委组织中国疾控中心传染病所、中国疾控中心艾防中心、中科院微生物所、医科院动物所、北京市疾控中心等生物安全三级实验室和重点涉源单位进行互查，并召开总结会，梳理问题，研讨政策措施。

（白　冰）

【实验室生物安全市级师资培训】 9月，市卫生计生委举办实验室生物安全市级师资培训班，讲授实验室生物安全监管、生物安全科技创新战略、实验室生物安全事件的应急处理和演练、生物安全实验室设施设备要求、细菌耐药防控策略及生物安全。各区卫生计生委、市疾控中心、市卫生计生监督所、区疾控中心、区卫生计生监督所、各三级医院、各重点涉源单位及部分二级医疗机构实验室生物安全管理人员及业务骨干参加了培训。

（白　冰）

【严格行政审批】 市卫生计生委依法做好高致病性病原微生物菌（毒）种或样本运输审批工作，全年办理并发放《可感染人类的高致病性病原微生物菌（毒）种或样本准运证书》市内运输982份、跨省运输初审61份。

（白　冰）

医学教育

毕业后医学教育

【出台指导医师培训实施方案】 7月，市卫生计生委出台《北京市住院医师规范化培训指导医师培训实施方案（2018—2020）》，将师资分为5类（临床带教指导医师、骨干指导医师、专业基地教学主任/主管/教学秘书、专业基地负责人、培训基地负责人和培训主管部门管理人员），培训分为9个教学模块（政策制度、综合素质、教学方法、带教能力、评价考核、诊疗规范、管理能力、自我发展能力、教学新概念和新方法等），分层分需培训。全年举办师资培训班20期，培训师资3673人次，专业基地覆盖率78.9%，比2017

年提高26.5%。

（石菁菁）

【**评估住院医师规范化培训基地**】 7月起，市卫生计生委对2019年2月前认定期满的住院医师规范化培训基地和专业基地进行再认定。31个培训基地中29个合格、2个限期整改，226个专业基地中220个合格、6个限期整改；16个协同医院中14个合格、1个限期整改、1个不合格，35个协同专业中25个合格、6个限期整改、4个不合格；33个社区实践基地中27个合格、3个限期整改、3个不合格。

（石菁菁）

【**启用毕业后医学教育管理信息系统**】 8月，市卫生计生委启用毕业后医学教育管理信息系统，实现培训招录、培训轮转、课程学习、培训考核、师资队伍和基地评审评估的全程信息化管理。建立师资用户1.5万人，住院医师用户2万人，录入病例5万条，住院医师培训公共课程全部实现网上学习。

（石菁菁）

【**推进医学教育改革**】 12月，市政府出台《北京市关于深化医教协同进一步推进医学教育改革发展的实施方案》，确定2020～2035年卫生健康人才培养的发展目标和重点任务。即到2020年，适应行业特点的医学教育和人才培养制度基本形成，以拔尖创新医学人才培养为引领、高层次应用型医学人才培养为主体、定向医学生培养为补充的医学专业人才培养体系更加健全，全科、儿科、精神、公共卫生等紧缺医学人才培养得到加强，药学、护理、康复治疗、检验、影像等医学相关专业技术人才培养协调发展，医学教育和人才培养质量全面提升，对居民健康的支撑作用明显增强。到2035年，医学教育和人才培养改革与发展的政策环境更加完善，院校教育、毕业后教育和继续医学教育连续统一的终身学习制度全面实施；医学教育和人才培养的质量显著提升，医学人才队伍和卫生健康事业协调发展，为基本实现社会主义现代化提供有力的医学人才支撑。《实施方案》提出了加强5类医学人才培养、巩固完善连续统一的医学教育制度、加强医学教育体系建设、强化教育质量管理、促进区域协调发展等11项重点任务，并提出完善保障措施，建立宏观管理协调机制，完善卫生人才使用激励机制。

（石菁菁）

【**住院医师规范化培训**】 年内，全市有住院医师规范化培训专业30个，其中临床医学专业28个、技术类专业2个；西医住院医师规范化培训基地33个、协同医院18家，3年培训总容量13932人。招收2018级住院医师1642人，其中全科83人、儿科89人、精神科48人、妇产科98人。在培8866人，其中住院医师4605人、专业硕士学位培养研究生4261人。

（石菁菁）

【**住院医师理论培训和临床技能考核**】 年内，住院医师规范化培训（原第一阶段）结业考核继续实行一年两次考核。结业理论笔试和临床实践能力考核共7331人次，其中理论考试31个专业3534人次、临床技能考核32个专业3797人次。理论考试及格3522人，临床技能考核及格3471人。第二阶段技能考核45个专业1757人，及格1458人。发放住院医师规范化培训合格证书（原第一阶段）3441个（累计119779个），第二阶段合格证书1350个（累计12443个）。

（石菁菁）

【**接收代培医师**】 年内，住院医师规范化培训基地接收对口支援地区新疆维吾尔自治区、西藏自治区和贵州省代培住院医师73人，其中西医69人、中医4人，新疆10人、西藏8人、贵州55人。在培代培住院医师共155人。29名代培住院医师（西医23人、中医6人）完成培训并考试合格获得培训证书。

（石菁菁）

【**公共卫生医师规范化培训**】 年内，全市公共卫生医师规范化培训共开设7个专业，培训基地招收2018级公共卫生医师规范化培训9人。在培医师共17人。

（石菁菁）

【**专科医师规范化培训**】 年内，北京市获国家批准第二批专科医师规范化培训基地41个，至此，全市共获批9个专科的培训基地66个。其中心血管病学9个、呼吸与危重症医学10个、神经外科6个、重症医学12个、老年医学6个、新生儿围产医学5个、普通外科学14个、小儿麻醉学2个、口腔颌面外科学2个。首批招录并报到专科医师124人。

（石菁菁）

继续医学教育

【**儿科、精神科转岗培训**】 年内，市卫生计生委印发《关于开展2018年精神科医师转岗培训工作的通知》《关于开展2018年儿科医师转岗培训工作的通知》《关于公布2017年精神科医师和儿科医师转岗培训合格人员名单的通知》。1月30日，召开北京市2018年精神科医师转岗培训启动会暨2017年转岗培训总结会。2017年，全市共招收13个区50名学员，其中41名学员参加为期一年的脱产培训、9名学员参加直考取证，共有43名学员取得转岗培训合格证书。2月28日，召开北京市2018年儿科医师转岗培训启动会暨2017年转岗培训总结会。2017年，全市共招收11个区30名学员，25名学员取得转岗培训合格证书。

（冯雷）

【慢性乙型肝炎防治和医疗纠纷预防知识全员培训】 4月15日～10月31日，市卫生计生委开展北京地区医疗技术人员慢性乙型肝炎防治和医疗纠纷预防知识全员培训。学员登录北京市继续医学教育必修课培训平台（bjsqypx.haoyisheng.com）学习，实现全员在线学习，并将培训与继续教育考核达标挂钩。分别有244494名和243906名医务人员参加慢性乙型肝炎防治和医疗纠纷预防知识培训，占持有IC卡纳入医学继续教育年度考核的卫生技术人员培训覆盖率均大于98%。

（冯雷）

【加强继续医学教育项目和学分管理】 年内，市卫生计生委公布2018年北京市第一、二批继续教育项目3037项，其中国家级1475项、市级1562项。申报2019年继续医学教育项目2062项。审核并公布全国性社团组织在京举办的省级一类学分项目和在京申报并许可发放证书的备案项目共866项、异地启动项目12项、临时项目5项。督查69家单位117项继续教育项目（国家级项目90项、市级项目27项），督查合格率95.72%；学分审验146家医疗卫生机构，抽审8544人，审验合格8359人，合格率97.83%。

（冯雷）

基层卫生和计划生育专业技术人员培训

【完善全科医生培养与使用激励机制】 年内，由市卫生计生委牵头，会同市教委、市人力社保局、市财政局等和16个区政府，根据全市全科医生队伍的现状和问题，制订了《北京市关于改革完善全科医生培养与使用激励机制的实施方案》。10月19日，由市政府办公厅印发。《实施方案》提出，到2020年，院校教育、毕业后教育和继续教育连续统一的全科医学教育制度巩固发展，与区域公立医院水平相衔接的基层医疗卫生机构激励机制基本形成，全科医生职业吸引力明显提高，城乡每万名居民拥有不少于3名合格的全科医生；到2030年，城乡每万名居民拥有5名合格的全科医生，基本满足"健康北京"建设需求。《实施方案》确定了完善全科医生培养制度、完善全科医生使用激励机制、提高全科医生服务可及性3项重点任务12项重点工作。

（王凯峰）

【以全科医生为主的基层卫生队伍培训】 全年本市培训社区卫生技术人员3万余人次，其中全科医生转岗培训401人，全科医学研究生课程进修班培训26人。开展社区卫生人员继续医学教育必修课187个模块239个课程603学时的培训，参加培训29132人。

（王凯峰）

【乡村医生岗位培训】 全年本市培训在岗乡村医生3904人，共计162学时。培训重点内容为全科医学相关知识和内科常见疾病的临床诊疗、中医适宜技术治疗常见病知识。

（王凯峰）

【免费定向培养农村医学生】 年内，依托首都医科大学和北京卫生职业学院为农村地区培养医学生，共招收各类定向生155人，其中三年制临床医学专业（山区、半山区定向班）30人、五年制临床医学专业（远郊定向）90人、三年制康复治疗技术（远郊定向）12人、三年制医学影像技术专业（远郊定向）11人、三年制医学检验技术专业（远郊定向）12人。

（王凯峰）

【培养区级医院学科骨干】 年内，全市共招录114名区级医院学科骨干到三级医院进行一对一导师制培养。

（王凯峰）

【助理全科医师规范化培训】 年内，继续开展助理全科医师规范化培训。共招录152人到全科医师培训基地接受为期2年的规范化培训，同时，169人完成培训回到农村偏远地区医疗卫生机构成为助理执业医师。

（王凯峰）

国际和港澳台交流

【概述】 2018年，市卫生计生委国际及港澳台交流工作围绕"一带一路"建设，服从国家总体战略和中心工作，开展了全方位、多层次、宽领域的国际卫生交流与合作。

继续深化与捷克、泰国、法国、土耳其、英国、丹麦、日本等国的双边交流合作，服务卫生计生重点工作。落实北京市委书记蔡奇出访希腊成果，拓展与希腊在卫生领域的合作，与雅典市、科斯市就专业交流、人才培养等具体合作达成多项共识。设立专项资金支持系统单位开展"一带一路"国际卫生合作项目，深化国际医学专业交流，帮助沿线国家培养紧缺学科人才。搭建与港澳台地区的交流平台，举办第22届京港洽谈会卫生合作专题等重大活动。

多形式、全方位、立体化展现援外医疗工作新格局。举办北京市援外医疗50周年系列活动。完成复派首批援布基纳法索医疗队、第27批援几内亚医疗队的组建、培训和派出等工作。在安提瓜和巴布达实施355例"光明行"白内障义诊手术。完成中非友好医院试点项目的相关设计和申报，落实中非合作论坛北京峰会任务。

不断优化外事管理服务，为系统外事工作高质量发展提供有力支撑。贯彻为教学科研人员"走出去"松绑的相关政策，为一线教学科研人员办理因公出国（境）开通"绿色通道"。引进境外专家智力资源、举办专业领域国际会议等国际交流活动更趋活跃，境外非政府组织管理服务工作更趋规范。举办卫生系统国际合作综合培训班、4期多语种语言培训班，持续开展医疗卫生服务场所英语标识规范工作，进一步强化系统外事人才队伍培养，优化国际语言环境。

（鲍　华）

国际交流与合作

"一带一路"沿线国家合作项目

【中希卫生合作】　4月20～24日，市卫生计生委代表团与希腊雅典市、科斯市领导和医疗卫生专家座谈，就中医药推广、专业交流、人才培养等具体合作形式达成一致。7月9～10日，希腊雅典市对华合作代表、雅典市原副市长莫迪亚诺先生一行访问北京，实地走访了北京朝阳医院和北京宝岛妇产医院，就推动北京—雅典友好城市框架下医疗卫生领域的合作、开展男科专业技术交流合作等进行了交流。12月2～6日，北京朝阳医院代表团应邀对雅典市回访，双方达成了建立对等平台，定期进行学术互访，开展双方男科医生短期交流、培训项目等多个合作意向。

（王　峰）

【中捷卫生合作】　年内，捷克卫生部第一副部长罗曼·普里姆拉、捷克布拉格市市长科尔娜乔娃分别访问北京市卫生计生委，就深化在航空救援、卫生应急、传统医学等重点领域的合作进行交流。双方共同

举办2018年中捷急救合作发展论坛，捷克与京津冀地区的卫生应急管理专家和医疗急救医生代表约260人参加。6月18～22日，市卫生计生委代表团访问捷克，走访了捷克茉托乐（Motol）大学医院、捷克DSA航空救援基地、赫拉德茨–克拉洛韦州急救中心、布拉格市急救中心等，就深化航空救援、卫生应急等领域合作达成多项共识。

（王　峰）

【中泰卫生合作】　7月31日～8月5日，市卫生计生委代表团赴泰国参加第17届国际精神卫生大会暨第15届儿童心理健康与精神病学大会。同时，本市东城区和延庆区两名基层精神卫生专业人员赴泰国参加为期25天的社区精神卫生培训。

（王　峰）

【设立"一带一路"国际卫生合作项目资金】　本年度，市卫生计生委设立"一带一路"国际卫生合作项目资金，支持北京儿童医院、北京友谊医院、北京中医医院、北京妇产医院、市疾控中心等单位开展"中俄基于大数据的肺炎患儿病原体快速鉴定和耐药性分析""消化内镜技术国际培训班"等多项与"一带一路"沿线国家的卫生合作项目，帮助沿线国家培养紧缺学科人才，提高公共卫生管理和疾病防治能力。菲律宾、马来西亚、越南、泰国、蒙古、斯里兰卡等国家的50余名专业人员来京参加了培训。

（王　峰）

政府间交流与合作

【中法卫生合作】　2018年，中法急救与灾难医学合作中心共实施14个专题26场培训，北京各级医院医护人员近千人次接受了培训。4月14日，中心模拟教师团队23名教师参加北京协和急诊国际高峰论坛，展示了情景模拟教学的方式和优势。

8月15日，市卫生计生委邀请法国马赛AIX生物科学和技术研究所研究员、原中法武汉P4实验室项目负责生物安全的专家Gabriel GRAS博士及原卫生部北京医院检验科主任、梅里埃大学名誉校长、微生物专家张秀珍教授分别就实验室建设及生物安全在市疾控中心授课。

11月8日，市卫生计生委、法国驻华大使馆联合举办第三届中法卫生应急交流大会。北京市、天津市、河北省、内蒙古自治区、山东省、上海市和重庆市相关医疗机构的100余名代表参加。

11月，市卫生计生委邀请法国教学医院集团医院联合会前主席、蒙彼利埃教学医院集团荣誉院长Philippe Domy，奥尔良大区中心医院院长Olivier

Boyer等专家一行来京开展为期一周的现代化医院专题访问交流，并举办法国第五代医院研讨会，各市属医院规划建设工作主管院领导及部门负责人等共100余人参加。专家访京期间，在北京天坛医院新院区参加了市属医院医药卫生体制改革暨构建现代医院管理制度论坛，市属医院医药卫生体制改革分管院领导及部门负责人等60余人参加了交流。

（王　峰）

【中丹卫生合作】　9月27日，2018北京国际设计周"悦享丹麦，赋予生活"哥本哈根主宾城市活动在北京揭幕。市卫生计生委主任雷海潮在城市健康框架中作"建设健康城市，享有健康生活"的演讲。会议期间，雷海潮还与WHO驻华代表高力以及中丹两国卫生领域专家分享了城市健康相关问题的见解。9月28日，市卫生计生委副巡视员刘泽军出席"城市化和慢性疾病"的领导对话，与哥本哈根市公共健康负责人就"城市改变糖尿病"项目进行交流。

（刘　畅）

国际组织交流与合作

【与WHO的合作】　6月28日，市卫生计生委主任雷海潮会见WHO驻华代表高力（Gauden Galea）博士和彭博基金会公共卫生负责人海宁（Kelly Henning）博士一行。双方就继续保持在健康城市建设、慢性病预防控制以及烟草控制等领域的密切合作交换了意见。

7月16日，WHO总干事谭德塞（Tedros Adhanom Ghebreyesus）一行到西城区德胜社区卫生服务中心，考察北京市社区卫生服务和援外医疗相关工作。谭德塞参观了北京市援外医疗50年图片展，对援外医疗队为提高受援国医疗卫生水平做出的贡献，以及开放创新的理念与实践给予了高度评价。先后参观了中心全科医疗诊室、家庭医生服务情况、智能化药房儿童预防接种区、中医康复区。实地体验了远程医疗、智能药房、中医针灸康复等服务项目。市卫生计生委主任雷海潮介绍了北京市医疗卫生工作情况。谭德塞赞扬了德胜社区在初级卫生保健方面取得的成绩，表示未来中国在医改方面的经验可以和其他国家一起分享学习，并再次感谢北京市在援外医疗工作特别是抗击埃博拉工作中的贡献，希望在未来继续加强在人员培训和公共卫生方面的合作。

（刘　畅）

民间交流与合作

【举办中斯不明原因慢性肾病现场流行病学培训班】　5月20日～6月1日，市疾控中心承办第一期中斯不明原因慢性肾病（CKDu）现场流行病学培训班。参加培训的学员均为斯里兰卡北中央省参与CKDu监测与筛查工作的公共卫生医师，共计10人。培训班的教学内容主要包括现场流行病学基本方法、疾病防控策略、传染病和慢性病防控实践以及实地考察等。

（王　峰）

【举办国际消化内镜技术高级培训班】　6月11～22日，北京友谊医院主办国际消化内镜技术高级培训班暨第三届"一带一路""友谊"高级消化内镜国际大讲堂。招收菲律宾、马来西亚、越南、泰国、蒙古等"一带一路"沿线国家的11名学员，重点集中在消化道早癌的黏膜下剥离术（ESD）、胰胆道常见疾病的内镜逆行性胰胆管造影术（ERCP）及超声内镜（EUS）等技术，用理论与实践结合的方法，对学员展开内镜技术培训。

（王　峰）

【举办第八届全球妇科微创手术技术研讨会】　9月13～16日，北京朝阳医院妇产科与中国医师协会妇产科医师分会及美国妇科内镜医师协会联合举办第八届全球妇科微创手术技术研讨会。大会聚焦妇科内镜及阴式手术技术的交流、合作、创新，中外学者就妇科Ⅳ类微创手术技术精华进行论述、讲解与演示，并进行了多场手术现场直播。本次会议共邀请30余名外籍妇产科专家参会，参会人员达1500余人。

（王　峰）

【北京妇产医院深化中德合作项目】　北京妇产医院与德国图宾根大学、波恩大学、海德堡大学、杜塞尔多夫大学合作，持续开展卵巢组织冻存与自体再移植技术的临床应用及推广。继2015年成功完成中国首例冻存卵巢组织移植手术后，2018年，医院团队又成功完成第4～7例移植。与德国图宾根大学合作，推动建立国际跨学科子宫内膜异位症中心。9月，欧洲子宫内膜异位症学会主席Stefan Renner教授、德国图宾根大学妇产医院副院长Bernhard Krämer教授作为欧洲子宫内膜异位症联盟专家代表对我国首个跨学科子宫内膜异位症中心进行资质认证，北京妇产医院通过了资质认证，成为中国乃至亚洲首个通过欧洲认证的中心。

（王　峰）

【举办国际中医药培训班】　年内，北京中医医院共举办中医药培训班4期，分别为医学管理、护理技术、传统医学保健技术和中西医结合技术培训班。由院内资深中医药专家、护理专家以及中医药管理人员授课，蒙古、老挝、越南、尼泊尔、斯里兰卡、印度、乌兹别克斯坦、格鲁吉亚等31个国家225名学员参加了培训。

（王　峰）

【中俄肺炎患儿病原体快速鉴定和耐药性分析】　年内，北京儿童医院与俄罗斯圣彼得堡巴斯德研究所分子微生物研究室开展了中俄肺炎患儿病原体快速鉴定和耐药性分析项目。双方基本完成拟定的研究方案，建立了高通量测序平台，并收集部分菌株进行了平台检测。该平台的建立，对于后续开展大样本量的研究、明确肺炎患儿病原体耐药现状具有重要意义。

（王　峰）

港澳台交流与合作

【与香港的交流与合作】　5月7日，市卫生计生委在2018年香港医管局研讨大会上介绍了分享医疗卫生事业改革发展的北京经验。10月24日，市卫生计生委与香港特别行政区政府卫生署共同举办第22届京港洽谈会卫生合作专题活动。两地卫生高层和专家围绕健康教育和疾病预防、推动构建更加公平可及的医疗卫生服务体系等重大课题交流研讨，加快推动"健康中国"建设。年内，聘请全国政协常委、香港医院管理局前主席胡定旭先生担任市卫生计生委第三届政策专家咨询委员会成员。

（王　峰）

【与台湾的交流】　年内，市卫生计生委与台湾地区开展在分级诊疗和社区卫生服务体系建设、健康老龄化等领域的交流，举办多场学术交流活动，为两地深化卫生合作搭建平台。

（王　峰）

援外医疗

【举办北京市援外医疗50周年系列活动】　4月，市卫生计生委在几内亚组织了首届中国—西非医学论坛，中国专家与西非6个国家近200名医学同仁进行学术交流。世界神经外科联合会主席凌锋教授带领法国、德国、英国和意大利的国际知名专家，开展理论授课、脑室镜技术培训和手术演示等。中国志愿医生团队进行为期3周的儿童神经医学医疗指导、手术、培训等。此外，市卫生计生委还举办了神经医学药械捐赠仪式、中几友好医院创伤救治中心和汉语培训中心揭牌仪式及援外医疗50周年图片展等。

（刘　畅）

【复派首批援布基纳法索医疗队】　5月26日，中国与布基纳法索正式恢复大使级外交关系后，市卫生计生委完成复派首批援布基纳法索医疗队的组建、培训、物资准备和派出工作。医疗队由世纪坛医院和积水潭医院专家组成，开展了多学科联合诊疗（MDT）等创新工作，积极开展义诊巡诊，参与受援医院建设与规划，完成相关调研报告，编写了《常见病健康手册》，有力地配合了国家总体外交，为未来援布基纳法索医疗队工作打下了良好的基础。

（刘　畅）

【短期专家组赴特立尼达和多巴哥】　9月，由天坛医院派出的短期专家组共9人赴特立尼达和多巴哥，重点开展神经医学等重点学科的帮扶和人才培养工作，带动加勒比海国家医疗水平提升。专家组完成10余台高难度神经外科手术，开展了教学培训和学术研讨活动等。

（刘　畅）

【"光明行"白内障义诊手术】　9月，由同仁医院10人组成的义诊团队在安提瓜和巴布达实施355例"光明行"白内障义诊手术，并帮助安巴提高整体医疗服务水平，促进了中国与加勒比地区的卫生合作交流。

（刘　畅）

【援几内亚医疗队】　12月，北京朝阳医院组建的第26批援几内亚医疗队完成援外医疗任务回国。该批医疗队在对口医院项目、创伤救治中心建设、"一对一"精准导师制培训等方面的工作得到了几内亚政府和国家卫生健康委的好评和肯定，几内亚政府为全体医疗队员授予国家奖状，队长李晓北被授予几内亚国家荣誉勋团军官勋章。由北京积水潭医院组建的第27批援几内亚医疗队在接受了为期8个月的出国前综合培训后，奔赴几内亚执行为期一年半的援外医疗任务。

（刘　畅）

【中非友好医院建设】　年内，完成全国中非友好医院试点项目的相关设计，完成相关实施方案和预算编制，为2019年项目实施打下基础。

（刘　畅）

【培训几内亚医务人员】　年内，10名来华的几内亚医务人员完成第一年的中文学习任务，全部取得汉语HSK4级证书，在首都医科大学及其临床教学医院开展第二学年的临床专业培训。

（刘　畅）

【开展援外医疗评价研究】　年内，市卫生计生委依托专家资源，对对口医院合作项目中学科建设以及培养几方人员情况进行评估；组织中非友好医院建设方案研究和评估。力争为援外医疗顶层设计和理念转变、路径规划与方案实施提供经验借鉴。

（刘　畅）

外事综合管理

【引智工作】　全年市卫生计生委系统共引进境外专家智力资源60余人次，利用专题培训、合作研究以及现场技术示范等方式开展交流合作，推进了相关单位的学科建设和医教研工作。6月3～12日，北京积水潭医院邀请巴基斯坦国际计算机辅助骨科学会秘书Amina Saleem Siddiqui女士来华开展计算机辅助骨科领域的交流与合作，并参加第十八届国际计算机辅助骨科学会年会。6月28日，北京朝阳医院邀请英国帝国理工大学的Queenie Chan博士作学术报告。8月13日，美国MD安德森癌症中心结直肠肿瘤外科George Chang教授访问北京朝阳医院普外科，并进行学术交流。11月2～4日，首都儿科研究所邀请国际知名心脏专家、日本东京女子医科大学教授Toshio Nakanishi来院，通过查房、学术讲座、疑难病例讨论等讲授小儿心血管疾病相关知识，分享世界前沿理念。

（王　峰）

【国际会议管理与服务】　年内，市卫生计生委利用举办国际会议的平台，推动本市专家与境外专家深化在专业领域的交流，促进专家学者和学术会议辐射带动作用的发挥。本年度举办的主要国际会议有：6月6～9日，北京积水潭医院承办第十八届国际计算机辅助骨科学术大会；8月24～25日，北京回龙观医院举办第十届中日韩临床美术治疗学术研讨会；10月11日，北京同仁医院承办第九届国际低视力康复论坛；11月15～17日，北京朝阳医院与中华医学会北京分会、首都医科大学联合主办2018朝阳国际医学大会暨首都医科大学附属北京朝阳医院建院60周年国际学术研讨会。

（王　峰）

【托马斯·拉贝获友谊奖】　9月29日，德国海德堡大学托马斯·拉贝教授获中国政府友谊奖。他长期致力于中国妇产科学新技术的引进与发展，推动中国妇科生殖内分泌学的进步，帮助中国人才队伍培养走向国际，为中国妇产科领域的发展做出了突出贡献。拉贝教授因其对中国的突出贡献而荣获外国友人在华最高荣誉——中国政府友谊奖，成为继阿尔弗雷德·奥托·缪克教授之后，北京妇产医院第二位获此殊荣的外籍专家。

（王　峰）

【外事人才队伍建设】　10月9～10日，市卫生计生委举办2018年度首都卫生计生系统国际合作综合培训班。市卫生计生委及各直属单位、市医管局及各直属医院外事工作负责人和专办员70余人参加培训。培训班邀请回龙观医院副院长庞宇、国际关系学院教授朱红勤等专家就心理减压辅导、国际交往礼仪、外事英语口译翻译知识及因公出国工作管理等内容，通过理论知识分析、情景模拟演练、师生提问互动等形式授课。

年内，市卫生计生委继续举办高端日语、高端法语培训班。全系统近60名外事干部参加培训，显著提升了听、说、写、译等语言应用能力，进一步夯实系统外语人才储备。

（刘　畅）

【规范因公出入境管理】　年内，市卫生计生委系统共派出因公出境赴港澳台地区团组579个1181人次。贯彻为教学科研人员"走出去"松绑的相关政策，为一线教学科研人员办理"绿色通道"团组44个。共接待副部级以上党宾国宾团组6批40余人次。

（刘　婧　王　峰）

【国际语言环境建设】　年内，市卫生计生委委托广安门医院开展北京市卫生计生热线（12320）服务中心首都卫生计生多语言咨询服务平台建设项目。开通中医英文服务热线，持续开展咨询热线服务流程、标准建立与经验分享等相关授课10余次。开展每周英文中医国际舆情及健康圆桌公开课、减压培训及相关培训课程，编写英语减压手册（第2版）等。在项目支持下，北京市卫生计生热线（12320）服务中心作为对外服务的窗口单位，在2018年北京外语游园会中代表市卫生计生系统参加了外语文艺节目展演，演出节目为戒烟宣传小品《不食"人间烟火"》，并制作了游园会纪念画册。

开展医疗卫生服务场所外语标识规范工作，编制《北京市医疗卫生场所英语标识纠错指南》。委托北京对外医学交流协会开展2018年北京市医疗卫生服务场所外语标识规范项目，协助编制北京市医疗卫生场所英语标识纠错指南，完成外语标识核查纠错工作，掌握北京市主要医疗卫生服务场所外语标识的覆盖率和准确率等。

（吴晓深）

对口支援与区域合作

【概述】 2018年，市卫生健康委结合受援地区实际情况，以携手奔小康为目标，聚焦健康扶贫和建档立卡贫困户，扎实推进对口支援与区域合作各项工作。及时调整市卫生健康委健康扶贫和支援合作工作领导小组，组长由委主要领导担任。委主要领导与分管领导分别到新疆和田、西藏拉萨、青海玉树、河北、内蒙古等扶贫协作地区开展健康扶贫调研13次。市中医局、市医管局、各区卫生计生委主要领导也到上述对口扶贫协作地区现场深入调研、交流互访682人次，与受援地区乡镇卫生院结成"一对一"帮扶552个。组织对口支援地区来京人才培训约500人次。

北京市医疗卫生对口支援工作从1994年开始，截至2018年底，市卫生健康委主要担负对口支援与区域合作的有新疆、西藏、青海、内蒙古、河北、湖北、湖南、河南、江西、沈阳等15个省区市。国家考核的重点地区有5省区72个县级地区。涉及因病致贫、困病返贫人口50.6万余人。

工作中，受受援地区公共卫生防控力量薄弱、群众健康意识有待提高等影响，结核病、艾滋病等传染病防控工作薄弱，重医轻防现象较为严重，所提人员需求与当地主要健康问题之间有不够匹配的问题。

（王洪学）

对口支援

【首次选派干部赴雄安新区挂职】 1月，市卫生计生委选派北京结核病控制研究所副所长贺晓新赴河北省雄安新区挂职，担任雄安新区公共服务局副局长，挂职时间1年。

（胡　兰）

【第九批第二期援疆干部赴和田】 3月13日，市卫生计生系统从16家市属医院和12个区卫生计生委选派的第九批第二期57名援疆干部前往新疆和田执行卫生计生援疆任务。57名卫生专业技术干部分别在和田地区人民医院、和田县人民医院、墨玉县人民医院、洛浦县人民医院、兵团十四师医院执行卫生援疆任务，任期1年。主要工作是开展智力援助、实施惠民工程、帮助提升当地卫生计生管理水平和专业技术水平。

（胡　兰）

【赴青海省玉树州调研】 5月8日，市卫生计生委支援合作处副处长王洪学、市医管局医疗护理处处长谷水赴青海省玉树州调研，并专程到玉树州妇幼保健计划生育服务中心（简称州妇保院）考察。针对玉树州妇保院在妇科、儿科、感染性疾病科等技术方面的实际问题，提出综合指导帮助和短期技术精准帮扶建议。一是综合指导帮助：机关业务处室选派专家到玉树州综合指导，具体在医院长远规划、科室建设、设施配套、人员培养、政策措施等方面指导帮助；二是短期技术精准帮扶：建议由北京市结对玉树州的6个区轮流组队帮扶，具体帮扶人员、时间、保障等事宜协商落实。

（王洪学）

【继续做好健康扶贫工作】 5月，北京市卫生计生委在全市开展三级医院对口帮扶贫困旗县县级医院的自查自评工作。通过自查发现部分医院存在领导不重视、工作不主动、没有按照要求派驻医务人员、帮扶工作不深入、管理不严格等问题。7月，市卫生计生委请内蒙古自治区卫生计生委从受援医院的角度对帮扶工作进行全面调查与统计。9月，内蒙古自治区卫生计生委主任许宏智率队来京与北京市卫生计生委就推进对口帮扶工作进行专项协调，共同确定帮扶思路。11月，市卫生健康委、市中医局下发《关于推进落实城市三级医院对口帮扶贫困旗县县级医院工作的通知》。部署今后3年的健康扶贫工作，从思想政治认识、落实扶贫任务、选派帮扶人员、发挥"互联网+健康"的作用、落实属地责任、信息报送、监督管理等方面提出了明确要求。要求各支援医院要结合新形式、新要求重新梳理帮扶工作，制订今后3年的帮扶方案，特别提出对帮扶人员在岗时间的要求。10月，建立了微信工作群（城市三级医院对口帮扶贫困旗县县级医院）。

（段姗姗）

【召开健康扶贫与支援合作工作会】 6月8日，市卫生计生委召开健康扶贫与支援合作工作会。市扶贫协作办主任马新明、市卫生计生委党委书记、主任雷海潮及分管领导，市中医局、市医管局分管领导、相关处室负责人，驻委纪检监察组负责人，直属单位、市属三级医院主要领导，各区卫生计生委主要领导、相关处室负责人参加会议。会上，西城区卫生计生委、市疾控中心、北京友谊医院、北京安贞医院汇报了2017年健康扶贫与支援合作工作完成情况。雷海潮部署了下一步工作并提出要求：助力帮扶地区做到精确到户、精准到人、精准到病，做到"4个坚持"（坚持围绕目标、坚持问题导向、坚持精准施策、坚持合力攻坚），做好7项工作（扶贫对象精准、制度保障精准、重点救治精准、组团帮扶精准、能力提升精准、预防措施精准、典型宣传精准），努力提升贫困地区医疗卫生服务能力和群众健康水平。

（王洪学）

【培养8名新疆少数民族骨干】 6月，市卫生计生委协助安排8名新疆少数民族学员分别到北京妇产医院、北京积水潭医院、北京儿童医院、北京安定医院、北京中医医院、护国寺中医医院等6家医院接受为期1年的培养。

（胡 兰）

【第三批第三期援青干部赴玉树州】 8月1日，西城区卫生计生委选派的第三批第三期4名专业技术干部前往青海省玉树州人民医院执行为期1年的卫生援青任务。此外，第三批第二期1名专业技术干部继续留任，与新派出的4人共同组成第三批第三期援派队伍。援派干部的主要工作是开展智力援助、实施惠民工程、帮助提升当地医疗卫生水平。

（胡 兰）

【新派援藏干部赴拉萨】 8月3日，由市医管局选派第四批"组团式"的1名管理干部、13名专业技术干部和由朝阳区、海淀区、房山区卫生计生委选派的第八批第三期15名专业技术干部前往拉萨市分别执行为期3年（管理干部）和1年（专业技术干部）的卫生援藏任务。此外，市医管局选派的第三批"组团式"援藏专业技术干部中有2人留任，与新派去的13人组成第四批"组团式"援藏干部队伍。由市医管局选派的管理干部和"组团式"援藏专业技术干部在拉萨市人民医院执行援藏任务，由朝阳区、海淀区、房山区卫生计生委选派的干部分别在堆龙德庆区、当雄县、尼木县人民医院执行卫生援藏和扶贫任务。

（胡 兰）

【非公医疗机构赴玉树州健康扶贫】 8月28～31日，市卫生计生委组织北京安贞医院、北京胸科医院、北京三博脑科医院、五洲妇儿医院和北亚骨科医院专家组成的医疗团队，联合北京青少年基金会等单位，赴青海省玉树州开展精准健康扶贫。这是北京市非公立医疗机构首次参加市卫生计生委组织的对口支援工作。专家们在玉树八一医院和囊谦县人民医院为212名

建档立卡的贫困重病患者义诊、会诊，并带领当地医务人员查房、会诊，为建档立卡的贫困患者建立诊疗档案，细化了救治方案。在囊谦县人民医院重点筛查了建档立卡贫困先心病患儿，与北京青少年基金会共同探讨后续开展救治的具体工作思路。专家们还深入到玉树州人民医院、玉树州妇幼中心的重点科室帮扶指导，提出了提升扶贫工作能力的建设性建议。

（王洪学）

【督查组督查精准健康扶贫工作】 10月8日，北京市扶贫协作专项督查组第四督查组一行8人到市卫生计生委，采取召开座谈会、查看资料、个别谈话等形式开展督导检查工作。座谈会上，市卫生计生委汇报了开展健康扶贫工作的主要做法和成效，特别是在健全组织领导、完善工作机制、突出人才支持、加强"组团式"援助、提升造血功能、深化中医帮扶、提升公共卫生服务能力、对建档立卡户患者开展精准救治等方面取得的成效。根据健康扶贫过程中遇到的困难问题，提出了在受援双方供需匹配、强化源头预防、加强对援助干部的关心关爱等方面的建议。市中医局、市医管局领导就中医药帮扶支援、市属医院开展"一对一"帮扶工作做了介绍。第四督查组组长陈志峰、副组长汪兆龙介绍此次督查的目的、内容、方法、成果运用等，对市卫生计生委"聚焦精准扶贫、激发2个方面动力、发挥3种力量、争取4个目标、把握5个关系、6种帮扶方式"等思路与做法给予了肯定，对下一步深入扎实精准健康扶贫工作提出希望。市卫生计生委党委书记、主任雷海潮，市医管局副局长吕一平，市中医局副局长禹震，以及委机关相关部门负责人参加了座谈会。

（王洪学）

【举办健康扶贫培训】 10月22～24日，市卫生计生委举办卫生计生系统健康扶贫培训班。培训班针对"为什么干、干什么、怎么干"的问题，邀请国务院扶贫开发办专家温亚震、北京市扶贫协作和支援合作办副巡视员赵亚群、四处处长张俊丰讲解做好东西部扶贫，习近平时代扶贫战略思想在北京实践，北京市扶贫协作考核的分级分类、结果运用、考核时间及程序等主题。朝阳区卫生计生委、北京友谊医院、海淀区妇幼保健院等8个单位的领导结合健康扶贫工作实际交流了体会和做法。参加培训班的有市卫生计生委、市医管局、市中医局分管领导及相关处室工作人员，各区卫生计生委分管领导、相关科室负责人，市属医院分管领导、相关处（科）室负责人，市卫生计生委直属单位、相关群众团体的领导及负责人。

（王洪学）

【赴张家口万全区开展健康扶贫活动】 12月24~25日，市卫生健康委组织顺义区医院及北京非公立医疗机构的14名专家赴张家口市万全区开展健康扶贫义诊活动。专家们深入到万全区万全镇卫生院和郭磊庄中心卫生院，为185名建档立卡贫困患者义诊、会诊，到重点科室具体帮扶指导，为因病致贫的203名慢性病患者研究具体的治疗方案。专家们还分别在万全区医院、万全区中医医院开展能力帮扶活动，带领当地医务人员查房、会诊、进行学术交流等，为87名因病致贫的大病患者细化治疗方案，按照"一人一策、一病一案"的要求，就区分层次、精准施策、精准扶贫的工作机制进行了交流。市卫生健康委、顺义区卫生计生委、北京非公立医疗机构协会相关部门负责人参加了此次扶贫义诊活动。

（王洪学）

区域合作

【签署医疗卫生对口合作框架协议】 7月20日，市卫生计生委党委书记、主任雷海潮率机关和市属7家医院相关负责人赴沈阳就医疗卫生合作进行调研对接，并签署京沈2018~2020年医疗卫生合作框架协议。调研组到中国医科大学附属盛京医院、沈阳市第四人民医院调研，与沈阳市和中国医科大学相关人员座谈，就共同推进两地医疗卫生服务能力提升、实现两地医疗卫生错落互补发展达成了共识。北京地坛医院与沈阳第六医院等7家对口合作医院签订了医院间合作协议。

（李国珍）

【赴江西赣州开展医疗卫生调研对接】 8月19~20日，市卫生计生委赴江西赣州开展调研对接。市卫生计生委、市医管局和市属相关医疗卫生机构的分管领导、相关科室负责人一行16人，赴赣州市人民医院、市妇幼保健院和瑞金市人民医院、信丰县卫生计生综合监督执法局，就充分发挥京赣两地医疗卫生资源优势、加强人才培养和科技创新、促进重点学科建设、建立相关医疗卫生领域学术带头人和高层次管理人才交流机制、开展远程医疗会诊、共同推进两地医疗卫生服务能力提升、实现两地医疗卫生错落互补发展达成了共识。

（李国珍）

【召开京湘医疗卫生合作推进会】 11月1~2日，为落实《北京市卫生计生委、湖南省卫生计生委2018—2021年医疗卫生合作框架协议》，市政府副秘书长陈蓓、市卫生计生委副巡视员高小俊带队一行25人赴湖南省调研对接工作。11月2日，在长沙召开京湘医疗卫生合作推进会。湖南省副省长吴桂英、北京市属医疗机构负责人，湖南省政府副秘书长彭翔、湖南省卫生健康委主任陈小春及9家省直医疗机构负责人等参加会议。会上，湖南省人民医院和北京安贞医院正式签署合作协议。座谈时，陈蓓表示，京湘合作一是要建立联合体、责任体和共同体，要把合作的道路走实、走稳、走远；二是要围绕项目合作、网络信息建设、人才交流培养全方位合作；三是要探索出一个可供复制的医疗机构合作经验和模式。

（王洪学）

财务、审计与价格管理

【概述】 2018年，北京市卫生健康财经工作结合本市卫生健康中心工作，稳步推进预算管理、价格管理，完善经济政策，健全财经制度，强化财经监管，提升财经工作水平，充分运用财政、价格等方面的综合保障政策，促进卫生和健康系统的建设发展。

（张 雯）

卫生总费用核算

【卫生总费用总额持续增长】 2017年，北京市卫生筹资总额为2193.80亿元，比上年增加144.81亿元，按可比价格计算（下同）增长4.73%，增速放缓，反映了医药分开综合改革的结构性调整结果。与上年相比，各项筹资来源均保持较稳定的增长，政府、社会、个人现金卫生支出分别增长6.06%、4.10%、5.21%。政府卫生支出增量为39.43亿元，社会卫生支出增量为80.15亿元，个人现金卫生支出增量为25.23亿元，分别占当年增长总额的27.23%、55.35%和17.42%。在增长最快、增量最大的社会卫生支出中，社会医疗保障费增量最大，成为当年卫生总费用增长的主要因素，在卫生总费用的增速（4.73个百分点）中贡献了4.15个百分点。商业健康保险费结束了连续3年的高速增长态势，2017年比上年下降8.64%。

2017年，政府、社会、个人现金卫生支出占筹资总额的比重分别为23.13%、60.51%、16.36%，分别比上年变化0.29、–0.36、0.07个百分点，卫生筹资结构更加合理。2012年以来，虽然政府卫生支出绝对数持续增长，但是受社会卫生支出增长迅速的影响，政府卫生支出占比呈现下降趋势，但2017年略有上升。2017年，卫生筹资结构的变化趋势放缓，3个筹资来源占比变化均不足1个百分点，卫生筹资结构得以优化并趋于稳定。

2017年，个人现金卫生支出占卫生总费用的比重为16.36%，比上年上升0.07个百分点；城乡居民人均个人现金卫生支出占人均可支配收入的比重分别为2.74%、5.30%，分别比上年变化–0.08和0.67个百分点，在医药分开综合改革后，城乡居民就医负担总体上没有加重。

中国将个人现金卫生支出占卫生总费用的比重降至30%以下作为卫生改革的目标之一；WHO指出，当个人现金卫生支出降低到卫生总费用的15%以下时，经济困难和因病致贫的发生率才能降低到可以忽略的水平。北京市个人现金卫生支出占卫生总费用比重为16%左右，处于全国较好水平，卫生筹资结构的合理性得到持续强化。

2017年，政府卫生支出507.43亿元，比上年增长6.06%，高于卫生总费用的增速，是卫生筹资3个来源中增速最快的。政府卫生支出占卫生总费用、占地方财政一般公共预算支出、占GDP的比重分别为23.13%、7.11%和1.81%，其中前两项指标比上年分别上升0.29和0.01个百分点，后一指标下降0.01个百分点。总体来看，2017年各级财政对卫生的投入有新的增加。

按全口径核算，2017年北京市卫生总费用机构流向构成中，医院、基层医疗卫生机构、药品及其他医用品零售机构、公共卫生机构、卫生行政和医疗保险管理机构及其他卫生机构费用分别占63.05%、9.01%、20.95%、3.38%、1.22%、2.38%。

2017年流向药品及其他医用品零售机构费用增长最快，增长47.88%，占比20.95%，较上年提高4.82个百分点。流向基层医疗卫生机构的费用增速也较快，比上年增长22.17%，基层医疗卫生机构的费用占机构总量的比重连续4年增长，表明北京市加强基层医疗卫生机构建设、促进分级诊疗成效较为显著。

（韩　月）

【预算完成情况】　2018年决算显示，市、区两级所属医疗、卫生计生、科研、教育和行政机构全年总收入1316.05亿元，比上年增长14.21%。其中各项事业收入939.5亿元，比上年增长10.72%；财政基本经费补助收入197.38亿元，比上年增长7.63%；财政项目经费补助收入179.17亿元，比上年增长48.86%。全年总支出1301.28亿元，比上年增长13.46%。其中各项事业支出932.4亿元、财政拨款支出368.88亿元。

（李立国）

财务管理与审计

【推进公立医院经济管理绩效考评管理制度】　根据《北京市公立医院经济管理绩效考评暂行办法》和《北京市公立医院经济管理绩效考评指标体系（2017版）》，市卫生计生委会同市财政局完成2017年度市、区属二级以上公立医院经济管理绩效考评。6月，召开考评结果通报推进会，总结公立医院经济管理绩效考评取得的成效，提出下一步工作要求。为了完善考评指标体系，市卫生计生委组织专家对考评指标体系进行修订，形成了《北京市公立医院经济管理绩效考评定量指标体系（2018版）》，并于12月与市财政局联合印发。

（韩　月）

【清理规范直属单位所办企业】　8月，市卫生计生委召开直属事业单位所办企业清理规范工作动员会，印发了《关于开展直属事业单位所办企业清理规范工作的通知》。对27家采用关停注销和收回国有资产方式进行清理的企业全部书面批复相关直属单位，各单位按要求开展企业人员安置、清产核资、资产评估、权属变更或注销工作；对15家拟保留企业上报市政府审批后予以保留，规范经营。

（贺时浩）

【加快推进公立医院总会计师制度】　为加快推进本市三级公立医院落实总会计师制度，提升公立医院经济管理能力与水平，市卫生计生委制订了《北京市加快推进公立医院总会计师制度实施方案》，并于9月经市政府审议通过，会同市财政局和市人社局联合印发给各区政府、市中医局及市医管局。10月，市卫生计生委印发了《北京市公立医院总会计师工作规范》。12月，会同市财政局、市人力社保局联合印发了《北京市公立医院总会计师管理办法》。

（韩　月）

【落实政府会计制度改革】　年内，为贯彻落实财政部《政府会计制度—行政事业单位会计科目和报表》等相关文件要求，做好新旧会计制度衔接，保证政府会计制度在本市卫生健康系统实施，市卫生计生委制订了北京市卫生健康系统政府会计制度改革工作实施方案；派出市、区两级专家参加国家卫生健康委落实政府会计制度师资培训；组织行业财经管理专家起草了强化行业精细化管理的补充和新旧衔接规定；按照政府会计制度及行业补充规定要求，研发财务核算软件系统，并进行多轮测试；举办北京市卫生健康系统落实政府会计制度改革培训班，指导市、区所属近600家卫生健康单位开展会计核算和财务管理工作。

（李立国）

【审核疾病应急救助补助资金】 年内，市卫生计生委完成疾病应急救助基金审核工作。全市46家医疗机构申请的305人次患者欠费（总计3476392元）符合疾病应急救助基金补助条件。北京朝阳医院追回欠款71911元。抵扣欠款后，市财政实际向医疗机构支付3404481元。

（王雪阳）

【培养卫生健康行业经济管理领军人才】 年内，市卫生计生委启动第一批北京市卫生健康行业经济管理领军人才培养工作，拟培养50名财经管理领军人才。培养一批精通财会业务、善于经营管理、具有战略思维的高素质、复合型经济管理水平的领军人才，为本市卫生健康事业改革发展提供人才储备。

（韩　月）

【继续开展预算绩效评价】 年内，市卫生计生委委托3家事务所自主开展绩效评价工作，主要是对中央转移支付资金及疫苗异常反应补偿项目进行评价，共涉及7个项目，金额52123万元，涉及委机关及7家所属卫生单位和16个区卫生计生委及所属单位。根据评价报告，下发整改通知，请各单位根据评价报告中提出的问题及建议及时完善相关制度及管理流程，提高预算管理水平和财政资金使用效益。

（韩　月）

【加强内部控制建设】 年内，根据《行政事业单位内部控制规范》中"行政事业单位每年至少应当开展一次经济活动内部控制风险评估"的要求，市卫生计生委完成2017年度委机关内部控制风险评估。根据市财政局统一部署，完成2017年度部门内部控制报告编报工作。

（王雪阳）

【财务收支审计和专项审计】 年内，市卫生计生委对所属20家单位2015～2017审计报告披露问题的整改情况进行追踪审计，审计资产共计46.43亿元，提出审计建议55条；对100个委托业务项目执行情况进行审计，收回并上缴财政沉淀资金400余万元。同时，市卫生计生委配合市审计局开展2017年预算执行和决算草案审计、北京市公立医疗机构医药分开及药品阳光采购政策落实情况专项审计等。配合审计署京津冀特派办外部审计组完成稳增长审计工作。

（林　军）

【加强机关财务管理】 年内，市卫生健康委机关以预算管理为抓手，推动业务处室开展基层卫生、急救体系、康复护理体系建设和重点学科建设等；完善预算编制审核，强化预算执行的刚性约束，落实预算执行督导约谈机制，加快预算执行进度；全面加强机关财务内部控制建设，开展内部控制风险评估，针对涉及的内部控制风险点，对重点业务、重点环节、重点岗位进行流程再造，明确岗位分工，强化管理会计岗位的统筹管理责任；优化经费申请和审批流程，拓展在线审批查询、通报等功能，完善财务管理信息系统模块建设，实现在线审批业务与财务核算系统对接；加强与业务处室的交流与沟通，提高机关绩效管理水平和财务风险防控意识，确保资金高效、规范地使用。

（李立国）

价格管理

【第二批医疗服务项目价格调整】 年内，市卫生计生委完成第二批医疗服务项目价格调整可腾挪空间测算。配合市发展改革委开展第二批医疗服务价格方案测算，9月，召开医耗联动综合改革对100家样本医疗机构及患者费用静态影响测算动员培训会。根据市发展改革委提供的病理、康复、精神、中医、检验、手术等6类医疗服务项目的价格规范调整方案，开展方案对全市医疗收入总量影响及样本医院医疗收入影响的测算。为提高测算结果精准度，组织部分医疗机构座谈，对测算结果进行分析，提出完善第二批医疗服务项目价格规范调整方案意见和建议。配合市发展改革委开展本市第二批医疗服务价格规范调整方案风险评估工作。

（张　雯）

【新增医疗服务项目价格政策】 年内，市卫生计生委会同市发展改革委、市人力社会保障局完成实施新增医疗服务价格项目政策的社会稳定风险评估，并到安徽、湖南、内蒙古等地调研新增医疗服务项目价格政策实施做法和工作经验，制订了《关于调整本市公立医疗机构新增医疗服务项目价格管理方式的实施意见》。考虑到本市新增医疗服务价格项目发展快且积压量庞大的实际，确定从遴选重点新增医疗服务价格项目切入，分

步分批推进本市新增项目价格政策的思路。经医院提出、专家评审，核定发布了23个本市首批重点新增价格

项目规范，推动了新技术在临床的使用。

（张　雯）

组织与人事管理

【概述】　2018年，市卫生计生委建立了基层党组织按期换届督促机制。完成本系统基层党组织和党员到社区双报到工作。制订《市卫生计生委党委带头落实全面从严治党主体责任的实施意见》。探索系统巡察，对急救中心、监督所、同仁医院、安定医院开展了巡察。考核测评22家直属单位领导班子和领导干部2017年度工作，进一步强化领导班子考核结果的运用。对处级干部个人有关事项报告随机抽查19人、重点抽查22人。任免委管干部13人。举办深化医改工作专题培训班，完成各类因公出国（境）培训项目15个、有关单位各类班次的调训55批次。面向社会公开招考录用公务员8名。完成21名军转干部的安置。截至年底，市卫生计生委、市中医局、市医院管理局共有所属事业单位74个，在职人员3.57万人。公立医院薪酬制度改革进一步扩大试点范围，第一批试点的朝阳区、大兴区所有区属公立医院纳入试点并实施，东城等14个区各选择1家区属公立医院试点。开展"海聚工程"等人才项目的推荐和申报。开展农村地区基层医疗卫生机构订单定向医学生免费培养，首都医科大学和北京卫生职业学院招收定向医学生187人。开展乡村医生和院前急救人才定向培养，分别招收95人、43人。推进京津冀人才一体化建设。深入开展"不忘初心跟党走，牢记使命护健康"主题宣讲活动、第七届"首都十大健康卫士"推荐宣传活动以及"中国好医生、中国好护士""北京榜样"等推荐宣传活动。选派103人援藏、援青、援疆及赴河北挂职，帮助拉萨市人民医院做好创建三级甲等医院的后续整改任务。

（孔京生）

党建工作

【直属单位基层党组织书记培训班】　8月27～31日，市卫生计生委党委举办2018年度直属单位基层党组织书记培训班。市中医局、各直属单位的105名党委（总支、支部）书记、副书记、纪委书记、党办主任及其所属各党支部书记参加为期5天的脱产培训。

培训班综合运用专题报告、现场教学、模拟实训、视频教学、分组研讨等方式开展教学和培训，安排了习近平新时代中国特色社会主义思想和全国组织工作会议精神解读、党支部规范化建设辅导报告、党支部"三会一课"模拟实训等内容。

（柴卫红）

【5个集体和8名个人获首都民族团结进步表彰】　9月29日，市委统战部、市民委、市人力社保局印发《关于表彰第八届首都民族团结进步先进集体先进个人的决定》。市卫生计生委推荐的北京友谊医院、北京朝阳医院、北京天坛医院党委、北京儿童医院党委、市卫生计生委党校被授予首都民族团结进步先进集体称号，北京积水潭医院脊柱外科副主任医师伊力夏提·穆罕穆德、北京妇产医院妇科肿瘤科副主任徐小红、北京口腔医院整形创伤外科主治医师王飘、北京安贞医院小儿心脏外科副主任苏俊武、北京地坛医院主治医师李曙光、北京回龙观医院精神医学研究中心助理研究员王帆、首都儿科研究所副主任医师梁金鑫、市卫生计生委家庭发展处调研员王荣杰被评为首都民族团结进步先进个人。10月23日，在第八届首都民族团结进步表彰大会上，上述5个先进集体和8名先进个人受到表彰。

（张秀芬）

【党员教育管理项目总结表彰暨培训推广】　12月5日，市卫生健康委举办市卫生健康系统党员教育管理项目总结表彰暨培训推广示范班。市中医局、市医管局相关部门负责人，各区卫生计生委党（工）委主管领导，市卫生健康委各直属单位、各市属医院党组织负责人，以及各单位具体负责党员教育管理的工作人员等160余人参加培训。会上表彰了18个单位及50项特色制度、90个创新案例、59堂精品党课。

（袁兆龙）

宣传工作和精神文明建设

【华扬获评全国十大最美医生】　按照国家卫生

计生委联合中央电视台在全国医疗卫生计生系统组织开展2017年度寻找最美医生大型公益宣传活动部署，2017年年底，市卫生计生委推荐了世纪坛医院王学艳、宣武医院华扬、市疾控中心王全意、首儿所李龙、友谊医院龚树生、垂杨柳医院谷现恩等6名候选人和同仁医院中国第25批援几内亚医疗队、房山区大安山乡社区卫生服务中心红色天使山区巡回医疗队等2个候选团队。2018年3月，宣武医院血管超声科主任华扬被评为2017年全国十大最美医生。

（彭英姿）

【开展文明单位创建活动】 年内，市卫生计生委在全行业开展文明单位创建活动。3月12日，首都精神文明建设委员会发布《关于表彰2015—2017年首都精神文明创建工作先进单位的决定》。市疾控中心、市卫生计生热线（12320）服务中心、北京儿童医院、友谊医院、同仁医院、佑安医院、北大第一医院、市卫生计生委党校、北大第三医院、北京妇产医院、天坛医院、宣武医院、中华医学会北京分会、北京卫生职业学院、地坛医院、首都儿科研究所、北京口腔医院、朝阳医院、东直门医院、胸科医院、石景山区卫生计生委、朝阳区卫生计生委、西苑医院、市卫生计生监督所24个单位被授予首都文明单位标兵称号，北大口腔医院、东方医院、市卫生计生委信息中心、安贞医院、安定医院、北京肿瘤医院、北京急救中心、回龙观医院、北京老年医院、望京医院、世纪坛医院、电力医院、北大第六医院、民航总医院、北京中医医院、华信医院、燕化医院、清华长庚医院、北京中医药大学第三附属医院、北京结控所、通州区卫生计生委、顺义区卫生计生委、门头沟区卫生计生委、延庆区卫生计生委、海淀区卫生计生委、丰台区卫生计生委26个单位被授予首都文明单位称号。

（彭英姿）

【获2017年度全市百姓宣讲多项荣誉】 3月23日，在市2018年度百姓宣讲工作会上，市卫生计生系统获得多项荣誉，受到市委宣传部、首都文明办、市委讲师团表彰。其中，市卫生计生委获2017年度全市百姓宣讲工作先进单位，市卫生计生委"不忘初心跟党走，情系百姓护健康"主题宣讲团被评为市优秀宣讲团，大兴区青云店镇中心卫生院外科主任刘相宇、北京天坛医院神经外科主任医师万伟庆、北京大学第六医院儿童科主治医师李雪、北京安贞医院麻醉科副主任医师车昊、北京市卫生计生监督所医疗卫生监督一科副主任科员徐娜、北京大学第一医院泌尿外科主治医师郝瀚等6人被评为市优秀宣讲员，市卫生计生委宣传中心摄制的微视频《永不放弃》被评为市优秀微

视频，市红十字血液中心献血服务一科采血护士李美娟、市卫生计生热线（12320）服务中心接话班组咨询员刘旭、北京儿童医院超声科住院医师王四维分别撰写的《特殊的礼物》《我为医改守热线》《选择》被评为全市优秀宣讲故事。

（张正尤）

【开展先进典型推荐宣传活动】 年内，市卫生计生委积极开展先进典型的推荐宣传。3月28日，北京儿童医院重症医学科主任钱素云获第六届首都道德模范提名奖。3～12月，西苑医院血液科主任医师麻柔、宣武医院血管超声科主任华扬与北京大学第一医院肾脏内科副主任周福德、北京大学人民医院脊柱外科主任刘海鹰、北京天坛医院神经外科主任医师张俊廷、北京医院内分泌科主任郭立新被评为"中国好医生"2月、3月、6月、7月和11月的月度人物；解放军第二六一医院精神病科总护士长蔡红霞被评为"中国好护士"4月月度人物。8月27日，解放军第三〇九医院全军结核病研究所原所长兼结核三科主任王仲元被评为8月第四周"北京榜样"；9月30日，宣武医院血管超声诊断科主任华扬被评为9月"北京榜样"。9月27日和11月29日，北京同仁医院眼科副主任卢海、解放军总医院重症医学科主任周飞虎分别被评为"中国好人"。12月25日，宣武医院血管超声诊断科主任华扬获"2018北京榜样"年榜人物提名奖。新华社、中国文明网、《北京日报》《北京晚报》《京郊日报》《北京支部生活》《北京青年报》、北京电视台、新浪网等媒体报道了他们的先进事迹。

（张正尤）

【推选第七届首都十大健康卫士】 4月12日，市卫生计生委印发《关于开展第七届"首都十大健康卫士"推选宣传活动的通知》，在全系统开展第七届首都十大健康卫士推选宣传活动。9月12日，召开第七届首都十大健康卫士推选活动领导小组会，审议通过本届推选活动的程序和规则。9月18日，召开第七届首都十大健康卫士集中展示推选会，共有55名参评者。经过集中展示推选会评议，产生30名候选人，并对30名候选人予以全媒体多渠道宣传。

（彭英姿）

【开展主题宣讲活动】 4月12日，市卫生计生委印发《2018年北京卫生计生系统"不忘初心跟党走，牢记使命护健康"主题宣讲活动实施方案》。6月11～12日，举行全系统主题宣讲活动预赛，中央、高校、厂矿和市属47个医疗卫生单位的117名选手参加。6月28日，举办庆七一暨主题宣讲决赛，21名选手参加。在此基础上，组建了由17名来自一线的医护人员

组成的市卫生计生委主题巡讲团。8月6～20日，即首个中国医师节之际，巡讲团深入海淀区卫生计生委、石景山区卫生计生委、大兴区卫生计生委、市疾控中心、北京急救中心、朝阳医院、佑安医院、北京妇产医院、北京中医医院、安定医院、北京儿童医院等单位，开展第一轮为期11天共计11场的巡回宣讲活动。11月8日，由北京天坛医院李菁晶、大兴疾控中心赵劲松、北京中医医院付娜、北京佑安医院刘源、北京朝阳医院陶勇等5人为代表的市卫生健康委宣讲团，以现场宣讲、播放微视频、合唱才艺展示等创新形式，参加北京市"我与改革开放"汇讲暨决赛，团体成绩名列全市第三。12月7日，北京儿童医院血液中心主任医师吴润晖参加全市"改革开放40年"宣讲启动大会。吴润晖入选《我是演说家》第5季，讲述《儿童血友病有了中国方案》的故事，于12月23日在北京卫视专题节目展示传播。

（彭英姿）

【开展"我与改革开放"故事征集活动】 5月21日，市卫生计生委印发《北京卫生计生系统"我与改革开放"故事征集活动方案》。到8月20日，共收到文字作品131篇。有关领导和专家组成的评审委员会对稿件进行集中评审，择优推荐120篇给北京市"我与改革开放"故事征集活动组委会；征集到的6部视频作品经初审后上传到指定的优酷、爱奇艺、梨视频3家视频网站。12月26日，市卫生健康委推荐的10篇文字作品和2部视频作品在北京市"我与改革开放"故事征集活动中获奖。其中北京儿童医院血液肿瘤中心副主任吴润晖撰写的《儿童血友病有了中国方案》，北京同仁医院药学部临床药师冯硕撰写的《我与同仁的故事》，北京友谊医院泌尿外科副主任医师朱一辰撰写的《四十年医患情》等3篇文字作品获三等奖；北京大学口腔医院主任医师谢以岳撰写的《一条大河波浪宽》，北京地坛医院妇产科原主任刘敏口述、宣传中心主任陈明莲执笔的《为传染病姐妹圆做母亲的梦》，宣武医院血管超声科主任华扬撰写的《开创中国血管超声先河，推广慢病防控规范技术》，房山区卫生计生委工委办公室科员周新华撰写的《老爸的乡医之路》，北京同仁医院宣传中心科员黄汇慧撰写的《医院安防路，40年的变与不变》，北京儿童医院皮肤科原主任赵佩云撰写的《儿医皮科创业记》，北京博爱医院中医康复科主任医师杨祖福撰写的《车轮滚滚》等7篇文字作品获优秀奖。北京积水潭医院宣传中心干事张弛摄制的《北京积水潭医院——中国脊梁》，北京同仁医院宣传中心干事李楠滨摄制的《我与改革开放——光明行》等2部视频作品获优秀奖。

市卫生健康委被评为北京市"我与改革开放"故事征集活动优秀组织单位。

（张正尤）

【特色医院文化创建推荐评选】 年内，按照国家卫生健康委要求，市卫生计生委在全系统组织开展了特色医院文化创建推荐评选活动。9月25日，国家卫生健康委办公厅发文通报表扬全国各地在文化建设方面形成了系统经验和品牌效应、对于医院文化建设有较好的示范效应的19家医疗机构，以及在文化建设工作中形成了鲜明的特色、对于医院文化建设有较强的借鉴意义的10家医疗机构。市卫生计生委推荐的北京协和医院、北京医院、北京大学肿瘤医院、北京儿童医院和复兴医院月坛社区卫生服务中心等5家医疗机构受到国家卫生健康委办公厅通报表扬。

（彭英姿）

【评选思想政治工作优秀单位和个人】 12月29日，市委宣传部、市人力社保局、市思想政治工作研究会联合印发《关于表彰"第十四届北京市思想政治工作优秀单位、优秀思想政治工作者"的决定》。市卫生健康委推荐的市卫生计生热线（12320）服务中心、中共北京市疾病预防控制中心北京市预防医学研究中心委员会、中共北京友谊医院委员会、中共北京佑安医院委员会、中共北京儿童医院委员会等5个单位被评为第十四届北京市思想政治工作优秀单位；市疾病预防控制中心市预防医学研究中心党委书记、市疾病预防控制中心副主任黄春、天坛医院神经外科党总支书记兼第二党支部书记、神经外科副主任贾旺、积水潭医院烧伤科党支部书记、烧伤科副主任陈旭、同仁医院主任医师、第25批援几内亚医疗队队长王宇、北京中医医院门诊党支部书记唐武军等5人被评为第十四届北京市优秀思想政治工作者。

（张正尤）

干部管理和培训

【因公出国（境）培训项目计划】 4月20日，市外专局批准市卫生计生委申报的市卫生计生系统2018年因公出国（境）培训项目计划。项目计划共包括30个项目，涉及74人。其中，中央财政择优资助市属医院境外80%的中长期培训项目24项（其中365天项目11项、300天项目1项、200天项目1项、180天项目5项、90天项目6项），择优资助境外培训费、伙食费的14～21天短期培训项目5项（市卫生计生委、市医管局各1项，首儿所2项，北京妇产医院1项）。中央财政择优资助培训项目占市外专局下达市卫生计生委2018

年因公出国（境）培训项目计划的96.67%。

（胡 兰）

【举办深化医改专题培训班】 5月21～24日，市委组织部、市卫生计生委在市委党校二分校联合举办2018年深化医改培训班。培训内容有深化医改、全民医保改革、福建省三明市公立医院薪酬制度改革和广东省深圳市罗湖区分级诊疗制度建设两个国家医改典型经验、现代医院管理制度、法国医疗服务体系借鉴等。共130余人参加培训。

（胡 兰）

【干部培训电子档案填录核对工作】 6月15日，市卫生计生委启动干部培训电子档案填录核对工作。对市卫生计生委、市中医局、市医管局全体公务员，市卫生计生监督所全体公务员，市计划生育协会参公管理人员，市卫生计生委直属单位、市医院管理局所属19家三级医院处级以上人员，通过北京干部教育网建立干部培训电子档案并进行信息填录。处级以上干部，填录自2013年7月1日以来参加的各类培训记录；科级及以下干部，填录自2017年7月1日以来参加的各类培训记录。

（胡 兰）

公务员队伍建设

【印发公务员平时考核实施办法】 2月8日，市卫生计生委党委印发《公务员平时考核实施办法（试行）》。该《办法》共五章二十三条，主要内容包括考核目的和适用范围、考核内容和指标、考核程序和方法、考核结果运用、办法的解释和施行日期等。该《办法》适用范围是处级及以下公务员和委属参照《公务员法》管理、纳入工资规范管理的事业单位工作人员。《办法》于2018年1月1日起施行。

（徐永祥）

【招考公务员8人】 5月底，市卫生计生委完成2018年面向社会公开招考公务员的工作。委机关招录综合管理类公务员4名，市计划生育协会招录综合管理类公务员1名，市卫生计生监督所招录行政执法类公务员3名。

（赵君华）

事业单位人事管理

【卫生专业技术资格考试】 5月26～27日和6月2～3日，市卫生计生委及其所属人才交流服务中心组织北京考区卫生专业技术资格考试。北京考区有

53319名考生参加考试，其中参加纸笔考试33319人，共设纸笔考场23个、试室923个；参加人机对话考试考生20000人，共用考场18个、试室122个。本次考试考风考纪良好，考试顺利完成。

（王 宗）

【卫生系列高级职称评审】 10月29日～11月8日，市卫生计生委组织2018年度北京市卫生系列高级职称以及卫生管理研究专业职称的答辩评审工作。进一步改革完善基层人员晋升高级职称的政策，对于工作业绩突出的基层卫生专业技术人员，可不受学历、论文等限制破格申报；本市公立医疗卫生机构的编外人员可申报卫生系列高级职称，有关单位推荐编外人员晋升时要统筹考虑编内编外人员的推荐标准；推行职称答辩评审代表作制度，不同类型的卫生专业技术人员可自主选择不同类型的代表作答辩，代表作可包括论文、专题报告、病案分析资料、医疗卫生新技术推广使用报告等。本年度共有2731人申报卫生系列高级专业技术职务任职资格，经学科组答辩评议和高评会评审，通过2028人，通过率74.26%；有74人申报卫生管理研究专业高级职称，通过46人，通过率62.16%。

（王 宗）

专业技术人才队伍建设

【签订《京津冀卫生计生人才交流与合作框架协议》】 1月18日，京津冀卫生计生人才交流与合作框架协议签署会议暨联席会会议在河北省石家庄市召开。北京市卫生计生委与河北省卫生计生委、天津市卫生计生委共同签订了《京津冀卫生计生人才交流与合作框架协议》。市卫生计生委党委委员、副主任李彦梅，河北省卫生计生委党组成员、省纪委驻委纪检组组长郭亚敏，天津市卫生计生委副主任王增田参加协议签订会。立足京津冀三地卫生计生人才队伍现状，按照"目标同向、措施一体、优势互补、互利共赢"的协同思路，强化人才资源统筹，加大人才交流培养，创新人才互动模式，探索人才共建共享合作机制，全力推进京津冀三地卫生计生人才交流与合作，为京津冀卫生计生事业协同发展提供智力支持和人才支撑。

（李传亮）

【6人入选北京市"百千万"人才工程】 3～4月，市卫生计生委组织有关单位开展"百千万"人才工程市级人选推荐工作。32人申报，北京友谊医院李鹏，北京天坛医院张伟、李子孝，北京肿瘤医院吴楠，北京中医医院徐旭英，北京同仁医院王向东等6人入选

该工程。

（刘琳琳）

【23人享受政府特殊津贴】 3～5月，市卫生计生委推荐45人申报北京市享受政府特殊津贴人选，23人入选。

（刘琳琳）

【6人参加第十九批"博士服务团"】 年内，市卫生计生委选派北京安贞医院李井泉、北京朝阳医院金中奎、北京妇产医院邹丽颖、宣武医院沈英、市卫生计生委党校张琨、北京儿童医院郜隽6人参加第十九批"博士服务团"，于10月赴青海、新疆等西部省区挂职锻炼。

（李传亮）

【制订高质量发展人才支撑行动计划分工方案】 11月20日，市卫生健康委制定印发《落实〈新时代推动首都高质量发展人才支撑行动计划（2018—2022年）〉任务分工方案》，对涉及本委的主要任务分工进一步细化，明确工作职责，提出了工作要求。

（李传亮）

【27人参加第十一批"人才京郊行"】 12月11日，市卫生健康委从北京地区医疗卫生机构中选派27名医疗卫生工作者参加于2019年初在本市10个远郊区开展的第十一批"人才京郊行"活动。

（李传亮）

【接收大中专院校应届毕业生1352人】 年内，市属医疗卫生机构共接收大中专院校应届毕业生1352人，其中医药护技人员占97.5%，硕士研究生及以上学历人员占50.1%。引进非北京生源应届毕业生406人，其中硕士研究生及以上学历人员占99.5%。

（刘琳琳）

机构编制管理

【成立市卫生健康委】 按照市委、市政府关于北京市机构改革工作的要求和部署，北京市卫生健康委员会于11月8日组建成立，并于年内完成市医改办、市安监局、市老龄协会的人员转隶和机构划转等工作。

（王　宗）

【制定市卫生健康委"三定"规定】 市卫生健康委组建之后，开始研究"三定"规定的制定工作。年底，《北京市卫生健康委职能配置、内设机构和人员编制规定》由市委编办征求相关委办局意见，提交市编委。

（王　宗）

共青团工作

【志愿者参与"爱满京城"无偿献血主题活动】 3月10日，团市委、市卫生计生委、市红十字会、市志愿服务联合会在全市开展"爱满京城"北京志愿者参与无偿献血主题活动。市卫生计生委党委副书记、主任雷海潮，团市委书记熊卓，市红十字会党组书记、常务副会长李宝峰到市血液中心慰问活动现场的献血者和志愿者。

（袁兆龙）

【开展医疗卫生志愿服务活动】 5月9日，市卫生计生委团委联合门头沟团区委开展"医路向西"志愿服务进革命老区义诊活动。北京朝阳医院京西院区、北京世纪坛医院、北京中医医院的20余名医疗卫生志愿者为军庄镇东西杨坨村100余名村民免费测量血压、血糖，超声检查，义诊咨询。部分医疗志愿者走进革命军人、生活困难家庭义诊，了解老人的身体情况和生活状况，为他们做心肺听诊，血压、血糖测量等各项身体检查，并有针对性地给出日常生活护理建议。义诊结束后，志愿者参观了门头沟区光荣院，接受爱国主义教育。本次活动，标志着市卫生计生委系统"青年大学习"正式启动。

（袁兆龙）

【公共服务进社区活动】 5月26日，市卫生计生委、团市委联合开展"新城市体验营"公共服务进社区之"送医送药送知识送温暖"活动。本次活动由大兴、昌平、门头沟、顺义、房山团区委承办，北京友谊医院、北京朝阳医院京西院区、北京地坛医院、北京口腔医院、北京急救中心、北京小汤山医院6家医疗卫生机构的医疗团队分赴5个区6家青年汇，为所辖社区送上医疗服务。6家医疗卫生单位发挥各自学科优势，以专家讲座、社区义诊、送药入户等形式服务社区青年和居民。活动当天，接待义诊咨询500余人次，专项检查200余人次。

（袁兆龙）

2018年北京市卫生计生委委管干部任免情况

（按时间排序）

马志江　任北京市卫生计生委会计核算服务中心副主任（试用期1年）

王　勇　任北京市疾病预防控制中心、北京市预防医学研究中心党委委员、纪委书记

刘　钢　免去北京市卫生和计划生育委员会基层卫生处处长、北京市社区卫生服务管理中心主任职务

杨江明　任北京市卫生和计划生育监督所调研员

高会清　任北京市计划生育协会副调研员

刘增宝　任北京市中医管理局办公室副调研员

高　星　免去北京市卫生计生委发展规划处（首都医药卫生协调处）调研员职务（退休）

高　岩　免去北京市红十字血液中心副主任职务

常　彬　任北京市卫生计生委财务处（审计处）副处长（挂职至2019年8月）

王艳春　免去北京市卫生计生委疾病预防控制处（公共卫生管理处）副调研员职务

王克成　免去北京市中医管理局规划财务处调研员职务（退休）

黄　健　免去北京市卫生计生委机关后勤服务中心副调研员职务（退休）

杨京利　免去北京市卫生计生委人才交流服务中心（北京市卫生人员考评中心）副主任职务

北京市卫生计生委领导名单（1~11月）

方来英　党委书记（4月免职）

雷海潮　党委书记（4月任职）、主任

于鲁明　副主任（兼）

李彦梅　（女）党委委员、副主任

李彦昌　党委委员、驻委纪检监察组组长（6月撤职）

张靖明　党委委员、驻委纪检监察组组长（7月任职）

毛　羽　党委委员、副主任（6月免职）

钟东波　党委委员、副主任

高　坚　（女）党委委员、副主任

都英杰　（女）副主任（挂职）（6月免职）

屠志涛　党委委员

邓旭亮　副主任（挂职）（6月任职）

刘　娜　（女）副巡视员

郑晋普　副巡视员

高小俊　副巡视员

刘泽军　副巡视员

北京市卫生健康委领导名单（11~12月）

雷海潮　党委书记、主任

李彦梅　（女）党委委员、副主任

张靖明　党委委员、驻委纪检监察组组长

高　坚　（女）党委委员、副主任

屠志涛　党委委员

邓旭亮　副主任（挂职）

郑晋普　副巡视员

高小俊　副巡视员

刘泽军　副巡视员

北京市中医管理局领导名单

屠志涛　局长

罗增刚　副局长

禹　震　副局长

北京市医院管理局领导名单

方来英　党委书记（4月免职）

雷海潮　党委书记（4月任职）

于鲁明　局长

潘苏彦　（女）党委常委、副局长

边宝生　党委常委、副局长

吕一平　（女）党委常委、副局长

刘建民　党委常委、副局长

徐长顺　副巡视员

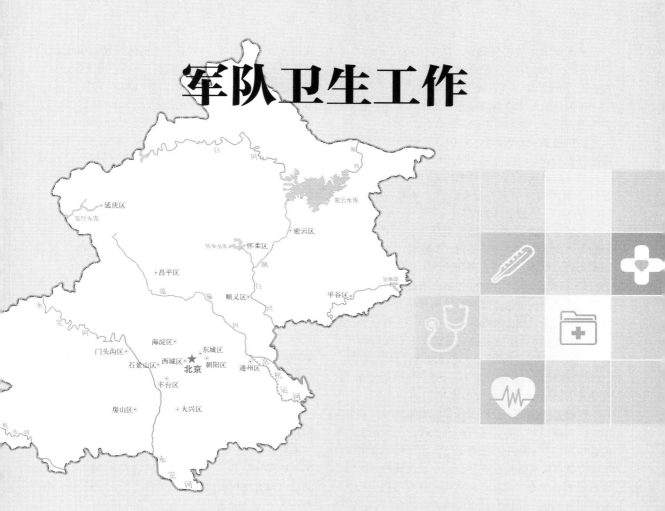

军队卫生工作

中国人民解放军总医院第一医学中心

地址：海淀区复兴路28号（100853） 电话：66936523
网址：www.301hospital.com.cn

基本情况 员工5178人，其中卫技人员4917人，有正高级职称226人、副高级职称476人、中级职称729人、初级师1033人、初级士2462人。

年内新购医用设备总金额36200.55万元，有甲类医用设备11台、乙类医用设备2047台。

机构设置 11月2日，中国人民解放军总医院组建整编大会召开，成立第一医学中心。中心由解放军总医院原内科临床部、外科临床部、医技部、门诊部和10个暂管门诊部归并组成，设卫勤部、政治工作部、保障部、护理部四部机关。

改革与管理 建立二线集中早交班，中心骨干例会制度；建立中心领导月查房，科室月工作讲评，主诊医师查房制度；推行非预期二次手术讨论，死亡病例讨论并建立个人医疗缺陷档案；强化集成医疗，加强多学科协作；推进心脏移植、肺移植工作等，提高医疗质量和危重病人救治水平。编印《急救设备保障管理办法》《2019年度主诊组设置及主诊医师聘任方案》《急诊收容管理规定》《住院患者转科管理规定》《住院总医师培训管理规定》。全年门急诊量增长6%，收容量增长3.63%，手术量增长7%。

学科人才建设。骨科、耳鼻咽喉头颈外科获批国家临床医学研究中心，呼吸病介入诊疗、甲状腺、重症急性胰腺炎专病中心挂牌运行，消化科实现国内首家综合性医院胃肠镜检查零预约，心血管内科成为全国首批心衰中心示范基地，放疗科世界第二台ZAP加速器安装调试，输血科开设国内首个输血门诊。送学培养12名新秀人才，新增专业技术三级以上专家7人。1人获吴阶平医学奖、世界华人医师霍英东奖，1人获何梁何利奖，1人入选科技部中青年科技创新领军人才，10人新增享受政府特殊津贴，1人获岐黄学者奖，2人获第十九届吴杨奖，3人被评为第六届北京优秀医师。

教学管理改革。机器人手术培训中心建成并投入使用，妇产科被授予"达·芬奇手术机器人示教中心"，口腔科获全军教学成果二等奖。1人被评为全国住培优秀带教老师，1人获评全国优秀规培基地主任。录取研究生423人，其中硕士生225人、博士生198人。接收进修1400人，脱产外出进修42人。

医疗工作 门诊413.65万人次，急诊19.33万人次，展开床位3776张。出院18.21万人次，床位使用率101.16%，平均住院日7.57天，死亡率0.37%。住院手术7.82万例。剖宫产率48.68%，无孕产妇死亡，新生儿死亡率0.75‰，围产儿死亡率6.16‰。应用临床路径涉及34个科室246个病种。

预约挂号管理。预约方式包括微信、四大银行网银、客服电话及ATM、手机APP、自助机、诊间预约、外网95169、114电话，开放号源比例100%，预约挂号102.79万人次，占门诊总量的49.19%。

新技术、新疗法。开展应用于临床的新业务、新技术300余项，包括机器人辅助腹腔镜同种异体肾移植术、胸腔镜下肺癌微波消融术、PDTX肿瘤活组织扩增存储技术等。消化内科完成国际首例食管黏膜大面积ESD术后体表皮肤移植预防狭窄手术，心血管内科在国内率先开展器质性室速的射频消融治疗，风湿科构建世界最大的强直性脊柱炎研究和随访数据库，肿瘤内科在国内首家应用肿瘤免疫系统评估指导肿瘤治疗，骨科完成国内首例Mako机器人辅助DAA全髋关节置换手术，心血管外科成功实施两例心脏移植手术，神经外科第一台磁波刀在国内安装使用，妇产科完成全国首例机器人单孔腹腔镜下子宫全切术，泌尿外科在国内首次开展机器人异体肾移植术。

药物管理。药占比31.73%，其中门诊39.48%、住院28.10%。医院抗菌药物门诊处方比例5.86%、急诊处方比例22.86%、住院使用率36.07%。

医保工作。地方医保患者门诊1175692人次，总费用73433.93万元；地方医保患者出院25513人次，总费用62182.8万元；跨省异地医保出院35698人次，总费用133091.20万元。

医疗支援。组派医务人员150余人次赴四川、宁夏、云南、青海、西藏、新疆等少数民族地区和革命老区的10个对口帮扶贫困县，巡诊患者1.2万余人次，手术带教227台次，学术讲座152场次；选派15名博士后组成第57批中国博士后科技服务团，深入国家"三区三州"深度贫困地区的云南怒江州开展医疗扶贫，接诊420余人次，教学查房45人次，疑难病例会诊58例，举办学术讲座9场，培训医务人员300余人。

护理工作 中心有144个护理单元，护理人员2565人，其中研究生学历17人、本科学历1085人。护士长133人，ICU床位190张。

实行新老护士长捆绑式"一对一"帮带模式，成立护理质量指导组，改革实行整体化交接班模式。举办护理质量标准解析会，完善二级护理质控制度。加强护士长24小时总值班质量监控力度。深化护理不良事件追踪反馈改进制度，共追踪反馈不良事件600余起。

科研工作 中心新增各类课题193项，总经费9512万元。其中国家自然科学基金46项、军队项目21项、北京市自然科学基金13项，获国家杰出青年科学基金1项。在研课题1093项，总经费9.1亿元。获全军科技进步奖一等奖3项、二等奖1项，获中华医学科技奖二等奖3项、三等奖2项。获批专利332项，同比增长51.91%。获国家高技术研究发展计划、科技苗圃基金等13项，取得134项实用新型专利。

有3个国家临床医学研究中心，其中新成立2个，分别是国家骨科疾病临床医学研究中心和国家耳鼻咽喉疾病临床医学研究中心。

学术交流 派遣723人次到42个国家和地区参会、学习和考察，邀请131人次外籍医学专家、知名学者来院参观交流、授课演示，吸纳21个国家50人次到中心接受专业技术培训，承办国际大会80余次。

信息化建设 完成远程会诊10735例，培训全国站点医院50家1330人次。完成检查统一智能预约平台内镜中心部分建设工作，实现患者自助预约内镜检查。研发患者诊前智能病史采集系统，并在急诊儿科试运行，流感高发期每日患儿可节省1~2分钟就诊时长，每晚累计减少候诊时间1~2小时。完成多学科联合会诊中心远程会诊平台建设，实现患者异地多学科联合会诊。中心门诊官方微信公众号上线运营，打通挂号、缴费、查询、健康宣教等一站式患者服务，日均服务患者6000人，公众号用户注册突破90万人，形成了"门诊头条、前沿技术、明星专家、健康科普"等特色板块，打造总医院"互联网+"医疗的新品牌。

（撰稿：郝　璐　审核：国家喜）

领导名单

主　任	于启林	
政　委	叶光荣	
副主任	谢平初　石国本　杜　敏	
副政委	苏文慧	

中国人民解放军总医院第四医学中心

地址：海淀区阜成路51号（100048）　电话：66867304

网址：www.pla304hospital.com

基本情况 职工2773人，其中卫技人员2080人，包括正高级职称62人、副高级职称143人、中级职称400人、初级师1439人、初级士36人。

医疗设备原值68981万元，年内新购医疗设备总值466.8万元。

11月2日，解放军总医院调整组建，依托原解放军总医院第一附属医院组建解放军总医院第四医学中心。

机构设置 设置50个专业学科，全军医学研究所2个、全军医学专科中心3个、军队重点实验室1个。

医疗工作 编制床位440张，实有床位1751张。出院48342人次，床位周转33.9次，床位使用率91.8%，平均住院日10.9天。住院手术25655例。剖宫产率33.6%，无孕产妇、新生儿、围产儿死亡。全年用红细胞14184单位、血浆23772毫升、血小板2979治疗量，自体输血2017人次、7302单位。

预约挂号管理。预约方式采取电话、网络、窗口预约、自助机预约、诊间预约，开放号源比例100%，预约挂号占门诊总量的26%。

烧伤整形科、妇产科、肝胆外科、泌尿外科、普外科、胸外科共开展新技术、新业务6项。

药物管理。药占比39.71%，其中门诊53.81%、住院33.49%。抗菌药物门诊处方比例14.68%、急诊处方比例36.58%、住院使用率49.55%。

医保工作。地方医保患者出院9658人次，总费用24080万元，次均费用24970元。

卫勤保障。军人门诊319511人次，出院2075人次，总费用18000万元。9月，抽调心内、神内、消化、内分泌、口腔等科室共10名医务人员组成医疗队，赴河北省涞水县福山口村义诊，共接诊患者300人次。全年赴体系部队开展巡诊14次，完成接诊2915人次，健康教育授课3120人次。

医疗支援。10月15日，组派专家医疗队11人赴四川省黑水县人民医院开展为期1个月的医疗帮扶，通过座谈、门诊、义诊、手术、医疗查房、教学查房及培训等方式进行业务指导、医疗教学活动。

11月28日，收治5名张家口化工厂爆炸事件烧伤伤员，启动伤员救治应急机制，成立救治工作组，研究讨论相关救治方案，制定定时联合会诊机制、病情报告机制、力量增援机制和安全稳定机制，确保伤员救治效果。

医疗纠纷处理。发生医疗纠纷7件，调解7件。全年结案15件，年度赔付总金额173.6万元。

护理工作 护理人员970人，其中硕士6人、本科311人、大专653人。护理单元49个，ICU床位20张。

完善"身心并护"举措，改进护理模式，实施个性化、精准化护理服务。针对军人常见训练伤制定康复锻炼计划。落实病人身体评估及心理评估、护理风险评估，做到病情观察、治疗、沟通和健康指导连续、全程、优质高效。在质量管理上开展护理质量与安全专项管理督导检查。规范护理文书质量管理，实现PDCA全流程质量闭环控制。不良事件上报率100%，落实病区规范化管理、危重病人护理及三类护理风险防控管理。

先后选派89名护理骨干参加全军、北京市各类专科专项培训，开展第四届"十佳护士"评选，完成第五届全军烧伤护理专科护士培训班36名学员的培训任务。开发应用群众性战伤救治技术在线培训考试系统，945名护理人员参加理论考试。

承担首批中华护理学会伤口造口失禁专科护士临床教学工作，筹办在上海举行的2018中国护理教育论坛暨国家级继续教育项目"临床护理教师胜任力培养培训班"、烧伤专业委员学术年会的护理论坛、首都军队急危重症护理论坛、北京市肠内营养安全输注交流会。

获批军队卫勤类科技青年培育立项课题4项；获得解放军总医院科技创新苗圃基金面上课题1项、扶持基金304专项课题2项，解放军总医院护理部课题1项；获得实用新型专利46项。

科研工作 获批省部级课题17项，经费3194万元。其中，肿瘤二科牵头的国家重点研发计划项目经费为2295万元，是中心第三项国家重点研发计划项目；国家自然科学基金9项（重点项目1项、面上项目4项、青年项目4项），直接经费604万元；北京市自然科学基金1项、经费10万元，首都临床特色应用研究项目6项（重点项目、青年项目各1项、特色项目4项）285万元。

拥有皮肤损伤修复与组织再生北京市重点实验室，及北京市骨科植入医疗器械工程技术研究中心等北京市级研究平台。

医学教育 接收实习学员85人，完成临床专业实习学员临床技能培训并协助学校教学管理部门完成学员中期考核；接收进修生121人，其中军队及帮带单位38人；接收解放军总医院第一医学中心北京市外科基地规培医师2名在中心轮转学习；录取研究生21人，其中博士生9人、硕士生12人。

学术交流 出国开会43人，出国培训学习3人。国内进修学习20人。

信息化建设 年度信息化建设总投入2033万元。硬件方面，完成核心服务器搬迁、核心交换机升级、中心网络改造、无线网络升级改造、机房UPS更新、医学影像数据中心建设；软件方面，完成LIS系统升级、PACS系统升级、移动护理系统升级改造、移动医生站验收。上线血液管理、DRGs住院医疗服务监测与分析、合理用药、军队医疗岗位绩效津贴管理等信息系统。自主研发升级了医保病人处方共享、医保异地结算、医保DRG付费改革、军人共享平台、自助服务等软件，同时配合新农合改革及"双百"工作对相关软件进行升级。完成病案数字化编目57260份，完成远程会诊137例，完成远程会议及培训60次。

编辑出版 解放军总医院主管、中心主办《感染、炎症、修复》杂志，为季刊，全年收稿191篇，发稿70篇，发行1500册。

基本建设 中心医疗用房总面积10.6万平方米，

主要设置在门诊楼、东楼、西楼、南楼、北楼，以及招待所和银谷湾部分楼层。手术间28个，其中东楼14间、西楼10间，科研大楼烧伤手术室4间（百级6个、千级13个、万级6个、十万级3个）。

（撰稿：李 航 审核：霍霄鲲）

领导名单

主　任　杨全胜
政　委　杨清仁
副主任　董 成 贺 涛 张方明
副政委　王 蒙 柯 斌

中国人民解放军总医院第五医学中心

地址1：丰台区西四环中路100号（100039） 电话：63912999
地址2：丰台区东大街8号（100071） 电话：66947114

基本情况 第五医学中心由原解放军第三〇二医院和第三〇七医院于2018年11月合并组建，其前身为抗日战争时期的延安中央医院。

中心学科体系完备、医疗特色鲜明，在病原体感染导致的传染病和继发病、疑难重症肝病、血液病、肿瘤诊治方面处于国内先进水平，尤其是肝硬化及其并发症、重症肝衰竭、肝移植、感染性腹泻、中枢神经性疾病、艾滋病、放射病、白血病、烟雾病的诊治方面处于国内领先地位，拥有生物人工肝、肝病细胞免疫治疗、美沙酮替代、血液灌流快速脱毒等多项国内领先特色技术。

机构设置 中心有两个院区，设有80个科室。拥有包括感染病、肿瘤中心、脑血管病中心、中医科、检验科、临床药学、病理科、中毒救治中心、采供血中心等国家临床重点专科军队建设项目。拥有国家艾滋病防治培训基地、全军传染病防治技术临床培训基地、全军中医药技能培训基地、全国和全军临床药师培训基地、全军传染病和肿瘤护理示范基地7个国家和军队临床示范基地，以及全军传染病研究所、全军中医药研究所、全军造血干细胞研究所、全军放射病救治研究所4个全军研究所。

医疗工作 展开床位2763张，全年门诊187万人次，收治患者近10万人次。

广泛开展军人诊区一站式服务，认真践行为军服务"五个零"和"六优先"要求。定期组织专家医疗队深入部队送医送药，用心帮扶30余家部队医院。

发挥专业优势，组织专家医疗队深入北京市社区、街道开展大型义诊活动。持续开展精准扶贫、对口支援西部等活动，深入老少边穷地区送医送药送技术，在全国建立技术协作医院100余家。

（撰稿：谭钧元 审核：杨兴龙）

领导名单

主　任　姬军生
政　委　王 军

中国人民解放军总医院第六医学中心

地址：海淀区阜成路6号（100048）　电话：66958114

网址：www.hjzyy.com

基本情况　有专业技术人员2570人，其中正高级职称88人、副高级职称185人、中级职称1487人、初级职称810人。

医疗设备总值82006.89万元。年内新购医疗设备总金额6791.20万元，其中甲类医疗设备1台、乙类医疗设备1台。医疗毛收入17.74亿元。

第六医学中心组建于2018年11月，前身为原海军总医院，是集卫勤、医疗、教学、科研、保健于一体的医学中心。

医疗工作　门急诊1346449人次，出院50916人次，平均住院日9.73天。手术室开展各类手术12453例。药占比39.75%，同比下降1.89%。

预约挂号管理。预约挂号方式有114电话、网络、手机APP、微信公众号和自助挂号机，开放号源比例37.6%。

医保工作。医保全年总额预付指标把控良好，略有结余；异地持卡结算5509人次，总费用1.8亿元。

卫勤保障。从严治训、延伸服务，提升中心遂行保障任务能力和服务部队水平。先后完成医院船医疗所、野战医疗队、援潜救生医疗队和专科手术队4支机动卫勤分队人员编组调整，共抽组医疗队员287人。修订完善各类行动预案和战备工作制度25项。重点组织各卫勤分队训练演练，其中野战医疗队分练20次、全员全装合练5次，组织野战医疗队开展批量伤员应急医学救援演练1次；医院船医疗所集中利用2周时间，强化人员体能素质和行动程序训练；援潜救生医疗队组织3次全流程拉动演练。完成16舰医学轮换保障和航母伴随医疗保障工作，分别派出4批57名专家执行医疗保障任务；完成驻吉布提保障基地医院帮建工作，派出7名医务人员长期驻守海外基地，开展5次远程医学会诊，为遂行远海多样化卫勤保障积累经验。组织舰载战斗机飞行员选拔体检2批次。

药物管理。对中心基本用药供应目录进行调整，淘汰21个品规，新药引进26个品规，药品品规符合国家、军队对三级甲等综合医院药品的相关规定。对部分品规限量采购，全年药占比降低1.89个百分点。

护理工作　根据优质护理服务标准评选推优，打造消化内科、心内科作为标准化病房标杆科室，组织院内横向学习，推动护理服务提升；发挥规范化服务基地作用，规范服务礼仪，强化服务意识；年内志愿者服务队组织活动3次。

紧跟解放军总医院同质化管理的步伐。68人参加护理管理培训班，200余人次到第一、第二医学中心跟班学习及岗位轮转；规范急救物品、药品管理、感控管理等工作。

科研工作　获得军队科研资助10项，总经费400余万元，其中军队后勤科研项目1项、国家军用标准项目1项、军队医学项目2项、武器装备军内科研项目5项、保健专项1项。获得国家和地方科研资助13项，总经费1514万元，其中国家重点研发计划2项、国家自然科学基金资助5项、北京市自然科学基金2项、首都临床特色应用专项3项、首发专项1项。继续加大对青年医务人员的支持力度，投入300余万元，资助创新培育基金33项、新技术新业务20项。

获得军队科技成果3项，其中军队科技进步一等奖1项、二等奖1项、三等奖1项。完成56项军队课题、50余项国家和地方课题、38项创新培育基金的年度检查，完成9个首都临床特色应用项目的结题验收与财务审计。

医学教育　组织战伤救治技能理论授课30学时，参训1800余人次；组织基础生命支持（BLS）、高级生命支持（ACLS）、心肺复苏现场救治等专项培训40余期，参训1500余人次；组织群众性战伤救治练兵比武活动。

推进住院医师规范化培训管理。妇产科通过住培专科基地认定，有住培基地专业11个，并通过北京市住培基地再认定。全年招收住培生40人，完成培养31人，考核综合通过率98%。协调北京市卫生健康委，将南方医科大学专业型硕士纳入北京市统一管理。

落实岗位训练计划。组织"333"制学员集中授课33次，病例讨论15次；组织高层次学术活动32次，累计参加11000余人次。

接收进修生90余人、实习生170余人。

信息化建设 开通全军电子病历专网，建立专网与HIS系统网络连接，完成全军电子病历信息共享平台建设及干部门诊就医一卡通的实施；升级改造门诊信息化系统、核心HIS系统服务器设备，实现与解放军总医院互联互通；推进"银医项目"建设，更新自助挂号缴费一体机，实现院内WiFi网络全覆盖；完成科研综合楼各功能区的信息化设备及配套软件系统的顶层设计。

（撰稿：何立东 审核：王光磊）

领导名单

主 任 田 光
政 委 尹令名
副主任 马 慧 王海涛 高天君

中国人民解放军总医院第八医学中心

地址：海淀区黑山扈路甲17号（100091） 电话：66775114
网址：www.309yy.com

基本情况 职工2208人，其中卫生专业技术人员2130人，包括正高级职称53人、副高级职称149人、中级职称614人、初级职称1314人。

医疗设备总值59400万元。年内新购医疗设备总值397.17万元。

11月，解放军总医院调整组建，依托原解放军第三○九医院组建解放军总医院第八医学中心。

改革与管理 依据国家卫生健康委《医疗质量安全核心制度要点》，修订医疗质量安全核心制度。定期召开质量管理委员会等各委员会例会，规范工作流程。建立医疗运行主要指标日报、周报、月报制度。建立安全查房和三级投诉机制，严格重大手术、用血审批权限，最大限度降低医疗风险。开展医疗卫生行业领域清理整治自查，针对发现问题拉单列表，挂号销账。召开医疗卫生行业清理整治"回头看"整改工作会，明确分工，强化落实。落实质控奖惩制度，加强教育引导，归档病历和死亡病历合格率均同比上升。

医疗工作 展开床位1511张，出院32626人次，床位周转20.32次，床位使用率76.75%，平均住院日13.08天，死亡率2.06%。住院手术10161例。剖宫产率27.38%，孕产妇死亡率1/314，无新生儿死亡，围产儿死亡率3.18‰。

预约挂号管理。主要通过114电话预约平台、网络、微信等方式开展预约服务。

药物管理。开展安全合理用药专项整治活动，定期整理、公示重点监控药品目录，对过度使用的重点监控药物采取限购或暂停采购措施，重点加强抗菌药物和辅助用药监管。定期通报讲评合理用药情况，对不合理处方和医嘱加大处罚力度，合理用药指标同比明显改善。建立医疗器械临床试验管理组织架构，完成医疗器械临床试验备案。

医保工作。全年收治医保患者24263人次，费用48695.59万元。1月1日，北京新农合人群纳入城镇居民医疗保险管理；完成市发改委、市卫生计生委、市人力社保局"关于规范调整门急诊留观诊察费等医疗服务价格项目"的任务。

卫勤保障。制定《加强为部队服务工作措施》，明确服务标准，完善质控细则，确保措施落实。落实扩大门诊就医"一卡通"保障范围，制定《优先就医实施方案》，将保障体系内现役军人直系亲属（含配偶、子女、父母和配偶父母）、已故军队离休干部配偶和退休移交地方军人纳入优先保障范围，实现挂号、检查、就诊等全流程优先。加强伤病员出院随访，将为军服务范围延伸到出院后的康复指导。军人门诊增设两个老年专科门诊，拓宽为老干部服务渠道。深入基层部队开展结核防治筛查。深入偏远部队开展新训骨干健康知识宣讲4批次。

医疗支援。派5批次专家医疗队赴新疆察布查尔县和四川壤塘县开展为期3个月的驻点帮带。针对帮带地区社会条件和疾病特点，选派9个急需专业领域专家开展扶贫帮带。组织下乡巡诊7次、捐赠各类药品、设备价值50余万元，门诊接诊2000余人次，开展手术50例（协助壤塘县人民医院开展首例复杂髋关节置换手术和幼儿全麻手术）。开展教学查房及学术讲座120余次，协助培养一批年轻医护人员。充分发挥医联体核心医院辐射效应，与医联体成员单位建立远程会诊，完成118例。建立专家坐诊和定期培训制度，接诊患者8200余人次，培训800余人次。落实双向转诊制度，各成员单位上转门急诊和住院患者7600余人次，下转成员单位门急诊患者1100余人次。组织国际肿瘤宣传周、2018服务百姓健康行动大型义诊活动。协助中国银行，完成2次"一带一路"专项外宾保障任务，为中欧四国、非洲九国70余名部级以上学员及中铁建工北京香山快轨工程项目2000余名员工开通急诊绿色通道，完成3名重伤员的救治。

护理工作　中心有护士1266人，其中本科学历400人、研究生学历7人。

落实总医院同质化护理管理要求，对250条《总医院护理质量评价标准》逐条对照检查并督导落实。定期从病区秩序、人员管理、专科护理等方面进行全面摸排梳理，完善各类应急预案并组织人员学习演练，及时协调解决安全隐患问题。

参照《军队医院优质护理服务考核评价细则》，持续开展优质护理服务自查自纠。举办"八年优质路你我共成长"等优质护理主题分享会，巩固优质护理服务示范工程建设成果。定期由护士长、护理骨干进行典型病情观察案例总结、分析，强化护理人员的专科救护能力。开设结核病健康教育门诊，协助患者及家属掌握结核病防治知识。

护理人员培训分N1～N4及护士长5个层级，实施规范化培训和考核。以情景模拟、多学科协作等为主要教学形式，组织疑难病例教学查房。组织全体护士长参加总医院护理管理培训和对口科室跟班学习，举办护理管理技能、临床护理师资、护理科研及静疗、压力性损伤等专项培训班。作为军队呼吸道传染病临床护理示范基地、北京地区骨科专科护士临床教学基地和老年护理临床教学基地，设置专职教员岗位，创

新护理教学模式，举办专科护士培训班。完成39名专科护士学员、92名轮转护士、27名进修生及299名实习生的教学任务。外送各级各类护理人员参加国家、军队继续教育项目412人次，培养重症监护等专科护士48人。新增学术任职21人次，在全国、北京市级专项比赛中获三等奖及以上奖励30余人次。

科研工作　全年申报国家和北京市自然科学基金、首都临床特色应用研究项目、后勤科研条件建设项目共74项，获批19项，经费近1000万元。获专利授权27项。张玉想课题组获得军队科技进步二等奖。召开医学科学委员会常委会，专题研究科研诚信建设，针对科研方案、立项申请、研究开展、论文发表、奖励申报等环节提出具体规范要求。加强学术论文投送管理，严格落实发表学术论文"五不准"要求。开展国防科技奖励专项治理、应用成果证明核查和专利管理清查。

医学教育　举办12项国家和北京市继续医学教育项目，主办中华医学会、中国研究型医院学会等多个专业领域学术会议近20场，中心规范化培训授课11次，累计培训7000人次。接收实习生、研究生、进修生260余人，完成15名联合培养研究生毕业答辩。完成全军远程医学教学和门诊咨询11次。举办首期基层医疗机构急救培训班。

信息化建设　完成军人家属信息导入和系统升级改造，实现就诊全流程优先。推进总医院各中心间信息共享开发工作，完善门诊医生工作站和电子病历系统。完成机房UPS电池更换，提高信息安全。完善结核楼门禁管理系统，加强病人管理。

（撰稿：刘　芳　审核：药　晨）

领导名单

院　长　李维国（至11月）
政　委　杜福胜
副院长　高天君　韩洪生　白国刚
主　任　李维国（自11月）
政　委　蔡　郁
副主任　葛承法　白国刚
副政委　张晓旭

各区卫生和计划生育工作

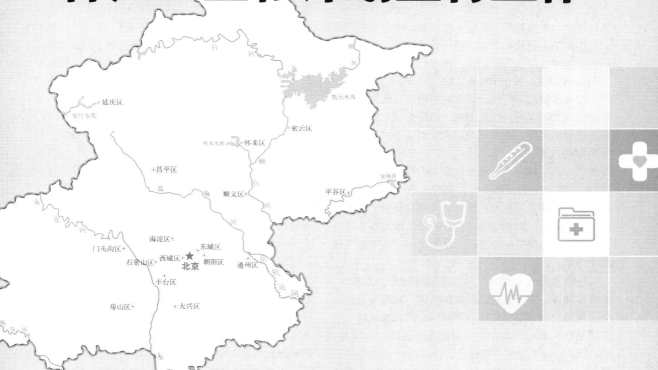

东城区

概况 辖区有常住人口82.2万人，户籍人口97.4万人。流动人口230152人，流动人口育龄妇女128656人，其中已婚育龄妇女73878人。户籍育龄妇女222827人，其中已婚育龄妇女133263人。全年办理一孩生育服务登记5145例、二孩生育服务登记2918例。

生命统计。出生8338人，其中男婴4346人、女婴3992人，出生率8.59‰；死亡7256人，死亡率7.48‰；户籍人口自然增长率1.11‰。因病死亡7011例，占死亡总人数的96.62%。死因顺位前十位依次为心脏病、恶性肿瘤、脑血管病、呼吸系统疾病、内分泌、营养和代谢疾病、损伤和中毒、消化系统疾病、神经系统疾病、泌尿、生殖系统疾病、精神障碍。户籍人口期望寿命84.24岁，其中男性82.12岁、女性86.34岁。

改革与管理 年内，印发《东城区深化医药卫生体制改革2018年重点工作安排》，涵盖13个方面41项任务。贯彻落实"两票制"要求，探索区属公立医院薪酬制度改革试点，推进公立医院"提质增效控费"考核，开展东城区改善医疗服务十大行动计划，建立"佳医东城"健康管理平台，提升家庭医生签约精准服务能力，建立物联网，开展送药到家服务，医养结合"3个中心"挂牌运行，协助完成天坛医院外迁任务。社区卫生服务绩效考核、基本公共卫生服务考核居全市第一。

医联体建设。辖区已建立医联体10个，其中5个综合医联体分别为东直门医院医联体、北京医院医联体、北京协和医院医联体、北京同仁医院医联体、解放军总医院第七医学中心（原陆军总医院）医联体，5个专科医联体分别为精神专科医联体、儿童专科医联体、口腔专科医联体、神经专科医联体、眼耳鼻喉专科医联体。医师多机构备案1033人次。

人才队伍建设与人才引进。落实公立医院用人自主权，推行聘用制和岗位管理，完善公开招聘制度，建立人才公平竞争和绩效评价机制，实行按需设岗、公开招聘、竞聘上岗、科学考核、合同管理。加强学科带头人队伍建设，为医院引进优秀卫生专业技术人才。

社区卫生 全区有社区卫生服务中心8个、社区卫生服务中心站5个、社区卫生服务站49个，全部为政府办机构。完成景山社区卫生服务中心站、魏家社区卫生服务站、圆恩寺社区卫生服务站标准化建设，安定门社区卫生服务中心、外交部街社区卫生服务站即将开工，交道口卫生服务中心完成选址，和平里中街社区卫生服务站完成公开招标。全区社区卫生系统编制1553人，在岗职工1386人，有在编1168人、劳务派遣79人、退休返聘89人。全年诊疗267.31万人次，门急诊266.53万人次。全区组建226个全科团队，累计签约27.28万人。二、三级医疗机构支援社区医务人员累计1394人次，开展门诊36129人次，会诊909人次，讲座32场，体检、义诊等其他服务14575人次。全年社区上转患者17853人次，下转4069人次。全区建立城乡居民健康档案638457份，规范化电子档案建档率77.67%；65岁以上老年人健康管理58128人，健康管理率69.27%；高血压患者管理68514人，高血压规范管理率62.39%；糖尿病患者管理33270人，糖尿病规范管理率62.31%。

疾病控制 传染病防治。传染病发病6208例。甲类传染病发病2例，无死亡。乙类传染病发病1105例，死亡10例（艾滋病3例、肝炎7例），发病率前三位的疾病是痢疾、梅毒、肺结核。结核病发病211例，无死亡；性病（淋病和梅毒）发病290例，无死亡；艾滋病发病27例，死亡3例。手足口病发病766例，无死亡；无狂犬病、人禽流感、布病发生。

慢病防治。年内，启动脑卒中新一轮随访管理的信息核查和随访工作。完成数据追踪核查3324人，成功随访高危人群3231人，随访率89.82%；完成本市户籍肿瘤患者随访4838例，失访205例，失访率4.24%。落实《城市癌症早诊早治项目》，全区完成问卷评估4684例，筛出高危2506例，高危检出率53.50%，总体任务完成率108.5%。完成2018年中国成人慢性病与营养监测3个街道6个社区600人的监测任务。2017年新增95对双生子，第一次随访成功87对，失访率8.4%。依托社区卫生服务基本公共卫生服务平台完成3个街道437例糖尿病患者的问卷调查、体格测量、血生化检测及特殊临床检查。持续开展慢病适宜技术推广工作，新增高血压自我管理小组19个、糖尿病患者同伴支持小组8个，社区覆盖率分别为69.2%和29.1%。创建全民健康生活方式行动示范机构，市级验收通过健康示范社区12家、健康示范食堂2家；区级验收健康步道1条、健康小屋1个和学校健康食堂3个。

精神卫生。全区在册严重精神障碍患者3792人，发病率4.32‰，其中6类重性精神障碍患者2889人，免费服药患者1992人，正常管理患者2820人，失访患者231人，拒访患者64人，住院患者677人。

学校卫生。有中小学生91726人。检查视力90086人，检出不良58776人，检出率65.24%；检查营养90138人，检出不良6915人，检出率7.67%；检查体重90138人，检出肥胖13520人，检出率15%；检查贫血89958人，检出2478人，检出率2.75%；检查恒牙龋齿90029人，检出20958人，检出率23.28%。全年处理传染病暴发、集体食物中毒等104起，其中中小学急性胃肠炎疫情28起（含暴发3起）、幼儿园急性胃肠炎疫情8起，中小学集中发热疫情13起（含暴发3起）、幼儿园集中发热疫情4起（含暴发1起），中小学聚集性手足口病疫情19起、幼儿园聚集性手足口病疫情29起（含暴发1起），中小学水痘暴发疫情2起、幼儿园水痘暴发疫情1起。

计划免疫。接种免疫规划疫苗10种150670剂次，报告疑似预防接种异常反应60例；接种非免疫规划疫苗16种56436剂次，报告疑似预防接种异常反应36例。外来务工人员接种麻疹疫苗2665剂次、A+C群流脑疫苗2081剂次。流感疫苗接种48095人，其中老年人16528人、学生24639人、保障人员1097人、自费5831人。应急接种麻风疫苗1090剂次、麻腮风疫苗338剂次、水痘疫苗242剂次。

职业卫生。全区有职业病危害因素企业58家（含放射性因素），职工23976人。应体检5231人，实际体检5219人。审核8例职业病病例，其中石棉肺1例（一期）、硅肺1例（一期）、石棉所致间皮瘤1例、电光性眼炎2例、电光性皮炎1例、化学性眼部灼伤1例、其他急性职业中毒1例。无农药中毒病例报告。

食品卫生及生活饮用水监测。完成14大类175件食品19项化学污染物监测、7大类245件食品11个项目的食源性致病菌监测，其中致病菌检出率11.27%。全年采集水样376件，其中市政末梢水216件、高层建筑二次供水160件，整体检测合格率100%。

健康促进。全年举办健康大课堂2438场，受众123261人次；疾控系统大课堂10场，受众1400人次。培养健康指导员227人。启动37家控烟示范单位的创建工作。年内，出动卫生监督员19594人次，监督检查各类场所9797户次，处罚违法吸烟个人及单位447户，罚款204200元。对718户不合格单位和违法吸烟人责令改正。

卫生计生监督 辖区有公共场所1782户，量化分级1583户。开展公共卫生监督检查10844户次，监督覆盖率99.66%，合格率90.41%，行政处罚851户次，罚没款1185000元。生活饮用水卫生监督检查1631户次，监督覆盖率99.6%，合格率97.39%，行政处罚72户次，罚没款130000元。学校卫生监督检查709户次，监督覆盖率100%，合格率96.67%，给予警告的行政处罚25户次。放射卫生监督检查215户次，覆盖率99.29%，合格率97.89%，行政处罚3户次，罚没款11000元。职业卫生监督4户次，覆盖率100%，合格率100%。传染病防治和消毒产品卫生监督检查1276户次，监督覆盖率86.06%，合格率98.5%，行政处罚17户次，罚没款72000元。

医疗卫生监督检查。监督检查医疗机构516家2155户次，覆盖率100%，合格率96.9%，行政处罚16家，罚款38000元。处理涉及非法行医举报投诉77起，给予行政处罚36起，罚没款489891.1元（罚款407500元，没收违法所得82391.1元）。移送公安部门涉刑案件2件，移送工商部门23件，移送食药监部门1件。疏解人员38人。

计划生育行政执法督查。监督检查从事计划生育技术服务的医疗、保健机构23户，覆盖率100%，合格率100%。

妇幼保健 妇女保健。剖宫产率44.56%，无孕产妇死亡。婚前检查1375人，婚检率6.84%，检出疾病144人。

儿童保健。新生儿死亡12人，新生儿死亡率1.56‰，婴儿死亡13人，婴儿死亡率1.69‰；5岁以下儿童死亡19人，5岁以下儿童死亡率2.47‰。新生儿出生缺陷发生率20.70‰，主要出生缺陷为先天性心脏病、外耳畸形、唇腭裂、多指（趾）、唐氏综合征、脐膨出。0～6岁儿童35430人，系统管理率97.62%，保健管理率99.51%。

计生服务 完成《东城区2016—2018年度计划生育目标管理责任书》的各项指标，计划生育政策符合率99.82%；计划生育家庭特扶资金发放到位率100%；免费孕前优生健康检查项目目标人群完成735对，覆盖率100%；区、街、居三级计生机构健全，按要求配备计划生育专干、宣传员，补贴发放到位率100%。17个街道计划生育目标管理考核均为优秀。全区办理一孩生育服务登记5145例、二孩生育服务登记2918例；办理再生育行政确认114例；办理流动人口一孩生育服务登记926例、二孩生育服务登记484例，再生育服务登记9例。东城区卫生计生委被评为2018年全国流动人口动态监测调查优秀单位。开展以"把健康带回家"为主题的流动人口卫生计生关怀关爱专项行动和以"共建生育文明，共享美好生活"为主题的第

29个世界人口日宣传活动，开展流动人口健康促进示范企业、学校和健康家庭创建活动。

计生药具。辖区计生药具免费发放点317个，其中社区发放网点196个、社区卫生服务站56个、身份证自助发放网点58个、物流网点5个、区级药具管理站1个、婚姻登记处1个。满足24小时随时发放网点202个。发放药具种类包括口服避孕药、外用避孕药、避孕套、宫内节育器等。全年发放各类药具1432箱，金额545146元。

生殖健康。全年优生咨询1896人。免费孕前优生健康检查定点医院由区妇幼保健院承接，分为南、北院区开展，免费孕前优生健康检查948对夫妇。开设孕妇课堂88节，受众7726人次。全年分娩823人，孕妇学校建档听课849人。开展特色课堂8节、宣传活动30场、社区讲堂12场、社区义诊10次，活动共计190场次，受益16350人次。

计生关怀。辖区计划生育特别扶助3320人，其中独生子女伤残特扶对象2063人、独生子女死亡特扶对象1257人。计划生育家庭伤残特别扶助金每人每月590元，计划生育家庭死亡特别扶助金每人每月720元，全年发放计划生育特别扶助金2209.12万元。独生子女父母奖励8072人，金额46.411万元。独生子女年老时一次性奖励5855人，发放金额585.5万元。独生子女意外伤残、死亡后对其父母一次性经济帮助156人，发放金额156万元。477户独生子女死亡家庭选择家政服务，在原有全年36小时的基础上，又对残疾人群、高龄人群等特殊服务对象增加服务小时数。640人参加体检。继续为全区70周岁以下计生特扶家庭投保"关爱计划生育家庭安康保险"，每个家庭保费为30元/年。区卫生计生委继续为全区计生特扶家庭投保"补充团体医疗保险（F款）"，即住院津贴险。9月，区卫生计生委重新制定《关于实施东城区计划生育特扶家庭"十到人"暖心服务项目的通知》，进一步完善扶助措施，细化慰问标准，做到帮扶、慰问工作日常化、常态化、制度化，确保慰问机制的落实。

医疗工作 全年出院411022人次，病床使用率87.29%，平均住院日7.57天。住院手术253771人次。医护比1：1.06。

对口支援。东城区与河北崇礼区，内蒙古化德县、阿尔山市，湖北省郧阳区，西藏当雄县对接，在原有共建基础上，又组织北京市第六医院、东城区第一人民医院、鼓楼中医医院、普仁医院、和平里医院5家医疗机构分别与崇礼区狮子沟中心卫生院和高家营中心卫生院，阿尔山市蒙中医院、天池镇卫生院、明水河镇西口村卫生室，化德县医院、化德县中蒙医

院、白音特拉乡卫生院和德包图乡卫生室9家医疗机构结对共建。选派12名骨干赴崇礼、化德、阿尔山的医疗机构挂职锻炼和驻点帮扶。同时，区属医院选派90名专家赴受援地区开展支医活动，通过义诊、学术交流、技术指导、科室对接等方式合作。义诊15次，为受援地区近1470名患者提供医疗服务，教学查房8例，开展手术2例，其中服务建档立卡户667人次。接收受援地区21名骨干医师到京跟岗进修，开展受援地区乡村医生多发病、常见病诊治，中医适宜技术和生活饮用水事故应急处理等方面的培训，共培训17场次，1066人次参加。与受援地区搭建远程会诊平台，开展远程会诊60例。

血液管理。全年无偿献血104048单位，辖区医疗机构临床用血65134单位。区内设有固定采血点9个、临时采血点1个。

WHO合作中心工作 WHO北京东城城市卫生发展合作中心成立于1996年4月。年内，参与的工作有：市医改办医改绩效综合考评工作；健康东城建设和区医药卫生体制改革；解放军总医院第七医学中心医联体和东城区眼耳鼻喉专科（同仁医院）医联体的建立；区级医学影像中心和检验（病理）中心的确立；编写健康东城3年行动计划；东城区中小学校卫生防病规划中期评估；本区与阿尔山、崇礼、化德对口支援相关工作；护士延续注册、变更注册、医疗机构麻精药项目变更、医师麻醉药品处方权资格备案，医疗机构过期药品销毁，医疗事故鉴定申请等多项医政医管工作；对各街道严重精神障碍患者督导检查；参与完成东城区医疗卫生人才创新发展平台一期建设工作。

信息化建设 全年信息化建设投入4596.1万元。继续完善区人口健康信息平台，建设区域PACS、区域心电和健康东城APP，满足多种类型医疗数据共享需求，实现面向居民健康的信息惠民、便民服务。开展平台三级安全等级保护，完善信息安全防护体系，保障平台安全、稳定、高效运行。继续推进影像信息管理系统和电子认证服务体系建设，实现委属医疗机构全覆盖。完善各医院网络信息安全保障体系，提升安全防护能力。借助物流网，引入大型药品供应公司，设立"虚拟库"，实现社区药品精准配送到家服务，为患者提供"最后一公里"的解决方案。借助便携式"移动医疗箱"，实现居民常规健康信息的采集和自动上传，已列为市卫生健康委2019年惠民服务项目向北京市民推介。区属医院及社区卫生服务机构全部实现微信、支付宝结算医疗费用，优化支付流程，改善结算模式，方便居民快捷支付。以隆福医院为核

心，完善区医养护一体化平台，继续建设全区老年人口医疗标准化覆盖的"医养结合东城模式"。以普仁医院为核心，完善区慢病管理平台，继续探索慢病管理新模式。以和平里医院为核心，试点建设区级远程门诊平台，推进优质医疗卫生资源合理分配。

卫生计生经费管理 全年卫计系统总收入492558万元，其中财政拨款143859万元、事业收入341483万元；总支出483937万元。

基本建设 全年基建总投资7992.88万元，其中财政资金投资7689.37万元、自筹资金303.51万元。无新建、扩建工程。实施基建项目77项，其中社区卫生

项目13个。截至年底，完工71个，其中社区卫生项目10个。

（撰稿：贾英仙　审核：王旭红）

东城区卫生计生委领导名单

工委书记 贾红梅

主　　任 林　杉

副书记 林　杉　张家惠

副主任 冯巧云　徐工学　吴礼九　林　刚
　　　　　王旭红

西城区

概况 辖区有常住人口117.9万人，户籍人口146.1万人。户籍育龄妇女33.4万人，其中已婚育龄妇女19.6万人；流动人口育龄妇女14.9万人，其中已婚育龄妇女7.7万人。全区生育登记33393个，其中户籍一孩19703个、二孩11523个，户籍再生育行政确认182个，流动人口一孩1253人、二孩732人。户籍出生人口性别比106.86，计划生育率100%。

生命统计。户籍人口出生13191人，死亡10756人，自然增长率1.67‰。因病死亡10363人，占死亡总人数的96.35%。死因顺位前十位依次为：恶性肿瘤、心脏病、脑血管病、呼吸系统疾病、损伤与中毒、内分泌、营养和代谢疾病、消化系统疾病、神经系统疾病、精神障碍、泌尿、生殖系统疾病。户籍人口期望寿命84.26岁，其中男性82.14岁、女性86.39岁。

改革与管理 推进复兴医院区域医学检验、病理诊断、影像和放射及远程会诊等"4个中心"建设。启动西城区区域肿瘤防治中心、区域脑病防治中心和区域心血管疾病防治中心建设。新建阜外医院与复兴医院、广外医院的心血管内科专科医联体，复兴医院全科医学科医联体和丰盛医院中医骨伤专科医联体。开展跨省异地住院医保实时结算试点。开展第二批医疗服务价格调整测算。辖区一级及以上公立医院和全部社区卫生服务机构均实行药品流通"两票制"。建立健全总会计师制度，6家区属三级医院全部落实总会计师岗位设置，5家已聘任总会计师。在广外医院开展公立医院人事薪酬制度改革试点，拟定《西城区公立医院薪酬制度改革试点工作实施方案》。开展区

属医院经济管理绩效考评，制定《西城区卫生和计划生育委员会所属公立医院经济管理绩效考评工作方案》。建立健全区属公立医院财政分类补偿机制，制定《西城区区属公立医院财政分类补助预算管理办法（试行）》。修订完善《西城区区属公立医院绩效考核指标体系（定量指标）》，完成对区属公立医院2017年度绩效考核和第三方满意度评价。西城区在2017年度全市医改绩效综合考评、公立医院综合改革考评中均位列第一名。11月19日，西城区推进"三纵两横一平台"紧密型医联体建设，作为国务院第五次大督查发现的典型经验做法受到国务院办公厅通报表扬。

人才队伍建设。6月15日，全面启动名中医身边工程，西城区15个社区卫生服务中心与广安门中医医院的15个专家团队完成对接。推动名中医与社区医生达成传承带教组合，促进中医药传承工作，提高社区中医诊疗水平，扩大区属中医医院及社区中心的影响力。专家团队每周至少出诊一次，保证出诊质量，方便社区中心骨干跟师学习。建立西城区"百名优秀社区卫生人才库"和"社区卫生服务机构优秀管理干部人才库"，为社区卫生可持续健康发展储备力量。加强社区人才培养，培育社区优秀中医，抓好儿科、康复等社区紧缺专业人才的培养。实施北京大学医学部第二期全科医生师资骨干培训项目，支持社区卫生服务机构与高等院校开展教学科研基地建设，建立健全人才培养机制。培养具备不同专业方向岗位胜任力的全科医生骨干及社区全科师资带教力量，第一期和第二期共68名学员全部结业，并启动第三期。

社区卫生 社区在岗卫技人员1816人，其中全科医生410人、社区护士498人、防保医生350人。组建265支专科—全科家庭医生团队，为患者提供连续性慢病管理；建立高血压、糖尿病、冠心病、脑卒中、骨关节病、COPD六大重点领域慢性病专家团队，作为全科医生的技术支撑。建设154个以优秀全科医生命名的家庭医生工作室。开展智慧家医服务，实现家庭医生与签约居民线上互动，居民健康自我管理。下发《关于进一步加强家庭医生签约服务有关工作的通知》，优化整合现有签约服务包，确定基本签约服务包和失能老人服务包、功能社区服务包、老年人服务包、高血压患者服务包、糖尿病患者服务包等个性化服务包，为居民提供有针对性的生命全周期健康管理。针对不同重点人群采取不同的服务模式和有针对性的服务内容，西城区重点人群签约率92.19%。全年社区门急诊390.71万人次，比上年增长7%；出诊服务30290人次。区属医院专家下社区1640。居民个人电子健康档案96.67万份，居民个人健康档案电子化率79.24%，完成国家基本公共卫生服务项目75%的指标要求。

疾病控制 传染病防治。法定传染病发病10937例，发病率896.48/10万。甲乙类传染病发病率137.30/10万，甲类传染病无发病；乙类传染病发病1675例，发病率137.30/10万，报告死亡病例17例，报告前三位病种为猩红热、肺结核和梅毒。丙类传染病发病9262例，发病率759.18/10万，报告死亡1例。人畜共患疾病中，无狂犬病、人禽流感病例报告。手足口病报告1038例，发病率85.08/10万，无死亡病例。西城区肺结核报告357人。新登记肺结核232人，其中本市182人、外地50人，医疗机构患者报告率100%，死亡8人。5种性病发病577人，累计管理艾滋病1210人，报告新发艾滋病383例，报告新发性病1090例。

慢病防治。在慢病综合防控示范区的基础上，继续深入开展全民健康生活方式行动。申请创建健康示范机构8家，其中健康示范食堂2家、健康示范社区6家；培训健康指导员200人。在全民健康生活方式日、高血压日、世界卒中日、联合国糖尿病日开展主题宣传活动，制作宣传折页115000册。通过国家级慢性病综合防控示范区复审。在辖区9个街道60岁以上老年人中推广老年人防跌倒毛巾操，240名老人参加。完成双生子随访97对，随访率92.5%。持续开展高血压患者自我管理小组（15个）及糖尿病同伴支持（15个）活动。开展机关企事业单位慢性病高危人群管理，在3个企事业单位干预150名慢性病高危人群。在3个机关企事业单位建立健康自我管理小组，150名职工参与，并组织健康讲座和健步走活动。加强高危人

群筛查及随访，完成4226人的5个癌种高危人群评估和2075例临床筛查。肿瘤患者随访6712人；北京市脑卒中高危人群随访3300人，国家级脑卒中高危人群筛查1273人；在7个社区开展35~75岁心血管病高危人群早期筛查与干预，筛查5014人，发现高危人群1255人，长期随访1020人；组织10家单位745名职工参加"万步有约"职业人群健步走激励大奖赛。高血压规范管理率69.89%，糖尿病规范管理率69.53%；血压控制率62.98%，血糖控制率58.87%。

精神卫生。精神障碍患者6218人，报告患病率4.014‰。其中6类重性精神疾病5053人，社区管理患者3661人，住院患者951人。社区坚持治疗患者3375人。免费服药患者2201人。

学校卫生。学校99所，学生124705人，实际体检119222人。学生常见病中，检出视力不良82164人、营养不良9903人、肥胖15924人、贫血1493人、恒牙龋齿30767人。

计划免疫。免疫规划疫苗17种，全年接种规划内疫苗225162人次，一类疫苗接种率均100%。学龄前本市儿童、外来儿童建卡建证9769人，建卡建证率100%。流动儿童计划免疫查漏补种，补卡率、补证率均100%。麻风、麻风腮、麻疹和水痘等4种疫苗应急接种1538人次。对辖区集中用工的326个单位外来务工人员接种流脑A+C疫苗2693人份，接种麻疹疫苗2189人份。继续流感疫苗免费接种，本市户籍60周岁以上老年人接种26476人，接种率61.65%；在校中小学生接种38514人，接种率61.19%。疑似预防接种异常反应上报80例，通过专家组诊断31例，其中偶合症4例、异常反应29例，其余均为一般反应。接种免疫规划计划外疫苗185156人次，不良反应报告11人次。继续加强狂犬病免疫预防门诊工作。

职业卫生。全区接触有毒有害物质作业单位190家，接触职业危害因素职工3773人。应体检2120人，实际体检2262人。全年报告职业病18例，其中尘肺病12例（新发9例、晋级3例，包括石棉肺5例、硅肺1例、煤工尘肺3例、水泥尘肺1例、铸工尘肺1例、电焊工尘肺1例），慢性职业中毒1例（慢性汞中毒），物理因素所致职业病4例（电光性眼炎、疑似职业中暑），职业性肿瘤2例（均为石棉致肺癌间皮瘤）。均完成报告登记、调查处理及资料存档等工作，尘肺新病例回访率100%。对辖区职业病报告单位开展职业病报告工作督导和信息档案核查4次。在全区开展主题为"健康中国，职业健康先行"职业病防治法宣传周活动，举办知识讲座等36次，发放宣传手册、折页等各类宣传资料17796份，在社区设置广告灯箱和海

报240块，404人次参与宣传周活动，受众11630人次。

健康促进。控烟监督5070户次，不合格194户，责改154户，处罚30户。处罚个人违法吸烟行为176次。共计处罚206起，罚款16.89万元。利用"西城健康教育"官方微博和疾控中心微信公众号发布健康知识，发布微博2254条；西城疾控微信公众号发布微信224篇。编辑《健康漫谈》6期，共印刷6万册；举办社区健康大课堂2536场，受众157175人次；疾控系统健康大课堂5场，受众1000余人次；疾控系统科普专家"五进"活动5场，受众500余人次。11月8日，通过健促区创建国家级复核。开展多项健康素养主题宣传活动，4月3日，举办世界卫生日主题宣传活动暨健康素养宣传月启动仪式；4月24日，在国家大剧院南广场开展"万步有约"职业人群健走激励大赛暨健康素养宣传月医疗机构健康教育专干健走活动；4月25日，在月坛体育馆举办西城区健康素养主题宣传月大众健身操展演活动等。完成居民健康素养监测、北京市成人烟草监测和中医药健康文化素养监测。开展"掌握健康金钥匙，提升健康素养"线上学习活动，10463名辖区居民和在职人员报名参与。完成"健康北京人十年行动规划"的区级评估。开展职业人员科学运动干预活动，在5家单位征集100名职业人群开展为期100天的体质监测、科学运动讲座、健骨操训练等运动干预活动。在辖区小学开展"争做健康少年"主题绘画征集活动，共征集作品150余幅，评出3个一等奖、1个二等奖、7个三等奖。

卫生计生监督 公共卫生监督检查。有公共场所2138户，应量化1711户，已量化1627户，量化比例95.09%，其中A级431户、B级1182户、C级11户、不予评级3户。监督5496户次，监督覆盖率98.22%，合格率95.16%。行政处罚284个单位，罚款489001元。

医疗卫生监督检查。本区有医疗机构606家，监督检查2896户次，合格率99.21%。实施行政处罚9起，金额24020元。开展专项工作8项，包括医疗美容机构"回头看"综合执法、临床用血医疗机构和5个街头采血点监督检查、对24家生活美容机构、药店、医疗机构等开展监督检查等。召开医疗机构电子化注册工作动员部署暨培训大会，对区内100余家医疗机构进行了培训。对区内85家各级各类医疗机构按照双随机的工作要求进行了监督检查。

计划生育行政执法督查。辖区开展计划生育技术服务的医疗机构23家，其中三级医院10家、二级7家、一级5家、社区卫生服务中心1家。监督覆盖率100%，无行政处罚案件。对区内开展人类辅助生殖技术工作的3家医疗机构开展市、区两级联合专项检查，未发现违法行为。

妇幼保健 妇女保健。孕产妇死亡1人，死亡率7.81/10万，剖宫产率42.99%。婚前医学检查1763人，婚检率5.44%，疾病检出率29.95%。

儿童保健。新生儿死亡率0.86‰，婴儿死亡率1.72‰，5岁以下儿童死亡率2.19‰。出生缺陷发生率21.81‰，出生缺陷主要病种有先心病、外耳及其他畸形、隐睾、多指（趾）染色体异常、其他肾脏异常。0～6岁儿童51643人，保健管理覆盖率99%，系统管理率97.13%。新生儿访视12620人次，儿童体检96722人次、血红蛋白测查52893人次、DDST筛查11929人次、预警征76518人次、听力筛查54268人次、视力检查17690人次、口腔检查64102人次。

计生服务 继续坚持计划生育目标管理考核责任制，贯彻落实"一票否决"。加大生育全周期宣传，组织知识竞赛、亲子活动、早教活动等共378场9742人次参加，发放宣传折页近15万张、宣传折扇2000把。开展流动人口关怀和关爱活动，"把健康带回家"累计广播电视宣传2次，报刊宣传451份，网络平台、微信、微博宣传609条，宣传品发放5455份，宣传折页15万张，组织健康讲座78场，义诊咨询34场，慰问走访1187人，留守儿童心理辅导52人次，留守儿童家长培训辅导54人次。推选一支由64人组成的流动人口健康教育指导员队伍，全年召开流动人口健康教育指导员培训会和知识技能竞赛，促进流动人口健康素养的提高。全年发放避孕套1440箱，口服、外用避孕药2500盒，宫内节育器150套。

生殖健康。继续实施"婚育健康服务包"项目，发放"婚育健康服务包"6000余个。实施国家免费孕前优生健康检查项目，印发服务卡2000张，张贴海报50张，发放宣传品3000个，1531对夫妇接受了免费孕前优生健康检查。

计生关怀。全年审批发放独生子女伤残、死亡一次性经济帮扶153人153万元；发放独生子女父母年老时一次性奖励651.7万元；为502人办理独生子女父母光荣证，发放独生子女父母奖励费71.74万元。行政确认计划生育特别扶助4600余人，发放特别扶助金3600余万元。元旦、春节期间，走访慰问市级计生特殊困难家庭，为15户计划生育特殊困难家庭发放慰问金2.25万元。街道在元旦、春节走访慰问计生特殊家庭3000余户，发放慰问金136.2万元。

关爱女孩。7月31日，在中国儿童中心举办由国家二级心理咨询师、NLP执行师、中国家庭教育指导师王明珠"关爱女孩——我就是我的人生导演"专题讲座，全区适龄女生及家长200余人参加。

医疗工作 全年门诊31170612人次，急诊1528017

人次，出院659235人次，病床使用率96.62%，平均住院日7.81天，死亡率0.6%。住院手术320420人次。

对口支援。区属医院对20余家受援医院开展城乡医院对口支援，其中区属各医院支援北京郊区医疗机构17家，复兴医院、丰盛中医骨伤专科医院、护国寺中医医院、宣武中医医院、北京市回民医院支援内蒙古地区医院7家，复兴医院、健宫医院分别和武警六支队、七支队开展医疗对口支援。制定了青海省玉树州囊谦县、河北省保定市阜平县、张家口市张北县、内蒙古自治区喀喇沁旗和鄂伦春旗等5个地区健康扶贫对口帮扶方案，组织西城区疾控中心、11家区属医院、15个社区卫生服务中心分别与5个地区90余家医疗卫生机构建立一对一结对帮扶协作关系，西城区与受帮扶地区医疗卫生机构结对帮扶率100%。选派184名专业技术人员前往贫困地区帮扶，其中50余名医疗卫生专业技术人才驻守1个月以上，通过日常门诊、下乡体检、教学查房、手术示范带教、帮扶重点科室开展新技术新业务、培养学科带头人、开展学术交流等多种形式开展帮扶工作。派遣卫生干部12人赴扶贫地区挂职1年，其中玉树州6人、阜平2人、张北2人、鄂伦春旗1人、喀喇沁旗1人。根据当地实际，组织受帮扶地区医疗骨干到京培训班8期，合计69人。玉树州挂职干部6名，支援青海省玉树州人民医院，广外医院副院长刘云军担任玉树州人民医院院长，先后成立儿科重症监护室等11个新学科，开设5个新病区，开展78项新技术、新业务，并于8月29日带领医院通过国家级专家的现场评审，晋升为玉树州第一家三级综合医院。

血液管理。全年无偿献血102797单位，其中街头无偿献血86098单位、单位团体无偿献血7041单位、互助献血9658单位。年内，新建街头采血点4处：西单北大街联通大厦献血车、荷花市场献血屋、马连道新年华购物中心献血车和白云观临时献血点。

信息化建设 发布《西城区全民健康信息化建设三年行动计划（2018—2020年）》。2018年，财政支持系统各单位信息化项目29项，卫生计生系统信息化建设总投入7641万元，其中区级平台投入3897万元、区属医院投入2942万元、社区卫生服务机构投入241万元、公共卫生机构投入561万元。启动北京市全民健康信息互联互通和信息便民服务试点工作，编制了《西城区全民健康信息互联互通和信息便民服务试点工作方案》。推进西城区全民健康信息平台建设，启动了西城区居民健康档案中心、西城区分级诊疗信息平台、西城综合服务门户、健康西城自助服务、电子居民健康卡等建设。建立基于政务外网、移动业务专线两网融合的卫生计生专网，连通了驻区央属、市属

医院，全部的区属医院和社区卫生服务机构。新开发的社区卫生信息系统在13个社区卫生服务中心上线。西城区公共卫生大厦1号楼区域卫生数据中心和卫生计生委机关视频会议系统完成升级改造。区属公立医院绩效考核系统上线运行。完成健康大数据资源梳理和目录编制工作，启动了健康大数据平台（一期）系统开发建设。

年内，社区卫生信息化建设总投入约1000万元。13个社区卫生服务中心及其下属站完成社区卫生信息化升级改造（CIS和新公卫系统）及数字医技等部署上线工作。15个社区卫生服务机构全部实现与区级平台连通。社区卫生管理平台项目完成初步验收，按计划稳步推进。年底，区卫生计生委启动全民健康信息平台，覆盖全区社区卫生服务机构。推广分级诊疗信息平台，逐步实现预约挂号、远程会诊、远程影像诊断等服务功能，促进优质医疗资源有效下沉，提高社区卫生服务效能。

卫生计生经费管理 全年卫生系统总收入650840.32万元，其中财政拨款208373.18万元、业务收入439117.25万元，总支出645520.68万元。卫生事业专用基金54692.66万元，本年度使用事业基金弥补亏损2115.14万元。计划生育财政总投入3752.97万元。

基本建设 妇幼保健院装修改造项目基本完工；第二医院装修改造工程正在施工；回民医院门诊区病房区装修改造工程、远程会诊中心项目均已开工建设；护国寺中医医院业务用房建设项目取得初设概算批复；宣武中医医院市政管线维修项目、市政热力接入工程取得初设概算批复，正在开展设施监理招投标工作；广外社区卫生服务中心标准化装修项目取得可行性研究批复；白云观6号楼装修改造项目取得可行性研究批复；金融街E1地块丰盛中医骨伤专科工程项目取得建设项目用地预审意见，处于征收阶段，完成征收申请报送、入户调查及房屋评估，待房源确定后将对征收方案进行公示；德胜门外大街38号业务用房装修改造项目取得可行性研究批复；南线阁社区卫生服务站项目正在推进前期手续。

（撰稿：马 蕊 审核：宋 青）

西城区卫生计生委领导名单

工委书记　曾家顺

主　　任　安学军

副 书 记　安学军　安 梅

副 主 任　郭燕葵　宋 青　金 庆（8月退休）
　　　　　赵 刚（8月调出）

朝阳区

概况 辖区有常住人口360.5万人，其中户籍人口211.69万人。户籍育龄妇女512108人，其中已婚育龄妇女287669人；户籍人口计划生育率99.59%，出生人口性别比107.73。全年户籍人口一孩生育登记13417例、二孩生育登记7848例，办理再生育确认（三孩及以上）338例。流动人口育龄妇女753323人，其中已婚439581人。

生命统计。户籍人口出生19289人，出生率9.15‰；死亡15320人，死亡率7.27‰；人口自然增长率1.88‰。因病死亡14775人，占总死亡人数的96.44%。死因顺位前十位依次为：恶性肿瘤，心脏病，脑血管病，呼吸系统疾病，损伤和中毒，内分泌、营养和代谢性疾病，消化系统疾病，神经系统疾病，泌尿、生殖系统疾病，传染病。户籍人口平均期望寿命为82.71岁，其中男性80.21岁、女性85.38岁。

改革与管理 试点推进公立医院薪酬制度改革。联合多部门出台《朝阳区公立医院薪酬制度改革试点工作方案》及4个配套文件，确定公立医院绩效工资水平以及医院主要负责人绩效年薪水平。落实紧密型医联体内影像中心建设，实现拍片在社区、诊断在医院。试点由社会办医疗机构牵头建设皮肤病专科医联体。开展责任主任考核，采取交叉互考的方式推进基本医疗服务水平的提升。创新落实"街乡吹哨、部门报到"工作。区卫生计生委选派44名卫生健康专干到街乡工作，夯实健康朝阳的基层基础。实现547个村、居委会公共卫生委员会100%全覆盖。

医养结合。加强康复体系建设。推进太阳宫、南磨房社区卫生服务中心康复护理机构转型建设。辖区28.94万名65岁及以上老年人接受健康管理，老年人健康管理率68.41%。开展重点老年人健康评估912人次。17家社区卫生服务机构建立家庭病床115人次，执行医嘱7785条。为5种慢性病稳定期的老年人提供上门送药服务。免费为126名80岁以上朝阳户籍老人安装一键式家庭智能呼叫电话。

人才队伍建设。启动公立医院特殊人才遴选与引进工作，遴选出柔性人才31人，其中院士1人、国医大师1人。完成驻区及直属医疗机构继续医学教育培训26965人，精选社区卫生管理及专业技术骨干赴新加坡及台湾地区等地参加管理及专业技术课程交流。精选社区卫生全科医生等专业技术骨干参加国际家庭医师优师团队培训、台湾社区卫生情景再现教育基地项目。完成驻区及直属医疗机构继续医学教育培训26965人，精选13名社区卫生全科医师骨干赴新加坡参加专业技术课程，精选30名管理及专业技术骨干赴台湾参加管理及专业技术课程交流，精选29名社区卫生全科医师骨干参加国际家庭医师优师团队培训项目，精选66名社区卫生管理及专业技术骨干参加台湾社区卫生情景再现教育基地项目，精选108名业务骨干参加英语、日语培训。

社区卫生 有48个社区卫生服务中心（卫生行政部门35个，企业、个人、其他社会组织13个），200个社区卫生服务站（国有集体191个，其他内资9个）。新建东坝第二社区卫生服务中心、将台第二社区卫生服务中心和三里屯第二社区卫生服务中心。社区卫生服务中心卫生人员5190人，其中执业（助理）医师2478人、全科医生875人、注册护士1633人。全年门急诊12666311人次、出诊20108人次。医占比24.67%。太阳宫社区卫生服务中心18300平方米建设费用由区财政资金解决，年底前竣工并结束审计。家庭医生服务签约1419835人，签约率37.97%。二、三级医院对口支援门诊服务39593人次，开展健康教育136次、专业讲座48次。双向转诊上转100035人次、下转3063人次。全区建立健康档案3061198份，建档率81.87%，其中电子健康档案3050073份，电子健康档案建档率81.57%。

农村卫生 在职岗位培训15名乡村医生，并参加北京市统一理论考试，考试合格率100%。

疾病控制 传染病防治。报告传染病24种39871例，报告发病率1066.36/10万，比上年上升60.42%；报告死亡率1.36/10万，比上年上升22.74%。甲乙类传染病发病率142.74/10万。甲类传染病报告8例，为霍乱，无死亡。报告乙类传染病发病率居前三位的是梅毒、肺结核、痢疾，死亡人数前三位的是艾滋病、乙肝、丙肝。确诊肺结核1185例，其中新发病1185例，发病率31/10万，无死亡。登记管理结核病1037例，包括肺结核927例、结核性胸膜炎110例。报告5种性病4363例，其中梅毒1826例、淋病716例、尖锐湿疣754例、生殖道沙眼衣原体感染988例、生殖器疱疹79例，发病率85.85/10万，无死亡病例。报告HIV/AIDS现住病例959例，比上年减少4.4%，发病率7.22/10万，死亡15人。新发现病例以男男同性性接触传播为主，占74.9%。监测报告全国首例霍乱病例并成功溯源，筛查发现11例霍乱病例，占全国总病例的40.7%。调查处置手足口病和疱疹性咽峡炎聚集性疫情447起、集中发热事件68起、急性胃肠炎聚集性疫情85起。开展禽流感外环境监测，采集39件外环境标本，阳性率23.1%。接报、调查、处理1例本地狂犬病病例。

慢病管理。加强全国慢病综合防控示范区建设。完善疾控中心—街（乡）、社区卫生服务中心—居（村）委会、社区卫生服务站、二三级医院的三级慢病防控网络。完成农村大肠癌和城市五癌（肺癌、肝癌、乳腺癌、上消化道癌、下消化道癌）临床筛查832人次和1761人次，肿瘤患者随访11370例。高血压、糖尿病高危人群（肿瘤和脑卒中）筛查2.9万人。新建高血压、糖尿病患者及肥胖自我管理小组56个，培养组长80余人，开展小组活动400余次。实施全民健康生活方式各项活动，督导已挂牌示范机构90余家，新培训指导员203人，开展活动200余场。新建健康小屋、健康步道等支持性环境3处，新确认市级健康生活方式示范机构14家。开展老年期重点疾病随访干预1500余人、随访双生子1240对、慢性病及危险因素监测，完成9972人的现场调查。开展脑卒中高危人群筛查及管理，对既往参加筛查的5664人进行随访干预，新筛查1463人，完成追踪核查调查1.1万余人，随访率95.9%。

精神卫生。严重精神障碍患者13787人，报告患病率3.687‰。精神分裂症患者服药率88.7%，面访率86.92%，为3727名重性精神疾病患者免费体检。重性精神疾病患者建档15770人，其中6类严重精神障碍患者13787人，发现报告率3.69‰，在册管理率95.53%，在册规范管理率90.9%，病情稳定率99.32%，规律服药率80%。发放贫困诊疗费补助102.44万元，1828人次患者受益。8019人通过免费服药资格审核，投入免费服药经费647.17万元，免费服药政策惠及率58.16%。9717名严重精神障碍患者的监护人申请看护管理补贴，发放补贴2083.32万元，申请率80.31%。

学校卫生。中小学生183725人，检查身高175047人，其中上等57432人、下等3380人；检查体重175047人，其中上等65938人、下等3444人；检查视力174973人，视力不良98456人；检查营养状况169467人，其中肥胖33759人、营养不良34603人；检查贫血174394人，检出贫血3692人；检查沙眼173221人，检出沙眼9人；检查龋齿173682人，检出龋齿患者26166人。

计划免疫。常规免疫接种疫苗1083580针次，其中基础免疫646697针次、加强免疫436883针次；户籍儿童接种662664针次，流动儿童接种420916针次。疫苗报告接种率均在99%以上。接报AEFI 1423例，其中一般反应976例、异常反应259例、偶合症179例、心因性反应9例。水痘、麻疹、麻风、麻风腮三联疫苗分别应急接种1138针次、1804针次、3396针次、509针次。免费接种流感疫苗185941支，其中学生100344支，接种率56.71%；老人79613支，接种率44.17%；保障人员5984支。

职业卫生。完成国家重点职业病监测及风险评估。全区接触有毒有害工业企业388家，接触有毒有害作业职工10242人。体检12397人。职业病与职业卫生信息监测到职业病39例，其中职业性尘肺病和其他呼吸系统疾病27例、职业性肿瘤5例、职业性传染病1例、物理因素所致职业病1例、农药中毒5例。受理并完成职业病鉴定7例。完成职业性放射性疾病监测与职业健康风险评估及医疗卫生机构医用辐射防护监测。完成29家医院68台次设备性能检测及场所防护检测。2017～2018年两年度完成辖区内390家放射诊疗机构的调查。本年度完成个人剂量监测400家7297人次。

食品卫生。化学污染物及其有害因素常规监测馒头、饼干等6类食品60件，腾毒素（TEN）检出率100%；馒头、饼干样品交链孢酚单甲醚（AME）检出率分别为40%、100%；饼干样品交链孢菌酮酸（TeA）检出率100%。专项监测现制饮料、食品用纸制品等7类70件，元素锑检出率40%。主动监测猪肉、鸡肉等4类101件，开展甲砜霉素、环丙沙星等项目检测，监测结果均为阴性。微生物及其致病因子常规监测特殊膳食用食品、肉与肉制品等5类126件，开展单增李斯特菌、产气荚膜梭菌、弯曲菌等细菌检测，致病菌检出率4.17%；肉制品单增李斯特菌检出率14.3%；专项监测冰箱涂抹120件，开展小肠结肠炎耶尔森菌、单增李斯特菌等细菌检测，致病菌检出率4.2%；主动监测生食水产品、营养餐626件，开展单增李斯特菌检测、大肠菌群、变形杆菌、金黄色葡萄球菌等项目检测监测，奶粉中检出阪崎肠杆菌，检出率5%；营养餐定点企业以及学校食堂工用具，和厨师双手涂抹，有69件样品大肠菌群结果不合格，合格率86.9%。

环境卫生。环境卫生主动监测，其中生活饮用水监测样品568件次，检测20448项次，总合格率99.47%；公共场所主动监测177户次5630项次，总合格率93.14%。检出的主要致病菌为在游泳场所、洗浴场所淋浴热水中检测出的嗜肺军团菌等，均给予通报和应对。

健康促进。开展国家卫生区、健康促进区和健康城区联创工作。自制并发放健康传播材料9类70

种370216份；组织健康教育知识讲座2992场，覆盖138151人次；公众咨询827场，覆盖14.5万人次；微博发送信息949条，微信推送文章646条，出版《朝阳健促工作信息》6期。举办疾控系统健康大课堂5次，覆盖人群1000余人次。健康提"素"100天活动在线学习16506人。完成493户示范健康家庭的创建。完成15个街乡的居民健康素养监测和2个街乡的成人烟草调查。健康教育信息管理系统完成终验并正式运行，在全市率先实现区域"互联网+"健康教育管理模式，完成单位用户账号注册134个。创建5家医疗机构北京市A级戒烟门诊，对全区医疗机构开展简短戒烟干预技术培训。

爱国卫生。健全爱卫工作体系，调整完善新一届区爱国卫生运动委员会成员，形成区、街乡、社区（村）三级爱卫组织机构网络。首次将爱卫、创卫工作纳入区政府绩效考核及爱国卫生目标管理考核。完成《朝阳区爱国卫生工作管理办法》《朝阳区病媒生物预防控制管理办法》等区级爱卫规范性文件的起草、制定与实施。开展控烟监督检查21106户次。受理举报投诉案件4369起，比上年上升18.59%。控烟专业卫生行政处罚案件846起，比上年上升41.24%。行政处罚59.11万元。调整病媒生物防制工作模式，由街乡负责本辖区全域的病媒消杀防制工作，追加病媒防制工作经费4200万元。

创卫工作。成立52人创卫专班，实现集中办公。完成市级病媒防制暗访验收，南磨房、太阳宫及来广营乡通过了国家卫生乡考核验收。全区通过了国家卫生区市级暗访考评。

卫生计生监督 公共卫生监督检查。公共场所卫生许可证应监督6161户，比上年增加9.45%。其中旅店业1089户，文化娱乐场所308户，公共浴室59户，理发店、美容店4238户，游泳场馆249户，展览馆、博物馆、美术馆、图书馆8户，商场、书店210户。监督覆盖率98.72%，完成监督13775户次。公共场所卫生行政处罚1235件（不做处罚18件），其中一般程序723件、简易程序494件，罚款169.111万元。5307个单位量化分级，占比100%，其中A级2089个、B级3083个、C级43个。

医疗卫生监督检查。医疗卫生机构监督检查1585户，覆盖率99.81%，合格率98.26%，处罚188件，罚没款96.9万元，其中没收违法所得55.1万元。取缔无证行医80户次，没收药品、器械等25.5包（件）；行政处罚74件，罚没款85万元。移送公安部门处理2件。受理举报投诉5764件，处理率100%，完结率100%，查证属实率13.6%。颁发医疗机构设置批准书139家，医疗机构执业登记注册115家，医疗机构登记备案

8家。完成医疗机构变更450个，医疗机构注销12家。办理医师执业注册1680人，变更3888人，医师注销85人。外国医师短期行医171人，外国医师学术交流47人。医师多执业机构备案5196人，取消多执业机构备案434人。美容主诊备案179人，盲人医疗按摩备案11人。护士变更注册5903人，延续10081人。

计划生育行政执法督查。计划生育监督检查85户，覆盖率99.81%，合格率99.43%，行政处罚2件，均为一般程序，罚没款41650元。未发现非医学需要的胎儿性别鉴定和选择性别的人工终止妊娠等违法违规行为。

妇幼保健 妇女保健。常住产妇34380人，本市户籍产妇18678人；常住活产34958人，本市户籍活产18990人。剖宫产率40.25%，出生性别比（本市）107.48。常住孕产妇死亡率8.58/10万，户籍孕产妇死亡率10.53/10万。常住孕产妇系统管理率95.05%，本市户籍孕产妇系统管理率95.44%。常住孕产妇住院分娩率100%。常住高危孕产妇管理率99.28%，本市户籍高危孕产妇管理率98.95%。婚检4227人，婚检率9.56%；检出疾病252人，疾病检出率5.96%。

儿童保健。7岁以下在册儿童20.51万人，其中本市户籍13.76万人、外地户籍6.75万人。新生儿疾病筛查率99.35%，新生儿听力筛查率96.10%。围产儿出生缺陷发生率28.67‰，孕期监测出生缺陷发生顺位前五位分别是先天性心脏病、外耳其他畸形、多指（趾）、隐睾、唐氏综合征。常住5岁以下儿童死亡率2.60‰，户籍5岁以下儿童死亡率3.05‰。常住婴儿死亡率2.12‰，户籍婴儿死亡率2.37‰。0~6岁儿童健康管理率98.61%，0~6岁儿童系统管理率97.28%。

计生服务 完成流动人口二孩以内生育服务登记17530例、流动人口再生育服务登记113例。朝阳区流动儿童各类疫苗接种率均在95%以上。安装网络版避孕药具自助发放机，现有免费避孕药具发放网点1353个。完成四大类24个品种293万元免费避孕药具的发放。免费孕前优生健康检查定点医院1家，孕前优生健康教育4188人次，咨询指导639人次，免费孕前优生健康检查1885对。

计生关怀。符合计划生育奖励扶助政策55759人，发放7827.3415万元。独生子女父母奖励40794人1821.7万元。独生子女奖励扶助对象14641人6276.276万元。开展"安欣计划"保险项目，投入560万元为辖区失独老人提供每人2000元综合服务保障，惠及2802人。为符合条件的2207人失独家庭"暖心计划"养老金兑付640.03万元。"两节"慰问2190户计生特殊困难家庭（失独、意外伤残）、956户计生困难家庭，投入资

金266.8万元。开展"幸福家庭""关爱女孩"等活动，举办健康知识宣传230场，参与群众28万人次；组织街乡开展知识课堂、社会实践等关爱女孩系列活动，将心理疏导、性健康等内容渗透到女孩成长之中。

医疗工作 全年诊疗43037142人次，其中医院27456708人次；社区12438142人次，社区占28.9%；门诊部及以下3142292人次。出院750943人次，其中医院743138人次、社区7805人次，平均住院日8.97天。门诊40823504人次，急诊2183003人次，家庭卫生服务30635人次。区级医疗机构门诊2550181人次，急诊227229人次，家庭卫生服务1735人次，出院51157人次，平均住院日9.89天，床位使用率83.95%，床位周转27.61次，医护比1∶1.05。死亡率1.53%。住院手术16255人次。委托朝阳区医学会医疗事故技术鉴定15例，完成鉴定5例，鉴定为医疗事故2例。

中医工作。健全中医药人才队伍建设，制定区级中医药人才培养方案。组建46个市区级名中医专家团队，实现全区社区卫生服务中心名中医团队全覆盖。启动首批朝阳区中医药薪火传承育星工程、第六批中医药专家下基层暨学术经验继承工程、第三批中医药特色技术传承工程及第三批砺剑工程和3个名老中医传承工作站。96名中医专家下基层3836人次，诊疗患者1.9万人次。制定中医药服务贸易试点区工作方案，首批推出9个区级中医药国际医疗服务包。5家机构入选北京市级中医药旅游示范基地。承办第五届京交会中医药双语养生讲座，举办首届百姓和驻华使节家属中医药知识风采大赛。完成《朝阳区社区卫生服务机构中医药工作日常监管和绩效考核平台》二期研发，实现基层中医药指标日常监管与考核信息化。

急救工作。以政府购买服务的方式配备65名担架员。实施区域协同胸痛救治网，全年转运133例。与北京市红十字会紧急救援中心、国际SOS国际救援组织形成航空医疗救援合作机制。全网络市民急救救治转运55956件次，比上年增长6.1%。参与全区含3人以上和/或死亡1人以上各类突发事件98起，伤亡315人（死亡34人）。承担较大活动保障667件次，参与保障急救车组667辆次、保障人员26223人次，保障时间20913小时。

对口支援。对口支援工作覆盖18个省、市、自治区110个点位，选派55名医疗专家赴受援地工作，其中1年期12人、半年期6人、1个月期37人。接收170人次到朝阳区医疗机构进修学习。

血液管理。自愿无偿献血48239单位，比上年下降25.1%。其中街头献血27908单位，比上年下降42.8%；团体献血20331单位，比上年增长29.7%。新增3个采血点，采血点共9个。全年医疗用血100686单位，同比上升3.9%。其中成分输血100679单位、全血7单位。血浆77526单位，比上年下降14.3%；自体输血43503单位，自体输血率30.2%。

科研工作。申报科研项目107项，获经费1468.86万元。其中国家科技项目9项，经费873.66万元；地方科技项目47项，经费200.9万元；其他科技项目51项，经费394.3万元。发表SCI收录论文11篇。出版论著4部。授权专利1项。直属单位84人担任学术团体主任委员、副主任委员、委员职务。

信息化建设 全年信息化投入4000万元。完成2018年北京市卫生计生系统软件正版化专项工作，完成朝阳区创建国家卫生区综合管理信息平台服务项目、朝阳区区域PACS项目社区机构扩点项目、朝阳区分级诊疗基础支撑平台项目等28个往年项目的验收，启动朝阳120指挥调度平台升级改造项目、朝阳区社区卫生绩效及基本公共卫生服务项目考核平台、朝阳区区属公立医院管理平台等18个项目，进一步提高朝阳区基本公共卫生工作的信息化程度，加强了信息化的安全防护。建设区域心电图系统及区域PACS系统，心电及影像实现远程会诊。被中国信息协会评为2018年度中国网信事业创新驱动单位。

卫生计生经费管理 全区卫生系统总收入818949.27万元，其中财政拨款及业务收入287798.53万元；总支出783603.18万元。计划生育财政总投入7915.57万元，其中流动人口计生专项经费750万元。

基本建设 新建、扩建项目6个，其中垂杨柳医院改扩建工程10.9万平方米、朝阳区和平医院改扩建工程8965平方米、北京市第一中西医结合医院来广营院区装修改造工程52181平方米、朝阳区双桥医院改扩建项目64900平方米、朝阳区中医医院装修改造工程一期改造面积15197.79平方米、区财政局投资建设医院主楼等，6项投资21782.45万元。改造面积38577平方米。维护16个社区卫生服务中心（站），维修项目16个，其中含医院2家、1个社区卫生中心、9个社区站，涉及资金1300万元。

（撰稿：周翔飞 姚 雯 审核：杨 桦）

朝阳区卫生计生委领导名单

党委书记、主任 师 伟

副 书 记 陈开红（调研员）

纪委书记 王东胜

副 主 任 肖志峰 杨 桦 杨宏杰
　　　　　　王乃锋 张 瑞

海淀区

概况　辖区有常住人口335.8万人。全区户籍育龄妇女632399人，其中已婚育龄妇女336234人。

生命统计。因病死亡12012人，占死亡总数的96.43%。死因顺位前十位依次为：恶性肿瘤，心脏病，脑血管病，呼吸系统疾病，损伤和中毒，内分泌、营养和代谢性疾病，消化系统疾病，神经系统疾病，泌尿、生殖系统疾病，传染性疾病。户籍人口期望寿命82.92岁，其中男性80.65岁、女性85.25岁。

改革与管理　年内，以落实医药分开后续重点改革任务为主线，深入推进5项基本医疗卫生制度建设，取得积极成效。海淀医院、中关村医院分别依托北医三院、中科院不断完善法人治理结构，启动以四季青医院为试点的公立医院薪酬制度改革，海淀医院、北京市中西医结合医院总会计师进入医院领导班子，参与医院重大问题决策，现代医院管理制度建设不断强化。此外，实现基层医疗卫生机构与大医院用药目录的紧密衔接，建立完善药品阳光采购制度、药事管理委员会制度，并在社区卫生服务机构建立短缺药品登记制度。加速实施行业综合监管制度。

医联体建设。10月31日，召开海淀区肿瘤专科医联体启动会。海淀区肿瘤专科医联体核心医院是北京肿瘤医院，成员单位包括区内8家三级医疗机构、6家二级医疗机构、2家社区卫生服务中心、5家民营医疗机构。11月21日，举行海淀区紧密型医联体启动签约仪式。中国中医科学院西苑医院—海淀区双榆树社区卫生服务中心紧密型中医医联体、海淀医院—海淀区温泉社区卫生服务中心紧密型医联体正式成立。

人才引进。年内有两次主序列招聘，共计561个岗位。报名2109人，现场确认1399人，笔试1133人，面试427人。录用197人，其中44人为非京生源毕业生。第二次招聘笔试首次使用人机对话模式。安置农村地区医学定向生，组织各用人单位和定向毕业生召开双选会。人才引进1人。安置2018届农村定向生5人。安置退役士兵4人，接收军转干部9人。审核合格办理区属卫生事业单位人员调动148人，其中调出60人、调入51人、系统内交流调动37人。

人才队伍建设。选派10%区属社区骨干医生92人到医联体进修。培养一批全科、专科骨干人才。选派区属二、三级医院骨干医生（或团队）15个到三级及以上医疗机构进行不少于12个月的全脱产培训。

社区卫生　有社区卫生服务中心51个、社区卫生服务站192个，其中政府办中心28个，占55%；社会办中心23个，占45%。政府办卫生服务站125个，占65.1%；社会办卫生服务站67个，占34.9%。基本形成以政府办机构为主体，大学、大院、大所、部队等共同参与、村卫生室为补充的社区卫生服务体系。建起"城区15分钟、北部地区20分钟可及"的社区卫生服务圈。卫生人员3865人，其中医生1624人、全科医生839人、护士1263人。全年门诊823641人次。

农村卫生　运行村卫生室14个，均为村委会办。注册乡村医生113人，其中享受市级乡村岗位政府补助25人。全年诊疗93494人次。全区108个在岗乡医，全部按要求参加培训并且培训合格。

疾病控制　传染病防治。甲类传染病报告1例（霍乱）。乙类传染病发病4084例，发病率117.36/10万，发病率前三位的是痢疾、肺结核、猩红热。丙类传染病发病20105例，发病率577.73/10万。报告结核病829例，按照首管单位新登记管理肺结核564人，实际住本区483例，纳入社区管理465例，非结核病防治机构疑似肺结核报告1451例，到位1252人；综合医疗机构肺结核报告率86.0%，转诊率86.2%；15家地方综合医疗机构平均肺结核报告率99.6%，转诊到结防机构率99.0%。9家部队医疗机构平均肺结核报告率66.25%，转诊到结防机构55.1%。综合医疗机构痰结核菌检验结果误差率5%以下。报告手足口病3711例，发病率100.35/10万，较上年增长40.62%，无死亡；聚集性发病171起514例，其中重症4例。

巩固全国艾滋病综合防治示范区成果，全年新报告HIV/AIDS 374例。二、三级医疗机构共筛查1057128人次，其中阳性264例。区4家艾滋病免费自愿咨询检测门诊为1560人提供自愿咨询检测及性病诊疗、心理辅导、转介治疗等服务，发现阳性30人，阳性率1.92%。

慢病防治。推进实施国家医改重大专项脑卒中高危人群筛查及干预项目，随访7045人，抽血化验7045人，颈动脉彩超1503人，年度新人群筛查1024人。开展全民健康生活方式行动及多项慢病综合监测。继续开展全民健康生活方式行动，完成2家示范餐厅和3家示范食堂的创建，并接受市级验收。

学校卫生。有中小学校196所，在校生261184人。参加体检192所248843人。中小学生肥胖检出率14.59%，营养不良检出率4.85%，视力不良检出率64.86%，贫血检出率1.43%，恒牙患龋率15.09%，恒牙充填率69.77%。

计划免疫。全区84个预防接种门诊，其中AAA级4个、AA级15个、A级64个，达标门诊1个，儿童接种档案信息化管理全覆盖。免疫规划疫苗预防接种率95%以上。0~6岁户籍儿童157014人、非京籍儿童88106人。计划免疫调查建卡率100%，四苗接种率98.10%，流脑疫苗接种率98.16%，乙脑疫苗接种率100%，乙肝疫苗接种率99.05%。60岁及以上老人免费接种流感疫苗66849人，报告接种率44.49%；学生免费接种流感疫苗101797人，报告接种率66.63%。

职业（放射）卫生。登记、审核职业病、疑似职业病、农药中毒病例19例，其中尘肺病9例、其他职业病1例、疑似职业病7例、农药中毒2例。访视新确诊病例7例。完成审核有毒有害作业工人健康监护汇总371份。完成231家单位4013人次的个人剂量监测，完成8家单位9人次的异常剂量现场核实。

健康教育与健康促进。全年举办区级健康大课堂5场，受众1148人次；各单位举办健康大课堂3185场，受众208978人次。通过官方微信"HI杏核"发表图文信息377篇，原创科普文章97篇，阅读量20万人次。通过官方微博"北京海淀健康教育"发布微博12657条，原创589条，吸引粉丝20643人。各主题日开展现场宣传活动、线上宣传活动，如2018年健康素养主题宣传月活动暨4月7日世界卫生日宣传活动、2018年"健康中国行"宣传活动启动仪式、第31个世界无烟日宣传活动等。

完成二次供水单位采样10家，集中式供水单位采样9件，现场制、售水机出水采样5件，家用水质处理器采样2件，合格率100%。

卫生监督 公共卫生监督检查。有公共场所3722个，经常性监督检查8484户次，监督覆盖率99.14%，双随机监督检查3376户次。审批卫生许可证1215个，其中新办250个、延续632个、变更308个、注销25个。有自备井373个，新办证监测77户、复验办证监测69户、变更办证监测37户、经常性监测1215户次。高层建筑生活饮用水新办证监测149户，复验办证监测518户，变更办证监测319户，注销25户，经常性监测4810户次，双随机监督检查2098户次。未发生生活饮用水污染事故。

医疗卫生监督检查。检查1132个单位，日常监督8874户次，监督覆盖率97.00%，双随机监督检查2396户次。行政处罚106户次，其中警告21户次，罚款91户次98.21万元，没收违法所得20户次90.66万元，取缔非法行医点5个。监督辖区医疗机构11270户次，其中三级医院12家398户次、二级医院22家539户次、一级医院45家540户次、无级别医疗机构1053家9793户次。开展打击非法行医、母婴保健、医疗广告整治、血液透析、消毒产品、传染病防治、医疗卫生重点监督、卫生技术人员资质超诊疗科目行医、预防接种、肠道门诊、流感疫苗预防接种等专项检查。临床用血监督检查市血液中心、各临床用血医疗机构47户次，合格率100%。对1000余人次进行依法行医、医疗广告、传染病、放射卫生等的培训。传染病防治检查7826户次，合格7542户次。

妇幼保健 妇女保健。出生35432人，男女性别比为108.58。剖宫产率39.56%。户籍产妇20472人，高危产妇占63.2%，孕产妇系统服务率97.78%。户籍孕产妇死亡2例，死亡率9.61/10万。登记结婚26213对，婚前医学检查4341人，婚检率8.28%；疾病检出率14.12%，生殖系统疾病占第一位，建议10人先治疗，暂缓结婚。

儿童保健。户籍新生儿20805人，较上年减少6528人。新生儿死亡23例，死亡率1.11‰；婴儿死亡34例，死亡率1.63‰；5岁以下儿童死亡45例，死亡率2.16‰。助产机构监测新生儿出生缺陷698例，发生率19.66‰；前五位分别为先天性心脏病（162例）、外耳及其他畸形（91例）、多指（趾）（72例）、隐睾（63例）、尿道下裂（35例）。0~6岁儿童148732人，儿童保健覆盖率99.14%；系统管理144929人，系统管理率97.44%。营养不良与佝偻病得到控制，发育偏离的儿童及早发现和干预，营养性贫血和肥胖是现阶段工作重点。集体在册儿童50831人，系统管理率99.94%；儿童体质状况整体良好，随着年龄组上升，优秀率升高。

计生服务 辖区开展计划生育技术服务的医疗保健机构53家，提供计划生育咨询、节育措施落实、流产后关爱，经过生殖健康知识宣传和普及，意外妊娠率明显下降。

计生关怀。符合计划生育奖励扶助政策58901人，奖励总金额6774.53万元。独生子女父母奖励45464人，金额1466.02万元。农村部分计划生育家庭奖励扶助对象3587人，每人每年1440元，共发放5165280元。独生子女伤残家庭特别扶助对象2579人，每人每年7080

元，共发放18259320元。独生子女死亡家庭特别扶助对象2104人，每人每年8640元，共发放18178560元。独生子女意外伤残、死亡对其父母的一次性经济帮助313人，发放3130000元。独生子女特扶家庭养老帮扶4683人，发放标准按年龄段49～64周岁、65～74周岁、75周岁以上分别为每人每年1000元、2000元、5000元，共发放7497000元。计划生育家庭帮困171户，发放855000元。加大对计划生育特殊家庭关爱力度。建立计划生育特殊家庭"双岗"联系人制度，为每一户计划生育特殊家庭确定1名乡镇（街道）领导干部和1名村（居）委会干部作为帮扶"双岗"联系人，落实率100%。由政府全额补贴，为全区计划生育特殊家庭特扶对象办理居家养老失能护理互助保险，缴纳2017～2018年度保险经费5716530元。参保人年满65周岁后如不幸达到失能标准，可根据轻度、中度、重度等失能等级享受专业照护服务机构以"实物"形式提供的每月900元、1400元、1900元等相应标准的照护服务。为入住属地养老机构的计划生育特殊家庭中的失能老年人或年满70周岁的老年人给予每人每月1000元定额补助，入住福利机构14人，申请入住福利机构补助金136000元。做好计划生育特殊家庭优先便利医疗服务工作，海淀医院等8家区属二级以上公立医疗机构均指定专门部门负责计划生育特殊家庭成员就医。创新开展计划生育特殊家庭精神慰藉工作，依托计划生育特殊家庭养老服务中心，在西北旺镇启动7000平方米"杏福林"服务项目，组织计生特殊家庭的老人种植认养银杏树、老年人快乐养生公益讲座等活动。做好计划生育家庭意外伤害保险工作。完成投保家庭35144户，投保金额983230元，其中财政补贴类农村、低保、特殊家庭投保共计17548户，财政补贴保费总计389050元。区财政全额出资为计划生育特殊家庭父母办理意外身故及住院补贴保险，为4725人投保472500元，每人全年累计给付住院60日为限，最高赔付6000元。

有计生药具免费发放点3914个，发放口服避孕药、避孕栓（膜）、避孕套等药具750万个，总金额147万余元。引进二维码网络版药具发放机25台。

医疗工作 门诊2924.98万人次，急诊116.49万人次，入院458577人次，出院458006人次，床位使用率80.96%，平均住院日7.91天，病死率0.86%。住院手术164033人次。

对口支援。 京外对口支援：年内，本区承担对西藏自治区拉萨市当雄县，河北省保定市易县、张家口市赤城县，内蒙古自治区赤峰市敖汉旗、兴安盟科右前旗，新疆维吾尔自治区乌鲁木齐市、和田市（皮山农场），湖北省丹江口市共8个县市15家医疗机构的对口支援任务。其中赤城县4家，易县、敖汉旗各3家，科右前旗1家，乌鲁木齐市1家，和田市1家，丹江口市1家，当雄县1家。截至年底，航天中心医院、海淀医院、中西医结合医院、中关村医院、区妇幼保健院、区疾控中心均与上述8个县市的15家县级医疗机构签订了对口帮扶协议。城乡对口支援：本区承担了对延庆区、密云区、通州区的城乡对口支援任务。

血液管理。 全区无偿献血82435单位（含血液中心献血小屋），其中街头无偿献血64552单位（含血液中心献血小屋），单位团体无偿献血17883单位。

信息化建设 区属单位全年信息化建设总投入2581.10万元。信息化项目完成终验的有5个：海淀区"智慧卫生"二期社区卫生服务站项目，26家区属中心下属的111个卫生站信息系统集中部署至海淀政务云；"智慧卫生"一期海淀区妇幼保健信息系统开发项目，在满足区妇幼保健服务要求的基础上，同时满足市级业务监管要求；"智慧卫生"区域卫生信息化项目一期——社区卫生信息平台一期项目，该项目以电子病历系统作为业务数据集成核心，收集区属社区中心门诊诊疗数据、社区检查数据以及检验数据，并将这些数据以患者为单位传给社区基本公共卫生系统进行数据展现和查阅，并以社区基本公共卫生系统为基础对接区域卫生管理平台、社区卫生管理平台等系统，来实现区域数据整合以及海淀医联体业务应用；海淀区"智慧卫生"综合门户一期项目，此项目是整合各模块功能建成内外网门户及手机移动办公平台；"智慧卫生"二期海淀区妇幼保健院信息系统安全建设项目，为区妇幼保健院提供了医疗信息的安全性保护，提高医院信息系统防护能力。通过初步验收的信息化项目有4个：海淀区"智慧卫生"区域卫生信息化项目一期——区域卫生信息平台及公共卫生信息平台一期区域卫生信息平台子项目；海淀区"智慧卫生"区域卫生信息化项目一期——医疗服务平台及医疗联合体应用一期中关村医院信息系统子项目；海淀区"智慧卫生"区域卫生信息化项目一期——区域卫生信息平台及公共卫生信息平台一期疾病预防与控制管理信息系统项目；海淀区"智慧卫生"区域卫生信息化项目一期——医疗服务平台及医疗联合体应用一期医疗平台基础服务系统及医疗联合体应用系统子项目。

海淀区药品供应链虚拟药房项目获中国卫生信息协会2018年度中国网信事业（智慧健康医疗）创新驱动示范奖。该项目是区政府重要民生实事项目，已在区属17家机构上线运行。

远程医疗。在前期完成全区卫生专网建设及区属社区卫生机构信息系统政务云集中部署的基础上，实现海淀医院与区属社区中心预约挂号、电子病历、影像检验等信息共享，初步建立影像、心电远程会诊平台。自9月试运行到年底，远程影像诊断300例，远程心电诊断80例。

卫生计生经费管理　全年收入706094.19万元，其中财政拨款216559.10万元、事业收入485610.43万元、其他收入3924.66万元。全年支出675919.93万元，其中基本支出577956.57万元、项目支出97963.36万元。本年度卫生事业专用基金增加1349.14万元，结余39427.18万元。

基本建设　固定资产投资正式项目6项，基建总投资15947万元，全部为财政资金。北京市中西医结合医院改扩建工程项目，完成楼体外立面装饰工程、屋面工程、室内管线管路工程及部分精装修工程，完成老楼屋顶绿化工程，完成老病房楼拆除工程。海淀医院改扩建医技综合楼项目进入装饰工程施工阶段。中关村医院改扩建及综合楼项目，三期工程的红线内外管线工程于5月动工，至年底基本完工；下半年完成屋顶绿化工程施工；年底前完成人防验收及室内二次装修，室内设备安装。11月，门诊楼等3项（羊坊店医院建设工程）通过了市、区两级机构对人防工程的验收。海淀医院门诊楼修缮项目及香山社区卫生服务中心防保科扩建项目竣工投入使用。

7月，永丰新增H地块社区医疗服务中心项目（地上3层，地下2层，总建筑规模6830平方米）、翠湖新增D21社区卫生服务站项目（地上4层，地下2层，总建筑规模3642平方米）及北安河卫生院燃气管线改造项目被列入2018年政府投资建设储备项目，总投资约9261万元。年底前，其中两个社区医疗卫生中心项目取得项目选址意见书。

（撰稿：易小莉　审核：马向涛）

海淀区卫生计生委领导名单

卫生工委书记、公共委主任	甄 蕾
公 共 委 副 主 任	桂小海　王 凯
卫 生 计 生 委 主 任	李劲涛
卫 生 工 委 副 书 记	李劲涛　黄雪松
卫 生 计 生 委 副 主 任	刘希利（至7月）
	张宇光　赵成芳

丰台区

概况　辖区有常住人口210.5万人，户籍人口114.96万人，流动人口68.63万人。全区户籍育龄妇女238201人，其中已婚育龄妇女154690人；流动人口育龄妇女219374人，其中已婚育龄妇女167265人。办理北京市生育服务登记10387例，其中二孩3854例。

生命统计。出生10405人，出生率9.10‰；死亡9649人，死亡率8.43‰；人口自然增长率0.67‰。因病死亡9378人，占死亡总人数的97.19%。死因顺位前十位依次为恶性肿瘤，心脏病，脑血管病，呼吸系统疾病，内分泌、营养和代谢疾病，损伤中毒，消化系统疾病，神经系统疾病，传染病，精神障碍。户籍人口期望寿命82.55岁，其中男性80.21岁、女性85.01岁。

改革与管理　5月30日，印发《丰台区医药分开综合改革后续重点任务和分工方案》，改革平稳有序，符合预期。全区医院门急诊498.4万人次，较上年下降1.6%；全区社区卫生服务机构门急诊889.9万人次，环比增长10%；全区医院门急诊工作量连续两年下降，社区门急诊工作量连续两年持续快速上升，初步实现医院向社区分流的目标。

与区医改办完成工作督导2次，委领导班子专题研究医改问题清单。加强区属公立医院"一控两降"督导，医院门急诊次均费用427.4元，较上年同期上升5.9%；药占比37.0%，较上年同期下降9.8%；耗材占比29.8元，较上年同期下降3.6元。

10月，天坛医院新址全面开诊。开诊以来，门急诊46.66万人次，出院10739人次，手术5603人次，本市就诊人员中丰台区常住人口占46.91%。

区医改领导小组支持医药分开综合改革后续任务，对改革数据监测、医疗服务价格测算、公立医院薪酬制度改革、处方前置审核、信息化建设管理、第三方效果评估等8个项目支持617万元。

医联体建设。以天坛医院迁入为契机，加快推进区域医联体建设。已建立14个医联体，覆盖区内军队、央属、市属、企业和区属14家公立医院和12家社会办医疗机构。核心医院与合作医疗机构实现向上转诊3881人次、向下转诊1931人次，通过区域医学影像存档与通信系统（PACS）诊断377例。结合天坛医院迁入，正在探索"1+1+5"丰台区—天坛医院紧密型医联体试点。

开展医师多机构备案的医疗机构440家2389人。

人才队伍建设与人才引进。区卫生计生委组织直属事业单位公开招聘3次，其中面向医疗卫生专业应届毕业生招聘67人、面向医疗卫生专业社会人员招聘131人、面向非医疗卫生专业社会人员招聘21人。

社区卫生　建成并正常运行的社区卫生服务中心23个，其中政府办14个、非政府办9个；规划设置社区卫生服务站157个，已建成157个，正常运行147个，其中政府办62个、非政府办85个。完成22个社区卫生服务中心及139个社区卫生服务站的标准化建设。全区社区卫生服务机构在岗4330人，其中卫生技术人员3372人，包括全科医生514人、护士907人。

全年社区卫生服务机构诊疗892.0万人次，其中门急诊889.9万人次、出诊2.0万人次。家庭医生签约80.1万人，签约率38.1%，其中重点人群签约36.04万人。全区对口支援医院14家，其中三级医院9家、二级医院5家。全年支援525人1795.5天，门诊3.2万人次；开展健康教育及专业讲座27场次，受益553人次。双向转诊，全年上转患者14.36万人次、下转患者3014人次。建立居民个人健康档案167.13万份，建档率79.4%。其中电子健康档案164.81万份，电子健康档案建档率78.3%。

农村卫生　村卫生室21个，其中正常营业14个，均为村办，覆盖率100%。全年诊疗21636人次。乡村医生岗位350个，其中乡村医生203人、执业（助理）医师147人。

年内，为200名在岗乡村医生办理乡医继续教育IC卡；30名乡村医生通过北京市乡村全科执业助理医师资格考试并取得乡村全科执业助理医师资格；在岗乡医参加技能操作市级师资培训，177人参加考试，通过率100%。

疾病控制　传染病防治。无甲类传染病报告。乙类传染病14种3201例，死亡28例。发病率排在前三位的分别是流行性感冒、其他感染性腹泻病、手足口病。其中报告手足口病2057例。结核病发病600例。艾滋病感染者及患者3082例（HIV感染者2139例，AIDS病例943例），2018年新增艾滋病病毒感染者及患者395例，死亡17例。人畜共患疾病发病5人，其中布病5例，无死亡。

慢病防治。12月7日，印发《丰台区国家慢性病综合防控示范区建设工作实施方案》。新建18个健康示范社区和4家健康示范餐厅食堂。在全区免费开展心血管病高危人群筛查、癌症早诊早治、脑卒中筛查和窝沟封闭预防龋齿等民生工程，完成12979名居民的心血管病初筛调查和3028名高危对象的临床筛查，完成城市和农村癌症早诊早治筛查1834人，完成5190例脑卒中高危人群筛查和6431例肿瘤患者的社区随访，在全市率先完成464人的国家骨质疏松流行病学调查任务。在全区学校幼儿园为适龄儿童免费窝沟封闭1.4万颗牙和氟化泡沫5万余人次。组建153个慢病患者自我管理小组，并试点开展社区2型糖尿病患者有氧运动和弹力带抗阻训练运动干预活动。

精神卫生。在册严重精神障碍患者7348人，报告患病率3.26‰。在册患者管理率93.78%，在册患者规范管理率88.24%，在册患者规律服药率76.89%，在管患者病情稳定率99.75%。精神科门诊基本药品使用补贴4520人，惠及率61.51%。

学校卫生。完成学校卫生现场视导119所学校，完成教学环境监测56所学校，监督监测25所学校，督导落实常见病管理、视力不良和肥胖分级警示及督导共119所学校，完成行为危险因素监测7所点校，调查传染病知信行及营养知识7所点校，用餐情况监测与督导108所学校。创建学校健康食堂2家，四星级健康促进学校1所，完成新校医和全区校医的系统培训。与区教委共同完成针对9所中小学校和幼儿园2340名学生的近视筛查和屈光度检测。与区教委计划从用眼习惯、教学环境、手机使用、户外运动等多方面进行干预，将学生视力与教师绩效挂钩。

计划免疫。建卡52189人，建卡率100%。基础免疫接种302737人次，加强免疫接种183024人次。麻疹疫苗应急接种852人，水痘疫苗应急接种57人。为766家企业、建筑工地、医疗机构等外来务工人员用工单位免费接种流脑疫苗3063人、麻疹疫苗3797人。完成学龄前流动儿童强化查漏补种51875人，无卡185人，补卡185人，补卡率100%；无证24人，补证24人，补证率100%；所有疫苗预约加补种率均为100%。为60岁以上老年人免费接种流感疫苗45586人，为中小学生免费接种流感疫苗41475人。报告预防接种异常反应（AEFI）101例，报告率1.97/万，报告AEFI门诊覆盖率100%。

职业卫生。接触职业病危害因素单位299家，劳动者43728人，其中接触职业病危害因素6725人。职业病与职业卫生信息监测系统显示，职业健康检查机构累计体检141户次14436人次，检出职业禁忌证23人。新报告尘肺病14例、尘肺晋级和尘肺死亡各1例，噪声聋9例，六价铬化合物所致肺癌1例，农药中毒12例，疑似职业病6例。开展职业卫生相关知识培训6次，225家（户次）用人单位和医疗单位324人（人次）参加。辖区开展放射诊疗的医疗机构128家，医用放射工作人员885人，个人剂量监测3645人次。完成2家医疗机构2人次大剂量核查。医用辐射防护监测网监测16家医疗机构放射设备及场所防护，检测24台放射诊疗设备和20个辐射场所防护。

食品卫生及生活饮用水监测。完成食品中化学污染物监测260件、微生物监测190件及3家哨点医院食源性疾病病原学监测。送检腹泻病例粪便标本499件，阳性标本121件，检出率24.2%。诺如病毒检测129例，阳性18例，阳性率13.95%。检出单增李斯特菌感染病例4例。城市生活饮用水合格率100%；农村饮用自备井水合格率37.1%，主要不合格指标为硝酸盐、总硬度、溶解性总固体；农村桶装水厂处理后水合格率40.6%，主要不合格指标为pH、臭氧；5个综合环境整治村水质合格率100%。

健康促进。全区共创建健康社区189个、健康促进示范村44个、健康促进学校121个、健康促进医院13个、健康单位13个、健康餐厅22个（停业1个）、健康食堂20个、健康主题公园6个、健康步道8条、健康小屋42个、健康知识一条街3个、控烟示范单位28家，C级戒烟门诊5个。全年开展区级健康教育业务培训13次、健康素养知识竞赛1次，完成精品大课堂11场、幸福生活讲师团卫生宣教25场，带动辖区各街乡镇和医疗机构完成区政府折子工程大课堂299场、市政府折子工程社区大课堂180场，受众9.6万余人次。结合移动互联网开展在线交互式全民健康知识宣传普及活动，完成线上直播活动10场、线下活动9场，受众21.4万人次。动员区政府、卫生计生委、教委、街乡镇、医疗机构等多方资源开展健康素养线上学习行动，共组建竞赛战队776个，提交征文313份，完成线上注册约2.0万人。社区卫生服务机构共举办各种形式的家庭保健员培训150余次，完成1615名家庭保健员的培养。

全年控烟实施处罚281户次，罚款197700元。

卫生计生监督 公共卫生监督检查。有公共场所2179户，监督检查11280户次，监督覆盖率98.76%，监督频次5.24，合格率94.85%。实施行政处罚572起，罚款1800800元。旅店业场所611个，量化572个；文化娱乐场所129个，量化113个；公共浴室49个，量化46个；理发店、美容店802个，量化725个；游泳场馆37个，量化34个；展览馆、博物馆、美术馆、图书馆场所1个，量化1个；商场（店）、书店50个，量化42个；候车（机、船）场所4个，量化4个。

有生活饮用水监督单位1174户，监督检查3285户次，监督覆盖率95.14%，监督频次2.94，合格率98.99%。实施行政处罚68起，金额239000元。

有学校283所，共计监督1500户次，监督覆盖率100%，监督频次5.3次，合格率99.93%。实施行政处罚25起。

有放射诊疗监督单位143户，共监督检查442户次，监督覆盖率100%，监督频次3.09，合格率96.8%。实施行政处罚32起，金额207000元。

医疗卫生监督检查。医疗卫生机构499家，监督检查2688户次，监督覆盖率99.2%，监督频次5.39，合格率99%。实施行政处罚27起，罚没金额97242元。处罚非法行医类35户次，罚没金额530104.5元。吊销超出登记诊疗科目范围的医疗机构执业许可证单位2家。监管传染病与消毒单位503家，监督检查2164户次，监督覆盖率98.41%，监督频次4.37，合格率94.81%。实施行政处罚126起，罚款270000元。

计划生育行政执法督查。全区计划生育单位38家，监督检查88户次，合格率100%。

妇幼保健 妇女保健。剖宫产率44.62%，无孕产妇死亡。婚前检查1877人，婚检率10.60%。疾病检出140人。

儿童保健。新生儿死亡15人，死亡率1.49‰；婴儿死亡30人，死亡率2.98‰；5岁以下儿童死亡36人，死亡率3.57‰。出生缺陷发生率13.43‰，主要出生缺陷病种为外耳其他畸形、多指（趾）、先天性心脏病。0~6岁儿童108439人，系统管理率97.6%；0~6岁儿童保健覆盖106950人，覆盖率98.63%。

计生服务 年内，与14个职能部门签订《计划生育综合治理责任书》，与21个街、乡（镇）签订《计划生育目标管理责任书》。全区计划生育政策符合率99.72%。举办健康提"素"100天健康知识线上学习活动，300名计生干部参加。组织274名社区计生干部参与社区老年慢病健康管理现状调查。为全区325名社区、村计生专干健康体检。培养流动人口健康指导员600名。择优选择3家流动人口多的学校和企业作为示范单位，开展流动人口健康促进示范学校和企业的创建活动。在辖区商务楼宇建设的流动人口计生服务联络站开展健康宣传服务，2017~2018年连续两年为合肥市在京育龄妇女开展两癌筛查，共有900余人参加健康体检。

流动人口动态监测调查涉及右安门街道、花乡等10个样本点的20个社区（村），调查对象400人。承接中澳人权技术合作项目，召开生殖健康权利保护基线调查工作部署会和培训会，全区有28个样本点参加抽样调查，完成560个样本的抽样调查任务。

全年发放免费避孕药具13种1432箱，总金额833643元。全区免费避孕药具发放网点459个，新增56个。

生殖健康。孕前优生健康检查1563对，检出疾病1941人，疾病人群检出率65%。孕前风险评估与指导1941人。免费孕前优生健康检查定点医院1家。

计生关怀。符合计划生育家庭奖励和扶助政策34258人，奖励总金额4804.76万元。其中独生子女父母奖励17752人，金额107.32万元；独生子女父母年老时一次性奖励6128人，金额612.8万元；独生子女父母一次性经济帮助181人，金额181万元；农村部分计划生育家庭奖励扶助6330人，扶助标准120元/（月·人），金额911.52万元；独生子女家庭特别扶助1630人，扶助标准720元/（月·人），金额1408.32万元；独生子女家庭伤残特别扶助2237人，扶助标准590元/（月·人），金额1583.796万元。元旦、春节期间，开展"真情关怀，暖心行动"，为1483名失独家庭发放慰问金，标准2000元/人，总金额296.6万元。

以"打造十载品牌力量、层出百户幸福家庭、千家共筑和谐丰台"为主题，开展第十届"幸福家庭之星"评选。全区21个街乡镇推选出100户"幸福家庭之星"，组织百户"幸福家庭之星"风采展示活动。

深入开展关爱女孩行动。分别从女孩快乐成长、女孩健康成长、女孩健康成才等方面开展活动，进行培训，宣传展示等，创造有利于女孩成长成才的良好社会环境。

医疗工作 全年出院254019人次，病床使用率78.51%，平均住院日12.5天。住院手术86225人次。医师9158人，护士9185人，医护比1∶1.00。

对口支援。制定《丰台区医疗健康扶贫协作和支援合作工作实施方案》，与河北涞源县，内蒙古林西县、扎赉特旗及青海治多县共签订37份对口支援帮扶协议。派驻医务人员59人，当地医疗质量显著提高，群众反响良好。共诊疗5073人次，下乡义诊1984人次，业务培训2934人次，惠及建档立卡贫困人口2313人次。结对帮扶的林西县已实现脱贫，是内蒙古第一个脱贫的国家级贫困县。

血液管理。区属医院全年用红细胞45676单位、血小板6736单位，成分输血率100%，无自体采用血。区内设置6个街头采血点，采血车3辆、方舱1个、采血屋2个。

信息化建设 区属单位（含机关）全年信息化建设总投入4021.5万元。人口健康信息平台项目资金到位，正式启动。远程会诊在医联体内广泛使用。

卫生计生经费管理 全年卫生系统总收入47.15亿元，其中财政拨款11.35亿元、业务收入35.8亿元；总支出48.19亿元。计划生育财政总投入4165万元。

基本建设 全年签订《丰台区居住公共服务设施建设移交协议》12份，配套医疗服务设施总面积7300.65平方米。实际接收配套社区卫生服务站6个，共计2931.02平方米，其余4369.63平方米尚未竣工。

（撰稿：王 春 付雪丽 审核：刘婉莹）

丰台区卫生计生委领导名单

党委书记 李海秋

主任、副书记 刘婉莹

副 主 任 曹苁 肖立新 谷守贺

卢守华（至8月）

石景山区

概况 辖区有常住人口59万人，户籍人口38.6万人，流动人口17.6万人。户籍育龄妇女7.8万人，其中已婚育龄妇女5.2万人；流动育龄妇女5.9万人，其中已婚育龄妇女4.1万人。全年受理两孩以内生育登记3233例，再生育行政确认47例，流动人口两孩以内生育登记2051例。

生命统计。户籍人口出生3275人，计划生育政策符合率99.72%，出生率8.57‰。死亡率8.25‰。死因

顺位前十位依次为：恶性肿瘤，心脏病，脑血管病，呼吸系统疾病，内分泌、营养和代谢疾病，消化系统疾病，损伤和中毒，神经系统疾病，肌肉骨骼和结缔组织病，传染病。人均期望寿命82.43岁，其中男性80.41岁、女性84.63岁。

改革与管理 有卫生计生机构237家，其中医疗机构231家（一级以上医院26家，社区卫生服务机构57家，其他医疗机构148家）、其他卫生计生机构6家。

加强3个区域医联体建设，建设基层首诊、双向转诊、急慢分治、上下联动的分级诊疗秩序。启动11个项目的区医学重点支持专科建设。开展处方点评、耗材采购、病案管理、院感管理和麻精药品管理等医疗质量专项检查。统筹石景山医院、北大首钢医院、朝阳医院西院、北京康复医院等医疗资源，开展与新疆、河北、青海、内蒙古、湖北等地的医疗卫生对口支援、对口帮扶、对口协作等工作。年内，区卫生计生委完成医疗机构设置审批7家、医疗机构登记注册15家、机构注销2家，医疗机构变更法人代表、负责人、执业地址、机构名称、诊疗科目、牙椅数量等58项行政许可。办理执业医师首次注册122人、变更注册242人、多执业机构备案367人。办理护士延续注册1941人、变更注册178人、更换主要执业机构486人、多执业机构备案90人。

人才队伍建设与人才引进。年内，区卫生计生委组织辖区一、二级医疗机构，社区卫生服务机构开展住院医师规范化培训，5人参加。开展区级学科骨干培养，精神科医师、儿科医师转岗培训，全科医师转岗培训，康复治疗师转岗培训等重点工作，17人参加。

社区卫生　实际运行社区卫生服务中心10个、社区卫生服务站39个。配合区卫生计生委委托的第三方完成社区卫生服务机构设置专项体检评估报告。完成2018年便民工程：2个新建小区配套社区卫生服务站整体装修改造、1个社区卫生服务站无障碍设施改造、1个社区卫生服务站全科诊室改造、34个社区卫生服务站医疗污水的设备安装和升级改造。通过摸底调查将7家机构的标识标牌、屋顶防水、全科诊室、消防通道纳入2019年便民工程。

截至年底，家庭医生签约250478人，签约率40.93%。其中重点人群签约140542人，重点人群签约率91.16%。全区建立电子化健康档案487340人，电子建档率79.63%。高血压规范管理29656人，规范管理率69.45%；糖尿病规范管理14295人，规范管理率71.20%。

全年二、三级医疗机构支援社区3071人，其中正高级职称114人、副高级职称721人、中级职称2235人。对口支援累计7885天，门诊25307人次；带教350人634天，健康教育65场，受益4072人次；专业讲座66场，受益502人次；健康咨询、义诊9283人次。上转患者28905人次，下转157人次。

疾病控制　传染病防治。报告法定传染病17种3666例，发病率599.02/10万；死亡6例，均为乙类传染病，其中艾滋病3例、肺结核2例、乙肝1例，死亡

率0.98/10万，病死率0.16%。甲类传染病报告1种1例（霍乱），发病率0.16/10万。乙类传染病报告11种771例，发病率125.98/10万。丙类传染病报告5种2894例，发病率472.88/10万。门急诊监测就诊病例2276423人次，其中流感样病例18561人次，占0.82%。无脊灰野病毒病例发生，接报3例AFP病例。新报告HIV感染者/AIDS患者95例，其中AIDS患者14例。现存活HIV感染者/AIDS患者743例。筛查检测HIV抗体174314人份，阳性116人，HIV抗体检出率0.07%；艾滋病哨点监测调查各类人群1074人，检出艾滋病抗体阳性5人，阳性率0.5%。艾滋病高危人群干预76951人次，抗体检测15586人份，检出阳性81人，阳性检出率0.5%。HIV感染者/AIDS患者抗病毒治疗率96.9%。3个艾滋病自愿咨询检测门诊共接待艾滋病咨询检测者1107人，检出艾滋病抗体阳性者24人，检出率2.2%。社区药物维持治疗门诊累计治疗588人，在治214人，治疗保持率98.4%，日均服药112人。

慢病防治。区疾控中心完成成人慢性病及其营养监测调查2000人。创建各类示范机构12家，其中示范单位2家、示范餐厅3家、示范食堂2家、示范社区2家、示范超市3家，通过市级验收，取得市级示范机构称号。

精神卫生。全区在册严重精神障碍患者2809人，报告患病率4.32‰，在册患者规范管理率95.4%，在册患者规律服药率82.47%，患者面访率86.56%，精神分裂症患者服药率88.59%，免费服药政策惠及率49.36%，监护人看护补贴申请率90.08%。

学校卫生。窝沟封闭预防龋齿项目覆盖53所学校2564名儿童7100颗牙齿，氟化泡沫服务幼儿园32所25983人次。接报突发公共卫生事件2起，诺如病毒急性胃肠炎突发事件和霍乱病例突发事件各1起；暴发疫情14起，其中流感样病例10起、诺如病毒急性胃肠炎2起、水痘2起。疫情及时报告率和规范处置率均100%。

计划免疫。全区19个免疫预防门诊均达到A级以上标准。全年召开专业会议和专业培训14期，1000余人次参加。全年常规免疫接种率保持在99%以上。完成112所学校、托幼园所共16100名儿童入托入学接种证查验工作，查验率100%。应补证21人，实补证21人。需要补种1086人，实际补种1019人。补种免疫规划疫苗9种（水痘除外），应补种777剂次，实际补种769剂次，补种率99.0%；水痘应补种508剂次，实际补种449剂次。疑似预防接种异常反应监测覆盖率、调查及时率及个案调查完整率等均100%。完成521家单位外来务工人员的摸底，接种A+C群流脑疫苗257

人，接种麻疹疫苗273人。完成学龄前流动儿童强化查漏补种，9个街道共调查流动儿童9657人，补卡61人，补证26人，累计接种/补种疫苗608剂次。接种流感疫苗22342支，其中60岁以上老年人11393支、学生10798支、其他保障人员151支。

职业卫生。审核19份用人单位信息和77份有毒有害作业工人健康监护汇总表，审核并访视尘肺病病例30例、职业病病例1例以及农药中毒病例1例。医院职报人员培训1次，对部分医院开展职业病网络直报绩效考核。食品安全风险监测，化学污染物检测45件，合格45件。全年上报职业病30例，其中新发病例23例，包括尘肺22例、混合气体中毒1例。

食品卫生及生活饮用水监测。食品微生物监测205件，合格率100%。食源性疾病监测，采集患者粪便标本343件，检测出阳性样本30件，致病菌阳性率8.7%。检测病毒样本284份，检出阳性样本17件，病毒阳性率6.0%。检测水样282件，合格226件，合格率80.14%。

健康促进。全年监督检查公共场所吸烟5341户次，合格率96.90%。责令改正13户次，行政处罚125户次，罚款31750元。培养家庭保健员811人。

卫生计生监督 公共卫生监督检查。有公共场所1122户，其中A级337户、B级710户、C级75户。经常性监督检查7863户次，监督覆盖率100%，合格率98.31%，处罚261起401000元。

医疗卫生监督检查。区内医疗卫生机构523家。经常性监督检查3525户次，覆盖率100%，合格率97%，处罚84起398100元。摸排查处非法行医黑诊所及无证游医70户次，组织及参与多部门联合打击非法行医15次，查处取缔无证行医7户次，行政处罚8户次56000元，没收非法药品2箱，没收非法所得12078元。开展无证行医宣传15次，发放宣传材料12000余份。

计划生育行政执法督查。计划生育监督检查73户次，监督覆盖率100%，监督频次3.12。

妇幼保健 妇女保健。剖宫产率36.41%。婚检1235人，其中男658人、女577人，检出疾病男27人、女23人。

儿童保健。婴儿死亡率2.21‰，5岁以下儿童死亡率3.48‰。新生儿出生缺陷90例，主要出生缺陷为副耳、多指（趾）。0～6岁儿童28784人，系统管理率91.33%。体检53968人次。

计生服务 年内，加强业务培训，落实首接责任、限时结办、一站式服务和承诺制，实现了群众材料一次性提交、信息一次性采集、服务单按时发放。开展"生育全周期"宣传月活动，完成大型公共场所

母婴设施建设情况摸底。配合做好各类先进候选人、预备党员发展对象等计生政策联审。加强基层队伍建设，发放卫计专干、宣传员工作补贴42.55万元，为105名专干健康体检，帮扶慰问困难专干家庭。坚持每月卫计办主任例会制度，通过集中组织、以会代训等形式培训8场次。

计生药具。152个社区全部提供免费避孕药具发放服务，免费避孕药具发放网点覆盖率100%。免费避孕药具发放网点192个，其中提供24小时免费避孕药具发放服务的网点70个。全年发放安全套145万只、宫内节育器60套、壬苯醇醚膜600本、壬苯醇醚凝胶2000盒、口服避孕药3200板。

生殖健康。年内，为858对计划怀孕夫妇提供孕前优生健康检查服务，婚检率16.5%。优生咨询1800人次。在街道、社区开展免费婚前检查和免费孕前优生健康检查教育讲座15次，受益1000余人；举办"幸福家庭从主动婚检开始"系列宣传活动10场；利用互联网、电子屏、宣传折页等在社区、楼宇、市场等人口聚集区宣传免费婚检和免费孕前优生健康检查的重要意义，累计发放宣传折页30000张。

计生关怀。提高计划生育一次性经济帮助标准，自1月1日起，计划生育一次性经济帮助标准提高到每人1万元。全区独生子女伤残扶助对象921人、死亡扶助对象532人的特别扶助金全部发放到位。组织失独家庭健康体检、家医签约服务，驻区二级以上医院开通优先便利医疗服务。依托"心灵家园"基地，组织失独老人京郊一日游、集体生日会、茶艺聊天会等活动。全年投入帮扶资金142万元。

流动人口服务。区卫生计生委开展"把健康带回家"流动人口关怀关爱活动120余场，免费"两癌"筛查500余人；流动人口动态监测，入户调查监测对象200户；加强社区流动人口计划生育服务站建设，为6个建站社区配置健身器材和书籍；开展"新市民健康新干线"活动，组建流动人口健康教育指导员队伍；开展流动人口健康促进示范企业、示范学校和健康家庭创建活动，评选并表彰1个示范学校和18个健康家庭；创建流动人口基本公共卫生计生服务均等化示范区，获全国流动人口基本公共卫生计生服务均等化示范区称号。

医疗工作 全区医疗机构总诊疗778.02万人次，比上年增加7.66%；门急诊777.71万人次（含部队医院），比上年增加7.75%，其中门诊741.54万人次，比上年增加8.01%，急诊36.16万人次，比上年增加2.55%；三级医院门急诊250.37万人次，比上年减少0.22%；二级医院门急诊207.83万人次，比上年增加

5.94%；社区卫生服务机构总诊疗248.22万人次，比上年增加17.88%；社区卫生服务机构总诊疗人次占全区总诊疗人次的32.12%，比上年增加2.82个百分点（此指标不包含部队医院）；全区医疗机构出院13.25万人次，比上年增加10.19%。住院患者手术5.66万例，比上年增加16.28%。二级以上综合医院出院患者平均住院日9.53天，比上年减少0.55天。

对口支援。制定《石景山区开展医疗精准对口帮扶助力打赢脱贫攻坚战行动计划（2018—2020年）》《2018年石景山区医疗精准扶贫工作计划》等。与内蒙古宁城县、河北省顺平县、内蒙古莫旗、青海省玉树州称多县签订协议。搭建工作领导小组、专项工作办公室、医疗卫生机构专属落实部门组成的三级保障网络，与被帮扶地区政府建立定期联络机制和两地卫生计生行政部门交流机制。紧密结合被帮扶地区需求，确定帮扶项目33项，开展学科建设、远程会诊、绿色通道、精准诊疗、中医特色、基层对接、防控疾病7项核心帮扶内容。1月16日，宁夏灵武市调研组、灵武市副市长、灵武市人民医院和灵武市中医院院领导参观了中国中医科学院眼科医院、石景山医院。7月27日，北大首钢医院对宁城县先心病患儿进行远程会诊；9月11日，安贞医院专家团队为内蒙古宁城县患儿成功实施了手术。全年投入医疗帮扶资金720.47万元，精准惠及贫困人口17656人。组建医疗团队13支，选派医学专家116人分赴各地健康扶贫。在各地开展大型义诊活动12次，义诊患者1784人次。学术讲座80场，惠及医务人员1432人次。接收贫困地区医务人员来京培训61人。选派3名援疆医师赴新疆和田墨玉县人民医院、墨玉县妇幼保健院进行为期1年的医疗援疆工作，选派4名医生赴内蒙古宁城县

中心医院、莫旗人民医院，河北省顺平县县医院、顺平县中医医院进行为期1年的医疗对口帮扶工作；选派11名短期对口帮扶医生赴内蒙古宁城县中心医院、河北省顺平县县医院进行为期1～6个月的对口帮扶工作。

血液管理。全年献血19627.5单位，其中团体无偿献血2860单位、街头献血16767.5单位。辖区医疗用血单位7个，全年医疗用血10798.5单位、血浆708200毫升、血小板1605治疗量。

信息化建设 完成区人口健康信息平台一期建设，进入试运行阶段。总投资1994.41万元，平台项目包括搭建数据资源中心、数据共享与交换的基础平台，满足分级诊疗相关要求，建设并完善双向转诊系统、家庭医生签约服务、慢性病管理系统、辅助决策管理系统等相关应用，改造卫生信息网络机房，为平台和各应用提供硬件支持和网络保障。

卫生计生经费管理 全区卫生系统总收入17.52亿元，其中财政拨款3.65亿元、业务收入13.67亿元；总支出17.47亿元。事业基金弥补收支差219.21万元，转入事业基金680.56万元。计划生育财政总投入1539.54万元，其中流动人口计生经费60万元。

基本建设 全年基建总投资1499.83万元。装修改造并完成社区卫生服务站4处。

（撰稿：王 磊 审核：刘 喆）

石景山区卫生计生委领导名单

党组书记、主任 葛 强

副 主 任 杨晓红 杨纪锋 张雪飞
　　　　　　吴丽萍 赵玉兰 李静荣

门头沟区

概况 辖区有常住人口33.1万人，其中户籍人口25.01万人，流动人口6.43万人。户籍育龄妇女5.19万人，其中已婚育龄妇女3.49万人；流动育龄妇女1.01万人，其中已婚育龄妇女0.86万人。完成一孩生育登记1684例（户籍1349例、流动335例），二孩生育登记1116例（户籍884例、流动232例），再生育确认53例（户籍48例、流动5例）。

生命统计。户籍人口出生率9.04‰，死亡率

7.88‰，自然增长率1.16‰。因病死亡1896人，占死亡总数的96.24%。死因前十位为：心脏病，恶性肿瘤，脑血管病，呼吸系统疾病，内分泌、代谢疾病，损伤和中毒，消化系统疾病，神经系统疾病，泌尿、生殖系统疾病，传染病。户籍人口期望寿命81.67岁，其中男性79.81岁、女性83.78岁。

改革与管理 门头沟区中医医院加挂区老年病医院牌子。6月20日，区医院、京煤集团总医院与宣武

医院签订医联体协议。12月28日，本区与拉萨市堆龙德庆区签订对口帮扶协议。充分发挥医联体纵向贯通、横向衔接的作用，全面推进区域医联体建设，不断完善双向转诊、专家下沉等措施。区医院建立了医联体转诊平台，社区卫生服务机构门诊向两家核心医院上转患者942人次，核心医院下转患者950人次。促进区内两大医联体强强联合。区医院与京煤集团总医院建立合作关系，为辖区百姓在区内两大医院之间转诊就医开通绿色通道。区内各二级及以上医院与市级三甲医院建立20余项专科医联体合作关系。民营北京京门医院纳入京煤集团总医院医联体管理。合理配置共享医疗资源。依托医联体，建成远程会诊、远程影像和远程心电等平台，实现部分医疗资源共享。区内医联体远程服务7541人次。逐步扩大检查检验结果互认项目，区医院医联体内检查互认37项，京煤集团总医院医联体内部分检查项目由总院远程操作，实现互认。鼓励医师在医联体内多点执业，实现人力资源共享。核心医院下派医生142人次，接收社区进修31人次。开展医师多点执业医疗单位15家80人。

人才队伍建设与人才引进。7名医学定向本科生按照协议回到门头沟区工作，其中临床医学专业5人，被分配到区妇幼保健院工作；预防医学专业2人，分别被分配到区精保所和斋堂医院工作。区卫生计生监督所招录行政执法公务员2名；区卫生计生系统事业单位招聘工作人员7名，其中管理岗2名、专技岗5名。区卫生计生委机关选拔任用科级领导干部13名。提拔科级领导干部7名，其中区卫生计生委机关正科级非领导职务2名、副科级领导职务3名，卫生计生监督所正科级领导职务2名。交流科级领导干部6名，其中卫生计生委机关4名、事业单位2名，均为正科级。6月，区医院普外科引进学科带头人廖代祥，博士研究生学历，副主任医师职称。

社区卫生 有社区卫生服务中心11个，其中政府办9个、非政府办2个；社区卫生服务站24个，其中政府办20个、非政府办4个（包括独立站1个）。卫生专业技术人员609人，其中医生及全科医生259人、护士160人。全年门诊849898人次，上门服务18698人次。6个中心、13个站完成标准化建设。家庭医生签约10.62万人，签约率32.99%；重点人群签约6.70万人，签约率90.29%；签约居民平均服务受益3.7人次。区医院与18个社区卫生站实现转诊平台门诊，上转患者2226人次，实际住院127人次；区医院出院患者下转回社区1571人次，门诊下转患者216人次。区中医医院到社区出诊医生34人，基层指导141次，诊治患者1460余人。居民个人健康档案231498份，电子化率100%，建档率76.20%，动态使用率37.52%。

农村卫生 村卫生室120个，均为村办。乡医岗位141人，全年诊疗10.98万人次。6～8月，乡村医生岗位培训，包括理论学习、岗位技能、临床进修。8月29、30日，岗位技能考试，全部合格。

疾病控制 传染病防治。无甲类传染病报告。乙类传染病发病609人，死亡5人，发病率189.13/10万，前三位疾病为肺结核、痢疾、梅毒。肺结核报告发病155例，登记管理147例，其中新发136例，死亡7例。艾滋病感染者/患者118人，其中新发现21人、死亡1人。其他5种性病（梅毒、淋病、尖锐湿疣、生殖道沙眼衣原体感染、生殖器疱疹）报告189例。布病发病1人，无死亡；手足口病发病488人，无死亡。

慢病防治。管理高血压患者24469人，规范管理17607人，规范管理率71.96%；管理糖尿病患者11436人，规范管理8485人，规范管理率74.20%。完成852例社区肿瘤随访。癌症早诊早治大肠癌筛查初筛3974例，肠镜检查503例。

精神卫生。有精神障碍患者2104人，报告患病率5.71‰，其中6类严重精神障碍患者1776人。严重精神障碍在管患者1695人，规范管理患者1686人，在册规范管理率94.93%；患者规律服药1335人，规律服药率75.17%，门诊基本药品免费治疗932人，比上年增加120人。免费体检945人。

学校卫生。持续推进健康促进学校建设，完成京师实验中学、东辛房小学、大峪中学分校、龙泉小学、大峪第一小学5所学校星级健康促进学校区级验收。推进"营"在校园——平衡膳食校园行动，大峪第一小学、人大附小京西分校被评为北京市中小学健康食堂。

计划免疫。计划内疫苗接种11种78137人，不良反应报告35人。计划外疫苗接种15种23919人，不良反应报告8人。应急接种疫苗4种353人次。流动人员接种118人。流感疫苗接种19325人。

职业卫生。有接触毒害物质单位51家，职工6148人。开展职业卫生监督5户25户次。委托检测41家。职工应体检2045人，实检1958人。新发尘肺病例审核834例，晋级34例，死亡108例；农药中毒3例（为自服）。

食品卫生及生活饮用水监测。监测市政供水末梢水120件，高层二次供水80件，合格率100.0%。农村自备水源全覆盖监测水样138件，合格40件，合格率29.0%。同时，开展饮用水卫生健康知识宣教活动。食品安全风险监测，累计采集各类食品样品215件，其中化学污染物及有害因素监测8类72件、食品微生物及其致病因子监测5类116件、主动监测3类27件。食源性疾病监测扩展至所有一级及以上医疗机构，食源性疾病监测腹泻病例365例，便检阳性107例，检出率29.32%；对130件粪便标本开展诺如病毒检测，检出病毒阳性25例，检出率19.23%。

健康促进。完成第三批全国健康促进区试点。创建健康促进机关3家、全民健康生活方式示范社区5个、健康家庭185户。通过"西山论健"等微信、微博平台推送健康促进信息1012条，组织健康大课堂讲座488场，受众24661人次。开展"万步有约"职业人群健步走激励大赛、健康素养宣传月、"健康北京周"等大型健康促进活动3次。完成永定河文化广场健康步道升级改造，配建健康自测小屋26套。区卫生计生监督所全年出动监督人员4629人次，完成控烟监督检查2346户次，责令改正29家单位，行政处罚15家，罚款39000元；责令改正21人，行政处罚26人，罚款1300元。区控烟志愿服务队全年巡查230户，参加控烟活动104次1400人次，志愿服务8995小时，处理投诉举报85户。

卫生计生监督　公共卫生监督检查。有公共场所275户，量化分级253户，已量化239户，量化比例94.47%。经常性监督检查1167户次，监督覆盖率100%，合格率99.74%，处罚34起，罚款43000元。

医疗卫生监督检查。医疗卫生监督检查1622户次，其中医疗机构874户次、传染病与消毒724户次、血液管理9户次、母婴保健5户次、计划生育10户次，监督覆盖率100%，合格率98.89%。完成医疗卫生类行政处罚19起，其中简易程序警告14起、一般程序行政处罚5起，罚没款22475元。开展重点地区"打非"巡查35次，处理涉及非法行医投诉举报21起。与公安、工商、城管等多部门联合执法14次，取缔无证黑诊所4个，无证黑诊所行政处罚2起，罚款和没收违法所得13430元。办理医师多点执业61人。

计划生育行政执法督查。监督检查计划生育10户次，未发现利用超声技术和其他技术手段进行非医学需要的胎儿性别鉴定和开展非医学需要的选择性别的人工终止妊娠等违法违规行为。

妇幼保健　妇女保健。剖宫产率46.8%，无孕产妇死亡。婚前检查186人，疾病检出38人次，婚检率4.49%。

儿童保健。新生儿死亡2例，死亡率0.88‰；婴儿死亡8例，死亡率3.54‰；5岁以下儿童死亡8例，死亡率3.54‰。新生儿出生缺陷发生率9.71‰，主要出生缺陷为先天性心脏病、附耳、多（并）指（趾）等。0～6岁儿童17262人，系统管理率97.68%。体检低体

重46人、生长迟缓63人、消瘦69人、超重2644人、肥胖1172人。听力筛查16069人，无听力损失。佝偻病筛查9948人，患病1人。贫血实查16322人，患轻度贫血691人、中度贫血59人。龋齿实查17183人，患龋齿4365人。视力实查5293人，低常707人。先天性心脏病新发38人，发育性髋关节发育不良新发2人。

计生服务　自1月1日起，计划生育家庭伤残、死亡特别扶助金分别由每人每月400元、500元提高到每人每月590元、720元。常住流动人口规范化电子建档率83%。常住已婚育龄群众避孕药具免费发放率98%，常住流动人口育龄妇女避孕节育免费计划生育手术覆盖率100%。完成本区全国流动人口抽样调查。参加北京市流动人口健康教育指导员知识技能大赛，获三等奖，排名全市第四。

有免费避孕药具发放网点298个，覆盖率100%。24小时免费避孕药具发放网点35个，覆盖率10%以上。

生殖健康。完成免费孕前优生健康检查361对。免费"艾梅乙"筛查2545人，宫颈癌筛查10494人，乳腺癌筛查11081人。

计生关怀。享受奖特扶2010人，其中奖扶1248人、死亡特扶298人、伤残特扶464人。新增奖扶对象272人、退出13人，新增死亡特扶对象36人、退出7人，新增伤残特扶对象47人、退出10人。共发放扶助金808.756万元。开展一次性家庭救助、一次性经济帮助工作，6月底前一次，11月底前一次，共审核一次性家庭救助22例、一次性经济帮助23例，共发放34万元。投入10万元走访慰问计生特殊困难家庭。为817户1814人投保计划生育家庭意外伤害保险，投保资金49020元。13个镇（街道）计划生育意外伤害保险投保67.89万元，女性两癌保险投保35.51万元，男性十一癌保险投保28万元，合计131.4万元。

医疗工作　出院45532人次，病床使用率80%，平均住院日（区属二级以上医疗机构）10.42天。住院手术9022人次。医护比1∶1.19。

对口支援。区卫生计生委选派14人赴受援地区服务，其中3年期领导干部1人、1年期专业技术人才7人、6～12个月支援人员1人、1～6个月支援人员5人。接收受援地进修医师14人。开展"组团式"义诊38次，派出专业技术人员209人次，受益2500人次。动员社会力量参与精准帮扶。捐赠160万元，用于对口帮扶地区低收入村卫生室购置所需医疗设备。6月11～15日及9月17～21日，举办基层高血压防控管理骨干人才"雄鹰计划"免费培训，共71名医师参加，其中对口支援区（县、旗）的河北涿鹿县医院26人、内蒙古

武川县22人、察右后旗医院23人。依托中国红十字基金会联合发起京蒙冀精准帮扶论坛——"心拯救"急性心梗急救一包药公益项目，免费发放药品400余包，救助贫困地区患者43人次。西城区10家单位与本区13家医疗单位签订支援协议，共派出129名医师出诊，本区25名医师至西城区进修。

血液管理。区属医院用成分血2378单位、自体血500单位。8月24日，潭柘寺公园街头临时采血点正式建点运行。

信息化建设　区属单位信息化建设投入2700万元。区域人口健康信息平台基本架构建设完成，二级医院医疗数据实现区域内互联互通。完成京煤集团总医院、区医院院级集成平台建设。全年远程会诊、远程影像及远程心电等远程医疗服务7541人次。利用双向转诊系统实现医联体内社区卫生服务机构向京煤集团总医院、区医院两家核心医院上转患者942人次，核心医院下转患者950人次。4家二级医院全部完成软件正版化工作。

卫生计生经费管理　卫生系统总收入152011.52万元，其中财政拨款41010.91万元、业务收入98803.28万

元；总支出146412.85万元。计划生育财政总投入1252.38万元，其中流动人口计生收入1万元、流动人口计生支出1.5万元。

基本建设　区财政投资1098.78万元，主要用于完善基层单位医疗设施建设，包括妙峰山、色树坟、清水、军庄、潭柘寺5个卫生院的污水处理改造工程，疾控中心空调水管修缮工程，色树坟卫生院电力改造工程，妇幼体检中心内部装修改造工程，医疗技术指导中心屋面防水修缮工程，斋堂医院坡屋顶及室内修缮工程，龙泉医院屋顶防水及室内修缮工程，雁翅中心卫生院室内装修工程。

（撰稿：张　莹　审核：杨立新）

门头沟区卫生计生委领导名单

主　　任	野京城
工委书记	王锡东
副 书 记	野京城　宋利宁
副 主 任	齐桂平　王俊义　王　辉　杨立新
	叶　纯　乔　静（挂职）

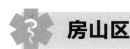

房山区

概况　辖区有常住人口118.8万人，户籍育龄妇女187356人，其中已婚育龄妇女136174人。

生命统计。户籍居民死亡6089人，其中男性3488人、女性2601人，户籍人口死亡率7.39‰；户籍人口出生率12.73‰；自然增长率5.35‰。死因顺位前十位依次为：心脏病，恶性肿瘤，脑血管病，呼吸系统疾病，损伤和中毒，内分泌、营养和代谢疾病，消化系统疾病，神经系统疾病，泌尿、生殖系统疾病，传染病。

改革与管理　按照《北京市分级诊疗制度建设2018—2020年度的重点任务》等相关文件要求，把明确各医疗机构功能定位、加强基层医疗服务能力作为工作重点，以"在区内建成基层首诊、双向转诊、急慢分治、上下联动的分级诊疗体系"为目标，发挥各医联体作用，逐步建立完善医疗卫生机构分工协作机制。

医联体建设。全区运行有东部、西部、燕山地区3个区域医联体及中医专业医联体，24家社区卫生服

务中心全部纳入，实现了医联体全覆盖。上半年，推动建立区内第二家紧密型医联体（区中医医院—琉璃河卫生院医联体）；继续完善良乡医院—长阳卫生院紧密型医联体模式。1～11月，良乡医院到长阳卫生院共进行专家查房400余次，组织业务学习30次，病例会诊60人次，开展医疗、护理等业务培训25次。并由全方位帮扶模式转变为专业帮扶模式，重点加强儿科、呼吸科等特色科室建设，规范儿科留观室建设，填补社区医疗服务项目空白。长阳卫生院门急诊19万人次，同比增长42%；出院475人次，同比增长21%；床位使用率50%，同比提高22%；儿科门诊收治8100余人次，留观1600余人次。

加强专科医联体建设。辖区5家公立医院均与市级医院建立专科医联体；组织区内7家医院与北京口腔医院建立专科医联体，开展疑难病例会诊、转诊和人员培训等。阎村镇卫生院在良乡医院支持下开展血液透析，共收治患者23人，透析1500人次。

推进远程会诊工作。医学影像诊断与会诊中心共

会诊3.4万余例；建立远程心电会诊中心，辖区21家基层卫生机构进入网络，共诊断4300余例。

持续优化转诊流程及转诊方案。4家医联体核心单位均为成员单位危重症患者上转开辟绿色通道；医联体内检查互认项目13项，全年医联体核心医院向基层转诊1100余人次。

区内稀缺专业医师多点执业723人次。

人才队伍建设。引进外埠硕士及以上学历医学毕业生20人，公开招聘本地医务人员53人，接收医学定向生32人。新聘任正高级职称24人、副高级职称141人、中级职称352人。

社区卫生　运行社区卫生服务中心24个、站177个，其中政府办社区卫生服务中心23个、站168个，社会办社区卫生服务中心1个、站9个。全部社区卫生服务中心均完成标准化建设，169个社区卫生服务站完成标准化建设。社区卫生服务机构门诊387.78万人次，出诊21605人次。全区家庭医生签约居民41.96万人，家庭医生签约率36.36%；重点人群签约服务25.16万人，重点人群签约率91.64%。共建立个人电子健康档案90.47万份，电子健康档案建档率82.55%。

农村卫生　全区有首席专家1人、健康管理专家3人、业务骨干80人。返聘6名高级职称、18名中级职称退休医务人员到社区卫生服务机构工作。

疾病控制　传染病防治。法定传染病报告6166例，发病率534.32/10万；死亡5例，其中肝炎1例、艾滋病1例、肺结核2例、流行性感冒1例。甲类传染病报告1例（霍乱），乙类传染病报告1722例，甲乙类传染病发病率149.31/10万。甲乙类发病前五位的疾病为：肺结核432例、梅毒394例、肝炎394例、猩红热220例、痢疾125例。丙类传染病发病4443例，发病率385.01/10万；发病率前三位的疾病为：手足口病1739例、其他感染性腹泻病1567例、流感977例。全区狂犬病免疫预防门诊共处置犬咬伤14306人。

慢病防治。管理高血压患者11.71万人，其中规范管理7.54万人，规范管理率64.36%；管理糖尿病患者4.37万人，其中规范管理2.86万人，规范管理率65.43%。

精神卫生。全区6类重性精神病4595人，报告患病率4.19‰。在册规范管理率89.49%，在管患者规范管理率92.86%，在管患者稳定率99.35%，在册规律服药率75.50%，免费服药2659人。

学校卫生。在校中小学生67169人，中小学生体检61484人。营养不良检出率16.82%，肥胖检出率17.33%，视力不良检出率47.14%，沙眼检出率0.04%，龋齿检出率11.93%、龋齿充填率38.19%，缺铁性贫血

检出率4.26%。

计划免疫。常规接种疫苗465093人次，其中一类疫苗345217人次、二类疫苗119876人次。一类疫苗接种率分别为：乙肝疫苗99.81%、卡介苗99.46%、脊灰疫苗99.77%、百白破疫苗99.71%、白破疫苗99.77%、麻风疫苗99.85%、麻风腮疫苗99.89%、麻疹疫苗100%、A群流脑疫苗99.73%、A+C群流脑疫苗99.81%、乙脑疫苗99.69%、甲肝疫苗99.52%。流动儿童一类疫苗接种77759人次，接种率99.41%以上。外来务工人员接种流脑A+C疫苗504人次，接种麻疹疫苗845人次。应急接种133次1598人，其中接种麻风疫苗11次104人、接种麻风腮疫苗8次86人、接种水痘疫苗114次1408人次。学龄前流动儿童强化查漏补种，调查15224人，补卡138人，补卡率100%；补证16人，补证率100%；各项疫苗补种率均达到北京市规范要求。水痘发生突发疫情2起、暴发疫情5起。接种流感疫苗76799支（不含燕山），其中招标流感疫苗接种75494支（学生31308支，接种率59.02%；60岁以上老年人43662支，接种率53.48%；保障人群524支）。自费疫苗接种1305支。

职业卫生。报告职业病（尘肺病）700人，死亡6例，石棉所致肺癌、间皮瘤1例，疑似职业病17例，农药中毒3例全部访视审核上报，访视率100%。

生活饮用水监测。生活饮用水监督537户次，监督覆盖率99.4%，监督频次1.61次。

健康教育与健康促进。开展由26家医院、83所学校、28个社区（乡镇、街道）、41家委办局组成的二级健康教育网络专业培训。全年房山健康教育官方微博推送健康知识与信息5098条、微信平台591条。6月，面向全区小学生开展"争做健康少年"主题绘画征集活动，22所小学参与。全年开展社区健康大课堂1680场，直接受益81539人。完成北京市第三次城乡居民健康素养监测，调查房山区5个街道/乡镇15个调查点27个村/居的750户家庭，问卷完成率100%。开展房山区大样本居民健康素养调查，共调查3315人，与市级监测的750人合并，共4065人。经初步分析，房山区2018年居民健康素养水平为32.4%。在健康促进示范区创建活动中，房山区28个乡镇街道申报创建了100户健康示范家庭。

卫生监督　公共卫生监督检查。全区有各类被监督单位3886个，监督检查9333户次，监督覆盖率99.82%，合格率96.62%。行政处罚案件1024起（含撤销立案案件446件），比上年增加412件（67.3%）；罚没款42.94万元。北京市行政执法信息服务平台统计数据显示：人均处罚24.95件，人均检查200.95户，职权履行率

9.40%。

医疗卫生监督检查。 年内，通过日常监督和双随机抽查共监督检查各级各类医疗机构2163户次，监督覆盖率100%，监督频次2.31，合格率99.4%。立案查处违法行为12起，罚款27958元。召开打击无证行医各部门联席会议2次，与区食药局、工商分局等部门对辖区黑诊所联合执法4次。接到非法行医群众举报101起，全部调查核实反馈。通过主动排查等方式，取缔无证诊所20户次，没收暂扣药品36箱、器械10件。立案查处无证行医行为16起，罚款28078元。根据群众举报线索，立案查处未办理《医疗机构执业许可证》开展医疗美容活动的医疗美容机构（已办理工商执照）1户，给予警告，罚款8000元，没收非法所得598元。8～10月，开展中医药行业专项监督检查、整顿治理，立案查处非医师行医案件2起，罚款2000元。

妇幼保健 妇女保健。孕产妇10234人，系统管理率98.88%，住院分娩率100%，剖宫产率48.54%，孕产妇死亡率30.26/10万。两癌筛查18707人次，筛出乳腺癌14人、宫颈癌2人。婚前医学检查12667人，婚检率82.29%。疾病检出率5.91%。

儿童保健。新生儿死亡18人，死亡率1.74‰；婴儿死亡24人，死亡率2.31‰；5岁以下儿童死亡33人，死亡率3.18‰。0～6个月婴儿母乳喂养率96.34%。新生儿疾病筛查10259人，筛查率99.36%。出生缺陷发生率19.33‰，主要出生缺陷病种为先天性心脏病4.25‰，多指（趾）6.95‰，小耳、副耳2.41‰，唇腭裂0.67‰。0～6岁儿童73163人，系统管理率98.66%。

计生服务 计生药具。全年调出口服短效避孕药5750盒、避孕套119万只、外用避孕药10955盒、宫内节育器2324套。免费提供避孕药具网点720个。全区459个行政村和154个社区居委会建点率100%。102台自助机满足全天发放需要，行政村居覆盖率100%，24小时发放网点10%。

生殖健康。婚检一站式便民服务，推动了婚前医学保健工作。探索婚检、孕检一体化服务模式，逐步将孕前优生健康检查覆盖所有人群。

计生关怀。房山区有奖励扶助人员5802人，每人每年1440元；死亡特别扶助614人，每人每年8640元；伤残特别扶助544人，每人每年7080元。3项补助共1751.136万元。

医疗工作 区内医疗卫生机构950个，其中医疗机构940个。全年门诊12073807人次，急诊548703人次，入院139808人次，出院138547人次，病床使用率72.54%，平均住院日10.79天。全年住院手术35560人次。医护比1∶1.08。

对口支援。 区卫生系统开展与西藏、湖北、宁夏、河北、内蒙古等地对口支援工作，通过经验交流、人才培养、科研协作、业务帮建、信息共享等方式，促进双方医疗卫生事业的共同发展。继续加强西藏尼木县医院学科建设，提高诊疗服务能力，培养人才队伍，并协助进行二级医院评审工作。制定房山区卫生系统对口帮扶河北涞水县、曲阳县，内蒙古突泉县、察右中旗，湖北巴东县5个县（旗）工作安排，主要从技术支撑、人才培养等方面提升受援地区医疗机构服务能力，协助当地针对因病致贫、因病返贫群体进行精准健康管理和精准实施救治，助力脱贫。6月，突泉县卫生计生局领导带队到房山区调研，重点对120急救系统、医联体建设等工作沟通交流。

血液管理。 全年献血10445单位，其中团体无偿献血5042单位、街头无偿献血5403单位，实现了采供平衡。开展成分献血4次，献血161单位。报销血费12人次16318毫升17950元。

信息化建设 建设远程会诊平台。7月实施，通过远程会诊平台，实现区医院专家与基层社区医生之间远程医疗会诊服务，减少患者的路途时间，提升医疗工作效率，提高基层医疗服务能力，优化医疗资源配置。

开展区人口健康信息系统信息安全等级保护建设，包括区域信息平台等保测评、区域信息平台存储和区域信息平台灾备。

区域人口健康信息化建设。为推进居民健康卡项目建设，实现多卡融合、居民身份标识、信息共享和便捷结算等惠民应用，与北京银行合作，建立主索引系统、卡管平台、为医院配置POS机、自助机具，支持多种支付方式，实现医院自助支付服务。

完成区域卫生信息互联互通。升级改造区级平台和公共卫生管理平台，在区平台上可看到基层卫生服务中心（站）信息，并可在不同系统中看到同一患者有关信息项的同步关联，实现互联互通。

卫生计生经费管理 卫生事业费125947.10万元，其中专项经费41333.08万元、中医事业费815万元、社区卫生服务机构补助费43855.75万元。卫生事业费总收入508009.44万元，总支出498087.98万元。计划生育财政总投入2534万元。

基本建设 良乡医院外科综合楼室内外装修基本完成。完成固定资产投资31217万元。根据区减煤换煤办公室要求，浅山区煤改电工程共涉及22个行政村。需改造社区卫生服务站9个、村卫生室43个，完成摸底调查，该项目以区新农办为工程实施主体、各乡镇政府为载体共同完成改造工程。完成17个社区卫生服务中心（站）维修改造工程，投资1093.29万元。完成9个乡镇共19个社区卫生服务中心（站）屋面防水，改造面积9614平方米，投资113.03万元。完成琉璃河、河北、史家营等7个社区卫生服务中心（站）9个维修改造项目前期手续申报工作，项目投资2098.39万元。全年累计完成固定资产投资1.3亿元。

（撰稿：任晓雅　审核：张卫新）

房山区卫生计生委领导名单

工委书记、主任	杨冬立
工委副书记	李秀梅
副主任	邱珍国　杨大庆　张文艳
	郑红蕾　武维锋
党总支书记	贾廷义

通州区

概况　辖区有常住人口157.8万人，其中户籍人口786662人、流动人口395886人。育龄妇女336343人（户籍、流动），其中已婚育龄妇女238713人。年内，户籍人口登记《北京市生育登记服务单》9653个，其中二孩4404个；登记《北京市再生育确认服务单》195个。流动人口登记《北京市流动人口生育登记服务单》9003个，其中二孩3498个；登记《北京市流动人口再生育服务单》69个。

生命统计。户籍人口出生10594人，其中男性5516人、女性5078人，出生率13.62‰。死亡5532人，其中男性3172人、女性2360人，死亡率7.11‰。户籍人口自然增长率6.51‰。前十位死因5410人，占死亡总数的97.79%，死因顺位前十位依次为：脑血管病、心脏病、恶性肿瘤、呼吸系统疾病、损伤和中毒、内分泌、营养和代谢疾病、消化系统疾病、神经系统疾病、泌尿、生殖系统疾病、传染病。期望寿命80.79岁，其中男性78.31岁、女性83.05岁。

改革与管理　推进公立医院薪酬制度改革：由区人保局、区卫生计生委、区财政局联合印发《通州区公立医院薪酬制度改革试点工作实施方案》，并制定了一系列配套文件，推进通州区公立医院薪酬制度改革工作。继续深入推进区妇幼保健院四大部改革，强化妇幼保健服务的公共卫生职能，将原来按疾病功能分科管理模式转为按照全生命周期管理。通过流程再造，建立备孕—产检—分娩—产后恢复—儿童健康促进为一体的服务新模式，由原来的"病人围着医生转"变成"医护人员围着患者转"。

通州区老年病医院（二级）由通州区卫生计生委划转至首都医科大学附属潞河医院，通州区120紧急救援中心（公共卫生机构）由首都医科大学附属潞河医院划转至通州区卫生计生委。

医联体建设。成立区域医联体工作群，制定并完成医联体综合绩效考核指标，开启借助信息化系统推进影像医联体间远程会诊和分级诊疗联动转诊的工作模式，定期召开区域影像医联体推进协调会议。漷县、永乐店、牛堡屯、永顺、郎府和梨园卫生院共6家单位相继加入影像医联体，完成市、区折子年度任务。选定潞河医院-梨园社区卫生服务中心、东直门医院东区—永乐店社区卫生服务中心为医联体协同平台试点单位，推动分级诊疗信息化建设。4家试点单位均实现系统上线，进入调试阶段；实现手机APP分级诊疗平台医院端、医生端上线和管理端全部上线。启动"潞河医疗集团老年病院区"紧密型医联体发展模式的尝试与探索。

全区有103家医疗单位开展多点执业，386名医师进行多点执业备案。

人才队伍建设与人才引进。年内，通过公开招聘、高级人才引进、外区调入、军转干部安置、随军家属安置、医学定向生分配等途径，共引进191人，其中硕士研究生95人、博士研究生11人、中级职称8人、副高级职称3人、正高级职称2人。协助办理高层次人才配偶、子女户口进京等事项，为57名紧缺适用人才发放特殊津贴99.2万元；人才公寓配租14人，为3人解决了夫妻两地分居，组织35人参加通州区高层次人才体检疗养活动。

社区卫生　全区规划设置社区卫生服务中心19家、卫生服务站137个。建成并规范运行社区卫生服务中心18家，新华中心为无实体中心，卫生服务站69个（政府办56个、社会办13个）。社区卫生服务机构全年诊疗451.7万人次，出诊2164人次。有在岗卫技人员1976人，其中医生763人（含全科医生346人）、护士477人、防保人员236人。家庭医生累计签约56.27万人，占常住人口的37.3%；其中重点人群签约23.98万人，签约率94.9%。二、三级医疗机构共派出医务人员867人支援19个社区卫生服务中心3601天。上转患者208357人次，其中执单转诊198091人次；下转患者59人次，其中执单转诊36人次。共建立个人电子健康档案1140459份，电子健康档案率75.63%，健康档案使用率40.44%。高血压患者规范管理68415人，糖尿病患者规范管理26405人。

农村卫生 辖区有村卫生室357个，均为村办，覆盖率75.96%。全年诊疗552751人次。有乡村医生462人，岗位培训5568人次。

疾病控制 传染病防治。报告乙类传染病发病2404例，死亡6例，发病率前三位为肝炎、肺结核、梅毒。肺结核患病1090例，其中新发629例，无死亡；梅毒519例，均为新发，无死亡；淋病65例，均为新发，无死亡；艾滋病1708例，其中新发41例，死亡1例。人畜共患疾病：狂犬病发病1例，死亡1例；手足口病发病3953例，无死亡；布病发病28例，无死亡。

慢病防治。全区报告伤害监测卡片83391张。完成北京市农村早诊早治项目3238例结直肠癌初筛，800例肠癌镜检；完成2854名通州区户籍肿瘤患者的随访；完成脑卒中队列研究工作中3415名高危人群及脑卒中患者追踪核查随访；在全区523个村（居）委会中，成立高血压自我管理小组342个，覆盖率65.39%，参加小组活动6次以上4568人；成立糖尿病自我管理小组201个，覆盖率38.43%，参加小组活动6次以上4480人。

精神卫生。全区在册严重精神障碍患者3449人，报告患病率2.42‰，其中6类严重精神障碍患者3417人。长期住院163人，免费服药2412人。对在册患者共开展随访并评估12996人次，入户随访5616人次，面访率84.60%，开展应急处置43例，在册患者管理率92.78%。在册患者规律服药率74.86%，在管患者病情稳定率99.47%，精神分裂症治疗率84.89%。

学校卫生。全区中小学生87730人，体检82522人，检出视力不良48392人、肥胖（BMI>28）19697人、营养不良13548人、贫血899人、龋齿7419人、沙眼146人。

计划免疫。全年接种第一类疫苗648616人次、第二类疫苗228813剂次，其中13种免疫规划疫苗常规接种536188剂次，常规查漏补种608剂次，强化查漏补种2950剂次；外来务工人员麻疹疫苗接种9583剂次、流脑疫苗接种8411剂次；学校查验接种证实种2386剂次；应急接种878剂次；医务人员麻疹疫苗接种2剂次，免费流感疫苗接种87210剂次；65岁以上老年人肺炎链球菌疫苗接种400剂次。全年报告AEFI 111例，其中一般反应69例、异常反应40例、偶合症2例。

职业卫生。全区接触毒害物质企业151家，作业工人5183人。确诊职业病45例，其中尘肺病34例、其他呼吸系统疾病3例、职业性肿瘤3例、慢性职业中毒2例、职业性传染病2例、职业性耳鼻喉口腔疾病1例；疑似病例20例，分别为尘肺2例、苯中毒4例、职业性噪声聋14例。

食品卫生及生活饮用水监测。食品化学污染物及有害因素监测共采集9类175件样品，检测结果：10件油条样品中4件铝的检出值超过标准限量，监测结果异常；食品微生物及其致病因子监测共采集7类210件样品，检测结果：40件熟肉制品中有7件检出单核细胞增生李斯特菌，3件大肠菌群超标。全年监测生活饮用水样品354件，其中城市市政供水末梢水120件、城市市政二次供水80件、农村集中式供水144件、农村学校集中式供水10件，每件样品检测34项指标，水样总体合格率83.3%（295/354），不合格项目主要是砷、氟化物、菌落总数。

健康促进。创建通州区健康示范单位6家。全区所有机关（单位）均为无烟机关（单位）。全年开展各类控烟监督执法5538户次，其中合格5049户次、不合格489户次。共接到控烟投诉举报573起，其中被投诉数量较为集中的是餐饮单位169起、写字楼办公楼143起、文化娱乐场所（网吧）51起。对控烟检查不合格单位依法予以查处，责令改正214起，其中餐饮93起、网吧及文化娱乐场所33起、机关事业单位4起、学校幼儿园1起、物业写字楼35起、其他48起。实施行政处罚296起，罚款141200元。处罚单位45起，罚款128000元，其中餐饮单位7起、网吧11起、住宿10起、文化娱乐场所6起、其他11起；处罚个人251起，罚款13200元。

卫生计生监督 公共卫生监督检查。辖区有公共场所1533户，量化分级1326户，其中A级45户、B级1271户、C级3户、暂未评级7户。应监督1782户，实际监督1614户，覆盖率90.57%，合格率97.83%。处罚195起，罚款25.1万元。

医疗卫生监督检查。医疗机构本底559户，医疗卫生监督3379户次，覆盖率100%，合格率98.82%；传染病消毒2942户次，覆盖率91.90%，合格率98.37%；血液安全10户次，覆盖率100%，合格率100%；放射卫生116户次，覆盖率100%，合格率94.83%；职业卫生2户次，覆盖率100%，合格率

100%；查处医疗机构85个，罚没款181000元。共取缔非法行医62户次，实施行政处罚62起，罚款1259000元，没收违法所得597289元。全年召开打击非法行医联席会议3次，开展多部门联合执法29次，非法行医移送案件5起。

计划生育行政执法督查。计划生育技术服务机构35个，计划生育监督67户次，覆盖率100%，检查内容包括执业资质合法性、人员执业资格、服务项目及业务范围依法开展情况等，合格率100%。建立并完善计划生育监督本底，完成北京市抽检任务2家，未发现超出业务范围和服务项目执业违法行为。

妇幼保健 妇女保健。剖宫产率47.39%，户籍孕产妇死亡率9.81/10万。婚前检查2443人，检出疾病109人，婚检率15.58%。

儿童保健。户籍活产10196人，新生儿死亡17人，死亡率1.67‰，婴儿死亡24人，死亡率2.35‰；5岁以下儿童死亡32人，死亡率3.14‰。新生儿疾病筛查率99.46%；围产期出生缺陷发生率18.94‰，主要出生缺陷有先天性心脏病、多指、肾脏异常、外耳畸形、染色体异常等。0～6岁儿童87693人，健康管理（体检儿童）86421人，体检147809人次。0～6岁儿童系统管理率96.69%，健康管理率98.55%。0～1岁神经心理发育筛查率88.93%，1～6岁儿童听力筛查率92.41%，0～6月纯母乳喂养率73.81%。

计生服务 计生药具免费发放点710个，发放药具种类为避孕套、短效口服避孕药、节育环、外用杀精剂。避孕套2650000只；短效口服避孕药包括复方左炔诺孕酮片（21+7）、左炔诺孕酮片、左炔诺孕酮炔雌醇片（三相片），合计13000板；外用避孕药包括壬苯醇醚膜、壬苯醇醚凝胶，合计5600盒。口服避孕药金额76859.5元，避孕套金额529884.4元，节育环金额21606.6元，合计628350.5元。新增人工发放点4个。

生殖健康。通州区开展免费孕前优生健康检查定点医院为通州区妇幼保健院，全年建立家庭档案1655个，检查3041人，风险人群2251人，风险比率74.02%。为农村采取长效避孕措施的育龄群众免费健康体检21753人，发放婚育健康服务包1510个。

计生关怀。全年符合计划生育奖励扶助政策13709人，奖励总额19740960元。享受独生子女父母奖励23454人，意外伤亡一次性救助45人，共发放总额4777640元；独生子女低保家庭补助901人，补助总额123200元；独生子女奖励扶助金每人每月120元，伤残、死亡特别扶助金分别为每人每月590元、720元，伤残、死亡特别扶助对象1300人，发放总额10261680元；特扶对象678人，每人每年补给2400元扶助金，组织失

独对象406人健康体检，春节期间走访慰问393户特扶家庭，每户送慰问金1500元，共计2822629.35元。

暖心计划。由政府出资为通州区678名失独对象提供综合保险，投入保费2789元/人，共计1890942元。保险项目分为养老金2900元、疾病身故保险金5000元、女性重疾保险金2000元、意外伤害保险金50000元、意外伤害医疗保险金3000元。

医疗工作 全年出院113468人次，病床使用率75.13%，平均住院日8.2天。住院手术39418人次。医护比1∶1.04。

对口支援。除了既往派驻专家查房、手术示教、疑难病例讨论、专题讲座等带教形式外，新成立了影像医联体。潞河医院医学影像中心作为指导单位，联动基层医院专业科室，通过信息化平台数据传送，远程指导影像医师出具规范的诊断报告，对基层单位技术能力、人才培养等起到了积极的作用。

血液管理。区内采血点7个，其中固定采血点4个：通州区中心血站、家乐福、万达、西门，临时采血点3个：马桥、贵友、土桥华远。全年向通州区属医院供应红细胞11418单位，机采血小板2753单位，血浆8643.5单位。共采集血液77691人次120198单位，其中机采血小板12317人次22861单位、全血65374人次97337单位。供应红细胞血液104677.5单位，包括红细胞类104669.5单位和全血8单位。供应新鲜冰冻血浆93878单位、机采血小板22774单位。

信息化建设 全年投入1964万元，重点项目建设如下。区域平台互联互通——完成新公卫系统和18家社区卫生服务中心的HIS系统、体检系统、区域健康信息平台的对接，对接了18家社区卫生服务中心及3家二级医疗机构数据。通州区医疗雪亮工程——完成区域内全部委属医疗卫生机构800余点位的监控资源接入，实现了将监控资源进行分级、分组、控制并统一管理及调度。区域远程影像诊断系统——完成试点社区卫生服务中心的院内PACS系统建设及与潞河医院的远程影像诊断对接。中医综合服务系统建设——完成中医综合服务门户、中医综合数据管理系统、中医综合管理指标系统、中医药大处方监管系统、中医名师荟萃、中医药方库系统、智能导诊服务等模块的研发、部署实施。安全整改和重点保障——对现有信息系统进行等级保护备案，新增2个三级等保系统，并进行等保定级和测评。同时，针对出现系统漏洞及病毒问题对全区卫生系统进行安全扫描，修补漏洞。软件正版化——完成社区卫生服务中心及二级医院在内共计22家单位的操作系统、办公软件、杀毒软件的正版化工作。港澳台身份证互认和医嘱信息共享——

实现港澳台身份证读取。医嘱共享——全区所有医疗机构均完成医保共享，实现了对异常开药情况在医生工作站进行事前审核，并做出提示和拦截，减少了跨院异常开药情况，协助医生为患者合理用药，维护基金合理使用。

远程医疗。对内蒙古翁牛特旗、科右中旗、奈曼旗、拉萨城关区开展远程对口帮扶，实地了解远程会诊建设情况，制定帮扶方案，建立远程帮扶会诊系统、远程教育系统。

卫生计生经费管理 全年卫生系统收入702290.44万元，其中财政拨款220013.93万元、事业收入469548.28万元、其他收入12728.23万元。计划生育财政投入5075.75万元，其中流动人口计生经费15万元。总支出701506.05万元，其中基本支出548081.31万元、项目支出153424.74万元。期末事业基金78324.26万元，专用基金18731.85万元，非流动资产基金282443万元，资产基金137535.17万元。

基本建设 全年基建总投资66626.86万元，全部为财政投入。年内，对台湖等10家基层医疗单位以及1个社区卫生服务站从改善就医环境、优化诊疗流程等装修改造，改造面积16879平方米。12月22日，友谊医院通州院区试营业。北大人民医院通州院区完成内墙拆改及粗装修，潞河医院四期工程收尾，潞河医院分院（含郎府卫生院）、中医医院二期进入精装修阶段。

（撰稿：李 珺 审核：李凤苹）

通州区卫生计生委领导名单

工委书记 白玉光
主　　任 田春华
副 书 记 刘亚兰
副 主 任 李凤苹　陈长春　谭　丽
　　　　　李文龙　徐　娜

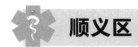

顺义区

概况 辖区有常住人口1026543人，其中户籍人口644919人、流动人口381624人。户籍育龄妇女14.7万人，其中已婚育龄妇女11.1万人。全年办理一孩生育登记4224例、二孩生育登记3761例，办理北京市再生育确认206例。

生命统计。户籍人口出生7396人，政策符合率99.22%，出生人口性别比109，出生率12‰；户籍人口死亡4670人，死亡率7.30‰；人口自然增长率4.7‰。因病死亡4437人，占总死亡人数的95.01%。死因顺位前十位依次为：心脏病，恶性肿瘤，脑血管病，呼吸系统疾病，损伤和中毒，消化系统疾病，内分泌、营养和代谢疾病，神经系统疾病，泌尿、生殖系统疾病，传染病，占总死亡病因的95.08%。户籍人口期望寿命80.27岁，其中男77.94岁、女82.65岁。

改革与管理 抓好"三件大事"，打好"三大攻坚战"。《顺义区医疗卫生设施专项规划（2017—2035年）》编制有序推进，规划文本及相关图纸编制完成并提交区政府，明确了顺义区医疗卫生设施总体战略空间布局。深入推进精准健康扶贫，完成区内低收入户专项帮扶544人次，改善3个低收入村医疗机构的设施设备。选派43名专业技术人才到受援地开展医疗专业帮扶，接收46名受援地区人员进修。为受援地区开通远程医疗与重症患者转诊绿色通道，向受援地区捐赠106万元的医疗用品。

完成市、区两级折子实事工程。"全民健康信息平台互联互通"等4项市级折子及"名中医身边工程"市级实事全部高质量完成。"千名失能人群服务及千场健康讲座"区级实事提前完成，为1035名失能人群提供个性化服务万余次。开展健康大课堂1755场，受众10万余人次，任务完成率175.5%。

医联体建设。本区依托4家区属二级以上医院组建完成4个相互交融的医联体，共覆盖26个社区卫生服务中心和3个社会办医疗机构。医联体核心医院选派专家到各社区服务中心出诊、带教，下派医生1831人次，接收基层进修98人次，诊疗患者10000余人次；4家核心医院向基层下转患者298人次，接收基层上转患者1518人次。

多点执业。办理多点执业备案554例，其中主执业地点在区内的287人、区外267人。

社区卫生 有社区卫生服务中心26个、运行的社区卫生服务站173个，均为政府办机构。有卫生技术人员1921人，其中全科医生513人、中医医生114人、注册护士547人。全年门诊2636233人次，家庭医生上门服务10196人次。顺义区完成社区卫生中心（站）标准化建设。

家庭医生签约服务。常住人口签约401652人，签约率34.3%。重点人群签约193695人，签约率91.2%。开展预约复诊、定向分诊、集中候诊家庭医生服务全科诊疗新模式的社区卫生服务机构23家（除旺泉、城区社区卫生服务中心，空港医院），使用预约复诊系统开展服务11家，使用挂号自助机5家，组建家医服务团队286个，其中一医一护或一医一助理的团队184个。

慢病管理。各社区卫生服务中心共计管理高血压患者53972人，规范管理32980人，规范管理率61.1%；血压达标29164人，血压控制率54%。管理糖尿病患者25073人，规范管理15844人，规范管理率63.2%；血糖达标12677人，血糖控制率50.6%。

健康档案。建立健康档案（均为电子档案）852351份，占总人口的72.9%；健康档案使用383558份，使用率45%。健康档案合格率80%，健康档案知晓率65.7%。

社区基本药物采购。26个社区卫生服务中心累计采购药品3989个品规，金额6.384亿元。其中基本药物3.01亿元，占47%。

农村卫生 有村卫生室194个，其中120个为政府购买服务的村卫生室，74个为私人办村卫生室。全区医疗机构覆盖率100%。有乡村医生111人，全年考核培训20次。

疾病控制 传染病防治。报告法定传染病21种7214例，总报告死亡14人，总报告发病率639.54/10万，总报告死亡率1.24/10万。报告甲类传染病1种1例（霍乱），报告发病率0.09/10万。乙类传染病14种929例，死亡11人（乙肝4例、乙脑1例、肺结核6例），发病率82.36/10万，死亡率0.98/10万。丙类传染病6种6284例，死亡4人（均为流行性感冒），发病率557.09/10万，死亡率0.27/10万。报告淋病、梅毒、尖锐湿疣、生殖器疱疹、生殖道沙眼衣原体感染5种性病456例，发病率40.43/10万，无死亡病例。结核病初诊登记685人，确诊结核病217人，全区登记管理肺结核病353例。

学校卫生。中小学生体检62664人，体检覆盖率91.19%。中小学生视力不良检出率57.20%，肥胖检出率20.49%，营养不良检出率6.37%，缺铁性贫血检出率6.22%，学生恒牙患龋率14.34%，恒牙龋均0.27，恒牙龋齿填充率28.91%。

计划免疫。全年接种338217人次，基础免疫、加强免疫报告接种率均在99%以上，本市儿童出生1个月内和流动儿童居住2个月内建卡、建证率均在99%以上。25个规范化接种门诊中，AAA级门诊3家，AA级门诊13家，A级门诊9家。另有2家其他预防接种门诊。

职业卫生。全年接报职业病（含疑似）及农药中毒55例，其中确诊职业病9例、疑似职业病36例，农药中毒10例。完成7家医疗卫生机构9台设备的医用辐射防护检测，初检设备防护超标率33.3%，经调试复测合格；完成77家放射单位470名放射作业人员1773人次的个人剂量监测，个人剂量检测98.4%。

精神卫生。顺义区录入北京精神卫生信息管理系统并成功上传国家卫生健康委的精神病患者4550人，其中严重精神障碍患者3255人、其他严重精神障碍患者1295人。长期免费服药1814人，其中享受老政策免费服药患者572人、新政策1242人，2018年新增313人。全年发放免费药品229万余元，临时免费投药5次，为923名在档患者免费投药112万元。继续开展"四进"行动，全年进社区15场、进企业3场、进学校4场、进特殊人群4场；健康大讲堂2场；总受众2000余人次。

健康教育与健康促进。联合区科委、区人力社保局等加大工作协调力度，开展疾控系统健康大课堂活动，讲座内容涉及心脑血管、恶性肿瘤、心理健康、健康生活方式、视力保护、临床营养等。全年专题讲座15场，直接受众4300余人次。8月，全区各幼儿园以疾控中心配发的《影响孩子一生的健康书》系列绘本内容为基础，围绕洗手、爱眼、爱牙、爱耳、运动、饮食、意外伤害、睡眠等健康主题，通过开展"讲健康故事""趣味健康课"等主题活动，以情景剧、健康歌、快乐舞、健康操等形式组织健康节目创意表演。在全区各级医疗机构累计开展健康大课堂1755场，完成全年任务的175.5%，累计受益10万余人次。围绕世界卫生日、世界无烟日等主题宣传日开展宣传咨询活动312次。

卫生计生监督 公共场所应监督1951户，实监督1946户，监督覆盖率99.74%，合格率86.63%。抽检145件，合格114件。行政处罚534起，警告527起，警告并罚款111起，罚款金额26万元。受理公共场所举报投诉案件130起，办结率100%。全区1849户公共场所应量化评级，量化评级1757户，其中A级52户、B级1666户、C级38户、不予评级1户。

共受理控烟投诉举报案件299件，办结率100%。卫生监督机构累计监督检查4713户次，责令整改88户；罚款91起，金额67450元，其中处罚单位11起，罚款63000元；处罚个人80起，罚款4450元。

年内，监督各类供水单位858户，覆盖率100%。监督1211户次，监督频次1.41。接到饮用水投诉109起，均办结。开展国家双随机监督抽检18户，其中城市公共供水6户、二次供水10户、涉水产品生产企业2户，结果均合格。开展北京双随机监督二次供水单位207户，双随机覆盖率88.09%。审批发放卫生许可145个，其中农村饮用水卫生许可88个。

计划生育技术服务监督。全区有计划生育技术服务医疗、保健机构13家，其中妇幼保健院1家、其他医疗机构12家。抽取1家医疗机构进行现场监督检查，总体情况良好。

妇幼保健　妇女保健。户籍产妇8052人，活产8176人。孕产妇系统管理率97.44%，产妇建卡率100%，产前检查率99.98%，早检率99.76%，产后访视率97.71%，住院分娩率100%。高危孕产妇筛查率77.74%，高危妊娠管理率100%，高危孕产妇住院分娩率100%。无户籍孕产妇死亡。剖宫产率43.54%，产后出血发生率22.05%，中重度贫血发生率4.87%，妊高征发生率6.25%，危重孕产妇发生率2.53%。发放叶酸1584人，健康教育1584人，叶酸服用率99.30%；随访率100%，叶酸服用依从率86.68%。

儿童保健。户籍围产儿8196人，围产儿死亡25例，死亡率3.05‰。户籍人口活产8176人，早期新生儿死亡率0.61‰，新生儿访视7825人，新生儿访视率95.71%，高危儿合格管理992人，高危儿合格管理率65.74%。新生儿疾病筛查率99.78%。辖区新生儿听力筛查率99.50%。完成33所幼儿园9767名儿童的体检，发现眼科疾病（内、外斜，结石）262例、心脏杂音5例、扁桃体Ⅱ°以上肿大120例。完成入院体检3449人，发现听力可疑异常转诊23例，其中确诊6例；贫血17例，其中1例确诊为急性淋巴细胞白血病；转氨酶异常8例，其中1例诊断为肝豆状核变性；1例为Duchenne型肌营养不良症。均转诊与治疗。

计生服务　流动人口管理。在流动人口中开展卫生计生关怀关爱专项行动，元旦、春节期间共举办健康讲座、义诊、宣传活动等157场，发放"把健康带回家"健康工具包4918个，发放宣传资料6561份，活动惠及2万余人次。在全区25个镇、街组织流动人口已婚育龄妇女健康体检，2000人参加。开展健康教育与健康促进活动，重点核查流入人口基础信息以及变动情况，了解流动人口的实际需求，开展有针对性的服务管理。普及健康知识和技能，提高流动人口健康意识和健康素养，活动惠及3万余人次。

计生关怀。有奖扶对象8485人、特扶对象909人。区级奖励扶助金额提高到每人每年1200元，伤残（死亡）特别扶助金提高到每人每年2400元，资金全部发放到位。市、区两级奖励扶助金发放2240.04万元，特别扶助金946.908万元。继续落实对低保独生子女家庭的专项救助金37.02万元、独生子女意外伤残或死亡的一次性经济帮助39万元。

计划生育基层队伍建设。稳定和加强计生队伍力量，健全村居计生专干，按要求配备专属人员。全区有19个镇、6个街道，村居专干556人、村居离任专干111人、镇街宣传员6268人。年内，村（居）委会专干体检282人，年度发放资金272.68万元。

计划生育信息化建设。举办两期镇、街（村、居）计生专干全员人口数据库应用培训班，全区600余名镇、村两级计生干部分批参加了培训。坚持进行全员人口数据库信息比对，定期将助产医院的人口出生信息分镇、街反馈到各镇、街计生办，指导计生办在全员人口数据库中逐条核实、补录，充实库内信息。利用全员人口数据库共核实全市2014～2018年助产医院的出生信息35000余条，全区助产医院出生信息核实6383条。

计划生育综合治理。协助区委组织部核实候选人有无违法生育情况，总计核实129人。协助其他部门核实候选人有无违法生育情况，总计核实204人。

为镇街配送免费避孕药具900件，区属机关事业单位、驻区企业326件。全区有122台免费避孕药具自助发放机（刷二代身份证免费领取药具），分布在78个居委会、9个村委会、29个医院及社区卫生服务中心、5个企事业单位。全年发放药具40565盒，其中本市人员领取14456人次、外省市人员领取26109人次；男性领取28885人次、女性领取11680人次。在民政局婚登科发放"婚育健康服务包"4000个。

医疗工作　全区诊疗924.29万人次，其中门诊866.13万人次、急诊57.52万人次。出院8.58万人次，床位使用率70.78%，平均住院日7.79天。手术2.56万人次。

对口支援。全区共接收支援医院医师131人2527天，门急诊诊疗24968人次，完成手术355例，手术示教145例，疑难病会诊589人次，教学查房318次，学术讲座39次，在支援专家指导下建立特色专科18个，派出医护人员25人到支援医院进修。顺义区与内蒙古巴林左旗、科左中旗，河北沽源县、万全区，西藏尼木开展对口帮扶工作，协同顺义区二级及以上医院到帮扶地区实地考察，选派49名专业技术人才到受援地区帮扶指导，累计诊疗6338人次，开展手术80余例，参与疑难病例讨论和会诊20人次，开展新技术、新项目4例，学术讲座和业务培训共1783次，教学查房和手术示教25次，下乡义诊2364人次，建设疼痛科门诊、儿科门诊、中医科病房等特色专科。捐献床旁CR机1台、牙片机1台、血液分析仪1台、尿沉渣分析仪1台及开机试剂。全年接收39名医疗骨干来顺义区进修。

血液管理。全年完成血液采集15837单位，其中团体无偿献血5070单位、街头采集10767单位。临床用血6747单位。

信息化建设　区卫生计生委网站增加了网站标识、ICP备案号及网络110报警服务，定期对网站进行漏洞扫描并及时修补。

通过政府采购，区卫生计生委为各社区卫生服务中心及卫生服务站装配了远程心电图系统及硬件设施，社区医生可将疑难心电图报告远程传输至顺义区中医医院，由区中医院医生及专家对该报告进行分析诊断并快速回传，为社区心脏病就医患者提供专业、精准的诊断意见。

完成政府采购项目医嘱共享及新公卫系统升级。升级后，可显示患者在不同医疗机构的开药情况，避免了重复开药，并完善了个人档案管理、家庭医生签约、体检等功能。

完成基层卫生单位先诊疗后付费系统的升级，该系统实现了挂号、就诊、开药后的一次性缴费，为患者提供了方便、快捷的就诊、缴费流程。

基本建设　竣工项目：区疾病预防控制中心及卫生监督所迁建项目，建筑面积30688平方米，总投资15720万元，其中市财政11003万元、区财政4717万元；区医院教学科研楼工程，建筑面积14996平方米，总投资7600万元（自筹）；北石槽、沙岭、南彩、俸伯、赵全营5家卫生院变压器增容项目，总投资413.26万元（区财政）；36个社区卫生服务站煤改电项目，建筑面积8000平方米，总投资227.04万元（区财政）。

在建项目：区中医医院迁建工程，建筑面积137500平方米，已投资51061.3万元，其中市财政51000万元、区财政61.3万元，主体结构封顶，地下部分完成80%；区妇幼保健院改扩建工程，建筑面积74711.38平方米，已投资1500万元（市财政），于12月5日开工。

卫生计生经费管理　全年收入512808.35万元，支出511269.9万元。结余20533.29万元，用事业基金弥补收支差额3177.73万元，结余分配3747.14万元，年末结转和结余19963.87万元。

（撰稿：王凤忠　审核：高士伟）

顺义区卫生计生委领导名单

工委书记、主任　董杰昌
副　书　记　刘相宏（至1月）
副　主　任　万学志　黄建柏　陈雪清
　　　　　　　陈　豪

大兴区

概况　辖区有常住人口179.6万人，其中户籍人口71.6万人。卫生机构871家，其中公立医疗机构467家、非公立医疗机构404家。卫技人员12823人，其中执业（助理）医师4824人、注册护士5159人。实有床位7603张。每千人口拥有卫技人员7.14人、执业（助理）医师2.69人、注册护士2.87人、实有床位4.23张。

全区户籍育龄妇女17.65万人，其中已婚育龄妇女13.04万人。户籍人口出生10580人，计划生育率99.64%，出生人口性别比110.51。办理北京市一孩登记5474例、二孩登记5405例，共10879例，三孩及以上再生育行政确认245例。流动人口37.58万人，流动育龄妇女13.83万人，其中已婚育龄妇女9.88万人；流动人口出生5722人，计划生育率98%。办理流动人口生育服务登记7420例。

生命统计。死亡4334人，死亡率6.12‰；自然增长率9.77‰。因病死亡4079人，占死亡总数的94.12%。死因顺位前十位依次为：心脏病，恶性肿瘤，脑血管病，呼吸系统疾病，损伤和中毒，内分泌、营养和代谢疾病，消化系统疾病，神经系统疾病，泌尿、生殖系统疾病，传染病。户籍人口期望寿命81.07岁，其中男性78.59岁、女性83.62岁。

改革与管理　加快推进医药卫生体制改革，落实医药分开综合改革后续重点任务，持续呈现"五升五降"。平稳推进国家级公立医院薪酬制度改革试点工作，公立医院医药费用增幅、药占比、耗占比明显下降。分级诊疗制度建设、公立医院经济管理、改善医疗服务行动等取得成效。

在区属二、三级以上公立医院经济管理绩效考评年度评价中，2017年大兴区获主管机构综合排名第一，区人民医院获同级综合医院排名第一，广安门医院（南区）获同级中医类医院排名第一，大兴区妇幼保健院获同级妇幼保健类医院综合排名第一。

薪酬制度改革试点区内医院5家，其中三级医院3家、二级医院2家。持续完善五大医联体建设，落实优质资源下沉、双向转诊。3月，区卫生计生委印发《大兴区分级诊疗制度建设2018—2020年度重点任务》及其实施方案。12月，印发《大兴区双向转诊管理规范（试行）的通知》。至12月31日，双向转诊23782人次，其中下转2363人次，占9.94%；远程会诊36198人次。推进3个紧密型医联体建设，打造责任共同体、发展共同体和利益共同体。发展专科医联体，区内二、三级医院与15家市级以上三甲医院建立专科医联体，涉及8个专业。10月，建立以区中西医结合医院为核心、以辖区18家基层医疗机构为合作医院的康复医联体。组建"1+N+X"慢病管理团队12个，共有领衔人、专家及全科医师99人，推进团队内规范诊疗、预约就诊和精准转诊。

人才队伍建设。年内，引进京外副高级职称以上2人；公开招聘、定向安置卫生专业人才91人，其中北京应届毕业生47人、外埠应届毕业生41人。此外，为2个单位补充财会人员2名，安置军属1名。挂职锻炼10人，选拔科级干部12人。新一批新创工程领军人才4名。新增市级创新工作室1个、区级职工创新工作室5个。获首都劳动奖章1人、北京市三八红旗奖章1人。

社区卫生 社区卫生服务中心20个，其中政府办19个、社会办1个；社区卫生服务站115个，其中政府办114个、社会办1个。有卫生技术人员2709人，其中医生1161人、全科医生378人、护士924人。全年门诊335.18万人次，提供中医门诊51.2万人次，出诊1.1万人次，门诊观察24.6万人次，住院0.7万人次。家庭医生累计签约58.37万人，其中重点人群签约25.61万人，为签约居民提供长处方服务2648人次，开具长处方4137张。建立居民电子健康档案121.62万份，常住居民建档率69.06%。考核抽查档案240份，合格率72.08%；抽测档案使用240份，使用率71.61%，其中电子档案建档率69.06%。全年二、三级医院支援社区1.11万人次6.68万天，预约转诊患者1893人次，双向转诊上转患者5.86万人次、下转1871人次。

免费测量血压71.60万人次，健康自测28.21万人次。政府办社区卫生服务机构对60岁以上本市户籍居民免收普通门诊医事服务费的个人自付部分，累计147.80万人次。全区各中心均可提供先诊疗后结算服务。

农村卫生 运行村卫生室232个，其中购买服务180个。乡村医生在岗253人，其中购买服务的乡村医生201人。全年诊疗12.5万人次。年内，区社管中心组织乡村医生岗位培训10期，聘请副高级及以上讲师30余名，乡医受益1400余人次。

疾病控制 传染病防治。报告法定传染病21种10158例，报告发病率576.83/10万。其中乙类传染病报告14种2023例，报告发病率114.88/10万，报告死亡10例（肝炎4例、艾滋病4例、流脑1例、流感1例）；丙类传染病报告7种8135例，报告发病率461.95/10万。乙类传染病报告发病数居前五位的是肺结核、猩红热、梅毒、痢疾和淋病，丙类传染病报告发病居前三位的是手足口病、其他感染性腹泻病和流行性感冒。新登记报告肺结核和结核性胸膜炎655例，登记管理肺结核和结核性胸膜炎511例，登记管理率78.02%。报告性病546例（梅毒和淋病），发病率31.01/10万；报告艾滋病33例，发病率1.87/10万，死亡1例。报告HIV病毒感染者182例，死亡1例；报告人畜共患病14例（布病13例、登革热1例），发病率0.79/10万，无死亡病例。处理犬咬伤17330人，接种狂犬疫苗和抗狂犬病免疫球蛋白136271针次。采集手足口病疫情病例标本316件，阳性212件；调查重症病例6例；报告处理手足口病聚集性疫情160起，发生手足口病暴发疫情2起。发生诺如病毒导致的其他感染性腹泻突发疫情1起，诺如病毒暴发疫情6起。

慢病防治。成功创建北京市慢性病综合防控示范区，初步形成政府主导、部门合作、全社会参与的慢性病防控形势。继续推进全民健康生活方式行动，创建示范单位、示范社区、示范食堂/餐厅等10家、支持性环境建设7个，开展健康指导员培训200名。北京市脑卒中社区人群随访4620人。结直肠癌早诊早治项目社区筛查14592人，肠镜检查782人。肿瘤患者社区随访2837人。开展高血压患者自我管理小组38个、糖尿病患者同伴支持小组36个，全区管理高血压患者11.5万人，全年管理4次以上患者占62.70%，血压控制率63.27%；管理糖尿病患者4.85万人，全年管理4次以上患者占60.86%，血糖控制率60.54%；管理冠心病5.30万人、脑卒中1.41万人。

精神卫生。在册严重精神障碍患者5598人，报告患病率3.3‰。精神专科门诊36284人次，其中入院556人次、出院595人次。监护补贴申请通过5103人，社区随访6891人次，在册患者面访率93.12%，在册患者社区个案管理125人，重性精神疾病患者免费体检3963人。门诊使用免费基本药品治疗严重精神障碍患者3234人。

地方病防治。枯水期、丰水期水氟含量监测共采样190件，合格率98.70%。氟斑牙调查154人，检出氟斑牙14人，患病率9.09%，流行强度为阴性。居民户碘盐监测采样300件，合格213件，合格率71%。开展育龄妇女、孕妇、成年男性及学龄儿童尿碘含量监测，尿碘中位数分别为82.35μg/L、135.47μg/L、92.55μg/L、101.05μg/L。

学校卫生。中小学生81112人，视力监测70171人，视力不良检出率53.30%；营养状况监测70245人，营养不良检出率10.78%，肥胖检出率21.69%；口腔卫生状况监测70251人，恒牙龋齿患病率16.00%，恒牙龋齿充填率44.67%；贫血监测70051人，检出率1.57%；沙眼监测70188人，检出率0.15%。

计划免疫。全年接种计划内疫苗14种62.019万人次，疑似预防接种反应115例；接种计划外疫苗23种269601人次，接报疑似预防接种异常反应31例。应急接种疫苗5种2539人次。调查学龄前流动儿童66092人，接种/补种脊灰、麻风腮等免疫规划疫苗1761人次。外来务工人员接种麻疹疫苗5346人次、A+C流脑疫苗4971人次。接种流感疫苗83261人次（招标疫苗78745人次、自费疫苗4516人次）；学生接种40804人次，老年人接种31664人次，保障人群接种6277人次。

职业（放射）卫生。有201家接触10种重点职业病危害因素企业。职业健康体检8053人，其中苯系物1477人、噪声5239人、高温160人、电焊烟尘336人、紫外辐射38人、氮氧化物171人、甲醛89人、汽油396人、氨118人、锰及其化合物29人。查出职业禁忌证：噪声47人、苯系物2人。辖区内4家职业健康体检机构完成职业健康体检5943人。职业病网报系统接报尘肺病报告2例、职业病报告7例、疑似职业病报告39例、农药中毒报告22例、企业信息报告卡196份、有毒有害作业工人报告卡622份。职业病知识培训70家企业150人。对辖区95家单位751名放射工作人员进行个人剂量监测2988人次，个人外照射剂量检测率100%。大剂量核查1家单位1名放射工作人员。

食品监测。全年采集食品样品412件，其中化学污染物监测235件、食品微生物及其致病因子监测177件，检出致病菌11株，检出率6.21%。

生活饮用水监测。完成生活饮用水检测，包括微生物指标、化学指标、毒理指标等36项，监测率100%。共监测水样535件，其中市政末梢水120件、郭公庄水厂水样168件、二次供水80件、农村集中式供水147件、农村学校供水20件，总体合格率97.6%。

健康教育与健康促进。以基层单位、社区站医生为主要师资开设健康知识讲座1831场，受益65391人次。健康大课堂优秀讲师评选，26个医疗机构的48名选手参选，从晋级的8名选手中选出区妇幼保健院韩颖代表大兴区参加市级评选，并获全市第二名。新创建健康社区（村）129个、健康家庭248个、健康单位3个。培养家庭保健员1600人。

控烟。全年对322家不合格单位下达责令改正通知书，对57家控烟不力单位及171名违法吸烟公民进行处罚，共处罚228起，罚款14.115万元。

卫生计生监督 公共卫生监督检查。区内有公共场所1290户，量化分级829户，其中A类122户、B类589户、C类117户、不予评级1户，经常性监督4731户次，覆盖率99.77%，合格率92.56%，处罚334户次49.92万元。控烟执法监督检查7095户次，不合格322户次，责改420户次，行政处罚228户次14.12万元。生活饮用水单位914户，经常性监督1919户次，覆盖率99.56%，合格率96.47%，处罚132户次61.24万元。学校174个，经常性监督515户次，覆盖率100%，合格率98.96%，处罚102户次，警告102户次。传染病与消毒单位877户，经常性监督3276户次，覆盖率99.89%，合格率94.37%，处罚166户次15.9万元。职业卫生单位4户，经常性监督10户次，覆盖率100%，合格率100%。放射卫生单位91户，经常性监督269户次，覆盖率100%，合格率96.59%，处罚20户次15万元。

医疗卫生监督检查。医疗卫生机构840个，监督4713户次，监督覆盖率100%，合格率98.49%，行政处罚119户次，罚没款218.97万元。血液管理单位24个，经常性监督64户次，覆盖率100%，合格率100%。4月，调整大兴区打击非法行医工作专项整治行动领导小组成员名单。5月，召开大兴区2017年打击非法行医工作总结暨2018年工作部署会。9月，召开大兴区2018年打击非法行医工作部门研讨会。年内，卫生计生监督所医疗执法共监督区内各类医疗机构840个，对114个单位的违法行为进行行政处罚，罚没款75.9万元；查处违法行医案件50起，罚款105.5万元，没收非法所得59.45万元。

计划生育行政执法督查。有计划生育单位32个，监督120户次，监督覆盖率100%，合格率99.13%，行政处罚2户次，罚没款8.23万元。

妇幼保健 妇女保健。常住孕产妇17581人，其中本市户籍10687人、外地户籍6894人，系统管理率99.20%，住院分娩率100%，孕产妇死亡率9.23/10万。宫颈癌免费筛查19024例，发现宫颈癌前病变42

例；乳腺癌筛查19978例，查出乳腺癌11例。婚前检查6102人，婚检率51.44%，同比提高26.75个百分点；检出疾病339人，疾病检出率5.56%。

儿童保健。新生儿死亡8例，死亡率0.74‰；婴儿死亡16例，死亡率1.48‰；5岁以下儿童死亡22例，死亡率2.03‰。落实出生缺陷三级预防，未出现致死性出生缺陷病例，主要出生缺陷病种为先天性心脏病、外耳畸形以及多指。0～6岁儿童87255人，系统管理率97.45%，发现发育迟缓异常100人，确诊先天性心脏病84人、先天性髋关节脱位13人。

计生服务 流动人口计划生育管理与服务。依托北京市全员人口管理信息系统，收发各类协查信息1.72万条，信息协查和反馈及时率100%。开展打击"两非"专项行动，利用"两非"案件信息管理系统主动查看并及时掌握案件查处进展情况，有案必查，查必有果。

计生药具。全区采取长效避孕措施20932人、短效措施104631人。有避孕药具自助机115台，免费发放点643个。全年发放药具3种5类954箱，总金额56.36万元。落实"国家避孕药具不良反应/事件监测"项目，上报国家避孕药具不良反应/事件90例。

生殖健康。全年为1.92万名采取长效措施的育龄群众进行规定项目的健康体检。推进出生缺陷一级预防，宣传婚前、孕前医学检查，发放"新婚服务包项目"2500个。推动"免费孕前优生健康检查项目"，全年1926对夫妇自愿参加免费孕前优生健康体检。

生殖健康咨询。各镇、街道计生办通过免费体检、生殖健康大课堂、生殖保健多渠道宣传等形式为近13万名育龄妇女开展免费生殖健康服务。落实"农村长效节育户籍已婚育龄群众免费健康体检"，推进长效措施体检与"两癌"筛查项目的整合。

计生关怀。符合计划生育奖励、扶助政策10465人，总金额25273310元。享受独生子女父母奖励30929人，共1855740元。市级独生子女家庭奖励扶助金每人每月120元标准、特别扶助伤残类每人每月590元标准、死亡类每人每月720元标准，其中奖励扶助4765人6861600元，伤残扶助598人4233840元，死亡扶助428人3697920元。市级3项扶助共计5791人，发放资金14793360元，其中市级财政10455000元、区级财政4338360元。区级特别扶助包括8个子项目，共扶助2184人（户），总金额7909950元。其中6个子项目按月发放扶助金，共2177人7639950元；1个一次性子女死亡抚慰金项目，每户标准30000元，共4户120000元；1个一次性死亡子女家庭再生育补偿金项目，每户标准50000元，共3户150000元。其他区级奖

励包括一次性1000元奖励2470人，共2470000元；一次性5000元经济帮助20人，共100000元。

生育关怀。节前走访慰问339户失独家庭、105户计划生育困难家庭。镇、村二级出资255.38万元，为计划生育家庭3.8万户12.03万人办理计划生育家庭意外伤害险和女性两癌险。理赔358笔99.2万元。与北京京安公益基金会合作，81户因车祸致独生子女家庭成员死亡的家庭享受公益扶助金184万元。

心灵家园。承接市计生协"关爱失独家庭服务项目"。争取市级项目资金10万元，开展采摘、养花和烘焙等技能培训，惠及失独人员200人次。建立3个心灵家园基地，分别在庞各庄、榆垡镇、兴丰街道为辖区64户105名失独家庭人员提供心灵慰藉、家政服务、休闲娱乐、各类知识讲座等服务。

暖心计划。完成特扶家庭264人个人信息的核对，完成参保。协助市计生协做好当年暖心计划养老保险的兑现。

医疗工作 全年出院176712人次，病床使用率72.83%，平均住院日9.26天。住院手术50654人次。医护比1:1.06。建立居民个人电子健康档案121.62万份，常住居民建档率69.06%，档案使用率50.81%，其中电子档案建档率69.06%。

健康扶贫与对口支援。区卫生计生委与4个受援地签订健康扶贫框架协议（新疆建设兵团14师224团无卫生行政部门），上报信息23篇，共选派援疆、援蒙专业技术人员36人，组织20家医疗机构与帮扶地区47家医疗机构结对并签署帮扶协议，接收受援地业务骨干进修31人，培训37次732人，赴受援地区义诊31次，为建档立卡贫困户提供医疗服务218户356人次，向受援地捐款7301元，捐物折款222283元。继续推进与新疆、内蒙古、宁夏、湖北等地健康扶贫与支援合作，共接收帮扶地区医疗进修17人，开展专业培训21次；接收茅箭区护理骨干参观学习80人。持续开展市、区两级对口支援，7月，区内9家二、三级医疗机构（含疾控中心）与区内17家社区卫生服务中心签订对口支援协议，并定期选派专家骨干以门诊出诊、专家带教、查房等形式给予医疗支援。截至12月31日，市级8家三级医院共派出医疗骨干71人，分别给予区内5家二、三级医院医疗质量管理、科室建设、专业技术、科研、教学等方面的医疗支持。区内9家支援单位专家下基层10957人次支援66148天。

血液管理。全年区属医院用血10351单位。采血18453单位，其中街头采血12194单位、团体采血6259单位。

信息化建设 全年信息化投入3624.02万元。建

设大兴区人口健康信息平台，完成双向转诊、预约挂号、重复检查检验提示等系统上线；完成卫生计生委数据中心机房改造和卫生专网全覆盖；完成数据标准的制定和区属二级及以上医疗机构医疗卫生数据互联互通、区属基层医疗机构信息系统改造。

大兴区域影像信息平台实现全区镇卫生院、区人民医院、区中西医结合医院与北大人民医院影像数据互联共享、远程会诊功能，全年完成远程疑难病例会诊3万余例。

大兴区远程心电信息系统覆盖辖区17家社区卫生服务中心、27个社区卫生服务站和28辆急救车，远程心电会诊中心设在北京安贞医院和区人民医院。截至12月底，完成远程病例会诊1万余例。

区人民医院开发"全院一张床"信息系统，实现病区间床位信息共享功能；全面推进住院处床旁结算系统上线；加快信息管理及网络提升项目的实施，确保医疗信息系统运行稳定、安全，以实现医院医疗业务管理一体化。

年内，心康医院医疗信息系统软硬件升级改造及机房改造；完成医保医嘱共享信息系统改造及培训，于12月正式使用。

卫生计生经费管理　全年收入472742.90万元，其中财政拨款115270.35万元、事业收入351885.86万元；总支出461271.28万元，其中专项支出29425.53万元。计划生育财政总投入626.56万元。

基本建设　全年投资4393万元，增加建筑面积27959平方米，其中区妇幼保健院附属业务用房、孙村社区卫生服务中心新建工程及保利茉莉社区卫生服务站改造工程已投入使用。

（撰稿：周海清　陈　云　审核：李爱芳）

大兴区卫生计生委领导名单

党委书记、主任　李爱芳

副　书　记　刘国英

副　主　任　白剑波　牛祥君　郑德禄

　　　　　　金　鹏　王明杰

昌平区

概况　辖区有常住人口210.8万人，其中户籍人口63.49万人、流动人口118.63万人。户籍育龄妇女14.90万人，其中已婚育龄妇女10.63万人；流动育龄妇女36.38万人，其中已婚育龄妇女28.76万人。户籍人口出生6893人，符合政策生育率99.32%，出生人口性别比106.38；流动人口出生7279人，符合政策生育率99.25%，出生人口性别比108.51。办理一孩生育登记3835例、二孩生育登记3143例，办理再生育确认136例。

生命统计。户籍人口出生率11.85‰，死亡率6.65‰，自然增长率5.20‰。因病死亡3914人，占死亡总人数的93.82%。死因顺位前十位依次为：心脏病，恶性肿瘤，脑血管病，呼吸系统疾病，损伤和中毒，内分泌、营养和代谢疾病，消化系统疾病，神经系统疾病，泌尿、生殖系统疾病，精神障碍。户籍人口期望寿命80.85岁，其中男性78.31岁、女性83.56岁。

改革与管理　6月30日起，全区7家二级以上公立医疗机构全面执行京津冀第一批心内血管支架类、心脏节律管理类、防粘连类、止血类、人工关节类和吻合器类等六大类医用耗材的联合采购结果。药品采购"两票制"工作实施平稳有序，2月1日起，全区行政区域内政府、事业单位及国有企业举办的各级各类公立医疗机构在药品采购中实行"两票制"，鼓励社会办医疗机构在药品采购中推行"两票制"。公立医院薪酬制度改革在区妇幼保健院试点实施。截至年底，区内各级各类医疗机构1049家，其中营利性医疗机构505家、非营利性医疗机构544家，村卫生室240个。7月19日，南口医院增加第二名称——南口中西医结合医院。

医联体建设。共有4个区域医联体、4个紧密医联体、5个专科医联体。截至年底，全区医联体成员单位达到38家，其中三级医院12家、二级医院5家、一级医院17家、医务室4家。各医联体共上转患者62404人、下转患者2743人；大医院下派专家3588人次到成员单位出诊，诊治患者16466人次；接收成员单位医务人员进修62人1563天；培训185次8765人；安排带教专家227人次，带教1847人次；检查检验结果互认7788人，影像远程诊断9176人次，远程会诊604次。

医师多点执业。开展医师多点执业的医疗机构

291家，备案980人。

人才队伍建设与人才引进。事业单位公开招聘140人，其中管理岗位1人、通用专技岗位3人、卫生专业技术岗位136人（含引进非京生源33人）；本科学历42人、硕士学历36人、博士学历1人。接收首都医科大学和北京卫生职业技术学院应届毕业生（昌平定向）21人，其中首医大本科临床医学毕业生11人、专科临床医学毕业生4人、北京卫生职业学院大专医技毕业生6人。4月，区卫生计生委增加军转干部专项行政编制1名，重新核定区卫生计生委行政编制41名。9月，设立霍营社区卫生服务中心，为正科级区财政差额拨款公益一类事业单位，编制50名；核减东小口社区卫生服务中心事业编制24名，重新核定为差额拨款事业编制195名；核减回龙观社区卫生服务中心事业编制6名，重新核定为差额拨款事业编制279名；核减中西医结合医院事业编制20名，重新核定为差额拨款事业编制500名；核减沙河医院事业编制19名，重新核定为区财政差额拨款事业编制172名；增加沙河高教园区社区卫生服务中心事业编制19名，重新核定为区财政差额拨款事业编制50名。

社区卫生 社区卫生服务中心17个，社区卫生服务站110个，均为政府办。卫生人员1596人，其中医生593人、全科医生320人、护士442人。全年门诊2823502人次，上门服务4706人次。社区卫生服务中心（站）标准化建设100%。家庭医生签约率14.3%。预约转诊：向昌平区医院、积水潭医院、人民医院预约转诊24796人次，预约成功率100%。双向转诊：上转患者14.9万人次，其中向医联体内大医院上转6.2万人次；下转病人4511人次，其中由医联体内大医院下转3103人次。居民电子健康档案169.6万份，建档率82.2%。

农村卫生 注册村卫生室239个，均为村办。在岗乡村医生202人。制定区级培训计划，包括理论培训、技能操作、临床进修和必修课。完成理论培训43学时、技能培训39学时，平均成绩29.9分（满分35分）；临床进修每人不低于80学时；必修课9学时。培养家庭保健员1600人。

疾病控制 传染病防治。甲类传染病报告发病1种2例，无死亡病例报告；乙类传染病2236例，死亡7例，发病率前三位为肺结核、梅毒和痢疾。艾滋病新发291人，死亡8例；性病749人，无死亡；结核病发病729例，死亡1例。自然疫源及虫媒疾病发病13例，无死亡病例，其中乙脑5例、登革热2例、布病3例、疟疾3例。

慢病防治。管理高血压56506人，规范管理37802人，规范管理率66.9%；管理人群血压控制33657人，血压控制率59.6%。糖尿病管理25998人，规范管理17655人，规范管理率67.9%；血糖控制14583人，血糖控制率56%。

精神卫生。在册严重精神障碍患者7735人，报告患病率3.42‰，其中6类重性精神病6874人。在册规范管理率92.99%，免费服药3263人。

学校卫生。中小学生66616人，体检63186人。其中视力不良检出率60.06%，肥胖检出率19.34%，营养不良检出率13.59%，缺铁性贫血检出率1.14%，沙眼检出率0.23%，恒牙龋患检出率10.30%。

计划免疫。接种第一类疫苗11种723314人次，报告疑似预防接种异常反应204例，报告发生率28.20/10万。接种第二类疫苗21种348879人次，比上年增加17.06%，报告疑似预防接种异常反应96例，报告发生率27.51/10万。应急接种疫苗3种1699人次。为外省市户籍儿童及学生接种第一类疫苗344450人次，为集中用工单位外来务工人员接种麻疹、麻风和A+C群流脑疫苗37017人次。为北京市户籍60周岁以上老年人和在校中小学生、中等专业学校学生免费接种流感疫苗85512人。

职业卫生。177个单位职工体检21865人次，其中上岗前651人、在岗期间21118人、离岗时96人。新发职业病6人，其中职业性尘肺病及其他呼吸系统疾病（尘肺病）3人、职业性耳鼻喉口腔疾病1人、职业性中暑1人、职业性苯中毒1人。

食品卫生及生活饮用水监测。食品微生物及其致病因子监测74个监测点340件样品1110项次，14件样品检出致病菌，检出率4.12%，检出致病菌样品种类为水产品及其制品、两栖及爬行类产品、鲜蛋、居民家庭冰箱储存冷冻食品及冰箱内壁涂抹样品，检出致病菌为副溶血性弧菌、溶藻弧菌、非O1/O139群霍乱弧菌、婴儿沙门菌、单增李斯特菌、金黄色葡萄球菌。食品化学污染物及有害因素监测26个监测点230件样品2790项次，其中35件蔬菜样品中有28件检出农药残留成分，检出杀虫剂9种、杀菌剂13种；20件水果样品中有6件检出农药残留成分，检出杀菌剂7种；10件食用菌类样品中2件检出农药残留成分，检出杀虫剂2种、杀菌剂1种；检测结果均低于国家标准食品中农药残留限量值。生活饮用水检测样品360件，合格327件。在所检饮用水样品中，农村饮用水130件，合格97件；市政末梢水150件，合格150件；二次供水80件，合格80件。生活饮用水共开展41项指标的检测，5项出现超标现象，超标率第一位的为总大肠菌群，农村饮用水超标率21.54%。农村饮用水的微生物指标不合格为影响饮水合格率的主要问题。

健康促进。督导检查全区20个镇40家健康社区、健康促进示范村。健康示范单位45家（市级24家、区级21家），控烟示范单位8家。10月17日，市爱卫会组织专家对延寿镇创建国家卫生镇工作进行现场技术评估；11月28日，延寿镇通过了国家卫生镇技术评估。

控烟。全年举办宣传活动17场。全区控烟志愿者200余人，建立了东小口、沙河、昌平、南口等6支小分队，开展控烟巡查工作。以较大规模的餐饮场所、写字楼、网吧、医院等作为重点场所开展控烟专项15次。控烟执法检查6177户次，下达责令改正通知书412份，控烟行政处罚179件，其中简易程序处罚92件4700元、一般程序处罚88件18.9万元。

卫生计生监督　公共卫生监督。监督单位1929个，其中A级350个、B级1528个、C级9个、不予评级42个。开展日常性卫生监督5009户次，覆盖率99.95%，合格率95.25%，处罚246起71.85万元。

医疗卫生监督检查。监督检查医疗机构1023个，覆盖率100%，合格率97.82%，处罚106起82.20万元。组织公安、食药、工商、城管等部门及各镇政府开展打击无证行医联合执法活动40次，共取缔无证行医场所35户次，实施无证行医行政处罚29起，罚没款79万元、没收药品790公斤、医疗器械974件。移送涉嫌非法行医犯罪案件1起。开展打击无证行医宣传15次，使用"官微""官博"宣传打击无证行医27次，在社会媒体中宣传打击无证行医2次。

计划生育行政执法督查。从事计划生育服务的医疗机构28个，实施计划生育监督检查31户次，覆盖率100%，处罚2户，罚没款3万元。

妇幼保健　妇女保健。户籍剖宫产率39.30%，常住人口孕产妇死亡率20.56/10万。婚前检查1496人，婚检率12.93%，疾病检出191人。

儿童保健。户籍新生儿死亡5人，死亡率0.69‰；婴儿死亡12人，死亡率1.65‰；5岁以下儿童死亡12人，死亡率1.65‰。0～6个月母乳喂养率92.85%，其中纯母乳喂养率74.40%。0～6岁儿童124552人，系统管理121704人，系统管理率97.71%；健康管理123651人，健康管理率99.28%。新生儿出生缺陷发生率22.91‰，主要出生缺陷为先天性心脏病、外耳畸形、多指（趾）等。

计生服务　建立由区政府法制办、区发展改革委、区教委等18个部门组成的计划生育兼职委员制度，主要负责参与研究全区人口和计划生育工作中的重大问题，提出做好本区人口和计划生育工作的意见和建议；督促检查相关计划生育政策落实情况和任务完成情况，协调解决政策落实中的难点问题。3月，对全区530名村（居）计生专干分4批次进行"北京市生育登记服务系统"二期培训，新版生育登记系统于7月26日投入使用。

6月15日～7月15日，组织各镇街及区内8个助产机构、16个社区卫生服务中心开展"生育全周期"宣传月活动。共开展"生命全周期"系列主题义诊咨询活动18场、主题讲座20场，受众2528人次。7月31日，召开镇街卫生计生办主任及相关工作人员共65人参加的计划生育减证便民工作会。12月27日，召开计生政策培训会。

办理流动人口生育服务登记13676例。开展流动人口健康教育，举办急救知识大讲堂22场。举办"打击两非，关爱女孩"宣传活动21场。完成840名流动人口动态监测调查。

通过自助机领取避孕套266945盒，人工发放避孕套277756.6盒，口服避孕药5143板，外用避孕药911盒。

生殖健康。区妇幼保健院开展免费孕前优生健康检查，建档1226对。宫颈癌筛查42822人，发现宫颈癌前病变120例、微小浸润癌1例、浸润癌3例；乳腺癌筛查47166人，发现乳腺癌20例。此外，2864名小于35岁妇女接受宫颈癌筛查，3018人接受乳腺癌筛查。生殖健康体检22514人，采取长效避孕措施人群体检6653人。

计生关怀。符合本市农村计划生育家庭奖励扶助政策9546人，奖扶金发放标准每人每年1800元，深山区女儿户每人每年2040元。独生子女伤残特别扶助801人，每人每年8280元。独生子女死亡特别扶助750人，每人每年9840元。3项共计11097人，发放扶助金31220040元。年内，符合独生子女父母年老一次性1万元经济帮助对象72人，发放帮扶金72万元。走访慰问计划生育困难家庭428户，孤儿13户，送慰问金61.1万元。向当年考入本科院校和深山区考入专科院校家庭生活困难的33名独生子女提供阳光助学金18.6万元。

全年办理意外伤害保险10.38万份，女性两癌保险7.21万份，合计17.59万份，区财政补贴288.7万元。举办青春健康知识讲座26场次，听课6500余人次。接听心理咨询热线电话和来访112人次。重新整理、建立咨询案例，服务个性档案21个。投资35万元，设计制作8750个"0～3岁婴幼儿家庭计划生育宣传包"，由各社区卫生服务中心医生在新生儿随访时发放。宣传包包括避孕套、酒精、碘酒、棉棒、剪刀、塑料镊子、纱布片、手术巾、PBT绷带、无纺布胶带、消毒片、无纺布三角绷带、安全别针、药具宣传小册子等。依托17个心灵家园关爱互助活动中心（站、室）开展关爱失独家庭活动149场次，3916人次参加。从中国计生协争取项目资金15万元，组织失独家庭开展心灵家园关爱互助小组小组长培训、失独家庭秋季采摘、失独家庭健康长走和才艺展示活动等。

医疗工作　全年出院160090人次，病床使用率72.99%，平均住院日（不含精神专科医院）17.55天。住院手术51557人次。医护比1：1.19。

对口支援　昌平区帮扶河南省栾川县，河北省尚义县，青海省玉树州曲麻莱县、内蒙古自治区阿鲁科尔沁旗、太仆寺旗等5个地区，与青海省曲麻莱县，内蒙古阿鲁科尔沁旗、太仆寺旗签署了卫生系统对口支援框架协议。派往河北省尚义县，青海省玉树州曲麻莱县，内蒙古自治区阿鲁科尔沁旗、太仆寺旗卫生专业技术人员41人次63天，总诊疗2421人次，会诊及疑难病例讨论10次、讲座和培训9次，帮助建设特色科室5个；安排河南省栾川县、河北省尚义县、青海省曲麻莱县19名专业技术人员到昌平区三级医院进修学习，接待阿鲁科尔沁旗25人到清华长庚医院、北大国际医院、北京中医医院、北京市中西医结合医院学习。无偿捐赠给青海省曲麻莱县医疗卫生设备56件，原值332万元。昌平区15家区属医疗机构接受11家市级医院支援。派遣医疗技术人员157人次，门急诊诊疗7593人次，住院手术61人次，疑难病会诊135人次，教学查房314次，健康体检2700人次，学术讲座93次，义诊801人次；业务培训1199人次；受援区派出学习20人次。

血液管理。区属6家临床用血医院用成分血4577单位、自体输血442单位。区内有4处采血点，其中献血方舱2个、采血车2辆。

信息化建设　信息化建设总投入900万元。6月，昌平区人口健康信息平台通过信息系统等级保护测评，取得信息系统等级保护三级备案证明书。11月，昌平健康云APP在城区社区卫生服务中心试运行。昌平健康云APP为辖区居民提供预约挂号、叶酸领取预约、母子建档预约、预防接种预约、儿童体检预约和家医服务等，居民可以自助预约、自助查询健康档案。12月，昌平区家庭医生签约系统完成项目终验。昌平区家庭医生签约系统在全区17个社区卫生服务中心及所属卫生服务站推广使用，医生可以通过手持家医PAD设备到居民家中签约和服务，居民也可以通过昌平健康云APP家医预签约、查看签约服务包情况及服务确认和评价。

卫生计生经费管理　全年卫生系统总收入504066.03万元，其中财政拨款121556.91万元、业务收入382509.12万元。总支出491540.13万元。卫生事业专用基金余额30591.98万元。计划生育财政总投入4564.97万元，其中流动人口计生经费96万元。

基本建设　全年基建总投资10797万元，其中财政投资10394万元、自筹403万元。区医院门急诊综合楼总面积59322平方米，预计2019年竣工。完成50个空白村卫生室建设。

（撰稿：张　颖　审核：孙树军）

昌平区卫生计生委领导名单

党委书记　石彩红
主　　任　杨冬泉
副书记　杨冬泉　左　晨
副主任　沈茂成　谭光剑　杨　杰

平谷区

概况　辖区有常住人口45.6万人，其中户籍人口40.6万人、流动人口5.6万人。户籍育龄妇女99242人，其中已婚育龄妇女70735人。户籍人口出生4755人，计划生育率99.24%，男女出生比例108。流动人口育龄妇女7732人，其中已婚育龄妇女6066人。流动人口出生262人，计划生育率98.47%，流动人口出生性别比97。全年办理一孩生育登记服务单2468个、二孩生育登记服务单2462个，再生育行政确认160例。

生命统计。户籍人口出生率13.94‰，死亡率8.02‰，人口自然增长率5.92‰。因病死亡2809人，占死亡总数的86.54%。死因顺位前十位依次为：脑血管病，心血管病，恶性肿瘤，呼吸系统疾病，损伤和中毒，内分泌、营养和代谢疾病，消化系统疾病，神经系统疾病，起源于围产期的某些情况，传染病。户籍人口期望寿命79.80岁，其中男性77.04岁、女性82.76岁。

改革与管理 完善分级诊疗制度和医联体内工作机制建设，建立友谊医院平谷医院医联体和北京中医医院平谷医院医联体，将区内三级医院和基层医疗机构全部纳入医联体范围，上送业务骨干进修，下派业务骨干挂职中心副主任，确保上下联动。建立联席会制度和双向转诊绿色通道，开通转诊直通车，实施快速优先就诊和预留床位等措施，畅通转诊通道。组建四大慢病专科专家组，推动医疗卫生工作重心下移和优质医疗资源下沉。年内，医联体内上转患者209人、下转患者2663人。基层医疗机构门急诊人次占比40.4%，同比提高7%。

人才队伍建设。年内，引进非京生源应届硕士研究生12人，其中区医院9人、中医医院3人。与首都医科大学合作，为社区卫生服务机构培养本科定向医学生6人，其中临床医学专业3人、预防医学专业3人。首都医科大学和北京卫生职业学院培养专科医学定向生14人，其中首都医科大学临床医学专业定向医学生8人（点对点4人）、北京卫生职业学院6人（康复医学技术、医学影像技术和医学检验技术各2人）。

11月17～18日，举办第二届京东京津冀医疗协同发展大会暨模拟医学教育与医疗创新发展大会。会上，分别与天津市蓟州区、河北省雄安新区、唐山市、秦皇岛市、承德市、廊坊市卫生计生委签订《共建软硬镜微创医疗中心合作协议》。年内，对京东京津冀多地90家医院（三级医院16家、二级医院74家）516人开展外科腹腔镜、泌尿科腹腔镜、妇科腹腔镜、消化内镜、关节镜、超声介入等相关医学技术培训。

社区卫生 有社区医疗卫生服务中心18个、社区卫生服务站127个。卫生技术人员1068人，其中医生624人、全科医生311人、护士174人。门诊146.18万人次。家庭医生签约7.9万户15.8万人，签约率35.4%。二、三级医疗机构下基层317人，接诊6140人次，健康宣教3740人次，专科培训793人，技术指导851人，临床带教604人。建立个人电子健康档案35.5万份，建档率79.2%，健康档案合格及完整性80%，整体使用率68.1%。

农村卫生 全区规划村级医疗机构200个，其中57个空白村新建卫生室全部建设完成，覆盖率100%。在岗乡村医生168人，全年诊疗20.25万人次。组织基层卫生人员培训162学时。

疾病防治 传染病防治。报告传染病18种4539例，报告死亡7例，报告发病率1013.17/10万。乙类传染病报告13种1069例，报告死亡7例，报告发病率238.62/10万。丙类传染病报告5种3470例，无死亡病例，报告发病率774.56/10万。传染病发病率前三位为

其他感染性腹泻病、手足口病和流行性感冒。结核病发病138例，无死亡病例；性传播疾病发病203例（报告HIV病例11例），无死亡病例；艾滋病发病3例，报告死亡1例；人畜共患疾病（狂犬病、人禽流感、手足口病、布病等）发病1120例，无死亡病例。

慢病防治。年内，脑卒中高危人群摸底随访2400人，完成率100%。组建高血压自我管理小组12组120人，累计224个小组2459人，村/居委会覆盖率72.97%。组建糖尿病同伴支持小组18组180人，累计组员785人，村/居委会覆盖率24.76%。

精神卫生。在册精神障碍患者2155人，检出率4.93‰。在管患者2059人，在册患者管理率95.54%；在册患者规范管理率92.39%；在管患者规范管理率96.70%，在管患者稳定率99.81%，在管患者治疗率95.00%，规范治疗率74.31%。享受免费政策患者2119人，免费体检1598人1965人次。区精神病医院门诊22875人次，收治入院126人次。自2016年8月实施严重精神障碍患者监护人护理补贴政策，截至2018年第四季度，符合申领条件的患者2065人，已申请护理补贴1879人，通过季度报表统计申请率90.99%，因本政策新增建档患者13人。

学校卫生。全区学生28286人，体检27698人，沙眼检出率0.18%，视力不良检出率59.29%，恒牙龋齿患病率11.74%，恒牙龋均为0.21，恒牙龋齿填充率57.53%，缺铁性贫血检出率2.68%，营养不良检出率4.96%，肥胖检出率22.55%。学生沙眼、视力不良、龋齿、营养不良、肥胖等常见病干预覆盖率100%，学校卫生工作视导率100%，学生健康档案信息化管理率100%。

计划免疫。全区计划免疫建卡建证率100%。18家门诊预防接种一类疫苗12.25万人次，报告接种率100%。水痘等二类疫苗接种4.0万人次。接种流感疫苗43729人，其中在校中小学生15160人、60岁以上老人28147人、保障人群125人、其他自费人群接种297人。其中学生接种率50.45%，老人接种率51.32%。

职业卫生。全区接触毒害物质单位125家，职工1.5万人。职业病健康体检9212人。新发职业性布鲁菌病3人、职业性尘肺一期1人、职业性噪声聋6人、职业接触硝酸氢氟酸1人。

食品卫生及生活饮用水监测。食品微生物及其致病因子监测样品125件，检测项目14种，未发现异常。食品化学污染物及有害因素监测样品222件，未发现异常值。食源性疾病病原学监测生物样本332份，检测项目为沙门菌、志贺菌、副溶血弧菌、肠致泻性大肠杆菌、小肠耶尔森菌、空肠弯曲菌、肠出血

性O157、创伤弧菌，阳性79例，检出率23.8%；其中诺如病毒检测120件，阳性14例，检出率11.7%；散发中毒病例15例，13例为苦瓠子中毒，2例为菜豆中毒。城市末梢水监测120件，二次供水监测80件，检测项目33项，合格率100%；农村集中式供水监测样品128件，检测项目33项，合格率84.38%；学校生活饮用水监测10件，检测项目33项，华山小学氟化物超标；农村折子工程检测271件，检测项目32项，合格率91.88%。

健康促进。全年举办健康大课堂1035场次，4万人次参加。继续开展"全民健康生活方式行动"健康示范机构和健康支持性环境创建工作，创建示范餐厅2家、示范食堂3家、示范社区2个。累计创建九大支持性环境147家，其中健康示范社区33个、健康示范单位13家、健康示范食堂17家、健康示范餐厅15家、健康步道2条、健康主题公园1个、健康小屋18个、健康学校48所。赴机关单位、学校、宾馆、饭店、娱乐场所等重点单位开展控烟监督执法检查，共出动执法人员3160人次，抽查重点单位1580户次，共发现55个单位存在违法行为，依法下达责令改正通知书40份，一般程序15起，罚款4.3万元；个人5起，分别给予50元的现场处罚，罚款250元；共计罚款43250元。

通过"国家卫生区"复审。开展"健康北京"灭蚊行动活动，发放灭蚊蝇药品60.8吨。开展春秋季全区统一灭鼠活动，发放灭鼠药12.22吨、粘鼠板24箱。开展"关注小环境共享大健康"为主题的爱国卫生月活动，出动工作者8000余人次。开展第31个世界无烟日"烟草和心脏病"主题宣传月活动。开展农村户厕改造登记统计工作。

卫生计生监督 有公共场所613个，其中旅店121个，娱乐业场所27个，浴池20个，理发、美容美发店面420个，商场、书店21个，图书馆1个，游泳场馆3个。监督检查公共场所1523户次，行政处罚45起，其中一般程序44起，罚款10万元，警告1起。

全区取得卫生许可证供水单位372家，其中市政供水3家、公共供水乡镇8家、二次供水69家、自备水源289家、涉水产品企业3家，建档率100%。监督检查供水单位541户次，监督覆盖率100%。处罚67起，其中一般程序处罚4起，罚款4.5万元；简易处罚63起，为警告。

全区医疗机构传染病消毒本底数285家，其中三级医院2家、二级医院4家（含专科医院2家）、一级医院18家、疾控中心1家、未分级254家、消毒产品生产企业6家。全年监督778户次，监督覆盖率100%，合格率99.02%。简易处罚警告5户，一般程序处罚2起，

罚款10000元。

医疗卫生监督检查。检查医疗机构271家，其中一级18家、二级4家、三级2家、未定级247家、血液管理4家、母婴保健11家、放射卫生26家。检查医疗机构1018户次，监督覆盖率100%，合格率100%；母婴保健2户次，计划生育23户次，血液管理4户次，放射卫生33户次。发现医疗机构违法行为6起，一般程序处罚6起，罚款43300元。医疗机构不良执业行为计分7起，计24分。查处取缔无证行医44起，实施行政处罚21起，罚款35000元，没收违法所得4630元。

妇幼保健 妇女保健。孕产妇5800人，系统管理率97.82%，住院分娩率99.98%，剖宫产率46.52%，孕产妇死亡率17.24/10万。宫颈癌筛查16834人，确诊宫颈癌1人、宫颈癌前病变67人；乳腺癌筛查17944人，查出乳腺癌1人、乳腺癌前病变1人。婚前检查2157人次，婚检率27.77%；疾病检出25人，疾病检出率1.16%。

儿童保健。新生儿死亡13例，死亡率2.24‰；婴儿死亡17人，死亡率2.93‰；5岁以下儿童死亡25人，死亡率4.31‰。0～6个月母乳喂养率90.54%。新生儿疾病筛查4651人次，筛查率99.21%；出生缺陷发生率19.74‰，主要出生缺陷为先心病。0～6岁儿童27828人，系统管理率96.4%；体检27504人，体检率98.84%。

计生服务 全区规范药具发放站点331个，其中规范村居发放站点308个，社区卫生服务中心、服务站发放点23个。打造全天候药具发放站点70个，设立紧急避孕咨询服务站点244个。组织流动人口健康体检，为流动育龄妇女提供免费四术28例、免费避孕药具84250人次。

生殖健康。免费孕前优生健康检查定点医院1家，孕前优生筛查1310对，早孕随访483人次，妊娠结局随访103人次，均开展一对一咨询及结果反馈。区级妇幼健康教育讲座480场，各社区卫生服务中心开展世界母乳喂养日健康知识讲座200余场。开展区级健康教育评比活动，6家医疗机构24人参加。

计生关怀。全区符合计划生育奖励扶助政策7535人，发放资金944.938万元。享受独生子女父母每月5元，奖励对象4137人，总计24.822万元；享受农村部分计划生育家庭奖励扶助2425人，每人每月120元，发放349.2万元；享受独生子女伤残家庭特别扶助152人，每人每月590元，发放107.616万元；享受独生子女死亡家庭特别扶助175人，每人每月720元，发放151.2万元；享受独生子女父母一次性1000元奖励628人，发放62.8万元；享受独生子女父母一次性经济帮

助18人，发放18万元。发放失独家庭生活补助金175人，每人每月1000元，发放210万元。失独父母175人健康体检，支出21.3万元。

医疗工作 全年门诊3539142人次，急诊258698人次。出院5.5万人次，病床使用率80%，平均住院日9.7天。住院手术1.62万人次。

对口支援。东城区二、三级医院对口支援本区二、三级医院和相关卫生院，支援40人305天，门急诊2137人次。区医院安排1名外科医务骨干到内蒙古乌兰察布市商都县医院帮扶；区妇幼保健院和区中医医院各安排1名儿科、放射科医务骨干到河北保定望都县医院挂职、业务指导。

血液管理。全年区属医疗机构用全血400毫升、悬浮红细胞3745单位、机采血小板819单位、血浆1503单位、自体输血52700毫升。无偿献血697人1434单位。

信息化建设 全区卫生信息化建设总投入325.3万元，主要用于市、区两级互联互通的全民健康信息平台，建立虚拟中西药库和西药配送系统，实现"影音互通"系统全覆盖。建立社区绩效管理系统、中草

药代煎系统、移动医疗系统、家医服务平台、社区体检系统，建立第三方支付方式，初步建立智能诊疗系统。完成全区18个社区卫生服务中心的软件正版化。

卫生计生经费管理 全年收入25.49亿元，其中财政拨款6.85亿元、业务收入18.35亿元、其他收入0.29亿元；总支出24.16亿元。卫生事业专用基金1851.66万元。计划生育财政总投入2167.11万元，其中流动人口计生经费8万元。

基本建设 全年基建总投资728万元，全部为财政投入。新建约4000平方米，改造医疗用房约1900平方米，全部竣工验收。

（撰稿：巩　宪　审核：魏　东）

平谷区卫生计生委领导名单

党委书记　王如生
副书记、主任　金大庆
副　主　任　张玉国　张　友　孔祥增
　　　　　　　崔瑞刚

怀柔区

概况 辖区有常住人口41.1万人，其中户籍人口28.5万人、流动人口9.1万人。户籍育龄妇女6.4万人，流动育龄妇女2.8万人。已婚户籍育龄妇女4.7万人，已婚流动育龄妇女2.0万人。办理两孩以内户籍人口生育服务登记2940例（一孩1459例、二孩1481例），再生育确认100例；办理两孩以内流动人口生育服务登记582例（一孩310例、二孩272例），再生育服务登记10例。

生命统计。户籍人口出生率11.63‰，死亡率7.91‰，自然增长率3.72‰。因病死亡2058人，占死亡总人数的91.43%；死因顺位前十位依次为：脑血管病，心脏病，恶性肿瘤，呼吸系统疾病，损伤和中毒，消化系统疾病，内分泌、营养和代谢疾病，传染病，神经系统疾病，泌尿、生殖系统疾病，占总死亡数的92.94%。户籍人口期望寿命80.16岁，其中男性78.47岁、女性81.97岁。

改革与管理 医联体建设。完成以怀柔医院、怀柔区中医医院、区牙防所为核心医院的3个医联体，

共22家医院参与，其中16家社区卫生服务中心全部覆盖，另外包括健永口腔医院及北京康益德中西医结合肺科医院2家社会办医院。建立怀柔医院和区第二医院、区中医医院和九渡河镇卫生院2个紧密型医联体。开展医师多点执业医疗单位16家55人。

人才队伍建设与人才引进。年内，公开招聘在编人员43人，其中引进非京生源毕业生14人；博士2人、硕士13人、本科12人、专科16人。招聘管理医务人员75人，其中引进非京生源毕业生9人；硕士10人、本科19人、专科46人。招录公务员5人，区卫生计生委机关招录本科学历公务员2人、卫生监督所招录硕士研究生学历公务员3人。接收首都医科大学定向本科临床专业毕业生11人，其中到妇幼保健院及各社区卫生院工作6人、怀柔医院及中医医院额度管理人员5人。

社区卫生 社区卫生服务中心16个；社区卫生服务站88个，正常运行52个；均为政府办。有卫生人员926人，其中执业（助理）医师349人、全科医生160人、注册护士172人。全年门诊1170467人次、上门服

务16060人次。完成标准化建设。配备齐全的医疗设备，能够满足工作需要，较好地承担了预防、保健、基本医疗、健康教育、康复、计划生育技术指导"六位一体"的综合社区卫生服务功能。家庭医生签约158473人，签约率39.13%；重点人群签约89676人，重点人群签约率90.01%。二、三级医院支援社区卫生服务机构296人次，带教学员46人，门诊2609人次。实施《北京市城乡居民基本医疗保险办法》后，双向转诊患者大幅增加，全年上转患者155933人次，下转患者18人次。建立居民个人电子健康档案30553份，建档率75.44%，使用率49.60%。

农村卫生　村卫生室281个，其中村办273个、乡卫生院设点2个、私人办1个、其他5个，村卫生室覆盖率93%。全年诊疗120625人次。乡村医生279人，岗位培训327人。

疾病控制　传染病防治。报告法定传染病3942例，比上年上升31.49%；报告发病率973.34/10万，比上年上升24.81%。无甲类传染病报告。报告乙类传染病524例，报告发病率129.38/10万，报告死亡病例13例，均为乙肝，报告发病率居前三位的病种为梅毒、痢疾、肺结核。报告肺结核94例；性病226例，其中艾滋病3例、淋病64例、梅毒159。报告自然疫源及虫媒传染病1例（布病），手足口病606例，均无死亡病例报告。

慢病防治。年内，管理高血压患者31782人，规范管理21686人，规范管理率68.2%；管理糖尿病10627人，规范管理7292人，规范管理率68.6%。6个社区卫生服务中心脑卒中高危人群应随访1148人，完成随访1085人，完成率94.5%。新创建全民健康生活方式行动示范单位、示范餐厅、示范食堂各2个。新建设健康步道2条。新成立社区高血压自我管理小组13个、糖尿病自我管理小组14个、功能单位自我管理小组3个，开展活动6次。完成中国成人慢性病与危险行为因素监测调查600人。全区医疗机构报告急性心脑血管事件1849例。在13家医疗机构完成750例结直肠癌高危人群结直肠镜检查。完成怀柔区户籍现患肿瘤患者随访1031例。推进慢病信息化Ⅱ期建设，完善系统运行架构。

精神卫生。全区精神障碍患者2061人，发病率5.24‰，其中6类重性精神病2006人。全年随访管理患者8351人次。在册管理率94.27%，在册规范管理率92.62%，在管患者病情稳定率98.49%，在管患者规律服药率86.79%，在册患者面访率88.99%。年内，为1559名符合条件的精神障碍患者办理门诊使用免费基本药品治疗严重精神障碍手续，坚持服用免费药品

1460人。

学校卫生。全区中小学生25972人，体检25517人。检出视力不良52.55%、营养不良13.54%、肥胖28.23%、贫血0.83%、龋齿15.25%。

计划免疫。接种一类疫苗140086剂次、二类疫苗43171剂次，报告处置疑似预防接种异常反应67例。一类疫苗中免疫规划疫苗接种99986剂次。麻风腮、麻风、水痘、A+C群流脑疫苗应急接种和医务人员接种596剂次，外来务工人员麻疹、流脑疫苗接种4004剂次。流感疫苗接种35338剂次，肺炎疫苗接种8剂次。

职业卫生。全区239家单位存在职业病危害因素，职工28241人，其中接触职业病危害因素10658人。完成101家企业10种重点职业病监测和职业健康风险评估，检测岗位1087件，合格样品841件，不合格样品246件，总合格率77.37%。职业健康检查4003人4780人次，检出职业禁忌证2人。两家职业健康检查机构共受理职业健康检查用人单位400家6102人。新发职业病9例（电焊工尘肺Ⅰ期2例、布鲁菌病1例、中暑1例、噪声聋5例），报告疑似职业病7例（疑似噪声聋5例、疑似苯中毒2例）

食品卫生及生活饮用水监测。完成食品安全风险监测235件，其中食品中化学污染物及有害因素监测样品100件，合格97件，合格率97%；微生物及其致病因子监测样品135件，检出沙门菌2件，检出率1.48%。开展本区扩大监测，采集虹鳟鱼样品40件，检出沙门菌1件，检出率2.5%；食源性疾病监测腹泻病例粪便样品422件，特定病原体检出阳性标本98件，检出率23.22%；抽取123件标本进行诺如病毒及轮状病毒检测，检出阳性标本32件，阳性率26.02%。共采集监测365户次405件水样，合格379件，合格率93.58%。其中市政末梢水135户次135件，合格率100%；二次供水40户次80件，合格率100%；出厂水4户次4件，合格率100%；农村集中式供水112户次112件，合格率82.14%；农村学校内自建设施供水10户次10件，合格率90%；农村环境综合整治饮用水监测64户次64件，合格率92.19%。

健康促进。有健康促进示范单位32家，市级健康示范社区（村）140个。培养家庭保健员1044人。无烟学校36家，无烟医疗卫生机构25家，控烟示范单位9家。控烟监督检查4137户次，合格3931户次，合格率95.02%；处罚119件，罚款10.135万元，其中个人处罚87件，罚款0.435万元；单位处罚32件，罚款9.7万元。

卫生计生监督　公共卫生监督检查。公共场所1206个，监督检查1188个，覆盖率98.51%；检查2975

户次，频次2.50，有效监督2473户次，合格2274户次，合格率91.95%。公共场所行政处罚215件，罚款5.7万元。公共场所经营单位应量化评级1042个，已量化评级953个，其中A级57个，B级896个，无C级、D级单位。

医疗卫生监督检查。医疗卫生单位469个，监督覆盖率100%。检查1465户次，频次3.12；有效监督1409户次，合格1406户次，合格率99.79%。行政处罚9件，其中简易程序3件、警告2件、罚款1件20元；一般程序6件，罚款5件，罚款并没收违法所得1件，罚款7.91万元，没收违法所得0.014万元。办理医师多点执业21个。血液卫生4户，监督4户，覆盖率100%。检查6户次，频次1.50，合格6户次，合格率100%。

计划生育行政执法督查。计划生育单位7个，监督覆盖率100%。检查11户次，频次1.57，合格率100%。

妇幼保健　妇女保健。剖宫产率49.58%，孕产妇死亡率25.65/10万。婚姻登记5098人，婚前检查1614人，婚检率31.66%，检出疾病83人。

儿童保健。新生儿死亡5人，死亡率1.54‰；婴儿死亡8人，死亡率2.46‰；5岁以下儿童死亡8人，死亡率2.46‰。新生儿出生缺陷发生率20.68‰，主要出生缺陷为先天性心脏病、外耳其他畸形、多指（趾）畸形。0~6岁儿童18260人，健康管理18032人，管理率98.75%；系统管理17738人，系统管理率97.14%。0~6岁儿童免费健康体检32401人次，新生儿访视服务7317人次。听力筛查18213人次，智力筛查25892人次，血色素检查18011人次，视力检查7327人次，口腔检查10653人次。

计生服务　继续由区级安排专项资金，对失独家庭每人每月发放200元护理补贴、独生子女死亡当年给其父母每人2500元一次性安抚金和给予农村养老保险入保基数50%补贴。对独生子女发生意外伤残致使基本丧失劳动能力或者死亡，其父母不再生育或者收养子女的，女方年满55周岁、男方年满60周岁，给予每人5000元的一次性经济帮助。区财政根据年度预算安排落实资金，12月31日前拨付至扶助对象。

继续实行计生特殊困难家庭帮扶机制。开通医联体转诊绿色通道，在怀柔医院和10家合作医院之间开通转诊绿色通道，计划生育特殊困难家庭成员凭"北京市计划生育特殊困难家庭扶助卡"优先就诊，发生危重病时医联体内优先安排层级转诊。指定区级两家定点医疗机构为计生特殊家庭就医提供便利。建立计生特殊家庭双岗联系人制度，全面掌握计划生育特殊困难家庭情况，建立电子台账，实行动态维护。建立完善生活和精神关怀机制，利用传统节假日开展慰问活动，从物质和精神上给予计划生育特殊困难家庭帮助和慰藉。加强计生特殊家庭医生签约服务，以计生特殊家庭为重点服务对象，推动家庭医生优先签约计生特殊家庭，实现应签尽签。

计生关怀。符合计划生育奖励及扶助7093人次，总金额1505.56万元。独生子女父母年老时一次性奖励307人30.7万元；一次性经济帮助27人13.5万元。符合北京市农村部分计划生育家庭奖励扶助5590人，按每人每年1440元标准发放；特别扶助313人，按每人每年8640元标准发放；伤残扶助406人，按每人每年7080元标准发放，合计1362.84万元。落实区内独生子女家庭特别扶助制度，兑现护理补贴、养老保险补贴、一次性安抚金和一次性经济帮助98.52万元，惠及计生特困家庭450人。继续开展暖心计划保险，有199名符合条件的失独老人领取暖心计划养老金，每人每年2900元，共计577100元。4名失独老人每人获得疾病身故保险金5000元。

有免费避孕药具发放网点407个，包括村居发放网点312个、机关企事业单位发放网点29个、社区卫生服务中心发放网点16个、网络版自助发放机50台。累计发放避孕套1164200只、避孕凝胶6620支、避孕栓4200盒、短效口服避孕药5890板，为医疗机构提供宫内节育器1970套。满足流动人口避孕药具和计生技术服务需求，开展流动人口健康教育、关怀关爱活动，为3000名在本区居住半年以上的已婚流动育龄妇女免费健康体检，促进流动人口社会融合。推进网上信息核查和共享，网上信息反馈454条，协查101条。

年内，推进免费孕前优生健康检查，为4588人提供孕前优生宣传、咨询服务，发放宣传品及宣传资料6000份；依托区妇幼保健院为16个镇乡、街道的1141对待孕夫妇进行免费孕前优生健康检查并发放评估建议，为有高危因素的962人提供个性化咨询指导。

在怀柔区桥梓镇北宅村开展"幸福家庭大讲堂"活动，由北京胸科医院心脏中心急诊与重症监护病房主任、医学博士吴航宇围绕"秋去冬来，学会护心"的主题为200名群众授课。活动全程通过腾讯、今日头条、北京时间、凤凰"风直播"等多平台进行视频直播，同时在北京人民广播电台《健康加油站——向幸福出发》栏目播出。

医疗工作　全年出院41381人次，病床使用率78.78%，平均住院日12.5天。住院手术10762人次。医护比1∶1.3。

对口支援。怀柔区扶贫协作（河北省丰宁县、怀安县，内蒙古四子王旗、科尔沁左翼后旗）、对口支援（青海省杂多县）、对口协作（河南省卢氏县）共6

个地区，与受援地区签订对口帮扶协议书、建立结对帮扶关系共16家医疗机构。赴受援地区开展义诊活动5次，共义诊患者1400人次；开展学术讲座2场，培训医务人员120人次。接收受援地区36名专业技术人员进修培训。怀柔区选送3名干部到东城区卫生计生委进修学习。

血液管理。区属医院用全血1个单位、成分血2873单位，自体输血419单位。区内设采血点1个。

信息化建设　区属单位全年信息化建设总投入312.7万元。启动与内蒙古、河北、河南、青海等省、自治区7个旗、县医院的扶贫协作和支援合作工作，依托怀柔区视频会议系统与7家支援医院建立视频示教连接，通过此系统可实现远程教学、培训、指导等工作。年底，区内3家二级医疗机构、16家社区卫生服务中心及24家社区卫生服务站实现微信、支付宝支付方式缴费。

卫生计生经费管理　全年卫生系统总收入267592.8万元，其中财政拨款77034.7万元、业务收入（医疗收入/事业收入）186800.7万元；总支出（医疗业务成本/医疗支出/事业支出）201053.9万元。卫生事业专用基金支出26922.9万元。计划生育财政总投入1819.4万元，其中流动人口计生经费91.04万元。

基本建设　全年基建总投资2.08亿元，其中财政资金800万元。新建扩建医疗用房53235平方米（区中医医院迁建工程），已完工。琉璃庙镇卫生院新建康复室45平方米。

（撰稿：王利东　审核：尹晓鸿）

怀柔区卫生计生委领导名单

党委书记　解金明
主　　任　杜秉利
副 书 记　杜秉利　张武力
副 主 任　王爱军　王月军　张来军
　　　　　　于永武　周金芝

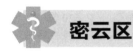

密云区

概况　辖区有常住人口49.5万人。户籍人口43.8万人。全年出生4741人，计划生育率99.26%。

生命统计。出生4741人，出生率10.84‰；死亡3329人，死亡率7.61‰；自然增长率3.23‰。死因顺位前十位依次为：脑血管病，恶性肿瘤，心脏病，呼吸系统疾病，损伤和中毒，消化系统疾病，神经系统疾病，内分泌、营养和代谢疾病，泌尿生殖系统疾病，传染病。户籍人口期望寿命79.97岁，其中男性77.21岁、女性83.04岁。

改革与管理　继续巩固医改成果，公立医疗机构诊疗量同比提高7.30%；基层医疗机构工作量占比提高3.73个百分点；医疗机构药占比43.92%，同比降低0.08个百分点。全区所有政府办医疗机构实施国家基本药物制度，实行网上统一采购、统一配送、统一销售。社区卫生服务中心建立缺药登记制度，二级医院与社区用药衔接，实施药品"阳光工程"，参与改革的医疗机构全部实行药品网上采购。

医联体建设。启动以医科院阜外医院为核心、以区医院为依托、以社区卫生服务机构为载体的高血压专病医联体密云中心建设。此外，区医院与积水潭医院建立骨科专科医联体，区妇幼保健院与北京儿童医院建立儿科专科医联体，精神卫生防治院与安定医院、回龙观医院建立精神科专科医联体。加强区医院与太师屯镇社区卫生服务中心紧密型医联体建设，在两院开展国家试点项目"终末期肾病急慢分治"项目。年内，启动卫生信息系统互联试点工作，在区医院、中医医院等2家二级医院与鼓楼、古北口、西田各庄、太师屯等4个社区卫生服务中心间实行电子病历、健康档案的信息共享。

分级诊疗。年内，制定《密云区分级诊疗制度建设2018—2020年度重点任务》，明确到2020年基本建立基层首诊、双向转诊、急慢分治、规范有序、符合市情的分级诊疗体系。继续以医联体为抓手，推进分级诊疗制度建设，区医院、区中医医院为社区医疗机构预留糖尿病、高血压、冠心病、脑血管病等4种慢病的专家号源用于社区转诊，达到康复期、稳定期的患者，由区医院、区中医医院转回社区继续治疗及健康管理。全年社区向区医院和区中医医院上转患者174人次，区医院和区中医医院向社区下转康复期、稳定期患者104人次。

人才建设。全年引进各类人才13人，均为非北京生源毕业生，其中博士研究生1人、硕士研究生11人、本科1人。首都医科大学定向生25人，事业单位公开招考拟招录本地生源大中专毕业生24人。完成职称聘任338人，其中高级职称37人、中级职称110人、初级职称191人。

社区卫生 有社区卫生服务中心19个、社区卫生服务站19个，其中鼓楼街道太扬家园社区卫生服务站为民办非营利性医疗机构，其余均为政府办非营利性医疗机构。全年门急诊220.19万人次，家庭卫生服务0.38万人次。有卫生技术人员1082人，其中执业（助理）医师514人、注册护士281人。

家庭医生式服务。年内，19个社区卫生服务中心继续开展家庭医生式签约服务模式。全年签约178329人，签约率36.47%。组建社区卫生服务团队96支，提供签约服务62.8万人次。

居民电子健康档案管理。继续清理居民健康档案，通过合并、标记、清除等方式进一步规范健康档案。截至年底，全区建立健康档案37.98万份，其中规范化电子建档21.24万份。

农村卫生 村卫生室403个，其中村办259个、私人办142个、乡镇卫生院设点1个、其他1个，在岗乡村医生490人。全年接诊30.15万人次。490名在岗乡医参加岗位培训。在岗乡村医生参加乡村执业（助理）医师考试辅导130人，65人通过乡村执业（助理）医师资格考试。年内，39名乡医变更执业地点，注销注册12人。

在257个行政村配备320名乡村医生，为全部政府购买服务的村级医疗机构缴纳医疗责任保险。年内，在7个行政村新建了村卫生室，空白村减少到5个。27名在岗乡村医生参加成人高考，与区卫生计生委签订《北京市乡村医生定向培养临床医学专业毕业生协议书》，被首都医科大学录取。

疾病控制 传染病防治。无甲类传染病发生；报告乙、丙类传染病16种5693例，报告发病率1187.21/10万，报告死亡2例（慢性乙肝1例、肺结核1例）；报告乙类传染病11种1068例，报告发病率222.72/10万；报告丙类传染病5种4625例，报告发病率964.49/10万。全区21个监测点监测内儿科门急诊病例3016004例，采集流感样咽拭子标本670件，阳性132件。开展住院严重急性呼吸道感染（SARI）病例监测，采集SARI病例标本432件，阳性43件；开展呼吸道传染病病原学监测，采集监测标本307件，阳性75件。接报猩红热病例6例。全区19个肠道门诊共接诊腹泻患者5350例，悬滴镜检率99.98%，便培养率

99.96%，抗生素使用率33.57%，未检出霍乱/疑似霍乱病例；细菌性痢疾236例，发病率49.42/10万；其他感染性腹泻2576例，发病率537.19/10万。手足口病发病779例，发病率162.45/10万。开展艾滋病自愿咨询监测检测、哨点监测、医务人员主动提供HIV监测咨询以及监管场所艾滋病病毒抗体筛查等，新报告现住址为密云的感染者13例，性病管理系统接报现住址为密云的性病病例192例。结核病专网报告确诊肺结核174例，建档管理患者176人，其中结防所建档124人，收治率70.5%；确诊肺结核（含结胸）140例，收治率92.86%；发现确诊耐多药3人，利福平耐药2人；发现师生结核病患者19人。

慢病防治。创建北京市级慢性病综合防控示范区。开展全民健康生活方式行动、"三减三健"专项行动、防跌倒毛巾操推广等工作。年内，创建健康食堂5个、健康单位2个、健康餐厅2个、健康社区2个、健康小屋6个及健康步道1个。共成立高血压自我管理小组45个，糖尿病同伴支持小组38个，功能单位自我管理小组4个。完成脑卒中筛查对象追踪核查1464人，脑卒中队列人群随访1209人。

精神卫生。年内，建立部门间信息共享机制。制定下发《密云区门诊使用免费基本药品治疗严重精神障碍实施方案（试行）》，新增免费药品奥氮平，进一步明确免费服药的申请和取药流程。全年累计检出重性精神疾病患者2608人，在册患者2315人，在管患者2235人（其中正在住院113人），规范管理患者2218人，拒访38人，失访38人，当年新建档73人。在册患者中服药1776人，规律服药1614人。全年面访患者2054人，通过各种途径访视患者10350人次，严重精神障碍患者免费体检1059人。1419人享受免费药物，全年投药金额246.61万元，免费服药政策惠及率57%。

学校卫生。全区中小学生36898人。完成34所中小学校84间教室教学环境物质环境监测，完成49所中小学、职业学校拉网式学校卫生视导工作。在全区所有小学二年级3664名学生中开展《我的健康管理日记》记录工作。开展各项调查：其中，中小学生常见病及健康危险因素调查1272名学生，问卷提交率100%；中小学校传染病管理状况监测，调查64所学校，覆盖率100%；中小学生及家长营养与需求调查292名学生和270名家长；中小学生传染病知信行调查253人，问卷提交率100%。

计划免疫。全区22家免疫预防接种门诊均达到了北京市免疫预防接种门诊规范建设标准，其中A级16家、AA级门诊4家、AAA级门诊2家。完成接种240375人次，其中常规接种129264人次、应急接种

1072人次、第二类疫苗接种53307人次，外来务工人员接种3397人次，流感疫苗53335人次。常规查漏补种，共调查535个村，村覆盖率100%；实查479134户，户覆盖率97.20%；调查本市儿童40192名、外省市儿童10574名。接报疑似预防接种异常反应83例，诊断疑似AEFI 5例。3家狂犬病免疫预防接种门诊共接诊动物致伤5069人。

健康教育与健康促进。充实健康教育专业队伍，加强宣传和培训。全年开展健康大课堂468场，受众31911人次。主题日开展咨询活动355次，咨询85826人次。完成"密云区2018年居民健康素养监测""中央补助地方居民健康素养监测"的调查，涉及13个镇街2118户，完成有效问卷2104份。以健康素养主题宣传月为依托，举办咨询活动32场，受众2688人次；开展提"素"100天线上学习活动，6423人参与。

职业卫生。27家医疗单位171名职业病网络报告员和医务人员参加职业病防治知识和职业病报告技术培训。进工厂、医院、社区等开展职业病防治宣传活动5次，发放宣传材料约60000份，受众8000人次。重点职业病监测与职业健康风险评估，监测用人单位102家，接触职业病危害作业工人6483人次。完成密云区医疗机构针刺伤经济学负担调查，共调查15家医疗机构1130名医务人员，完成个人问卷952份。全年接到尘肺病、农药中毒、疑似职业病等报告表6类327张，均在规定时限内核实指导修改，及时率100%，并访视确诊病例。

放射卫生。区疾病预防控制中心通过职业病危害因素检测（放射防护）资质年检。全年检测医用诊断设备39台，检测合格率100%。放射工作人员个人剂量监测48家单位223人855人次。完成辐射网点哨点监测10家单位28台设备，网点监测率100%。

地方病防治。居民户碘盐监测太师屯镇等5个乡镇，抽查300户居民食盐样品300份，碘盐覆盖率97.67%，合格碘盐食用率96.67%。对历史饮水型氟中毒病区改水后的3个镇4个自然村的饮用水进行枯水期和丰水期水氟含量监测，共监测水样8件，结果全部小于1.2mg/L。氟斑牙病情监测共调查33人，无氟斑牙患病。地方病现症病例调查，对17个镇2个街道1个地区的群众进行碘缺乏造成的Ⅱ度甲状腺肿大普查，并对4个历史饮水型氟病区进行地方性氟中毒造成的氟骨症普查，普查出Ⅱ度甲状腺肿大13人、氟骨症6人。

布病监测，共采集血清标本400件，阳性12件，对检测阳性的布病高危人群开展流行病学调查和健康教育。

卫生计生监督　公共场所888户，生活饮用水232户，学校卫生135户，传染病与消毒596户，医疗机构582户，职业卫生2户，放射卫生39户，血液管理4户。日常和双随机监督，全年监督检查8167户次，监督覆盖率99.34%。

全年接收、受理各类许可材料742件，其中公共场所428件、生活饮用水148件、放射诊疗许可70件，不予许可41件，注销卫生许可证55件，发放卫生许可证646件，办结率100%。

全年实施行政处罚462起，其中警告198起、罚款264起，罚没29.49万元。受理投诉举报案件174起，办结174起，办结率100%。

控烟工作。联合镇街和相关行业主管部门对餐厅、娱乐等重点场所开展控烟专项整治，共出动监督员7884人次，监督检查3942户次。

妇幼保健　妇女保健。孕产妇5465人，活产5520例。高危孕产妇管理4558人，管理率100%。系统管理5322人，系统管理率97.38%。孕产妇死亡1例，死亡率18.12/10万，经市、区两级评审为不可避免死亡。婚姻登记59692人，实际婚检742人，婚检率12.4%。完成2017～2018年度两癌筛查，乳腺癌筛查39859人，宫颈癌筛查36758人，筛查出乳腺癌前病变3例、乳腺癌36例，宫颈癌前病变86例、宫颈癌1例。免费发放叶酸1046人8610盒。

儿童保健。5岁以下儿童死亡11例，死亡率2.19‰；婴儿死亡6例，死亡率1.2‰。0～6岁在册儿童27673人，保健管理27269人，儿童保健覆盖率98.54%。0～2岁儿童系统管理14129人，系统管理率95.5%。完成儿童健康检查39336人，智力筛查4593人，听力筛查23972人，视力筛查11892人。

计生服务　巩固"新一轮全国计划生育优质服务先进单位"创建成果，提升计划生育服务管理质量。全区出生5203人，其中二孩出生率51.89%，计划生育率99.33%。加强京津冀流动人口服务管理协作，以"属地化管理，市民化服务"为原则为流动人口提供计划生育服务。41672名已婚育龄女实现流动人口计生基本公共服务均等化。全年发放计生奖扶资金1752.06万元。推进计划生育优生优育全程服务，落实免费孕前优生健康检查项目和国家免费计划生育基本技术服务项目。

4月，在民政局婚登处设立婚检科，推进免费婚检工作。

医疗工作　门诊498.54万人次，急诊36.05万人次，留观7.37万例。入院45413人次，出院44859人次，床位使用率65.74%，平均住院日8.74天。住院手术

12182例。

护理工作。注册护士1143人。办理护士延续注册903人次，省内变更注册22人次，入省变更注册20人次。外周静脉输液并发症预防与处理、急救技术在社区护理中的应用专项培训1100人次。

对口支援。继续保持与海淀区的对口支援关系。开展与朝阳区卫生计生委全面对接工作，起草帮扶协议，商定帮扶需求，确定帮扶重点。区内24家医疗机构同市、区的26家医疗机构建立对口合作关系。除每年派出援疆、援藏医生外，继续与河北省张家口市蔚县、承德市滦平县，内蒙古自治区赤峰市巴林右旗、通辽市库伦旗，青海省玉树藏族自治州建立对口帮扶关系。保持与湖北竹溪县间的对口支援关系。全年派出援疆医生13人、援藏医生3人、援青海医生2人，对口帮扶内蒙古、河北1个月的短期医生17人、中长期医生11人，接收进修医生20人。区中医医院向库伦旗中医医院捐赠和合治疗仪4台，合计金额3.04万元。密云区区医院继续深化与北京大学第一医院合作共建，北大医院通过专家门诊，疑难病例会诊、讨论，指导手术、查房，培训讲课等方式支援区医院，全年北大医院来院专家1323人次，门诊5119人次，查房701人次，会诊1799人次，手术883例，开展培训及讲座204次。

血液管理。采集血小板12643单位、全血5531.5单位。密云、怀柔两地临床供应红细胞6019单位、血小板（含手工血小板）554单位、血浆3166单位。

信息化建设　年内，为19个社区、结防所更换医院管理信息系统服务器和前置服务器。开发前期数据采集，电子病历、健康档案阅览器，后期对数据的加工与处理，为区域内各机构提供患者的电子病历和健康档案数据查询。公共卫生应急指挥信息管理系统初步建成并上线。在人口健康信息平台增加处方点评功能。

卫生计生经费管理　完成对各单位财务工作的监督检查，内审率100%。全年总收入199344.1万元，医疗收入120879万元，财政补助收入69846.7万元；总支出281020.8万元，业务支出243297.9万元。

基本建设　密云区中医医院新址改扩建工程完成项目可研、规划设计、设计单位招投标、区医院旧址地面建筑物拆除、渣土运输等，整体工程有序推进。投资319.15万元，对区疾控中心、冯家峪镇社区、新城子镇社区、北庄镇社区等8个医疗卫生机构进行基础设施改造及房屋修缮。

（撰稿：邢　颖　审核：毛久成）

密云区卫生计生委领导名单

党委书记、主任	任向宏
副　书　记	王文平
副　主　任	毛久成　张　利　郑　春
	李长旺　郑艳菊

延庆区

概况　辖区有常住人口34.8万人，其中户籍人口286927人、流动人口3.7万人。全区育龄妇女77723人，其中户籍72025人、流动5698人；已婚育龄妇女56787人，其中户籍52427人、流动4360人。全年登记《北京市生育服务证》3261例，其中二孩1546例；再生育行政确认114例。

生命统计。出生率12.79‰，死亡率7.80‰，人口自然增长率4.99‰。因病死亡2044人，占总死亡人数的91.54%。死因顺位前十位疾病依次为脑血管病、恶性肿瘤、心脏病、呼吸系统疾病、损伤和中毒、内分泌、营养和代谢疾病、消化系统疾病、神经系统疾病、精神障碍、肌肉骨骼和结缔组织疾病。人均期望寿命79.84岁，其中男性77.37岁、女性82.65岁。

改革与管理　开展"一控两降"专项工作督导，全区公立医疗机构百元医疗收入消耗的卫生材料费用同比下降9.86%，药占比同比下降1.13%，医疗费用平均增幅同比下降0.37%。建立家庭医生签约服务激励机制，允许社区卫生服务机构业务收入扣除成本后的部分结余用于社区卫生服务中心家庭医生签约服务人员的奖励。1家非营利性医疗机构与区医院签订医联体协议，区医院加入市级神经内科医联体。开展医师多点执业医疗单位23家，医师70人，其中新办理26人。

年内，招聘专业技术人员43人，其中硕士研究生学历21人、本科学历9人、大专学历13人。引进人才2人，随调2人。

社区卫生 社区卫生服务中心17个，其中政府办16个；社区卫生服务站57个，其中政府办56个。卫生技术人员685人，其中医生及全科医生367人、护士162人。全年门急诊1186492人次，上门服务15310人次。有A类社区卫生中心5个、B类3个、C类8个；B类社区卫生服务站3个、C类53个。家庭医生签约率42.77%，其中重点人群签约率90.58%。二、三级医疗机构支援社区医务人员551人次1725.5天，上转患者3228人次。建立电子健康档案212583份，健康档案电子化率62.52%，健康档案动态使用率65.34%。

农村卫生 村卫生室162个，全部为村办，服务覆盖率100%。乡村医生254人，岗位培训人均143学时。

疾病控制 传染病防治。无甲类传染病报告。乙类传染病发病429例，死亡2例，发病居前三位的是梅毒、痢疾、猩红热。性病新发病138例；艾滋病患病51例，其中新发病11例、死亡1例；结核病患病122人，其中新发病86人。布病发病12人，无死亡；无其他人畜共患疾病报告。

慢病防治。新成立高血压小组45个、糖尿病小组30个。脑卒中高危人群随访1026人，追踪核查891人。户籍肿瘤患者随访911人。

地方病防治。监测居民碘盐301份；监测尿碘801件，其中育龄妇女200件、孕妇200件、成年男子200件、小学生201件；全区无地方性氟中毒、碘缺乏病报告。未发现鼠间鼠疫和人间鼠疫病例。

精神卫生。在档重性精神障碍患者1906人，发病率0.2‰，其中6类重性精神障碍患者1644人。免费服药1085人，较上年增加102人；免费发放药品13020人次，免费服药率56.71%。重性精神障碍患者规范管理率89.29%，在册者规范管理率91.66%，在册患者规律服药率71.54%，在管患者病情稳定率99.75%，在册患者面访率91.34%。监护人看护管理补贴申领率90.88%。

学校卫生。全区应检学生21094人，实检20626人，受检率97.78%。查出视力不良57.49%，营养不良16.62%，超重12.35%，肥胖24%，恒牙龋齿11.14%，贫血1.96%，无沙眼。无传染病暴发、集体食物中毒事件报告。

计划免疫。接种第一类疫苗11种75867人次、第二类疫苗24种40978人次。应急接种麻风疫苗1次2人次。医务人员接种麻疹疫苗20人次、麻风腮疫苗40人次。流动人口接种麻疹疫苗和A+C群流脑疫苗1325人次。接种流感疫苗17923人，其中学生接种率27.32%、60岁以上老年人接种率50.15%。接种不良反应发生率33.51/10万针次，调查处理疑似预防接种异常反应45例，其中一般反应33例、异常反应6例、偶合6例。

食品卫生及生活饮用水监测。检测生活饮用水样品380件，合格率82.63%，主要超标为农村生活饮用水的微生物指标。检测食品化学污染物及有害因素、微生物及其致病因子、食源性疾病样品856件，其中5件油条中铝超标、20件食品标本中检出致病菌、56件粪便标本中检出致病菌。

健康促进。完成国家卫生区现场技术评估。创建北京市健康促进示范村104个、健康示范社区11个。加强病媒生物防制，防鼠设施合格率96%，建成区鼠、蚊、蝇、蟑螂的密度达到国家病媒生物密度控制标准。组织社区居民参加"健康北京"社区风采大赛，荣获健身类作品第三名。开展健康大课堂378场，受益22422人次。培养家庭保健员800人。全区有无烟医院18家，无烟学校覆盖率100%，无烟机关13家。控烟监督检查2290户次，责令改正187户次。受理控烟举报投诉案件30件，其中处罚控烟不力单位7家，罚款4.9万元；个人23人，罚款0.11万元。

卫生计生监督 辖区公共场所448个，量化分级414个，其中A级255个、B级154个、不予评级5个。日常监督1844户次，监督覆盖率98.88%，合格率94.31%；双随机监督367户次，监督覆盖率86.83%，合格率89.65%；处罚124件，罚没金额4.01万元。

医疗机构卫生监督检查。双随机监督626户次，监督覆盖率94.30%，合格率99.68%；处罚14件，罚款197900元，没收非法所得43541元，将1名相对人列入失信人员黑名单，对45家医疗机构下达《医疗机构不良执业行为积分通知书》。

生活饮用水卫生监督。日常监督198户次，监督覆盖率100%，合格率97.47%；双随机监督65户次，监督覆盖率82.93%，合格率92.31%；处罚33件5万元。

传染病与消毒监督。双随机监督637户次，监督覆盖率90%，合格率97.65%；处罚20件1.6万元。

计划生育行政执法查查。计划生育服务监督检查10户次，监督覆盖率100%，合格率100%。

妇幼保健 妇女保健。常住孕产妇3879人，孕产妇系统管理率96.66%，住院分娩率100%。高危产妇2952人，高危孕产妇管理率99.93%。剖宫产1631例，剖宫产率41.56%。孕产妇死亡1例，死亡率25.78/10万。婚前检查425人，婚检率8.9%，疾病检出率5.88%。

儿童保健。新生儿死亡4例，死亡率1.031‰；婴儿死亡5例，死亡率1.289‰；5岁以下儿童死亡7例，死亡率1.805‰。围产期出生缺陷发生率14.01‰，出生缺陷前三位依次为多指、先心病、肾积水。6个月内母乳喂养率67.84%。0～6岁儿童11018人，系统管理率95.67%，贫血患病率3.29%。

计生服务 规范生育服务登记、再生育行政确认流程，简化办事程序，开通网上系统，缩短办事时限。年内，流动人口本地出生106人，办理二孩以内生育登记33例。落实免费"四术"11人次。流动儿童预防接种率100%。完成40名流动育龄群众动态监测。目标人群健康知识获得率95%。延庆代表队在全市流动人口健康指导员知识技能竞赛中荣获集体二等奖、个人三等奖。

全区免费避孕药具发放网点481个，其中49个提供24小时服务，占10.18%。全年发放男用避孕套160895盒、口服短效避孕药13231板、外用避孕药5840盒。

生殖健康。免费孕前优生健康检查定点医院1家，各乡镇街道为育龄群众提供生殖健康体检和生殖健康教育10万人次，有687对待孕夫妇参加免费孕前优生健康检查。

计生关怀 计划生育奖励扶助27937人，总金额7424120元。其中，独生子女父母奖励24494人1469640元，独生子女父母一次性奖励1310人1310000元，独生子女意外伤残、死亡一次性经济帮助12人120000元，独生子女死亡特别帮扶129人1114560元，独生子女伤残特别扶助96人679680元。为计划生育家庭投保意外伤害保险、女性两癌特别关爱保险、家庭劳动力综合意外伤害保险、家庭子女综合保险39293份，受益家庭较上年增加3373户；共投保151万元，其中13个乡镇街道补贴18万元、14个乡镇101个村补贴15万元。联合区红十字会开展"人道惠民——关爱失独家庭"活动，为75户90人投保住院护理保险9万元。春节慰问20人共2万元，为101人送生日蛋糕和礼品共计4.84万元。

医疗工作 全年出院18224人次，病床使用率81.2%，平均住院日9.12天。医护比1∶0.77。

对口支援。与河北省宣化区、怀来县，内蒙古自治区乌兰察布市兴和县签订帮扶协议38份，派出专家27批72人次，诊治患者1135人次，会诊15人次，手术53例；开展学术讲座3次，受益511人次。免费接收17批77名医护人员进修学习，与宣化区、怀来县结

成"传承师徒"12对；向兴和县、宣化区捐赠原价值741万元的医疗设备。与兴和县蒙中医院建立医学影像远程诊疗和会诊平台，出具远程诊断结果3192例；为蒙中医院引入中医适宜技术12项。

血液管理。区属医院全血用血9单位，悬浮红细胞2687单位；机采血小板123治疗量；自体采血50人78单位。有采血点1个、采血车1辆。中心血站全年采血2686单位，其中机采血小板2017治疗量，全血699单位。

信息化建设 区属单位信息化建设总投入1903.4万元。"延庆健康通"平台在区妇幼保健院试点运行，实现全流程"先诊疗后付费"，患者就诊时间节约60%。实现区医院与永宁镇、张山营镇社区卫生服务中心医学影像系统联通，完成远程诊断7400人次。

卫生计生经费管理 全年总收入168370.39万元，其中财政拨款62001.33万元、业务收入106369.06万元；总支出178577.23万元。计划生育财政总投入1493.67万元，其中流动人口计划生育经费80万元。

基本建设 全年基建总投资10876.62万元，全部为财政投入。区中医医院迁建一期工程开工建设。

冬奥会、世园会服务保障筹备 制定完善《冬奥会医疗卫生服务保障行动计划》，确定七大项冬奥会医疗卫生保障提升项目。推进区医院晋升三级医院工作。开展高山滑雪医疗救援应急演练，参与2018年国际雪联世界杯系列赛事、北京市第一届冬运会的医疗保障。举办医疗卫生人才洽谈会、英语培训班，成立医生滑雪队。评估世园会公共卫生风险，完善应急预案和工作方案49部。开展"大培训、大练兵、大比武"活动，邀请国家级、市级公共卫生专家结合夏奥会、APEC会议等保障经验开展系列培训；开展"每周一病"传染病大培训。

（撰稿：龚 伟 审核：刘凤云）

延庆区卫生计生委领导名单

党组书记、主任	尹文强
副 书 记	林永生
副 主 任	薛亚春 鲁金芳 韩永祥
	王留忠 刘惠军

三级医院工作

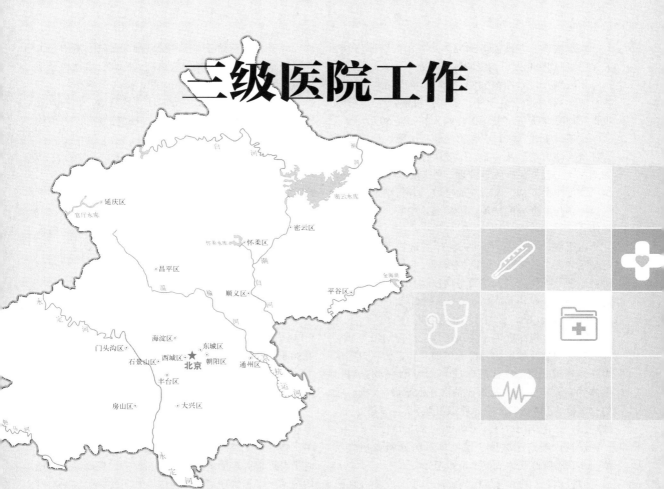

北京医院

地址：东城区东单大华路1号（100730） 电话：85132114
网址：www.bjhmoh.cn

基本情况 卫技人员2453人，其中高级职称387人、中级职称940人、初级职称1172人。

年底医疗设备净值63835万元；年内新购医疗设备总值38382.48万元，其中乙类医疗设备4台。业务总收入361203.08万元，其中医疗收入259576.50万元。

改革与管理 修订、完善《北京医院医疗质量综合评价实施方案》及《北京医院医疗质量综合评价实施细则》。建立医疗质量管理与控制长效工作机制，组织季度交叉互检，及时反馈整改，并将结果与科室绩效考核与奖金分配挂钩。组建随访中心，强化服务延伸。

运用DRGs指标全面加强医疗质量管理。通过制定全院和各个临床科室的调控指标，指导和帮助临床科室控制平均住院日，缩短平均住院日，加快病床周转。年内，全院覆盖DRG642组，CMI难度系数0.99，时间效率指数1.08，费用效率指数1.08。

医院通过媒体宣传、公众教育、科普知识等形式加强器官捐献及移植的宣传和培训。共走访、查房京内外合作医院急危重症患者120余次，评估筛选潜在供体50余人次，院内筛选评估潜在捐献者6人次。成功完成器官捐献6例，主导获取肝脏5个、肾脏12个、肺脏2对、角膜组织7只，成功救治25名患者。

在京内践行医联体、医共体等医疗服务模式改革，北京医院医联体成员单位增至9家。

5月18日，国家老年疾病临床医学研究中心在医院成立。

医疗工作 出院4.89万余人次，床位周转43.79次，床位使用率98.98%，平均住院日8.32天。住院手术24994例，剖宫产率32.9%，无孕产妇、围产儿、新生儿死亡。健康体检3.7万余人次。199个病种实施临床路径管理，入径27369例。全年临床用血18163单位，自体输血905人次2463单位。

合理配置门诊医疗资源，通过建设分诊叫号系统、强化医师出诊管理、优化就诊流程等措施，改善候诊环境和患者就医体验。继续推进日间手术中心工作，严格执行手术分级与资格准入制度；启动检查项目诊间预约功能，缩短预约时间，提高工作效率。

预约挂号管理。实行分时段预约就诊，预约方式包括114电话预约、手机预约、自助挂号机等。预约挂号占门诊总人次的46.5%。

新技术、新疗法。全年开展新技术、新疗法37项，如：无创心脏放射消融术治疗、心脏康复治疗、前列腺记忆金属支架植入术、DSA下肠梗阻减压导管置入术等。

药物管理。全院药占比35.9%，其中门诊药占比51.36%、住院药占比18.43%。医院抗菌药物使用强度34.6，住院患者抗菌药物使用率44.8%，微生物检验标本送检率38.1%。

医保工作。北京市医保患者住院25655人次，总费用60754.95万元；门诊1030755人次，总费用55466.26万元；门诊特种病20240人次，总费用7280.30万元；工伤6304人次，总费用489.80万元。

医疗支援。继续对西藏、新疆、内蒙古、贵州等省（市、自治区）的对口支援帮扶工作。根据受援单位专业学科的发展需求，定期或不定期派出医疗卫生专业技术人员到受援单位开展临床医疗、教学查房、手术指导、疑难病例会诊、危重病例抢救等工作，同时结合远程医疗形式进行会诊、教学，提高受援单位的技术水平和管理能力。年内，共向受援单位派出专家223人次，门诊3201人次、手术示教21次、疑难病例会诊107次，免费接收进修46人次。

医疗纠纷处理。加强院内医疗不良事件与隐患缺陷的上报，加强医疗不良事件早期干预和指导，强化高风险手术前谈话律师见证制度，控制医疗风险的发生。参加医责险1693人，投保总费用123.36万元。年内，发生记录在案的纠纷74件，结案49件。年度赔付总额266万元。

护理工作 护士1250人，其中本科学历780人、研究生学历13人。医护比1：1.6，床护比1：0.85。有ICU床位8张。

年内，护理部以打造学习型护理团队搭建STUDY体系为目标，围绕患者安全、教育培训、标准管理、专科护理和文化建设开展专科建设工作。

通过了中华护理学会和北京护理学会联合开展的专科护士临床教学基地初审和复审，并新增中华伤口造口失禁专科基地，医院承担专业学会的基地达15个；全年累计接收9个专科领域近300名专科护士培训，培养优秀学员13人。通过评选"护士之星"、设护理部主任接待日、增设北京医院护理人文委员会、转岗护士需求库等举措，打造凝心聚力、合力共为的护理文化体系。

医院临床护理获国家临床重点专科称号。在市卫生计生委优质护理评选中，首次被评为优质护理示范医院，并获示范项目、示范个人各1项；在国家卫生健康委、科技部、各级学会举办的各类比赛中获国家级、省市级奖项13项。

科研工作 承担国家老年健康标准专业委员会秘书处工作，制定国家重点研发计划"主动健康和老龄化科技应对"重点专项指南，组织制定老年健康服务体系建设规划（2019—2022年）、2021—2035年人口老龄化子领域国家中长期科技发展规划战略研究。成立北京医院药物临床试验中心、临床生物样本管理中心。

进一步完善科研及伦理管理规章制度，增设重大科研贡献奖；首创医院学术专著出版基金，已资助10项；成立医院青年学术联盟，开展系列科研培训及学术报告会；推行即时奖励制度，激发研究人员的科研热情；实现医院职务科技成果转化零突破，首笔收入50万元；完成近三年科研评估工作，为学科建设提供基础性数据；引入电子化系统实现无纸化评审；为复旦大学医院排行榜老年医学专科全国第一。

有6个国家及省部级科研平台，包括国家卫生健康委北京老年医学研究所、药物临床风险与个体化应用评价重点实验室、国家卫生健康委临床检验中心、北京市临床检验工程技术研究中心、国家老年医学中心、国家老年疾病临床医学研究中心。年内获得科技奖励3项，其中华夏医学科技奖2项（中国老年住院患者的营养诊疗及应用规范建立与技术推广、临床血液和体液检验技术支撑体系的建立与应用），北京医学科技奖1项（磁共振新技术在老年神经系统疾病中的应用）。

获得国家重点研发专项项目2项、课题4项，参与获得国家重点研发专项课题13项；获批国家自然科学基金项目14项、北京市科委招标课题2项、首都临床特色应用研究项目5项、北京市自然科学基金项目4项、中国医学科学院各类项目8项、中央保健专项资金科研课题2项、社会团体项目49项；各类项目共计103项，经费合计10368.32万元。

医学教育 完成老研所学位授权点自我评估，并顺利通过现场评估；新增协和博士生导师5人，新增博士培养点4个（妇产、普外、皮肤、血液）；推进与中国科学院大学的共建合作。

继续扩大研究生招生规模，北京协和医学院和北京大学医学部分别招收23人和29人。

学术交流 接待外国专家团组13个230人次。出国学习、交流210人次，其中长期出国学习26人次。

信息化建设 信息化建设投入4130万元，其中财政资金2930万元、自有资金1200万元。基础建设：完成PACS机房搬迁、有线网络升级、弱电间改造、环境监控升级、DMZ区域改造等；建立临床业务双活系统，进行网络安全设备、数据库审计系统的升级等。互联网+应用：9月，北京医院互联网医院正式上线，开展图文咨询、远程门诊、远程教育、远程诊断等多种诊疗业务，实现医疗业务在电脑、手机、IPAD等多终端多场景的应用。健康医疗大数据：医院牵头成立了中国卫生信息与健康医疗大数据学会老年医学大数据专业委员会，在老年医学大数据平台、慢病健康管理平台等方面进行探索。便民惠民服务：启动升级工作，更换自助一体机35台，可实现自助查询、挂号、打印、缴费等功能，利用原有的空间提供更加集成化、一站式服务。

基本建设 完成门诊六层皮科装修改造工程、门诊日间病房装修改造工程、诊疗楼核磁共振机房屏蔽改造工程、CT机房装修改造工程、地下食堂排油烟风道改造工程等。

（撰稿：郝金娟　审核：孙　可）

领导名单

院　　长　王建业
党委书记　汪　耀
纪委书记　李赵城
副 院 长　奚　桓（常务）许　锋　杜元太
　　　　　孙　红　季福绥

中日友好医院

本　　部：朝阳区樱花园东街2号（100029）　电话：84205566
西　　区：朝阳区双泉堡甲2号（100192）　电话：53236529
北　　区：朝阳区文学馆路47号（100029）　电话：84153885
国际部：朝阳区樱花东街2号（本部东侧）（100029）　电话：84205121
网址：www.zryhyy.com.cn

基本情况　卫技人员3236人，其中医生1075人、护士1642人、医技人员519人，包括正高级职称235人、副高级职称328人、中级职称1721人、初级师712人、初级士106人、未定级134人。

年底医疗设备总值183487.03万元，其中甲、乙类医用设备13台；年内新购医用设备总金额11006.40万元，其中甲、乙类医用设备2台。医院总收入51.50亿元，其中业务总收入44.63亿元。

机构设置　成立人体器官捐献管理中心。成立医疗委员会，原医疗质量与安全管理委员会职能划入该委员会。手术管理委员会更名为手术事务管理委员会，药事管理与药物治疗学委员会更名为药事管理委员会，医学装备管理委员会更名为设备管理委员会，并对其组成人员和职责进行调整。设置呼吸中心肺癌病区，由呼吸与危重症医学科二部负责该病区管理工作。将普通外科一、二、三、四部整合为普通外科，不再保留原普通外科一部（含西区普通外科一部）、二部、三部、四部设置。

改革与管理　北区强调干部保健工作安全与质量，完成两会、中非合作论坛北京峰会等重大会议及活动的保健任务29次，派出保健专家外出会诊197次。西区成立毛发医学中心，新增冲击波治疗室、内镜门诊等；成立GCP中心，建成西区一期临床试验病房，开展培训24次118项，完成临床试验项目2项。国际部与30多家保险公司和保险经纪公司建立直付合作关系，并推出医学科普讲座、暑期义诊、孕妇学校精品课程等。

推进远程医疗和互联网医学中心建设。开展远程会诊812例。成为国家远程医疗与互联网医学中心。建立全国远程医疗示范体系，远程医疗省级协同中心

覆盖24个省、市，专科协同中心8家、市级协同中心82家。成立16个专科领域的专家委员会。国内首创主责医师团队制度，与实体医院的主诊医师负责制相对应，提高效率保障医疗质量。完成疑难病例会诊1830例。举办远程教育培训25期，10万余人次参加。召开中国远程医疗与互联网医学大会。K3会诊中心开展实地培训共125场次3150人次。全年接受来访学习团队近300批次。

打造国家级大器官移植中心。年内，开展肺移植107例、肾移植24例、器官捐献31例。通过了心脏及肝脏移植资质现场初审。

发展急危重症诊疗与航空救援。与捷克布拉格市急救中心签订《进一步在空中救护服务领域的务实合作项目备忘录》，完成3个阶段的培训项目。在布拉格参加急救中心航空医学救援培训期间，国务院副总理孙春兰探望了国家紧急医学救援队一行14人。8月10日，在鸟巢东侧场地与布拉格急救中心联合举办中捷空地一体化处置突发公共事件暨迎冬奥卫生应急演练。年内，完成直升机转运患者28例，其中夜航2例。举办1期航空医学救援学术研讨会。

区域医联体开展疑难危重症双向转诊，累计转诊1300余人次。培训专业技术人员500人次。专科医联体建设方面，呼吸专科医联体增至541家单位，接诊来自全国各地呼吸疑难危重症转诊102人次、远程会诊280例、门诊会诊89例；建立专科专病同质化教学培训体系，开展线上、线下各类培训29期，共500余家单位5万余人次参加；疼痛、中西医结合肿瘤、肛肠、毛发等7个专科专病医联体接收转诊1200余人，远程会诊100余次，开展各类线上、线下培训60余次3500余人次，接收进修190余人。

引进人才8人，包括临床医技科室科主任1人、博士后1人。

医疗工作 出院100117人次，平均住院日6.92天，床位使用率99.29%，手术57548例。剖宫产率45.08%，无孕产妇死亡，新生儿死亡率2.3‰，围产儿死亡率2.8‰。全年用红细胞14074单位、血浆1068500毫升、血小板4425治疗量，自体血回输970人次900单位。

预约挂号管理。预约方式有自助挂号机、医院APP、医院公众号"微医"、医师工作站、114电话及网络预约等。新增手机APP复诊预约、候诊查询、智能导诊等功能，增添挂号缴费查询自助机100台。

药物管理。门诊、急诊、住院患者抗菌药物使用率分别为6.81%、23.28%、41.21%。

医保工作。实行医保总额预付管理，医保总额预付额度为110613万元。城镇职工医保基金总量使用122677万元，较上年增长16.49%，累计使用总额度110.91%；职工医疗费用支出共计4690万元（其中包含职工院内门急诊、住院费用及外院急诊、住院费用），较上年增长7.79%，低于北京市公疗单位的平均增长水平。异地医保直接结算10769人次，新农合直接结算患者75人次。

三级医疗。开展疑难危重症双向转诊，通过二、三级医院转诊机制下转患者1000人次，通过预约转诊平台上转患者240人次。开展放射影像、动静态心电图医联体远程会诊6000余例。开展"幸福呼吸"中国慢阻肺分级诊疗推广项目，全国18个省的18个地区和浙江省全省加入项目试点，推广基层慢阻肺筛查、肺功能监测和规范化管理，项目惠及7200余万人次。

医疗支援。精准扶贫西藏自治区拉萨市城关区八廓街社区卫生服务中心，接收八廓街社区卫生服务中心学员来京学习，举办对口支援拉萨市城关区社区卫生服务中心远程培训项目。精准扶贫安徽省六安市金寨县人民医院，派出副高职称以上医师、技师驻金寨县人民医院开展长期业务帮扶。开展国家医疗队巡回医疗工作，选派医疗队赴山西吕梁山地区、陕西榆林、米脂、神木、府谷等3县1市，开展为期1个月的巡回医疗。落实中组部智力支援专项任务，新选派3个专业的博士服务团成员、3个专业的援疆干部。年内累计派出支援人员141人次，接收进修630人次，扶贫支援各项支出800余万元。完成中组部"西部之光"人才培养项目（结业3人，新增6人）、国家卫生健康委"新疆创新性中青年人才"项目（结业4人）、"黔医学人才培养"项目（结业10人，新增4人）、北京市政府对口支援干部人才项目

（结业2人）等培养任务。

医疗纠纷处理。参加医责险1586人，总费用165万元。发生医疗纠纷39件，调解结案10件、诉讼结案9件、院内协商结案18件。年度赔付总金额462万元，其中医院承担393万元，科室及个人承担69万元；医责险理赔医院110万元。

护理工作 护士1642人，其中本科1196人、研究生34人。医护比1∶1.52。床护比：普通病房1∶0.4，普通病房监护床1∶1.5，普通病房移植病1∶2.5，NICU 1∶1.5，儿科1∶0.5，重症医学科1∶2.5，国际部1∶0.6。CCU床位17张、EICU床位10张、MICU床位26张、NICU床位10张、PICU床位5张。

实行护理管理科学化。建立护士长月评价机制，由科护士长按照护士长的目标责任对护士长的管理效率与质量进行评价。

推动专科护理专业化。组织制定专科护理质量评价标准，召开12次不良事件持续改进分享会，举办3次护理质量评价与质量管理际际交流活动。打造呼吸、疼痛、老年、手术室、糖尿病健康教育和血液净化等优势护理专科。制定护理专科带头人评价办法，对专科发展给予重点支持。

成功申报护理课题9项，发表SCI文章5篇，获批国家护理专利11项。接收进修与培训护士534人、实习护士251人。完善临床护理教学管理制度，成立5个护理教研室，24名护理骨干取得北京中医药大学护理专业课堂授课教师资格。组织护理类国家级继续教育项目16项，参加培训2000余人次。

科研工作 获得国家级课题35项，其中科技部国家重点研发计划资助项目1项（重大慢性非传染性疾病防控研究）、课题3项（重大慢性非传染性疾病防控研究2项、生物安全关键技术研发1项），累计金额1568万元。国家自然科学基金申报项目资助金额累计1316.4万元。

"首特专项"中标6项，经费88万元；科普项目中标1项，经费23.1万元；首发专项中标9项，经费373.35万元；北京市卫生计生委首发转化医学研究专项中标2项，经费70.66万元。北京市自然科学基金项目获批5项，经费90万元；北京市自然科学基金——三元联合资助项目中标1项，经费28万元。

横向课题立项88项，总经费980万元。北化—中日生物医学转化工程研究中心2018年度联合基金项目立项40项，总经费400万元。北京协和医学院2018年"中央高校基本科研业务费"项目立项8项，总经费90万元。医科院中央级公益性科研院所基本科研业务费

2018年青年医学人才奖励项目立项3项，总经费150万元。

获专利6项，其中发明专利2项、实用新型专利4项。发表SCI文章282篇。获中华医学科技奖一等奖1项，中华中医药科学技术奖一等奖、二等奖各1项，华夏医学科技奖三等奖1项，中国中西医结合学会科学技术奖二等奖1项，中医药国际贡献奖二等奖1项，申报北京市科学技术奖1项（初审通过）。

有北京市重点实验室2个（中医药防治过敏性疾病北京市重点实验室、免疫炎性疾病北京市重点实验室），国家中医药管理局重点实验室4个[中药药理（肾脏）实验室、慢性肾病疗效评价重点研究室、肺病慢性咳喘重点研究室、中医药防治传染病重点研究室]，获批国家临床医学研究中心1个（国家呼吸系统疾病临床医学研究中心）。

国家临床重点专科建设。呼吸疑难病症诊治能力提升工程项目入选国家发展改革委、国家卫生健康委疑难病症诊治能力提升工程项目储备库。呼吸与危重症医学科、风湿免疫科、内分泌科、急诊医学科、老年病科、胸外科、疼痛科、临床护理等8个国家临床重点专科建设项目通过了评估验收。肺病科、中医风湿科参选中医区域诊疗中心，并通过北京市考核。

完成国家中医药领军人才支持计划，李平、张洪春、金明入选"岐黄学者"。

医学教育 年内招收硕士研究生127人、博士研究生57人。在院培养的111名研究生毕业并获得学位。完成北京协和医学院、北大医学部、北京中医药大学、首都医科大学等的临床教学科研任务。新增医学院校兼职教授36人。

与美国马萨诸塞大学医学院联合主办青年临床教师核心教学能力提高班暨住院医师规范化培训指导医师核心教学能力提高班，北京市近200人参加了培训。组织继续医学教育项目371项次，其中国家级继续医学教育项目78项次。招收进修学员528人。

在院住培、专培医师411人。加强住培、专培基地管理，14个专业基地通过北京市住培基地再认定。新增危重症、老年医学、普外科3个专培基地。制定《住院医师规范化培训入科、轮转培训、出科管理细则》《住院医师责任导师制度暂行办法》《专科医师规范化培训管理办法》。完成国家专科医师招收入培工作，共招录17人（PCCM15人、神经外科2人）。首批CHINA-CHEST PCCM专科医师培训项目的7名医师参加2018年度结业考试，考试通过率100%（国家平均通过率78.2%）。

完成国家卫生健康委委托项目——《高级院前急救培训》教材编写、集体备课和12期培训组织实施。按照美国心脏协会的要求对各级人员进行心肺复苏培训，共培训1145人次，其中基本生命支持项目933人、高级生命支持项目168人，其他应急救援项目44次。完成国家住院医师规范化培训命题基地任务。

学术交流 与日本东京大学、顺天堂大学、龟田医疗中心等12家大学及医疗机构开展学术交流与合作，同时加强与欧美院校和科研院所的交流合作。年内共开展项目14个，举办各类学术会议54个（欧美39个、日本15个），共派遣临床医技、管理人员出国访问、学习进修、参加国际会议等68个团组108人次。聘请外籍名誉、客座教授4人。举办中日医学交流论坛等国际学术活动42场，举办中国肺移植联盟启动仪式及学术研讨会、国际中日胃肠肿瘤高峰论坛、中日糖尿病周围神经系统疾病研讨会等中日学术会议16次，流感及新发传染病防控等培训班28个。

信息化建设 信息化建设投入445.62万元。开展电子签名技术改造，完成15个系统电子签名技术研发，实现身份认证、数字签名和验证、可信时间戳、电子报告等功能。升级PACS系统，解决存储空间不足问题，提升调阅速度。完成前置审方软件部署及接口改造，在心内科门诊、心脏科、心脏血管外科启用前置审方，自动审核药物处方共计38812例，通过处方审核前移实时有效拦截问题处方。完成门诊电子病历系统开发及上线部署。完成50余个科室400台终端的软件升级。采用手机端APP进行资产信息化盘点，完成本部、国际部、北区1944台设备盘点。实现大型设备监管系统实时获取HIS、LIS、PACS、HRP等信息系统数据，结合硬件采集的数据，对设备使用情况进行自动分析，使用数据通过OA系统向临床科室反馈。实现内镜测漏和使用过程信息化监管。开展全院呼吸机、监护仪、除颤仪的质控工作，共完成监护仪质控460台，合格率96.7%；除颤器质控5台，合格率100%；呼吸机质控2台，合格率50%。开展呼吸机共享调配试点，建立设备共享信息化流程和借还智能场景的搭建。

WHO合作中心工作 2016年3月，呼吸中心被指定为WHO戒烟与呼吸疾病预防合作中心。年内，召开第四届实施WHO《烟草控制框架公约》第14条准则国际研讨会。参与起草《推动移动医疗在戒烟领域的发展》情况报告。承担公约秘书处日常翻译工作。举办世界无烟日科普大擂台活动和戒烟医生培训班。开设全国戒烟热线4008085531，对吸烟者进行详细问询及解答。开展戒烟宣传，接受多家媒体采访和节目录制，开展各类健康讲座30余场。

基本建设 国际部门诊楼工程获得国家机关事务管理局的人防工程备案和北京市建委工程质量竣工备案。完成质子中心主体结构封顶及工程二次结构，通过了北京市质监站验收。

（撰稿：仇玉青 尹 琳 朱文赫 审核：周 军）

领导名单

党委书记	周军	
院 长	孙阳	
副书记、纪委书记	丁晶宏	
副院长	周军 姚树坤 高海鹏	
	彭明强 刘鹏	
总会计师	董立友	

中国医学科学院北京协和医院

东院：东城区帅府园1号（100730） 电话：69156114
西院：西城区大木仓胡同41号（100032） 电话：69156114
网址：www.pumch.cn

基本情况 在编职工4263人，其中专业技术人员4006人（卫技人员3824人、其他专业技术人员346人），包括正高级职称317人、副高级职称440人、中级职称1423人、初级及以下职称1826人。院士3人，长江学者1人，省部级以上突出贡献专家17人，享受国务院政府特殊津贴专家28人，"万人计划"科技创新领军人才3人，"百千万"人才工国家级人选8人。

年底医疗设备净值223288.17万元，其中乙类医用设备16台；年内新购医疗设备总值23887.71万元，其中乙类医用设备1台。业务总收入661893万元，其中医疗收入635485万元。

机构设置 1月，成立基建动力处；3月，成立西院筹开办公室、西院党总支；4月，成立综合治理办公室；7月，成立保健处、医学科学研究中心、健康医学系党总支，呼吸内科更名为呼吸与危重症医学科，妇产科（学系）设置普通妇科中心、肿瘤妇科中心、产科中心、内分泌与生殖妇科中心等4个中心，营养科与肠外肠内营养科合并为临床营养科；8月，成立远程医学中心，向医联体内机构及外省提供远程会诊152例。

改革与管理 完成北京市医耗联动综合改革影响测算与数据分析工作。完成首批重点新增医疗服务价格项目申报和医院部分项目价格调整。

建立不良事件与舆情日报制度。召开医疗质量与安全大会。建立"依法执业监督员+放射安全监督员+医疗质控联络员+病案质控联络员"体系，变被动监管为主动监管。组织新技术、新项目普法培训。开展多学科病例讨论或多学科联合查房。增加新技术管理、依法执业、手术分级授权等医疗绩效考核权重。制定并实施医师职称聘任量化考核方案。推进岗位量化考核，完善院、科、人三级分配机制。通过学科调研、业绩量化公示、任期目标报告等流程，将轮岗与换届相结合，完成中层干部换届。

与中科院签署协议，合作共建健康科学研究中心。成立卫生青年创新中心。中国罕见病联盟落户医院，首发《中国第一批罕见病目录释义》。牵头住院医师培训精英教学医院联盟工作，发布"住院医师核心胜任力框架共识"。成立学科建设专项督导组，全面推进学科建设，提升医院核心竞争力。启动老专家口述历史文化传承采集项目。举办"以人民为中心，一切为了患者"主题活动暨百年协和倒计时1000天启动仪式。在复旦大学医院管理研究所公布的"中国医院排行榜"中九度蝉联榜首。

医疗工作 出院109236人次，床位周转54.4次，床位使用率93.3%，平均住院日6.3天。手术58904例。剖宫产率40.97%，孕产妇死亡率53.6/10万，新生儿死亡率5.89‰，围产儿死亡率6.7‰。

门诊服务。手机APP服务及自助机实现语音挂号、超声及采血等检查自助预约及改约功能等。设置门诊楼层护士长及护理主管，开展窗口通柜式服务，推进门诊属地化管理。增设智能导诊机器人，成立浦爱德门诊志愿服务团队。门诊MDT中心增加盆底生殖道畸形、妊娠合并内分泌代谢疾病、泌外系统肿瘤3个专业组，扩大疑难病会诊服务。

预约挂号管理。预约方式有协和APP预约、114平台预约、银行卡预约和自助机预约等4种。预约挂号占门诊总人次的75.26%。

药物管理。药占比29.37%，其中门诊药占比35.98%、住院药占比20.56%。门诊抗菌药物处方比率2.77%，急诊抗菌药物处方比率25.07%，住院患者抗菌药物使用率34.09%。

医保工作。完成异地医保住院费用实时结算23863人、异地新农合住院费用实时结算685人。

医疗支援。完成第三批"组团式"医疗援藏任务，派出第四批医护人员10人。持续开展援疆、援蒙、精准帮扶贫困县、国家巡回医疗队、"义诊周"国家医疗队及社区对口支援等工作，共计派出支援849人·天。

医疗纠纷处理。参加医责险4292人，总费用218.59万元。

护理工作 护士1851人，其中本科1352人、研究生65人。床护比1∶0.63。通过市卫生健康委优质护理服务检查，实地督导检查、出院满意度、护理人员满意度3项结果排名全市第一。全院66个护理单元开展病房管理评优活动。抽查出院患者病历1360份，监控不良事件漏报率，包括压疮、跌倒、坠床、管路滑脱、药物外渗及意外事件等。

举办护理管理人员院内专项培训7期、教学老师专项培训3期。召开全院护士长会和教学老师扩大会，选派17名骨干到外院开展专项护理管理培训。组织基于情景模拟的护理查房公开课6次。通过中华护理学会和北京护理学会组织的专科基地初评和复评。举办8个国家级继续教育项目学习班。国家级和北京市级继续教育项目学习班招收学员1473人。接收全国进修护士共541人，接收境外学生27人。选派骨干参加国内外学术会议和交流176人次。选送38名护理骨干参加中华/北京护理学会专科护士认证培训。选派护理骨干赴国外学习培训39人次，到北京第二外国语大学学习小语种外语3人。

组织科研组活动6次、科研沙龙5次、护理进展汇报4次。在公开刊物发表护理专业性文章124篇，其中中文核心期刊论文118篇、SCI期刊论文6篇。获得国家级实用新型专利28项，并完成1项专利转化。

科研工作 申报课题1359项，中标220项，获经费23462.8万元。其中，国家级课题72项，获经费9248.8万元；省部级课题39项，获经费1370.4万元；其他级别109项，获经费12274万元。中文核心期刊发表论文1250篇，SCI文章804篇，最高影响因子79.258。获中华医学科技奖一等奖1项、三等奖3项，高等学校科学研究优秀成果奖（进步奖）二等奖1项、科普奖1项，华夏医学科技奖二等奖1项、三等奖4项，中国出生缺陷干预救助基金会科学技术奖二等奖1项。获授权专利54项，其中发明专利7项、实用新型专利46项、美国发明专利1项；完成护理团队科技成果转化1项。

增设临床研究专项课程。获批免疫疾病国家临床医学研究中心。组织申报国家重点实验室。申报北京市科委国际合作基地1个。举办49期学术活动，包括15期学术沙龙和34期实验技术讲座，涉及40个主题，1300余人次参与交流、培训。组织院级实验室生物安全常规培训9次，累计考核1100余人次。组织临床转化与科学研究所临床研究设计第十一、十二期课程。

中心实验室支持课题200余项。临床生物资源标本中心收集八大病种84类细化病种92515套样本，支持全院17个科室的58项课题。完成干细胞临床研究学术审查项目7项。临床遗传学实验室为全院12个科室提供单基因遗传病临床检测服务5000余次，涉及病种55种，出具诊断报告1600余例。

制定《科研服务招投标管理规定》《科技保密项目管理规定》《科研平台建设奖励办法》。修订《科研项目奖励办法》《SCI文章奖励办法》《北京协和医院科技成果管理及奖励实施办法》《科研经费管理规定》《科研道德与诚信管理办法》5项科研管理制度。更新实验动物中心屏障环境实验流程，细化IVC设备标准操作程序。

医学教育 有博士点32个、硕士点26个，博士生导师182人、硕士生导师267人；国家级继续医学教育基地6个、国家住院医师规范化培训专业基地19个、国家专科医师规范化培训试点基地8个。在院学习八年制医学生467人（含清华八年制学生66人）。年内招收硕士生117人、博士生85人、同等学力研究生23人；招收住院医师96人，其中临床博士后56人、协和医院住院医师4人、基地住院医师36人。接收进修生681人，"北京市区县级骨干医师培训"等特殊培养项目59人。

举办第五届协和医学生暑期夏令营，195人参加。组织全国重点院校临床博士后招生宣讲活动9场。为新入院进修生开设师资培训系列公共课程。获批国家级继续医学教育项目75项。组织院内住院医师师资培训210余次。承接内科、外科、妇产科、急诊科、皮肤科、放射科6个基地北京市住院医师规范化培训结业考核，共416人次。组织中国住院医师培训精英教学医院联盟课程培训。

学术交流 接待院级外事参观交流332人次，包括挪威卫生大臣，英国卫生大臣，捷克卫生部副部长、查理大学校长，美国洛克菲勒基金会主席、梅奥诊所高层领导人员，麻省医学院副院长，中国香港专科医学院主席等。聘请外籍客座教授、客座讲师5人。出国学习、考察、参加学术会议418人次。派出国际交换培训项目住院医师14人。邀请捷克卫生部特使进行医院管理系列讲座。同美国芝加哥大学医学中心联合举办外科新技术研讨会。同挪威卫生部及公共卫生研究院联合举办抗生素耐药性研讨会。

信息化建设 年内信息化建设总投入2700余万元。门诊电子病历上线，完成HIS医生站及门诊电子病历与病案扫描接口，实现通过医生站调阅纸质病历扫描内容。实现病理流程电子化。进行语音录入用户调研、病房走访、软件改造和测评等工作。全面上线HRP-PM设备资产管理系统和HRP-USC院内供应链系统。梳理、优化OA系统原有业务流程，新增7个流程。完善DRGs住院医疗服务监测与分析系统，推进运行病历DRGs预分组系统建设，形成DRG全链条闭环管理。开发病历首页质控系统。进行西院区信息网络系统建设。开展全院网络信息安全培训。完善信息项目论证制度。

基本建设 转化医学综合楼基坑施工基本完成，主体工程基础底板施工完成约70%，取得主体工程规划许可证、地下通道工程规划许可证、主体工程施工许可证，完成地下通道施工单位的招标。西院区北楼改造工程完成并投入使用；门诊楼改造工程完成结构检测、抗震鉴定及地勘工作，基本完成初步设计。过敏原生产研制中心工程竣工验收。十九号楼博士后公寓改造工程完成并投入使用。完成院内零星工程100余项。完成各类工程招标23项。

（撰稿：王子姝 审核：段文利）

领导名单

院　　长	赵玉沛
党委书记	姜玉新
副 书 记	柴建军
副 院 长	李冬晶　张抒扬　韩　丁　吴文铭
	杨敦干
总会计师	向炎珍

中国医学科学院阜外医院

地址：西城区北礼士路167号（100037） 电话：88398866

网址：www.fuwai.com

基本情况 卫技人员2905人，其中正高级职称141人、副高级职称196人、中级职称818人、初级师930人、初级士820人。

年底医疗设备净值45602.51万元，其中乙类医用设备10台；年内新购医疗设备总金额8523.39万元，其中乙类医用设备1台。医院总收入532037.52万元，其中医疗收入438037.85万元。

机构设置 6月11日，增设泌尿外科。

改革与管理 巩固完善医药分开综合改革。通过APP实现精细化指导全覆盖，优化收费结构。推进医耗联动改革，为国家医改提供数据支持与建议。发展特需医疗，在坚持公益性前提下，与高端商保合作，建立商保客户接待处，简化就诊流程。建立以岗位责任为前提的公平合理、优劳优酬的奖励分配机制，修订医院综合绩效考核指标体系。强化预算效能，坚持战略引领、考核跟进，实施事前、事中、事后全过程预算管理。

医联体建设。持续探索跨省专科医疗联盟建设，云南阜外、华中阜外开诊1周年运行平稳。10月26日，与深圳市政府签署战略合作框架协议，中国医学科学院阜外深圳医院、国家临床医学研究中心深圳分中心交医院委托运营。持续推进技术培训与交流项目，年内新增心血管技术培训中心10个，各培训中心共完成各类心外手术6093例、心血管介入手术78751例。

引进海外专业人才1人。引进海外特聘教授1人、外籍客座教授1人。参与申报国家、北京市等7项人才项目，推荐12人次，当选8人次，其中国家自然科学基金杰出青年2人、科技部创新领军人才1人、首都科技领军人才1人、北京市科技新星1人、西城区卫生突出贡献人才1人、西城区卫生优秀青年人才1人、北京协和医学院"高端科技人才"1人。申报各级各类人才项目10余项，获国家杰出青年项目2项，获第三届西城"百名英才"、院校"高端科技人才"专项支持计划，国家"万人计划"青年拔尖人才等项目支持。

4月24日，国家卫生健康委体制改革司巡视员朱洪彪、公立医院改革处处长甘戈一行4人到医院就取消药品加成后医院的补偿和运行情况进行调研。

8月4日，国际冠心病大会期间，中国工程院院士、国家心血管病中心主任、阜外医院院长胡盛寿被大会授予终身成就奖。

医疗工作 出院69708人次，床位周转56.16次，床位使用率104.9%，平均住院日6.8天。住院外科手术14455例，内科介入手术49099例，射频消融6433例，永久起搏器植入术2283例。全年用红细胞17575单位、血浆1126400毫升、血小板1806治疗量，自体输血9491人次19048单位。

开展心血管临床路径管理135个，入径68186例，入径率97.8%；变异6629例，变异率9.7%；退出路径4120例，退出率6.0%。入径患者平均住院日6.9天，次均费用5.45万元。

预约挂号管理。预约方式有掌上阜外APP、微信、网络、114、自助机等5种。实现门诊X线片、活动平板检查交费时自动预约。年内预约诊疗446772人次，占诊疗总人次的60%。

新技术、新疗法。坚持医疗新技术备案与伦理审查的双重审查。开展联合应用射频消融和球囊扩张行房间隔造口、左束支区域起搏、在心腔内三维超声指导下导管射频消融室间隔治疗肥厚梗阻性心肌病等12项新技术，磁控胶囊胃镜、胆汁酸检测、无创脑功能监测等9项新项目。

药物管理。门诊药占比46.0%，住院药占比10.8%。门诊、急诊、住院患者抗菌药物使用率分别为0.72%、6.15%、32.7%。

医保工作。北京市医保住院14983人次，结算总金额6.77亿元；异地就医住院医疗费用直接结算17142人次，新农合跨省结算187人次。全面推进异地持卡结算工作，逐步实现医保患者住院费用出院当天实时结算。重点加强医保门诊费用管理，6月，完成HIS系统改造的技术认证，为实现门诊医嘱信息共享提供

支持。

三级医疗。持续与水利医院、北京市第一康复医院（原展览路医院）开展医联体合作，稳步推进建设区域内医联体。年内，下转水利医院患者129人，接收上转患者27人；下转北京市第一康复医院患者27人，接收上转患者107人。

医疗支援。全年共派出14名医师及2个专家团队前往内蒙古呼和浩特市第一医院、科右中旗人民医院开展临床诊疗、带教工作，诊疗1400人次，疑难病会诊82人次。派出1名医师支援新疆生产建设兵团总医院、1名医师支援新疆维吾尔自治区人民医院；承担中组部博士服务团任务，派出1名医师支援新疆生产建设兵团石河子人民医院。接收2名中组部"西部之光"访问学者。完成2名第九批援疆干部的轮换，1名第18批博士服务团成员的考核与轮换。支援区县级医疗机构1家，派出专家14人，接诊700余人次，查房40人次，培训医务人员600余人次。

赴柬埔寨开展"爱心行"活动，全年完成3次筛查和诊疗，累计完成47名柬埔寨先心病患儿的手术治疗。与坦桑尼亚基奎特心脏中心签署对口合作协议，在青年医生培训、先进手术传授、科研合作等方面开展合作。8月15日，中非卫生合作高级别对话期间，医院与基奎特心脏病研究所在北京签署对口支援合作协议。

医疗纠纷处理。参加医责险2570人，总费用198.4万元。发生医疗纠纷34件，其中通过医调委调解或尸检流程等途径解决26件、诉讼8件。年度赔偿总金额495.3万元，其中医责险赔付182.2万元。医责险保留案件40件，每件6.6万元，预计赔付264万元。

护理工作 护士1624人，其中本科647人、研究生10人。床护比1：1.27，医护比1：1.98。ICU床位218张。护理单元43个，优质护理服务开展率100%。

开展"护者仁心""护者爱心""护者暖心"主题系列活动16项。在全院深入落实改善住院患者护理服务八步骤。完成4个季度护理质量及安全检查，42个护理单元161次，总合格率99.4%，终末病历325本，合格率100%。年内获北京市卫生计生委优质护理服务示范医院、优质护理服务示范项目。

更新《心血管专科护士规范化培训/考核手册》，修订《心血管专科护士规范化培训教材》初稿。完成新护士141人的入职培训。完成对重症病区N1-N2护士呼吸机初级班的培训及考核，共计198人，合格率100%。完成对重症骨干护士血滤基础培训39人，并进行理论及操作考核，合格率100%。完成教学督查3次、护理全院查房4次。举办国家级继续教育项目1

项、市级项目1项、区级项目11项，13382人次参加。接收实习生102人、进修护士388人、院外护士参观211人。接收中华护理学会、北京护理学会心血管专科护士认证73人。选派护理骨干参加国内各项培训275人，赴国外交流5人，培养专科护士25人。

发布《急诊经皮冠状动脉介入治疗护理实践指南》、心力衰竭患者超滤治疗护理专家共识。主办中国心脏大会护理会场、中国国际心力衰竭大会护理会场、中国介入心脏病学大会护理会场。举办国家级继续教育项目——重症心脏病患者护理规范高级研讨班、心血管外科手术室专业护士学习班，共招收学员约800人。获北京护理科技进步奖一等奖1项、中国医管经典案例智慧医疗类荣誉奖1项、国家医疗相关标准执行竞赛优秀案例2项、中华护理学会首届全国外科护理青年科普演讲大赛优秀奖1项。

科研工作 申报课题305项，中标76项，其中国家自然科学基金27项、首都特色7项、首发专项7项、北京市自然科学基金6项、国家杰出青年项目2项、协和青年基金27项，获资助4884.91万元。在研课题198项，结题44项。

全年以第一作者或通讯作者发表科技论文499篇，其中SCI收录215篇。

获北京市科学技术奖三等奖1项。获授权专利4项，其中国家发明专利2项、实用新型专利2项。专利成果转化4项。

有5个重点实验室，其中国家重点实验室1个（心血管疾病国家重点实验室），省部级重点实验室4个（国家卫生健康委心血管病再生医学重点实验室、国家卫生健康委心血管药物临床研究重点实验室、心血管植入材料临床前研究评价北京市重点实验室、心血管疾病分子诊断北京市重点实验室）。

医学教育 承担北京协和医学院研究生教学，在岗教师176人，其中博士生导师82人、硕士生导师94人；录取研究生159人，其中博士生102人、硕士生57人；8名博士生成功申请国家公派留学联合培养博士生项目，1名硕士生成功申请国家公派留学直接攻读博士生项目。接收进修645人，院外住院医师规范化培训68人。出国进修16人。

全院进行药物临床试验质量管理规范（GCP）培训，提高住院医师专业素养；开通国家心血管中心国家级项目申报账号，完成2019年中国心脏病大会继续教育项目的申报；开展研究生人文素质培训，加强研究生会和学生社团建设；举办青年医师学术沙龙活动、第三届青年医师优秀病例演讲比赛。

学术交流 主办中国心脏大会、中国介入大会，参会境外专家分别为138人、485人。会上设立"一带一路"专题论坛，开展合作交流方面的探讨沟通。血管中心主任舒畅在俄罗斯举办大血管技术学习班，建立一整套针对"一带一路"沿线国家的合作培训计划，推进外国青年医师来中心进修学习。与阿根廷、波兰、乌兹别克斯坦等多个国家签署合作协议。

接待美国、坦桑尼亚、蒙古国、泰国等多个国家和国际机构的专家、学者参观交流。血管外科中心、结构性心脏病中心以及心律失常中心开展"一带一路"沿线国家来华青年医生的培训交流。共接收德国、意大利、波兰、俄罗斯、土耳其、乌兹别克斯坦、哈萨克斯坦、肯尼亚、日本等国家的29名医生进修学习。

2月19日，印度尼西亚卫生部部长特别顾问阿克玛·达赫一行到医院参观访问，就医院医疗器械临床试验的管理、实施及经验进行交流。

11月30日～12月2日，召开国家心血管病中心高血压专病医联体第一届全体大会、海峡两岸医药卫生交流协会高血压专业委员会成立大会暨2018阜外高血压大会。

信息化建设 信息化建设总投入1000万元。出台OA平台使用管理暂行规定，已上线39个流程，西山科研基地涉及的流程全部上线。开展电子病历智能化质控，完成电子病历系统、病案质控、编目系统智能化改造70余项；完成风险预测模型、诊断辅助决策、相似病例推荐、关联文献推荐等智能应用的部署，总体准确率70%以上；实现外科年报、调结构报表、不良事件报告等的自动生成，缩短生成时间至1日以内；利用机器学习技术，深入挖掘病历资料，构建知识图谱，丰富可分析数据内容，完成2009～2018年全部外科数据的采集及质控，初步构建成人标准化数据库。

医疗服务信息化。完成在线缴费、检查预约、处方查询、报告查询、院内定位导航、无卡就医、智能分诊等功能的改造，优化非急诊全面预约模式，开展在线复诊开药等互联网诊疗新模式。

远程诊疗。与贵阳市签订战略合作协议，构建心血管病慢病分级诊疗体系，完成与试点医院的远程医疗、远程培训平台对接，开展远程医疗服务。11月7日，全国首个心脏起搏器自助随访小屋落户医院，暨国内第一台CareLinkExpress™Mobile起搏器随访平台正式启用，这是远程医疗监测技术的一项新应用。

编辑出版 继续承办由国家卫生健康委主管、国家心血管病中心主办的《中国循环杂志》，全年编辑出版12期。继续承办由中国科学技术协会主管、中华医学会主办的《中华心律失常学杂志》，全年编辑出版6期。继续承办由国家卫生健康委主管、中国医学科学院主办的《中国分子心脏病学杂志》，全年编辑出版6期。

质控中心工作 为北京市心血管介入质量控制和改进中心主任委员单位。年内，推广使用急救绿道APP，完成数据分析。加强培训急诊介入诊疗人员，规范急诊PCI安全保障流程和措施，定期发布北京市急性心梗救治地图。加强对年轻介入医师工作的质量监管力度，为培训后的全市医师建立个人技术档案备案制。推广北京市心血管介入质控数据内部公示工作，发布第一期《北京市心血管介入质量报告》，通过北京市介入诊疗培训基地、死亡和并发症病例讨论会、中国介入心脏大会、中国心脏大会等开展技术培训与学术交流。加强京津冀介入质控交流，分享各中心在管理中的先进经验，扩大区域间合作。

基本建设 12月，完成2号楼（王字楼）修缮改造工程及老院区地下管廊和配电室改造工程，并投入使用。西山二期工程项目获得国家卫生健康委立项批复，完成设计方案总图、平面布局、内部交通、立面方案，完成用地测绘。完成疑难重症诊治能力提升工程立项审核，申报资金1.82亿元，获批国家投资1.5亿元。12月10日，2号楼投入使用，医院实际开放床位达到1276张。

（撰稿：马显赫　审核：刘怡华）

领导名单

党委书记　李惠君
院　　长　胡盛寿
副 书 记　王　峥
副 院 长　李惠君　杨跃进　顾东风　郑　哲
　　　　　李志远　李庆印
总会计师　王晓飞

中国医学科学院肿瘤医院

地址：朝阳区潘家园南里17号（100021）　电话：67781331
网址：www.cicams.ac.cn

基本情况 职工2317人（在编1500人、合同制811人、聘用6人），其中卫技人员1797人，有正高级职称178人、副高级职称226人、中级职称734人、初级职称1119人。

年底医疗设备净值25619万元，其中甲、乙类设备20台；年内新购医用设备总金额3241.02万元。医院总收入540553.05万元，其中医疗收入449505.17万元。

机构设置 成立神经外科、骨科，成立头颈外科三病房、中医科病房、放射治疗科五病房、乳腺外科二病房、胰胃外科二病房、内镜科病房、GCP中心临床试验门诊及病房、麻醉门诊、麻醉药房、特需诊区，成立癌症早诊早治办公室、肿瘤登记办公室和肿瘤大数据中心。

改革与管理 参与医耗联动综合改革暨北京市第二批医疗服务价格项目调整，包括手术、病理、检验项目价格调整和取消耗材加成。重点对拟出台价格调整方案做对医院收入影响和对患者影响的平移测算，对结果进行分析，对拟出台政策文件中项目的内涵、计价单位、价格水平等提出合理的政策建议，配合上级主管部门做好医改政策推出前的准备工作，保证政策推出后顺利实施。

推进肿瘤医疗联合体建设和发展，探索肿瘤防治医联体工作模式，与朝阳区肿瘤防控医联体内的2家民营肿瘤医院建立紧密型专科医联体。年内，共收治朝阳区肿瘤患者8000余人次，向区内2家紧密型医联体成员单位下转住院患者52542人次。医院与2家紧密型医联体成员医院在业务分工上建立错位发展模式，通过双向转诊机制，资源共享，检查、病案均由医联体核心医院统一管理，门诊患者全部在核心医院门诊就诊和检查，确诊后根据患者病情和治疗方案，符合在下级医院治疗适应证的患者，转至医联体成员医院接受治疗；治疗期间的检查及治疗后的门诊复查，再上转至核心医院完成；晚期肿瘤的终末期支持治疗则由医联体成员医院承接。为肿瘤患者提供诊断—治疗—复查—终末期支持治疗全生命周期、全流程健康服务。

为在全国范围内提高对肿瘤专科疾病的诊治水平，为肿瘤疑难患者提供便捷的就医途径，整体推动各地肿瘤专科的建设与发展，医院拟牵头集合国内相关医院，成立旨在促进肿瘤疾病分级诊疗、推动学科发展的肿瘤防治专科医联体。专科医联体在各地联合学术与技术实力较强的医院作为协作单位，共同实施技术辐射和双向转诊；帮助基层医院解决肿瘤专科医疗和学科建设问题。

医疗工作 出院68839人次，床位周转57.25次，床位使用率97.09%，平均住院日6.74天。住院手术26576例，其中三、四级手术25392例。实施临床路径管理122个病种，入径率94.69%，完成率99.55%。

预约挂号管理。预约方式包括人工预约、114平台预约、医生诊间预约、自助预约、微信预约、特需预约等。预约挂号564366人次，占门诊总人次的63.31%。

新技术、新疗法。新增申报价格立项技术20项，介入治疗科"复合式液氮实体肿瘤消融术"获批复；新增肿瘤科、疼痛科和普通外科专业3个诊疗科目；完成检验科、病理科临床基因扩增检验技术增项7项。

药物管理。药占比39.58%，其中门诊药占比40.87%、住院药占比38.64%。制定重点监控药品管理制度和药品目录，落实《17种国家医保谈判抗癌药配备使用工作的通知》精神，加强短缺药品管理，对于临床急需的短缺药品采取多种方式保证临床供应。

医保工作。医保出院35757人次，总费用106298.35万元，其中北京医保出院16402人次、总费用42105.61万元，异地直接结算患者19355人次、总费用64192.73万元（不含借床医院）；住院审核堵住漏洞704.97万元；门诊审核抽查发现欠缺金额16.80万元，为北京医保患者办理门诊特殊病审批7539人次、注销660人次。

医疗支援。完成援疆干部轮换，2人赴新疆工作；选派1人赴贵州支援；2人赴内蒙古自治区化德县医院支援，为化德县医院捐赠价值10余万元的远程医疗设备并实现对接；接收进修3人。

医疗纠纷处理。参加医责险1658人，总费用220.98万元。发生医疗纠纷23件，其中调解16件、协商1件、诉讼6件。年度赔付总金额98.79万元，其中医院承担13.15万元。

护理工作 护士834人，其中本科343人、研究生11人。医护比1∶1.4，床护比1∶0.64。ICU床位10张。

执行三级护理质控管理，修订护理质控指标；开展护理安全培训8次，定期举办护理质控小组会议，组织PDCA分享点评；推进护理信息化，全院护理操作采用PDA。培训新入职护士44人。作为全国专科护士实习基地，接待各级学会和专科成员136人次。

科研工作 年内，医院共获得重点研发计划项目3项、课题支持12项。其中院长赫捷承担科技部重大慢性非传染性疾病防控研究项目"恶性肿瘤规范化早诊早治关键技术集成及应用体系建设研究"。申报5项院校创新工程项目，其中1项立项医学与健康科技创新工程协调创新团队项目、2项获得医学与健康科技创新工程医学人工智能科技先导专项资助。在研项目356项，到位项目经费17860万元。科研课题申请525项，立项128项。发表科技论文521篇，SCI论文214篇。申请专利15项，专利授权11项。

2个中国医学科学院重点实验室申请获得批准：中国医学科学院肺癌转化研究重点实验室，中国医学科学院肿瘤基因组生物学重点实验室。申请肺癌微创治疗研究重点实验室。推进临床医学研究中心建设，整合全国肿瘤研究领域优势资源，形成覆盖全国主要省级肿瘤医院、90余家三级医院、416个肿瘤登记点的临床医学网络。

医学教育 在校研究生543人，其中博士生300人、硕士生243人；在读同等学力54人，其中硕士31人、博士23人。招收研究生217人，其中硕士生83人、博士生134人；招收少数民族骨干计划学生硕士7人、专业型博士2人。毕业94人，其中硕士生45人、博士生49人，授学位103人。新增硕士生导师22人、博士生导师14人，19名博士生导师通过资格复审。住院医师规范化培训基地在培学员145人，并轨研究生在培247人。5个国家基地招收住院医师28人，新入北京市肿瘤内外科一体化试点基地培训9人，新增住院医师规范化培训并轨研究生119人。病理科和检验科两个专业基地通过5年一次的再认定。共接收进修学员5批次461人次，其中接收上级指令性任务培训21人，包括北京市区县级骨干医师10人、黔医人才5人、江西省县级骨干医师2人、新疆特培生4人。

申请国家级继教项目70项，获批68项，举办并完成58项，参加学员21951人次。成立第三届医科院肿瘤医院教育委员会，下设毕业后教育工作委员会（暨规范化培训工作领导小组）和继续教育工作委员会。

学术交流 主办华夏肿瘤高峰论坛、第三届国家癌症中心结直肠癌国际高峰论坛、第七届中国甲状腺癌规范诊治高峰论坛、第十届胸部肿瘤规范化诊疗高级论坛、国家癌症中心妇科肿瘤国际高峰论坛、第六届北京国际消化道肿瘤早期诊断与早期治疗研讨会、国家癌症中心第二届全国肿瘤影像大会、第二届国家癌症中心微创介入论坛等100余场学术会议。

组织首届中日韩肿瘤防控研讨会、首届中英癌症大会、首届"一带一路"暨亚太肿瘤防控能力建设培训班、2018国际肿瘤防控大会、中美肿瘤合作研究与体系建设研讨会等国际级学术会议。全年共接待美国、英国、法国、德国、意大利、俄罗斯、以色列、坦桑尼亚、日本、韩国等10余个国家20余所国际知名癌症机构领导和专家来访。参加2018年韩国医疗大会、MD Anderson癌症中心全球学术会议、第七届亚洲国家癌症中心联盟会议、中非两国卫生工作组第二次会议。以观察员国的身份受邀参加WHO国际癌症研究署管理委员会会议，推进中国加入WHO/IARC的进程。访问美国加利福尼亚大学洛杉矶分校医学中心，并续签合作协议。与意大利抗癌联盟、坦桑尼亚海洋路癌症研究所签署合作谅解备忘录。

信息化建设 完成预算管理平台医院端建设；超声检查诊间预约试点应用，全面上线各种支付方式全覆盖（现金、银联、互联网等）；全院推行护理文书电子化，试点上线病历质量控制系统管理功能，上线中药饮片摆药机、试点智能药柜等智能应用，筹备医院信息系统（HRP、HIS、PACS）一体化更新改造。

新建网络光纤资源，开通内部远程会诊网络；提高网络带宽，完成光缆改造；对网络进行安全加固，引入安全服务公司；完成HIS系统三级等保的改进与年度评审；完成内外网数据交换区的建设。

11月9日，远程信息中心暨医科院肿瘤医院远程医疗中心正式启用。远程会诊实现了远程影像诊断、远程病理诊断（可实现实时传输和双方共览显微镜下病理切片图像功能）、远程MDT会诊，成功对接深圳分院、内蒙古自治区肿瘤医院，以及对口帮扶的内蒙古化德县人民医院。

12月，国家卫生健康委发布《关于开展全国抗肿瘤药物临床应用监测工作的通知》，委托国家癌症中心开发全国抗肿瘤药物临床应用监测网，对抗肿瘤药物临床应用情况进行监测。年内，国家癌症中心的肿瘤防控平台正式上线，建立起一个以医院为基础的癌症早诊早治筛查和肿瘤登记制度，收集各类癌症患者发病、治疗、随诊等信息，整体发病防控与大数据结合起来，应用于科研、临床等方面。

质控中心工作 成立国家肿瘤质控中心专家委员会和乳腺癌单病种质控专家委员会；编写《国家临床重点专科群建设要求和考核标准（肿瘤专科）》；制定肿瘤单病种（肺癌、肝癌、结直肠癌、胃癌、食管癌、乳腺癌）质控指标；开展放疗治疗质量控制相关标准修订；编写《2018年国家医疗质量报告（肿瘤专科）》；受国家卫生健康委委托，牵头制定、修订21个肿瘤单病种诊疗规范（2018版），并由国家卫生健康委正式发布。制定《北京肿瘤学会分支机构管理办法》，成立病理专业委员会、结直肠肿瘤专业委员会、麻醉学专业委员会、泌尿肿瘤专业委员会、病案信息技术等5个专业委员会。

基本建设 2月，住院综合楼工程取得开工许可证，正式开工建设；7月，完成土方开挖施工，进行结构工程施工，北楼已封顶。完成诊断楼608装修工程，外科楼外墙维修及工会改造工程，内科病房装修工程，旧病房楼三、六、七层改造工程。

深圳分院 深圳分院开放18个病区、23个科室，实际开放病床658张。门诊42539人次，住院12013人次，手术5071人次，体检3027人次。医院职工737人，其中医科院肿瘤医院派驻专家77人次。全院聘任高级职称59人、中级职称65人，截至年底共引进7个"三名工程"高层次医学团队。与南山区人民政府合作共建中国医学科学院肿瘤医院深圳医院南山肿瘤中心；做实龙岗区肿瘤防治医联体，搭建医联体肿瘤防治协同平台，实现业务协同、资源共享；承担深圳市肿瘤性疾病质控中心相关工作，组织制定深圳市肿瘤放射治疗、肿瘤内科化疗和肿瘤外科治疗3项质控标准/指南。

（撰稿：王 维 龙东波 审核：李 宁）

领导名单

院长、党委书记 赫 捷
副 书 记 付凤环
副 院 长 石远凯 王绿化（至12月）
　　　　　 蔡建强 刘芝华
总 会 计 师 徐元元

中国医学科学院整形外科医院
整形外科研究所

总院：石景山区八大处路33号（100144）　电话：88964826
东院区：朝阳区朝阳门外小庄路6号2号楼（100026）　电话：85557933
网　　址：www.zhengxing.com.cn

基本情况　卫技人员689人，其中正高级职称46人、副高级职称72人、中级职称195人、初级职称258人、无职称118人。

年底医疗设备净值4360.59万元，其中甲、乙类设备2台；年内新购医用设备总值3702.06万元，其中乙类设备1台。医疗总收入46869.67万元。

机构设置　总务处更名为后勤保障处。

改革与管理　制定《中国医学科学院整形外科医院医疗联合体建设实施方案（试行）》初稿，与3家医院签订医联体协作共建协议。

进一步落实限制类医疗技术备案与上报工作，加强医疗质量监管。针对大型医院巡查发现的问题，召开专门沟通会，明确分工，完成整改。落实医疗机构依法执业，开展院内自查，及时完成系统上报。制定《整形外科医院进一步改善医疗服务行动计划2018—2020年实施方案》。

制定2018年义诊周活动方案，组织义诊活动进社区，接诊近180人次。开展医疗机构内义诊，由门诊部开放整形外科一名副高级职称以上的医师门诊为免费义诊门诊，义诊144人次，共计减免医事服务费8640元。

参与民政局牵头的"明天计划"活动，为福利机构中具有手术适应证的孤残儿童开展手术矫治，共接收唇腭裂孤儿6人。与北京电视台生活频道联合发起"为爱倾听"公益项目，宣传片滚动播出217次。与上海宋庆龄基金会怀训整形艺术公益基金合作"救助畸形贫困患儿"项目，为患有唇腭裂、小耳畸形、体表肿瘤及烧伤瘢痕的20名患儿提供每人5000元资助。

医疗工作　出院11263人次，床位周转56.32次，床位使用率131.26%，平均住院日5.37天。住院手术10267人次。全年用红细胞71单位、血浆2100毫升，自体输血33人次3600毫升。临床路径共有9个病种，入组1684例，入组率96.5%。

预约挂号管理。预约方式有电话、官网客服、官网自助平台、微信等。预约挂号90317人，占门诊总人次的55.8%。

药物管理。药占比5.23%，门诊药占比5.04%、住院药占比5.39%。门诊、急诊、住院患者抗菌药物使用率分别为3.12%、14.68%、46.92%。

医疗支援。与内蒙古医科大学附属医院签订京蒙省际医院对口支援项目协议书及责任书，派田佳副教授赴内蒙古医科大学附属医院进行为期1个月的支援；与内蒙古莫力达瓦达斡尔族自治旗人民医院签订对口支援协议书、责任书，派周传德教授到莫力达瓦达斡尔族自治旗人民医院进行为期1个月的帮扶，并开通两家医疗机构之间的远程会诊通道。

医疗纠纷处理。未参加医责险。发生医疗纠纷16件，其中调解8件、诉讼8件。年度赔付48.88万元。

护理工作　护士266人，其中本科129人。医护比1：0.86，床护比1：0.83。设有麻醉恢复室，承担全麻及局麻加镇静术后患者的麻醉苏醒期护理。

优质护理服务覆盖率100%。各临床护理单元继续对院前和离院患者实施延伸优质护理服务，随访率90%以上。护理部根据各护理单元的工作量合理评估和调配护理人员的岗位，实施动态管理，全年调配102人次。护理不良事件上报率94%，整改率100%。

开展以患者为中心、以循证为导向的护理查房103次。开展护理专案管理，每一位护士长开展一项基于本护理单元的护理专案。编制《整形外科新护士培训手册》，建立HSH微信公众号。

编制印发《整形美容外科护理操作常见并发症预防和处理》续本；举办国家级教育项目——2018整形美容外科护理新进展培训班、2018年整形外科手术麻醉护理论坛，承办第十届北京整形外科国际会议护理分会场和北京护理学会第六期男护士"精诚论坛"主题沙龙。派出护理骨干113人次外出参加医院感染控制与职业安全防护、静脉治疗新进展、手术室管理、医院消毒供应中心管理、压疮预防等方面的培训。培养2名静脉治疗专科护士。接收15名外院护士来院进修学习。

成功申请医科院中央公益性基金资助项目1项、院所基金1项。

科研工作 获国家和省部级项目10项，其中国家自然科学基金3项、北京市科委首都特色医疗项目4项、北京市卫生健康委适宜技术和成果推广项目2项、北京市自然科学基金项目1项，资助经费402万元。北京协和医学院中央高校基本科研业务费4项、院校重点实验室建设项目1项，院校级项目资助经费共计350万元。获得横向课题3项，资助经费22万元。医院科研经费投入308万元。

完成国家自然科学基金4项、北京市科委首都医疗特色项目5项、国家卫生健康委公益专项1项的结题工作。获批实用新型专利15项、发明专利1项，在转化阶段专利有3项。发表论文151篇，其中核心期刊论文101篇、SCI文章50篇。

建设院校"体表组织器官再造"和"颅面先天性畸形发病机制"重点实验室。

医学教育 招收研究生69人，其中硕士生36人、博士生33人（含自筹经费博士生10人）。毕业研究生49人，其中博士生27人、硕士生22人。

作为北京协和医学院的附属医院，承担外科学（整形外科）、麻醉学、皮肤病与性病学、生物化学与分子生物学及口腔医学的博士和硕士培养任务。新增3名硕士生导师，新增细胞生物学硕士学位培养点1个。

李发成教授、牛峰教授获得2018年北京协和医学院研究生教育教学改革立项项目资助，共计20万元。赵惠娟、祁珺、蒋丽雅、王迪获2018年度北京协和医学院研究生创新基金4项，共计8万元。徐路、史亚坤获得北京协和医学院研究生招生宣传及复试方式改革项目立项，获资助6万元。

举办国家级继续教育项目46项。

学术交流 派出访问学者1人赴美国匹兹堡大学医学院进修1年。派出7批次9人次执行因公临时出国（境）任务，涉及美国、德国、比利时、塞浦路斯、韩国、印度尼西亚等6个国家。

8月18～20日，主办第十届北京国际整形美容外科会议暨第十届宋儒耀整形外科青年医生论坛、第三届整形外科学全国研究生学术论坛，来自国内外的整形外科医师共400余人参会。接待美国、法国、加拿大等国的5名外籍医生来院参观、讲学，其中4人受邀出席第十届北京国际整形美容外科会议并作主旨演讲。

参加国内会议和学术交流活动共200余人次，出席会议20余场。

信息化建设 信息化建设投入330余万元。完成电子病历系统项目、信息系统集成平台及数据上报系统、信息系统互联互通测评、财务物资系统升级、科研管理系统、信息系统安全建设、远程会诊、石景山区人口（全民）健康信息平台建设、OA系统改造、CA电子签名系统、人力资源管理系统、照片管理系统等项目的建设，完成机房安全设备安装及机房改造、机房环境监控、IT设备运行监测、医院改扩建网络系统改造、北京市卫生健康委4G网络信号建设、东西院视频会议、石景山区卫生计生委政务网络建设等项目建设。

编辑出版 继续承办由中华医学会主办的专业学术期刊《中华整形外科杂志》，为单月刊。

质控中心工作 为北京市医疗整形美容质量控制和改进中心主任委员单位。制定医疗美容机构医疗质量管理指标；组织北京市医疗美容、整形外科护理培训班；召开2次论证会，明确了维持现行三级医院医疗美容科局域相对独立集中管理，填充物注射项目应为经过专业培训的医师实施。完成医疗美容机构现场评估90家，流程设计指导40家。配合北京医疗整形美容业协会组织医师定期考核医疗美容、整形外科专业水平测试工作，组织现场考试12场，1376名医师参加专业水平测试。参加京津冀协同发展卫生技术培训标准化建设与认证示范区启动会，在医疗美容论坛代表北京医疗整形美容业协会和质控中心作题为"北京市医疗美容行业规范化管理"的报告。

基本建设 修订改扩建工程施工阶段工作方案；完成改扩建工程一期施工总包、监理招标并签订合同，取得改扩建工程施工许可证、临时建设工程规划许可证；完成临时变压器的验收发电，完成电梯招标。完成财政专项市政给水引入工程，完成市政热力引入工程施工准备工作。

（撰稿：刘淑红　审核：祁佐良）

领导名单

党　委　书　记	王宝玺
院　（所）　长	祁佐良
副书记、纪委书记	王晓芳
副　院　（所）　长	赵唯萍　蒋海越　栾　杰
总　会　计　师	姜淑梅

中国中医科学院西苑医院

地址：海淀区西苑操场1号（100091）　电话：62875599
网址：www.xyhospital.com

基本情况　卫技人员1220人，其中正高级职称104人、副高级职称153人、中级职称342人、初级师333人、初级士288人。

年底医疗设备净值12987.23万元；年内新购设备总价值4078.24万元，其中乙类医用设备1台。业务总收入195134.7万元，其中医疗收入191586.32万元。

改革与管理　按照《国务院办公厅关于建立现代医院管理制度的指导意见》及国家卫生健康委《关于开展制定医院章程试点工作的指导意见》，制定了《中国中医科学院西苑医院章程（草案）》。制定《进一步改善医疗服务行动计划（2018—2020）》工作方案，并对工作内容进行分工部署，补充完善相关制度，配合上级进行基线调查。医院被北京市卫生计生委授予首批老年友善医院，成立海淀区中医药健康养老技术指导及质控中心、海淀区中医药健康养老培训基地，与6家社区、养老院组成海淀区医养结合联合体。

医联体工作。在巩固北京市首家中医专科医联体建设成果基础上，与海淀区中医医院签署紧密型医联体建设协议。医院36支北京市名中医身边工程团队、7支北京中医健康乡村领军人才团队、4支治未病团队联合名中医工程团队落地相关社区，派出专家1300余人次，开展活动20次，培训500余人次、进修20余人次。

加强急诊绿色通道建设。优化"心脑绿色通道"，DNT平均46分钟，低于北京市平均中位数（50分钟）。获批国家卫生健康委脑卒中筛查与防治基地。合作社区开展脑卒中高危人群筛查和干预，和社区医师、家庭医生共同对居民提供综合、连续、动态的服务，实现与基层社区等医疗机构双向转诊、上下联动、防治结合、中西医并重的脑卒中分级诊疗模式，推动疾病治疗向健康管理转变。

通过健康扶贫、产业扶贫、大宗农产品采购、个人消费扶贫等方式，开展定点扶贫工作。派出以院领导为组长的巡回扶贫医疗队巡诊7批次33人次。派出11名专家驻点帮扶山西省五寨县，内蒙古化德县、库伦旗，新疆等受援单位。支持五寨县中医院建设，采购五寨县大宗农产品。与贵州省、吉林省贫困县签署2个"定制药园"协议，合作种植基地450余亩。采购甘肃省贫困山区中药材100吨。

医疗工作　出院24709人次，床位周转37.7次，床位使用率99.1%，平均住院日9.73天。住院手术3993人次。全年临床用血1681单位，自体输血88人次293单位。实施中医临床路径管理103个病种，入径率75%。

预约挂号管理。预约方式有京医通、支付宝、电话、诊间预约等4种。门诊预约862317人次，占门诊总人次的43.6%。实现挂号窗口、京医通自助机、微信、复诊预约挂号统一号池号源共享，并可在京医通自助机、微信、支付宝提前7天预约挂号。门诊B超、CT、磁共振等集中预约投入试运行，优化预约流程，避免患者多头预约及预约检查日期冲突。

医保工作。医保出院16416人次，总费用33039.01万元，次均费用20126元。

医疗支援。先后派30余名专家赴宁夏石嘴山市，四川甘孜、会理、冕宁地区，内蒙古及陕西省延安市等地，参加国家及市中医局等部门组织的对口支援，进行义诊帮扶。免费接收进修15人。

医疗纠纷处理。参加医责险900人，总费用47万元。办结院内投诉案件267件、12320热线工单156件、院长信箱21件，共计444件。第三方调解21件，其中结案15件。法院诉讼新立案2件，审结1件、审理中13件。年度赔付总金额28.19万元，其中医院承担18.68万元。

护理工作　护士464人，其中本科261人、研究生9人。医护比1：0.95，床护比1：0.42。ICU床位20张。

5名第二批全国中医护理骨干人才、2名北京中医护理骨干人才完成结业考核答辩。4人入选国家中医药管理局全国中医护理骨干培养对象，2人入选北京中医护理骨干培养对象。外派专科护士资格认证11人。

科研工作　中标国家自然科学基金19项、国家重点研发计划7项、国家重大新药创制专项4项。纵向科研经费新增5632.64万元，横向课题新增1326.13万元；到位经费6002万元。

发表论文418篇，其中SCI收录93篇。申请发明专利5项，获得授权专利和软件著作权4项。

推进国家工程实验室建设，完成生物样本库改建工程土建招标。开展中药多组分网络PK-PD结合模型示范性研究、中药病证结合疗效评价、中药临床应用安全性评价、中医药临床研究数据管理与统计分析等研究，形成中华中医药学会中药临床试验质量管理系列标准12项。

医学教育　招收中国中医科学院硕士生36人、博士生25人，北京中医药大学硕士生25人、博士生4人，北京大学医学部硕士生1人、博士生1人。毕业博士生20人（中国中医科学院12人、北京中医药大学8人）、硕士生53人（中国中医科学院31人、北京中医药大学22人）。

参加中医住院医师规范化培训183人，参加考试95人，通过85人。送出中医住院医师规范化培训6人。到外院进修42人次。

举办大型科普活动9次，在门诊开展健康教育讲座31场。通过义诊、健康知识讲座、中医护理技术体验等活动，服务3000余人次。

学术交流　落实中国中医科学院"一带一路"中德中医药中心项目、中德联合门诊。启动与德国汉诺威医科大学共建中医中心项目——针刺治疗紧张型头痛的临床研究。推进中国—澳大利亚国际合作项目，成立中澳中医药研究联合实验室。承办"一带一路"等援外培训项目6次，培训学员183人次。

信息化建设　全年信息化建设总投入987.63万元。上线电子签章认证系统。通过了国家卫生健康委互联互通"四甲"水平全部评测。上线预约挂号统一号池系统、脑病科脑卒中科研随访系统、门诊专病门诊流程改造、新LIS系统、新病理系统、输血系统、自助机多渠道取号系统、GCP科研平台系统、物资管理系统、集成平台单点登录系统，以及国家中医药管理局数据集成上报平台等。

基本建设　完成病房楼节能及消防改造项目，西区病房楼、原挂号楼等临建楼改造工程招标。家属区8号、12号楼110户的拆迁安置保障房落实，与相关部门签署购房协议并交付预付款。推进规范化大物业招标管理工作。

（撰稿：陈　晋　审核：夏海萍）

领导名单

党委书记	刘　婕（至12月13日）
院　　长	唐旭东（至12月13日）
副 院 长	张允岭（常务）　刘　婕　史大卓
	李　浩　徐凤芹　刘　辉　李秋艳
纪委书记	温艳东

中国中医科学院广安门医院

本部：西城区北线阁5号（100053）　电话：83123311
网址：www.gamhospital.ac.cn
南区：大兴区黄村镇兴丰大街（二段）138号（102618）　电话：69240999
网址：www.gamhnq.cn

基本情况　本部卫技人员1310人，其中正高级职称176人、副高级职称201人、中级职称444人、初级职称489人。南区卫技人员710人，其中正高级职称19人、副高级职称79人、中级职称257人、初级职称355人。

年底本部医疗设备净值16047万元，其中乙类医用设备9台；年内新购医用设备总金额9123万元；业务收入208988万元，其中医疗收入205708.34万元。南区医疗设备净值3499.03万元，年内新购医用设备总金额723.09万元；医院总收入76308.62万元，其中医疗收入70389.63万元。

12月25日，国家中医药管理局发布99名中医药传承与创新"百千万"人才工程（岐黄工程）岐黄学者名单，广安门医院王阶、胡元会、仝小林、姜泉、赵瑞华5位专家在列。

改革与管理　完成《中国中医科学院广安门医院章程（送审稿）》。

启动医院内控体系建设整体工作，第三方公司入驻医院，协助建立和完善符合监管规范的内部控制体系。启动绩效薪酬体制改革工作，综合考虑岗位工作量、服务质量、行为规范、技术能力、医德医风和患者满意度等因素，考核结果与医务人员薪酬挂钩。

继续开展"中医药服务五进活动"，先后成立广安门医院驻中宣部门诊部、驻北京市政府门诊部，发挥中医医疗机构在服务民众健康方面的主体作用。

国家中医药管理局党组书记余艳红、北京市副市长卢彦先后来院调研，就人才培养、学科建设、现代医院管理制度等方面给予指导。

医联体建设。与北京市7家医院、6家社区卫生服务中心签订了医疗联合体协议书，与外省5家医院签订了医疗联合体协议书。

接收高校应届毕业生27人、合同制职工47人，调入6人。

医疗工作　出院16907人次，床位周转28.3次，床位使用率97.6%，平均住院日12.9天。住院手术7444人次。实施临床路径的科室14个、病种81个。全年用红细胞悬液1008单位、血浆75400毫升、机采血小板29治疗量、手工血小板4.6治疗量，自体血回输62人次326单位。

预约挂号管理。预约方式包括手机APP、114北京市统一挂号平台、工商银行、医生工作站复诊预约、诊间预约等。预约挂号745672人次，占门诊总人次的32%。

全年开展新技术、新项目25项，如：针刀闭合性手术、交感皮肤反应测定、经皮甲状腺穿刺、胃肠超声造影检查、皮肤科射频治疗（瘢痕）、免疫组织化学染色（一步法）等。

药物管理。药占比68.83%，其中门诊药占比77.7%、住院药占比35.36%。门诊、急诊、住院患者抗菌药物使用率分别为2.92%、40.53%、49.53%。

医保工作。全年城镇职工医保出院11005人次，总费用24971.52万元。启动城乡居民医保工作，开始执行《北京市基本医疗保险工伤保险和生育保险药品目录》（2017年版）；建立医保控费制度，保障医保总额基金平稳运行。

三级医疗。接收上转患者16人次。

医疗支援。对口支援西部（新疆、甘肃、西藏、陕西、内蒙古、宁夏、青海）及山西省五寨县，派驻2名专家挂职山西省五寨县中医院外科副主任；免费接收受援单位进修医师学习；定期派出骨干医疗技术人员深入受援单位，在当地开展临床诊疗活动，通过医疗技术和管理的传帮带提高当地医疗水平。医院先后7次赴甘肃省、山西省、内蒙古自治区等地开展对口支援、医疗扶贫和党建扶贫工作。支援革命老区（湖北省乘马岗地区、山东省临沂地区），定期派出骨干医疗技术人员在当地开展临床诊疗活动，优先接收受援单位进修生学习。支援农村（门头沟区、大兴区），组建5支中医领军人才队伍，建立中医药服务网络和流动的中医健康服务站，坚持试点和培育相结合，建立农村中医专家工作室，开展农村居民健康监测和科研课题研究，组建培训农村居民中医养生功法队伍，培养若干农村居民身边的"小名医"、农村家庭中医保健员。

参加"服务百姓健康行动"全国大型义诊活动周。14名专家组建的国家中医医疗队在甘肃省临夏回族自治州东乡族自治县、和政县进行义诊、健康宣教，开展查房指导、疑难病例会诊、技术管理培训等，服务3000余人次。

医疗纠纷处理。参加医责险570人，投保金额65.01万元。发生医疗纠纷24件，其中调解化解22件、诉讼2件。年度赔付82.79万元，其中医院承担42.98万元。

护理工作　护士427人，其中本科227人、硕士研究生4人。医护比1∶0.74，床护比1∶0.70。ICU（包括CCU）床位16张。

优质护理病房开展率100%。中医护理方案电子结构化病历系统全院运行，护理人员实施以症状护理为核心的中医辨证施护措施与中医护理技术，为患者提供具有中医特色的护理服务。不良事件上报率100%，整改率100%。

开设中医护理门诊；成立中医护理技术操作组、中医护理APP管理组、护理外事管理组、门急诊护理质量管理组；启动智能药柜，提升临床用药安全。

举办3项国家级继续教育培训班、2项市级继续教育培训班及第八届静脉输液安全与管理研讨会。培养7名专科护士、3名全国中医护理骨干，2名护理骨干赴泰国清迈大学护理学院进行为期3个月的进修学习。选派护理人员200余人次参加各级各类学术交流、专业培训班等。启动中国卫生人才培养项目护理管理子项目，开展培训2次。接收北京、河北、黑龙江、辽宁、内蒙古、山东、陕西、云南等地的15名护士来院进修。外派5名护士进修学习。

承担8所高等护理院校近70名护生的临床护理实践教育。

科研工作　全年申报课题211项，中标55项，其中国家级23项、部局级12项、北京市级17项、科学院级3项，批准经费共计3917.06万元，医院匹配经费1083万元。在研课题258项，结题38项。

全年获奖11项，包括：2018年度北京市科学技术奖三等奖、首届（2018）世界中医药科技大会暨中医药国际贡献奖（科技进步奖）一等奖、中华护理学会创新发明奖、中国中医科学院科学技术奖、中国中医科学院唐氏中医药发展奖、2018年度中华中医药学会学术著作奖、中国中西医结合学会内分泌专业委员会终身成就奖、2018年度中华中医药学会学术著作奖、2018年度中国中西医结合学会科学技术奖三等奖各1项，上海市科学技术奖2项；其中以第一完成单位获奖7项。获专利6项。

有国家中医药管理局三级实验室5个：肿瘤细胞生物学实验室、分子生物学实验室、糖尿病血管功能检测实验室、心血管病症结合关键技术实验室、临床免疫（艾滋病）实验室。

继续建设国家中医药管理局重点专科，创建区域中医（专科）诊疗中心；推动全院临床路径体系建设，开展临床路径电子化科室试点；利用信息化平台，进一步推进远程会诊工作。

医学教育　承担医学院校教育，有中国中医科学院研究生155人、北京中医药大学研究生237人、本科生实习122人、八年制临床授课132人、陕西中医药大学硕士研究生16人、贵阳中医药大学硕士研究生12人、成都中医药大学本科生实习10人、北京卫生职业学院专科实习生19人、泰山医学院专科实习生16人。有教师205人，其中教授、副教授83人；年内录取研究生157人，其中硕士生125人、博士生32人。

在职取得学历32人，其中取得学位10人。

外院进修学习13人次，主要进修皮肤科、呼吸科、重症监护、检验科、泌尿外科、影像诊断等专科。通过梅奥项目赴美国研修5人，赴日本米盛医院进修4人，赴泰国清迈进修2人。

学术交流　全年接待24个国家的外宾参观访问及交流13批次166人次。9月5日，冈比亚总统夫人来院进行中非传统医学交流。参加国际会议14人，学术访问和交流12人。获批国家中医药管理局国际合作专项2项。

信息化建设　信息化建设总投入800万元。医院信息系统通过安全等级保护三级测评；建设完成虚拟化扩容、移动线上支付、院后随访、移动药学、智慧药房、智能药柜、临床路径、HRP和中医护理结构化病历等信息系统；启动医疗健康信息互联互通标准化成熟度测评工作，完成45个业务系统改造和42个术语字典标准化，通过医疗健康信息互联互通五级乙等标准化成熟度测评文审。5个科室与国内外30余家医疗机构建立了远程会诊合作关系，共计完成远程会诊120余例，其中与博视远程医疗科技（北京）有限公司、日本ViewSend ICT株式会社共同搭建的国际远程医疗会诊平台实现了跨国医师之间的信息共享和跨境医疗机构之间的远程会诊，打通了预约、支付、会诊、报告、药品配送等环节的业务流程，截至年底，为300名患者提供国际第二诊疗意见。三方签署的《关于中西医结合重大疾病治疗暨康复战略合作协议》被纳入第一届中日第三方市场合作论坛成果。

质控中心工作　北京市临床路径与诊疗规范质控中心以发挥中医药特色优势、提高临床疗效为出发点，组织常见病、多发病中医临床路径工作培训，进一步规范中医临床诊疗行为，开展年度总结和实地检查，落实全市二、三级中医、中西医结合医疗机构临床路径管理。

北京市中医血透质控中心制定具有中医特色的血液透析质量控制和改进标准及考核方案、中医透析中心的中医特色治疗与干预措施试行方案。定期组织专家对中医医疗机构血透实行业务指导和质量监督、考核和评估，对中医系统血透中心完成2次岗位培训和专业知识培训。

基本建设　9月11日，国医大师及首都名医工作室装修工程完成四方验收；扩建门诊楼项目竣工，于11月25日开诊；启动广安门医院大兴生物制药基地建设项目筹备工作，取得建设工程规划许可证；启动第二中医门诊部装修改造工程。

（撰稿：乔夕瑶　审核：刘　震）

领导名单

党委书记、院长　　王　阶
副书记、纪委书记　殷海波
副　　院　　长　　花宝金　胡元会
　　　　　　　　　杨　睿　吕文良
　　　　　　　　　刘　震

中国中医科学院望京医院

本部：朝阳区花家地街6号（100102） 电话：84739000

骨伤医疗中心：东城区东直门内南小街甲16号（100700） 电话：64089486

网址：www.wjhospital.com.cn

基本情况 卫技人员1066人，其中正高级职称78人、副高级职称132人、中级职称367人、初级师286人、初级士203人。

年底医疗设备净值5205万元，其中乙类医用设备4台；年内新增医用设备2760万元，其中乙类医用设备1台（报废置换）。业务总收入109802万元，其中医疗收入108229万元。

机构设置 市中医局批复同意医院增设美容牙科、美容皮肤科、美容中医科。

改革与管理 完成2017年度医改测算，对19815条收费项的数据进行统计分析；完成北京市阳光采购高值耗材收费项核实录入；完成医改字典库导入数据模板。5月，检验科接受中国合格评定国家认可委员会现场评审专家组评审，并通过ISO15189现场评审。

有多点执业医师43人。眼科、脊柱二科分别引进副主任医师1人。

医疗工作 出院19500人次，床位周转26.2次，床位使用率101%，平均住院日14天，住院手术17713例。11个科室25个病种实施临床路径管理。全年临床用红细胞悬液1809单位、血浆746单位、血小板284治疗量，全血3单位；自体血回输387人次119000毫升。

预约挂号管理。预约挂号方式有114预约平台、医生诊间预约。年内预约挂号64230人次，占门诊总人次的5.9%。

新技术、新疗法。病理科开展人乳头瘤状病毒基因分型检测。

药物管理。药占比45.2%，其中门诊药占比57.4%、住院药占比30.1%。住院、门诊、急诊患者抗菌药物使用率分别为45.9%、8.9%、24.9%。严格落实抗菌药物分级管理，医师处方权限通过HIS进行管理。加强重点环节管理，对碳青霉烯类及替加环素使用情况进行监测并专档管理。重视抗菌药物临床应用监测，每季度公示全院抗菌药物使用量排名，进行动态预警。发挥临床药师作用，通过讲课、药讯、会诊等多种形式对医务人员进行合理用药宣传，对抗菌药物使用提供药学支持。

医保工作。医保出院14918人次，总费用39414万元。加强关于跨省异地就医住院费用直接结算、北京市城乡居民基本医疗保险政策的宣传。

医疗支援。5月，派出1名副主任医师赴山西省五寨县中医院驻点技术扶贫1年。8月，组织巡回诊疗专家组赴五寨县开展"定点扶贫五寨医疗送温暖"活动，门诊治疗142人次、下乡义诊29人次、下乡入户2个乡镇22户、举办讲座5场。9月，根据国家卫生健康委组织的2018年"服务百姓健康行动"全国大型义诊活动要求，医院选派12名专家组成医疗队赴青海省门源县、海晏县进行为期1周的义诊与医疗支援活动，共义诊827人次、查房30次、疑难病例会诊95次、专业培训9次。11月，第六届"北京中医药专家宁夏行"活动启动，医院作为全国中医骨科重点专科建设单位，对口支援固原市中医院及宁夏第三人民医院（宁夏中西医结合医院）。11月，对内蒙古自治区克什克腾旗蒙医中医医院进行对口帮扶，确定了帮扶工作方案。

落实京津冀协同发展工作。1月，与廊坊市固安县中医院签署的《骨伤重点专科病房建设项目协议书》正式实施，骨伤科联合病房开展脊柱、四肢、关节等相关手术，同时开展临床诊疗、教学培训、重点学科建设等，诊疗患者3万余人次；截至年底，门诊量同比增长99%，出院人数同比增长493%，手术量同比增长561%；固安县中医院骨伤科被确定为廊坊市中医重点专科。1月，骨伤科获批京津冀中医药协同发展项目，与迁安市中医院讨论对接事宜，并开展学术交流活动。7月，组织专家到河北省张家口市中医院讨论协同病房建设方案。派出专家到河北省衡水市中医院出诊20余次，门诊近1000人次，手术80余台。派遣高级职称医师赴衡水市中医院、武强县中医院工作1年。

选派2名医师赴新疆维吾尔自治区第三人民医院、新疆维吾尔自治区维吾尔医医院开展援疆工作。

北京名中医专家团队下基层工作。根据北京名中医身边工程实施方案，遴选出30名北京名中医专家团队负责人组建30个市级团队，为30个点位的社区卫生服务中心提供中医药服务。开展专业人员带教、医学讲座、科普宣教、相关职业技能协训等服务。出诊830人次，服务4600余人次，进行宣教和义诊近40场。

完成全市各住院医师规范化培训基地119名住院医师的临床实践能力考核。医院48名住院医师规范化培训学员参加北京市中医局结业考核，通过44人。年内，招录住院医师规范化培训学员20人。

医疗纠纷处理。参加医疗保险1261人，总费用70.93万元。发生医疗纠纷10件，调解6件、诉讼2件、院内协商解决2件。年度赔付总金额55.95万元，其中医院承担32.34万元。

护理工作 护士489人，其中硕士研究生3人、本科生184人。医护比1∶1.15，床护比1∶0.66。ICU床位7张，CCU床位6张。护理单元30个。

护理质量管理委员会更名为护理质量与安全管理委员会；成立护理专业发展委员会，制定《护理专业学组考核标准与评价细则》和《专科护士考核评价要求》；修订危重患者访视记录单，修订手术室、导管室、肛肠科质量标准、质控检查评分标准及消毒隔离制度质量标准；制定《望京医院护理实习生及层级护士教学管理与评价实施方案及考评标准与评分细则（试行版）》。不良事件上报率、整改率100%。

加强对科室中医护理质量及危急重症患者的质量管理，制定并下发科室中医护理业务查房质量标准及评价细则。对危重症患者实行病区、专科护理小组、护理部三级质控，及时发现并解决患者潜在的护理风险。

以"一病一证一品"为主线，打造"安全与质量、特色与优势、温馨与服务"的优质护理服务品牌。

医院第二期临床护理人才后备库学员完成了2年的理论知识和技能培训，23名学员全部考核合格并获得"望京医院临床骨干护士"称号。1名护士长完成第二批全国中医护理骨干人才培养任务，2名护士通过第一批北京市中医护理骨干人才中医理论知识和技能培训。7名护士参加中医护理骨干人才培训，其中市中医局优秀临床护理专家、优秀中医护理传播使者各1人。有中医护理骨干人才14人。新培养专科护士认证7人（老年1人、骨科1人、伤口造口失禁1人、静脉治疗3人、手术室1人），新增伤口造口失禁和老年2

个专科的专业护士，共培养专科护士41人。

作为北京市第一期中医护理骨干人才培养项目临床实践基地，完成北京市中医护理骨干人才51名学员的临床实践带教、12名学员的按摩门诊跟师任务，接受了基地中期验收。承担天津中医药大学护理本科生临床实习带教任务。

护士进修11人（院内5人、院外6人）。

加强对护理人员中医技术的培训。完成拔火罐、艾灸、耳穴贴压、刮痧、八段锦的专项技术培训与演练，各科室均达到应用中医护理技术4项以上，应用具有中医特色护理技术达到27项。

7月，开设骨伤科中医护理门诊。8月，PICC护理门诊开诊。

科研工作 申报课题178项，其中国家自然科学基金25项、国家重点研发计划2项、北京市自然科学基金23项、市科委项目38项、市中医局项目4项、中国中医科学院项目3项、院内课题83项。获资助44项，合作项目9项，获资助经费1061.4万元。结题验收93项。

作为第一完成单位获得2018年度中国中西医结合学会科学技术奖一等奖1项、中华中医药学会科学技术奖三等奖1项、中国中医科学院科学技术奖三等奖1项、世界中医药学会联合会中医药国际贡献奖（科技进步奖）1项，作为参与完成单位获2018年度中国中西医结合学会科学技术奖三等奖1项。获发明专利1项、实用新型专利2项。在各级各类学术期刊上发表学术论文235篇，其中作为第一单位发表学术论文168篇、SCI论文4篇。

6月，"中医药康复医疗国际合作基地"获国家中医药管理局中医药国际合作专项立项，获资助经费100万元。11月，组织召开望京医院康复国际合作专项研讨会。

7月，医院"骨与关节退行性病变中医防治"创新团队作为中国中医科学院9个优势创新团队之一，通过建设验收。

中医骨伤重点学科围绕脊柱疾病的临床和相关基础研究、四肢骨折的外固定疗法及相关基础研究、骨与关节疾病的临床和相关基础研究、中医骨伤科学基础研究开展学科建设。5月，与北京中医药学会骨伤分会共同承办中华中医药学会骨伤科分会2018年度学术年会，海内外近千名骨伤及相关学科专家、学者出席会议。

有国家中医药管理局三级重点实验室2个：中药（骨伤）药理实验室、生物力学实验室。有北京市重点实验室2个：中医正骨技术实验室、功能性胃肠病中医诊治实验室。有国家中医药管理局重点研究室1

个：筋伤治疗手法研究室。

中药（骨伤）药理实验室着力搭建肿瘤分子诊断及基因检测二代测序技术平台，完成院内伦理审批及新技术论证，组织开展*EGFR2*、*KRAS*、*BRAF*、*Septin9*基因的肺癌、乳腺癌、甲状腺癌、卵巢癌及肠癌等肿瘤分子诊断及检测。11月，与美国克利夫兰大学医学中心签订战略合作协议，共建国际远程病理会诊中心。

11月，功能性胃肠病中医诊治北京市重点实验室通过市科委组织的建设三年期现场考评。建设期内，实验室共主持及参与相关重大科研任务、课题33项，发表国内外学术论文91篇（其中SCI期刊收录4篇），出版专著2部，获批国家发明专利2项，制定或修订行业标准2项，参与行业专项标准制定1项，主持及参与制定中药新药指导原则7项。

8月，启动医院医疗器械临床试验机构备案工作。

朱立国获2018年度吴阶平医药创新奖。朱立国、魏玮被评为中医药传承与创新"百千万"人才工程（岐黄工程）岐黄学者。

医学教育 招收硕士研究生50人、博士研究生20人。在读硕士研究生150人、博士研究生30人、在站博士后8人。在职攻读学位46人。承担北京中医药大学、天津中医药大学、吉林医药学院等院校300余名学生的教学及实习任务。

完成北京中医药大学研究生及本科生、中国中医科学院研究生及医院规培学员等300余人的实训课程及技能考核。承担北京中医药大学骨科特色模块的教学任务。新增北京中医药大学硕士生导师4人。有北京中医药大学临床教师113人，其中教授12人、副教授28人。

临床药师服务基地完成3批学员的招生工作；结业2批，其中通科5人、专科2人。成为北京中医药大学"颜正华名老中医工作室临床中药学服务基地"。

外出进修13人。接收进修62人，其中骨科进修28人，执业医师培训1人，河北省中医管理局"河北省基层中医临床技术骨干培养项目"学员9人。

接收北京中医药大学国际学院长期实习1人，接收短期学员42人，其中东方脉搏公司短期学员11人、国家中医药管理局对台港澳中医药交流合作中心"第二期青年中医药人才能力提升计划研修班"31人。

学术交流 接待韩国韩医学研究院北京事务所、德国汉诺威医科大学、美国ZAK医疗集团等来访。11月，病理科与美国克利夫兰医学中心签署了国际远程病理会诊合作协议。11月5日，与美国克利夫兰医学中心共同举办国际病理研讨会，就骨科疑难病理等进行研讨。

接待粤澳合作中医药科技产业园、香港博爱医院等来访。根据与香港医院管理局中医部签署的访问学者计划2017～2018年合作协议，派出1名中医骨伤科专家赴香港培训中医骨伤科医师。根据与香港医院管理局所属的博爱医院签署的2017～2018年医院管理局高级奖学金计划合作协议，接收港方1名骨伤科高级奖学金学员来院临床培训学习。

编辑出版 继续编辑由中国中西医结合学会和中国中医科学院主办的《中国骨伤》杂志，全年出版12期。11月，杂志加入OSID开放学科计划，18篇论文被选入中国精品科技期刊F5000领跑论文。

信息化建设 信息化建设投入1248万元。启动医学影像信息系统建设，完成放射科PACS系统及B超、心电、病理等电生理系统的更新。完成核心业务信息系统安全保护等级三级的测评工作。部署防统方软件，对于内网的统方行为进行监控。完成康复科信息化改造，对HIS、LIS、病案统计等各系统进行改进与优化。推进骨伤科远程会诊平台建设。完成医保医嘱信息共享管理系统技术改造、医保外配处方HIS系统改造、医保跨年退费HIS系统改造。

质控中心工作 进一步落实北京市中西医结合病理远程会诊网络建设，完成国际远程病理会诊签约，建立北京中医病理肿瘤分子遗传诊断的平台及质控评价体系，完善中医病理PCR实验室建设。继续第一批中医病理学科带头人培养计划。举办2018年新型冷冻制片技术培训。主办中西医结合精准治疗高峰论坛。修订完善本专业质控标准、医疗管理规范及医疗质量考核指标体系。开展中医医院病理科调研和论证工作。开展北京中医病理室间质控检查，受检单位为56家北京市二级以上中医及中西医结合医疗单位，检查内容包括病理科常规工作量、切片优良率、诊断优良率、综合服务能力、基础设施及人员资质等。

基本建设 4月，医疗辅助用房改扩建项目开工建设，年内完成主体结构施工、二次结构砌筑和屋面工程。完成国家级中医药康复示范中心建设项目初步设计及概算的评审。

（撰稿：姜韫霞 审核：丁品胜）

领导名单

院　　　　长　朱立国
党　委　书　记　贾忠武
副书记、纪委书记　曹京明（1～4月）
副　院　长　俞东青　高景华

中国中医科学院眼科医院

地址：石景山区鲁谷路33号（100040） 电话：68688877

网址：www.ykhospital.com.cn

基本情况 卫技人员439人，其中正高级职称33人、副高级职称41人、中级职称118人、初级师172人、初级士75人。

年底医疗设备净值3164.19万元，其中乙类设备1台；年内新购医用设备总金额1178.37万元。医院总收入42693.84万元，其中医疗收入42539.64万元。

机构设置 3月，成立石景山区眼病防治办公室和外事办公室；5月，成立病理科；8月，成立行风建设办公室。

改革与管理 2月1日，国家卫生计生委副主任、国家中医药管理局局长王国强一行到医院慰问干部职工、老专家及患者。7月23日，国家卫生健康委党组成员、国家中医药管理局党组书记余艳红对眼科医院的基本情况及下一步发展进行调研。

8月7日，医院成功申报财政专项"中西医结合眼科疑难病诊疗平台建设"、重大增支项目"眼科医院中西医结合眼科诊疗能力提升工程"，获国家中医药管理局财政支持。

初步完成医院章程制定工作，并通过院务会以及职工代表大会审议。自实施医药分开综合改革以来，医院疑难危重症患者构成比例增长13.89%。制定了《落实药品采购"两票制"工作办法》《药品阳光采购购销合同补充协议》，落实"两票制"工作。

医联体建设。成立中华中医药学会中医眼科协同创新共同体，共同体以"创新、发展、协同、共赢"为宗旨，以医、产、学、研、养、康优势资源互补和中医眼科学科共同发展为目的，以逐步建立全国中医眼科基层医疗精准帮扶平台、智慧医疗服务平台、技术推广平台、临床研究平台、协同创新研发平台、规范技术标准平台、科技成果转化与医学人文教育培训平台、国际合作交流平台等为工作目标。成立京津冀中医眼科医联体，以双向转诊、检查预约、适宜技术推广、业务指导、人才培养、特色病种大数据平台、互联网医院、生命全周期健康档案等为主要工作。获

批石景山区中医联合体建设项目，成立石景山区中医医联体，着眼中医诊疗同质化、中医适宜技术推广、基层中医人才培养体系建立以及提供居民中医药咨询和健康服务等。启动北京名中医身边工程，牵头组建8支北京市级、2支石景山区级名中医团队，由中医眼科、内科、妇科、骨科的技术骨干组成。7月起，与门头沟区、石景山区卫生计生委及各社区卫生服务中心合作，开展出诊带教、科普宣传、健康管理、互动教学、远程会诊等活动。创新"学习年汇众智"活动内容，以介绍科室特色及优势病种为主，开展讲座29次。

年内，眼科医院在外院多点执业备案医师共12人；外院在眼科医院多点执业备案1人。

年内，引进耳鼻喉科、超声科等紧缺专业人才3人，招录合同制职工16人。

医疗工作 出院9923人次，床位周转29.1次，床位使用率102.9%，平均住院日12.87天。住院手术10134例。消渴目病科、目系眼病科、内障眼病1科、内障眼病2科、内科、眼表疾病科、视光科等7个科室开展临床路径工作，涵盖消渴目病（糖尿病视网膜病变）、青风内障、视瞻昏渺（年龄相关性黄斑变性）、高风雀目、白涩症（眼干燥症）、暴盲、脾瘅、血浊、目痒、近视、肝劳、聚星障、视瞻昏渺（高度近视单纯型黄斑出血）13个病种。

预约挂号管理。预约方式有114电话预约、网络预约、"智慧医疗掌上APP"预约、自助挂号机预约、微信公众号预约、医生工作站（诊间）预约、窗口预约。预约挂号44628人次，占门诊总人次的15%。

新技术、新疗法。年内，开展15项新技术，包括：放射科的下肢动脉CT三维重建、泌尿系CT增强扫描三维重建、肺动脉CT三维重建，骨科的经皮穿刺颈腰椎间盘切吸术、低温等离子消融系统、脊髓神经根松解术，耳鼻喉科的耳鼻咽喉内镜检查（含电子鼻咽喉镜、鼻内镜、耳内镜）、睡眠监测、微波治疗、He-Ne激光治

疗、咽鼓管吹张、前庭功能检查、听觉脑干诱发电位检查、低温等离子鼻腔手术，整形科的面部年轻化手术（微创）。

药物管理。药占比49.48%，其中门诊药占比61.78%、住院药占比33.00%。修订《抗菌药物临床应用管理方案》，制定《抗菌药物（特殊级、三联及以上）临床使用会诊制度》；每月对门诊抗菌药物处方全部点评，不合理处方全院通报。门诊、急诊、住院患者抗菌药物使用率分别为2.40%、0、14.30%。

医保工作。医保出院5463人次，总费用27561.55万元。执行《北京市基本医疗保险工伤保险和生育保险药品目录》（2017年版）；10月，医嘱信息共享系统通过验收，在全院门诊医生工作站部署。

三级医疗。成立京津冀中医眼科医联体，纳入100余家二级以上医院，赴各医疗机构开展门诊、会诊、疑难病例讨论等。接收上转患者1000余人次，下转患者200余人次。

医疗支援。与甘肃省中医院白银分院、山东省莒县中医医院、山东新能源医疗健康新矿中心医院、内蒙古满洲里市中蒙医院、扎兰屯市中蒙医院、贵州省赫章县人民医院、云南省迪庆藏族自治州人民医院、湖北省十堰市竹山人民医院、新疆生产建设兵团第六师医院、浙江省湖州市南浔区中医院等10家医院签约协作医院，开展眼科重点专科支持、远程医疗、手术示教，疑难病例讨论，接收进修12人，接待调研团10余次。同时，在总结连续20年帮扶湖北省麻城市乘马岗镇卫生院经验的基础上，结合帮扶对象需求，制定扶贫工作方案。承担山西省五寨县人民医院、中医院，河北省衡水市故城县中医院、顺平县中医院，湖北省十堰市竹山县人民医院，健康快车四川巴中火车医院及贵州赫章县人民医院光明行活动等扶贫任务。选派护理骨干对山西省五寨县中医医院进行为期3年的护理专项精准扶贫，并免费培养4名眼科专业人员。

医疗纠纷处理。投保医责险437人，总费用37.86万元，公众责任险5万元。年内，接待患者投诉28件，接12320投诉热线14件，转医调委8件，诉讼3件。年度赔偿10.31万元，其中医责险赔偿8.68万元、医院赔偿1.63万元。

护理工作 护士176人，其中本科123人、研究生2人。医护比1：1.06，床护比1：0.44。

改变护理服务模式，深入开展责任制整体护理，覆盖率100%。加强护理质量控制，召开护理质量分析会和不良事件分析会15次。不良事件上报率、整改率均为100%。

对113项护理工作制度、48项中医护理技术操作进行修订；开设拔罐、刮痧、灸疗和糖尿病等4个中医特色护理专科门诊；针灸科病区开展"一证一品"专科示范病房，建立中医护理一体化服务模式，提供标准化、规范化的护理服务；创新健康教育模式，形成中医特色的健康宣教服务体系，每天坚持全院开展八段锦等气功医疗活动；推进护理人员岗位管理和护理人员的绩效管理。12月12日，医院成为市中医局中医护理骨干人才培养临床实践基地。

举办国家级继续教育项目1项。协办中华医药学会眼科专业委员会护理专场会议并授课。选派4名护理骨干参加国家中医药管理局、北京市中医管理局中医护理骨干人才培养，选送8名护理骨干到三甲医院进修，外派护理人员参加学术会议67人次。医院有中医护理骨干护士9人（含在培4人）、专科护士12人。

完成天津中医药大学等院校10名护理本科实习生的临床带教。接收下级医院护理人员进修眼科专科和中医护理专科5人次。

科研工作 申报各级课题36项，中标11项，其中国家自然科学基金1项、北京市自然科学基金1项、首发专项2项、首都临床特色应用研究3项、北京市中医药科技发展资金1项、其他项目3项，共获经费资助516万元。在研课题45项，结题16项。获得软件著作权2项。

5月29日，经国家中医药管理局实地复核，医院获批成为国家区域中医（眼科）诊疗中心并准予挂牌。有国家中医药管理局三级实验室1个，国家临床重点专科1个，国家中医药管理局重点专科4个，国家区域中医（眼科）诊疗中心1个，北京市重点专科4个（含特色诊疗中心）。作为眼科重点专科协作组组长单位，组织协作组成员进行优势病种中医诊疗方案和临床路径的增补、修订工作。

医学教育 承担中国中医科学院研究生院、天津中医药大学、首都医科大学、辽宁何氏医学院等高校的研究生及本专科生实习教育。年内，录取研究生12人，其中博士生3人、硕士生9人。到院外进修16人，到国外进修2人。

学术交流 国际交流。9月6日，国家中医药管理局2018年立项项目——中国—挪威中医药中心挂牌成立；9月，院长高云、院办主任赵惠茹、主任医师接传红赴挪威考核中国中医科学院眼科医院北欧分中心运营情况并洽谈中国—挪威中医药中心等相关事宜，研究员梁丽娜和助理研究员张晶赴英国参加第23届国际眼科研究学会年会并交流；10月，副院长谢立科、主任医师冯俊、主任医师秦虹、研究员梁丽娜、副主任医师郝晓凤、副研究员陈强赴新加坡参加新加坡中医师公会暨世界中医药学会联合会主办的中医眼科国际会议并交流。11月13日，召开眼科医院第二届国际中医、中西医结合眼科研讨会暨中西医眼科诊疗新技术新思路学习班。

国内交流。3月，在北京召开中华中医药学会中医眼科协同创新共同体成立会议暨首届中医眼科协同创新高峰论坛，27个省市的100余家医疗机构、企事业单位的300余人参会。4月，在昆明召开中华中医药学会眼科分会第十七次学术年会，2000余人参加会议。作为国家中医药管理局京津冀中医药协同发展项目受托单位，组织河北、天津地市级中医院成立中医眼科专科协同创新联盟，分别于10月、11月、12月在河北邢台、北京、天津三地举办学术讨论会。

信息化建设 全年投入信息化建设500万元，完成信息系统升级项目、医院核心业务集成项目（财务预算系统、高值耗材系统、消毒供应中心监控系统、院感管理系统、后勤服务化平台）、信息安全保障项目、人事管理系统二期项目、科教研及OA项目的上线实施。开展中医临床数据采集系统的升级实施，临床数据、科研病历录入系统和银医通工程的上线实施。在各诊区安装自助缴费查询一体机，完成数字证书、电子签章信息制作。继续落实中央直属中医医院信息集成平台建设细化工作。同时，医院接入北京市政务外网及医院互联互通建设工作。

编辑出版 继续承办由国家中医药管理局主管、中国中医科学院主办的全国性中医眼科专业学术期刊《中国中医眼科杂志》，为双月刊。

基本建设 开展医疗综合楼屋面防水及外墙保温装饰工程，项目总投资1914万元，年度投资1400万元。在取得概算及初步设计批复后，委托中央国家机关政府采购中心于北京工程建设交易平台进行公开招标，确定项目施工单位，合同金额1535.07万元。年内，完成屋面防水工程A座施工、外墙保温装饰工程B座主体施工。

（撰稿：陈结凤　审核：高　云）

领导名单

党委书记	冯鹏翔
院　　长	高　云
纪委书记	闫飞雪
副院　长	康建平　亢泽峰　李　静　谢立科

北京大学第一医院

地址：西城区西什库大街8号（100034）　电话：83572211

网址：www.pkufh.com

基本情况 卫技人员3101人，其中正高级职称223人、副高级职称311人、中级职称1149人、初级师1113人、初级士305人。

年底医疗设备净值30150.03万元，其中乙类医用设备11台；年内新购医用设备总金额6166.59万元。业务总收入460546.83万元，其中医疗收入367277.88万元。

医院工会被评为全国模范职工之家红旗单位，是全国科教文卫体工会系统中唯一获此荣誉的医院。院长刘新民被评为全国十佳优秀住培基地负责人。赵明辉教授获法国国家医学科学院Servier奖，杨莉教授获批科技部创新人才推进计划中青年科技创新领军人才、获第十五届中国青年科技奖特别奖项，董捷教授获国际腹膜透析学会John Maher青年突出贡献奖，崔一民教授获吴阶平—保罗·杨森医学药学奖。周福德获评中央文明办和国家卫生健康委推选的"中国好医生"，周利群获第十一届"中国医师奖"，陈明、盛琴慧、孙葳当选第六届"北京优秀医师"，援疆干部、妇产科陶霞获北京市三八红旗奖章，郭应禄院士等11位专家获评人民网、《健康时报》主办的第二届"国家名医"，姜玉武等9人获评《环球时报》和《生命时报》主办的"2018荣耀医者"。

机构设置 1月26日，撤销预防保健科，其承担的儿童计划免疫、预防接种、预防保健宣教、职业防护相关的疫苗接种等职能与工作人员合并至儿科。5月8日，成立全科医学科，主要职能是开展全科医疗各项诊疗工作，承担全科医学住院医师培训工作。11

月15日，超声诊断中心更名为超声医学科。

改革与管理 市内医联体工作：心血管内科专家到基层单位工作209人·天，神经内科专家到基层单位工作144人·天，妇科专家到基层单位工作15人·天，儿科专家到基层单位工作41人·天。市外医联体工作：儿科专家到宁夏回族自治区儿童医院累计工作740人·天。

10月，自解放军第三〇七医院引进主任医师吴世凯，任肿瘤化疗科主任。

医疗工作 出院90437人次，床位周转54.99次，床位使用率100.86%，平均住院日6.84天。住院手术49565例。剖宫产率42.74%，无孕产妇死亡，新生儿死亡率1.73‰，围产儿死亡率2.98‰。23个科室49个病种实施临床路径管理。全年临床用血52193单位，其中红细胞17386单位、血浆3092300毫升、血小板3884治疗量，自体血回输3498人次。

预约挂号管理。推行全面预约挂号，预约方式有支付宝预约、微信预约、114电话预约、北京市统一预约平台网络预约、社区预约、诊间预约、出院复诊预约等。全年预约挂号1779216人次，占门诊总人次的70.75%。

新技术、新疗法。医院自行开展新项目21项，包括：新斯的明眼动图检查、彩色多普勒超声引导下透析用血管通路的介入治疗、经皮穿刺三叉神经半月节球囊压迫术、胎儿宫内输血、胎儿镜下激光手术、经支气管（镜）气管肿物切除术、抗M型磷脂酶A2受体抗体检测、乙型肝炎病毒核心抗体中高值定量测定（夹心法）、人工智能辅助诊断、机器人辅助手术（人工智能辅助治疗技术）、显微镜下精索静脉结扎术、输液港植入术、经口内镜下肌切开术、目标基因包突变检测（高通量测序）、BK病毒检测、JC病毒核酸检测、血17α-羟孕酮检测、腰椎斜外侧椎间融合术、中线腰椎融合术、超声引导下经皮微波消融术治疗继发性甲状旁腺功能亢进、新生儿先天性耳郭畸形无创矫治。

药物管理。全院药占比31.93%，门诊药占比40.49%、住院药占比22.63%。门诊、急诊、住院患者抗菌药物使用率分别为6.00%、34.99%、46.81%。

医保工作。医保出院36262人次，总费用69232.09万元。完成北京市城乡居民医保整合，启动北京市医保DRGs收付费模拟运行，完成北京市医嘱信息共享上线前期工作。

三级医疗。接收上转患者8496人，无下转患者。

医疗支援。接收密云区医院16名医护人员进修。2月，对口支援办公室主任、医务处副处长袁建峰作为教育部第八批援藏干部赴西藏工作。8月，8位专家完成1年援藏任务回院，更换第二个3年援藏周期的帮扶科室，派出8位专家赴西藏自治区人民医院开展工作；1位专家完成12个月援疆任务，于9月底派出2位专家赴疆工作。8~9月，组建内蒙古国家医疗队赴扎赉特旗人民医院、突泉县人民医院、科尔沁右翼前旗医院、兴安盟人民医院4家医院开展巡回医疗工作，接收包头医学院第一附属医院、内蒙古北方重工业集团有限公司医院3名医生来院学习。10月，与山西省永和县人民医院再次对接，派出医护人员分别任业务副院长及护理部主任，4个科室派专家驻地帮扶；与河南省兰考县中心医院再次对接，派驻2个科室专家驻地帮扶。年内，11个科室累计在安徽省临泉县人民医院工作468人·天。参与黑龙江省哈尔滨市"12·31"大学生交通事故、北京市"2·11"西单大悦城刀砍伤事件、西藏自治区那曲市食物中毒事件，以及朝鲜重大交通事故等院外应急救治工作。

医疗纠纷处理。未参加医责险。发生医疗纠纷54件，结案49件，其中诉讼解决14件、医调委协议解决33件、院内协议解决2件。年内赔偿总额552.46万元。

护理工作 护士1811人，其中本科863人、研究生41人。医护比1:1.78，床护比1:1。有护理单元77个。ICU床位86张。

继续开展"321"护理服务行动计划及每小时巡视方案，继续推进"一病一品"特色护理服务，评选出6个"一病一品"标杆病房及10个"一病一品"优秀病房。继续开展从医院到社区、到家庭的延续护理，深入开展网络健康指导和院外护理专家会诊。责任制整体护理100%落实，护理不良事件上报率100%、整改率100%。组织评选第四期美化环境标杆病房。

接收进修护士296人。选派2人赴台湾进行个案护理培训2周。选派51名护理骨干参加中华护理学会或北京护理学会组织的专科学习，涉及13个专业。有专科护士352人。

接收实习护生89人，其中外校大专护生32人、本科护生41人，本校本科护生16人；接收本校本科见习护生142人。

科研工作 申报各类课题473项，获批162项。其中国家级71项，获经费11978.06万元；部委、市级37项，获经费1371.92万元；校级54项，获经费2682.73万元；医院级课题及匹配经费2032.02万元。在研课题258项，结题127项。

获得各类科技奖励15项，包括高等学校科学研究优秀成果（科学技术）自然科学奖一等奖1项，北京市科学技术奖二等奖、三等奖各1项，中华医学科技奖二等奖2项、三等奖1项，华夏医学科技奖三等奖1项等。申请专利28项，授权专利51项，其中发明专利

14项。3项已授权专利获得转化。

有部委级重点实验室2个：国家卫生健康委肾脏疾病重点实验室、教育部慢性肾脏病防治重点实验室。北京市重点实验室5个：北京市皮肤分子生物学重点实验室、北京市泌尿生殖系疾病（男）分子诊治重点实验室、北京市神经系统小血管病探索重点实验室、北京市儿科遗传性疾病分子诊断与研究重点实验室、北京市妊娠合并糖尿病母胎医学研究重点实验室。

7月，儿科入选第二批北京市妇幼保健专科示范单位。9月，妇产科获评首批国家孕产期保健特色专科。

医学教育　承担北京大学医学部本科生脱产带教师资培训15人次；主办全国本科临床PBL（基于问题的学习）师资培训班、胜任力导向本科临床教学与评价方法师资培训班、胜任力导向住院医师教育师资培训班暨中加模拟医学教育论坛共3期次，培训教师1133人次，其中医院教师339人次。有教师617人，其中教授101人、副教授122人。八年制临床医学专业新入学35人，毕业47人，同期在院264人。招收研究生209人，其中硕士生102人、博士生107人。完成研究生培养138人，授予博士学位83人、硕士学位55人。

在职参加学历教育并获得学位（含护士）50人，脱产学习、到院外进修23人。住院医师规范化培训接收住院医师80人，在院181人，毕业91人。接收专科医师50人，在院147人，毕业30人。接收进修医师926人。赴瑞士、加拿大学习9人次。

学术交流　3月27日，与中国科学院生态中心共同举办第二期斯里兰卡医务人员培训班开班仪式，斯里兰卡驻华大使卡鲁纳塞纳·科迪图瓦库参加。10月30日～11月3日，肾脏内科派出队伍赴蒙古国第二总医院进行包括肾穿刺、肾脏病理、肾小球肾炎和临床病理讨论等内容的培训。主办国际学术会议24场次，参加国际学术会议150人次，因公出国156人次。

主办国内学术会议55场次，参加国内学术会议1284人次，其中全国学术会议1106人次、地方学术会议178人次。因公赴港澳台地区9人次。

信息化建设　年度信息化建设总投入2380.86万元。开展信息平台项目建设，完成保健中心信息化初步设计与投资概算项目专家评审，完成院内住院无线网改造、全院行政网升级、HIS系统网络安全三级等保建设。完成医疗保险医嘱信息共享系统改造，门诊号源池整合实现全预约，实现以电子就诊卡为核心的线上全流程就医服务，自助机集成建卡、挂号、缴费、打印、查询、采血报到等功能。远程医疗对口服务医院58家，社区协同医疗双向转诊平台转诊患者7607人次。

编辑出版　正式出版刊物5种：《中华新生儿科杂志》《中国斜视与小儿眼科杂志》《中华围产医学杂志》《中国临床药理杂志》《中国介入心脏病学杂志》。

质控中心工作　为国家心血管疾病质控中心依托单位。收集、整理、分析2017年冠心病介入诊疗数据，撰写相关内容，纳入《2018年全国医疗服务与质量安全报告》白皮书相关内容，在全国介入心脏病学论坛上发布主要数据。4月21日，在银川召开全国心血管介入质控会议，总结2017年度质控工作，布置2018年重点工作。12月24日，在北京召开全国心血管冠脉介入质控总结会议，总结2018年质控工作的整体情况，提出2019年的总体规划，并就地市级质控中心建设和分级质控进行经验交流。完善冠心病介入治疗质量控制指标。

为国家门诊专业质控中心依托单位。发布专业委员会委员名单，建立门诊专业质控中心工作体系。北京市、上海市、浙江省、山东省、海南省以及贵州省成立省级门诊管理质控中心。召开门诊专业质控中心委员会工作会，完成《（医疗机构）门诊质量管理暂行规定》（征求意见稿）、《门诊质量管理制度要点》（征求意见稿）、《医疗机构门诊质量管理指标体系》（征求意见稿）。

基本建设　保健中心工程获2017～2018年度结构长城杯金质奖。年初，中央保健委员会赋予保健中心工程新的功能，按要求完成设计调整。1月，国家卫生计生委将城南院区工程初步设计及投资概算上报国家发展改革委；7月，评审完成，并得到北京市发改委以共建北京城南妇儿中心的方式给予20%的资金支持的函；8月，完成监理招标和施工总承包单位资格预审。

（撰稿：戚　晴　审核：张　静）

领导名单

党委书记　潘义生
院　　长　刘新民
副 书 记　杨　柳　　刘玉和　　孙晓伟
纪委书记　刘玉和
副 院 长　潘义生　　李海潮　　杨　莉　　王鹏远
　　　　　程苏华
总会计师　李敬伟

北京大学人民医院

西直门院区：西城区西直门南大街11号（100044） 电话：88326666
白塔寺院区：西城区阜成门内大街133号（100034） 电话：88326666
网址：www.pkuph.cn

基本情况 卫技人员3837人，其中正高级职称281人、副高级职称339人、中级职称931人、初级师1242人、初级士161人、未评聘883人。

年底医院专用设备净值136049.89万元，其中乙类医用设备13台；年内新购医用设备总金额7701.99万元，其中乙类医用设备1台。医院业务总收入471161.87万元，其中医疗收入423638.87万元。

机构设置 新增设2个科室：泌尿与碎石中心、糖尿病足治疗中心。

改革与管理 开展重症监护疑难病例院级讨论，建立手术室输血检验闭环系统，持续开展《医疗质控周报》《医疗监测指标月报》《药事管理与质控月报》《门诊工作月报》等工作，落实18项医疗核心制度。对于寄售类耗材采取拆库、加强库存管理、建立收费字典、对各类报表进行评估管理，降低试剂采购成本。根据北京市医改政策要求调整门急诊留观诊查费等医疗服务价格；开展异地就医结算业务，完成所有患者付费方式系统切换；开展医耗联动综合改革测算，完成规范项目与现行项目对照关系的梳理及现行项目与HIS项目编码（物价字典库）对应工作。依托医疗质量监测指标，开展医疗考核奖励工作，并建立行政科室绩效考核体系。

签约医联体协议单位35家（其中续约2家），签约异地社保转诊协议8家，与西城区广外医院签订内分泌科、心血管内科、妇产科和疼痛医学科4个专科医联体协议。医院综合医联体单位共590家，其中医疗机构523家、机关单位67家。与各医联体单位之间建立优先挂号、优先检查、优先治疗、优先住院的绿色通道。年内，医联体单位预约挂号35649人次，实到32406人次。

全院350名医生注册多点执业。

医疗工作 出院91001人次，床位周转56.1次，床位使用率92%，平均住院日7.5天。住院手术36656例。剖宫产率38.8%，无孕产妇死亡，新生儿死亡率0.95‰，围产儿死亡率5.04‰。35个科室实施临床路径，涉及病种714个。全年用红细胞悬液60480单位、血浆4444500毫升、血小板28850治疗量，自体输血2814人次7864单位。

预约挂号管理。预约方式有手机APP、自助挂号机、窗口挂号、北京市预约挂号平台（114平台）、诊间预约（医生工作站）、功能社区挂号、电话预约（88324600）等。预约挂号1425528人次，占门诊总人次的52.98%。

药物管理。药占比37.31%，其中门诊药占比48.93%、住院药占比28.48%。门诊患者抗菌药物处方比例7.22%，急诊患者抗菌药使用率20.25%，住院患者抗菌药物使用率30.80%。

医保工作。医保出院39490人，总费用79341.57万元。完成医保门诊医嘱信息共享互联互通验收；对门诊医生工作站现有医保拦截系统进行升级优化；利用云平台数据建立按病种绩效考核系统；优化院内异地持卡就医患者出院后审核结算流程，提升当日结算率；配合完成北京市城乡居民医疗保险并轨工作。

三级医疗。接收上转患者932人次，下转患者500人次。

医疗支援。派出7名专家组成第四批"组团式"援藏医疗队进行医疗援助，派出3名专家分赴新疆、青海支援医疗建设。继续作为承担国家卫生健康委西部地区卫生人才培养项目的3家医院之一，接收西部13个省和新疆生产建设兵团80名学员来院参加为期半年的临床专业技术培训。派出基层锻炼医疗队19批次52人，其中外地11批次、京内8批次。8月6～31日，派出国家巡回医疗队赴青海省黄南藏族自治州和海南藏族自治州开展为期1个月的巡回医疗帮扶工作。

医疗纠纷处理。未参加医责险。受理医疗投诉112件，结案40件，其中自行协商解决18件、医调委调解8件、法院判决14件。年度赔付总金额845.13万元。

护理工作 护士1991人，其中本科768人、研究生22人。医护比1：1.76，床护比1：1.15。ICU床位48张，CCU床位21张，NICU床位14张。

在护理质量管理委员会下增设护理质控组，负责制定护理部、科护士长和护士长对护理单元的督查计划；开展护理信息化建设，在5个试点科室使用移动护理信息系统；调整护理质控督查方式，督查改进措施落实情况；护理不良事件上报率100%、整改率100%。

选派34人参加专科护士培训，全院共培养各类专科护士277人。培训中华护理学会、北京护理学会专科护士学员36批次430人次。手术室、急诊、ICU、肿瘤、血液净化、老年、PICC、伤口造口失禁、助产、糖尿病等10个专科护士临床教学基地通过中华护理学会和北京护理学会复审。举办急危重症护理联络员培训、疼痛培训、皮肤护理联络员培训、静疗护理联络员培训等各类护理专项培训。承担北京大学医学部、北京卫生职业学院等14所院校1102名护理专业学生的生产实习。

选派66名护士长及骨干护士分别前往新加坡陈笃生医院、泰国清迈大学护理学院、日本顺天堂医院，以及中国台湾林口长庚纪念医院、台湾大学医学院附设医院、台北医学大学附设医院等医院学习。

科研工作 申报各类科研课题911项，中标326项。其中，国家级76项，经费5337.45万元；省部级48项，经费2316万元；校级42项，经费900万元；院级113项，经费550万元；学会、公司及其他47项，经费1648.96万元。在研课题635项，结题287项。

血液科黄晓军教授因创建"北京方案"——国际首个非体外去T单倍型移植，获何梁何利基金科学与技术进步奖；"子宫内膜癌发病微环境及分子机制研究"获中华医学科技奖一等奖，"高发、新发难治性耐药菌遗传进化机制研究及综合防控平台的创建""急性冠脉综合征早期预警和规范化防治的探索与实践"获中华科技奖三等奖；"子宫内膜癌肿瘤微环境研究及临床应用""基于早产儿视网膜病变基础研究的治疗探索"分别获北京医学科技奖一等奖、三等奖；"高发、新发难治性耐药菌遗传进化机制研究及综合防控平台的创建""呼吸系统疾病防治小百科"分别获华夏医疗保健国际交流促进科技奖三等奖、医学科普奖；"子宫内膜癌分子特征及发病分子机制研究"获高等学校科学研究优秀成果奖（科学技术）自然科学奖二等奖。获授权专利35项，其中发明专利20项。

重点专科建设。 医院入选首批国家疑难病症诊治能力提升工程项目，作为组长单位致力于提升区域疑难急危重症医疗服务水平。获批血液系统疾病国家临床医学研究中心、创伤救治与神经再生教育部重点实验室。各类重点学科累计获得"双一流"学科建设经费1200万元。

医院拥有1个国家临床医学研究中心、11个教育部重点学科、18个国家卫生健康委临床重点专科、1个教育部重点实验室、1个教育部工程研究中心、9个北京市重点实验室、2个北京市国际科技合作基地、1个北京临床医学研究中心、5个北京大学研究所、6个北京大学研究中心和2个北京大学医学部研究中心。

医学教育 承担临床八年制、基础八年制、临床研究生等共计16个轨道1225名学生的教学任务。承担基地住院医师、本院住院医师、专科医师、二阶段住院医师、普通进修人员等12个轨道的培训培养工作，共计学员1424人。招收博士研究生84人、硕士研究生70人，在职申请学位32人。

学术交流 接待来访外宾及港澳台来宾57批次213人次。因公短期出访248人次。6月2～3日，主办国际创伤救治联盟成立大会，院长姜保国任联盟主席。10月26日，与《柳叶刀》杂志共同举办临床医学研究高峰论坛。12月23～24日，牵头成立全国高校附属医院临床实践教育联盟，院长姜保国任联盟理事长，副院长王建六任常务副理事长。与日本顺天堂大学、加拿大多伦多大学、英国谢菲尔德大学和曼彻斯特大学等9家海外知名大学及医院或医疗机构建立友好合作关系。

5月16日，举办中国研究型医院学会医患体验管理与评价专业委员会暨首届中国医患体验高峰论坛，专业委员会由姜保国牵头成立并获得中国研究型医院学会的批准。

信息化建设 全年信息化建设投入3593.78万元。完成131项信息化项目合同与实施流程顺序不规范问题的整改。完成信息系统的基础测评，制定整改方案。实现电子病历分库管理，提高病历查询效率，降低数据库备份时间。完善自助机挂号、缴费、医保报销、报告打印查询等功能。实现移动APP预约挂号、缴费、门诊病历查询、候诊信息查询、在线建档、检验检查报告展示等功能。在各门诊分诊台、B超检查室、采血室等区域安装排队叫号系统，构建门诊多媒体导诊导医体系，实现智能导医分诊及患者候诊提醒。医改调价工作系统切换成功。移动数字医院系统教育部工程研究中心建设获教育部验收。

基本建设 5月，西直门院区门诊楼放射科核磁设备更新配套改造工程竣工；6月，西直门院区呼吸科门诊三层装修工程竣工；11月，北院区（昌平区回龙观镇）在建工程完成外立面封闭，手术室、病房、ICU、医疗主街、候诊区等重点空间样板间完成；12月，西配楼改造工程取得国家卫生健康委项目核准批复，同意建设西配楼新增外挂电梯及连廊等工程，西配楼整体改造成为急诊急救楼。

百年院庆 1月27日，举行"百年华诞岁月如歌"人民医院百周年纪念暨2017年度表彰大会，颁布百年华诞形象标志、新院徽与新院训（仁恕博爱，聪明精微，廉洁醇良）。8月13日，"北京大学人民医院百年历史长廊"正式揭幕，将地下通道建设成为反映医院百年历史的100米长廊，记录医院百年发展轨迹。8月19日，举办"百年华诞百位名医"义诊活动庆祝首个

中国医师节，40个临床医技科室的全体学科带头人携本科室医学专家共计138人接诊2358名患者。12月27日，举办医学人文论坛，韩启德院士、樊代明院士分别就医学人文作主题演讲，祝学光教授、黄晓军教授讲述医院百年历史。

（撰稿：张旭光 李 娟 审核：韩 娜）

领导名单

院　　长	姜保国
党委书记	赵　越
副 院 长	张　俊　刘玉兰　王建六　李　澍
	王天兵
副 书 记	陈红松　郭静竹
纪委书记	苏　茵

北京大学第三医院

本部：海淀区花园北路49号（100191）　电话：82266699

机场院区：朝阳区岗山路9号（100621）　电话：64581188

网址：www.puh3.net.cn

基本情况 卫技人员4279人，其中正高级职称289人、副高级职称377人、中级职称1033人、初级及其他2580人。

年底医疗设备净值48131万元，其中甲类医用设备2台、乙类医用设备23台；年内新购医用设备总金额18461.26万元，其中乙类医用设备1台。医院总收入566477万元，其中医疗收入508893万元。

12月26日，启用北京大学第三医院首都国际机场院区，核定床位280张。

机构设置 5月，成立宣传中心，信息管理中心更名为信息管理与大数据中心，医院发展工作委员会更名为医院发展管理部。

改革与管理 1月12日，加入中国住院医师培训精英教学医院联盟，成为该联盟的第九个成员。8月17日，国务院副总理孙春兰到北京大学第三医院海淀院区，看望慰问一线医务人员并座谈，院长乔杰汇报院本部及海淀院区在医改中的举措及效果。年内，先后签约并设立北京大学第三医院机场院区、张家口崇

礼院区及延安分院。

医联体工作。加强基层医务人员培训，共10个临床科室30余名专家走进社区举办健康大讲堂。尝试开展慢病管理试点转诊模式，创新探索医联体内远程病例讨论工作模式，开展医联体内机构间医学检查检验结果互认，推进紧密型医联体建设。

医院在海淀医院等医疗机构进行多点执业或多机构执业备案医师共计209人，其中退休人员60人。

引进人才5人，其中正高级职称3人、副高级职称2人。

医疗工作 出院111555人次，床位周转63.00次，床位使用率93.74%，平均住院日5.51天。住院手术62988例。剖宫产率48.7%，孕产妇死亡率34.5/10万，新生儿死亡率1.11‰，围产儿死亡率7.10‰。实施临床路径32个科室406个病种，入径患者占出院患者的73.84%。全年用血35452单位，其中红细胞19827单位、血浆13357单位、血小板2268.4治疗量，自体血回输3737人次772798毫升。

预约挂号管理。预约方式有114电话预约、网络预约、微信预约、医生诊间预约、出院复诊预约、门诊大厅窗口预约、社区转诊预约、自助机预约，年内新增线上医疗APP端口预约。年内预约挂号2448303人次。1~7月，预约挂号人次占门诊总人次的55.6%；7月18日，全面完成统一号池工作；8~12月预约挂号人次占门诊总人次的67.2%。

在执业许可证中增补性别重置技术、心室辅助技术、先天性心脏病介入诊疗技术、同种异体皮肤移植技术、颅颌面畸形颅面外科矫治术、口腔颌面部肿瘤颅颌联合根治术、同种异体运动系统结构性组织移植技术等7项技术备案。组织完成医院内部临床技术准入与评审工作，共申报新技术95项，准入74项，中期、终末审核21项。从技术层面、人员资质、耗材管理等加强新技术准入审查，对计划进行中期审核的技术进行"负性事件"审核，严格事中、事后管理。

药物管理。门诊药占比21.26%，住院药占比9.31%。门诊患者抗菌药物处方比例6.20%，急诊患者抗菌药物处方比例17.85%，住院患者抗菌药物使用率48.23%。

医保工作。城镇职工基本医疗保险出院31676人次，总费用71645.43万元。实施新版药品目录，配合上级开展按DRGs收付费数据模拟运行工作。

三级医疗。向对口支援的40余家社区（含医联体内成员单位）开放绿色转诊通道，使用转诊信息系统实现预约转诊。双向转诊8194人次。

医疗支援。有49名医师赴延庆区医院、延庆区妇幼保健院、内蒙古赤峰市医院、赤峰学院附属医院、甘肃环县人民医院、山西大宁县人民医院开展对口支援工作，累计完成门急诊8000余人次，手术1342例，开展新技术73项。7月，第四批6名"组团式"援藏医疗队赴西藏自治区人民医院开展为期1年的援藏工作；8月，第三批队员完成援藏任务返京。9月，组织5人医疗队，赴山西省大宁县开展为期1周的义诊活动，共诊疗746人次，减免患者医疗费用5万元。

4月27日，副主任医师李宏亮受国家卫生健康委委托，赴陕西省指导米脂县第三中学学生救治工作；5月1日，骨科主任刘忠军受国家卫生健康委委托，赴中国医科大学附属第一医院指导朝鲜黄海北道重大交通事故救治工作；8月25日，医院危重医学科、骨科2名专家作为国家级医疗专家组成员赴哈尔滨参与"8·25"火灾事故伤员救治；12月10~12日，承担延庆军队演练事故救治工作。年内，医院与北京冬奥组委合作，启动2022年冬奥会延庆冬奥村综合诊所筹建工作。

医疗纠纷处理。未参加医责险。新发医疗纠纷110件，其中医调委调解33件、诉讼17件。年度赔付总金额374万元。

护理工作　护士2119人，其中本科718人、硕士17人、博士1人。医护比1：1.58，床护比1：1.12。ICU床位19张，CCU床位16张，EICU床位18张，NICU床位19张，RICU床位26张。

护理单元100%开展优质护理服务，落实责任制整体护理。深入开展专业护理，围绕预防和降低疾病并发症开展数据化管理；采用PDCA护理追踪护理管理模式，持续改进护理质量管理；根据患者安全（不良）事件对患者造成影响的程度划分等级，不良事件上报率100%、整改率100%。住院管理中心不断优化当日住院患者一站式服务管理流程，增加日间手术，探索骨科院前管理模式。

落实分层培训及考核，护理骨干及管理人员外出培训160人次，派出13人进行专科护士学习。13个专科护士培训基地通过中华护理学会、北京护理学会基地评审，共接收341名专科护士学习。接收进修护士229人，其中三级医院进修护士149人、二级医院72人、医联体社区医院8人。

承担10所院校临床护理实习带教，共接收本科实习生95人、大专实习生71人、研究生6人，接收护理本科生见习400余人次，配合北京大学网络学院完成84名护理大专生毕业操作考核。接收芬兰赫尔辛基城市应用科学大学2名实习生交流学习。

科研工作　牵头申报科技部国家重点研发计划项目、国家自然科学基金项目、北京市重大专项、北京大学、院内项目，以及各类学会、协会、基金会课题项目共计662项，中标立项383项，纵向课题科研经费合计20302万元，立项课题匹配科研经费3094万元。截至年底，在研项目565项，结题验收157项。

乔杰课题组"生殖细胞发育的表观遗传调控机制及体外干预方法研究"项目获2018年度中华医学科技奖一等奖，刘忠军课题组"3D打印钛合金骨科植入物的临床应用与关键技术研究"获2018年度北京市科技进步奖一等奖，洪晶课题组"角膜内皮移植手术技术的创新及临床应用"获2018年度教育部高等学校科学研究优秀成果奖（科学技术）二等奖，李华课题组"遗传变异在女性恶性肿瘤发生发展过程的分子机制及应用的研究"获2018年度北京市科技进步奖三等奖。申请各类专利200项，获批专利94项，其中发明专利13项、实用新型70项、外观设计3项、著作权8项。成功转化专利13项，转化金额1955万元。11月30日，医院付卫团队、乔杰团队和北京大学生命科学学院生物动态光学成像中心汤富酬团队合作的研究成果《人类结直肠癌的单细胞多组学测序研究》（*Single-cell Multi-omics Sequencing and Analyses of Human Colorectal Cancer*）的论文在国际学术期刊《科学》发表。

有教育部重点实验室3个：辅助生殖实验室（牵头）、分子心血管学实验室（参与）、视觉损伤与修复实验室（参与）。国家卫生健康委重点实验室1个：心血管分子生物学与调节肽实验室。北京市重点实验室8个：生殖内分泌与辅助生殖技术实验室、脊柱疾病研究实验室、磁共振成像设备与技术实验室、心血管受体研究实验室、运动医学关节伤病实验室、幽门螺杆菌感染与上胃肠疾病实验室、眼部神经损伤的重建保护与康复实验室、神经退行性疾病生物标志物研究及转化实验室。

医学教育 承担北京大学医学部8个专业749名医学生（包括临床医学专业八年制、五年制，基础医学专业，医学检验专业，护理专业，临床药学专业，医学实验技术专业，口腔医学专业六年制留学生，医学部夜大学）和北京理工大学生物医学工程专业2014级26名学生的教学任务，共开设31门专业课程和7门选修课程。承担各类本科教学任务的教师803人，其中正高级职称（教授、主任医师）占26%，副高级职称（副教授、副主任医师）占38%。在读研究生451人，其中科研型博士生149人，临床型博士生64人，科研型硕士生82人，临床型硕士生156人。

在职人员申请学位92人。脱产学习54人，院外进修6人，出国进修10人。

学术交流 外国专家和学者来院交流、讲学6人次（骨科、神经外科、心外科、康复科）。出国考察、参加国际学术会议346人次，赴港澳台交流32人次。

3月31日～4月2日，与中国医师协会联合主办中国大陆辅助生殖技术成功应用30年庆典暨生殖健康学术研讨会。4月10日，由荷兰医疗和体育部部长布鲁因斯（Bruno Bruins）先生带队的荷兰生命科学和健康领域商务访问团来院参观访问。

信息化建设 医院信息互联互通标准化成熟度测评获五级乙等级别，并获得电子病历功能水平评价5级授牌。探索开展互联网线上咨询服务模式，开发线上线下联动的一体化应用，扩大医疗服务半径，获北京地区医院信息化惠民服务"十佳医院"、全国互联网医疗优秀案例奖。将国外循证医学权威知识库体系与医院大数据病历库结合，采用人工智能技术，建立基于机器学习方式智能推送鉴别诊断、罕见病诊断及诊疗计划等的临床决策支持系统，打造临床科研大数据平台，助力临床科室科研，获亚洲医院管理奖最佳ICT创新项目。"互联网+"思维创新医院管理模式，微信企业号应用将院内办公、管理决策、党建服务拓展到院外移动端，被评为2017～2018年度新一代信息技术创新应用优秀实践单位。

编辑出版 教育部主管、北京大学主办、北京大学第三医院出资的《中国微创外科杂志》，其主办单位由"北京大学"增设为"北京大学、北京大学第三医院"。

质控中心工作 承担产科专业和康复医学专业国家级质控中心工作。完成专业质控相关会议、指标制定和数据收集分析，调研省级质控中心，撰写年度《国家医疗服务与质量安全报告》。

承担北京市人类辅助生殖技术专业质量控制和改进中心、北京市职业健康检查质量控制和改进中心、北京市药学质量控制和改进中心工作。协助建立本专业质量管理体系，组织相关专业规范的修订；组织定期校验和督导检查，进行质量管理和技术指导；收集本专业基础信息，完成基线调查分析，对专业现状和未来趋势提供建议和意见。

建院60周年活动 举行系列建院60周年纪念活动，编撰完成《甲子薪传》《情系三院》《科教撷英》《名医集萃》《健康指导》《十年回眸》等系列刊物。10月，召开2018中国医院创新发展峰会暨北京大学第三医院建院60周年学术研讨会，大会以"创新点亮未来"为主题，探索新时代大型医院创新发展之路，来自700余家单位共计3262人参加了包括1个主论坛、12个分论坛的研讨活动。

（撰稿：李 翔 审核：王 鹏）

领导名单

党委书记	金昌晓
院　　长	乔 杰
副 书 记	刘东明　付 卫
副 院 长	李树强　王健全　付 卫　沈 宁
	宋纯理
总会计师	李 春

北京大学口腔医院

本部：海淀区中关村南大街22号（100081） 电话：62179977
第一门诊部：西城区西什库大街甲37号（100034） 电话：53295000
第二门诊部：朝阳区安立路66号（100101） 电话：82196299
第三门诊部：海淀区花园东路10号（100191） 电话：82279891
第四门诊部：朝阳区东四环中路41号（100025） 电话：85715965
第五门诊部：朝阳区朝阳门外吉庆里14号（100020） 电话：65538893
网址：ss.bjmu.edu.cn

基本情况 卫技人员2056人，其中正高级职称137人、副高级职称192人、中级职称464人、初级师617人、初级士646人。

年底医疗设备净值16755.46万元，年内新购医疗设备总值7098万元。医院收入170152.20万元，其中医疗收入150428.64万元。

改革与管理 推进医院资源规划运营管理信息化系统建设，实现人、财、物全院（含分支机构）一体化管理。组织制定《科室管理目标责任制实施办法（草案）》并试运行。6月，完成行政班子换届；7～9月，完成离退休处、综合二科、教育处、第五门诊部负责人选聘工作。

医联体建设。在原海淀区口腔专科医联体建设基础上，新纳入兵器工业北京北方医院和紫竹院社区卫生服务中心为医联体成员单位。拓展转诊预约服务，为落实分级诊疗制度打基础，开展社区骨干进修、基本操作培训、观摩等项目。

医疗工作 出院7575人次，床位周转48.2次，床位使用率98.9%，平均住院日7.5天。手术7066例。以新一周期"改善医疗服务行动计划"各项重点工作为主线，优化各项管理流程和服务环节，改善全预约挂号系统，优化各门诊科室导诊分诊流程。4月，对东城、海淀、丰台、石景山、通州、大兴、房山、怀柔等区妇幼保健院的儿童口腔诊疗开放社区转诊服务。

预约挂号管理。预约方式有北京市预约挂号统一挂号平台预约、院内网和电话平台预约、特殊人群（70岁以上老年人、残疾人、孕妇）现场预约、复诊患者诊间预约、社区转诊登记预约、综合号源、儿童口腔号源、正畸专家号源预约诊疗。预约就诊率86.55%。

新技术、新疗法。有31项新技术、新疗法获得提名，其中重点项目15项（含护理1项）、普通项目16项（含护理1项）。完成2016年度临床新技术、新疗法终期评审。

药物管理。药占比2.19%，其中门诊药占比1.04%、住院药占比11.39%。对抗菌药物使用情况进行排序和公示，把抗菌药物合理应用作为科室、科主任、临床医师考核的重要指标，促进抗菌药物临床合理应用。门诊、急诊、住院患者抗菌药物使用率分别为2.04%、5.94%、66.10%。

医保工作。全年医保住院5414人次，总费用10633.5万元。

医疗支援。共与46家医院签署对口帮扶协议，在帮扶医院组织学术讲座、论坛61场次。派出专家130人次，开展会诊、出诊，服务1969人次。派驻医师到内蒙古正镶白旗医院支援。派驻专家讲师21人、志愿者12人到西部贫困地区开展帮扶。口腔颌面外科主任医师安金刚赴辽宁本溪市指导爆炸事故救治工作，是第4次参加国家应急伤员救治。组织人员赴基层工作，共4批次22人次。援疆干部孙志鹏完成在新疆石河子大学医学院第一附属医院的援疆任务。

承接北京市卫生计生委和民政局组织的"孤残儿童手术康复明天计划"和中华慈善总会的"微笑列车"惠民服务工作，完成残疾儿童的唇裂、腭裂修复术及唇腭裂继发畸形修复术52例。

医疗纠纷处理。处理医疗纠纷投诉238件，完成协议赔偿10件，涉及赔偿和退费金额39.04万元。

护理工作 护士941人（总院553人、分支机构388人），其中硕士学历15人、本科学历499人。门诊医护比1∶1.2，病房医护比1∶0.6。床护比1∶0.5。ICU床位8张。

结合临床典型案例组织6期疑难个案的护理查房。被评为北京市优质护理服务示范医院。

各科室根据科室布局特点开展护理应急预案演练，内容涵盖停水、停电、信息系统瘫痪、火灾等。上报护理不良事件88例，护理部质控人员定期对上报的不良事件进行审阅、整理、分析及反馈。

选派护理骨干220余人次参加全国口腔护理学术交流会议和国家级继续教育培训，选派5名护士参加肿瘤、重症、急诊、消毒供应中心和手术室专科护士培训。完成5家高职医学院校实习护生49人次的临床生产实习，完成3名北大护理学院2014级本科生的专科实践。

医院2名护理相关专业硕士研究生导师为北京大学护理学院培养硕士研究生6人，其中儿科方向硕士研究生1人、口腔护理专业硕士研究生5人。承担北京大学护理学院本科班口腔护理学选修课每年14学时的理论授课及4学时的临床见习任务。

科研工作 申请项目237项，获资助66项，总计经费4118.68万元。其中，国家自然科学基金28项，直接经费1070万元（面上项目13项、青年科学基金15项）；牵头国家重点研发计划项目2项（增材制造与激光制造、生物医用材料研发与组织器官修复替代各1项），经费1075万元；北京市自然科学基金5项，经费100万元；首都临床特色应用研究4项，经费148万元（重点项目1项、特色项目3项）；首发专项3项（自主创新），经费120万元；北京市科技计划2项（医药协同科技创新研究、市民健康），经费260万元；教育部联合研究基金1项，经费100万元；宁夏回族自治区重点研发计划4项，经费290.68万元；北京大学医学部项目17项（学院建设专项1项、医+X青年专项2项、临床科学家2项、长江学者项目2项、基础研究专项1项、智慧医疗专项1项、学术交流专项1项、青年培育专项4项、交叉学科种子基金3项），经费955万元。

冯海兰教授课题组"先天性牙齿发育异常的遗传因素及仿生牙体组织修复"研究项目获2018年度中华口腔医学会科技奖二等奖，张益教授课题组"口腔颌面创伤救治及继发畸形整复的基础和临床研究"项目获2017年度教育部高校科研优秀成果奖二等奖、2018年度中华口腔医学会科技奖三等奖。申请专利39项，其中国内发明专利34项、实用新型专利5项；授权发明专利11项、实用新型专利7项；专利转化6项，软件著作权转化1项。

"双一流"建设。围绕颌骨缺损修复重建等领域8个方向凝练学科发展规划。建设口腔医学科研教学平台，打造口腔医学高峰学科方向。

口腔数字化医疗技术和材料国家工程实验室自主研发的"牙体预备机器人"成果与以色列某公司协议共同开展产品转化研究。举行国家口腔疾病临床医学研究中心北京大学口腔医院中心启动会，建立以北大口腔医院为核心、38家医疗机构的口腔临床医学研究团队。口腔数字医学北京市重点实验室通过北京市科委组织的北京市重点实验室3年考核，口腔数字医学北京市国际科技合作基地通过北京市科委组织的现场考核。国家干细胞临床研究机构学术委员会完成3项干细胞临床研究项目审查。

医学教育 在校学习980人，其中本科生（含八年制）308人、在读研究生347人（博士生161人、硕士生186人）、进修生143人、规培住院医师182人。在职申请学位在读27人。

录取研究生132人（博士生68人、硕士生64人），毕业研究生58人（博士生39人、硕士生19人），接收在职申请学位5人（博士4人、硕士1人）。

招录住院医师31人。在北京市一阶段住院医师规范化培训考核中，考生48人，通过率93.7%；北京大学医学部二阶段考核中，考生40人，通过率95%。

招收进修生223人，其中少数民族16人、西部地区38人、访问学者及基层骨干学员6人、"西部行"计划免费学员2人、贵州省"黔医人才计划"第三期免费学员1人、对口支援协议培养33人（其中免费1人）。

学术交流 接待外宾来访61批次117人次。短期公派出访102批次204人次。与加拿大英属哥伦比亚大学、美国哈佛大学、国际口腔种植学会北京奖学金中心等签订或续签框架协议。继续与日本东北大学、朝日大学、明海大学、美国波士顿大学等开展海外研修项目，派出33人次，接待来访42人次。在第九十六届世界牙科研究协会年会期间，首次开设展台。申请科技部与日本文部科学省的"樱花科技计划"项目，选派师生到日本3所牙学院交流，对口学校分别为日本姊妹校朝日大学、明海大学、东北大学。

召开由医院发起、全国108家联盟成员单位参与的口腔医学数字技术研究与应用联盟成立大会，促进口腔医学数字领域自主创新研发。联盟将聚集口腔数字医学国内精英人才团队，通过自主创新研发，建立全球口腔数字医学领域下一代的里程碑技术，形成口腔数字医学产学研的中国力量，实现口腔中高端数字诊疗装备、材料和技术产品的中国创造。

信息化建设 加强电子病历系统建设与功能应用水平分级评价，对照《电子病历系统功能应用水平分级评价方法及标准》开展应用水平评估，开展系统升级改造；推动数据平台建设及互联互通标准化成熟度测评，对照《医院信息互联互通标准化成熟度测评指标体系》开展数据资源标准化建设，逐步实现院内业务系统信息的互联互通。通过了成熟度4级的甲等实验室测评、专家文审；加快医院运营管理平台建设，逐步实现财务、人员、物资等医院综合管控过程的一体化。推进"互联网+"便民惠民服务，提供挂号、取号、缴费等业务流程的线上移动应用及线下自助服务。依托财政拨款项目，升级远程医疗音视频设备与远程医疗服务平台。

质控中心工作 推动国家口腔医学质控中心工作，全国建立28个省级口腔质控中心（新建4个）、152个地市级口腔质控中心（新建17个）、288家口腔专业质控的哨点医院，出版第一版单行本口腔质控报告《2018年国家医疗质量与安全报告——口腔医学》。

口腔疾病预防工作 参与国家卫生健康委等国家项目和公益项目11项，承担国家卫生健康委全国儿童口腔疾病综合干预项目的管理及技术支持（国家项目办4人和国家技术组3人）；承担全国第四次口腔健康流行病学调查项目专家组、技术组和督导组工作。作为中国牙病防治基金会支撑单位，完成"爱牙牙天使行动""粉红行动""口腔健康促进示范幼儿园项目"等多项公益项目。举办第一届中国口腔显微医学大会。

社会工作 中国医师协会口腔医师分会工作。举办第三期基层口腔医师学术培训资助活动，其中西部地区33人。举办国家级继续教育培训4项：第十六届口腔医师论坛、第二届口腔医师高端论坛、全国口腔诊疗器械消毒灭菌技术规范培训高级研修班、口腔医师风险防范与权益维护高级研修班。

中华口腔医学会工作。支持中华口腔医学会"西部行"、孤残儿童项目等公益活动，支撑学会承办全国爱牙日活动和学术年会。

WHO预防牙医学科研与培训中心工作。中心办公室主任郑树国代表中国出席在尼泊尔举办的第十届亚洲首席牙医官会议并在大会发言。

基本建设 完成污水站改造、低压配电改造。与海南省三亚市共同筹建的北京大学口腔医院三亚分院办理土地证及相关手续，形成完整方案（第八版）、项目建议书。

（撰稿：王明亮　审核：王　晃）

领导名单

党委书记	周永胜
院　　长	郭传瑸
副 院 长	李铁军　邓旭亮　蔡志刚　江　泳
副 书 记	张祖燕　张汉平

北京大学肿瘤医院
北京肿瘤医院
北京大学临床肿瘤学院
北京市肿瘤防治研究所

地址：海淀区阜成路52号（100142）　电话：88121122

网址：www.bjcancer.org

基本情况 卫技人员1867人，其中正高级职称138人、副高级职称214人、中级职称518人、初级职称940人、未定级57人。

年底医用设备净值20412万元，其中甲类医用设备1台、乙类16台；年内新购医用设备总金额12160万元。医院总收入291200万元，其中医疗收入

250300万元。

机构设置 4月9日，北京大学医学部批复确定医院国内合作与产业处为正处级；7月17日，成立挂号室（亚科，隶属门诊部）；8月14日，成立医学技术人员管理办公室（亚科，隶属医务处）；4月17日，成立质量管理处，10月31日，质量管理处更名为质量管理办公室（亚科）；11月27日，临床规范化培训科更名为临床规范化培训和进修医师管理办公室（亚科）。

改革与管理 制定《医院病历管理制度》，编写《医院病历书写规范（2018版）》，开展病历内涵评审、优秀病历展评；规范临床危急值管理、POCT管理、知情同意（告知）书管理；开展JCI评审工作，制定、修订院级制度、工作流程、应急预案450余项。

医联体建设。7月24日，以医院为核心单位，由21家医疗机构组成的海淀区肿瘤专科医联体经海淀区卫生计生委批复成立；10月25日，签约成为以阜外医院为核心的心血管内科医联体成员单位。

医院多地点执业机构备案医师115人，多地点注册医师74人，在外省多地点注册医师6人。外院在院多点执业医师5人。

医疗工作 出院78090人次，床位周转98.44次，床位使用率102.65%，平均住院日3.8天，住院手术15930例。全年用血11988单位，其中红细胞悬液5059单位、血浆607700毫升、机采血小板705治疗量、手工血小板152治疗量；自体血回输21人次34单位。

实施临床路径的有21个科室130个病种，临床科室上线使用124条临床路径，入径率70.25%。

预约挂号管理。预约方式有京医通微信、京医通自助机、医院官网、官方微信、窗口、诊间、出院复诊、114电话和北京市预约挂号统一平台预约等。预约挂号632268人次，占门诊总人次的95.6%。

新技术、新疗法。开展6项北京市"限制临床应用"医疗技术，11项医疗新技术通过医院医疗质量管理委员会审核。国内首个获批治疗晚期黑色素瘤的PD-1单抗可瑞达进入中国，9月21日，肾癌黑色素科主任郭军教授开出可瑞达国内第一张处方。淋巴瘤科西达本胺临床试验项目通过了中国台湾食药监部门新药上市核查。

药物管理。药占比41.14%，其中门诊药占比42.61%、住院药占比40.15%。门诊抗菌药物使用率0.73%，住院抗菌药物使用率6.11%。

医保工作。医保出院21291人次，总费用35025.28万元。11月15日，执行17种国家谈判抗癌药纳入北京市医保药品目录。

三级医疗。制定医院双向转诊工作制度，接收上转患者3人次、下转患者2378人次。

医疗支援。技术合作项目10项，包括：北京新里程肿瘤医院、北京迦南门诊、北京大学国际医院、北京和睦家医院、顺义区妇幼保健院、北京南郊肿瘤医院、吉林国文医院、哈尔滨市第一医院、沈阳市第五人民医院、河北省沧州市人民医院。对口支援合作项目3项，包括：内蒙古巴林右旗医院、包头市肿瘤医院，宁夏中卫市人民医院。胸外二科吴楠教授赴西藏大学医学院挂职常务副院长（自2月）、院长（自7月）工作1年半；8月，医务处李想赴西藏拉萨市人民医院工作1年。6月，党委书记朱军带领医疗队赴西藏拉萨开展"心系西藏，精准帮扶——北京大学肿瘤医院西藏行"活动。

医疗纠纷处理。参加医责险1107人，总费用109.88万元。年内，化解医疗投诉及纠纷514件；赔付总金额712.88万元，其中医院承担593.32万元。

护理工作 护士797人，其中本科497人、研究生19人。医护比1：1.78，床护比1：0.99。ICU床位8张。

选派护士长59人次参加各级学会主办的护理管理培训。举办国家级、市级继续教育学习班42学时。接收护理实习生77人、进修护士68人、中华肿瘤专科护士77人、北京肿瘤专科护士14人、北京护理学会静脉输液治疗专科护士23人、中华护理学会伤口造口失禁专科护士3人、北京大学第一医院国际造口治疗师6人、中华护理学会PICC专科护士培训10人。

护理骨干参加国内外会议交流15人次，其中大会发言6人次、壁报交流9人次。在核心期刊发表科研论文19篇。

科研工作 申报院外课题295项，获资助106项，科研经费6493万元。其中，国家级课题资助36项，科研经费3622.86万元；其他中标课题70项，科研经费2870万元。结题46项，在研院外课题及人才类项目300余项、院内课题57项。

1月8日，在人民大会堂召开的国家科学技术奖励大会上，季加孚教授牵头项目"胃癌综合防治体系关键技术的创建及其应用"获国家科学技术进步奖二等奖。乳腺癌预防治疗中心欧阳涛牵头项目"原发性乳腺癌腋窝淋巴结处理路径创新与应用"获华夏医学科技奖三等奖。消化内科张丽燕的"便携式防化脱发的低温按摩帽"获实用新型专利。医院临床路径系统、临床科研一体化系统、分子诊断中心信息系统获软件著作权。作为第一或责任作者单位发表论文397篇，其中SCI论文217篇，影响因子大于5的论文63篇。

恶性肿瘤发病机制及转化研究北京市重点实验室在北京市科委考核评估中评为优秀，获"北京市科技创新基地培育与发展工程专项"130万元资助。以教育部、北京市重点实验室作为第一或责任作者单位发表SCI论文183篇。

医学教育 招收研究生89人，其中博士研究生48人、硕士研究生41人。教师536人，其中教授39人、副教授64人。

依托中青年人才培养攀登计划选派8人出国进修。医院有北京市住培基地5个，在培医师及专业型研究生269人。送出委培住院医师11人，招录住院医师16人，接收进修医师159人。

学术交流 外国专家来院短期交流访问44人次，出国交流85人次。组织召开第五届北京淋巴瘤国际研讨会、第十三届全国胃癌学术会议、第四届北京黑色素瘤国际研讨会、第六届复发转移乳腺癌的管理和综合治疗进展学习班、第十一届肿瘤常见症状规范化处理学习班、第五届全国乳腺癌规范化诊断治疗学习班、第八届燕京肿瘤临床与PET/CT应用会议、胸部肿瘤中心第三届学术年会、第九届肿瘤精准放化疗规范暨2018全球肿瘤放疗进展论坛、第五届国际微创介入治疗多学科与靶向治疗国际论坛。

7月14日，举行第二届"一带一路"国际肿瘤诊疗峰会暨满洲里论坛；10月10日，北京大学肿瘤医院——德国慕尼黑工业大学共建上消化道肿瘤联合实验室正式启动。

信息化建设 年内信息化建设总投资1715.32万元。便民惠民信息化重点项目包括：CT诊间自动预约，门诊医生一站式解决患者检查预约；患者APP服务平台，实现患者在线病历查询、用药指导、费用查询、检查检验报告查询等服务；住出院精准排队系统，实现门诊、病房、住出院一体化业务管理流程。临床及管理信息化重点项目包括：数字签名项目实现全院临床检验报告无纸化，肿瘤专科单病种管理系统在胃肠科室应用上线，伦理系统实现移动数字签名，护理系统升级提升护理精细化管理及护理效率，PACS系统升级改造系统，药库电子标签系统实现药品电子引导分拣出库。政府规划项目包括：京医通项目实现检验自助打印功能，北京市医保患者跨院医嘱共享项目全院上线使用，软件正版化项目完成全部HIS电脑正版化，电子病历共享实现区域电子病历共享。

远程医疗。开展远程会诊383例；远程影像3949例、远程病理156例；远程教学16次，培训2481人次，覆盖全国25个省市及地区321家医疗机构。1月12日，国务院副总理刘延东在海南现场观摩了医院与海南成美国际医学中心开展多学科交互式远程会诊。

编辑出版 《中国癌症研究》英文杂志出版6期，刊稿69篇，发行600册，基金论文比72%。《癌症康复》杂志出版4期，刊稿120篇，发行量8000册。

肿瘤防办工作 挂靠在医院的北京市肿瘤防治研究办公室成立于1976年，负责北京市的癌情监测、重点癌种早诊早治、肿瘤防控健康教育及相关科研工作。主办《癌症康复》杂志季刊和电子月刊。

肿瘤登记。对北京市48家二级及以上医院2014~2016年新发肿瘤患者11275例病案进行核查；承担国务院总理基金项目，完成北京市32家医院肺癌患者的高精度数据补充工作，涉及病例22850例，符合项目方案要求，实际摘录病例19607例。

早诊早治。国家城市癌症早诊早治项目（北京地区）2017~2018年度，北京市城六区共完成高危问卷评估24326例，评估出高危11562例；完成临床筛查9256例，任务完成率92.56%，筛查阳性者819例。国家农村癌症早诊早治项目（北京地区）2017~2018年度，北京市农村大肠癌筛查34251例，评估出高危10017例，完成临床筛查6008例，早诊220例，早诊率95.24%；肺癌筛查在同一人群中继续推进，共完成1771例年度复查和229例基线筛查，任务完成率100%，检出肺癌2例。

癌症科普宣传、健康教育。参与《北京市2017年卫生与人群健康状况报告》肿瘤部分的撰写，解读《2017年卫生与人群健康状况报告解读》中肿瘤相关数据。设计制作《"阳光长城计划"——肿瘤科普系列丛书（六）》，录制北京城市广播《健康加油站》广播节目。肿瘤防办新浪微博发布微博200条，包含原创图片466张，阅读1125731人次。

技术培训。召开北京市户籍肿瘤患者社区随访技术培训会、肿瘤患者社区随访工作总结暨技术培训会，癌症早诊早治项目技术培训会、肿瘤登记技术培训会。

基本建设 新建病房楼工程结构封顶，年度投资2205万元；完成门诊楼加建客梯工程，年度投资82万元。

（撰稿：姚　勇　王　伦　审核：仲西瑶）

领导名单

党委书记	朱　军
院　　长	季加孚
副 书 记	陡铁夫　许秀菊　薛　冬
纪委书记	陡铁夫
副 院 长	郭　军　沈　琳　苏向前　潘凯枫
	邢　沫
总会计师	刘军燕

北京大学第六医院
北京大学精神卫生研究所
北京大学精神卫生学院

地址：海淀区花园北路51号（100191）　电话：82801984

网址：www.pkuh6.cn

基本情况　职工416人（在编311人、派遣103人、博士后2人），其中正高级职称39人、副高级职称36人、中级职称156人、初级及未定职称185人。离退休人员144人。

年底医疗设备总值4546.96万元，年内新购医疗设备573.96万元。全年业务总收入32605.22万元，其中医疗收入30534.35万元。

改革与管理　配合北京市有关部门，推进落实医改工作，完成医改实施后的数据上报、医改政策的告知和解释工作。健全医院管理制度，推进党委领导下的院长负责制。

连续9年获得复旦大学中国医院最佳专科声誉排行榜精神医学专科第一，连续4年获中国医学科学院医学信息研究所"中国医院科技量值（STEM）"精神病学排行榜第一。

医疗工作　出院3311人次，床位周转14.9次，床位使用率105.18%，平均住院日25.55天。年内派遣医务人员实施心理危机干预4次，共派出7名医务人员。

预约挂号管理。预约方式有114电话预约、北京市预约挂号统一平台网上预约、支付宝预约和出院患者复诊预约。其中，通过114平台预约62040人次，通过支付宝预约57466人次，通过诊间预约127318人次，现场预约106061人次。

新技术、新疗法。临床心理测评中心新增15项神经认知测评，检验科新增血氨浓度和同型半胱氨酸浓度测定项目，中医科新增离子导入治疗疼痛项目，临床核磁共振中心和放射科联合开展核磁共振诊疗项目。

药物管理。药占比57%，其中门诊药占比74%、住院药占比8%。住院患者抗菌药物使用率0.55%。

医保工作。医保出院1191人次、总费用2999.37万元，其中北京市医保913人次2292.5万元，异地医保持卡结算278人次706.86万元。年度门诊总额控制指标额5304.76万元。医保门诊次均费用637.64元，住院日均费用881.47元。

医疗合作。共向9家合作医院派出专家31人次139天，合作医院包括河北省精神卫生中心、海淀精防所、贵州省第二人民医院等，派出专家主要开展常规医疗技术工作指导、教学查房、门诊带教、科研能力培训、管理指导等；接收合作单位研修和进修人员；推进海淀区医联体工作，定期派出医生到4家社区精神卫生分中心出诊，组织社区患者开展精神康复活动，开通社区患者绿色通道转诊服务，同时通过对海淀区残联工作人员和社区精防医生理论培训、病房住院医生理论培训、年轻骨干医师进病房查房、社区健康大讲堂、志愿者培训等，提高海淀区社区精神卫生服务水平。

医疗纠纷处理。参加医责险300人，总费用7.55万元；多点执业医师15人，总费用1.08万元。发生纠纷133件，调解中心调解1件，法院调解1件，患方与陪护公司纠纷1件。

护理工作　护士132人，其中本科78人、研究生5人。医护比1：1.12，床护比1：0.47。

加强重点环节的管理，保障患者安全。持续提升护理不良事件的管理水平，护理不良事件上报率和整改率均为100%。

选送临床科室骨干护士外出培训学习65人次，其中出国培训5人、参加中华护理学会精神科专科护士培训2人。

完成北京大学医学部护理本科生授课48学时、临床实习83人、临床专科护理实践9人，研究生临床实习2人。医院成为中华护理学会精神专委会主委单位，通过中华护理学会精神科专科护士临床实践基地的评审，接收中华护理学会精神科专科护士临床实践60人、护士进修学习38人。

科研工作 于欣获批国家重点研发计划"重大慢性非传染性疾病防控研究"重点专项，经费958万元；王向群作为任务负责人承担重大新药创制科技专项课题1项，经费364.47万元。获批10项国家自然科学基金项目，总资助直接经费2025.78万元。其中，陆林获批国家自然科学基金国际（地区）合作与交流项目1项，经费592.4万元；陆林创新研究群体项目再获滚动支持，经费619.7万元；岳伟华获批国家杰出青年科学基金项目1项，经费420万元。组织申报国家卫生健康委、北京市科委、北京市卫生健康委等各类项目，共获批省部级科研项目13项，经费959.81万元。

医院人员作为第一作者或通讯作者发表学术论文148篇，其中英文论文56篇（英文SCI收录期刊论文54篇），在中文核心期刊发表论文48篇。岳伟华团队申报的"精神分裂症的遗传易感性研究"获2018年度高等学校科学研究优秀成果奖（科学技术）自然科学奖二等奖。

有1个国家临床医学研究中心，1个部委级重点实验室——国家卫生健康委精神卫生学重点实验室（北京大学），2个北京市重点实验室——痴呆诊治转化医学研究北京市重点实验室、药物依赖性研究北京市重点实验室。有国家临床重点专科建设项目1项。

医学教育 承担北京大学医学部临床医学、预防医学、护理学和部分协和医学院精神病学大课及见习教学工作，共完成7个临床教学医院的本科生精神病学教学工作。有教授9人、副教授13人。招收硕士研究生19人、博士研究生20人、八年制2人，同等学力申请硕士学位12人。

有北京市在培住院医师58人，二阶段在培住院医师1人，专科医师规范化培训学员9人。

组织申请国家级继续医学教育项目29项，实际举办24项，举办区县级项目（含护理部）59次，共招收各种专项研修/临床进修148人。

学术交流 与美国佛罗里达大学、哈佛医学院等开展合作交流，并与国际阿尔茨海默病协会世界卫生组织总部和西太区办公室、美国精神病协会、世界精神病协会等国际组织和机构保持密切联系，进行多领域的合作研究。年内，新立项国际合作项目2项：与英国爱丁堡大学新开展痴呆预防与照护促进项目、与中石油美国公司开展公司员工心理健康提升项目。

主办第五届中国睡眠与心身医学论坛暨2018年北京医师协会精神科学术年会、抑郁症的规范化治疗培训等，国内专家、学者参会1100余人次。举办北京大学第六医院第六届精神专科医院管理论坛、精神专科医院院际合作院长论坛等。

公共卫生服务 继续承担国家精神卫生项目办公室工作。年内中央财政下拨项目经费4.72亿元。截至12月底，686项目总投入经费43.53亿元，其中中央累计投入28.38亿元、地方配套15.15亿元。工作覆盖全国31省（自治区、直辖市）的332个市州及2832个区县，登记并录入国家严重精神障碍信息系统患者599.4万人，纳入社区随访服务561.5万人，在册患者管理率93.7%，在册患者服药率80.4%。

进一步推进全国精神卫生综合管理试点工作，完善国家严重精神障碍信息系统，推动社会心理服务体系建设试点工作方案的出台。

健康教育 加强健康科普培训和宣传工作。派出专家参加北京市心理健康科普大讲堂。组织专家参加北京市卫生健康委组织的科普专家培训会，提高医院专家健康科普能力。利用院内媒体在医院简报、官方微信公众号、微博、医院官网等发布精神疾病有关科普知识。结合世界精神卫生日，举办健康讲座及义诊活动，扩大科普知识受众。与媒体合作协调专家参与科普节目，撰写科普文章。

信息化建设 完成医院HIS系统、电子病历系统、门诊分诊叫号系统、无线医护系统、心理测查系统、检验系统、美康医药系统、门禁等系统的运维。完成医院信息数据统计及上报、信息系统改造、医保相关项目、信息化建设采购等。完成国家卫生健康委平台项目相关工作。

（撰稿：白　杨　审核：陆　林）

领导名单

院　　长　陆　林

党委书记　王向群

副 院 长　岳伟华　司天梅　孙洪强　张　霞

副 书 记　刘　靖

总会计师　李秀华

北京大学首钢医院

地址：石景山区晋元庄路9号（100144） 电话：57830000
网址：www.sgyy.com.cn

基本情况 职工1853人（在编984人、合同869人），其中卫技人员1564人，包括正高级职称42人、副高级职称116人、中级职称482人、初级师480人、初级士190人、无职称254人。

年底医疗设备总值33914万元；年内新购医疗设备总值3554.97万元，其中乙类医疗设备5台（核磁2台、CT 2台、DSA 1台）。业务总收入160680.14万元，其中医疗收入155741.08万元。

机构设置 3月19日，成立放射治疗科。6月5日，呼吸内科更名为呼吸与危重症医学科。11月27日，成立外周介入科。12月26日，院务会议研究决定自2019年1月1日起撤销北京益生福林商贸中心机构及职能。

改革与管理 6月、12月，医院分别召开第十九届三次、四次职代会，先后表决通过了《北京大学首钢医院事业单位转企改制方案》和《北京大学首钢医院职工安置方案》。

医院为17名外院医师办理了多点执业。11月21日，北京大学公共卫生学院朱广荣教授带领调研组对医院紧密型医联体建设和分级诊疗工作情况进行调研。

医疗工作 出院34236人次，平均住院日9.2天，床位使用率92.60%。手术7598例。实施临床路径19个科室106个病种。全年用红细胞悬液5567单位、血浆765400毫升、血小板791治疗量，自体血回输229人次154595毫升。

预约挂号管理。预约方式有网络预约、微信预约、窗口预约、电话预约、诊间预约、出院复诊预约和社区转诊预约等。预约挂号19477人次，占门诊总人次的3.14%。

开展新技术、新项目34项，如心血管内科的冠状动脉优化旋磨术、泌尿外科的全息影像技术。

药物管理。药占比36.2%，其中住院药占比27.6%、门诊药占比49.5%。门诊患者抗菌药物使用率13.50%、急诊患者抗菌药物使用率34.38%、住院患者抗菌药物使用率52.58%、住院患者特殊级抗菌药物使用率10.30%、住院患者抗菌药物联合使用率39.89%。

医保工作。医保出院21668人次，总费用44798.597万元。

医疗支援。与内蒙古宁城县中心医院新建对口帮扶关系。6月13～15日，医院赴宁城县举办"携手奔小康医疗精准帮扶"活动，医护人员为宁城县各乡镇卫生院、县中心医院医护人员举办专题讲座及交流分享经验，并举办对口帮扶定点医院、远程医疗中心揭牌仪式。截至年底，帮扶医院增至5家，包括内蒙古宁城县中心医院、内蒙古四子王旗人民医院、内蒙古一机医院、北京市大兴中西医结合医院、首钢水城钢铁（集团）有限责任公司总医院。组织5次大型义诊活动，安排骨科、呼吸与危重症医学科、泌尿外科、影像科、妇产科、神经内科等医生17人次驻院对口支援；开展20余例远程会诊，6次多科室现场病例讨论。呼吸与危重症医学科、普外科、泌尿外科每月定期派医师到首钢水城钢铁（集团）有限责任公司总医院进行对口支援帮扶。

医疗纠纷处理。参加医责险1289人，总费用100.42万元。发生医疗纠纷20件，其中医调委调解13件、诉讼7件，结案4件。年度赔偿485.01万元。

护理工作 护士726人，其中本科302人、研究生7人。医护比1：1.72。ICU床位45张。

根据2017年度北京市优质护理服务评价标准，修订医院临床优质护理评价标准和门急诊优质护理服务评价标准。以结构—过程—结果理论为指导的护理不良事件管理改进项目获得医院管理创新评比二等奖。不良事件上报率98.6%、整改率100%。

外送护士进修5人，接收进修护士2人。12人参加专科护士取证培训，其中血透护士2人、血透技师1人、急诊室护士1人、重症护士1人、静疗护士2人、骨科护士1人、肿瘤科护士1人、老年护士2人、手术室护士1人。承担北大方正软件技术学院护理专业临床课教学共4门课程300学时。

科研工作 发表论文152篇，其中核心期刊收录76篇，SCI期刊收录16篇。在统计源期刊发表护理论文17篇。8月，院长顾晋带领的胃肠外科科研团队与北京大学生命科学学院李程课题组联合申请的"基于少量细胞的三维基因组技术开发和在肠癌转移研究中的应用"项目获国家自然科学基金面上项目资助。

医学教育 完成北京大学医学部2014级生物医学英语专业和2015级海外口腔专业48人的教学任务，完成2014级西藏大学医学院20人、2013级北京卫生职业学院4人的临床教学实习任务，完成2015级沧州医专15人、2015级山西医科大学汾阳学院3人、2015级石家庄医学高等专科学校10人、2015级运城护理职业学院7人、其他学校学生4人的教学实习任务。医院培养硕士研究生2人、博士研究生2人。

医院参加北京市卫生计生委专科医师规范化培训的住院医师共90人，其中一阶段34人、二阶段56人。接收进修生47人。举办短期学习班27次，5200人次参加。全年脱产学习244人次，到院外进修21人，出国进修2人。录取研究生17人，其中硕士生10人、博士生7人。

学术交流 接收2名意大利学生来院短期学习交流。

6月21日，在医院举办2018北大医学—北京西部医学论坛，围绕医学人文、泌尿外科全息影像系统的开发和研究、安宁疗护等主题举办讲座。6月27日，在万达嘉华酒店举办石景山区首届医疗管理论坛。8月31日，台北医学大学附属医院大肠外科主任、达·芬奇手术中心主任、台湾机器人手术学会常务监事郭立人教授一行来院进行学术交流。

信息化建设 完成住院药房摆药机控制程序、住院医生移动查房系统等信息系统研发，完成肝胆胰外科智慧病房系统的集成与实施、银医自助机项目一期和移动护理系统等项目建设。落实与石景山区双向转诊信息平台对接项目，完成同社区的诊疗数据共享平台和分级诊疗相关平台建设。新增部分提升临床工作效率的业务系统功能模块。与北京联想智慧医疗信息技术有限公司就打造智慧医院开展合作。

基本建设 推进新门急诊医技大楼建设项目，改善优化新门急诊医技大楼三级医疗布局。完成肝胆胰外科、病理科和生物样本库、胃肠镜麻醉恢复室等装修改造项目，启动住院大楼介入中心改造工程，完成病案科和出入院管理处的腾挪改造工程。推进建立一站式后勤服务中心，完成医院液氧站升级改造，建立电气动力安全智能监控平台。

（撰稿：吴妍彦　审核：贺利军）

领导名单

院　　长　顾　晋
党委书记　向平超
副 院 长　雷福明　王海英　杨布仁　王宏宇

北京大学国际医院
北京大学第八临床医学院

地址：昌平区北清路生命科学园生命园路1号（102206）　电话：69006900
网址：www.pkuih.edu.cn

基本情况 卫技人员1570人，其中正高级职称49人、副高级职称62人、中级职称397人、初级师860人、初级士202人。

年底医疗设备净值39537万元，其中甲、乙类医用设备10台；年内新购医用设备总金额13763万元。医院总收入143746万元，其中医疗收入141460万元。

机构设置 4月17日，医院执业许可证变更，增设肝脏移植和肾脏移植项目。5月2日，增开心脏监护病房（CCU）。5月24日，合并特需医疗部、国际医疗部，成立特需国际医疗部。6月1日，撤销儿童血液科。12月，北京大学批复医院增名"北京大学第八临床医学院"。

改革与管理 按照"院有特色、科有重点、人有专长"发展战略,对学科进行重新论证,对特色诊疗中心、重点学科、普通学科、平台科室及高端服务科室进行了重新定义。其中,特色诊疗中心为骨与关节中心、神经疾病中心、肿瘤诊疗中心、心脏中心、妇产医学中心、消化医学中心、睡眠医学中心、器官移植中心,重点学科为麻醉科、放疗科、重症医学科、肾内科部、眼科部、普外科部、急诊科、呼吸与危重症医学科、口腔、口腔颌面外科,重要平台科室为检验科、影像科、病理科、消毒供应中心和药学部。

6月,获批昌平区药学质量和改进中心、昌平区产科质量控制和改进中心。7月,市卫生计生委批复医院为2022年冬奥会场馆医疗保障牵头医院之一,负责首体短道速滑馆医疗保障工作。11月8日,获批昌平区区域消毒供应中心。

医联体建设。 制定医联体工作管理办法,完善医联体单位双向转诊流程、4类慢性疾病医联体内双向转诊基本标准及转诊流程。构建互联网+医联体连续医疗服务模式,兼容PC端及移动端,实现患者必要诊疗信息交互的双向转诊系统全面上线并接入全部医联体单位,以提升基层服务能力、创新资源下沉形式为核心的急速问诊系统建设进入上线调试阶段。4月14日,心血管内科专家工作站在马池口社区卫生服务中心挂牌,派出专家坐诊及定期带教,年内完成专家门诊14次,诊疗患者100余人次;利用技能培训平台专业培训11次,参加600余人次;组织基层护理技能大赛,赛前培训60余人次,制定并印发《社区护理制度及操作规范》。区域开展8场学术交流活动和11场联合大型义诊活动,组建京北医生沙龙群与海淀医生沙龙群,加强与基层医生的互动交流、合作与转诊。

多点执业医师220人,其中固定兼职医师118人。

医疗工作 出院32278人次,床位周转30.5次,床位使用率75.0%,平均住院日8.93天。住院手术17064例。剖宫产率29.2%,无孕产妇死亡,新生儿死亡率0.385‰,围产儿死亡率2.38‰。实施临床路径的有31个科室152个病种。全年用红细胞12200单位、血浆1134800毫升、血小板2948治疗量,自体血回输694人次1591单位。

预约挂号管理。 开展非急诊全面预约,预约方式有官网、微信公众号、电话、窗口、自助机、医生诊间工作站、支付宝等。全面实现实名预约,患者预约成功后,会收到预约确认及提前一日的就诊提醒,内容包括就诊信息、建议就诊时间范围、来院路线、来院后取号的方式及流程、就诊科室的位置等信息。预约就诊673293人次,占门诊总人次的88.87%。

新技术、新疗法。 全年申报并院内审批通过新技术、新项目47项,涉及心内科、妇产科、神经外科、消化内科等21个科室。其中国家及北京市限制类医疗技术5项,包括角膜移植术、激光消融治疗技术(在2个科室开展)、射频消融治疗技术(在2个科室开展)、肿瘤热疗技术、结构性心脏病的介入治疗技术等。经医院医疗技术临床应用管理委员会审批通过后开展的新技术、新项目40项,包括经食道超声心动技术、神经心理测验、动态葡萄糖监测、腔镜下乳腺良性疾病手术、口腔注射技术(肉毒素注射和玻尿酸注射)等。

药物管理。 药占比24.58%,其中门诊药占比26.88%、住院药占比23.35%。加强抗菌药物权限分级管理,门诊抗菌药物使用率7.32%、急诊抗菌药物使用率32.34%、住院抗菌药物使用率44.90%。

医保工作。 医保出院19462人次,总费用53125.17万元。

三级医疗。 医联体单位通过IDS系统、双向转诊系统、微信公众号及电话预约等方式上转患者1806人次,其中门诊患者1563人次、住院患者243人次;通过转诊平台预约转诊患者307人次,预约专科18个。下转患者603人次。

医疗支援。 对口支援河北省尚义县医院,派出5个科室医生12人,累计工作20天,开展查房或疑难病例讨论11次,手术27例,举办培训讲座12次,服务患者606人次;接收对方医生来院进修4人。接收内蒙古阿鲁科尔沁同济医院来院进修医生1人。

医疗纠纷处理。 参加医责险2100人,总费用151.45万元。发生医疗纠纷42件,其中调解37件、诉讼5件。年度赔付总金额198.54万元,其中医院承担196.44万元。

护理工作 护士912人,其中本科459人、研究生6人。医护比1:1.89,床护比1:0.85。ICU床位63张,其中成人ICU床位26张、CCU床位9张、RICU床位8张、NICU床位20张。

开展特色护理与高端护理,完成ERAS护理路径11项,开展癌痛规范化治疗示范病房,高端产科优化产妇分娩体验。开发健康教育新途径、新形式,包括视听辅助检查注意事项34项,15种疾病患者饮食指导。推动护理延伸服务,出院患者100%电话随访。继续开展专科门诊服务,包括糖尿病健康宣教门诊、助产咨询门诊、母乳喂养门诊、伤口造口门诊、PICC门诊、腹膜透析门诊,高端儿科增加乳腺按摩护理服务内容。护理不良事件上报率98%、整改率100%。

开展护理质量提升、不良事件管理、成本管理、健康教育、职业认同5项新举措，促进管理理论向实践的转化。组织护理职业感悟和尊重主题活动各1次，面向全院护士发出"尊重"倡议，将尊重融入工作中。

完成护理科研课程培训4次，为医联体护理人员提供继续教育项目培训支持32次、提供操作技能培训10次。完成护理理论培训54场，培训8500余人次。完成医联体护理技能操作大赛，举办护理质量与安全管理沙龙。

派送1名护理骨干至北京大学第三医院进修学习。护理人员外出参会161人次，会议内容涉及各科室对应专业、护理管理、感控管理等。派遣护士15人参加各类专科护士培训，其中参加北京护理学会专科护士学习9人，包括静脉输液治疗、糖尿病健康教育、消毒供应中心、急诊、ICU、骨科、老年护理、手术室、伤口造口失禁等方面专题；参加中华护理学会专科护士学习6人，包括手术室、重症、肿瘤、血液净化、急诊急救等方面专题。

承担10所大专院校护理在校生121人的实习任务，其中本科生86人、专科生35人。接收7家医院14名护理进修人员。

科研工作 申报纵向课题44项，中标10项。其中，国家级4项（国家自然科学基金3项、科技部重点研发计划子课题1项），北京市级5项（市科委干细胞与再生医学研究专项1项、首都临床特色应用研究3项、市中医局科技发展资金1项），昌平区科技发展资金1项。批复经费640万元；医院对首都临床特色应用研究项目、市中医局科技发展资金项目、昌平区科技发展资金项目予以经费匹配30万元。立项横向课题3项。在研课题118项，结题26项。全年到位经费761.8万元。

授权新型专利1项。

医学教育 有教师486人，其中教授5人、副教授

8人。录取硕士研究生1人。院外进修11人。

学术交流 6月28日，蒙古国肝病专家团14人来院交流。8月17日，与坦桑尼亚莫西比利骨科研究所及莫西比利卫生与联合科学大学签署战略合作协议。10月12日，举行与日本国立国际医疗研究中心医学交流合作签约仪式。10月17日，挪威卫生和护理部国务秘书率挪威卫生科技集团、挪威DNV GL公司、Respinor公司到访交流，探讨医疗技术成果的临床应用、医疗服务等。

信息化建设 年度信息化建设投入3000万元。智能医院信息系统IIH（Intelligent & Integrated Healthcare）整合核心医疗系统，并融入智慧应用，精准满足业务发展与专科需求，完善系统功能，节省运维成本，全面提升医疗服务能力和水平。护理临床路径系统实现医嘱驱动护理路径，护理执行规范化、标准化、移动化，形成医嘱全流程闭环管理，提升护理质量，保障患者安全。将AI与医疗线上、线下业务密切融合，应用到智能分诊、慢病专科随访等。

基本建设 全年完成改造工程投资1000万元。4项重点工程项目中，完成了儿科综合改造和急诊ICU及病房综合改造2个项目，图书馆改造工程开工，配液中心新址改造工程完成招投标工作。

（撰稿：王 迎 审核：廖颖珍）

领导名单

院　　长　陈仲强
党委书记　刘　洋
行政院长　俞红霞
副 院 长　杨雪松　冯　岚　梁　军　李立荣
总会计师　刘　珣

北京中医药大学东直门医院

东城院区：东城区海运仓5号（100700）　电话：84013211
国际部：东城区东四北大街279号（100007）　电话：84012662
通州院区：通州区翠屏西路116号（101121）　电话：69542682
网址：www.dzmyy.com.cn

基本情况 东城院区卫技人员1132人，其中正高 　级职称127人、副高级职称173人、中级职称297人、

初级及以下职称535人。年底医疗设备净值9186.06万元，年内新购医用设备总金额5400.54万元。医院总收入172532.75万元，其中医疗收入154805.69万元。

通州院区卫技人员849人，其中正高级职称23人、副高级职称52人、中级职称241人、初级师305人、初级士228人。年底医疗设备净值23198.89万元，其中甲、乙类医用设备4台；年内新购医用设备总金额908.57万元。医院总收入105757.52万元，其中医疗收入67754.96万元。

机构设置　东城院区增设甲状腺科。通州院区增设心脏康复门诊、戒烟门诊；成立胸外科，开设胸外科门诊及病房专科学组，开展门诊支气管镜检查。

改革与管理　东城院区引进各类专业技术人员19人，其中高级专业技术人才7人、中级职称骨干9人。聘用合同制专业技术人员45人。接收应届毕业生12人，招录规范化培训医师56人，出站博士后4人。外出进修学习17人，取得教师证5人。

东城院区专家进社区常态化、制度化，年内有20名专家到16个社区卫生服务站，各站每周出诊1次。启动第二批"中医名家师带徒"，选拔11位社区中医骨干人员跟师学习。与东城区双向转诊2092人次。7月，与贵州省遵义市卫生计生委及7家医院（遵义市中医院、仁怀市中医院、绥阳县中医院、湄潭县中西医结合医院、习水县中医院、赤水市中医院、播州区中医院）签订战略联盟合作协议。完成第六届（山西、山东、新疆）、第七届（贵州）全国乡村中医师"3+3"提升工程。通州院区对口支援永乐店、于家务、甘棠等通州区内16家社区卫生服务中心。到医联体单位多点执业医师43人，到基层出诊239次，诊治患者2500余人次，查房56次，培训11次。接收基层单位进修32人。

工作中，医联体建设受到原有卫生行政体制的制约和限制，核心医院的引领作用得不到管理的支撑、经济的支持；社区卫生服务机构面积偏小，不能满足转诊回归社区的需求；另外，社区卫生服务机构人才短缺，全科医生水平不高导致无法实现分级诊疗；基层单位需求和核心单位供给不协调，患者就医需求和有效医疗供给不均衡；医联体信息化平台有待进一步完善。

医疗工作　东城院区出院19279人次，床位周转33.8次，床位使用率100.3%，平均住院日10.8天。全年使用红细胞1771单位、血浆22900毫升、血小板224治疗量，自体血回输448人次160170毫升。通州院区出院14488人次，床位周转39.26次，床位使用率101.68%，平均住院日9.36天。住院手术2808例。包

括急诊科在内的16个病房科室46个病种实施临床路径管理。全年用红细胞751单位、血浆77400毫升、血小板78治疗量，自体血回输49人次25200毫升。

预约挂号管理。东城院区采取电话预约、官网预约、京医通预约、医生工作站预约和114平台预约等5种预约方式，预约挂号414110人次，占门诊总人次的25.6%。通州院区采取电话预约、官网预约、医生工作站预约、微信预约及支付宝预约等6种预约方式，预约挂号80552人次，占门诊总人次的7.7%。

新技术、新疗法。东城院区提交8项新技术、新项目申请，其中超声引导下穿刺活检术、肉毒素注射、皮肤组织填充、内耳外淋巴间隙钆MRI成像在梅尼埃病的应用、单髁人工膝关节置换术、斜前方腰椎椎间融合术等6项技术通过了审核。通州院区新增心血管康复治疗、子宫输卵管超声造影、腹腔镜袖状胃切除术、经皮椎弓根钉棒系统内固定术、胸腔镜肺大疱切除术、全脑血管造影+机械取栓手术等17项新技术、新项目。

药物管理。东城院区药占比58.7%，其中门诊药占比49.57%、住院药占比9.14%；门诊、急诊、住院患者抗菌药物使用率分别为4.01%、39.52%、41.42%。通州院区药占比45.54%，其中门诊药占比30.41%、住院药占比23.69%；门诊、急诊、住院患者抗菌药物使用率分别为5.33%、37.96%、39.18%。

医保工作。东城院区医保出院20223人次，总费用40559.37万元。通州院区医保出院13764人次，总费用21309.66万元。

医疗支援。3月，东城院区通过中国人口福利基金会为山西省五寨县捐款201.7万元，并购买贫困地区农产品52.6万元；派2名干部对内蒙古自治区锡林郭勒盟多伦县中医综合医院和镶黄旗蒙医医院进行为期1周的帮扶和调研工作；完成第六届"北京中医药专家宁夏行活动"任务，对宁夏中卫市中医医院、宁夏回族自治区中西医结合医院进行了"点对点"考察指导。通州院区对口支援内蒙古开鲁县中医院、翁牛特旗中医医院、科右中旗中医院、科右中旗蒙医医院、奈曼旗青龙山镇中心卫生院、新疆和田地区洛浦县人民医院及河北省廊坊市大厂县中医院。其中，支援洛浦县人民医院及奈曼旗青龙山镇中心卫生院1年，支援翁牛特旗蒙中医医院3个月，支援科右中旗中医院2个月。接收对口支援单位进修21人次。

医疗纠纷处理。东城院区参加医责险1150人，总费用52.31万元；发生医疗纠纷14件，其中调解12件、诉讼2件；年度赔付177.16万元，其中医院赔付116.36万元。通州院区参加医责险815人，总费用51.01万元；发生

医疗纠纷173件，其中医调委调解6件、诉讼2件；年度赔付31.45万元，其中医院赔付4.33万元。

护理工作 东城院区有护士496人，其中本科272人、硕士研究生4人；医护比1∶1.07，床护比1∶0.86；ICU床位6张、CCU床位10张；护理不良事件上报76件，上报率96.2%、整改率100%。通州院区有护士395人，其中本科135人、硕士研究生1人；医护比1∶1.14，床护比1∶0.82；ICU床位16张；护理单元15个；全年上报护理不良事件114件，上报率100%、整改率100%。

东城院区开展提高窗口服务质量专项工程，规范护士仪容仪表和文明用语，增设便民措施，规范标识指引，合理布置咨询台护士人力，实施首诊负责制；护理管理以质量为中心，运用品管圈组建基层管理群组，解析护理问题，提升临床护理质量。通州院区落实优质护理改善服务意识，推行"一专科、一特色、一品牌"，优质护理覆盖率100%；新增"老吾老善德工坊"专科护士组，4个专科小组院内会诊26人次；开设糖尿病专科门诊，免费为糖尿病患者提供自我管理咨询，全年接诊267人次，完成糖尿病患者的神经病变足部筛查582人次；完善患者门诊电子护理信息档案；PICC门诊接诊571人次，开通微信公众号，方便推送管路维护的相关知识并及时解答患者疑问。

制定机动护士调配方案，保证临床充足的人力资源；推进护理人员远程教育及上线考试系统，实现线上学习和考核全员化；举办护士分层级管理与岗位管理新进展微论坛，分享临床层级管理经验；基于以护士级点值晋级理论为基础的护理人员分级管理与岗位管理相结合的一体化管理模式，完成对护理人员的第一周期管理。

东城院区公派护士出国研修6人次，参与国内外学术讲座100余人次，外派进修7人，培养专科护士28人，培养中医护理骨干人才5人（全国中医护理骨干人才3人、北京市中医护理骨干人才2人）。医院有临床护理教师150人，其中北京中医药大学课堂兼职授课教师16人，承接北京中医药大学本科、涉外、高职班的护理学基础、内科护理学、外科护理学、中医护理学、急救护理学、护理学专业导读、中医特色专科专病护理7门课程154学时的课程。年内，接收临床实习护生168人，见习护生248人，进修生23人；承办市级继续教育项目1项，参加学习的全国护理骨干200余人；主办全国学术研讨会1次，180人参加。通州院区完成北京护理学会继续教育分会场市级继续教育讲座10次。全年送护士长及骨干护士外出学习42人次，选送骨干护士1人到朝阳医院参加肺部护理（呼吸师）

专科进修，培养专科护士8人。承担北京卫生职业学院等8家医学院校42名护士的临床实习，接收大厂中医院及通州区医联体单位永乐店社区卫生服务中心等9家单位17名护士进修；配合北京大学护理学院网络教育，完成31名毕业生考试。

科研工作 东城院区申报国家级课题211项，中标21项；国家自然科学基金申报180项，中标17项；获国家重点研发计划牵头项目1项、课题3项；国家传染病重大专项牵头项目1项。年度科研总经费6571.63万元，同比增长34%。在研课题322项，结题142项。申报各类科技成果奖励15项，获得市级及以上奖励8项。申请专利4项，授权专利3项。SCI收录论文95篇（第一作者）。拥有中医内科学教育部重点实验室1个、中医内科学北京市重点实验1个、国家中医药管理局三级实验室2个。

通州院区申报各级课题67项，中标课题15项，其中国家自然科学基金1项、市中医局课题2项、大学青年教师课题9项、通州区卫生计生委课题3项，共获得资助经费44万元，医院匹配经费40万元。中标通州区第二届科技创新团队1项。在研课题40项，结题28项。

医学教育 东城院区承担北京中医药大学中医学专业教改班、卓越班、岐黄班、台港澳学生、留学生、针推学院、中药学院、国际学院、管理学院，北京卫生职业学院，新加坡中医学研究院，日本后藤学园的教学及带教任务；有教师409人，其中教授59人、副教授29人。录取研究生350人，其中硕士生267人、博士生83人。通州院区承担北京卫生职业学院、华北理工大学、东方学院、昌平卫生学校实习学生近80人的带教，承担14名中医全科规培学员的规培带教。在职参加学历教育37人，其中2人获学士学位，27人取得本科学历，10人取得专科学历。8名医师外出进修学习。5月13～27日，副院长高淑瑞带队共7人到美国访问学习。

学术交流 接待来自美国、澳大利亚、加拿大、法国、德国、西班牙、哈萨克斯坦、东盟等多个国家和国际组织的专家学者百余人来院交流访问。与澳大利亚西悉尼大学联合培养研究生，完成第二批研究生培养。因公出国27人次，分别赴美国、澳大利亚、日本、法国、新加坡等地参加国际学术会议。5名专家完成在新加坡南洋理工大学、西班牙巴塞罗那大学、澳大利亚西悉尼大学的中医教学任务。

信息化建设 东城院区信息化建设投入714万元，通州院区信息化建设投入206万元。完成通州院区医院门诊、病房及院内无线网络全覆盖，办公29台服务器、47台交换机、550台电脑终端、600个网络节点、自助设备、显示设备、在线支付接口的安全管理。达到信息系统安全二级等级保护要求。完成患者缴费方式的优化，窗口支持微信、支付宝扫码结算。就诊APP上线运行，提供便捷的挂号、缴费、查询等功能。

基本建设　通州院区二期变配电工程、消防工程、电缆工程、医用气体及北侧地连墙拆除5项工程预算完成评审，5900万元财政资金到位，年内完成投资21958.13万元。变配电工程启动招投标。主楼一体化板安装3000平方米。主楼除首层入户门、连廊、零星补片玻璃外，幕墙基本完成；完成屋面贴砖、屋面钢结构、屋顶炮楼及女儿墙内侧保温、坡道保温。内装修完成首层大堂地采暖地面及楼梯间安石粉。连廊完成钢结构及成砼浇筑。按照消防、人防要求，变更拆改C区首层楼梯及A2号楼首层至地下三层楼梯。完成西、南、东侧（除变配电强电电缆、燃气外）全部小市政管线施工，东西两侧雨水调蓄池及北侧化粪池。高压氧舱完成混凝土路面破除、钢筋和周转工具材料储备、工人生活区的新建。完成污水站地下室防水及回填。地下室水泵房安装完成。能源中心除自控部分

设备外，其他已基本完成。锅炉设备到场并完成本体组装，柴油发电机设备到场并完成安装。

（撰稿：王　红　李红艳　审核：尹　丹）

领导名单

东城院区：

党委书记	叶永安	
院　　长	王耀献（至11月）	
副书记、纪委书记	柳红芳	
副院长	高　颖（至11月）	
	孙鲁英（至11月）　晏　军	
	张耀圣　商洪才　丁治国	
	张明海（至11月）	

通州院区：

党委书记	张明海（至11月）　徐　娜（自12月）
院　　长	张明海（至11月）　王　显（自12月）
副书记	高淑瑞
副院长	高淑瑞　赵炳会

北京中医药大学东方医院

本部：丰台区方庄芳星园一区6号（100078）　电话：67689655
西区：丰台区长辛店陈庄大街1号（100072）　电话：83363838
南区：大兴区瀛海镇四海路3号（100076）　　电话：67867518
网址：www.dongfangyy.com.cn

基本情况　职工1629人（在编711人、合同制918人），包括正高级职称105人、副高级职称203人、中级职称458人、初级职称863人，其中卫技人员1351人。

年底医疗设备总值46000万元，年内新购医疗设备总值6100万元，其中乙类医用设备8台（CT3台、MRI2台、DSA2台、SPECT1台）。医院总收入152216.0万元，其中医疗收入140447.9万元。

改革与管理　制定《东方医院特色专病门诊项目管理办法》，在原有专病门诊基础上，新增便秘、带状疱疹后遗症、痛风、牙周病、白癜风、视神经疾

病、小儿抽动症、胆石症等专病门诊13个。组建儿科、妇科医联体。南院区全面开设专科门诊，开放周末门诊。

加强急危重症多学科协作及绿色通道建设，制定胸痛中心、卒中中心配套制度4项。畅通急救管理的绿色通道，提升医院综合救治能力。胸痛急救能力进入北京市第一梯队，卒中溶栓、取栓数量持续提升。完成2018年度国家卫生健康委脑防委脑卒中筛查与防治项目，获评北京市卫生计生委脑卒中筛查与防治先进基地。促进院内学科交流，在院周会增加科室医疗特色汇报环节，推动学科协作。组织多学科联合查房

23次。继续举办"东方医学实践"活动，打造特色继续教育品牌。举办第二届东方经方论坛和专题讲座，提升青年医师学经典、用经典的主动性和积极性。

启动高层次人才引进工作，出台《东方医院人才引进工作办法（2018年修订）》，拓宽人才引进类别，重点加强高端人才的引进力度，以缓解医院人才梯队断层、人员紧缺问题。

医疗工作 出院21208人次，床位周转26.8次，床位使用率86.7%，平均住院日11.5天，住院手术3451例。全年用血浆18700毫升、红细胞2520单位、血小板266治疗量，自体血回输62人次233单位。

新技术、新项目。6个科室开展新技术7项：肿瘤科开展肿瘤低温冷冻治疗，骨科开展全脊柱内镜侧路椎间孔手术、后路经椎间板入路椎间孔镜技术，康复科开展放松/认知行为治疗，泌尿外科开展体外冲击波碎石术，肛肠科开展直肠三维腔内彩色多普勒超声诊断检查，检验科开展痰液外观检测。

药物管理。医院药占比59.35%。住院、门诊、急诊患者抗菌药物使用率分别为45.2%、9.4%、15.5%。建立健全药品采购管理制度体系，制定并实施《药品阳光采购与遴选管理制度（修订）》，出台《重点监控药品管理制度》，建立重点监控品种目录，实行重点监控、定期评估，保证临床用药。严格执行"两票制"相关要求，在保障用药的前提下，做好药品库存消化和处置工作，严格精准库房管理。

医保工作。医保患者出院17562人次，医保总费用36824万元。

医疗支援。选派专家团队服务社区，参与北京市名中医身边工程项目，24支专家团队入选市级名中医团队。新增2支市中医局健康乡村与社区领军人才团队。各团队每周安排医师到对接的社区卫生服务中心坐诊，累计出诊534人次，就诊患者4584人次。牵头发起"健康中国·乡村振兴计划·精准扶贫"全国乡村医生技能培训大型公益工程，为偏远山区的乡村基层医生举办6期基层医师培训班，近400名基层医生在医院脾胃肝胆科、儿科、妇科接受专科培训。

医疗纠纷处理。参加医责险1203人，总费用161.86万元。全年纠纷投诉426件，其中经医调委调解30件、诉讼11件、信访案件122件、院内和解6件、其他257件。赔付总额72.85万元。

护理工作 护士631人（在编69人、合同制562人）。医护比1∶1.38，床护比1∶0.78。ICU床位8张、CCU床位17张、EICU床位6张。护理单元39个。

全面实施责任制整体护理。不良事件上报率100%、整改率100%。

继续实行护理质控三级管理，将西、南两院区护理工作全面纳入质控检查范围。修订《护理工作制度》，下发全院护理单元和护士落实执行。开展科室主办、多个科室参与的联合查房和联合教学式护理查房，倡导"医生精治、护士精护"模式。成立"舒适管理"研究小组。开展中医护理技术44项。

科研工作 中标各类项目138项，其中国家重点研发计划"中医药现代化研究"重点专项1项、课题2项，国家自然科学基金项目15项（面上项目及青年科学基金14项、杰青1项），省部级课题13项，校级课题107项。申报10项职务专利，获批2项。成功转化3项制剂处方，合同金额550万元。承接横向课题6项，其中牵头项目3项，合同经费73.2万元。

通过北京市药监局2018年度药物临床试验机构日常监督检查。完成医疗器械临床试验机构及专业备案。完成临床试验项目3项、质控检查项目6项。通过国家药监局GCP认证并获证书81人次。

对在建的7个"十二五"中医药重点学科项目进行全面梳理，最终7个重点学科全部通过国家中医药管理局验收。

重点专科建设。9月，脑病科、儿科获批国家中医药管理局区域中医（专科）诊疗中心建设单位。心血管科、脑病科作为北京市国家中医重点专科（1+X+N）辐射工程首都核心专科，对辐射医院进行技术帮扶和指导，并联合5家辐射医院举办了包括东方中西医结合脑病大会等5次学术大会、学术沙龙。由中国中医科学院中国医史文献研究所为医院4个国家临床重点专科制作的古籍数据库进入最后的检查与调试阶段。完成北京市级、国家级重点专科20余科室的监测数据上报。

医学教育 承担研究生、"5+3"八年制本科生、中医学五年制本科生及南洋理工大学双学位共计13个班701人的教学工作，其中本科生249人（包括南洋理工双学位班47人）、硕士研究生343人、博士研究生109人。毕业生185人。1名教师参加第八届医学（医药）院校青年教师教学基本功比赛获优秀奖，同时获全国高等中医院校青年教师教学基本功大赛中医临床高级组第一名，并取得最佳教学论文、最佳教学设计、最佳现场教学奖全部单项奖第一名。

完成吕仁和、金世元国医大师分站的引进工作。

学术交流 接待美国、韩国等参观与交流共6批次80余人次。

信息化建设 统一各院区信息系统，实现操作界面一致、数据一致、核心系统唯一、升级维护一键式解决，实现数据同步传输和跨院区开单。对全院3个院区1个社区中心2个卫生站7个机房及几十个配线间实行每日巡检，节假日重点巡检，建立网格化责任人管理机制。不断提高数据挖掘利用能力，提供数据查询统计服务。强化信息对各项工作的支持作用，按需求进行程序修改。与义幻科技公司合作开发微信平台——企业号（医互通）和服务号（医速递）。自主研发门诊专家停诊通知系统、综合统计分析系统等14项程序或软件系统。

基本建设　完成急诊EICU建设，留观病床增加至30张，配备了床旁血滤机、纤维支气管镜、超声仪等设备。继续完善西院区基础设施建设，实现双路供水、临电增容，解决了长期困扰的氧气站问题；开放透析室。院本部完成手术室整体改造、急诊EICU改造、空调及相关设施更新等。

（撰稿：孙银屏　审核：刘金民）

领导名单

党委书记　李晨辉
院　　长　刘金民
副书记　　王　琦
副 院 长　赵海滨　郭蓉娟　胡凯文　谢春娥
　　　　　　　张涛静　张勉之

北京中医药大学第三附属医院

地址：朝阳区安外小关51号（100029）　电话：52075200
网址：www.zydsy.com

基本情况　卫技人员701人，其中正高级职称51人、副高级职称92人、中级职称248人、初级师184人、初级士126人。

年底医疗设备净值18064.53万元，年内新购医疗设备总值3023.38万元。业务总收入66400万元，其中医疗收入66000万元。

机构设置　4月2日，成立风湿免疫科；10月16日，成立医务处质控办公室、医务处病案科、教育处教学管理科、教育处学生管理科，原后勤保障处动力维修科和综合科合并为后勤保障处综合运行办公室，成立北京中医药大学中医外科学临床学系和全科医学临床学系。

改革与管理　3月，实施病历电子扫描，将纸质病历实行数字化保存，扫描后的纸质病历送至专门的档案存储公司异地存储。扫描和存储2016年、2017年及部分2018年的归档病历，共2000余份。

遴选出30个专病门诊，包括呼吸科的慢性咳嗽门诊、针灸微创肿瘤科的肺癌门诊、肿瘤血液科的放疗门诊、脑病科的心理门诊、睡眠门诊、头痛眩晕门诊、癫痫门诊，心血管科的房颤门诊，筋伤科的腰部筋伤门诊和泌尿外科的尿失禁门诊等。

10月26日，成立民族宗教工作领导小组。成立国医大师程莘农院士智能传承工作站；获批设立阎小萍名医传承工作站北京中医药大学第三附属医院分站，颜正华名老中医工作室北京中医药大学第三附属医院分站；孔祥文拜国医大师金世元教授为师，传承中医药特色技术。先后设立了王庆国、韦企平等12个名医工作室，邀请名老中医来院出诊、带徒。完成北京市住院医师规范化培训，并通过全国中医住院医师规范化培训基地评估检查。配合大学，坚持"以评促建、以评促改、以评促管、评建结合、重在建设"的方针，完成中医学专业认证迎评及本科教学审核性评估。

多点执业改名为多机构备案。医师到外院多点执业14人，在外院多机构备案125人；有外院多点执业医师46人，有外院多机构备案医师15人。

医疗工作　出院9178人次，床位周转19.58次，床位使用率83.12%，平均住院日15.47天。住院手术3358例。完成多学科联合会诊16次。实施中医临床路径管理19个科室30个病种，入径1240例。全年临床用血1700单位，其中红细胞1281单位、血浆251单位、血小板用168治疗量；自体血回输29人40.75单位。

药物管理。药占比64.7%，其中门诊药占比78.07%、住院药占比42.33%。门诊、急诊、住院患者抗菌药物使用率分别为13.17%、28.70%、46.23%。

医保工作。医保出院5288人次，总费用14984.89万元，次均费用28338元。参加4月1日实施的北京市医保药品目录调整；落实、执行全国异地跨省住院结算；落实北京市医保患者门诊特殊病改革在医院的实施；落实北京市医保中心的互联互通、医嘱共享，通过医保中心现场技术及业务验收并在全院门诊医生站使用；参与新成立的国家医保局部署的打击欺诈骗保专项活动。

三级医疗。接收上转患者25人、下转患者30人。

医疗支援。接收城乡对口支援怀柔区雁栖医院进修1人；9月12日，到雁栖医院下属长园村卫生服务站，开展健康义诊服务，义诊150余人次。10月20日，赴河北省衡水市参加北京市中医局举办的京衡中医药协同发展"名片"工程启动大会，并与医联体制定单位——武邑县中医医院进行对接；10月底，派1名医师到内蒙古扎赉特旗蒙医医院开展为期3个月的对口帮扶工作，每周查房2次，讲座培训8次，会诊8次；11月下旬，组织针灸科、骨科及脑病科3名专家赴宁夏参加北京市中医局开展的第六届北京中医药专家宁夏行活动启动仪式及拜师仪式，并义诊。10月，第九批援疆干部（普外科主任徐佳）完成援助石河子大学任务。

5支市中医局中医健康乡村领军团队全年下社区、下乡村14次，服务群众1万余人次。10月11日，组织健康乡村团队参加石景山区卫生计生委组织的西山文化节，开展健康宣教、义诊咨询，服务200余人次。北京中医健康乡村（社区）及"治未病团队"项目完成调出（刘金民团队）和新增（王成祥团队）的调整；开展师带徒工作，中医健康服务站1家，新成立中医工作站1个。

市中医局启动北京名中医身边工程，医院组建10支专家团队对接密云区各社区卫生服务中心。7月起，每周各团队均派成员到各社区卫生服务中心出诊。

"杏林飘香"志愿者服务团队定期开展"进社区、进国企、进军营、进学校、进农村"的周边"五进"义诊活动10次。9月22日，与山东省日照市岚山区人民医院开展合作，举行技术合作签约及揭牌仪式，并开展义诊活动。

举办社区居民健康教育大讲堂28次，组织健康宣传活动20次，健康咨询4726人次。在门诊楼外和一层大厅举办义诊79次，服务患者5169人次。

医疗纠纷处理。参加医责险570人，总费用47.05万元。发生医疗纠纷126件，其中调解8件、诉讼1件。年内赔付71.62万元。

护理工作　护士261人，其中本科91人、研究生1人。医护比1∶1.24，床护比1∶0.6。ICU床位4张，CCU床位4张。护理单元15个。

建立健全护理质量管理体系，实行护理质量质控检查、护理专科指导组专科指导、总值班护士长24小时保障、护理不良事件上报分析等。全院护理单元100%开展优质护理，100%落实责任制整体护理。全院共上报不良事件90件，不良事件上报率、整改率均为100%。

加强"一证一品"专科护理示范病房建设，通过骨科中心建立示范病房，优化中医护理技术8项、优化中医护理方案7个，形成以腰椎间盘突出症、膝关节骨性关节炎、踇外翻等5个优势病种为基础的骨科中医特色专科护理服务品牌。乳腺中医护理门诊共开展中医护理技术8项，服务7502人次。PICC护理门诊为患者进行PICC置管及导管维护260人次，提供咨询服务326人次。完成第二批中医护理骨干人才中药热敷技术基地学习和考核工作，共接收学员21人。增加13项、完善19项中医适宜技术流程并印制成册。全院开展中医护理技术共24项。

选派护士长参加管理培训43人次，2名骨干护士参加北京市中医护理骨干人才培训，3名护士参加专科护士认证培训班并取证。

医院作为北京市中医护理能力提升工程办公室，开展全市中医护理能力提升工作。组织召开北京市中医护理门诊建设汇报研讨会，开展2期北京市中医医院护士长管理培训班。

完成国家级继教项目1项、市级继教项目1项。承担研究生、本科、大专护理学生的临床教学任务150余人，接收外院进修护理人员3人。护理人员参与科研课题6项，发表科研论文13篇，参编论著4篇。

科研工作　全年申报课题261项，中标78项，获得科研经费848万元。其中，申报国家自然科学基金69项，中标4项；申报国家体育总局气功课题2项，中标1项；申报北京市中医药科技项目3项，中标3项；申报首特课题12项、首发专项14项，中标2项；申报北京市自然科学基金项目21项，中标3项；校级基本科研项目申报136项，中标63项；新奥申报4项，中标2项。北京市中医药科技自筹项目结题1项，2015年度首都特色项目结题4项，2015年国家自然科学基金项目结题2项。

完成国家中医药管理局"十二五"重点学科中医神志病学、中医乳腺病学的验收。组织专业科室GCP培训8次；外送参加国家GCP培训7个专业科室共计30余人，均取得合格证书。医院药物临床试验机构、伦理机构和中医神经内科、中医心血管内科、中医消化内科、中医呼吸内科、中医骨伤科、中医外科（乳腺）、中医肿瘤等7个专业接受国家食品药品监督局专家的现场考核，并通过审查。完成药物临床试验2项，在研3项。完善并规范伦理委员会建设、药物临床试验机构制度及组织建设，开展相关培训5次、审查项目100余项。承办全国性学术会议6次，涉及呼吸科、肿瘤科、妇科、骨科、脑病科、检验科6个科室。发表SCI论文16篇。

医学教育 9月，承担北京中医药大学2015级针灸推拿（康复方向）本科班26人临床课的授课任务。理论教学：国际学院临床理论教学23门3070学时、台港澳学部临床理论教学16门2795学时、人文学院临床理论教学2门168学时、管理学院临床理论教学1门270学时、中药学院临床理论教学1门36学时、第三临床医学院针灸推拿学专业（康复方向）临床理论教学6门622学时、继续教育学院临床理论教学8门400学时。实践教学：校内中医学专业毕业实习73人、公共卫生事业管理专业学生毕业实习3人，中医学专业、针灸推拿学专业、英语专业、法学专业、公共卫生事业管理专业学生集中见习105人，国际学院B2013级、B2014级中医留学生毕业实习实践教学，国际学院A模式中医留学生集中见习台港澳学部2013级、2014级中医学专业五年制毕业实习实践教学，人文学院法学和英语专业学生集中见习，管理学院公共卫生事业管理专业学生集中见习，针灸学院针灸推拿学专业五年制（康复）、针灸推拿学专业五年制学生集中见习。组织国际学院B2013级中医留学生班、台港澳学部中医学专业五年制班共40名同学进行毕业理论综合考试、临床技能考核、专病心得评阅等。接收校外人员实习25人，其中高等院校毕业实习20人。有教师209人，其中教授18人、副教授3人。招收研究生115人，其中硕士生87人、博士生28人。在院研究生286人，其中硕士生225人、博士生61人。

完成市级中医药继续教育培训10次，传染病培训12次。组织心脏CTA专题培训7次、急危重症专题培训4次。

完成研究生社会实践活动15项，其中校级重点实践团队1项、校级一般实践团队12项、院级项目2项。

学术交流 7月11～14日，骨科中心主任、手足外科主任陈兆军应邀前往美国波士顿，参加美国骨科足踝外科医师学会年会。9月18日，美国国立癌症研究所科研项目部主任贾立斌到医院针灸微创肿瘤科参观交流，双方初步拟定合作计划。

信息化建设 年度信息化建设总投入272.47万元。完成京医通系统建设，实现在自助机、手机微信端预约挂号、缴费，化验结果自助打印、手机端查询化验结果等功能。在门诊收费窗口、住院窗口、财务配置网络专线，实现微信、支付宝缴费。完成HIS系统维保、机房精密空调维保、ORACLE服务维保、物资管理系统维保、放射PACS系统维保、检验LIS系统维保等招标续签。完成处方点评系统、超声PACS系统。病例电子扫描系统、医嘱共享系统安装上线。

基本建设 累计投入325万元进行了29项基础设施改造建设，完成教学中心装修改造和配套设施建设400平方米，完成药物临床办公室装修改造100平方米。对西大门进行形象化设计，打造医院的文化墙和文化石。完成病房楼辅楼700平方米装修招标，完成ICU设计招标。在医院北侧的渔阳置业大厦租赁700余平方米的房屋用于行政办公，腾退综合楼办公用房，并完成2000平方米综合楼办公楼改建病房楼的设计。

（撰稿：张进宏 审核：马 琨）

领导名单

党委书记 杨晋翔（至1月） 林建平（自3月）
院　　长 王成祥
副书记 王国华　裴晓华（至4月）
　　　　 闫 英（自11月）
副院长 赵海滨（至11月） 王国华（至11月）
　　　　 徐 峰　刘子旺　闫 英（自11月）
　　　　 白 鹏（自11月） 徐 佳（自11月）

北京中医药大学附属护国寺中医医院
北京市针灸医院

本部：西城区棉花胡同83号（100035） 电话：56895700
一分部：西城区太平仓胡同14号（100035）
二分部：西城区航空胡同42号（100035）
网址：www.hgsyiyuan.com

基本情况 卫技人员513人，其中正高级职称32人、副高级职称49人、中级职称180人、初级师182人、初级士70人。

年底医疗设备净值3825.25万元，其中乙类医用设备1台；年内新购医用设备1219.55万元。业务总收入44049.3万元，其中医疗收入35960.4万元。

改革与管理 分别与北大医院、人民医院等6家公立医院及西城区15家社区卫生服务中心建立紧密型及专科医联体，与北京首大耳鼻喉医院等民营医疗机构建立8个医联体合作关系，与人民医院疼痛科合作举办小培训座谈，组织西城区15家社区卫生服务中心召开2018年针灸专科医联体工作总结交流会。召开北京市国家中医重点专科辐射工程项目启动会。牵头成立西城区中风专病会诊中心，解决中风等疑难疾病诊治难点。开展针灸专科特色针法及特色诊疗等医联体内培训班7次，邀请专家进行疼痛治疗等专业知识的全院培训。选派医师至北大医院等进修6人次，至什刹海社区中心出诊指导632人次。建设区域医疗一体化通道，与宣武医院、博爱医院等建立区域中风专病会诊中心，形成以护国寺中医医院为核心的会诊中心专家库。与北大医院签署检验医联体合作协议。执行针灸、骨伤夜诊。

市中医局批准医院设立北京中医药薪火传承"3+3"工程韩世明基层老中医传承工作室。刘钢基层老中医传承工作室、王丽平基层老中医传承工作室通过了北京中医药薪火传承"3+3"工程评审，获市中医局批准立项。成立北京中西医结合学会宫廷正骨学术研究专业委员会，刘钢当选为第一届主任委员，主办第一届宫廷正骨学术思想传承与发展研讨会。

依据等级医院评审持续改进方案标准，制定中医护理方案实施专科护理查房的标准，采取专科护理查房与护理质控的形式对方案的实施情况进行督导检查，检查结果纳入护理质控反馈。实行护理与药剂科专业临床药师联合查房，保障临床用药安全。推出糖尿病餐。建立医务、护理、健教、临床多科室协助联动机制，利用基层义诊、咨询活动，普及医疗知识。

医疗工作 出院5254人次，床位周转14.39次，床位使用率86.22%，平均住院日21.84天。住院手术59例。实施临床路径的科室有针灸科、骨伤科、内科的33个病种。全年用血61单位，其中红细胞51单位。

预约挂号管理。预约方式有微信、官网、诊间预约。预约挂号8000人次，占门诊总人次的1%。

药物管理。药占比57.16%，其中门诊药占比71.78%、住院药占比19.59%。住院、门诊、急诊患者抗菌药物使用率分别为20.1%、6.4%、7.3%。

医保工作。医保出院4005人，总费用7904.73万元。

三级医疗。年内接收上转患者168人次，下转患者168人次。

医疗支援。根据国家精准帮扶工作要求，与河北省张北县中医院签署对口帮扶协议，开展特色医疗推广、义诊宣传、特殊诊疗技术讲座，并在张北县中医院设立"国家级非物质文化遗产·宫廷正骨"推广基地。6月28日，院长王慧英带队，与内蒙古清水河县中蒙医院举行对口帮扶揭牌仪式及为期10天的义诊活动。年内，派至社区医师1822人次，服务5000余人次；派至门头沟支农医师25人次，服务患者500余人次；派至内蒙古医师14人次，累计支援22个月。接收进修8人，累计39个月。

医疗纠纷处理。参加医责险424人，总费用29.81万元。处理回复12320及12345投诉案件18件，处理现场投诉19件。年度赔偿共计0.77万元。

护理工作　护士178人，其中本科70人、研究生1人。医护比1∶0.83，床护比1∶0.33。护理单元13个。优质护理服务病房覆盖率100%。

全年共追踪院外压疮47例，护理不良事件23例，其中跌倒11例、意外事件8例、管路滑脱3例、用药错误1例。运用JCI根本原因分析法，护理部每季度组织全院进行护理不良事件分析讨论会，对医院高发的跌倒、烫伤问题进行分析，找出环境、评估、教育、设施、措施落实等环节的根本原因，制订持续改进措施。

推进工作坊工作，发挥专科护士作用，3个工作坊联合编制专科知识手册，提高医院专科护理水平。静疗工作坊全年PICC置管45例，会诊5次，小组学习14次；糖尿病工作坊开展两次糖友会，院内外义诊25次，规范冰箱内高危药品的放置及使用；疼痛工作坊义诊7次，查房1次，小组学习12次。

加入中华护理学会组织的全国呼吸与危重症护理联盟。在北京市第一批中医护理骨干人才培养项目总结暨第二批中医护理骨干人才培养项目启动会上，被授予临床实践基地建设单位。

科研工作　申报科研课题48项，立项14项，获得经费24.5万元。在研课题41项，结题15项。

医学教育　完成2014级五年制本科生106人内科学、外科学、神经病学、中医儿科学、中医妇科学理论学习与临床见习的教学任务，共计306学时。完成内科学和外科学见习考核。完成2015级五年制本科生72人中医内科学、诊断学、影像诊断学、中医急诊学、中医眼科学、中医儿科学理论课程及课间见习的教学，共计387学时。完成中医内科学、诊断学、中医急诊学见习考核任务。完成北京中医药大学针推学

院2013级本科生30人的毕业实习，承担2014级本科生42人的毕业实习带教。完成北京中医药大学针推学院2014级本科生75人为期6周、2016级本科生36人为期8周的集中见习。完成北京中医药大学台港澳2015级学生53人共8周的集中见习。承担教学任务的理论授课教师45人，其中教授2人、副教授13人。全年选派临床技术骨干到三级医院学习进修16人。

学术交流　派出1人参加西城区卫生系统临床学科带头人及医疗管理人员出国研修项目团，赴美国学习21天。接收1名澳大利亚学员来院学习心电图及超声专业，为期半年。

信息化建设　桌面虚拟化项目投入44.89万元，PACS项目投入264.01万元。软件正版化工作按照区卫生计生委的统一部署执行，对Windows 7专业版、WPS 2016、360天擎杀毒软件实现全院100%覆盖。按照西城区卫生计生委统一部署，完成西城区全民健康信息互联互通和信息便民服务试点工作。

基本建设　门诊部装修改造项目建筑面积7433.30平方米，包括地下一层、地上六层，主要设置门诊部，并配以医技科室、保障系统、行政管理、院内生活服务等必要用房，概算总投资9039.93万元。年内取得区发改委的可研和概算批复。

（撰稿：郭梦瑶　审核：王慧英）

领导名单

党委书记　王建华

院　　长　王慧英

副 书 记　王慧英　周京武

副 院 长　幺丽春　刘美华　焦建平

纪委书记　周京武

北京中医药大学房山医院

地址：房山区城关保健路4号（102400）　电话：69314902

网址：www.fszyy.com

基本情况　卫技人员1097人，其中正高级职称33人、副高级职称60人、中级职称333人、初级师458人、初级士168人、见习45人。

年底医疗设备净值3279.55万元，其中乙类医用设备3台；年内新购设备总值645.41万元。业务总收入68383.67万元，其中医疗收入67914.77万元。

机构设置 3月27日，外二科与结石病科分开为单独治疗单元，结石病科不再设置病房；8月30日，增设老年病科；10月10日，成立麻醉科门诊，外一科更名为普通外科，外二科更名为泌尿外科。

改革与管理 6月8日，房山区政府与北京中医药大学合作签约《房山区人民政府与北京中医药大学全面战略合作框架协议》及《房山区人民政府与北京中医药大学合作共建房山区中医医院协议》，正式挂牌成立北京中医药大学临床医学院、北京中医药大学房山医院。

医院组织专家对各级重点专科进行2017年年度考核。肾病科挂牌房山区职工创新工作室，肺病科成为全国呼吸与危重症专科护理联盟成员单位。

3月20日，与琉璃河中心卫生院签署紧密型医疗联合体。6月29日，启动北京名中医身边工程，组建15个包含社区人员在内的多学科专家团队，与15个社区卫生服务中心及乡镇卫生院实行点位对接，专家团队成员按时下乡出诊、带教，促进培养多学科基层优秀中医人才。8月7日，在青龙湖社区卫生服务中心成立北京名中医身边工程郭书文专家团队。8月29日，在长阳镇社区卫生服务中心成立北京市名中医身边工程裴晓华专家团队。

外院在医院多机构备案医师20人，医院11人在其他机构多机构备案。

医疗工作 出院17353人次，床位周转21.66次，床位使用率72.25%，平均住院日12.19天，住院手术1891例。剖宫产率50.60%，无孕产妇、新生儿和围产儿死亡。有19个科室42个病种实施中医临床路径。全年用红细胞948单位、血浆21000毫升、血小板67治疗量，自体血回输5人14.3单位。

预约挂号管理。实行114电话预约、网上预约、诊间预约、现场预约、微信预约5种预约挂号形式。全年预约挂号9283人次，占门诊总人次的1.02%。

新技术、新疗法。院内审批新技术、新疗法18项。

药物管理。药占比55.4%，其中门诊药占比65.63%、住院药占比37.91%。门诊患者抗菌药物使用率7.62%，急诊患者抗菌药物使用率19.97%，住院患者抗菌药物使用率60.18%。

医保工作。医保出院6773人次，总费用8924.35万元，次均费用13176元。调整第二类疫苗收费标准及妇产科新生儿卡介苗收费标准。完成55人次跨省异地就医直接结算。

三级医疗。接收上转患者326人次，下转患者142人次。

医疗支援。5月22日，与琉璃河中心卫生院建立紧密型医疗联合体。9月3日，选派肺病科曹永辉赴内蒙古察右中旗执行为期1年的医疗援蒙任务。10月28日，脑病科颜家华、东岭分院张天星到湖北省巴东县中医医院，开展为期2周的对口支援工作。11月8日，举办霞云岭乡村健康帮扶系列活动。

医疗纠纷处理。参加医责险677人，总费用11.51万元。发生医疗纠纷22件，调解22件。年度赔付总金额24.1万元，其中医院承担8.04万元。

护理工作 护士476人，其中本科244人。医护比1∶1.08，床护比1∶0.35。ICU床位4张。护理单元30个。

建立护理礼仪培训基地、护理技能培训基地、急诊急救培训基地、英语培训基地。全院19个病区开展护士站前移工作。不良事件上报率100%、整改率100%。

护理部采用e答平台进行无纸化理论培训及考核，年底完成477人次的年终理论无纸化考试。

派出护理骨干参加短期培训班114人次，参加长期培训班18人次；派出7名护理骨干参加专科培训，分别取得血液净化、ICU、静脉输液治疗、伤口造口失禁、手术室及消毒供应中心6项专科护士资质证书。接收护理实习生20人。选派护士长参加护理管理培训班77人次。接收北京中医药大学护理学院集中见习44人、课间见习77人。29人通过北京中医药大学护理学院临床护理学系组织的临床带教老师的聘任考核，5人取得北京中医药大学临床教师课堂授课上岗证，10人承担现代管理大学护理学院的授课任务。

申报院级护理科研课题1项。护理部申报的北京市中医药科技项目"中药药温与体温相关性保留灌肠法对慢性肾衰竭患者护理效果的研究"完成中期总结。

在全院范围内开展4项品管圈活动。

科研工作 申报科研课题18项，其中市级立项2项，资助经费8万元，匹配经费8万元；院级立项16项，投入科研经费17万元。在研课题57项，结题11项。

开展国内科研项目合作3项，包括："十三五"国家重点研发计划——重大慢性非传染性疾病防控研究1项、北京中医药大学校级课题1项、北京市卫生与健康科技成果和适宜技术推广项目1项。

结石病科被评为北京市"首都区域特色专科"。

医学教育 承担北京中医药大学带教任务，包括：2月26日～4月20日，中医学院15名中医学专业（养生方向）五年制学生的集中见习；2月27日～3月

23日，人文学院72名学生非医学专业实习；4月10日～19日，针灸学院133名学生针灸治疗学课间见习；4月16日～6月26日，中医、针灸、国际等学院631名学生中医诊断学课间见习；6月30日～8月30日，针灸学院85名学生跟诊；11月19日，针灸学院25名针灸专业五年制学生为期8周的集中见习。承担江西中医药大学、湖南中医药大学、承德医学院、北京卫生职业学院、首都医科大学附属卫生学校、锦州医科大学医疗学院等院校中医学、中西医临床、康复、药剂、口腔等专业30名学生的实习带教任务。有临床教师190人，其中教授2人，取得北京中医药大学教师资格证的临床教师106人。

录取研究生8人，其中硕士生6人、博士生2人。外出进修3人。

学术交流 8月23日，中国医药大学（中国台湾）医务管理学教授、美国艾奥瓦大学马佳镕博士来院开展"医改绩效与薪级设计"的新绩效方案培训。11月20日，邀请加拿大潘晓川教授讲授"灵枢针脉体系理论与实践"。12月19日，邀请日本东京药科大学应用生物化学系袁博教授来院讲授"临床样品内砷化合物代谢物的测定以及与天然化合物联用对癌细胞体内、体外的抗癌活性"，并结合自身经验讲解如何撰写SCI文章。

9月5日，河北省高碑店市中医院院长赵秀利带领中层干部到医院进行交流学习。10月29日，院长裴晓华、副院长毛廷森、普外科主任白建云、泌尿外科主任王福科参加了由天津市南开医院主办的"中西医结合专科建设之中西医外科的碰撞学术沙龙"。11月1日，内蒙古突泉县社区医生来院参观学习交流。

10月17～18日，举办北京市中医药继续教育项目、名中医工作室经验传承暨北京市重点专科（1+X+N）学习班、北京中医药薪火传承"3+3"袁涛基层老中医传承工作室经验传承暨北京国家重点专科"1+X+N"辐射工程学习班。

信息化建设 信息化建设投入385.8万元。进行了院感实时监控系统、消毒供应追溯系统、输血管理系统、健康体检系统、医保医嘱实时共享系统、医保高可靠集群系统、门急诊移动支付系统、紧密型医联体信息系统等项目的建设及改造。完成了门急诊移动支付系统改造，完成了紧密型医联体信息化转诊与预约挂号改造。

基本建设 扩建医疗用房两处：消毒供应室增加15平方米，信息科机房增加66.7平方米。

（撰稿：代阿秋 审核：傅春江）

领导名单

党委书记 郭书文
院　　长 裴晓华
副 院 长 张士萍　张　红　杨景柳　毛廷森
　　　　　傅春江　张新荣　曲向东

首都医科大学宣武医院
北京市老年病医疗研究中心
中国国际神经科学研究所

地址：西城区长椿街45号（100053）　电话：83198899
网址：www.xwhosp.com.cn

基本情况 卫技人员2517人（不含北京市老年病医疗研究中心75人），其中正高级职称185人、副高级职称280人、中级职称575人、初级师1161人、初级士316人。

年底医用设备净值39667.52万元，其中乙类医用设备29台；年内新购医用设备总值23225.26万元，其中乙类医用设备1台。医院总收入394007.57万元，其中医疗收入279361.21万元。

神经内科获评北京市临床重点专科卓越项目，心内科、妇科获评北京市临床重点专科建设项目。"问题导向、全员协作、全程控制、持续改进的规范化质量管理模式"荣获第三届中国质量奖。

机构设置 4月，成立药学部；撤销心脏科，成立心内科、心外科；撤销纪检监察审计室，成立审计处、纪检监察办公室。5月，成立全科医学科。7月，成立北京市老年病医疗研究中心办公室。9月，成立放射外科治疗中心。12月，人事处更名为人力资源处。

改革与管理 按照京津冀协同发展战略，推进宣武医院雄安院区筹建工作，办理雄安院区事业单位法人证书，编制《首都医科大学宣武医院院区总体规划设计》和《既有院区及其建筑综合性能提升改造规划》，确定医院既有院区、规划院区的中远期发展目标。

探索建立现代医院管理制度。制定动态人员编制数，实行岗位聘任管理；修订完善绩效考核制度，调整优化绩效考核评价指标；梳理、修订医院规章制度，新增医学装备、财务管理及医院感染管理3个板块，形成17个管理制度分册。推动多学科合作诊疗模式（MDT），有MDT团队16个，诊疗285例，启动高龄患者围术期多学科评估与辅助决策项目。

医联体建设。由神经内科牵头成立的北京市神经内科专科医联体，成员单位达28家。

引进海外院士1人、国内高层次人才4人。获批高层次人才23人：北京市海外高层次人才战略科学家1人、科技部创新人才推进计划1人、万人计划科技创新领军人才1人、高创计划市级百千万工程领军人才1人、北京医师协会（第六届）"北京优秀医师奖"2人、"登峰"计划3人；"青苗"计划7人、北京市百千万人才工程资助2人、人才强教·青年拔尖项目3人、引智项目2人。

医疗工作 出院58822人次，床位周转50.75次，床位使用率102.53%，平均住院日7.33天。住院手术41966例。剖宫产率46.04%。24个临床科室284个病种实施临床路径管理，全年入径30505例，入径率86.81%，变异率5.95%。全年用红细胞8656单位、血浆888000毫升、血小板1033治疗量，自体血回输4032单位。

预约挂号管理。实行非急诊全面预约，通过电话预约、京医通预约（手机、自助机）、复诊预约及诊间预约等预约方式，全年预约就诊1804761人次，预约就诊率84.46%。

新技术、新疗法。审批、备案新技术、新疗法90项。临床科室新技术、新疗法有：Neuroform EZ支架治疗颅内动脉狭窄、基于纤维束示踪技术的脑深部电刺激靶点可视化定位、Ponte截骨联合椎间隙撑开融合术治疗脊柱后凸畸形、联合应用多视频辅助微创技术治疗复杂感染性胰腺坏死、剑突下胸腔镜纵隔肿瘤切除术、伤害性指数监测（NOX）指导低温体外循环条件下镇痛深度的临床应用、射频技术在眼睑倒睫中

的应用、鼻内镜下选择性翼管神经切断术治疗伴有变应性鼻炎的慢性鼻窦炎、ECMO辅助心血管危重症治疗、应用DELP治疗技术（体外血浆脂类吸附滤过）治疗伴高脂血症急性脑梗死等。医技科室新技术有：3D SPACE STIR磁共振序列在腰丛神经根成像的应用、脑血流自动调节功能检测、焦磷酸测序平台检测胶质瘤中MGMT启动子甲基化的应用、超声造影对2型糖尿病肾病的诊断价值、替考拉宁的血药浓度测定、糖皮质激素用药指导的基因检测 *PAI-1*基因和*ABCB1*基因等。

药物管理。门诊药占比47.01%，住院药占比17.94%。抗菌药物门诊使用率6.82%，急诊使用率29.63%，住院使用率38.82%。

医保工作。医保出院42830人次，医保总费用174018.79万元，其中住院费用102435.75万元。探索基于DRGs付费多部门合作的医疗质量管控模式，实现盈余550.89万元。7月起，跨省异地医保就医患者实现出院当日结算。

三级医疗。医联体上转患者789人次，下转患者1178人次，社区转诊预约率100%。

医疗支援。完成北京市第九批第二期援疆任务，继续派出干部执行组团式援藏任务，完成第十批"人才京郊行"人员赴门头沟区医院挂职，向门头沟区医院和门头沟区妇幼保健院派出第29、30批医疗队，继续开展向北京市门头沟区医院、内蒙古赤峰宁城县中心医院、宁夏固原市人民医院、河北承德市中心医院等支援任务，全年共派出34批90名医务人员，接收39人次进修。11月，与河北省容城县人民医院签订对口支援协议。完成6项国家和北京市大型活动及重要会议医疗保障任务，其中涉外保障2项。在突发事件应急处置及医疗救援方面，应国家卫生健康委应急办要求，派出5批次国家级专家组成员参加现场救治工作。

医疗纠纷处理。参加医责险2565人，总费用211.28万元。发生医疗纠纷85件，其中申请医调委调解60件、诉讼20件。年度赔付总额946.49万元，其中医院承担698.55万元。

护理工作 护士1351人，其中本科800人、研究生19人。医护比1∶1.54，床护比1∶0.79。ICU床位96张。共有护理单元70个。

深化优质护理服务内涵建设，100%落实责任制整体护理。开展住院患者快速康复建设，针对7类疾病建立9项护理康复路径，在术后康复、功能康复、慢病管理方面开展护理康复实训。打通孕产期全程特色护理路径，为68名建档孕妇推送个性化提示、产检提示、科学孕产知识。护理门诊增至8个，年门诊7073人次。通过项目管理的方式进行护理质量改善，《大

数据对护理质量的监控与管理》获亚洲医院管理大会护理卓越金奖。不良事件上报率和整改率均100%。建立不良事件多专业讨论工作模式，以精细化管理的手段促进提高科室事件分析的质量与能力。

222名护士通过市医管局护士规范化培训阶段考核。医院有中华及北京护理学会专科护士临床教学基地13个，手术室获批中华护理学会专科护士临床教学基地，全年接收各地专科护士学员260人。选派35人参加中华及北京护理学会专科学习并获得资格，专科护士达267人。接收进修105人。承担护理本专科生临床实习带教146人次，护理理论授课427学时。

科研工作 申报各级科研课题383项。立项纵向课题123项、横向课题59项。纵向课题中，国家级课题35项、省部级课题15项、局级课题57项，获得资助经费10378.73万元，医院匹配经费728.7万元。在研课题285项，结题98项。

倪家骧教授的"慢性疼痛微创介入技术的研发及推广应用"获北京市科技进步奖三等奖。支修益教授作为第三完成人参与的"肺癌微创治疗体系及关键技术的研究与推广"获国家科技进步奖二等奖。年内获得国家专利局授权32项，其中发明专利9项、实用新型专利18项、外观设计专利5项。

拥有国家级临床医学研究中心1个、国家级工程实验室1个、省部级实验室7个、工程技术研究中心1个。以神经学科和老年医学为重点，依托国家老年疾病临床医学研究中心构建全国一体化老年医疗服务技术和科学创新体系，在帕金森病和阿尔茨海默病等老年神经变性病、心脑及外周血管和老年综合征防治领域初步建立一体化技术体系，已设立17个全国性专科联盟，涵盖全国1300多家临床医疗机构。

医学教育 承担首都医科大学临床医学专业、护理专业、生物工程专业及国际学院医学生、护理生共734人的教学任务，理论授课5384学时。拥有临床师资349人，其中教授91人、副教授111人。年内招录研究生149人，其中博士生51人、硕士生98人。入选首批国家临床教学培训示范中心。智能化虚拟高仿真临床综合能力训练课程获批国家虚拟仿真实验教学项目。

有国家级住院医师培训专业基地15个、北京市住院医师培训专业基地19个，完成332名住院医师规范化培训任务。国家级专科医师培训基地4个，神经外科作为首批国家级专科医师培训基地完成首批专科医师的招录，招录学员9人。

在职参加学历教育14人，12人获得学位；派出43人到院外进修学习。

学术交流 接待美国杜克大学、安提瓜和巴布达教育部、加拿大蒙特利尔神经学研究所、日本新潟大学脑研究所等外国专家来访126次。医院中青年成长基金选送6人到世界高端学术机构访问、学习。因公派出121人次赴21个国家和地区，其中参加国际学术会议40人次、学术交流34人次、访学19人次。接待美国休斯敦医学院5名医学生、英国卡迪夫大学1名医学生临床实习，香港中文大学26名学生临床见习。

信息化建设 完成改扩建一期工程网络布设、机房建设、终端设备发放等；新建多学科围术期评估与辅助决策系统、病历可信归档管理系统、院内智能导航系统；升级介入影像数据平台、电子病历系统平台结构等系统；改造门诊挂号、分诊、药品、检查预约系统，实现精确候诊30分钟、患者隐私保护、扫码获取用药指导、多途径预约检查，实现多学科联合门诊的直接预约。

国家远程卒中中心对接医院达4000余家，其中三级医院约740家、二级医院约2500家、一级医院及社区卫生院760家；远程会诊1000例；远程教学45次，其中国内教学17次、国际教学28次，教学培训5000余人次。

质控中心工作 作为北京市脑卒中诊疗质量控制和改进中心，更新发布北京市脑卒中急救地图，推进心脑绿色通道APP项目建设，急救中心通过APP平台向全市所有接诊急性心脑血管疾病患者的医疗机构推送急性心脑血管疾病患者，年内救治患者7000余人。举办6场北京市脑卒中质量管理系列培训、4场脑卒中绿色通道建设及溶栓质量研讨会议。

启动市、区影像质控中心联动，9个区县影像质控中心通过市影像质控中心培训，全面开展二级及以下医疗机构的检查督导工作。延续京津冀医学影像资料共享工作。为提高河北冬奥沿线医疗机构影像整体水平，举办冬奥沿线及雄安新区影像质控培训班。

基本建设 改扩建一期工程通过消防验收，净化区域空气检测合格，其中综合病房楼、CHINA-INI部分区域投入使用。积极拓展院外空间，东华金座2.67万平方米全面使用，教学、科研部门入驻。

（撰稿：鲍月红 审核：赵国光）

领导名单

党委书记 张国君

院　　长 赵国光

副 书 记 李　嘉　张　维

副 院 长 贾建国　孟亚丰　吉训明　吴英锋

首都医科大学附属北京友谊医院
北京临床医学研究所

本院：西城区永安路95号（100050）　电话：63014411

通州院区：通州区潞苑东路101号院（101100）　电话：80834411

副中心门诊部：通州区运河东大街57号院3号楼（101101）　电话：55577666

网址：www.bfh.com.cn

基本情况　卫技人员2821人，其中正高级职称205人、副高级职称316人、中级职称750人、初级师1430人、初级士120人。

年底医疗设备总值142788.65万元，其中甲类医用设备1台、乙类医用设备3台；年内新购设备总额14088.73万元，其中乙类医用设备15台。医院总收入437027.19万元，其中医疗收入296828.49万元。

改革与管理　西城院区、通州院区、行政副中心门诊部三院区建立科学、精简、同质的运行管理机制，实现多院区统一领导、统一政策、统一规划、统一布局、统一标准、统一监督的一体化管理。7月，第二批管理团队入驻友谊医院平谷医院，医院管理纳入规范化和制度化轨道，修订多项管理制度，明确各科室职能。建立以友谊医院为顶层、友谊医院平谷医院为核心、社区卫生服务中心为基础、村级医疗机构为网底的区域分级诊疗体系，建立并完善医联体内转会诊绿色通道，保障医联体内患者转诊通畅。定期派相关人员赴曹妃甸区工人医院参加医院管理机构的建设，制订医院开诊计划和各项工作实施方案，为医院项目运营做准备。

推进"一控两降"成本管控措施，落实阳光采购。作为市医管局首批耗材新物流系统试行医院，于3月成功切换升级新物流系统，为市属三甲医院推广物流信息系统打下基础。

配合京津冀耗材平台联合采购工作，制定完善医用耗材审批采购相关制度。采购部门采取对在用耗材重新谈判、新耗材邀请招标及竞争性谈判等方式降低采购价格。

医疗工作　出院75024人次（其中本部71424人次），床位周转50.149次（其中本部56.58次），床位使用率98.7%（其中本部100.6%），平均住院日7.19天（其中本部6.51天）。住院手术31984例（其中本部31197例）。剖宫产率47.7%，无孕产妇、围产儿死亡，新生儿死亡率4‰。临床使用红细胞12055单位、血浆1158900毫升、血小板1926治疗量，自体血回输641人次1755单位。

全院临床路径管理率75.6%，新增路径病种128个，修订路径病种308个，取消路径病种42个，现行临床路径病种441个，其中172个病种完成医嘱维护实现电子表单、136个病种完成系统导入待维护医嘱。年内，获批医管局消化内科学科协同发展中心项目。以临床路径为抓手，为开展同质化医疗服务建立管理模式和管理体系，将医院的消化系统疾病临床路径在全市范围内推广。

年内，将周末门诊的普通号列入预约号队列；个性化预约号源分配，针对有些专家外地患者就诊需求量大的情况，按专家要求放开对外预约号源，方便外地患者预约。全年预约挂号1628798人次，占门诊总人次的69.78%。

全年共审批新技术、新疗法19项，包括：皮肤科采用皮肤镜进行病理体视学检查与图像分析，消化内科超声引导下弹簧圈置入曲张静脉栓塞术，心内科房颤冷冻球囊消融术，肝病中心经颈静脉肝脏穿刺术，妇产科经阴道单孔腹腔镜下卵巢囊肿剔除术、经阴道单孔腹腔镜下附件切除术、经阴道单孔腹腔镜下输卵管通液术、经阴道单孔腹腔镜下输卵管切除术、单孔腹腔镜下卵巢囊肿剔除术、单孔腹腔镜下附件切除术、单孔腹腔镜下输卵管通液术、单孔腹腔镜下输卵管切除术、宫腔观察吸引术、腹腔镜下阴道残端骶骨固定术、输血科新生儿溶血试验检测技术、口腔科游离龈移植术、橡皮障隔湿术，普外科腹腔镜下胃转流术、口腔前庭入路腔镜甲状腺切除术。

药物管理。促进对药品和耗材的合理使用，实现"一控双降"的相关目标。每季度向各临床科室反馈药品使用情况，有效控制药占比及例均药费。全院药占比33.16%，其中门诊药占比42.65%、住院药占比24.07%。抗菌药物使用率门诊6.68%、急诊26.17%、住院38.10%。

医保工作。深化医保付费制度改革，继续推进按病种分组收付费模拟运行工作。根据医保新政，实施医保医嘱信息共享。加强对每份异地医保持卡患者病例结算前审核，及时发现问题并做到持续改进。全年医保出院51976人次，总费用84560.33万元。

医疗支援。作为牵头单位，继续做好组团式援助拉萨市人民医院工作，派出友谊多学科直通车现场帮扶，履行以院包科帮扶协议，接收4批60余名拉萨学员来京组团式培训。派出1名专业干部对口援助和田人民医院。深入探索"区办市管"模式，继续托管友谊医院平谷医院，持续托管曹妃甸区工人医院。继续开展对通辽市医院、库伦旗医院的京蒙对口支援工作，派出专家赴内蒙古库伦旗对住院医培训基地的组建工作进行帮扶。继续推进与宁夏医疗精准帮扶与技术合作。继续开展与房山区第一医院及房山区妇幼保健院的城乡对口支援，派出专家定期或不定期到受援医院指导工作及会诊。全年共接收两家受援医院住院、门诊转诊的危重、疑难患者约200人次。

完善远程医学中心各项规章制度及远程医学合作协议。医院远程医学中心与拉萨市人民医院、宁夏吴忠市人民医院、内蒙古库伦旗医院、北京市房山区对口支援的2家医院及医联体合作医院等18家医疗机构签署了远程合作协议。此外，与中国驻斐济大使馆进行了远程会诊及远程培训；在消化协同中心的组织下，参与了9次与美国杜克大学的远程课堂教学活动，近40名学员听课。

医疗纠纷处理。参加医责险2942人，总费用437.22万元。年内接待投诉1323件，上报第三方医疗纠纷人民调解案件58件；新发诉讼13件，法院诉讼结案15件；纠纷案件调解协议司法确认16件。年度赔付总金额589.57万元，其中医院承担40.52万元。

护理工作　护士1551人，其中本科771人、研究生6人。医护比1∶1.38，床护比1∶0.948。ICU床位40张。护理单元84个。优质护理服务覆盖率、护理不良事件上报率均为100%。

探索护理优质服务新模式，推进优质护理服务向纵深发展。持续改进护理质量与安全管理，坚持三级护理管理模式，深化护理日常核心指标，推进不良事件管理措施，强化护理信息化建设，强化环节管理，建立全员、全面、全程护理质量管控体系，促进医疗护理服务与质量管理的规范化、专业化、人性化、精细化。

开展多种形式的延伸护理服务，扩宽护理服务领域，尝试联合护联体单位建立双向转诊机制，搭建健康讲堂、患者联谊、网络教育、义诊咨询等交流平台，推行专科护士联合医联体社区护士家庭访视，满足患者院外及长期治疗的护理需求。定期组织专科护士赴分院区、医联体管辖社区进行免费义诊咨询，保证患者专科护理知识供给的连续性和动态性。

落实专科护士培养及使用制度，促进护理学科发展与护理队伍专业化建设。培养市级以上专科护士25人。选派25名护士长、护理骨干到国外或外院参观交流。接收进修护士124人。接收华夏幸福医院委培护士88人，进行临床科室轮转式管理。

科研工作　申报国家自然科学基金课题196项、市科委项目61项、市自然科学基金项目110项、市中医局18项、市医管局42项、首医50项。中标课题138项，经费7385万元。其中，国家级27项，经费5398万元；省市级26项，经费617万元；局级65项，经费1188万元；其他19项，经费181万元。院内立项102项，经费249万元。其中科研启动42项，经费164万元；教学10项，经费5万元；护理25项，经费5万元；种子计划25项，经费75万元。全年获专利授权17项，其中发明专利5项、实用新型专利12项。血液科王昭教授的"检测NK细胞活性的方法""自然杀伤细胞脱颗粒的流式细胞术检测方法""细胞毒性T细胞脱颗粒的流式细胞术检测方法"和实验中心张栋教授的"双阴性T细胞的转化扩增方法"等技术成功转让。王振常教授的"神经眼科的影像体系创建与推广"获教育部科学技术进步一等奖，王昭教授的"噬血细胞综合征快速诊断体系和挽救治疗技术的建立及推广应用"获北京市科学技术进步三等奖。

有4个北京市重点实验室：移植耐受与器官保护、消化疾病癌前病变、热带病防治研究和肝硬化转化医学实验室。

全力打造优势学科、特色学科集群。以具有核心竞争力的战略学科为基点，形成国内领先的优势学科特色专科集群，提升学科集群建设能力，利用整体协同优势，打造学科发展"医联体"。加强重点培育专业和重点扶持专业建设，强化临床技术创新和交叉学科布局，提升常见病、多发病和疑难危重疾病的临床诊治水平和医疗服务能力。

以综合为基础、专科为特色，以市医管局"使命计划""登峰计划""青苗计划"为依托，推进医院人才梯队建设，实现学科及医院的可持续发展。年内，李鹏获批百千万人才工程，杨吉刚获2018年北京市百千万人才工程培养经费资助，33人入选医院"青苗"人才计划。

全面启动消化协同中心医疗、教学、科研立项、人才培养、平台建设等各项工作。规范中心规章制度，明确中心9大重点研究方向。以中心建设需求为基础搭建中心协同支撑体系，内容涵盖研究支撑、医疗同质、数据信息、人才培养4个主题共计10个子课题，为中心资源共建、共享提供载体及技术保障。共完成6项重点项目（含33个子课题）、30项特色项目、1项协作创新项目及管理项目（共18个子课题）。年内启动6个重点项目及协作创新项目中5个子课题。

医学教育　承担首都医科大学本专科、研究生，北京卫生职业学院专科教学任务，其中在读本专科生及留学生561人、研究生719人。全日制研究生385人，其中博士生74人、硕士生311人；在读非全日制研究生344人，其中博士生194人、硕士生150人。年内，录取全日制硕士研究生111人，博士研究生28人，录取非全日制硕士研究生70人、博士研究生50人。有教师630人，其中教授57人、副教授89人。

到外院进修15人次；参加北京市学习班129人次，参加外地继续医学教育学习176人次。全年医院职工在院内在职攻读博士学位建立导师关系23人，在院内申请并获博士学位11人、硕士学位1人。

完善教研室管理体系，增设教研室副主任，明确各级教学人员教学奖励。

全面开展住院医师规范化培训评估，完成高等院校本科专业审核评估、住院医师规范化培训基地再认定工作。

学术交流　58个团组办理因公出国（境）手续，其中自组团51个、随团7个；42人次参加国际会议。11月，2018年亚太地区消化医学领域的顶级论坛——亚太消化疾病周（APDW）在韩国首尔举行，由执行院长张澍田带领消化分中心15名成员及肝病分中心主任贾继东共同组成以医院为单位的亚太地区最大规模代表团之一，应邀参加。

李桓英基金会支持的首届友谊感染与热带病论坛暨第十届北京热带医学与寄生虫学论坛期间，北京热带医学研究所、美国贝勒医学院国立热带医学学院及首都医科大学病原生物学系签署了热带医学研究及合作协议，在科研学术交流方面展开紧密合作。福克斯大通肿瘤医院与友谊医院先后签署建立姊妹医院关系合作协议

和专业服务协议，在癌症诊断、治疗、预防和科学研究方面开展合作。泌尿外科再次获批科技部发展中国家技术培训班项目，巴基斯坦、乌兹别克斯坦、吉尔吉斯斯坦、阿富汗、墨西哥、越南、克罗地亚、波黑、塞尔维亚等国家的21名泌尿外科专业医生参加培训，以友谊医院为代表的腔内结石微创手术体系成为中国面向"一带一路"国家医疗领域的技术名片。

接待由军方首席外科医生扎西德·哈米德中将带队的巴基斯坦军方卫生部代表团、加拿大媒体代表团。法国蒙彼利埃教学医院集团荣誉院长、法国教学医院集团医院联合会前主席Philippe Domy带领法国专家代表团来院，就现代化医院建设开展专题交流。接待第七期澳大利亚昆士兰大学学生来院进行短期交流学习，完成首都医科大学几内亚医务工作者来华进修项目。

信息化建设　年度信息化建设总投入2528.23万元。完成医院信息化总体规划，推动西城院区、副中心门诊部、通州院区信息化建设。上线影像中心、电子签章、语音识别系统。完善电子病历共享、医嘱共享、处方前置审核、电子病历质控、京医通备份系统、自费患者外购处方和用药指导二维码功能、实现身份证读卡器读取港澳台居民居住证信息等系统。

完成副中心门诊部和通州院区机房建设、院区间裸光纤链路建设、有线无线网络建设、终端部署等基础设施建设，按照多院区管理改造HIS、LIS、PACS/RIS、EMR、USIS、药房药库、营养点餐、护理管理等系统，安装友谊医院APP、京医通自助建卡挂号缴费、京医通自助打印检验报告、京医通自助票据打印、自助服务机、微信和支付宝等移动及自助服务系统。

编辑出版　编辑出版学术期刊《国际外科学杂志》《临床和实验医学杂志》《中华损伤与修复杂志（电子版）》《中华普外科手术学杂志（电子版）》，4本期刊均是中国科技论文统计源期刊，全年共刊文656篇。

基本建设　下半年，医院接管通州新华医院，成立友谊医院通州院区。由于原有院区为二级医院，基础硬件设施存在一定缺陷，医疗布局不够合理，且未完成竣工验收。为保证新院区按期全面开业，在4个月内进行了大面积装修施工和功能提升改造，按期实现了既定目标，为全面开业创造硬件条件。

完成城市副中心门诊部方案设计、施工协调及设备安装，实现门诊部在市政府规定的日期内顺利开业。

通州院区　经市委、市政府多次专题会议讨论

决定，通州新华医院新址（位于通州区永顺镇苏坨新村南侧）土地、建筑、设备等资产划转为市级管理，作为友谊医院通州院区，友谊医院按照"一院多址"模式统一管理。年内，完成提升改造、设备接收、综合采购、基础设施、信息化建设、人员招聘、绩效改革和医疗服务等任务。完成对原新华医院设备清盘工作，接收7500件设备，共计37000万元；综合采购设备10批次，共计40900万元。

在通州院区建设筹备期间，设备接收与安装调试同步进行，人员招聘、信息化建设、培训等工作贯穿始终。11月20日，行政副中心门诊部开诊；12月22日，通州院区对外试开诊。

（撰稿：王志奇　审核：梁　丽）

领导名单

党委书记、理事长　辛有清
执　行　院　长　张澍田
副　书　记　张建
副　院　长　谢苗荣　张　建　王振常
　　　　　　　张忠涛　李　昕　潘　峰
　　　　　　　邓明卓

首都医科大学附属北京朝阳医院

本部：朝阳区工体南路8号（100020）　电话：85231000
京西院区：石景山区京原路5号（100043）　电话：51718999
网址：www.bjcyh.com.cn

基本情况　卫技人员3830人（本部2930人），有正高级职称228人（本部208人）、副高级职称385人（本部334人）、中级职称1045人（本部801人）、初级师1664人（本部1257人）、初级士373人（本部226人）、待定135人。

年底医疗设备净值36993.93万元，其中乙类医用设备22台；年内新购医用设备总额7901.91万元。医院总收入496793万元，其中医疗收入390726万元。

机构设置　11月，综合科更名为综合科/全科医学科。

改革与管理　实施住院床位集中管理、术后快速康复管理、大型检查一站式集中预约、住院病历专项治理行动。关闭门诊成人输液室，上线门诊电子诊断（病假）证明和急诊电子病历系统。新增21个专病特色门诊、13个知名专家团队门诊、12个联合门诊及1个中西医联合门诊。继续推广日间手术服务。

医联体建设。7月29日，与六里屯合作的综合病区正式挂牌成立。9月29日，挂牌成立首都儿科研究所朝阳诊疗中心，并成立刘晓雁儿童皮肤工作室。11月12日，启动北京朝阳区中部医联加强慢病管理推进分级诊疗系列活动之"健康守门人"项目。

医疗工作　出院94136人次，床位周转48.6次，床位使用率97.05%，平均住院日7.25天。住院手术37393例。剖宫产率51.3%，孕产妇死亡率102/10万，新生儿死亡率0.5‰，围产儿死亡率4.1‰。30个临床科室289个病种开展临床路径管理。临床用红细胞12570单位、血浆1042650毫升、血小板1703.5治疗量、自体血回输751人次2114单位。

预约挂号管理。有京医通预约（自助机+微信）、微信预约、网站预约、电话预约、诊后预约、诊间预约、出院预约、社区预约、医生预约（科际转诊）9种预约挂号方式。预约挂号3397335人次，占门诊总人次的93.89%。

新技术、新疗法。31个科室申报新技术、新项目96项，其中89项通过了医疗技术临床应用准入审核，包括希氏束起搏、单次亚麻醉剂量氯胺酮快速治疗抑郁、3D腹腔镜Boari膀胱壁瓣法输尿管膀胱再植术、超声引导下竖脊肌平面阻滞在胸腹部手术中的应用、十字缝合造口环纳技术等。其中手术操作类技术62项，检验检查类技术27项，自主创新类技术9项。2月，经市卫生计生委批准，医院成为限制性医疗技术"肿瘤消融治疗技术"培训基地，西院区肝胆胰脾外科牵头承担培训任务。11月，北京市生殖质控中心对生殖医学中心正式运行的供精人工授精（AID）、夫精人工授精（AIH）、体外受精胚胎移植术（IVF-ET）、卵细胞质内单精子注射（ICSI）技术进行审核，经专家组论证审核合格。

药物管理。药占比28.84%，其中门诊药占比37.72%、住院药占比20.47%。抗菌药物使用率门诊8.78%、急诊33.10%、住院33.84%，使用强度39.74DDD。

医保工作。医保出院70466人次，总费用129233.44万元。1月1日，开始执行北京新农合与北京城镇居民医保合并政策。9月，与泰康保险公司签署健保通项目合作协议。11月30日起，市发改委牵头在全市36家三级医院开展312个病种的DRGs模拟运行工作，医院作为试点模拟单位，成立DRGs模拟运行专项工作小组。年内，配合卫生计生委新农合跨省就医联网及基本医疗保险跨省异地就医住院医疗费用直接联网结算工作，共完成异地患者跨省就医异地新农合实时结算51例，结算金额170.96万元；异地医保实时结算7339例，结算金额16784万元。

三级医疗。下转住院患者3682人次，上转住院患者228人次。派出29名副高级职称以上专家到基层出诊，诊疗患者41000余人次；免费接收社区进修医务人员20人，举办培训25次，远程放射阅片诊断23800次、动态心电图159次。

医疗支援。派出1人对口支援新疆、1人对口支援西藏。组建6批京蒙对口支援医疗队，根据受援医院需求制定2018年帮扶内蒙古苏尼特右旗人民医院计划，实施具体帮扶。10月15日，第三批医疗队赴赣支援瑞金市人民医院特色专科建设2个月。7月上旬，12名几内亚中几友好医院的医务人员应邀来院培训。9月和11月下旬，总药剂师刘丽宏和副院长马迎民分别带队，赴几内亚进行技术培训指导。12月29日，医院组队的中国第26批援几内亚医疗队19名队员完成为期18个月的援外医疗任务回国。

医疗纠纷处理。参加医责险3709人，总费用364.48万元。发生医疗纠纷75件，其中调解57件、诉讼18件。年度赔付总金额617.53万元，其中医院承担281.82万元。

护理工作　护士1831人，其中本科784人、研究生18人。医护比1∶1.35，床护比1∶0.51。ICU床位146张。护理单元58个。

全面落实责任制整体护理，优质护理开展率100%，不良事件上报率100%、整改合格率100%。实行护士岗位管理。

举办国家级继续教育项目4项、市级继续教育项目19项。发表护理论文50余篇，500余名护理骨干参加各级各类护理及相关专业学术活动。接收进修护士245人。专科护士培训249人次。

科研工作　获得局级以上（含局级）科研课题117项，获经费3054.72万元。国家自然科学基金23项，经费988.72万元。省部级课题42项，经费1829.72万元；局级75项，经费1225万元。落实首都特色项目、北京中医药科技发展基金项目、医管局"培育""青苗"计划、国家自然科学基金等各类项目的医院匹配经费共182.8万元。在研纵向课题392项，结题132项。

获批发明专利1项：一种用于全膝关节置换术的后交叉韧带保护装置。实用新型专利11项：一种用于卵母细胞玻璃化冷冻的装置，一种测量液体密度用的小瓶，手术穿刺用3D打印模板，一种体外膜氧合手术洞巾，术中脊柱牵引矫正器，便携式脊柱侧弯矫形器，一种机柜照明灯，一种体外膜氧合导管固定带，一种显示标识配线架，一种适用于冷冻胚胎或冷冻卵母细胞的液氮罐提桶及其系统，一种带LED显示屏的机柜前门。外观设计专利1项：3D打印导航模板（可拆卸、辅助骶神经调节术用）。

获批市科委间质性肺疾病临床诊疗与研究北京市国际科技合作基地。有北京市重点实验室3个：高血压病研究北京市重点实验室、心肺脑复苏北京市重点实验室、呼吸和肺循环疾病北京市重点实验室。北京市工程技术研究中心1个：北京市呼吸与危重症诊治工程技术研究中心。北京市国际科技合作基地3个：妇产科疾病免疫学转化研究北京市国际科技合作基地、声源定位测试及康复训练北京市国际科技合作基地、间质性肺疾病临床诊疗与研究北京市国际科技合作基地。

申报北京市临床重点专科，获批3个建设项目：老年医学、肿瘤科、精神科。获批1个卓越项目：呼吸与危重症医学科。

医学教育　承担首都医科大学临床医学专业2014级五年制、七年制，2015级五年制，"5+3"一体化的理论授课、见习、毕业实习的教学任务，以及国际学院2014级留学生毕业实习和2015级留学生理论授课等教学任务。有教授72人、副教授104人。招收同等学力研究生145人，其中博士生82人、硕士生63人。

在职职工参加同等学力研究生教育27人，其中博士研究生25人、硕士研究生2人。脱产学习（不含进修）196人次（包括护士）。

学术交流　邀请30余名外国专家来院开展专业讲座、手术演示等。因公派出45个团组61人次，赴国外参加学术会议、进行学术交流。派出25名中青年骨干赴美国、加拿大、瑞典和澳大利亚等国家的医疗机构、大学医学院或医疗中心进行为期1年或半年的研修交流。

4月25日～5月8日，应台湾地区"中华华夏医师协会"邀请，护理部一行16人赴台交流学习。

信息化建设 年度信息化建设总投入2763万元。开展急诊信息系统、电子病历深化、电生理系统、科研检索等临床医疗系统建设；推进精细化管理系统、薪酬管理等系统的深化建设，朝阳健康云的功能深化；完成信息系统三级等级保护评测，机房及配线间环境监控及UPS电池更换、科学研究中心网络建设等基础设施建设。开展DRGs数据分析，完成港澳台居住证识别、医保部分退费、外配药处方等政府工作任务的院内信息系统改造。

拓展改进远程会诊系统，可实现包括病理图片等各种临床资料的上传、内镜、超声、手术实时指导或实时直播功能。引进云会议系统，并与原有会议系统整合，提高远程会议系统连接的兼容性及便利性。

年内，远程医学中心进行远程会诊200余次，全院共27个科室参与远程会诊，影像（放射）中心为医联体内社区医疗机构进行远程影像会诊3万余例，心电诊断中心共远程动态心电会诊374例，并与美国、几内亚、圣卢西亚、阿富汗等国家开展数次国际远程会诊。与临床科室开展合作，组织各种远程学术会议、远程教学、远程MDT讨论、远程科研会议、手术转播等53次，参会约2万余人次。

编辑出版 由国家卫生健康委主管、中华医学会主办、医院承办的《中华疝和腹壁外科杂志（电子版）》发行6期，是以多媒体光盘附纸质导读本发行的中华医学会电子版医学系列杂志之一。

质控中心工作 11月20日，医院被确定为北京市门诊医疗质量控制和改进中心主任委员单位。

北京市医学检验质量控制和改进中心工作。牵头实施京津冀地区医疗机构临床检验结果互认工作，2018～2019年度互认实验室412家，互认项目38项。《医学检验危急值获取与应用技术规范》地方标准获批立项。组织完成临床检验基因扩增（PCR）实验室验收、北京市已备案PCR检验实验室基础信息调研、北京市7家新生儿耳聋基因筛查实验室质量监测、90余家医疗机构临床检验评价、26家医疗机构现场校验、北京540余家实验室47项质量指标调研和反馈工作。组织完成PCR检验实验室及北京市新生儿耳聋基因筛查实验室规范化培训、北京市临床血细胞检验诊断能力提升等各类培训，培训1000余人，750余人获得PCR资质证书。启动临床检验远程会诊工作，举办北京市临床血细胞检验诊断远程会诊及读片会，150余人参加。

北京市职业病诊断质量控制和改进中心工作。进一步完善职业病诊断质量管理体系；发展壮大职业病诊断专家委员会队伍；定期对全市职业病诊断机构的人员资质、设置布局、建设标准、设备设施、相关技术及职业病诊断开展情况等进行质量考核；进一步完善职业病诊断相关的技术规范；组织全市职业病诊断机构、疾控部门、安监部门和卫生监督部门的专家开展调查研究，规范职业病诊断；组织开展本专业人员的政策法规和专业知识培训，以及职业病相关的学术交流，举办继续教育培训班；继续健全本专业的信息数据库。

基本建设 1月19日，杂交手术室及手术室净化空调升级改造工程竣工，完成B楼手术部改造面积867平方米，其中17～21号手术室升级为净化级别为百级2当量铅防护手术室，24号手术室升级为百级杂交手术室。3月15日，透析室抢修工程完工，共抢修370平方米，配合透析机安装调试43台。11月21日，西院区西侧平房装修改造为医学实验室工程并通过四方验收，面积320平方米，装修造价150万元。

（撰稿：赵宇晴 审核：梁金凤）

领导名单

党委书记、理事长 张金保
副书记、执行院长 陈 勇
副书记、纪委书记 梁金凤
副 院 长 高 黎 童朝晖 马迎民
李德令 李晓北
总 会 计 师 邓亚芳

首都医科大学附属北京同仁医院

东区：崇文门内大街8号（100730） 电话：58269911
西区：东城区东交民巷1号（100730） 电话：58269911
南区：经济技术开发区西环南路2号（100176） 电话：58266699
网址：www.trhos.com

基本情况 卫技人员2956人，其中正高级职称211人、副高级职称330人、中级职称1342人、初级师764人、初级士309人。

年底医疗设备净值131500万元，其中乙类设备10台；年内新购医用设备总金额13800万元，其中乙类设备1台。医院总收入424600万元，其中医疗收入294000万元。

机构设置 4月，临床营养科成为独立的医技科室。6月，成立乳腺中心、甲状腺中心。7月，成立医学视光中心。

改革与管理 创新院科行政管理体系，通过健全临床科所和职能处室的联动管理机制，发挥医院运行管理委员会的作用，提高医院和科室的综合管理水平。建立多学科专病诊疗中心，依托重点学科和新兴专业学科，本着"成熟一个建立一个"的原则，打造多学科专病诊疗中心。通过增加便民服务设施、调整布局、优化门诊候诊流程、方便患者信息查询、提升呼叫中心服务、规范导医咨询队伍、改善收费窗口服务等举措，持续改善患者就医体验。为改善崇文门院区眼科门诊就诊环境，通过对空间、人流和信息的综合调整，围绕诊前和诊中进行流程再造，该举措被评选为北京市属医院2018年创新性便民惠民服务项目。发挥层级诊疗优势，新增16个知名专家团队，共运行31个知名专家团队，3年来累计接诊患者46.8万人次，专家团队年门诊量、团队数量、出诊医师人次均位居市属医院首位。通过新增专科护理门诊、建设健康站、开展老年患者出入院评估工作等多项举措，为患者提供多元化服务。

医联体建设。牵头成立东城区眼科、耳鼻咽喉头颈外科专科医联体，签订7家医联体单位。

人才引进。依托"海聚工程"海外高层次人才引进平台，引进蓝凤、杨红丽、范国平等3名海外高层次人才，均当选北京市特聘专家，其中蓝凤是医院引进的第一位青年项目专家。从国内引进麻醉科王古岩、泌尿外科平浩2名学科带头人。

医疗工作 出院103952人次，床位周转65.13次，床位使用率100.8%，平均住院日5.65天。住院手术76200例。剖宫产率38.44%，无孕产妇和新生儿死亡，围产儿死亡率1.49‰。医院HIS信息系统更新重新上线临床路径功能，年内有慢性化脓性中耳炎、慢性鼻－鼻窦炎、上睑下垂、原发性开角型青光眼共4个病种实施临床路径。全年用红细胞6615单位、血浆610700毫升、血小板813治疗量，自体血回输133人次537单位。

预约挂号管理。实行非急诊全面预约挂号，通过电话、微信、网站、医生工作站、京医通自助机、医联体内社区医生终端等多种方式进行实名制预约挂号。预约挂号1973048人次，占门诊总人次的87.12%。

新技术、新疗法。全年共申请新技术、新项目24项，审核通过7项院级新技术、新项目：眼肌科的视感知觉检查治疗系统、青光眼科的内路微导管辅助的小梁切开术、内路Schlemm管成形术、胸外科的腹腔镜下食管内翻拔脱切除胃代食管颈部吻合术、腹腔镜肺癌射频消融术、普外科的离体肝切除，重症医学科的经鼻高流量氧疗。

药物管理。药占比25.44%，其中门诊药占比32.12%、住院药占比18.84%。修订抗菌药临床应用和管理规范，设立重点监控药品目录。全年门诊抗菌药物使用率5.33%、急诊抗菌药物使用率24.23%、住院抗菌药物使用率25.59%。

医保工作。医保出院55071人次，总费用82340.19万元。年内，医嘱信息共享实现全院上线。

医疗支援。第十六批15名医师赴基层工作，共计完成教学查房152次，疑难病例会诊236次，手术示范

254例，病例讨论163次，门诊接诊患者17941人次，举办专题讲座661人次，技术培训521人次，参加巡回医疗、健康教育和公共卫生服务等义诊62次。深化与河北省张家口市第四医院的医疗合作，开展眼科、耳鼻咽喉头颈外科医疗新技术，开展新技术、新项目17项，填补了张家口市眼科、耳鼻咽喉头颈外科学科的空白；与张家口市第四医院共同举办京张医疗合作——助力健康扶贫"光明行"活动，由两院专家对张家口地区400名建档立卡户和贫困患者开展义诊，实施6例白内障复明手术；举办第二届眼科、耳鼻咽喉头颈外科临床实用技术论坛，以提升张家口市及周边地区医疗技术能力。8月，肾内科1名主任医师作为北京市属医院第四批"组团式"援藏干部赴藏。3月，派出1名耳鼻咽喉头颈外科医师作为北京市第九批第二期援疆干部到新疆和田地区人民医院执行为期1年的援疆任务。落实宁夏银川、新疆乌鲁木齐、江西赣州对口帮扶合作，与银川第三人民医院、乌鲁木齐眼耳鼻喉专科医院、赣州市人民医院签署技术帮扶协议；1月，组织眼科、耳鼻咽喉头颈外科、普外科专家赴银川第三人民医院开展技术帮扶，开展专家门诊4场、手术示教2场、专家讲座2场，为100余名患者开展专家咨询及医疗服务；7月，组织眼科、耳鼻咽喉头颈外科、医疗管理专家赴乌鲁木齐眼耳鼻喉专科医院技术帮扶，开展义诊活动、组织会诊查房及讲座。完成北京市属医院第一批健康精准扶贫拉萨"光明行"活动，派遣两批医疗队在当雄、堆龙、尼木、城关两区两县对371名建档立卡户进行白内障筛查，为前期筛查出的13名建档立卡户和低保户患者进行复明手术。

医疗纠纷处理。参加医责险1655人，总费用310.09万元。发生医疗纠纷60件，其中调解48件、诉讼8件、院内协议4件。年度赔付总金额304.82万元，其中医院承担263.03万元。

护理工作 护士1451人，其中研究生8人、本科812人。医护比1∶1.41，床护比1∶0.46。共有ICU床位60张，护理单元99个。

全年新增24项延续性护理服务项目，包括借助网络微信平台为患者实施延续性护理、微课、微信群、病友会、静脉曲张病友团、同仁康复家园、门诊与社区延续性护理、手术室的延续性护理、健康大讲堂、孕妇大讲堂等。实施目标管理，落实护理质量管理委员会职能，采用护理质量台账督导、质控护士长日常督导及护士长夜查房相结合的方式进行质量督导。不良事件上报率100%、整改率100%。年内，提出"一家一中心"同仁护理质量管理理念，成立静脉治疗安全试点病房，开展跨学科合作（耳鼻咽喉头颈外科、普外科、伤口治疗中心），成立咽瘘伤口护理门诊。

通过了北京护理学会ICU、急诊、手术室、糖尿病健康教育师专科护士培训基地的复审，通过中华护理学会ICU、急诊专科护士培训基地复审，通过中华护理学会手术室、老年专科护士培训基地初审。全年外派培训197人次，其中专科护士认证培训并获得资格证书18人次、外派境外培训2人次。接收58名外院护士的进修。

完成北京卫生职业学院和首都医科大学护理学院专、本、硕共计185人的临床生产实习和见习工作，完成中断注册护士考试3人。完成首医燕京护理大专生毕业综合技能考核、首医护理本科生毕业综合技能考核，全部学生顺利通过毕业论文答辩。完成市医管局规培项目组现场评价。

科研工作 全年获批科研课题96项，其中国家级21项、省部级15项、局级60项，获得资助6033.27万元，医院匹配经费692.98万元。在研课题205项，结题31项。

获科技成果奖3项：内分泌科杨金奎教授的"糖尿病视网膜病变与肾病早期诊断新方法的应用研究"获华夏医学科技二等奖，"糖尿病微血管病变检测新方法的应用研究"获北京市科技进步三等奖，皮肤科魏爱华主任医师的"白化病的基因诊断及发病机制研究"获北京市科技进步三等奖。杨金奎带领的团队获得"2017中国糖尿病十大研究"最具影响力研究奖，该团队的研究项目"针对眼损伤的特异性尿蛋白组能够预测2型糖尿病患者的肾脏损害：病例对照及5.3年前瞻性队列研究"——尿触珠蛋白测定、视网膜病变筛查技术及TSH等危险因素的相关研究成果被最新版中国糖尿病防治指南（2017）采纳。4月，眼科研究所海聚工程高层次人才宋红欣博士凭借"个性化定制3D打印眼镜镜片的应用"在2018博鳌·健康界峰会首届中国医学创新大赛决赛上获得铜奖。7月，医院主持的国家重点研发计划"智能机器人"重点专项"眼科显微手术机器人系统研制与临床试验"项目启动和实施方案论证会在京召开，标志着该项目正式进入全面实施和执行阶段。

获授权职务专利15项，其中发明专利5项，分别是：利用下颌表面肌电检测颏舌肌肌功能的检测装置，丝状真菌质谱鉴定蛋白提取技术，一种斜视度测量装置，一种血清中GABA、Glu、DA、5-HT及苯丙胺类毒品的检测方法，无创口底电极装置及其制作方法；实用新型专利10项，分别是：一种智能护眼台灯、持针器、气管清洁刷及气管清洁组件、气管堵管帽及气管套管、针头固定装置、一种眼科靶向植入支架的治疗装置、基于手机的便携式眼前节检查装置、新型俯卧位辅助趴垫、一种颈部引流装置便携包、医用内衣内裤。

7月，教育部眼科诊疗设备与材料工程研究中心完成验收。依据北京市教委北京高等学校高精尖创新中心建设计划，医院与北京航空航天大学联合成立北航—首医大数据精准医疗高精尖创新中心眼科分中心，获得500万元经费支持。年内，放射科"眼部肿瘤临床诊疗与研究中心"获批首都医科大学临床与诊疗研究中心。

医学教育 承担首都医科大学及北京卫生职业学院学生的课堂教育及带教实习、见习任务。年内，录取硕士生117人（包括推免生及长学制，其中专业学位硕士96人、科学学位硕士21人），录取博士生29人（包括推免生，其中专业学位博士20人、科学学位博士9人）。有教师847人，其中教授63人、副教授89人。获批国家级继续教育项目56项、市级继续教育项目50项。全年外出培训408人次，外出进修8人次。

学术交流 因公出国（出境）66批次135人次。

3月，2018全国耳鼻咽喉头颈外科联盟学术会议暨同仁国际鼻科学和过敏科学论坛在北京召开，邀请中国工程院院士韩德民、比利时根特大学的德国国家科学院院士Claus Bachert和张楠教授参会。5月，柬埔寨Preah Ang Duong医院院长Lou Lykhe Ang来医院参观访问。6月，李永新、刘博、赵守琴、郑军教授参加在比利时安特卫普召开的第十五届国际人工耳蜗及其他听觉植入大会。8月，应比利时Ghent大学Bachert教授邀请，张罗教授访问Ghent大学上呼吸道实验室，访问期间，邀请张罗加入由8人组成的国际专家团队，为Ghent大学第30届内镜鼻窦和颅底手术技术学习班授课，这是学习班历史上第一位来自中国的讲者。9月，中国医疗保健国际交流促进会过敏科学分会2018年会暨第二届华夏过敏科学论坛、2018同仁国际鼻科学及过敏反应科学论坛暨中华医学会变态反应学分会鼻眼过敏性疾病学组（筹）会议在京召开。10月，第九届国际低视力康复论坛在京举行，同仁医院为承办单位之一，会议邀请挪威国家视听康复资源中心高级研究员、北欧低视力康复模式的创建者和推动者Rolf Lund教授，挪威东南大学眼视光学与视觉科学系副教授、小儿视觉康复领域专家Arnulf Kristian Myklebust教授，墨尔本大学眼视光学与视觉科学系副教授、低

视力康复专家Alan William Johnston教授，美国宾夕法尼亚大学视光学系副教授、William Feinbloom视觉康中心的主管Erin Marie Kenny教授，纽约州立大学视光学院低视力康复专家William O'Connell，中国台湾新竹国泰综合医院眼科主任陈莹山教授参会。11月，为庆祝"中医针灸"申遗成功8周年，世界针灸学会联合会在法国巴黎举办2018国际针灸学术研讨会暨世界针灸日走进联合国教科文组织特别活动，医院传统医学科陈陆泉医生作为北京市卫生健康委系统的唯一代表参会。12月，第十届亚太眼整形外科学术大会在中国香港举办，医院眼科中心李冬梅教授当选亚太眼整形外科学会候任主席，将于2020年接任主席。

信息化建设 年度信息化建设投入1231.28万元。完成三级等保项目实施方案的论证与制定，完成安装调试，上线并通过验收；医院二期信息项目通过市卫生计生委信息中心组织的专家评审会、经信委智慧城市建设处组织的专家评审会及评审中心的评审，等待市财评评审。购买Office标准版办公软件1180套、Windows企业版操作系统350套、Windows Server标准版16套，建立正版化使用台账，通过北京市正版软件工作考核。

WHO合作中心工作 作为WHO防聋合作中心和WHO防盲合作中心，积极开展相关工作。3月3日，第19个全国"爱耳日"，主题为"听见未来，从预防开始"，举办爱耳日义诊咨询等活动。6月6日，第23个全国"爱眼日"，主题为"科学防控近视，关爱孩子眼健康"，组织眼科专家、验光专家分别在医院广场、远郊区县、福利院等地开展爱眼护眼义诊咨询活动。

基本建设 采取施工总包、监理、设计单位同步走的工作模式，医院经济技术开发区二期扩建工程项目进度按计划完成，包括外立面亮相、二次砌筑、机电管道施工等。

（撰稿：郑 洁 审核：张 罗）

领导名单

党 委 书 记 金春明

常 务 副 院 长 张 罗

副书记、纪委书记 刘 雁

副 院 长 黄志刚 王 宇 段金宁

首都医科大学附属北京天坛医院

地址：丰台区南四环西路119号（100160）　电话：59976611

网址：www.bjtth.org

基本情况　编制内专业技术人员1931人，其中正高级职称210人、副高级职称329人、中级职称647人、初级和未定职称745人。

年底医疗设备净值50182.95万元，其中甲类医用设备3台、乙类医用设备15台；年内新购医用设备总金额40177.53万元，其中乙类医用设备1台。医院总收入313530.38万元，其中医疗收入211381.55万元。

机构设置　6月，神经外科划分为18个病区，即神经外科脑血管病1、2病区，神经外科颅脑创伤病区，神经外科脊髓脊柱病区，神经外科小儿病区，神经外科肿瘤1～7病区，神经肿瘤综合治疗病区，功能神经外科病区，癫痫外科病区，周围神经外科病区，国际部综合医疗病区1、2（神经外科）；在大外科增设血管外科，胸外科从普外科病房中剥离；重组疼痛科，将针灸推拿并入中医科；成立康复医学科。8月，成立健康管理中心。9月，建立神经介入中心；成立心脏及大血管病中心，下设心血管内科和心血管外科。

改革与管理　与北京儿童医院建立紧密型医联体。9月29日，北京儿童医院天坛诊疗中心正式挂牌，10月4日，正式在北京天坛医院新院区开诊，建立贾立群儿童超声工作室。与北京市27家二、三级医院组建天坛神经内科专科医联体，探索神经内科疾病医疗资源一体化模式，建立专科医联体信息平台，通过远程医疗、云平台等手段，促进医院间医疗、科研、教学等方面资源共享。

人才引进。全年引进人才21人，其中学科带头人6人，涉及神经肿瘤、心脏及大血管中心、心外科、普外科、儿科、宣传中心等。

医疗工作　出院42083人次，床位周转32.42次，床位使用率81.63%，平均住院日9.08天。住院手术24107例。剖宫产率48.90%，无孕产妇死亡，新生儿死亡率0.5‰，围产儿死亡率3.3‰。47个科室110个病种实施临床路径。全年用血8503.4单位，其中红细胞4244单位、血浆3999毫升、血小板260.4治疗量；自体血回输21人次6000毫升。

预约挂号管理。采用114电话预约、网络预约、京医通微信预约、医生工作站预约、现场预约、自助机预约以及社区双向转诊预约等预约方式。预约挂号1160514人次，占门诊总人次的80.23%。

新技术、新疗法。院内新技术、新项目讨论通过11项，包括迷走神经刺激术治疗意识障碍、脊髓电刺激器植入治疗脊髓痉挛性截瘫等。

药物管理。全院药占比25.65%，其中门诊药占比40.85%、住院药占比15.31%。制定和完善《北京天坛医院抗菌药物临床应用管理办法》，规范抗菌药物临床应用，遏制细菌耐药，对抗菌药物的预防性应用、联合应用管理以及静脉输注进行重点管理，关注儿童等重点人群抗菌药物使用，并在全院和各科室开展培训。医院门诊抗菌药物使用率5.24%，急诊抗菌药物使用率24.73%，住院患者抗菌药物使用率33.95%，使用强度为34.47DDD。

医保工作。医保出院15838人次，总费用28345.87万元。对全院进行防范骗保培训。

医疗支援。承担内蒙古林业总医院、阿尔山市人民医院，河北张家口市第一人民医院和燕达医院的对口帮扶工作。长期派驻专家到当地深入开展工作，按照各项任务要求，定期轮换。在内蒙古林业总医院建立神经外科赵继宗院士工作站，与各对口帮扶医院建立远程会诊关系，专家参与当地医院出诊、查房、技术指导和教学，同时与部分医院开展科研协作。京津冀协作项目疏解非首都功能成效显著，每年减少进京就诊2万余人次。全年选派4名中层干部支援挂职，选派神经介入中心主任医师姜除寒执行第九批第二期援疆任务，赴新疆和田地区人民医院工作1年；选派ICU副主任医师陈光强参加"组团式"援藏任务赴西藏拉萨市人民医院援藏1年；选派神经外科主任医师刘伟明参与第18批博士服务团工作，赴宁夏回族自治区人民医院挂职副院长、党委委员1年；选派神经介入中心刘恋参与第10批人才京郊行工作，赴顺义区医院挂职副院长1年。

受国家卫生健康委委托，医院组建以贾旺为队长的9人专家组，于9月2～30日再次赴特立尼达和多巴哥开展医疗工作。

医疗纠纷处理。参加医责险1700人，投保总额347.53万元。新发纠纷32件，其中人民调解30件、法院诉讼2件。赔偿总额347万元。

护理工作 护士1376人，其中本科651人、研究生23人。医护比1：1.38，床护比1：0.83。ICU床位128张。有42个护理单元。

开展"预防跌倒"安全主题活动，新增2个护理门诊。护理不良事件上报率100%、整改率100%。建立专科护理质量评价标准。实施病区"五常法"管理。开展老年患者出入院评估和40项品管圈工作。完善标本闭环、危急值回报、输血规范等管理系统。

21名护士至外院进修学习。接收90名外院进修护士，113名专科基地学员。外送17名护士接受专业团体专科护士培训和认证。开展5项国家级继续教育项目。新增161名规范化培训护士，规培护士全部通过北京市医管局考核。

完成1013.5学时的教学授课任务。承担33名首都医科大学本专科学生的临床带教和69名首都铁路卫生学校学生临床见习工作。

科研工作 全年申报课题627项，中标177项，其中国家级40项、地方级65项、其他科技项目72项，获得资助经费9921.73万元，医院匹配经费1242.80万元。在研课题331项，结题208项。

全年获得实用新型专利13项：一种用于石蜡切片机的协助蜡块保持硬度的降温装置、一种多功能染色装置、一种两侧可抬起的枕头、一种一字助行灯、改良型手术水袋、一种婴儿脑瘫早期治疗系统、医用改良型约束装置、一种微导管、一种胃管储藏袋、自主神经功能衰竭的治疗装置、一种护理电子病历质量审核模块及系统、一种电动止血装置、展板。发明专利1项：环形手术缝线。

有国家级研究平台4个、北京市研究平台6个。年内，临床心理科获批北京市临床重点专科。

医学教育 承担首都医科大学的教学任务。有教师409人，其中教授41人、副教授41人。录取研究生160人，其中硕士生120人、博士生40人。年内，到院外进修13人。

学术交流 因公临时出国4个团组127人次，教科研人员单列计划26个团组42人次，因公赴港澳计划1个团组1人次，因公赴台计划2个团组6人次。

信息化建设 年度信息化建设投入26000万元。引入人工智能、大数据、云计算、物联网等先进技术，将医院打造成为一家以患者为中心的"智慧医院"。移动医疗在全院广泛应用。公众可以使用手机微信公众号便捷地办理预约挂号、缴费、查询检验结果、院内导航等业务。医生使用平板电脑进行床边查房，随时调取患者病历、填写评估记录。护士利用移动查房车和掌上电脑在患者床边随时记录患者治疗情况。医护人员利用自己的手机，在院外也可以随时查看自己负责的患者的病情变化。财务处利用移动结算车可以到床边为患者办理入院出院手续。

利用自主开发的移动互联网多模式远程医疗服务平台与医院全国范围内500余家专科联盟成员单位开展远程门诊、远程MDT会诊、远程影像、远程病理、远程电生理、远程病房、在线学院等多模式的远程医疗业务活动。

医院整体搬迁工作 按照京津冀协同发展战略的要求，为恢复北京天坛世界文化遗产历史风貌，助力中轴线申遗，促进卫生资源均衡发展，按照市委市政府部署，天坛医院从西城区整体搬迁至丰台区。是新中国成立以来，北京市第一座整体搬迁的大型三级甲等综合医院。新院区编制床位1650张，总占地面积181581平方米、建筑面积352294平方米，划分为医疗、干部保健、办公科研、教学等功能区域。

新院区建设项目于2010年9月立项，实行代建制。2013年12月开工建设，2017年12月通过五方验收。2018年搬迁工作分两个阶段进行：第一阶段，9月15日～10月3日，启动新建科室、内科病区、外科病区搬迁；9月28日，新院区手术室启用；9月30日，老院区门诊关闭。第二阶段，10月4日，老院区急诊关闭，新院区门急诊启用；10月6日，新院区全面开诊运营。

（撰稿：郝 蕊 审核：路 明）

领导名单

党委书记 路　明
常务副院长 王拥军
副 书 记 王拥军 肖淑萍
副 院 长 张力伟 周建新 巢仰云

首都医科大学附属北京安贞医院
北京市心肺血管疾病研究所

地址：朝阳区安定门外安贞里（100029） 电话：64412431
网址：www.anzhen.org

基本情况 卫技人员3639人，其中正高级职称272人、副高级职称475人、中级职称1032人、初级师1426人、初级士372人、未定职称62人。

年底医疗设备净值4716780.10万元，其中乙类医用设备11台；年内新购医用设备总金额1417521.85万元，其中乙类医用设备1台。医院总收入595061.18万元，其中医疗收入479516.91万元。

机构设置 1月，将原心内一科分为心内一科（A）区和心内一科（B）区；心内三科分为心内三科（A）区和心内三科（B）区；心外三科分为心外三科（A）区和心外三科（B）区。4月11日，成立经济运营管理办公室。

1月，成立瓣膜联合门诊；4月，成立代谢病及血管病肾损伤专病门诊、慢性肾衰竭及血液透析专病门诊和微创心脏手术专科门诊。

改革与管理 成立经济运营管理办公室，各部门联动解决医院经济运营问题。财务、医务、门诊、医工部门结合工作特点和医院经济运营情况制定医院经济运营考核指标，多部门联合入科反馈科室经济运营情况，协助科室查找问题、制定解决措施；医务部、门诊部结合专业特点，根据床位、手术日、导管日、门诊房间等测算各科工作效率、效能；人力资源部、护理部、健康产业部根据岗位情况联合开展减员增效；总务处继续开展节能减排工作；医工科开展联合议价，降低卫生材料供应价格。

细化专病专症门诊，继续推出第三、四批知名专家团队，组建马长生教授心律失常疾病知名专家团队、陈忠教授主动脉外周血管疾病知名专家团队、董建增教授心力衰竭和心律失常疾病知名专家团队、吴永全教授缓慢心律失常起搏治疗知名专家团队、金梅教授儿童心血管疾病诊疗知名专家团队、程文立教授高血压病知名专家团队。

医联体建设。朝阳区北部医联体工作：年内派遣9名责任主任每周至少赴社区半天帮助社区提升业务和管理能力，医院专家对社区骨干及居民举办健康课堂和专业知识培训37次、受众736人次，讲座54场、受众726人次；开展社区门诊135次，诊治患者1727人次；免费接收8名社区医师来院进修；赴社区开展义诊咨询9场、义诊讲座5场，参加专家16人，听众763人次，测血压416人次，测血糖390人次；开展影像远程会诊50例。通州医联体工作：派遣2名责任主任每周至少赴社区半天帮助社区提升业务和管理能力，开展社区门诊61次、诊疗患者310人次；带教查房50次；参与培训讲座44人次，听讲座486人次；5名专家开展义诊咨询1场、义诊讲座2场、技能培训1次，听众101人次，测血压8人次，测血糖4人次。年内除与河北北方学院附属第一医院、河北省曹妃甸区医院等开通远程医疗连接外，还通过远程医疗方式加强区域医联体内部医疗资源整合。全年远程会诊中心共会诊72人次。

人才引进。引进协和医院心内科主任医师、博士生导师曾勇教授为心内一科B区主任；引进阜外医院心外科主任医师、博士生导师杨秀滨教授为心外三科B区主任；引进友谊医院心内科主任医师、博士生导师吴永全教授为心内三科（A）区主任。房芳教授、蒋宏峰教授入选第十三批"北京海外人才海聚工程"。

医疗工作 出院75724人次，床位周转47.55次，床位使用率90.75%，平均住院日7天。住院手术45806例。剖宫产率51.14%，无孕产妇及新生儿死亡，围产儿死亡率5.1‰。9个科室6个病种实行临床路径管理。全年用血34580单位，其中红细胞24610单位、血浆997000毫升、血小板1603治疗量；自体血回输12573人次30176单位。

预约挂号管理。医院采取114电话预约、北京市预约挂号统一平台网络预约、京医通微信预约、自助机预约、诊间预约、住院患者出院复诊预约、社区患者社区转诊、特需患者特需预约等途径进行预约挂号。

全年预约挂号1999191人次，占门诊总人次的85.46%。

全年开展新技术、新疗法21项，包括：病理科细胞DNA分析，耳鼻喉头颈外科过敏原皮肤检测试验和免疫疗法，核医学科肺灌注显像首次通过法、静脉注射肝素，检验科肺炎支原体IgM抗体检测、肝素诱导血小板减少症抗体检测、血栓前状态检测、尿乳糜定性试验、脑利钠肽前体检测、乳酸测定、细胞因子6项，普外科、营养科外科减重手术，心内三（A）左束支区域起搏技术，药事部氨基酸、维生素及胆汁酸血药浓度检测，心内二十一（A）无导线起搏器，干部保健科Impella左室辅助系统临床应用研究、肾动脉神经消融、无导线起搏器micra，心外九无缝线主动脉瓣置换技术、心外膜左心耳夹闭技术，麻醉中心TAVI手术超快通道麻醉技术。

药物管理。全年医院药占比24.92%，其中门诊药占比14.18%、住院药占比53.37%。门诊抗菌药物使用率6.69%，急诊抗菌药物使用率22.83%，住院抗菌药物使用率30.66%。

医保工作。医保出院26413人次，总费用9168.51万元。开展DRGs收付费模拟运行试点、医保医嘱信息共享、异地医保及新农合直付结算管理；推进异地医保直接结算政府惠民工程，做好工作流程的梳理和改进工作；改进医保费用审核结算工作，实现90%医保患者出院当天结算。

三级医疗。接收上转患者4190人次，下转患者802人次。

医疗支援。支援曹妃甸区医院合作医院，接收曹妃甸区医院3人到医院进行为期1年的进修；心内十五病房王苏副主任医师每周到曹妃甸区医院指导手术，全年共进行50次诊疗活动。继续执行阿鲁科尔沁旗医院对口帮扶协议，安排心内科主任医师、妇产科副主任医师龚静及主任医师褚黎常驻阿鲁科尔沁旗医院，呼吸内科副主任医师朱晨曦、王增智在阿鲁科尔沁旗医院建立呼吸内科并开展诊疗活动，接收心内科、普外科、耳鼻喉科、肾内科、超声科、神经内科、睡眠监测进修7人。心内二十一病房（A）区赵林副主任医师每周到内蒙古民族大学附属医院进行技术指导，接收超声科及心电图室进修2人。与新疆乌鲁木齐友谊医院签订医疗技术合作协议书，派出急诊综合病房副主任医师李庆祥、张新勇到合作医院挂职荣誉副院长并开展医疗活动，指导疑难危重症患者的手术；与沈阳医学院附属第二医院签订医疗技术合作协议书，重点开展心内科和心外科的技术合作；与湖南省人民医院签订医疗技术合作协议书，重点开展心内科（心律失常）和心外科的技术合作；与湖北省十堰市人民医

院续签医疗合作协议，继续开展心内科和心脏大血管外科的合作。

救治7名松原市服毒患者。按照国家卫生健康委要求参加张家口特大爆燃事故的救治工作。

医疗纠纷处理。参加医责险1324人，总费用419.67万元，保额605万元。全年发生医疗纠纷94件，其中院内调解7件、医调委调解70件、法院诉讼13件、处理中4件。年度赔付总金额834万元，其中医院承担350万元。

护理工作 护士1791人，其中本科1046人、研究生6人。医护比1：1.49，床护比1：0.69。ICU床位110张。护理单元64个。

完善护理绩效考核指标，突出落实"患者十大安全目标、分级护理制度"及"护士长管理职能"。指导科室制定具体、可量化的管理目标，并从履行责任护士职责、改进专业照护及改善患者满意度服务举措的角度细化改进措施。开展"创建温馨病房"专项活动。不良事件上报率100%，整改率100%。

组建微信护理工作群，研发临床护理及护理管理系统，研发患者出入院评估系统电脑版，试用护理质量督查系统的护士长夜巡查及周末巡查软件，研发护理人力资源管理系统。

选派36名临床护理骨干参加各类专科护士培训。通过中华护理学会危重症、手术室及静脉治疗专科护士临床教学基地复审，完成124名专科护士临床实践培训工作。

作为首都医科大学临床护理学院、北京卫生职业学院教学医院，有护理授课教师179人；带教博士研究生1人、硕士研究生1人、专本科实习生157人；培养进修护士164人。

科研工作 申报科研课题215项，中标86项，获资助经费6007.33万元，医院匹配经费2173.11万元。其中，国家级课题26项，资助经费3592万元；省部级课题16项，资助经费1344万元；局级课题34项，资助经费1021.33万元；其他课题10项，资助经费50万元。国家级课题中国家重点研发计划2项、国家自然科学基金国际合作与交流项目1项、面上项目18项、青年项目5项。在研课题230余项，结题70项。

全年发明专利2项：一种虚实模型重合的确定方法与装置、基于增强弹性形变的CARTO电解剖图与CT图像配准方法和装置。实用新型专利5项：一种无创呼吸机面罩、一种测温加强固定型胸腹腔引流管、动脉过滤器连接机构、负压吸引水滴收集器、嗅觉训练装置。

有教育部重点实验室2个、北京市重点实验室3

个、北京实验室1个，科技部创新人才培养示范基地1个，国家卫生健康委第二批干细胞临床研究备案机构1个。主动脉疾病临床诊疗与研究中心入选首都医科大学第三批临床诊疗与研究中心，心血管疾病生物医学工程实验室获批升级为教育部重点实验室。

医学教育　承担首都医科大学、北京卫生职业学院的教学及带教任务。承担本科教学的教师322人，其中教授24人、副教授26人。

承担首都医科大学研究生培养教育工作，共有首都医科大学博士生导师63人、硕导士生导师135人（含博士生导师）；博士培养点16个、硕士培养点25个。年内新增3门首都医科大学研究生课程：心血管疾病诊疗新进展、临床科研方法进阶：从概念到实践、血管外科学。招收首都医科大学研究生114人，其中统招博士生34人、统招硕士生69人、长学制硕士生11人。

承担北京市心肺血管疾病研究所硕士研究生培养工作，共有北京市心肺血管疾病研究所硕士生导师35人，硕士培养点2个。招收硕士生10人。

参加首医2016级护理夜大（专升本）大专班，毕业76人；首医2017级护理夜大（专升本）大专班在读69人。在职参加首医2015级护理夜大（专升本）大专班12人获得学位，2014级护理夜大（专升本）大专班1人获得学位。出国进修、学习18人。

学术交流　国际交流。接待美国、法国、意大利、蒙古、老挝、菲律宾、缅甸等国访问参观交流的外宾36人次。4月20日，国际奥委会医疗和科学委员会主席理查德·巴吉特来院进行调研。5月10日，医院召开中法急救与灾难医学合作中心管理委员会会议，法国驻中国第一参赞贝家宝、法国道达尔集团驻华总代表努北堂出席了会议。8月7～8日，新加坡保健服务集团护理专家来医院开展护理培训。11月20日，意大利圣多纳托医疗集团教授来医院交流访问。11月22日，法国教学医院集团医院联合会主席来医院交流现代医院建设。

国内交流。6月7～10日，召开第二届中国医师协会体外生命支持专业委员会年会。8月11～13日，召开中华医学会外科学分会血管外科学组第十四届全国血管外科学术会议。9月14～16日，召开冠心病学科交叉暨介入治疗大会。10月11～14日，召开第十二届五洲国际心血管病会议，包括81个分论坛，邀请专家480人。12月27～30日，召开第十一届中国血管论坛。

信息化建设　信息化建设总投入450万元。完成新版住院系统的需求调研、数据准备、个性化开发、测试联调、操作培训、切换演习并上线。完善临床医生工作站功能，开发临床路径系统，支持分支型临床路径，支持在临床路径内根据患者的具体情况选择不同的诊疗方案和流程，支持对临床路径进行统计分析。满足护理业务和管理需求，制作护理入院评估表单19个，完成护理管理系统中护士长巡查、护士长请假和护士基本信息查询功能的开发，护理不良事件系统实现了不良事件的统计和根因分析功能。完成手术系统开发，实现内科介入批量排台功能，将内、外科手术申请进行了一站整合，对手术申请、手术排台、手术登记等环节进行结构化约束，并实现手术医生授权功能；引入手术审批流程，对节假日、重大手术、多科联合手术进行双审批；完成21间手术间的无线网络环境搭建、体外循环系统工作站的调试、安装，体外循环系统的部署、实施、正式运行，实现仪器检测数值的自动采集、灌注前仪器核查的规范化。

按照非限制级、限制级、特殊级抗菌药物设定抗菌药物开具权限，对相关药品的单次剂量、单日最大剂量、用药天数进行限定，同时对用药量过大或者有特殊限制的部分药品进行开具权限的设定。实现门诊处方前置审核，对用药超量、配伍禁忌、重复用药等进行提示，实现处方的实时监控，降低门急诊不合格处方的比例。在ICU2、ICU3、ICU5实施智能药柜系统。8月22日，门诊药房投入使用二维码用药指导服务系统，患者用手机扫描用药指导单上的二维码，即可获得包括药品的用法、用量、禁忌等详细的用药指导。

加强标本从采集到出报告过程中的环节控制，包括检验前流程控制、检验中流程控制、标本运送流程等功能。借助物资管理系统实现对耗材的精细化和规范化管理，开发器械材料核销功能；完善供应商及厂商资质信息提取功能，采用高拍仪留档保存注册证图片。

开发面向临床科室主任的绩效管理决策支持系统。制作OA系统表单32个，增加统计、导出表单功能，个人办公模式新增加消息提醒、会议提醒功能。完成京医通检验报告自助打印功能及微信推送功能的自测、联调和验收，于4月28日上线。完成医保药品信息互联互通的接口开发，并于9月27日通过验收。

按B级标准建设新机房，1月26日完成机房装修、电气系统、UPS系统、监控系统、消防系统、空调系统、新风系统的建设，6月13日通过验收。核心业务系统通过信息安全等级保护三级等保测评。

编辑出版　继续承担《中华胸心血管外科杂志》《心肺血管病杂志》《中国医药》《北京生物医学工程》杂志编辑部工作。

基本建设　北京安贞东方医院项目进入建设准备期。新建地上建筑面积119000平方米，设置床位800张，总投资250000万元，全部由东方安贞（北京）医院管理有限公司自筹解决。9月13日，投资方东方安贞（北京）医院管理有限公司与北京市土储中心朝阳分中心签署《土地开发建设补偿协议》。10月18日，投资方缴纳土地补偿款（2.1亿元），并按流程与朝阳区土储中心和北京市测绘设计研究院完成现场钉桩测绘及土地移交工作。9月，完成设计方案一级流程论证会。10月，开展设计方案二级流程访谈会。11月，完成二级流程深化讨论。11月，完成项目的文物勘探工作及土地清渣平整工作。

年内，取得通州院区项目前期工作函、用地意见及设计方案审查意见函；完成概念方案设计、一级流程、二级流程设计方案；完成环评、交评、水评、稳评、能评5项专项评价招标工作；完成项目用地初勘；向市发展改革委申报项目建议书（代可研）报告，并完成相关评估工作。项目总建筑面积385000平方米（地上建筑面积272600平方米、地下建筑面积112400平方米），容积率1.33，建筑高度49米，绿地率35%，机动车位2600辆。9月26日～12月6日，组织设计院与各科室对接160余次，完成53个科室二级流程设计方案。

（撰稿：丁红雨　审核：陈晶晶）

领导名单

院　长、副书记　　魏永祥
副书记、纪委书记　袁　飞
副　院　长　　　　周玉杰　孔晴宇　张宏家
　　　　　　　　　高　岩
总　会　计　师　　王　成

首都医科大学附属复兴医院

地址：西城区复兴门外大街甲20号（100038）　电话：88062035
网址：www.bj-fxh.com

基本情况　卫技人员1069人，有正高级职称67人、副高级职称125人、中级职称470人、初级师375人、初级士52人。

年底医疗设备净值9001.70万元，其中乙类医用设备4台；年内新购医用设备总值2146.79万元。业务总收入83361.67万元，其中医疗收入82643.29万元。

机构设置　11月20日，统计室并入运营与绩效管理办公室。11月27日，成立胸痛中心与创伤中心。

改革与管理　成立医院医耗联动综合改革工作领导小组，制定《复兴医院"医耗联动综合改革"工作方案》。

医院通过调整临床专业结构，采取增加手术科室床位、增设周末门诊及专病门诊等措施满足辖区居民的诊疗需求。

以医院为核心，筹建区域医学影像中心、医学检验中心、病理诊断中心、远程医疗中心4个区域医疗中心。

医联体建设。医院为医联体内医院的放射影像检查、检验及病理诊断的患者简化就诊流程，缩短预约等候时间。8月，推出《复兴医院-月坛社区卫生服务中心紧密型医联体工作章程及紧密型医联体工作方案》，全年共向月坛社区派出专家320人次。医院制定了社区专科帮扶计划，以小讲课、专题讲座、义诊和病例讨论等形式开展专科帮扶工作。为实现医院与社区卫生服务机构对4类慢病诊断、双向转诊统一管理，落实"复兴医院医联体高血压、糖尿病分级诊疗方案"和"北京市基层医疗机构4类慢病诊疗及转诊指南"，实现医院与社区的诊疗规范和质控标准完全统一。有10个科室参加了北京市或西城区专科医联体，神经内科加入解放军总医院神经内科专科医联体，医院作为核心医院与河南邓州中心医院签署宫腔镜专科医联体。

医院多职业机构备案医师共30人，涉及医疗机构18家。外院在医院多执业机构医师备案共29人。

医疗工作　出院25948人次，床位周转32.53次，床位使用率88.46%，平均住院日9.89天，住院手术11901例。剖宫产率38.38%，无孕产妇、新生儿死亡，围产儿死亡率1.8‰。有21个专业207个病种进入临床路径管理，入径14723例，入径率91%，完成率96%。全年临床用血红细胞3041.5单位、血小板901.6治疗量、血浆14280毫升，自体血回输19人次6025毫升。

预约挂号管理。增设宫腔镜诊治中心分时段预约就诊。加大北京市预约挂号统一平台号源的投放量，实现微信平台预约挂号。门诊预约挂号559956人次，占门诊总人次的88.74%。

新技术、新疗法。胸外科的漏斗胸微创矫正术，检验科的β2糖蛋白Ⅰ测定和胃泌素释放肽前体，宫腔镜中心的人体外周血淋巴细胞培养染色体核型分析、精子形态学分析，消化内科的超声内镜检查术，内分泌科的B超引导下甲状腺细针穿刺活检术，普外科的血管通路泵系统（输液港）腹腔镜疝修补术，眼科的同种异体角膜移植技术。

药物管理。医院药占比（不含中药饮片）34.76%，其中门诊药占比41.85%、住院药占比28.14%。抗菌药物使用率49.3%，抗菌药物使用强度38.13。其中门诊患者抗菌药物使用率7.07%、急诊患者抗菌药物使用率36.27%、住院患者抗菌药物使用率49.25%。

医保工作。医保出院13281人次，总费用20441.37万元；异地医保出院1085人次，总费用2093.30万元。1月1日，完成新农合和城镇居民医保合并为城乡医保的各项准备并顺利进行合并后的医保结算。3月26日，完成医保服务器的系统维护升级及备份。4月1日，完成《新版医保药品目录》的维护。11月30日，开展DRGs模拟结算试点相关工作。

三级医疗。接收上转患者2683人次，下转患者1691人次。

医疗支援。5月31日，与河北张北县医院建立对口支援关系。继续开展与内蒙古赤峰克什克腾旗医院、翁牛特旗医院，河南邓州人民医院的对口支援工作。年内派出对口支援人员25人，其中内蒙古两家医院8人、门头沟斋堂医院11人、张北县医院2人、武警六支队4人，涉及14个专业。接收7家医院进修学习32人，其中内蒙古两家医院共17人、河南邓州各医院共6人、张北县各医院9人，涉及16个专业。选派普外科、骨科、产科技术骨干4人赴青海省玉树州开展对口支援。12月8日，重症医学科席群明教授参与抢救中国化工集团河北盛华化工公司"11·28"重大爆燃事故受伤人员。

医疗纠纷处理。参加医责险1273人，总费用91.05万元。发生医疗纠纷9件，其中医疗纠纷人民调解委员会调解解决8件、诉讼解决1件。年度赔付总金额143.87万元，其中医院承担33.53万元。

护理工作 护士776人，其中本科270人、研究生2人。医护比1∶1.71，床护比1∶0.59。ICU床位24张。护理单元47个。

全院护理单元100%开展优质护理服务，落实责任制整体护理。不良事件上报率100%、整改率100%。护理部新制定护理相关制度8个，修订护理制度7个。

完成2项市级继续护理教育项目，共培训152人次。选派护士长、护理骨干外出学习、培训196人次。

作为首都医科大学临床护理学院复兴学系，承担理论授课269学时；临床带教教师92人，带教首医学生76人。完成首都医科大学2017级护理本科21名学生"人际沟通"见习课的带教。完成2015级护理高职班45名护生的实习带教以及毕业综合技能考核。完成2016级护理高职班31名学生的理论授课及见习。完成首医医疗专业本科生护理劳动课带教47人。承担其他院校护生实习带教70人，培训来自全国各地的护理进修人员22人。

科研工作 全年申报课题96项，中标课题22项，其中国家级课题1项、省部级课题9项、局级课题5项；获得资助经费235万元，医院匹配经费27.6万元。在研课题73项，结题24项。

医学教育 新增首都医科大学学生120人，录取硕士研究生22人、博士研究生2人。有硕士生导师28人、博士生导师6人。

加强住院医师规范培训基地建设，接受北京市住院医师规范化培训基地再认定。住院医师培训共招录学员19人，其中内科基地2人、全科基地17人。

获批国家级继续医学教育项目6项、市级继续医学教育项目10项。实施国家级继续医学教育项目7项、北京市级继续医学教育项目7项。

职工外出进修及岗位培训10人。新入学进修在职博士学位6人、在职硕士学位3人。

学术交流 职工外出参加学术会议及"四新"培训72人次。接收院外进修、参观学习125人次。

信息化建设 信息化建设投入904.69万元，完成医院网络升级改造项目及内外网安全等保整改项目。完成西城区全民健康平台前置设备与医院内网对外互联区网络联通、内网与区域平台数据交换前置服务器部署及联调工作。完成正版化软件安装。完成异地新农合网结正式库环境部署并上线运行。通过北京市医保对医院进行定点医疗机构门诊医嘱信息共享系统现场业务验收，并上线使用。完成医保住院病人DRGs上传数据的技术支持。2018年电子病历系统功能应用分级水平达到三级。建设区域远程医疗中心，一期工程覆盖展览路医院、广外医院、月坛社区、全科病房、翁牛特旗医院、张北县医院及院本部远程教育培训中心，完成软硬件安装，进入联调联试阶段。

基本建设 白云观6号楼装修改造工程项目，总建筑面积13129.42平方米，总高度20.05米，地下一层、地上五层，总投资约6015.08万元，完成可行性报告、抗震检测及确定招标代理、设计等前期准备工作，年内该项目共支出44.94万元。

（撰稿：岑 强 审核：罗 雯）

首都医科大学附属北京佑安医院
北京市肝病研究所

地址：丰台区右安门外西头条8号（100069） 电话：83997000
网址：www.bjyah.com

基本情况 卫技人员1272人，有正高级职称104人、副高级职称148人、中级职称327人、初级师544人、初级士147人。

年底医疗设备净值17575.61万元，其中乙类医用设备5台；年内新购医用设备总额7967万元。全年总收入151200万元，其中医疗收入（含药品）104300万元。

机构设置 8月24日，国家药物临床试验机构新病房正式启用，病床由16张扩增至62张。11月26日，将耳鼻咽喉头颈外科、口腔与颅底外科和眼科3个科室进行整合，组建五官中心。

改革与管理 加强住院总医师管理，修订内科、感染科三线医师制度，增加妇幼、介入、泌外和普外三线医师工作制度，明确职责，保障医疗安全。

对所有联盟单位的相关信息进行全面梳理，在市医管局办理备案手续的联盟单位共37家，涉及28个省（市、地区）。

对慢性肝病患者进行标准化、系统化的会员式管理，新入会员96人，累计会员13360人。完成5671例门诊及住院会员随访。

加强医疗设备配置论证，论证设备87台（套），审核单价10万元以下设备申请表25份；效益分析评价乙类设备4台；并将医疗设备数据导入市医管局数据分析平台系统；统计200万元以上设备的年均检查人次和检查阳性率。全年上报医疗器械不良事件51例。

医疗工作 出院21198人次，床位周转31.65次，病床使用率98.97%，平均住院日11.44天，住院手术4269例。剖宫产率49.32%，无孕产妇、新生儿、围产儿死亡。全年用血红细胞6824单位、血浆1950300毫升、血小板761治疗量、自体血回输48人次13631毫升。

12个科室29个病种实施临床路径管理。

预约挂号管理。有北京通·京医通官方挂号平台自助机预约、手机微信预约、门诊医生诊间预约、医院窗口预约、网上预约、拨打预约电话、出院预约、各护士分诊台预约、患者服务中心预约、114电话预约等10种预约方式。预约挂号560460人次，预约就诊率95.39%。

新技术、新疗法共14项：DNA序列测定（*IL28b*基因多态性检测），DNA序列测定（前S区及S区变异检测），DNA序列测定（HBV耐药pol区），DNA序列测定（HBV前C区及BCP区变异检测），超声引导下外周神经阻滞技术，经颈静脉肝活检术，EB病毒感染抗体谱检测6项，结肠、直肠支架植入术，血透中尿素氮动态检测，骨钙素，25-羟基维生素D，总Ⅰ型胶原氨基延长肽，甲状旁腺素，β-胶原特殊序列。

药物管理。开展处方审核及点评、药品动态监测及超常预警、血药浓度监测等工作。全院药占比42.53%，其中门诊药占比45.14%、住院药占比39.66%。抗菌药物门诊使用率3.87%、住院患者

40.87%、急诊患者23.67%。

医保工作。医保城镇职工出院6885人次，总费用17192.27万元；城镇居民出院1166人次，总费用2574.48万元；异地医保出院2510人次，总费用7138.38万元。

医疗支援。全年派出专家340人次开展对口支援、技术合作、下乡支农等工作。专家15人次对口支援内蒙古呼和浩特市第二医院，门诊105人次，教学查房19次，讲课14次；3名专家对口支援四川省凉山州美姑县，每名专家派驻1个月；6人次赴河北省保定市传染病医院，诊疗患者88人次，开展介入手术78台，共建的临床生物医学标本库累计收储生物医学标本1500人份，并协助开展病理检测、基因检测等；10名专家240人次赴大兴区人民医院、河北省邯郸市传染病医院等下乡支农。与河北省廊坊市固安县中医院签署《佑安医院定点救治固安县丙型肝炎病毒感染患者框架协议》。进一步与固安县中医院开展技术合作，协助固安县中医院建立肝病科。门诊接诊河北省固安县丙肝群体患者2413人20943人次，住院239人586人次。消化科医师郑俊福援疆1年，护理部副主任张莉莉继续支援拉萨市人民医院7个月。参与"同心·共铸中国心"公益救助活动，免费为藏区2名包虫病患者、1名大隐静脉曲张患者治疗。北京市首个中国初级卫生保健基金会"'上下求索，治愈丙肝'患者援助项目"的医学合作中心落户佑安医院。

医疗纠纷处理。医院临床、医技科室医务人员全部投保医责险，总费用97.32万元。全年受理各类纠纷争议投诉87件，解决83件。全年赔付305万元，其中医院承担183.59万元。

护理工作　护士629人，其中本科389人、研究生2人。医护比1：1.79。有ICU床位11张，另有感染科抢救床6张。护理单元27个。

增设助产专科门诊、HIV护理专科门诊、麻醉护理专科门诊，均为免费项目。

上报不良事件243例，其中管路滑脱25例、用药错误8例、压疮120例（院内发生32例）、意外事件16例、跌倒24例，并对不良事件进行分析。

举办国家级继续教育项目——感染与传染病新进展护理培训班、肿瘤微创介入治疗规范化护理学术大会，共培训学员365人。选派13人参加专科护士资格认证培训，均获得资格认证证书。妇产专科培训3人、护理员师资培训2人，并取得相应证书。外出进修2人。医院共有专科护士87人。

全年共接收25名进修护士，接收35名护理专科生的临床实习。

科研工作　获批局级以上科研课题47项，经费4485.35万元。其中，传染病国家科技重大专项子课题5项，经费1772.60万元；任务级课题14项，经费1727.55万元；国家自然科学基金2项，经费81.20万元；北京市科技计划4项，经费232万元；北京市自然科学基金2项，经费40万元；北京市教委重点项目1项，经费70万元；北京市中医药科技发展基金1项，经费6万元；首发专项4项，经费280万元；市医管局"扬帆"计划重点医学专业2项、临床技术创新项目1项、"青苗"计划3项、"培育"计划3项，经费260万元；北京市外国专家局"引智"项目1项，经费10万元；丰台区卫生系统科研项目4项，经费6万元。在研局级以上课题125项，结题局级以上课题55项。获批专利7项。

获2017年度北京市科学技术奖三等奖2项，2018年度华夏医学科技奖三等奖1项。

拥有2个国家临床重点专科建设项目：感染病科和中医肝病科，均建设完毕，通过验收。2个国家中医药管理局重点专科：传染病科和肝病科。1个国家中医药管理局重点学科：中医传染病学。1个北京市重点学科：市中医管理局——中西医结合传染病。7个北京市医院管理局重点医学专业：艾滋病、肝脏移植、传染病影像学、感染病消化内科、自身免疫性肝病、中西医结合肝病、肝病（肝衰竭）。

医学教育　有教师223人，其中教授21人、副教授39人。研究生导师42人，其中博士生导师16人。招收研究生28人，其中统招博士生7人、统招硕士生21人。

承担首都医科大学传染病学中文教学、临床医学概论、护理本科临床医学6门课程、传染病学英文教学、研究生5门课程，香港中文大学医学生临床实习、首医国际学院"一带一路"医学教育与卫生管理研修班等教学任务。教学课时3355学时。

在传染病学教学见习中推广实施PBL、CBL教学改革，试点开展雨课堂软件的应用。与中文慕课平台——清华大学学堂在线合作开发传染病学慕课课程，宣传医院传染病专科优势，扩大学科影响力。

在职职工完成学历教育43人，其中12人获得学位。外出学习123人次，其中脱产到院外进修10人次。面向全国共招收2批60名进修医师来医院进修，来自全国48家医院，联盟医院7家。

完成国家级继续医学教育项目17项，北京市级继续医学教育项目7项。

完成11家医疗机构120余名外院医师在医院感染科规范化培训。完成北京市住院医师规范化培训第二阶段传染病临床技能考试。

学术交流　与牛津大学培育青年科研人员，在培博士生1人；在流感重症预警标志物方面，就病毒性肝炎病情进展免疫监测标志物展开合作。与加拿大麦吉尔大学和德国海德堡大学曼海姆医学院，分别在乙肝相关肝癌早期/分期特异性分子诊断标志物及肝硬化到肝癌转化医学领域开展合作。获国际合作课题3项，包括市科委"一带一路"项目、外专局引智项目及"生物医学型艾滋病预防研究"横向课题。赴美国、英国、加拿大、德国、中国澳门学术交流8人次，参加短期国际学术会议28人次。

年内，因公出国17批28人次，赴美国、英国、德国、意大利、法国、西班牙、加拿大等国家，参加国际会议、交流学习和科研课题合作研究。

信息化建设　全年信息化建设投入1139万元。完成医院网络基础建设，实现支撑医院业务系统运行的有线网络三层设备的更新升级与结构优化，升级医院网络系统主干光纤，实现"万兆主干、千兆桌面"，完成病区无线网络铺设，同时在门急诊等区域实现免费WiFi覆盖。开发上线传染病疫情报送系统、高值耗材追溯等系统，通过系统改造优化流程，实现患者手机及自助终端检验结果查询及自助打印、医保患者医嘱信息共享调阅、急诊留观患者预交金结算等功能服务，改善惠民服务措施。

远程医疗。与15家医院签署协议并安装系统，远程医疗会诊平台完成远程会诊22例，病种涉及肝病、肿瘤、感染性疾病、艾滋病等。

基本建设　感染科F楼修缮改造工程竣工并投入使用，建筑面积1808平方米，投资613万元。

肝病研究所工作　获批国家自然科学基金1项，经费25万元；"十三五"子课题1项，经费301.07万元；"十三五"任务级别子课题3项，经费分别为104.50万元、90.30万元和52万元；北京市自然科学基金1项，经费20万元；首都发展基金重点项目1项，经费100万元。全年围绕研究所5大科研设备平台建设，在市财政专项经费支持下采购了组织流式细胞仪、循环肿瘤细胞捕获仪，总经费800余万元。

开展感染与传染性疾病诊断新技术进展理论课和感染与传染性疾病诊断新技术进展实验课，参与首都医科大学生物化学系的生物化学理论课和分子生物学检验理论课的授课。

肝病研究所转化部与天津金虹生物科技开发有限公司合作，将GP73（高尔基体蛋白）测定试剂盒（酶联免疫法）实现产业化转化。获批2项国际专利。

获批"青苗"计划培养人才1人。10月，参加由北京医药协会主办的2018第三届北京国际医药健康创新展览会（IMHI 2018），同期主办以"新技术、新方法在肝病诊断和研究中的应用"为主题的北京肝病诊断技术论坛。

签署10余个科研合作服务协议，创收30余万元；改造研究所现有实验室。佑安医院全部科研型研究生和部分临床型研究生在研究所实现免费培养。

生物医学信息中心建设　在市科委部分资助下建设了两大样本资源库（北京乙肝临床数据与样本资源库和北京艾滋病临床数据与样本资源库），成立生物医学信息中心（一级科室），负责资源库相关工作。

生物医学信息中心有专职人员16人，名誉主任为英国牛津大学董涛教授，主任为张永宏教授。为国际生物和环境样本协会（ISBER）会员单位，中国医药生物技术协会组织生物样本库分会常委单位。中心以传染病及相关疾病诊断标志物、免疫机制研究为方向，以搭建佑安医院科研支持和科研支撑平台为目标，为院内外基础和转化研究提供服务。收集、处理、储存和应用健康和疾病生物体的生物大分子、细胞、组织和器官等样本以及与这些生物样本相关的临床、病理、治疗、随访、知情同意等资料的存储及其质量控制、信息管理与应用。随访病例万余例，储存标本百余万份，存储样本类型主要包括液氮冻存组织、细胞、血清、血浆、DNA、RNA、脑脊液等。研究方向主要为：乙肝相关肝癌早期/分期特异性分子诊断标志物，病毒性肝炎病情进展免疫监测标志物，流感重症预警标志物，艾滋病疾病进展相关标志物。

乙肝临床数据与样本资源库入库血液标本507180份，北京艾滋病临床数据与样本资源库入库血液标本760544份。

（撰稿：胡红林　审核：袁晓青）

领导名单

党委书记　李玉梅
院　　长　李　宁（至9月）　金荣华（自9月）
副书记　向海平
副院长　段钟平（至5月）　金荣华（至9月）
　　　　孙桂珍　刘香玉

首都医科大学附属北京胸科医院
北京市结核病胸部肿瘤研究所

地址：通州区北关大街9号院（101149）　电话：89509000
网址：www.bjxkyy.cn

基本情况　卫技人员767人，其中正高级职称78人、副高级职称91人、中级职称310人、初级师262人、初级士26人。

年底医用设备净值16589.74万元，其中乙类设备8台；年内新购医用设备总金额10958.19万元，其中乙类设备2台。医院总收入93383.40万元，其中医疗收入61452.05万元。

机构设置　6月12日，心脏中心运营。7月，成立物资管理采购中心和科技成果转化研究室。

改革与管理　开放24小时急诊绿色通道，缩短北京东部地区以及周边地区急性心肌梗死患者的就诊距离。

强化便民惠民措施，改善就医环境、医务人员态度、膳食、就医指示牌；规范急诊各项流程，针对药占比、耗占比采取日常指标监测、重要指标列入绩效等措施。规范医疗技术管理，完善医疗技术档案。

完善院、科两级医疗质控组织建设，更新医院医疗质控管理委员会，加强医疗质控环节管理，建立健全质控管理队伍，组织培训和督导检查，促进医疗质量持续改进。每月两次对住院运行病历质量进行质控，定期召开死亡病历、重点病历的讨论，及时公布抽查结果，纳入绩效管理。

年内，对未同步调整的绩效分配方案进行逐步调整，对不符合实际情况的绩效指标分步纠正。对原绩效分配公式中出现的不公平、不协调的数据结构进行调整。制定实施医事服务费绩效分配方案、医管绩效实施方案，细化科室的二次分配方案。

制定《北京胸科医院医院感染管理手册》《北京胸科医院医院感染管理制度》《北京胸科医院常见医院感染诊断释义》，更新相关制度、预案百余项。

多次召开人才培训会，如：关于提高创新研发、成果转化能力培训班，"互联网+"医院精准成本管控体系建设管理岗人员培训，2018年科技和人才工作大会，2018年学科人才培训，SCI文章撰写与肿瘤研究新进展学术报告等，为人才成长提供支持，促进人才全面发展。

启用手机应用办公软件"钉钉"，启用了通知公告、公文传阅及中层干部请假、办公会议题申请、工作餐申请、出差申请、公章使用申请、合同审批等21个审批流程，节省了部分业务审批的时间和人力成本。

医联体工作。北京胸科医院结核病专科联盟有100余家成员单位，覆盖除海南省外的30个省、市、自治区。成立联盟常务理事会，设立秘书处。

年内，有4名医师办理多点执业。

引进人才3人：影像学科侯代伦主任医师、细胞室黄家强教授、细胞室马腾研究员。

医疗工作　出院14672人次，床位周转23.84次，床位使用率89.42%，平均住院日13.62天。住院手术1802例。结核内科、肿瘤内科、胸外科、骨科实施临床路径病种31个。全年用红细胞1512单位、血浆1003.5毫升、血小板166治疗量，未开展自体采血输血和自体回输工作。

预约挂号管理。患者可通过现场预约、医生工作站预约、医院网站预约、114电话、北京市预约挂号统一平台、京医通微信预约6种方式预约就诊。预约挂号185673人次，占门诊总人次的71.47%。

新技术、新疗法。开展心脏导管射频消融技术、冠脉介入诊疗技术、起搏器介入诊疗技术3项市卫生计生委审批项目，以及脑部血氧饱和度监测（$SctO_2$）、血液$EGFR$基因突变检测、心血管药物相关基因多态性检测、荧光染色体原位杂交检查（FISH）、肺癌NGS多基因检测项目6-24、叶酸受体阳性循环肿瘤细胞检测、肺癌7种自身基因检测、骨科手术计算机导航技术、超声引导下臂丛神经阻滞、超声引导下下肢神经阻滞、超声引导下椎旁阻滞、斜轴平面内颈内静脉穿刺置管术、活化凝血时间ACT（POCT）、光学相干断层显像OCT、抗肿瘤药临床血药浓度监测15项医院自行开展的项目。

药物管理。医院药占比40.59%，其中门诊药占比

50.64%、住院药占比35.58%。加强抗菌药物合理应用管理，严格使用审批，定期对用量进行公示，对超常药品限采限用。推进临床合理用药，医务处、药学部、院感处联合对特殊使用抗菌药物进行会诊，规范抗生素的合理使用。抗菌药物使用率门诊15.77%、急诊37.74%、住院49.58%。

医保工作。医保出院4720人次，总费用21974.02万元。跨省住院病历审核当日完成，建立门诊特殊病病历并加强管理。

医疗支援。派出肿瘤内科、结核内科、胸外科、病理科及影像科医师共11人次分5批次到内蒙古自治区赤峰市阿鲁科尔沁旗医院开展对口支援工作，接收阿鲁科尔沁旗医院进修医师2人到医院影像科、胸外科进修，并与阿鲁科尔沁旗医院开通远程医疗会诊服务；派出专家1人次到湖南省胸科医院开展支援工作；选派肿瘤二科护士长商雪辉作为北京市2018年第四批"组团式"援藏干部赴西藏拉萨市人民医院进行为期1年的援助工作。

医疗纠纷处理。参加医责险677人，保险费73.68万元。发生医疗纠纷88件，其中解决85件（包括医调委调解6件、诉讼1件、和解78件），未结案3件。年度赔偿103.22万元，其中医院承担46.38万元。

护理工作 护士396人，其中本科学历239人、研究生及以上学历4人。医护比1∶1.88，床护比1∶0.41。ICU床位19张，包括CCU床位8张。护理单元15个。

全面开展优质护理服务，落实责任制护理，实行"一科一亮点"服务患者，开展多种形式的健康宣教，例如：针对耐药肺结核患者开展患者关怀与支持、练习八段锦辅助治疗肿瘤患者身心调节、音乐-冥想-暗示三合一辅助肿瘤患者放松疏导等。不良事件上报率100%，整改率100%。

护理部实行垂直管理，奖励分配方式向临床一线倾斜，根据岗位风险性、患者满意度、年终评优等激励措施对护士每月、每季度、每半年、每年度开展绩效考核；提倡磁性管理理念，通过"结核护理周""5·12护士节"等关爱护士主题系列活动，加强对护士的内部服务，为护士构建和谐的工作氛围，增强凝聚力，发挥护理团队的最大效能。

选派临床护理骨干6人参加北京护理学会专科认证并取得证书。接收外院进修护士7人。作为北京卫生职业学院教学医院，继续承担2个大专护士班共84人的临床教学工作。

举办国家级会议4次：4月12～16日，全国结核病大会，150人参加；6月12～16日，第六届全国结核病护理论坛，300人参加；9月27～29日，全国感染性疾病护理新进展学习班，250人参加；11月29日，全国胸部肿瘤治疗和护理新进展培训班，100人参加。举办市级会议1次：12月15日，北京市胸外科护理年会，300人参加。继续推进NDIP（抗结核新药引入和保护机制）项目中患者关爱计划的实施，在全国范围内进行项目督导，充分发挥护士优势，提高患者依从性。

护士长吴平、王亚红获得国际护士会授予的2018年第一季度和第四季度"领导者之光"，表彰她们在结核病领域做出的突出贡献及示范作用。

科研工作 申报课题194项，获批42项，资助经费8479.33万元。其中重大专项立项牵头课题1项、子课题4项、子任务6项；国家自然科学基金获批面上项目1项、青年基金3项；十大疾病重大项目和课题全部中标，获批经费合计625万元；医工协同创新课题，获得经费150万元；市自然科学基金面上项目2项，首都临床特色课题重点课题资助1项。科研成果转化申报，获批2项首发转化项目资金，共获资助78万元。院内自研课题17项。在研科研项目124项，结题验收17项。

获批发明专利3项：基于核磁共振技术区分结核性脑膜炎和病毒性脑膜炎的方法及其应用、结核性脓胸防治用杀菌消毒装置、辅助诊断重症继发性肺结核的蛋白标志物。

有市科委重点实验室1个：耐药结核病研究北京市重点实验室。

医学教育 医院承担首都医科大学各项临床教学和研究生培养任务。研究所是北京市科委所属的硕士和博士学位授予点，是北京地区住院医师规范化培训第二阶段（结核内科）的培训基地和临床技能考核考区。拥有教师46人，其中教授18人、副教授13人。年内录取研究生30人，其中硕士生20人、博士生10人。在读硕士生61人、博士生24人，授予硕士学位14人、博士学位6人。

完成住院医师规范化培训24人，其中6人参加基地培训、18人在院内参加住院医师规范化第二阶段培训，6人获国家卫生健康委住院医师规范化培训合格证书。组织7名住院医师参加北京市住院医师规范化培训第二阶段临床技能考核，6人通过。

3人参加首都医科大学在职研究生课程学习并获得医学硕士学位。

6月10～24日，派出4人赴加拿大蒙特利尔参加麦吉尔大学举办的"传染病与全球健康"暑期培训班。

学术交流 参加国际学术会议16人次：4月14～20日，3人赴加拿大参加分子细胞生物学国际研讨会；6月6～12日，1人赴美国参加美国微生物协会年会；6月29日～7月4日，2人赴荷兰阿姆斯特丹参加第二十五届欧洲癌症研究协会大会；7月11～15日，1人赴泰国曼谷参加第七届世界传染病年会；7月15～21日，1人赴瑞士日内瓦参加修订WHO关于结核病的指南会议；9月22～28日，3人赴加拿大多伦多参加国际癌症研究会第十九届肺癌会议；10月24～27日，5人赴荷兰参加第四十九届世界肺部健康大会。赴美考察交流5人次。

6月13～15日，与中国疾控中心结核病防治临床中心共同举办中华医学会结核病学分会全国结核病学术大会，医院31人在大会作报告，2300余名国内外结核病临床、防控、研究领域的专家、学者参会。大会设2个全体大会、13个专场、1个会前培训班、5个卫星会、32个工作会，共248个发言题目，并首次引入直播模式，实时传递会场内容。

9月12～14日，举办洲际结核病前瞻性生物样本库（RePORT）第四届国际会议，巴西、印度、印度尼西亚、菲律宾、南非和中国的专家、学者100余人参会，其中国外专家60余人。会议就结核病流行特点和传播规律、结核病疫苗研发、结核病诊断新进展、结核病临床试验数据管理、如何实现全球终止结核病目标等开展交流和讨论。

9月13～15日，举办第四届国际结核病论坛暨中国结核病临床试验合作中心国际研讨会，30余名国际学者及近500名国内结核病专家参会。会议内容涵盖"结核病基础研究与转化医学""中国使用新药贝达喹啉的经验""中国NDIP项目经验和进展""WHO耐多药/利福平耐药结核病治疗指南2018更新版要点解读"等新技术、新措施、新手段的研究和应用，并围绕"大平台、大数据、大未来"主题开展学术交流。

11月15日，与中国疾控中心结核病防治临床中心等共同主办2018年全国结核病医院院长论坛，31个省、自治区、直辖市的300余名结核病医院院长和结核病防治领域的专家参会。会议内容除联盟工作报告、政策解读、医院发展经验分享、国际最新动态交流外，还有首次结核病胸部影像人工智能读片的"人机大战"、全国互联网医院集团成立、联盟新的工作委员会成立、全国医学影像诊断培训中心成立、联盟体外诊断技术评估临床试验基地、抗结核新药使用和保护

扩展项目实施单位、全国新药使用示范中心和国家级专家组颁牌等环节。

信息化建设 年度信息化建设投入自筹资金700余万元。完成信息安全、基础运维工作，建设了医院关键指标展示系统、医疗耗材管理系统，完成电子病历升级、医院集成平台建设、影像平台建设、虚拟化建设等工作。

继续建设"结核帮"微信公众号，年内关注量84988次，发布"结核帮"36期，推送文章285篇，总阅读量1001959人次；26943名医生注册使用医院的"结核医生"。

继续利用远程咨询和培训平台开展远程会诊、培训和应急病案讨论等活动，组织会诊100次，参与会诊的专家167人次，会诊病例244例。组织21次培训，授课专家21人，培训内容包括临床、影像、呼吸介入、防控、基础、病理等，培训5900余人次。

编辑出版 出版《中国结核病年鉴2017》。

中国疾控中心结核病防治临床中心工作 2018年重点工作包括翻译、分享WHO耐药结核病治疗指南等技术文件，主办针对"一带一路"国家的结核病防治培训班，联合主办第四届国际结核病论坛等。10月，中心第五个合作周期届满，完成第六次续约，新合约期的主要职责包括协助WHO在西太平洋地区和亚洲区的高负担国家推行结核病诊疗和关怀标准、促进能力建设、支持科学研究等。

基本建设 完成放射治疗室辐射屏蔽改造工程，建筑面积123平方米，投资194.19万元；放射科CT防护改造工程，建筑面积42.08平方米，投资18.70万元；放射科装修改造工程，建筑面积167.30平方米，投资23.99万元；CT室装修及门窗工程，建筑面积47.45平方米，投资8.90万元；心脏中心装修改造工程，建筑面积2225.84平方米，投资455.32万元。

（撰稿：孟纪蕊　审核：李　亮）

领导名单

党委书记　　陈兴德
院（所）长　　许绍发
副书记　　李艳红
副院（所）长　李　亮　张宗德　陈效友

首都医科大学附属北京地坛医院
北京市病毒传染病防治研究中心
北京市艾滋病临床研究中心

本部：朝阳区京顺东街8号（100015）电话：84322009
顺义院区：顺义区李遂镇799号（101300）电话：80400008
网址：www.bjdth.com

基本情况 卫技人员1468人，其中本部卫技人员1232人，有正高级职称75人、副高级职称125人、中级职称270人、初级职称594人；顺义院区卫技人员236人，包括正高级职称1人、副高级职称20人、中级职称121人、初级师91人、初级士34人。

本部年底医疗设备净值18083.1738万元，其中乙类设备5台；年内新购设备总额5258.3021万元，其中乙类设备1台。业务总收入110477.35万元，其中医疗收入109580.56万元。顺义院区年底医疗设备净值8842.1万元，其中乙类设备1台；年内新购医用设备总额1736.50万元。

机构设置 8月16日，顺义院区神经内科开诊。6月14日，美国心脏协会心血管急救培训中心落户医院本部。

改革与管理 推进医改政策有效落地。实施重点监控药品管理制度和药品预算管理制度。落实医用耗材阳光采购。推行门诊预约服务，实现90%以上的患者自助挂号、取号、缴费及化验检查结果自助打印。开设24个特色专病专症门诊。上线院内电子导航系统、用药指导二维码、增设便民服务措施等。

医联体建设。医院牵头成立地坛医院感染性疾病专科联盟，全国30余个省市的69家医院加入。同24家医院继续保持医疗技术合作关系，新增协作医院1家。

引进学科带头人3人，完成1名博士后的进站工作，在站博士后3人。

医疗工作 本部出院28369人次，床位周转35.74次，平均住院日10.04天，床位使用率103.04%，住院手术5374例。剖宫产率47.79%，孕产妇死亡率0.40‰，无新生儿死亡，围产儿死亡率0.20‰。6个科室16个病种实施临床路径。年内用全血855400毫升、红细胞悬液4061单位、Rh阴性血28单位、洗涤红细胞39单位、血小板323治疗量，自体血回输345人次

116797毫升。顺义院区出院1278人次，床位周转12.86次，平均住院日16.15天，床位使用率59.31%，住院手术101例。

预约挂号管理。开放诊间预约、窗口预约、114电话及网络预约、京医通微信公众号预约、北京通·京医通自助服务机预约。预约挂号658374人次，占门急诊总人次的90%。

年内开展普通新技术、新项目7项，包括：眶内肿物切除术、鼻内镜下鼻腔泪囊吻合术、胃肠动力监测、右心声学造影、颈动脉斑块超声造影、HIV-1基因型耐药检测、HLA-B5701亚型检测。

药物管理。本部药占比40.31%，其中门急诊药占比52.61%、住院药占比31.52%；总体抗菌药物使用率40.84%，其中门诊3.56%、急诊23.61%、住院患者41.02%。顺义院区药占比43.07%，其中门诊抗菌药物使用率2.00%、急诊9.68%、住院患者36.38%。

医保工作。本部医保出院17915人次，总费用37885.9万元；异地医保直接结算2672人次739.53万元。顺义院区医保出院1067人次，总费用1383.08万元。

三级医疗开展情况。接收上转患者61人次、下转患者2人次。

医疗支援。开展城乡对口支援4次，专项医疗技术指导和交流40余次，免费接收进修医师20人。援藏、援青海、援京郊3人次，3位专家对口支援四川省凉山彝族自治州越西县预防艾滋病母婴传播能力建设。7人次专家参与完成全国传染病防控指导任务。收治全国两会、中非合作论坛等会议转诊患者8人，完成会议保障任务。

医疗纠纷处理。参加医责险949人，总费用138.91万元。发生医疗纠纷24件，其中调解20件、诉讼4件。年度赔付73.41万元，其中医院承担9.25万元。

护理工作　本部护士547人，其中本科281人、研究生4人。医护比1∶1.5，床护比1∶0.72。ICU床位20张、CCU床位12张。顺义院区医护比1∶1.7，床护比1∶0.66。

全院优质护理覆盖率100%，开展"一科一主题"优质护理服务；加强出院（老年）评估，给予居家护理指导；试行临床护理健康教育路径等。实施以岗位胜任力为基础的护理垂直管理。在护理质量持续改进方面加大红线管理、护理管理查房、护理专业查房力度。护理不良事件实施无惩罚上报，两院区不良事件上报率100%、整改率100%。

实施全员护理循环培训模式，护士参训率95%。全年接收13省市23家医院进修护士40人。选派护士170人次参加市级以上培训。医院共有专科护士73人，年内8人次参加学会专科认证，包括ICU 1人、静疗2人、老年专科1人、糖尿病专科1人、伤口造口专科3人。

承担湖南环境生物职业技术学院、岳阳职业技术学院、北京城市学院毕业实习生35人，承担首都医科大学护理学院部分课程课堂教学任务。

科研工作　全年申报课题250项、中标课题71项，立项经费5079.677万元，其中财政资金4611.677万元、医院匹配经费468万元。牵头科技重大专项"儿童艾滋病适宜治疗和预防策略研究与应用"1项，承担子课题2项，参与合作13项。获批国家自然科学基金4项，省部级6项，局级课题37项。在研课题279项。授权专利3项，其中发明专利2项。获批软件著作权2项。

中西医结合中心主任王宪波教授牵头的"解毒凉血健脾法提高慢加急性肝衰竭疗效的创新技术建立及推广应用"获得中国医疗保健国际交流促进会颁发的2018年华夏医学科技奖二等奖。

医院设有新发突发传染病研究北京市重点实验室及国家中医药管理局感染免疫三级实验室。

医学教育　承担首都医科大学、北京大学医学部及北京中医药大学教学任务。拥有讲师及以上人员61人，其中教授18人、副教授24人；研究生导师44人，其中博士生导师11人、硕士生导师33人。录取研究生37人，其中硕士生28人、博士生9人。

学术交流　国际交流。邀请国外相关领域专家来院作学术报告20人次，包括美国印第安纳大学消化病理学林京梅副教授、Trevor Hawkins教授，美国加州大学王汉林教授等。主办第三届WHO艾滋病治疗与关怀综合管理合作中心论坛，就全球及中国艾滋病防治政策和形势、传染病医院可持续发展、艾滋病学科发展等进行交流。出国培训2批次、出国交流4批次、参加国际学术会议4批次、访问学者2批次。

国内交流。开展国内学术交流及系列科研讲座12次。医院作为中华国际医学交流基金会医院管理培训基地，主办2期医院管理培训班，分享交流医院管理经验，共有56家医院的149名学员参加培训。

信息化建设　信息化建设总投入约906万元。完成招标采购的信息化项目27项，包括合理用药管理系统、新医院感染管理系统、门诊二次分诊—自助报道系统、院内电子导航项目、和谐医患综合管理平台等。开展远程会诊3次、感染性疾病远程课程培训24次。

编辑出版　承办中华医学会主办的《中华实验和临床感染病杂志》电子期刊，年内发行6期。承办由国家卫生健康委主管、人民卫生出版社主办的《中国肝脏病杂志》电子期刊，年内发行4期。

质控中心工作　承担国家感染性疾病医疗质量控制中心和北京市感染（传）性疾病医疗质量控制和改进中心工作。完成新一届国家感染质控中心专家委员会的组建，修订了国家感染专业质控指标体系。举办2期流感诊疗新进展培训班和1期细菌真菌感染诊疗能力学习班。完成云南省和广西壮族自治区感染质控中心工作督导检查，以及北京市二级以上医院感染科督导检查工作。组织专家指导参与多起传染病暴发疫情应急处置、救治与培训工作，撰写完成《手足口病诊疗指南及解读》（2018版）等。

WHO合作中心工作　1月30日正式成立WHO艾滋病治疗与关怀综合管理合作中心。中心主要为艾滋病感染者和病人提供治疗、关怀、支持和预防为一体的综合管理和服务。现任期活动包括：开展早期治疗推广案例研究推行HIV/AIDS全面治疗监测重点人群，在西太平洋地区开展和建议可持续的艾滋病护理和治疗模式。

基本建设　基本建设投入约260万元。完成病房楼和门诊楼安全防汛隐患治理、病房门更换、放射科256CT机房装修改造等，同时完成42项零星工程。

（撰稿：陈　琳　审核：李　昂）

领导名单

院　　长　李　昂
党委书记　陈　航
副书记　贾王彦
副 院 长　成　军　李秀兰　吴国安　崔若虹

首都医科大学附属北京儿童医院

地址：西城区南礼士路56号（100045） 电话：59616161
网址：www.bch.com.cn

基本情况 卫技人员2603人，其中正高级职称171人、副高级职称243人、中级职称553人、初级师1157人、初级士479人。

年底医疗设备总值23582万元，其中甲、乙类医用设备6台；年内新购医用设备总金额6986.60万元，其中乙类医用设备1台。医院总收入323162.50万元，其中医疗收入245890.69万元。

吴润晖被北京市妇联等单位评为北京市三八红旗手，超声科主任贾立群获得中国医师协会第十一届中国医师奖，倪鑫获得中国医师协会优秀医院院长称号，重症医学科主任钱素云获得中华医学会儿科学分会第六届中国儿科医师奖，党委书记王天有、血液肿瘤中心副主任吴润晖、呼吸二科副主任医师杨海明被中国医师协会授予"人民好医生"称号。

机构设置 1月，成立听力中心，由耳鼻咽喉头颈外科管理。5月，成立大数据与工程研究中心和儿童慢病管理中心。大数据与工程研究中心下设临床大数据研究室、气道相关性疾病工程技术研究室、北京市儿童外科矫形器具工程技术研究室。12月，成立儿童肿瘤中心、血液病中心、遗传与出生缺陷防治中心、儿童青少年健康管理中心。12月，营养膳食科调整为临床营养科和膳食科。

改革与管理 1月1日，医院实施北京市城乡居民医保制度。新增赵顺英教授小儿呼吸系统疾病知名专家团队、葛明教授小儿神经系统疾病知名专家团队，实施层级就诊模式。推进院内电子导航及图形导航服务，上线蓝牙定位导航系统，构建智能化立体化导医体系。预约挂号分时段就诊从1小时预约精确到30分钟。增加专病专症门诊17个，总量达到90个。开设中西医结合过敏性紫癜门诊、中西医结合关节炎门诊等中西医联合专病门诊。

5月3日，与银川市妇幼保健院签订技术合作协议并举行授牌仪式。6月20日，与湖南省儿童医院签署技术合作协议。11月2日，与陕西省榆林市儿童医院签订技术合作协议并举行揭牌仪式。5月，先后启动血液肿瘤中心、耳鼻咽喉头颈外科与乌鲁木齐儿童医院对口合作项目。10月22日，与北京市红十字会紧急救援中心签订新生儿联合转运（站）协议，搭建全国首家固定翼、直升机、急救车立体化儿童（新生儿）转运体系。

北京儿童医院顺义妇儿医院托管工作。医院派出50余名专家出诊约350余人次。上转儿童医院患儿507人次。开设儿童呼吸、儿童感染、暑期儿童生长发育、心理等专业门诊。成立遗传分子实验室，设立遗传与生殖中心，开设区域内首家遗传咨询门诊，开展新生儿常见遗传病基因筛查等多项遗传检测技术，完成区域内第一张新生儿基因图谱和第一张人类染色体图谱。1月29日，获批国家卫生计生委妇幼司第三批国家级儿童早期发展示范基地。8月13日，获批市卫生健康委"北京市妇幼保健专科示范单位"，为唯一入选基层医疗机构。

北京儿童医院保定医院托管工作。医院派出专家1196人次，诊疗患者3431人次，手术844例。上转儿童医院患儿160人次，下转保定患儿392人次。1月31日，成立国家儿童医学中心肿瘤外科保定病区。年内，肿瘤患者门诊1983人次，住院416人次，其中252例由北京儿童医院转入。8月20日，成立血液肿瘤科，是河北省首家为儿童设立的血液肿瘤专科。首次完成泌尿系统多发结石手术治疗、腭裂手术、腹腔镜下脾脏切除术等手术。建立互联网医疗平台，实现两地重症监护室远程会诊查房5次。开通远程门诊，注册患儿1168人，复诊患儿700人次。通过预约挂号转会诊平台挂北京儿童医院专家号14人，转诊2人。开展新技术、新项目24项。保定医院派医师到北京儿童医院进修11人。儿科专业、小儿外科专业、儿童重症医学专业获评保定市临床重点专科，通过河北省住院医师规范化培训基地复审，成为河北大学教学医院，保定市儿童白血病救治市级定点医疗机构之一。

北京儿童医院郑州医院托管工作。6月25日，召开管委会扩大会议及第一次会议，制定管委会章程。8月22日，成立理事会并召开第一次会议，制定理事会章程。6月，引进儿童医院倪鑫耳鼻咽喉头颈外科团队、王天有小儿血液肿瘤学科团队、李巍儿研所科研团队、钱素云危重症医学团队、张潍平小儿泌尿外科团队5个学科团队，双方就肿瘤外科、神经内科、介入肺科、内分泌遗传代谢科4个专业实行"双主任制"。开展远程会诊143例次，儿童医院派专家讲座、指导手术、教学查房156人次，行政管理人员指导28人52人次。派出参加儿童医院组织各类会议316人次，医护人员进修10人，中层管理人员学习交流47人。开展新技术、新项目117项。获批河南省儿童遗传代谢病重点实验室，科研立项156项。成为国家儿童医学中心儿科护理联盟协作单位、国家卫生健康委儿童脑死亡判定质控合格医院、国家卫生健康委儿童脑损伤质控评价分中心。

市属医院紧密型儿科医联体建设试点工作。7月，市卫生计生委等五部门指定医院为市属医院紧密型儿科医联体建设试点单位。9月29日，北京儿童医院天坛诊疗中心及北京儿童医院世纪坛诊疗中心挂牌。10月4日，天坛诊疗中心开诊。11月5日起，开设小夜延时门诊至21时。医院派出3名专家，每周出诊并进行病房查房及讲课；派2名护士轮转，接收4名护士培训。建立重症新生儿转运绿色通道，实现双向转诊。门诊各类诊断达314个，增加雾化吸入、静脉输液等治疗手段。儿科门诊17081人次，住院257人次。转儿童医院患儿19例，转回1例。10月8日，北京儿童医院世纪坛诊疗中心开始系统维护等工作，10月17日，正式开诊。医院派2名专家全职工作，门诊病人1130余例，收住院肺炎50余例，建立每两周科查房、隔周全科讲课制度。贾立群儿童超声工作室开诊。儿科加入北京儿童医院白血病全国协作组，成为儿童白血病定点医疗单位，并进行首例CART治疗。

福棠儿童医学发展研究中心工作。年内，增补苏州大学附属儿童医院、长春市儿童医院和天津市儿童医院为理事成员单位，集团成员达到26家，覆盖基层医联体单位1796家。组织专家巡讲13次25人次。成立病理、神经内科、肾脏、风湿免疫、过敏反应、儿童康复、神经外科7个专业委员会。12月8日，举办第三届福棠儿童医学发展论坛，设1个主论坛、12个分论坛，1500余人参会。举办基层医师培训班2期，14家理事成员医院和72家基层医院89名儿科医师参加培训。121名青年医生在贵阳等10个省、市、自治区114家基层医院开展义诊、查房、授课、健康宣教等活动，累计行程2.7万公里，义诊患儿8693人次、查房807人次，为8037名基层医生授课。48位理事单位医师分别赴美国洛杉矶儿童医院、华盛顿国家儿童医学中心、洛杉矶加利福尼亚大学美泰儿童医院参加短期培训；启动中国儿童健康扶贫计划精准扶贫靶向帮扶项目，对5名因病致贫患儿开通绿色通道，进行靶向帮扶。

全年共有267名医师注册多点执业。

引进人才1人。儿童慢病管理中心引进首都儿科研究所流行病学研究室主任、北京市卫生计生委儿童慢病防治办公室主任米杰，主要从事心血管代谢性疾病的发育起源、预警机制及儿童期防治的关键技术研发和推广工作。

医疗工作 出院82592人次，床位周转82.0次，床位使用率127.0%，平均住院日5.6天，住院手术21327例。实施临床路径26个科室81个病种。全年用血34066单位，其中红细胞14135单位、血浆1474550毫升、血小板5186治疗量，自体血回输408人次139785毫升。

预约挂号管理。有电话预约、网络预约、医师工作站预约、手机APP预约、微信预约、自助机现场预约等方式，门诊实现百分百预约。

新技术、新疗法。医院审批通过真菌荧光染色技术、电子胃镜下食管球囊扩张术等36项新技术、新项目。

药物管理。药占比27.29%，其中门诊药占比30.88%、住院药占比23.04%。门诊抗菌药物使用率20.32%，住院抗菌药物使用率45.39%，急诊抗菌药物使用率30.49%。

医保工作。出院结算13287人次，住院总费用13778.93万元。完成北京市城乡居民医保合并工作，执行新版药品目录库和耗材联合采购，加强门诊特殊病种管理，建立医保病历审核质控闭环管理。

医疗支援。医院与内蒙古包头市第四医院、林西县医院等开展京蒙对口支援工作，派出4个专业6名医师，免费接收医师来院进修及参观10人次。继续做好城乡对口支援工作，累计派出支援医师61人次，赴大兴区人民医院、顺义区妇幼保健院参与医疗工作；免费接收2名医师来院进修；优先录取2名住院医师进入医院儿内科、儿外科住院医师规范化培训基地进行规范化培训。3月，内分泌遗传代谢科李文京随市医管局第九批第二期卫生援疆医疗队赴新疆和田地区人民医院进行为期1年的医疗援助。8月，感染内科胡冰完成市医管局第九批援藏医疗队赴拉萨市人民医院为期1年医疗援助任务返京。9月，3名"西部之光"访问学者完成进修任务返院。接收2名内蒙古医师、1名西藏医师、1名新疆医师、20名云南地区医师和护士来院进修学习。10月，派3名高级职称医师赴重庆开展恶意伤人事件受伤患儿救治会诊。11月，收治1名张家口爆炸受伤患儿。

医疗纠纷处理。参加医责险2572人，总费用293.62万元。发生医疗纠纷55件，其中调解44件、诉讼17件。年度赔付208.99万元，其中医院承担91.88万元。

护理工作　护士1252人，其中本科478人、硕士11人。医护比1∶1.46，床护比1∶1.18。ICU床位87张。

4月，成立伤口护理门诊，PICC维护与置管门诊开展PICC置管EKG定位技术，全周开放血液治疗室，开设小夜班。开展分部总带教公开竞聘上岗、临床教学岗位能力认证工作。对患儿提供个性化护理，新生儿内科、NICU、PICU病房开展家庭参与式护理。举办脊柱侧弯、血友病等夏令营及冬令营，开展走进幼儿园宣教活动。不良事件上报率100%、整改率100%。

选派33人参加专科护士认证，接收专科护士实习、见习227人次。获批北京市医管局护士规范化培训试点医院。

承担首都医科大学、北京城市学院、北京中医药大学、北京卫生职业学院等学校护理大专及本科的教学工作。护理教学理论授课52课时，临床见习200人次，临床实习158人次。

科研工作　申报科研课题355项，中标课题137项，获资助经费35822.05万元。其中，国家级项目24项，获资助经费31855.85万元；省级项目13项，获资助经费1140.78万元；校局级项目100项，获资助经费2825.42万元。在研课题249项，结题64项。

李巍主持的"白化病的基因诊断及发病机制研究"及马琳主持的"儿童金黄色葡萄球菌感染性皮肤病的临床监测及治疗规范建立"获北京市科学技术奖三等奖；马琳主持的"儿童社区获得性耐甲氧西林金黄色葡萄球菌监测与临床治疗规范"及巩纯秀主持的"儿童糖尿病流行趋势和并发症患病调查及血糖管理系列研究"获北京医学会北京医学科技奖三等奖。医院以第二完成单位获得"眼睑与眼眶恶性肿瘤关键诊疗技术体系的建立和应用"国家科技进步奖二等奖。获专利授权10项。

获批科技部"儿童健康发展国际联合研究中心""儿科创新人才培养示范基地"两个国家级平台，连续3年位列中国医院科技量值（STEM）（儿科学）排行榜第一位。获批首都医科大学儿童血液肿瘤临床诊疗与研究中心。

市医管局儿科学科协同发展中心工作。作为牵头单位召开专题会20余次，制定工作制度8项，构建起学术委员会—执行委员会—综合管理办公室的纵向协作模式和牵头单位—联合牵头单位—协同单位的横向协作模式及儿科医疗质量评价模型，开放转会诊平台，启动北京市危重新生儿转运救治体系研究、临床路径信息化等工作，尝试单病种同质化管理。实现图书文献、样本库、实验室、继续医学教育数字化平台等资源共享，建立临床技能培训中心预约制度和联合培训考核制度，建立协同中心专家库。组织成员单位参与学术交流、科研能力培训、临床思维能力训练、典型临床病例教学查房观摩等活动。

医学教育　承担首都医科大学、北京大学医学部、北京协和医学院等院校的临床医学本科、长年制、留学生、硕士及博士研究生、毕业后医学教育、继续医学教育等多层次临床教学任务。有教师639人，其中教授44人、副教授52人。录取研究生112人，其中硕士生59人、博士生53人。外出进修16人。

学术交流　接待俄罗斯、德国、意大利等18个国家和地区来宾165人次。1月9日，法国社会团结与卫生部部长阿涅斯·布赞一行在国家卫生健康委、北京市卫生计生委领导陪同下访问医院。双方着重针对罕见病大疱性表皮松解症（EB）及相关研究进展、中法两国针对该疾病的合作项目进行讨论。医院分别与美国华盛顿国家儿童医学中心、加州大学洛杉矶分校、芝加哥大学医学中心、佛罗里达沃夫森儿童医院和日本国家儿童医学发展中心签订合作协议或备忘录。

因公出国（境）54批103人次，其中参加国际会议52人次、进修学习30人次、培训4人次、交流访问17人次。

接待国内来访百余人次。举办儿童骨科诊疗新进展学习班、全国儿科呼吸内镜介入技术学习班、儿童保健与发育行为新进展学习班、全国儿童炎性肠病高级培训班、全国妇儿医院消毒供应中心专题论坛等68个学术会议。

信息化建设　年度信息化建设总投入1893.18万元。自主研发多功能自助机，上线门诊采血排队叫号管理系统、急诊分诊程序，完成职工子女就医绿色通道系统改造、就诊卡密码功能、分时就诊精细化、中西医双向转诊、叫号信息隐私保护等重大项目37项，涉及门诊医生站、门诊收费处、门诊自助机、住院医生站等业务系统改造任务242个。利用医院信息化建设合作模式，推进药学服务系统建设，完成儿童专科特色门诊电子病历系统的建设，开放上线北京儿童医院转会诊平台，实现与远程会诊平台互联互通。初步上线院内智能导航系统，顺利实施临床路径二期、移动护理医嘱执行、北京儿童医院分级诊疗系统、不良事件上报系统等10余个项目。

编辑出版　年内出版《医学参考报》（儿科学频道）6期，*Pediatric Investigation*（《儿科学研究》）4期。

国家儿童医学中心工作　国家儿童医学中心（北京）与国家儿童医学中心（上海）开展战略合作，建立协作机制。召开中心工作例会4次，逐步形成联动工作机制；整合优势学科资源，成立药学、肾脏、新生儿、护理、血液肿瘤、儿童保健6个专科联盟；在开展儿科学术交流、建设远程医学平台、儿科全科医师培训等方面达成共识并合力推进相关工作。5月28日，国家儿童医学中心举行中国儿童健康扶贫计划发布会，组成医疗队赴四川凉山及西藏拉萨等地区进行疾病筛查，制定治疗方案，来京手术患儿30余名。6月28日，召开中国中小学生慢病防控医教协同行动计划启动会。10月20日，上线全国儿童白血病诊疗管理登记系统，成立国家卫生健康委儿童白血病专家委员会。

质控中心工作　负责北京市儿科专业质量控制和改进中心工作，承担全市儿童流感病例信息的收集、监测和分析，建设儿童白血病信息上报平台，构建白血病三级诊疗网络、制定质控方案和标准。召开专家委员会工作会议并新增专家委员，拟订符合儿科疾病特点的质控指标，协助昌平区、顺义区筹建儿科质控中心。对全市16个区44家医院进行儿科专业督导检查，组织儿科专业知识和质量管理培训7场，培训学员506人次。委派专家参加市卫生健康委医疗争议案例讨论会及儿童近视康复机构案件工作会议等。

（撰稿：刘京艳　审核：倪　鑫）

领导名单

党委书记	王天有
院　　长	倪　鑫
副 书 记	倪　鑫　丁枭伟
纪委书记	丁枭伟
副 院 长	谢向辉　穆　毅　葛文彤
总会计师	杜敬毅

首都医科大学附属北京口腔医院

天坛部：东城区天坛西里4号（100050）　电话：57099114
王府井部：东城区锡拉胡同11号（100006）　电话：57099618
网址：www.dentist.org.cn

基本情况　卫技人员1048人，其中正高级职称81人、副高级职称103人、中级职称219人、初级师419人、初级士226人。

年底医疗设备净值110214.57万元，年内新购医疗设备3629.85万元。医院总收入104411万元，其中医疗总收入53616万元。

机构设置　6月27日，口腔无痛治疗中心开诊运营，隶属于麻醉科管理，提供麻醉评估、心电监护口腔治疗、镇静镇痛口腔治疗以及全麻下儿童口腔治疗。8月20日，取消对外合作部，职能并入医务处；编辑部和药物临床试验机构纳入科技处统一管理。

改革与管理　与大兴区区属6家医疗机构、通州区新华医院、房山区区属7家医疗机构签署《北京口腔医院口腔专科医联体协议》。与银川市口腔医院签订技术合作协议；与贵阳市口腔医院续签协议；在北京市与沈阳市人民政府签订的《京沈合作框架协议》指导下，与沈阳市口腔医院签署技术合作协议。

多点执业情况。医院备案登记多点执业53人。

医疗工作　门急诊858431人次，口腔综合治疗台298台；出院2526人次，床位周转41.72次，床位使用率93.55%，平均住院日8.12天，住院手术2391例。106名患者使用红细胞悬液230单位、少白红细胞14单位、普通冰冻血浆2200毫升、浓缩血小板40单位。实施临床路径涉及5个科室13个病种。

预约挂号管理。采取京医通平台预约（微信、自助机）、北京市预约挂号统一平台（114电话、网络）、跨科预约、层级预约、医生工作站预约等方式。预约挂号人次占门诊总人次的93.82%。

新技术、新疗法。院内开展硅胶材料在口腔颌面部畸形整复中的应用和Medpor在口腔颌面外科领域的应用2项临床新技术。

药物管理。药占比2.85%，其中门急诊药占比

1.9%、住院药占比20.9%。医院定期开展处方点评、用药动态监测和预警等工作，每季度进行药品安全检查，每月公示门急诊及抗菌药处方点评及医嘱点评结果、处方干预结果。推进药事服务信息化，推出二维码用药指导。门急诊抗菌药物使用率7.07%，住院患者抗菌药物使用率32.72%。

医保工作。医保出院1101人次，总费用1040.75万元。完成北京市城乡居民基本医疗保险工作切换。跨省异地就医住院费用实时结算工作顺利开展。

三级医疗。接收北京市或外地疑难病转诊患者共23例。

医疗支援。派出挂职干部6人开展医院管理及医疗技术支援，其中援藏干部1人、援疆干部1人。接收京蒙合作挂职干部1人、培养"西部之光"访问学者1人。

医疗纠纷处理。投保医责险441人，总费用47.43万元。医疗纠纷报医调委14件，诉讼3件。年度赔偿总额10.5万元，其中医院承担7.5万元。

护理工作 护士384人，其中本科147人。医护比1：0.94，床护比1：0.5。PACU床位6张。护理单元20个。

口腔颌面头颈肿瘤外科及整形创伤外科均实施责任制整体护理。根据质量管理要求，开展科室责任制护理专项督导、老年住院患者风险评估、延续护理服务、护理工作信息化建设，提高护理工作质量，保证老年住院患者安全。定期召开病友会、家属健康讲堂、公休座谈会，介绍疾病相关知识，征集患者及家属意见。在门急诊候诊区为患者提供口腔健康知识小讲课，定期开展护理咨询门诊，新增儿童龋病预防咨询门诊、肿瘤专科护理门诊。护理不良事件上报率100%、整改率100%。

举办急救培训1次、护理科研培训4次。派出护理人员参加护理相关项目培训25项175人次。

接收培养进修护士7人次。培养糖尿病专科护士1人、高压灭菌设备操作人员1人。

科研工作 申报科研项目176项，获批31项，获资助经费782.3万元。其中国家自然科学基金4项、国家"万人计划"1项、省部级项目4项、局级14项、其他项目8项。在研various省级各类课题147项，结题72项。

新获授权专利11项，获北京市科学技术奖一等奖1项，中华口腔医学会科技奖二等奖1项，中华医学科技奖三等奖1项。与北京大学口腔医学学科共建，获北京高校高精尖学科建设项目资助。

医学教育 承担首都医科大学口腔医学专业五年制、"5+3"一体化、口腔医学技术高职班的理论授课

及实习带教，研究生、博士后各阶段的培养。录取统招研究生56人，其中硕士生36人、博士生20人。有教师257人，其中教授27人、副教授40人。接收外院规范化培训21人。招收外院进修生127人，市级骨干培养医师4人，外籍医师进修3人。选派学生赴荷兰、美国、英国培养。派出医师赴美国、加拿大、德国、韩国等进行科研及临床方面的进修和学习。举办国家级继续医学教育学习班19个、北京市级学习班5个。

学术交流 在与荷兰拉德布德牙学院合作协议的框架下，邀请该学院两位专家举办口腔种植专题讲座。与美国哈佛大学福赛斯研究院达成初步合作意向。年内共有自组团组34批89人次赴美国、日本、加拿大、澳大利亚、中国澳门等国家和地区参加国际会议和学术交流访问，随团团组1人次赴德国参加医疗卫生管理体制化及现代化医院管理创新培训。国家留学基金委国家公派访问学者1人。选派2名医师赴日本鹤见大学进行为期半年的学习。举办2次院际成果交流会。

信息化建设 信息化投入约1720万元。启动"基于集成平台的数据中心建设"项目。配合便民服务措施实现京医通自助检查检验报告打印、信息推送、儿科分诊叫号系统、院内导航系统、处方二维码用药指导、王府井消毒供应追溯系统等。完成软件正版化。

编辑出版 《北京口腔医学》收到稿件327篇，刊登稿件88篇。

质控中心工作 作为北京市口腔医疗质量控制和改进中心主任委员单位，开展北京市口腔医疗质量管理培训班、常态化的基本技能培训等共计22场次，培训学员累计1977人次。对全市10%抽样的108家民营口腔医疗机构开展院感专项评价调研。开展基本技能培训基地建设，确定第二批北京市口腔质控中心基本技能培训基地。

口腔疾病预防 北京市牙病防治所主办、天津市口腔医院和南开大学口腔医院协办的京津冀第二届牙防论坛暨2018年社区口腔医生继续教育培训班于8月8～10日在天津举办。制定《北京市口腔公共卫生项目工作规范（2018年版）》，修订北京市口腔公共卫生项目工作规范和网络数据库。创办《牙病防治简报》，增强市区卫生计生委和市牙病防治所之间的信息沟通。

组织全市医疗机构共为242221名儿童提供免费口腔检查服务，共封闭恒磨牙263337颗，3个月后复查封闭完好率97.7%；全市16个区的145家指定医疗机构共为1836所幼儿园的386598名学龄前儿童提供免费氟化泡沫预防龋齿服务551782人次。连续第八年开展口腔健康哨点监测项目，调查北京市5岁儿童口腔健康

状况，为每年度北京市政府公布人群健康状况报告提供数据。持续开展"护齿训练营"公益项目、区县健康教育培训班，在全国各地开展各类健康教育活动15次。科普基地完成各项交流接待活动，如北京市机关事业系统"青年文明号开放周"展示等。

基本建设　完成650平方米的可燃彩钢板房改造。完成污水站升级改造和多项工程改造。对门诊楼及病房楼进行局部修缮与装修，更新教学楼地下室空调，粉刷公共区域墙面。医院迁建工程被列入2018年北京市政府重点工程，采取"一会三函"的办理方式加快办理流程。医院成立迁建工作领导小组并设立7个专项工作组。7月13日，副市长卢彦主持市政府工作会议，明确医院未来"一址多点"的规划方案，并确定

"一址"位于丰台区花乡樊家村，并多次召开协调会，协调各委办局和丰台区政府，开展各项前期工作。经过两次方案审查，11月20日，卢彦浏览了医院设计方案，明确了新院区概念设计方案。

（撰稿：李丽璇　审核：白玉兴）

领导名单

党委书记	郑东翔
院　　长	白玉兴
副书记	白玉兴　吴缦莉
副院长	刘淑敏　厉　松　刘静明

首都医科大学附属北京安定医院

地址：西城区德胜门外安康胡同5号（100088）　电话：58303035
网址：www.bjad.com.cn

基本情况　卫技人员828人，其中正高级职称40人、副高级职称86人、中级职称309人、初级师313人、初级士80人。

年底医疗设备净值7096.40万元，其中乙类设备2台；年内新购医用设备总额3767.86万元，其中乙类医用设备1台。业务总收入59568.66万元，其中医疗收入57348.43万元。

机构设置　1月3日，成立对外联络部。1月22日，撤销临床心理科所属心理病房及门诊、心理组，原心理测查中心更名为心理测验室；心理危机干预与压力管理中心更名为心理危机干预与压力管理科。2月27日，药物临床试验机构增设药物临床试验机构一期病房；心理测验室更名为心理测查室；设立康复中心，为医务处二级科室；原护理部下设二级科室工娱疗科调整为康复中心下属班组。5月15日，辅助检查科增设脑功能成像班组。7月13日，疾病样本资源库由精神疾病诊断与治疗北京市重点实验室的二级科室调整至国家精神心理疾病临床医学研究中心的二级科室。

改革与管理　上线移动互联网终端的心理测评量表；更新门诊叫号系统，增加门诊网上预约服务、

向患者提供用药指导二维码；节假日增开功检、影像、心理测查辅助检查；新增充电宝、摆药台、食品售卖机、共享轮椅、储衣柜便民措施；门诊设立健康小屋，增设背景音乐系统改善就医体验；制定医院章程，完善医院规章制度体系；完善医疗委员制度，修订细化医疗质量委员会的审批流程；重点加强病历质量管理；制定医保临床质量检查标准；每月定期进行医疗质量检查，不定期进行专项飞行检查；将医疗质量考核纳入医院绩效考核中；引入质谱检测技术，开展精神科血液药物浓度监测工作；处方前置审核系统上线试运行，保障患者用药安全；加强临床药师工作，各特色科室均有临床药师参与临床工作；做好传染病及院内感染的监测和防控工作，未发生大范围传染病暴发疫情；建立内部控制体系，识别和评估医院运行过程中存在的风险。

建立医疗合作领导小组和多部门配合联动机制。继续加强精神专科医联体建设，与友谊医院联合开设抑郁焦虑及神经胃肠疾病门诊，举办京津冀精神卫生防治联盟学术会议，并成立了全国安定医院联盟。

医院有28名医师开展多点执业，外院有7名医师

在安定医院开展多点执业。

全年引进博士学历4人。

医疗工作 全年出院8302人次，床位周转10.38次，床位使用率111.83%，平均住院日38.08天，精神科11种疾病实施了临床路径。

预约挂号管理。开通微信京医通、电话114、北京市预约挂号统一平台、门诊自助机、诊间预约5种预约挂号途径。全年预约挂号526291人次，占门诊总人次的95.17%。

新技术、新疗法。全年开展事件相关电位、听觉诱发电位、多导睡眠仪监测、血药浓度监测（33个药物品种）、凝血4项共5项检验新技术，经颅直流电刺激、经络检测仪（中医）、失眠治疗仪（中医）、温灸仪（中医）4项新治疗方法，均为成熟一类技术。

药物管理。全院药占比44.15%，其中门诊药占比74.15%、住院药占比7.92%。住院患者抗菌药物使用率2.82%。

医保工作。医保出院4166人次，总费用13316.28万元。

三级医疗。接收西城平安医院、大兴精神病院上转患者2人，下转到社区医院患者3人。

医疗支援。与新疆乌鲁木齐第四人民医院、沈阳精神卫生中心、湖南脑科医院、河南邓州市第三人民医院建立对口支援合作关系。派出2支医疗队，到青海省玉树州第三人民医院开展组团式连续帮扶工作，累计派出30余人次，并在高原地区首次成功开展了无抽电痉挛技术。派西英俊、朱辉作为国家级救援队员赴河北张家口市桥东区爆炸事故现场，组建危机干预团队、制定救援方案、开展专业培训并实施心理救援工作。

医疗纠纷处理。参加医责险580人，总费用32.97万元。发生医疗纠纷20件，其中调解11件、诉讼5件。年度赔付总额27.05万元，其中医院承担15.10万元。

护理工作 护士388人，其中本科140人、研究生3人。医护比1∶1.93，床护比1∶0.49。护理单元17个。

继续深化优质护理服务，优化家庭护理咨询门诊服务，开展携带电子设备入院新的管理模式。进行临床护理综合技能的评价，提高临床护士的专业技能和服务水平。继续增进京津冀精神科护理互动、共赢发展。

继续推行临床护士对患者的扁平包干式责任制整体护理，全面履行责任护理职责，为患者提供连续、整体、优质的护理服务；实施新入院患者的三级风险评估，落实患者健康教育与心理护理。不良事件上报率100%、整改率100%。成立5个病友会，完善对患者的延续护理工作；开设护理专科门诊，开展专科护理义务咨询。

全年共组织31次市级继续教育项目。护士参加市内、外培训学习共140人次。护理部主任及干事参加培训学习24人次。

承担首都医科大学护理学院，北京协和医学院护理学院，北京城市学院护理学院的本科、专科及专接本护生的理论授课任务，共计267学时，12名理论授课教师参与教学。

科研工作 全年申报课题77项，获批42项，获批经费3228.76万元，医院匹配经费723.15万元。其中国家级科研项目6项（含科技部国家重点研发计划分课题1项、重大新药创制1项）、省部级科研项目17项、局级科研项目19项。在研课题90余项，结题18项。

获专利2项。王刚团队"抑郁症量化治疗模式研究"获北京医学科技奖二等奖、中华医学科技奖三等奖，郑毅团队"抽动障碍的疾病特征与优化诊疗项目"获北京市科学技术奖三等奖，李占江团队获中华医学会精神医学分会杰出贡献奖。有国家精神心理疾病临床医学研究中心1个，精神疾病诊断与治疗北京市重点实验室1个。

医学教育 承担首都医科大学精神卫生学院硕士、博士的培养，承担部分首都医科大学护理学院硕士培养。承担首都医科大学临床医学、预防医学、康复医学专业本科生带教工作，共计为799人授课、理论授课469学时、临床见习456学时。承担北京师范大学、北京大学、首都师范大学、北京理工大学心理专业本科生和硕士生的带教工作，共计为545人授课、理论授课约121学时、临床见习约372学时。有带教教师94人，其中教授7人、副教授5人、讲师3人。

全年录取硕士研究生29人、博士研究生8人。在职参加学历教育18人，其中博士生4人、硕士生5人、本科9人。脱产学习3人、院外进修4人。

学术交流 邀请和接待近10名外籍专家、学者来院授课交流，并与美国哈佛大学医学院附属Mclean医院、杜克大学，加拿大多伦多大学、麦吉尔大学，英国曼彻斯特大学和澳大利亚格里菲斯大学加强交流与合作。继续举办"中挪精神动力学心理治疗师与督导师连续培训项目及培训模式的本土化推广和应用"（中挪项目）第四届第五期督导师组培训和第五届第一期培训项目；继续与英国安娜弗洛伊德中心、伦敦大学伯克贝克学院师资合作，开展"多学科网络联动干预的儿童青少年心理健康服务体系建设及专项人才培养项目"（中英项目）；与欧洲精神分析联盟（EPF）

联合启动"中欧心理治疗培训和执业质量评估体系标准建设及治疗性微社区模式探索项目"（中欧项目）；与伦敦大学、Tavistock临床中心合作，开展"抑郁症综合干预专项能力培养课程培训项目"。医院还主办了第六届精神病学与临床心理学国际新进展论坛、精神科临床研究方法学、临床研究中的伦理规范研讨班，邀请了多名神经精神领域知名外籍专家开展主题讲座和交流，并获得北京市外专局"请进来"择优资助。

全年共派14批次25人次分别赴美国、加拿大、墨西哥、法国、澳大利亚、意大利、罗马尼亚、捷克等国家，参加国际会议或专业学习。

信息化建设　年度信息化建设总投入1340万元。结合OA升级实现医院行政管理流程电子化办公，进一步规范、优化了行政办公流程；建立远程医疗中心，并投入使用；开展专科结构化电子病历改造、合理用药监控系统等34个信息化建设项目。

基本建设　完成候诊大厅抗震节能综合改造、院内基础设施修缮、阳光房电缆改造等，启动锣鼓巷分部修缮改造工程。

（撰稿：刘　萌　审核：王　喆）

领导名单

院　　长	王　刚
党委书记	滕红红
副 书 记	王　刚　孟庆玲
副 院 长	滕红红　李占江　张　骏
总会计师	郭敬源

首都医科大学附属北京妇产医院
北京妇幼保健院

东院区：朝阳区姚家园路251号（100026）　电话：52276666
西院区：东城区骑河楼17号（100006）　电话：52277666
南院区：朝阳区十八里店西大望南路周庄村123号（100122）　电话：87929688
网址：www.bjogh.com.cn

基本情况　卫技人员1703人，其中正高级职称108人、副高级职称151人、中级职称394人、初级师812人、初级士238人。

年底医疗设备净值16129.90万元，其中乙类医用设备3台；年内新购医用设备总金额3380.17万元。业务总收入109662.11万元，其中医疗收入107005.18万元。

机构设置　7月，新增重大专项项目管理办公室；归属科技处；药事部东西两院开设药物治疗管理门诊。8月，生殖医学科开设生殖医学科日间病房。9月，成立产前诊断中心。12月，新增伦理委员会办公室。成立医疗质量管理与控制办公室，归属医务处。

改革与管理　与湖南省妇幼保健院开展全面跨省合作。京津冀妇女与儿童保健专科联盟建立药学、护理2个子联盟，召开3次学术会议。通过调整急诊室、产房管理模式，提升危重孕产妇救治能力。走访34个科室征求意见，优化精简绩效管理指标。修订医院内部管理制度47项，起草《北京妇产医院章程》。

医疗工作　出院45288人次，床位周转86次，床位使用率109.75%，平均住院日4.67天。住院手术30376例。剖宫产率37.03%，无孕产妇死亡，新生儿死亡率0.27‰，围产儿死亡率9.9‰。实施临床路径管理5个科室6个病种。全年用红细胞2569单位、血浆202500毫升、血小板86治疗量，自体血回输49人次20570单位。

预约挂号管理。预约方式有114电话、北京市预约挂号统一平台、京医通微信公众号、自助机、医生工作站、出院复诊预约。全年预约挂号1197450人次，占门诊总人次的88.71%。

新技术、新疗法。开展新技术、新项目7项：人工智能宫颈癌实时筛查系统，病理组织化学PAS染色、病理组织化学网织纤维染色、荧光原位杂交技术（FISH），静脉超声造影在妇科疾病的应用，脊髓性肌萎缩症（SMA）基因检测、无创产前基因检测（NIPT）增强版等。

药物管理。全院药占比20.43%，其中门诊药占比19.63%、住院药占比22.03%。门诊抗菌药物使用率4.38%、急诊抗菌药物使用率4.14%、住院抗菌药物使用率44.46%。

医保工作。医保出院16735人次，总费用11771.1万元。完成北京市基本医疗保险医嘱信息共享现场验收。配合北京市各区县和外地省、县核实住院患者费用情况。

三级医疗。下转患者76人次，接收上转患者55人次。

医疗支援。选派1人援疆、1人援藏、1人参加人才京郊行、1人赴青海博士团挂职。4名专家长期入住河北容城妇幼保健院提升雄安新区妇幼保健能力。派出2名医务人员支援内蒙古武川县医院新生儿科建设。与9家医院接通超声远程会诊，最远辐射到西藏自治区，会诊25名患者。

医疗纠纷处理。参加医责险1408人，保险费用195.61万元。发生医疗纠纷92件，协调解决83件。其中经北京市医疗纠纷人民调解委员会调解23件、诉讼解决6件、自行化解54件。年度赔偿总额201.36万元，其中医院承担111.83万元。

护理工作 护士722人，其中本科448人、研究生3人。医护比1：1.42，妇科床护比1：0.43、产科床护比1：0.52。NICU床位45张。护理单元49个。

优质护理示范病房覆盖率100%。新增早产儿家长课堂、袋鼠式护理2项专科护理服务项目。护理不良事件上报65例，上报率100%，整改率100%。完成4次护理核心制度、法律法规、护理常规等全员考核。

接收进修护士66人，实习和见习护士264人。第三期助产士规范化学习班招生30人。11名师资完成对西藏自治区助产技术培训基地第二期学员的培训。

承担协和护理学院、北京中医药大学、首都医科大学护理学院、北京大学护理学院、儿童医院护校、北京卫生职业学院6个院校护理学授课任务。

科研工作 申报课题190项，获批局级以上课题50项，获批经费1636万元。其中，国家级课题10项，获经费841万元；省部级课题13项，获经费261万元；局级课题27项，获经费534万元。以上共匹配经费1159.11万元。在研局级以上课题184项，结题32项。

获实用新型专利2项：3D球形可塑子宫腔支撑骨架、尿液取样器。将引智项目"生殖力保护"工作进行成果转化，开展卵巢冻存技术，牵头制定中国首个《卵巢组织冻存与移植中国专家共识》。实现无创DNA产前检测100%院内检测。北京宫颈癌临床数据与样本资源库完成验收。科技部重大专项"建立出生人口队列"入组突破50000例。

医学教育 承担首都医科大学妇产科及相关学科博士、硕士研究生培养，博士后流动分站工作，妇产科学系教学，国家级及北京市妇产科住院医师规范化培训及继续医学教育，助产专业培养等多层次教学任务。有教授22人，副教授22人，博士生导师15人，硕士生导师38人。年内录取研究生83人，其中硕士生38人、博士生7人，在职硕士生17人、在职博士生21人。

聘请林羿、徐丛剑、黄文宇、Shi-Wen Jiang（美国）、Aris Papageorghiou（英国）、Matthias Korell（德国）、Sergio Haimovich（西班牙）、William L. Lowe（美国）8名教授为客座教授。客座教授Thomas Rabe获2018年度中国政府友谊奖。

学术交流 举办国家级大型学术会议14次、市级学术研讨会12次。邀请37名国际著名高校及研究机构的知名学者来医院开展合作。派出27批59名专家分赴美国、德国、意大利、日本、加拿大、西班牙、新加坡等国家及地区参加大型国际学术会议、进修学习及合作项目交流等。

信息化建设 信息化建设总投入856.31万元。优化HIS系统及客户化改造200余项。上线实施物流管理系统、供应室系统、急诊预交金系统、医保互联互通系统、床旁智能交互系统、"乐活APP"北京妇产医院手机APP系统、京医通自助打印系统、京医通手机缴费系统、京医通候诊查询系统、不良事件上报系统、妇幼三期接口系统、电子导航系统共计12个新系统。推出"乐活APP"北京妇产医院便民服务专区项目，为患者提供京医通平台以外的手术、分娩进程等实时信息查询，化验单查询，产科建档、出生证办理等数据采集，孕妇学校等院内课程预约，候诊信息查询，诊断证明真伪验证，超声等检查项目预约、报到7个功能。

基本建设 装修改造东院区产房、特需门诊、内分泌科。西院区抗震加固及综合改造工程项目中检验中心、病理中心、配电楼等工程已基本完成。两院区完成安防系统升级改造，安装数字化高清监控摄像头862处，一键报警设备115处，诊室远程对讲求助设备

180处。

妇幼保健 妇幼健康服务体系建设。建立市级危重孕产妇救治指定医院进入、退出动态机制，有11家机构通过北京市危重孕产妇抢救指定医院评审；完成对8家市级危重新生儿抢救指定医院及16个区危重新生儿转会诊工作的绩效考核，危重新生儿对口转诊比例从46.57%提高至57.39%。完成对70家社区卫生服务中心的现场评估，80%以上的社区卫生中心建立了妇保、儿保规范化门诊。

控制孕产妇死亡。剖析北京市近3年的孕产妇死亡案例，撰写6篇报告为政府出台政策提供依据。制定北京市高危孕产妇分级管理的相关规范性文件。启动孕产妇死亡病例24小时内现场调查制度。针对30家医疗机构开展产科质量督导工作。组织各类培训和技术演练29期，培训3700余人。完成北京市危重孕产妇抢救培训基地的遴选，设立7家培训基地。将高危管理及建册管理要求纳入孕妇学校培训内容。启动孕产期心理保健项目，促进孕产妇心理健康。

儿童健康服务。落实早产儿保健工作规范，建立早产儿保健服务管理网络。启用危重新生儿转诊信息系统模块，开展危重新生儿转会诊工作双向绩效考核，对8家市级转会诊指定医院和16个区的区级转诊中心及区妇幼管理情况进行绩效考核。组织儿童保健培训9期，培训1281人。0~1岁筛查率达到92.23%。启动0~6岁儿童听力、视力、肢体、智力和孤独症5类残疾筛查项目。举办托幼机构卫生保健人员岗前培训班5期，培训1000余人。配合市教委完成7个区55所托幼机构级类验收工作。

出生缺陷防治。推动北京市婚前与孕前保健一体化服务。完成全市产前筛查与诊断、出生缺陷监测工作的质量控制督导。加强新生儿疾病筛查工作，筛查新生儿197917例，发现并追访可疑病人1515人，可疑病人复查率96.44%；确诊先天性甲状腺功能减低症（CH）93例、高促甲状腺血症38例、苯丙酮尿症（PKU）27例。首次开展6家儿童听力诊断中心的绩效考核，全市听力筛查异常儿童转诊率提高至79.5%。首次抽取8家市级危重新生儿转诊中心NICU，对其住院婴儿的听力筛查技术和信息留存进行质控检查。进一步完善妇幼信息系统中儿童听力筛查和诊断模块功能。持续推进艾梅乙母婴阻断项目。

妇女保健。整合两癌筛查和长效体检服务资源与受众人群，建立适合北京实际的两癌筛查培训考核体系。开展全市青少年及妇幼保健机构服务能力调查。制作北京市妇幼保健工作者青少年性与生殖健康服务包并在全市发放。初步制定北京市更年期保健工作规范，完善更年期保健三级预防体系，建立健全更年期相关疾病筛查、诊断、治疗及随访网络。

计划生育管理。修订《北京市计划生育技术服务工作规范》。对16个区开展计划生育技术服务的医疗保健机构和人员进行督导，重点督导民营机构。工作重心转移到流产后服务，召开全市计划生育流产后服务工作启动会。

妇幼信息化。全市分娩信息的及时录入率达99%以上，出院信息的录入率92%。全面推广使用新版母子健康手册。规范出生医学证明管理，专项培训4期460人次，印发《北京市出生医学证明管理文件汇编》500册。按照全国妇幼卫生年报及监测工作回归自然年统计，做好妇幼信息规范化管理与统计工作。

妇幼健康宣传。探索0~6岁儿童健康教育的规范化管理，开展建立家长学校前期准备工作；开展北京市示范孕妇学校复评估，完成对申报的24家机构孕妇学校的评审。将妊娠风险防范课程纳入孕妇学校必修课制作妊娠风险防范课件，对全市孕妇学校1237名师资进行妊娠风险防范巡讲培训。

（撰稿：刘雪姣 潘 迎 审核：张兰月）

领导名单

党委书记 陈 静
院　　长 严松彪
副 书 记 任 静
副 院 长 赵 娟　王建东　阴赪宏
　　　　　郝 伟　于亚滨

首都医科大学附属北京中医医院

地址：东城区美术馆后街23号（100010） 电话：52176677

网址：www.bjzhongyi.com

基本情况 卫技人员1440人，其中正高级职称138人、副高级职称178人、中级职称455人、初级师366人、初级士303人。

年底医疗设备净值22878万元，其中乙类医用设备8台；年内新购医用设备6642万元。

医院总收入214831.48万元，其中医疗收入150373.16万元。医药收入结构得到有效改进，门诊收入占70.8%，医疗收入占44.54%；饮片处方比38.65%。

机构设置 3月，新成立医院感染管理办公室，下属经营机构管理办公室；国际交流中心并入医院办公室；发展规划部更名为新院区项目管理办公室。

改革与管理 加强预算管理，将药品、卫生材料、办公用品等项目支出细化到每个科室进行预算控制，将预算执行率纳入科室年度考核体系。以"万元医疗收入基本运行及卫生材料支出""预算执行率"等指标为抓手，考核科室成本管控情况。制定药品遴选采购制度，召开药品遴选会，调整医院药品目录满足临床用药需求，制定药品采购应急预案保障临床药品供应。引入合理用药监控系统，开展处方前置审核及处方点评工作。月绩效例会增设"一控两降"专题，汇报当月"一控两降"核心指标完成情况，动态调整管控办法；开发应用中药药嘱系统，一人一方为患者定制中药汤剂处方用药服务单；应用二维码用药指导系统，为患者私人定制中成药、西药用药指导单；建设信息化、现代化、智能化的全自动煎药中心，提升中药代煎质量。病房煎药室以传统砂锅替代不锈钢锅为住院患者煎煮中药；完成自建院起至1979年所有开院名医病案整理工作，整理病案7221卷，建立电子台账及高清晰度电子扫描文件。

医联体建设。组织、协调北京中医医院153名医师到托管医院院区支援。6月，根据市中医局"名中医身边工程"工作方案和要求，在全院临床科室范围内组建63个市级专家团队，其中院级领导组建3个专家团队，所有临床科室行政主任均组建了专家团队。对接昌平区、顺义区、延庆区、平谷区、怀柔区等64个社区卫生服务中心。组织专家对托管医院进行医疗质量与安全现场评价，涵盖医疗、管理、院感、护理等9个方面。完成在职医师19人执业注册、29人变更注册工作。完成184名知名专家认定工作，梳理全院技师人员资质并进行电子化备案。

招聘应届毕业生67人、社会人员34人。

医疗工作 出院22936人次，床位周转37.65次，床位使用率101.79%，平均住院日9.99天，住院手术4915例。17个科室50个病种实施临床路径管理。全年用血2934单位，其中红细胞1880单位、血浆100500毫升、血小板49治疗量；自体血回输242人次579单位。

预约挂号管理。有114预约平台、京医通预约平台和医生预约3种预约挂号方式。预约挂号181.04万人，占门诊总人次的87.58%。

新技术、新疗法。召开新技术、新项目管理委员会会议，共计49项通过评审。例如妇科输卵管导丝疏通技术、高流量呼吸湿化治疗、心肺运动试验、6分钟步行试验等。

药物管理。药占比25.81%，其中门诊27.47%、住院21.84%。医院临床药学科每月对医院、科两级抗菌药物使用情况进行监测，将用药频度排序前十位药物及用药金额排序前十位药物在院内《质量月刊》上公示。每月对门、急诊全部抗菌药物处方点评，对门急诊合理使用抗菌药物处方前十位及后十位医生排名、门急诊处方抗菌药物用药频度前十位医师、门急诊用量前五位抗菌药物使用量前三位医师在院内《质量月刊》上公布。每月对院内全部使用碳青霉烯类抗菌药物及替加环素的医嘱，遵循相关点评规范进行点评。门诊抗菌药物使用率1.67%、急诊抗菌药物使用率25.71%、住院抗菌药物使用率23.45%。

医保工作。医保出院14888人次，结算金额106216.76万元，其中医保基金申报7131.89万元。探索中医机构DRGs付费研究，首次提出中医传统治疗指数概念，改变医保特殊病患者就诊流程，取消纸质病历建档。

三级医疗。接收上转患者887人次、下转患者516人次。

医疗支援。2017年选派1名专业技术干部赴西藏拉萨市人民医院开展为期1年的组团式援藏工作，2018年按照上级单位要求延期1年；选派1名专业技术干部赴新疆和田地区人民医院执行为期1年的第九批第二期卫生援疆任务；选派1名专业技术干部赴怀柔区中医医院执行市委组织部第十批人才京郊行项目。6月，16人赴内蒙古奈曼旗蒙医医院专项医疗扶贫，8人被聘任为医疗定点片区指导老师，覆盖奈曼旗21个社区卫生服务中心、8个乡镇卫生院、81个家医团队。义诊50余人次，走访贫困户10余家，指导村医20余人次，培训150余人。12月，派出4名专家赴内蒙古奈曼旗和扎兰屯精准扶贫。9月，10人赴内蒙古扎兰屯市中蒙医院开展义诊、查房、学术和管理交流等工作，义诊、查房450人次。

医疗纠纷处理。参加医责险1204人，医责险保费114.95万元，多地点保费1.29万元。发生医疗纠纷31件，经医调委调解29件、法院诉讼2件。新发纠纷赔偿总额10.88万元，其中医院承担4.44万元；既往纠纷结案赔偿总额3.36万元，其中医院承担0.6万元。

护理工作 注册护士504人，其中本科195人、研究生8人。医护比1∶0.86，床护比1∶0.50。全院共22个护理单元，ICU床位10张、CCU床位9张。

以"主题护理"为依托，满足患者在疾病发生、发展和康复过程中的调护需求，强化中医医护一体化的全程、连续的全人照护，各科室选择一个优势病种建立病友会，共建立18个病友会。各病区医护人员利用微信、APP平台等多种形式开展随访、健康指导等，举办健康大讲堂21次。7月，护理部开发HIS护嘱系统上线，在所有病房开展老年患者入院和出院护理综合评估，为每位即将出院的大于等于60岁患者提供护嘱。开设"燕京"造口、乳腺、皮肤护理门诊，累计服务2.70万人次。实施门诊全时段抽血、开放绿色通道、开展健康宣教等活动，提高患者满意度。对准定科护士实施双向选择制，对护士进行满意度测评，全院护士自身满意率89.15%。不良事件上报率100%、整改率100%。

修订"千分制"考核细则，推进落实千分制管理目标和"护理质量与安全违规行为累计积分制"管理模式。成立医院医管中心护理分中心，对托管医院进行绩效考核现场评价检查。肿瘤病房、疮疡病房开展"一证一品"中医护理专科示范病房建设工作。

选派92名护士长、护士骨干参加各级护理学会培训班。16人参加护理学会组织的专科护士培训班。外派11人分别至首儿所、朝阳医院等医院及中国康复医学会进修。完成2018年发展中国家医疗护理技术培训班为期2个月的授课和临床见习，培训学员53人。完成北京中医药大学临床护理学系临床教师遴选考核，遴选临床教师47人。接收市中医局"北京市中医护理骨干人才"临床实习25人。落实《北京市护理人员中医药知识和技能岗位培训大纲》，培训北京隆福医院、北京广外医院、王府中西医结合医院的护士500余名。接收北京城市学院、河南中医药大学护理专业实习生44人，举办实习生岗前培训。完成新生临床观察及考核近60人。接收北京中医药大学2016级本科班的临床见习163人次。接收托管医院及外省市医院进修62人次。

科研工作 申报科研课题235项，累计中标纵向课题62项，其中国家级课题15项、省部级课题9项、局级课题38项。获批纵向课题经费1528.02万元，其中国家级课题807.92万元、省部级课题193万元、局级课题527.1万元。在研课题230项，结题34项。获批第二批国家中医临床研究基地建设项目。中医急诊学科、中医疮疡学科、临床中药学3个"十二五"重点学科通过国家中医药管理局验收。获实用新型专利18项，申请发明专利9项。拥有3个北京市科委重点实验室：中医感染性疾病基础研究北京市重点实验室、银屑病中医临床基础研究北京市重点实验室和针灸神经调控北京市重点实验室。

召开2018年度北京中医医院及4家托管医院重点专科建设评审会。制定医院"燕京流派创新性传承拳头工程"的遴选方案、建设目标等，确定16个专科成为"燕京流派"创新性传承"拳头"工程分项目。实施对"6个X"专科的阶段考核，从实施计划、考核目标、实际完成情况等方面进行评价，对每个X专科给以建议和要求。加强对"1+X+N"的管理，提升"1+X+N"辐射工程作用。加强中医临床路径管理，完成2次中医临床路径委员会会议。

医学教育 完成首都医科大学中医2013级中医专业本科生42人共5门课程毕业考试、临床技能考核、病历考试等。完成2014级41名中医专业本科生第8、9学期教学计划，12门课程，理论授课503学时，临床见习191学时。完成首医首届"双培计划"2015级双培生16人排课前准备、排课工作，共6门课程。完成2015级本科生及双培生53人第7、8学期教学执行计划，共11门课程，理论授课534学时，见习292学时。完成首医2016级双培生16人排课前准备、排课工作，共6门课程。完成首医2014级及2015级中医班及双培班共

94人的跟师工作安排。北京中医药大学京华传承班教学，在读6个年级共366人。首届招收的2013级京华传承班28名学生经毕业实习、论文答辩等考核，于6月本科毕业，其中26人进入研究生阶段攻读硕士学位。完成2014级、2015级京华传承班临床课堂授课、考务等，完成1332学时授课任务。完成2013级、2014级京华传承班57人800学时的实习带教。共有教师401人，其中教授21人、副教授31人。录取博士研究生9人、硕士研究生98人，其中首都医科大学博士生5人、硕士生23人，北京中医药大学博士生4人、硕士生75人。

在职参加学历教育87人，全部取得学位。全年外派进修医师37人次。获批国家外专局出国（境）长期项目2项（个人），并获经费资助。

学术交流 国际合作交流。"北京中医医院—巴塞罗那临床医院中医诊疗中心"项目是市中医局"中国—西班牙中医药中心"项目的子项目，在获得市医院管理局、市卫生健康委、市外事办公室批准后，北京中医医院、巴塞罗那临床医院、欧洲中医药发展有限公司、巴塞罗那临床医院集团附属Barna诊疗中心四方共同签署《中医诊疗中心框架协议》。国际交流中心承办中医药培训班4期，225名学员来自蒙古、老挝、越南等31个国家。接待来自美国、日本、乌兹别克斯坦等6个国家外宾7次，共计55人。因公出国团组15个24人次，出访美国、丹麦、英国、斯洛伐克等。获批国家中医药管理局"中国—新加坡中医药中心"，获建设经费100万元，是北京中医医院首个"一带一路"海外中心项目。北京中医医院明医馆（新加坡）接待患者2200余人次；与新加坡中医研究院合作，将北京中医医院名老中医经验与学术思想传播纳入新加坡中医延续教育讲座，举办4次延续教育讲座、44次大型公益活动，与当地医生开展10次中西医学术交流活动。

国内交流。因公赴港澳交流团组2个5人，赴台团组2个3人。与河南省许昌市鄢陵县中医院、宁夏回族自治区中西医结合医院、天津市宁河区中医院、天津市宝坻区中医医院分别签署技术合作协议。派出41名专家到多家技术合作医院开展门诊带教、教学查房等活动。开展中医师承工作，16名师承老师收徒33人；接收10家技术合作医院24名医师、12名护士来院进修，接收2人管理轮岗。

信息化建设 年度信息化建设总投入1802.43万元。信息系统升级涉及55个子系统75个系统模块，12月31日24点，HIS系统成功切换，切换后新系统平稳运行。托管医院通过专线连接至北京中医医院，医院在汇聚点部署一台高性能防火墙作为医联体网络的枢纽。医院会诊平台搭建完毕，部分托管医院完成会诊平台系统接入，进行远程会诊操作，通过申请病例讨论、影像诊断进行多学科远程会诊和放射科影像诊断报告会诊。完成40余例远程会诊，与京津冀、内蒙古等地区多家医院进行远程会诊对接。

基本建设 1月8日，医院新院区项目被列入北京市2018年重点工程。5月30日，与焦化厂签订土地转让意向书；7月3日，取得市规土委《建设工程用地规划条件》，即钉桩通知单；9月18日，完成设计招标工作；12月，与中标设计单位北京建工建筑设计研究院进行多次设计方案论证会，形成12套预选方案，在征求市医管局意见的基础上经多次修改最终形成3套备选方案。11月3日，与市土储中心签订《土地储备开发补偿协议》；12月20日，与市土储中心办理土地交接手续。11月，完成设计、可研、水评、稳评、环评、交评、能评的招标工作。

（撰稿：芦云珊　审核：王　鹏）

领导名单

党委书记	信彬		
院长、副书记	刘清泉		
副书记、纪委书记	程军		
副院长	王大仟	王笑民	王国玮
	徐春军	刘东国	

首都医科大学附属北京世纪坛医院

地址：海淀区羊坊店铁医路10号（100038） 电话：63925588
网址：www.bjsjth.cn

基本情况 卫技人员2171人，其中正高级职称114人、副高级职称195人、中级职称564人、初级师928人、初级士370人。

年底医疗设备净值92097.17万元，其中乙类医用设备10台；年内新购医用设备总额12581.14万元，其中乙类医用设备1台。医院总收入249057.82万元，其中医疗收入176525.83万元。

机构设置 6月25日，成立临床基因与细胞工程中心。10月15日，成立医院管理督导办公室。10月29日，感染管理处与疾病预防控制处合并为感染管理处/疾病预防控制处；医学工程处更名为物资设备中心，下设采购处、医学工程处；撤销临床支持类部门，撤销住院服务中心；供应室隶属于手术室；劳动服务管理中心调整为辅助部门。行政辅助类部门更名为辅助部门，辅助部门下设信息中心、病案统计科、患者服务管理中心、劳动服务管理中心；病案统计室更名为病案统计科；撤销餐饮服务管理中心。

改革与管理 深入开展医药分开综合改革，推进改善医疗服务行动计划。继续推进知名专家团队诊疗模式，5个知名专家团队共计服务患者21718人次。扩大专病专症门诊范围，全年专病专症门诊共计47023人次。增加手机推送服务，增加预约就诊时段信息推送、候诊信息微信推送、检验报告单微信推送、预约检查短信提醒等。启动儿科紧密型医联体建设试点，新增儿科非恶性病血液门诊及淋巴瘤专业门诊，在原有基础上扩大诊疗中心的诊治范围。加强医院医疗联合体管理，不断完善双向转诊流程、标准与督导考核机制及慢病团队的组织建设，新组建妇科更年期及盆底肌训练慢病团队及精神卫生管理团队，实现上下联动、双向转诊、医疗资源下沉的目标。针对医生多点执业，制定《北京世纪坛医院医师多点执业、多执业机构备案管理办法（2018版）》，制定关于外出会诊、外转患者、多点执业的院级文件。

医疗工作 出院50589人次，床位周转46.62次，床位使用率96.33%，平均住院日7.52天。住院手术15699例。剖宫产率23.5%，孕产妇死亡率51.05/10万，新生儿死亡率1‰，围产儿死亡率3‰。37个科室实施临床路径管理，覆盖328个病种。全年用红细胞8586单位、血浆660150毫升、血小板692.5单位，自体血回输409人次947单位。

预约挂号管理。通过114电话预约、北京市预约挂号统一平台预约、京医通微信预约、自助机预约、医生工作站复诊预约、出院复诊预约、院内电话预约、社区预约挂号等多种方式预约。预约挂号1255073人次，占门诊总人次的80%。

新技术，新疗法。按程序上报新技术32项，按新技术监管技术109项。在市卫生健康委官网"医疗技术备案公示"的项目有：放射性粒子植入治疗技术，肿瘤深部热疗和全身热疗技术，肿瘤消融治疗技术，颅底肿瘤（颅内外沟通肿瘤）切除术，颅内重要功能区及大型血管畸形切除术，大气道肿瘤切除及重建术，气管/血管成形肺叶切除术，肾血管重建技术，人工关节置换技术，经腹腔镜子宫内膜癌分期手术、卵巢癌分期手术、子宫颈癌广泛切除术，准分子激光屈光性角膜手术，神经系统介入诊疗技术，心脏导管消融技术，起搏器介入诊疗技术，冠心病介入诊疗技术，头、面、颈部（巨大）神经纤维瘤切除及成形技术，共计16项。

药物管理。药占比36.19%，其中门诊药占比44.47%、住院药占比29.03%。加强抗菌药物使用监管，落实处方点评制度，发挥临床药师作用，促进临床合理用药。门诊抗菌药物使用率8.99%，急诊患者抗菌药物使用率33%，住院患者抗菌药物使用率37.26%。

医保工作。医保出院19253人次，总费用81152.49万元。实现异地持卡住院费用当天出院当天结算。建立DRGs收付费模拟运行流程与管理机制。

三级医疗。医联体内社区卫生服务中心上转门诊患者1330人次，医院下转康复期患者至社区卫生服务中心484人次。

医疗支援。与河北省张家口市张北县医院、保定市第一中心医院，新疆维吾尔自治区乌鲁木齐市友谊医院、乌鲁木齐市妇幼保健院，内蒙古通辽市奈曼旗人民医院和赤峰学院第二附属医院签订对口支援协议；与北京市昌平区南口铁路医院签订对口支援协议。2月，支援新疆和田地区人民医院；6月，支援西藏拉萨市人民医院。7月，组成首批援布基纳法索医疗队执行6个月援布基纳法索医疗任务。

医疗纠纷处理。参加医责险2050人，总费用184.38万元。发生医疗纠纷152件，其中调解24件、诉讼21件。年度赔付总金额231.09万元。

护理工作 护士1072人，其中本科592人、研究生5人。医护比1：1.5，床护比1：0.97。ICU床位76张。护理单元50个。

开展肿瘤患者血管通路的置管、评估、疑难会诊及门诊维护等全过程的护理服务，开展正念疗法在癌痛护理中的应用，开展肿瘤营养筛查、胃十二指肠管的精准放置及各种造瘘管的护理，针对腹腔热灌注的肿瘤患者展开血栓防治的护理和研究工作。增加造口管理门诊、助产门诊和母婴健康门诊；为住院老年患者提供跌倒、坠床等护理评估、干预，并制作了视频，同时提供居家指导。在老年医学科护理组开展老年患者出入院营养风险筛查，联合医生、营养师以MDT的模式针对营养不良进行评估和干预。护理不良事件上报率100%、整改率100%。

13名护理人员进修院内重症监护室专科护士，16名护士外出学习专科护士并获得专科护士证书，13人外出进修，68人外出参会学习。

承接首医护理学院、燕京医学院、北京城市学院、郑州铁路职业技术学院、哈医大大庆医学院、大连医科大学中山学院、天津医专、北京卫生职业学院等13所大学161名实习生实习任务，组织实习生带教公开课60学时，培训实习生2261人次。

科研工作 申报院外课题287项，中标55项，获经费1505.5万元。其中，国家级课题6项，经费446万元；省部级课题14项，经费399万元；校局级课题24项，经费554万元；横向课题11项，经费106.5万元。在研课题152项，结题39项。获得2018年度华夏医学科技奖一等奖1项。获专利2项：免切口结直肠癌用无瘤装置、弹力袜穿戴工具。

肿瘤科获批北京市临床重点专科建设项目。中医内分泌科获批国家中医药管理局区域中医（专科）诊疗中心建设项目，为国家重大疑难疾病中西医临床协作试点项目牵头单位；"中医糖尿病"列入北京市医院管理局重点医学专业发展计划。

医学教育 承担首都医科大学、北京大学医学部、北京城市学院、燕京医学院的教学任务。有教师394人，其中教授及副教授74人；录取研究生45人，其中硕士生36人、博士生9人。在职参加学历教育30人，脱产院外进修38人，出国进修11人。

学术交流 出国考察、参加国际学术会议15次。与美国杜克大学联合肿瘤研究所签订合作备忘录，与美国西雅图牙周种植中心共建北京世纪坛医院牙种植诊疗中心，与日本国立吴医疗中心签订合作备忘录。

赴港澳台交流6次。

信息化建设 年度信息化总投入约1318万元，其中财政奖金约350万元。加速推进电子病历集成平台（一期）项目建设的同时，启动了电子签名系统、在线虚拟诊疗平台建设等信息化项目建设。电子签名系统在部分医技科室试运行，实现了检查检验报告的电子签名。上线"世纪云服务"互联网APP，患者可以在线查询检查检验结果、处方等诊疗信息。手麻管理系统、ICU管理系统、移动护理系统、心电管理系统全院上线使用，实现了相关业务的信息化和互联互通，优化了医护工作流程。远程医疗系统进行了系统升级，与保定市第一中心医院等合作医院进行了多次在线远程诊疗。

基本建设 急诊急救综合楼建设项目选址在海淀区羊坊店西路规划医疗用地内，项目新建总建筑面积62790平方米，其中地上建筑面积44340平方米、地下建筑面积18450平方米。5月，完成规划设计方案、项目建议书、专项评价报告等前期工作。8月，确定中国中元国际工程有限公司为设计单位，北京市勘察设计研究院有限公司为勘察单位。10月，确定北京住总集团有限责任公司为施工单位，北京中景恒基工程管理有限公司为监理单位。截至12月底，项目完成支出340.82万元，签订合同总额60530.27万元。

（撰稿：葛　婧　审核：王　莉）

领导名单

党委书记　李天佐
院　　长　徐建立
副 书 记　吴　静
副 院 长　尹金淑　闫　勇　张能维　王江宁

首都医科大学附属北京康复医院
（北京工人疗养院）

地址：石景山区八大处西下庄（100144）　电话：56981555
网址：www.bjkfyy.com.cn

基本情况　卫技人员915人，其中正高级职称39人、副高级职称61人、中级职称191人、初级职称624人。

年底医疗设备净值22600万元，其中乙类医用设备5台；年内新购医用设备总值9195.66万元，其中乙类医用设备1台。医院总收入84325.36万元，其中医疗收入65131.56万元。

历史沿革　医院建于1955年，名为北京市工人疗养院，是北京市总工会为解决患肺结核病职工的治疗和疗养创办的专科疗养院，设有心血管、脑血管、心脏瓣膜术后康复、肾病、肿瘤、呼吸、消化、骨外科等10个病区，并有接待不同层次人员治疗、疗养、休养的高档房间，以及内科、外科、妇科、儿科、男科、中医科、针灸科、口腔科、眼科、耳鼻喉科、皮肤科、脚病科、肛肠科、物理康复科、体外反搏科、药膳、药浴、检验科、心电图室、放射科、超声诊断室等22个科室。首任院长刘沛德。1985年医院更名为北京市职工康复医院，1989年更名为北京市总工会八大处中医医院，2004年更名为北京康复中心。随着医院的不断转型和发展，2013年，北京市总工会、首都医科大学、北京市残疾人联合会签署三方共建协议；2014年，经市编办批准正式挂牌首都医科大学附属北京康复医院（北京工人疗养院）、首都医科大学北京康复医学院。2018年，医院占地面积80631.07平方米，建筑面积约8万平方米。

机构设置　2月，进行组织机构调整：医务部，内部新设病案管理办公室、医患关系促进办公室、保障与支援办公室、临床用血管理办公室、远程健康管理中心；医保物价办公室，内部新设工伤管理办公室；院办，内部新设档案管理办公室；纪检审计科更名为纪检监察科，内部新设监督办公室（原巡查监督办公室）和内控办公室；总务科，内部新设房管办公

室和膳食管理办公室；新设宣传中心，撤销巡查监督办公室；医学院办公室，内部新设假肢矫形实验室、康复治疗实验室、康复示教室；科教科更名为科研管理部，内部新设编辑部；新设继教与培训部；神经康复中心下新设神经重症监护室（NICU）、言语康复科、帕金森医学中心等二级科室，同时撤销心理康复科；骨科一康复中心下新设运动医学科、运动功能评定科等二级科室；骨科二康复中心（工伤康复中心）下新设脊柱微创科、骨质疏松科、骨关节康复科、骨关节功能评定科等二级科室；心脏康复中心下新设心脏外科介入治疗中心等二级科室；呼吸康复中心下新设胸部肿瘤科、呼吸重症监护室（RICU）、呼吸功能评定科和睡眠监测中心等二级科室，同时撤销肺功能评定科；胃肠康复中心下新设肛肠外科、血管外科、肿瘤康复科、胃肠功能评定科和消化内镜中心等二级科室；泌尿与代谢康复中心下新设肾内与肾脏康复科、内分泌及代谢病康复科、神经泌尿康复科等二级科室；老年康复中心下新设老年综合评估中心等二级科室；中医康复中心下新设中医美容科等二级科室；急诊科下新设急诊内科和急诊外科等二级科室；肌骨康复中心下新设颈肩腰腿康复科、肌骨疼痛治疗科、肌骨运动治疗科、肌骨损伤治疗科与肌骨理疗科等二级科室；头颈康复中心下新设耳鼻咽喉科、头颈外科、眼科、视功能康复科、听功能康复科等二级科室；口腔科下新设口腔种植科、口腔黏膜科、口腔儿科、口腔颌面外科、牙体牙髓科、牙周科与口腔预防科等二级科室；社区康复中心下新设苹果园四区社区卫生服务站与东下庄社区卫生服务站等二级科室；劳模健康管理中心下新设健康促进科与慢病管理科等二级科室；检验科下新设荧光免疫实验室等二级科室；康复放射科下新设DR室等二级科室；康复超声科下新设介入超声室、肌骨超声室与血管超声室等二级科

室；康复药学中心下设门诊调剂室、住院调剂室、药学研究室与药品采供管理室。

改革与管理 细化康复临床亚专业124个。制定康复治疗师专科化发展和进入临床工作的指导意见，试点推进康复治疗师进入神经康复中心、骨科一康复中心、骨科二康复中心开展早期康复治疗工作。设计开发康复临床融合特色病历，推进新技术、新业务发展。启动2018版制度体系建设。不断完善人才管理机制，加强人才队伍建设，优化人才队伍结构，推进实施职工职业生涯规划。深入推进财务管理精细化，加强全面预算及专项资金项目管理。加强绩效考核体系建设，强化综合目标管理。

本院多执业机构备案医师23人、多点执业医师12人，共35人。

医疗工作 出院12310人次，床位周转15.5次，床位使用率99.03%，平均住院日23天，住院手术1109例。实施临床路径的科室有神经康复中心、骨科一康复中心、骨科二康复中心、中医康复中心、老年康复中心、心脏康复中心等，共10个病种。全年临床用红细胞596单位、血浆46400毫升、血小板57治疗量，自体血回输54人次92单位。

预约挂号管理。开展电话预约、短信预约、现场预约、分诊台预约、双向转诊预约、中长期预约、网络预约及诊间预约模式。门诊预约8890人次，门诊复诊预约4558人次；预约挂号人次占门诊总人次的6.25%。

新技术、新疗法。全院申报立项新技术、新业务42项，2017～2018年度新技术、新业务项目评优19项。经院内学术委员会和伦理委员会专家评审论证，神经康复中心"脑深部电刺激治疗帕金森病""骶神经前根电刺激+后根选择性切断术"及工伤康复中心"内镜下TLIF技术"等新技术、新项目批准立项。

药物管理。药占比28.63%，其中门诊药占比32.68%、住院药占比27.07%。住院患者抗菌药物使用率24.50%。

医保工作。城镇职工医保出院3979人次，结算总额24714万元。配合石景山区医保中心完成长期护理保险的评估及培训工作。

医疗支援。组织医师赴房山区韩村河开展对口支援工作，180人次参加。与内蒙古自治区呼伦贝尔莫力达瓦达斡尔族自治旗人民医院签署对口帮扶协议，医院派出2名医生赴莫力达瓦达斡尔族自治旗人民医院开展为期1个月至半年的对口支援工作。骨科康复中心及康复诊疗中心成为石景山区卫生计生委重点支持专科。与东城区第一人民医院签署康复转型医院对口支援协议。

医疗纠纷处理。参加医责险579人，总费用41.05万元。发生医疗纠纷6件，其中诉讼1件。年度赔付35.37万元，其中医院负担3.97万元。

护理工作 护士436人，其中本科177人。医护比1∶1.61，床护比1∶0.34。CCU床位10张。护理单元9个。

开展康复护理专业服务项目，全院10个康复病房全部实施优质护理服务，制定优质护理服务细则。护理不良事件上报率100%、整改率100%。承办由北京市职工技术协会、北京市职业鉴定与管理中心主办的2018年北京市"职工技协杯"职业技能竞赛·康复护理师技能竞赛项目。

5名护士通过高等学校资格岗前培训，5名护理人员被聘为北京协和护理学院兼职教师，2名护士参加康复护理技能师资培训班学习，4名护理骨干参加康复护理专科护士培训班学习。11名外院护理人员来院进修学习。

院内护理科研通过评审6项。

科研工作 创立科研咨询门诊，开展科研能力培训，加强科研指导；完善科研管理制度，实施科研量化考核，探索科研项目全周期管理。实现国家级课题零的突破，获批国家自然科学基金面上项目1项、国家重点研发计划数字装备专项课题1项、省部级课题2项、校局级课题3项、区县级课题1项；顺利开展市总科研引领专项资金支持课题。在研课题129项，全年获批院外资金517万元。获得中国康复医学会科学技术二等奖1项、教学成果二等奖1项。

医学教育 承担首都医科大学2015级、2016级康复治疗专业教学任务，2017级、2018级康复医学与理疗学硕士研究生培养工作。有教师93人，其中教授1人、副教授9人。年内录取硕士研究生2人。

外出进修27人次，选派1人到美国北得克萨斯大学健康科学中心进行为期4个月的进修学习。

实行"双导师"制培养本科生70人；拥有师资80余人，其中硕士生导师3人、校外硕士生导师5人；在培硕士生4人；推进假肢矫形专业5部教材的编写；探索开展国际院校交流合作项目，完成荷兰蒂姆大学学生的实习带教任务。

开展国家级及市级继续教育项目28个。

学术交流 职工外出学习及参加学术会议301人次，选派3个团组分别赴美国、日本、加拿大开展国际学术交流。接收全国各地65个单位的进修人员79人。外国专家学者来院讲学2次。赴台湾学术交流2次。

信息化建设 年度信息化建设投入1797.35万元。

完成第一阶段包括门急诊诊疗服务系统、住院诊疗服务系统、患者综合服务系统和医院临床管理服务系统等9个系统41个模块的切换上线工作。初步实现以电子病历为核心、基于信息集成平台、搭建面向医院业务的完整一体化医院信息系统，并实现新建系统与其他系统之间的互联互通。筹划建设移动医生站、移动护士站和移动康复治疗站，构建信息化职工远程医疗系统。

编辑出版 编辑《中国康复科学杂志》，全年出版4期。

基本建设 完成一期工程结算审计和竣工决算报告编制、一期工程收尾项目住院病房楼危房改造等工程结算审计。新建污水处理站工程，实现了当年开工当年投入使用；统筹管理一期基础设施配套项目75个，并完成自有资金改造项目11个、设备厂家场地准备项目6个。申请区发改委资金支持，启动院内核心机房节能改造项目和家属院2号及4号楼北侧道路铺装改造。

（撰稿：王梓钧 审核：洪丽娟）

领导名单

党 委 书 记	张 瑜（至12月）	
	舒 岩（自12月）	
院 长	席家宁	
纪委书记、党委副书记	盖海山	
副 院 长	马 颖 焦 杨	
	刘铁军 杜肖静	

首都医科大学附属北京潞河医院

地址：通州区新华南路82号（101149） 电话：69543901
网址：www.luhehospital.com

基本情况 卫技人员2374人，其中正高级职称91人、副高级职称192人、中级职称631人、初级师984人、初级士476人。

医疗设备总值81180.21万元，其中乙类医用设备17台；年内新购医疗设备总值22888.90万元，其中乙类医用设备8台。医院总收入26305.14万元，其中医疗收入21643.99万元。

机构设置 3月2日，全国首家狂犬病预防门诊医疗联盟在医院成立；3月，贫血门诊开诊；5月5日，医院成为首批心源性卒中防治基地；5月20日，北京市首家国家标准化代谢性疾病管理中心在医院挂牌成立；5月23日，骨中心脊柱外科微创射频治疗中心成立；9月26日，医院获通州区社会工作培训实践示范基地授牌；11月22日，潞河医院—雄县医院脑科中心在雄安新区正式挂牌成立。

改革与管理 老年病院并入，潞河医院集团建成。国家蓝色县域核心示范基地落成，以器官系统学科改革和学科建设为主线的医院管理在全国形成潞河模式。完成"创城""创卫"任务，庭院式医院维护赢得百姓口碑。作为区域首家医院接受了"驻院式"依法执业检查和健康促进、安全医院、传染病防控、健康示范、经营规范、内控、绩效考核等多种多样的检查，以查促建，建成了新的"制度潞河"。现代医院党委议事规划和行政议事规划建立，药品与耗材管理常务委员会、医疗质量控制委员会、护理管理委员会、大型设备及无形资产采购委员会相继建立完善。院长带领相关职能科室，就经济经营、医疗能力、学科水平、质量控制、管理能力和人文体现等内容进行综合查房，实现行政扁平化，提升行政效率。任聘结合和多维度考核的干部管理体系结合RBRVS绩效改革全力推进，现代医院管理制度的框架和内涵已经建成。

按照区卫生计生委专科医联体建设的思路陆续建成"救命"和"治病"两条流线。在"治病"方面，骨科、呼吸科、内分泌科、神经内科、超声科等11个学科和区域18家卫生院建成医联体，自下向上转诊患者800余人次。区域医学影像中心建成，自上向下完成放射影像诊断13164例，诊断阳性率54.4%。河北省雄县脑科中心建成，内蒙古、东北、新疆、西藏援建单位实现医疗全面对接，河北、大理、上海、四川、天津、云南、贵州等132家医院380余人通过蓝色县域参观学习，建成远途医联体，潞河医疗形成品质。26条绿色通道延伸至区域、天津市武清区和北三县，胸痛、卒中、创伤、孕产妇、危重症新生儿、消化道出血等绿色通道实现EMS模式，建成北京市首个腹痛中心，完成上万人次腹痛筛查，行各类急诊手术300余例。

引进肿瘤中心、临床药理科学科带头人等高端人才1人。继续与美国斯坦福、韦恩、哈佛大学，比利时国家研究院等开展合作，促进国外人才向医院转化。按照人才梯队建设工作方案，启动了拔尖学科带头人、中青年骨干人才的报名、选拔和培养工作。

医疗工作 出院49636人次，床位周转44.59次，床位使用率97.18%，平均住院日7.86天，住院手术36511例。剖宫产率62.41%，无孕产妇、新生儿死亡，围产儿死亡率0.38%。18个科室59个病种实施临床路径9898例。年内用血14538.5单位，其中红细胞7508单位、血浆4585.5单位、血小板2445治疗量，自体血回输858人1616.82单位。

实现114平台电话预约、北京市预约挂号统一平台预约及院内窗口预约挂号功能，全年预约挂号216841人次，占门诊总人次的9.38%。

围绕"以器官系统为基础，以疾病为核心"的学科改革，推进糖尿病足、甲状腺、胸痛、脑卒中、严重创伤、急性腹痛、肿瘤、肺结节、冠脉病变、食道反流、肾上腺、产儿中心、消化道出血、骨质疏松、中医渗透、小儿惊厥、眩晕、眼底病、复杂伤口、重症肾功能衰竭等多种疾病的多学科诊疗团队（Multidisciplinary Advanced Rapid Team）建设，形成了独有的疾病MART，医疗能力得到快速提升。

全院16个临床科室申报42项新技术、新业务，包括：心脏中心房颤冷冻球囊消融术，消化中心幽门螺旋杆菌多肽快速检测，中医中心套管针治疗痹症，超声科实时剪切波肝脏弹性检查，耳鼻喉中心嗓音相关手术（声带注射术、甲状软骨成形术、声带缩短术），普外肛肠保留全括约肌的括约肌间瘘管结扎术（LIFT），肾内科双重滤过血浆置换术（DFPP），放疗科CBCT（Cone-beam CT）/图像引导的放射治疗，肾内科经皮穿刺腹膜透析置管术，输血科铁的吸收试验/放散试验，手足外科全踝关节置换术，血液科异基因造血干细胞移植，肿瘤科体腔热灌注治疗，眼科角膜塑形镜近视防控，呼吸科心肺功能检测，内分泌科超声引导下关节腔注射糖皮质激素治疗急性单关节痛风性关节炎，病理科液基细胞学技术在非妇科细

胞学中的应用，神经内科肉毒毒素注射治疗面肌痉挛及面部、颈部肌张力障碍，血液科CAR-T细胞治疗技术等。

药物管理。药占比34.26%，其中门诊药占比45.63%、住院药占比22.98%。门诊抗菌药使用率17.13%，急诊抗菌药使用率32.99%，住院患者抗菌药使用率45.52%。

医保工作。医保出院37606人次，总费用79292.70万元。

医疗支援。与内蒙古奈曼旗1家医院、科右中旗2家医院、喀喇沁旗1家医院签署协议，委派4名医师不同时间段前往帮扶医院支医。医院重点负责的京蒙、京藏20名建档立卡户患者的管理，前期已调查完患者情况，完成药品及设备的赠予。与河北雄县医院、天津武清区医院建立帮扶关系。

医疗纠纷处理。发生医疗纠纷41件，协调41件，诉讼2件。年度赔付总金额11.87万元。

护理工作 护士1182人，其中本科368人、研究生及以上学历4人。医护比1:1.5，床护比1:1.1。ICU床位22张，护理单元47个。不良事件上报率、整改率100%。

实施护士长培训考核和岗位管理，启动护理岗位胜任力管理，并与N分级考核绩效结合。依据临床医疗发展，重塑管理机构框架和制度，通过危重症访视、应急能力训练、护理骨干和分层培养、专科护理认证考核，使护理能力大幅提升。通过质控小组日查、月查和带班护士长夜查，找出护理运行体系中的环节问题，采用PDCA的方式进行改进，护理质量得以提升，护理安全得到保障，全年不良事件发生率明显降低。全面开展优质护理，温度医疗形成雏形。

实施护士分层培养，建立护士自入院至各层级晋级规范化培训体系；建立以器官为核心学科模式，建立护理题库，每年全员急救技能培训考核完成率达到100%；督导科室继续教育计划的制定及落实，科室专科操作及新技术培训率达到100%。全院以"护士核心胜任力"体系为指导思想，制定全院《护士层级管理方案》，明确层级培养目标，通过对不同层级护士进行有计划、有针对性地考核，护理继续教育与临床实际相结合，做到"补护士之所缺，培训临床之所需"。将质控重点改进问题、培训重点、掌握重点、护士核心能力要求融入考核内容，落实评价体系，形成持续改进闭环管理，服务临床。

医院是首都医科大学第八临床护理教学部，接收51名本科毕业生、189名护士（毕业前）来院学习。

科研工作 全年获批立项课题75项，其中国家自然科学基金4项，北京市自然科学基金1项，首发专项

3项、临床特色项目1项、市科委计划一般项目1项、首都健康保障培育研究专项6项、市卫生计生委适宜技术推广项目1项、市医管局消化内科学科协同发展中心特色项目1项，吴阶平科研基金2项，北京市重点实验室开放项目2项，中国宋庆龄基金会呼吸疾病临床研究公益基金慢阻肺专项1项，首都医科大学自然基金3项，区、院级课题49项。在研课题140项，其中国家级16项、省部级以上项目24项，在研经费2253万元。启动"青苗计划"。启动GCP（药物临床实验质量管理规范）工作，共签署实验合同52项，开展实验项目34项。BE病房质量管理体系、科室管理制度及科室团队建设基本完成，开展预实验项目15项。

医学教育 推进学位点申报，获批新增儿科硕士学位授权点。新增硕士生导师5人。在培24名研究生完成培训进入基地。通过市卫生计生委住院医师规范化培训基地再认定评估。全日制教育完成2个专业3个年级39门课程理论授课1271学时、课间见习2127学时。

成功申报远程国家级继续教育项目5项、面授国家级继续教育项目5项，面授市级继续教育项目30项。完成全日制教学技能培训11525学时，住院医师规范化技能培训5123学时、护理技能培训9624学时。设有美国心脏协会授权的心血管急救培训中心，启动高级生命支持（ACLS）课程。

成功申报住院医师规范化培训质量提升专项1项，本科生科研创新项目6项。

学术交流 举办各类教育型学术会285次，外出学习交流104人次，外出进修学习15人次。全年派出8名骨干医师及科室主任前往加拿大渥太华医院、英国伦敦大学、美国哈佛大学、美国斯坦福大学和比利时鲁文大学研修学习。

信息化建设 信息安全通过三级等保，信息化建设继续向智慧化和"互联网+"医院迈进，完成医保监测管理与DRGs平台建设，移动支付平台、自助病历处方打印平台、区域影像会诊平台、移动护理等项目相继落地，智能机器人云平台导诊服务、医联体绿色通道平台等项目启动建设。

基本建设 医院四期工程基本竣工，院落实现人文绿化建设，庭院式医院雏形建设成功；郎府分院完成主体结构施工并进入内部装修；120急救分中心装修完成并投入使用；新华联口腔门诊完成改造升级并开诊。

（撰稿：赵　娜　审核：李志敏）

领导名单

党委书记 纪福民
院　　长 纪智礼
副 书 记 纪智礼　　杜会山
副 院 长 李晓辉　　陈学明　　王喜红　　赵京红

北京积水潭医院
北京大学第四临床医学院
北京市创伤骨科研究所

新街口院区：西城区新街口东街31号（100035）　电话：58516688
回龙观院区：昌平区回龙观镇回南北路68号（100096）　电话：58516688
网址：www.jst-hosp.com.cn

基本情况 卫技人员2499人，其中正高级职称122人、副高级职称287人、中级职称677人、初级师1204人、初级士及以下209人。

医疗设备净值52600万元，其中甲类设备1台、乙类14台。年内新购医用设备12736.24万元。医院总收入367765.86万元，其中医疗总收入294209.03万元。

机构设置 4月16日，成立规划建设处；4月21日，成立足踝病房。

改革与管理 完成医耗联动综合改革测算，并上报至市卫生健康委和市医管局。

医联体医院共7家，即朝阳急诊抢救中心、朝阳中西医结合急诊抢救中心、丰台右安门医院、水利医院、年轮中医骨科医院、煤炭总医院、北京市红十字会急诊抢救中心。回龙观院区2016年纳入昌平区医联体体系，在南部区域医联体、紧密型医联体及骨科专科医联体中均为牵头医院。

医师多机构备案新增7人来院，外出增至107人，其中在职62人。

加强对外医疗合作建设，年内向沈阳积水潭医院派出3批次18名专家。11月26日，与广东省中山市人民政府签定北京积水潭医院委托管理中山积水潭骨科医院协议，12月11日，召开第一次理事会。

人才引进。调入于洋任科研处处长。

医疗工作　出院63029人次，床位周转42.07次，床位使用率91.65%，平均住院日7.94天。住院手术44310例。剖宫产率32.99%，孕产妇死亡率40.19/10万，新生儿死亡率0.78‰，围产儿死亡率2.35‰。实施临床路径管理的有25个科室155个病种。全年临床用血23045单位，其中红细胞悬液13794单位、血浆852800毫升、机采血小板683治疗量；自体血回输1847人次5112单位。

预约挂号管理。预约挂号方式有社区转诊、诊间预约、京医通预约、114电话及网络预约，预约就诊率87%。

新技术、新疗法。新技术审议会通过了烧伤科自体富血小板血浆创面治疗技术和妇产科经阴道卵巢囊肿剥除术等8项新技术。在市卫生健康委网站上新增4项技术备案，包括：同种异体皮肤移植，经腹腔镜：子宫内膜癌分期手术、卵巢癌分期手术、子宫颈癌广泛切除术，肾脏血管重建手术，同种异体运动系统结构性组织移植技术。

药物管理。药占比22.30%，其中门诊45.78%、住院11.15%。抗菌药物通过前置处方审核、处方医嘱点评、住院病历点评、合理用药动态监测和超长预警等方式形成立体抗菌药物合理用药管理体系，对临床抗菌药物使用进行全面科学管理。抗菌药物使用率：门诊5.50%、急诊22.87%、住院67.26%，抗菌药物使用强度51.34DDD。

医保工作。医保出院30674人次，总费用70300万元。实现本市新农合和异地直接结算等患者的持卡实时结算。实现拒付金额连续5年显著下降。获2017年北京市医疗保险管理服务一等奖和异地结算单项奖，奖金共计70万元。

三级医疗。接收上转患者4217人次，下转患者2107人次。

医疗支援。向6家对口支援医院派遣专业技术人员93人次，诊疗门急诊患者8746人次、住院患者973人次，开展住院手术411例、会诊195人次，培训县医院医务人员2651人次，新建临床专科1个，开展新适宜技术25项、新项目11项。派出援疆、援藏、人才京郊行、宁夏、京津冀挂职等援派干部共8人次。接收进修干部、医师9人。外派应急救援队伍6批次。

医疗纠纷处理。医责险参保1093人，保费303.2万元。发生医疗纠纷106件，其中调解73件、诉讼23件、自行协议解决10件。赔付总额908.82万元，其中医院承担588.92万元。

护理工作　护士1266人，其中本科565人、研究生6人。医护比1∶1.53，床护比1∶0.84。ICU床位61张。有护理单元71个。

落实责任制整体护理，优质护理覆盖率100%。不良事件上报率100%、整改率100%。

修订《北京积水潭医院护理规章制度》《北京积水潭医院护理操作规范及并发症的预防和处理》。扩大专科护士护理门诊规模，服务患者93153人次。

规范输血记录单等护理文书，制定老年患者系列评估，设专人负责终末病历质量督查。发挥皮肤、静脉、VTE、疼痛等专业小组的作用，开展会诊、义诊、横断面调查与操作标准制定等工作。

完成79名规培护士培训工作。完成分层培训、全院CPR培训考核等工作。初步建立全院护理人员的分层、晋级体系，完善"护世界"云平台。有进修护士99人，其中骨科护理进修班54人、手术室护理进修班27人、张家口二院进修护士13人、包钢医院进修护士5人。

完成2018年北京护理学会专科护士资格认证培训申报，涉及静疗、重症、骨科、急诊、手术室、消毒供应室共6个专科项目，12人次毕业取证。完成中华护理学会、北京护理学会相关专科护士临床教学基地（手术室、ICU、急诊、伤口造口、骨科、供应室）的教学与考核工作。重症、手术室、急诊及伤口共4个专业6个基地通过中华护理学会与北京护理学会临床专科基地审核，其中重症、手术室及急诊3个基地被中华护理学会授牌。

接收北京大学医学部见习生16人。接收实习生67人，其中北京大学医学部14人、北京中医药大学5人、北京卫生职业学院48人。

科研工作　中标课题34项，其中国家级4项、省部级及以下30项，获资助经费2852.90万元。在研课题101项，资助经费5734万元。

田伟研发团队项目"通用型骨科导航手术机器人

系统关键技术研发与临床应用"获北京市科学技术奖一等奖，张国安研发团队项目"高性能异种脱细胞真皮的研发及在大面积烧伤治疗中的临床应用研究"获华夏医疗保健国际交流促进科技奖二等奖。3月1日，由医院牵头的4个项目获批2018年度"扬帆"计划临床技术创新项目，负责人分别为李庭、陈涛、沈余明、于爱红。

医院骨科位居复旦版2018年度最佳医院排行榜第一名，2018年中国医院科技影响力排行榜（STEM）第三名。

专利申请102项，专利授权58项。制定指南和行业标准9项。

医学教育　承担北京大学医学部临床医学本科生、研究生与护理专业学生，以及清华大学临床医学研究生的教学任务。承担北京大学医学部临床142名本科生的临床课程、实习，以及八年制二级学科阶段的教学工作，共有150名教师参与本科大课教学；接收北京卫生职业学院大专护理学生100人，授课1000余学时；北京大学医学部护理本科15人、北京中医药大学护理本科5人实习，20余个科室参与实习教学。在院北京大学医学部研究生45人（含在职14人）、清华在培博士生3人。新招收北京大学医学部硕士9人（含在职2人）、博士7人（含在职2人）。北京市创伤骨科研究所招录硕士研究生2人。

有北京大学医学部教授23人、副教授63人，硕士生导师32人、博士生导师10人；清华大学硕士生导师9人、博士生导师6人；北京市科委硕士生导师11人。

出国进修5人次，国内院外进修6人次。本院职工11人申请就读在职博士，6人申请就读在职硕士；5人在职获得博士学位，10人获得硕士学位，5人获得学士学位。

学术交流　因公出国共28批次60人次。

4月20～22日，2018积水潭论坛在北京举行。大会邀请来自美国、英国、法国、澳大利亚、新加坡、日本、韩国及中国港台地区的68位专家学者交流与讲学。

6月6～9日，第十八届国际计算机辅助骨科学术大会（CAOS-International）首次在中国内地举办。北京积水潭医院作为承办单位，院长田伟任大会主席。邀请美国、德国、日本、韩国、澳大利亚等10余个国家，以及中国台湾、香港与内地的骨科导航和机器人领域的专家学者参会。

骨科手术机器人　2月2日，医院牵头成立国家骨科手术机器人应用中心技术指导委员会，院长田伟任主任委员。年内，15家牵头单位、37家联合单位完成骨科手术机器人环境建设等工作。手术超过5100例，5家医院完成创新术式24个。建立骨科手术机器人辅助上颈椎后路螺钉置钉操作指南等骨科手术机器人辅助手术指南4个。完成上颈椎跟踪器等重要技术改良提升4个。开展专业培训3019人次。

信息化建设　全年信息化建设总投入2409.18万元，其中财政资金786.83万元、自有资金1622.35万元。重点加强信息安全建设，完成信息系统等级保护整改并通过三级测评。完成DRGs管理系统、远程会诊系统、京医通备份系统、医保患者医嘱互联互通系统、院内导航系统、京医通自助化验单打印查询系统与住院处叫号等系统建设，OA系统增加合同律师审核、院长办公会议题请示、会议室预约等功能，升级药剂科用药指导单、营养膳食系统、跨科室诊间预约系统与院内短信平台，将港澳台居住证接入信息系统，PACS系统远期数据存入云平台。

建立护理科普公众号18个，推送文章284篇。

编辑出版　编辑出版《骨科临床与研究杂志》（双月刊）6期。

基本建设　回龙观院区二期扩建工程项目位于昌平区回龙观文化居住区1801-011、1801-012地块，总用地面积约为2.18万平方米，总建筑规模约12.94万平方米，总投资约150000万元。年内完成《北京市昌平区1801-012等地块控规调整可行性研究（积水潭医院回龙观二期扩建项目）阶段性成果》和土地评估，出具《北京市土地一级开发项目土地开发补偿费报告》，确定了招标代理机构。

（撰稿：高　放　审核：田　伟）

领导名单

党委书记　卢　平
院长、副书记　田　伟
副院长　贺　良　蒋协远
　　　　　赵兴山　吴新宝

首都儿科研究所
首都儿科研究所附属儿童医院

地址：朝阳区雅宝路2号（100020） 电话：85695555
网址：www.shouer.com.cn

基本情况 卫技人员903人，其中正高级职称60人、副高级职称87人、中级职称323人、初级师387人、初级士17人、未定级29人。

年底医院医疗设备总值46709.27万元、研究所11486.68万元，其中医院有乙类医用设备4台；年内新购医用设备总额5881.0194万元。业务总收入128678.88万元，其中医疗收入86639.54万元。

改革与管理 修订制度158项，整理完成《首都儿科研究所附属儿童医院制度汇编》，全书涉及21个职能处室、200多条制度、45万余字。完成中层干部重新聘任，加强学科骨干和学科带头人引进工作管理，加大审计全覆盖和整改力度，重新筛选医院在用敷料类耗材，制定改善医疗服务行动计划方案，深化医联体工作并开展远程医疗服务。完善医疗质量和患者安全核心制度建设，构建以患儿为中心，包含基础质量、环节质量、终末质量3个环节9大类共计30个项目，覆盖科室、职能处室、医疗质量安全管理委员会三级的医疗质量管理体系。规范病房楼床位、门诊一日病房管理；加强病历质控检查，提高病历质量；确定住院病案首页13项及住院运行病历26项质控内容，完成全部临床科室培训。筛选321条质控点，实时对病历时限性、完整性缺陷进行质控。完善大型设备集中预约机制，开展脑电图集中预约。超声科开展日间、小夜、床旁等多种超声检查方式。输血科改建完成。提高医技工作无纸化程度，实现处方无纸化。推进大型医疗设备绩效管理、全生命周期追踪管理。提高药学部行政工作能力，开展处方前置审核工作，处方不合格率从年初7%左右降至1%。重症医学科、心脏外科联合开展体外膜氧合器（ECMO）专项技术，建立专项经费。保健科建设语言和心理门诊；建立包括体格生长评价软件信息化管理数据库，对患者的基线信息和随诊治疗数据进行系统信息化管理，完成

22027例数据存储。

重新修订《首都儿科研究所专业技术人才引进管理暂行办法》，对引进人才的条件、工作职责、待遇、聘任程序、聘期等进行规范管理。严格考核，强调根据学术委员会对引进人才的考核结果决定是否续聘，完成聘期任务和指标达到80%以上方可续聘。从中国疾控中心引进博士后1人，保健科引进学科带头人1人。

医疗工作 出院33910人次，床位周转79.04次，床位使用率150.16%，平均住院日6.11天。住院手术12352例。全年用红细胞3609单位、血小板1682治疗量、血浆398500毫升，自体血回输182人次。

临床路径管理。18个临床科室开展临床路径，新增临床路径病种113个，共开展223个临床路径，入组21294例，入组率93.32%，完成率100%。

预约挂号管理。有复诊（门诊、出院）预约、京医通微信平台预约（微信、自助机）、北京市预约挂号统一平台（电话、网络）预约、医联体及社区转诊预约等预约挂号服务。全年预约就诊1923541人次，预约就诊率86.89%。

新技术、新疗法。通过科室申报新项目79项，其中诊疗类技术28项，包括超声药物渗透治疗、逆行胰胆管检查治疗等；检验类技术51项，包括抗核抗体谱、血管炎抗体检测等。

药物管理。药占比32.55%，其中门诊药占比39.72%、住院药占比21.67%。住院患者抗菌药物使用率35.31%，门诊患者抗菌药物使用率12.40%，急诊患者抗菌药物使用率32.41%。

医保工作。全年结算医保病人11119人次，总费用13690万元。

三级医疗。支持医联体成员单位儿科品牌建设，安排中、高级医师在医联体成员单位定期出诊；转诊北京妇产医院、朝阳医院等合作单位危重新生儿506

人次，通过114预约平台转诊患儿20人次。与医联体成员单位合作开展北京市卫生与健康科技成果和适宜技术推广项目2项，优先接收17名技术合作单位的儿科骨干医师到医院进修学习。

医疗支援。1月，与银川市妇幼保健院签署技术合作协议，全年接收儿科医护人员共10人次进修学习或轮训，完成远程培训48人次、会诊5人次。前往京蒙对口扶贫单位卓资县人民医院开展座谈、专题讲座、门诊义诊、教学查房等工作，讲座4次，远程培训25人次；疑难病例会诊3例，预约转诊4人次。首儿所廊坊儿童医院开业，接收廊坊市儿童医院医生6人次在医院进修学习；8月，廊坊市儿童医院试运行；10月，正式开诊；成功转运危重症患儿15名。继续首儿所—燕达儿科诊疗中心合作，安排内科15位主治医师及以上职称人员参加诊疗中心的门诊工作。

医疗纠纷处理。全年接待处理投诉796件，其中有效投诉62件。医调委解决15件，法院诉讼4件，尚未结案14件。全年医疗赔偿148.60万元，其中医院赔付49.92万元。

护理工作 护士691人，其中注册护士654人，合同护士422人。床护比：普通病房1∶0.5、新生儿病房1∶0.6。医护比1∶1.6。护理单元26个。

完善管理制度，落实骨干培养与使用制度；修订2018年度护理质量管理计划，调整组织结构；落实护理三级质控管理，每半年召开护理质量持续改进会。开展北京护理文化周志愿活动。落实护理不良事件漏报督查工作，增加基层护理病历质控成员，做好护理不良事件三级督导，落实主动上报护理不良事件激励机制，不良事件上报率100%、整改率100%。

专科护士取证共26人，参加院外38家单位组织培训及各类会议共267人次。接收外院护士进修70人次，接收实习、见习学生36人。在职学历教育29人。

科研工作 在研课题121项，研究经费6914.61万元；新立项课题60项，新增经费2260.04万元；结题46项。上报各类课题134项，包括国家自然科学基金35项，市科委首都临床特色应用研究14项，市卫生计生委推广项目6项。研究所中标市医管局"青苗"人才培养项目3项，获经费36万元（其中单位匹配经费18万元）；中标"培育"计划项目5项，研究所匹配经费50万元。

完成2018年度所级科研基金评审，包括科研方向性引导基金、培育计划基金以及青年科研基金，共评选出40项（方向性引导基金6项、"培育"计划基金12项、青年科研基金22项）予以资助，资助金额共计152万元。

完成2018年度科研奖励基金项目的审核、汇总及奖金下发工作。本年度科研奖励基金共计230.02万元，所、院获奖励人员267人次。

3项科技发明专利申请获得批复，包括：遗传研究室姜茜副研究员申请的"一种用于检测先天性巨结肠及相关综合征的致病/易感基因的探针组及试剂盒"发明专利，心脏外科魏丹副主任申请的"腹腔引流连接装置"实用新型专利，生物技术研究室官臻助理研究员申请的"胸苷酸合成酶抑制剂在制备构建神经管畸形小鼠模型中的应用"发明专利。

实验动物中心于12月7日开始运行，可同时承担2000只左右的小鼠饲养工作，基本满足所院科研人员的实验需求。

医学教育 在培住院医师305人，其中规范化培训医师136人、专科医师培训169人。136人参加住院医师规范化培训，其中儿内科专业基地105人、儿外科专业基地18人、送外单位培训13人。规培结束返回医院11人。169名医师参加专科培训，其中儿内科104人、儿外科16人、其他专业49人。

制定《首儿所附属儿童医院住院医师规范化培训管理组织结构及职责》《首儿所附属儿童医院住院医师规范化培训绩效工资和培训补助管理办法（试行）》。

完成北京市住院医师规范化培训基地和专业基地再认定工作，有效期为2018年9月1日～2023年8月31日。国家卫生健康委委托中国医师协会组织第二批专科医师规范化培训制度试点专科培训基地遴选，医院新生儿围产期医学及小儿麻醉学获批专科培训基地。

申报并获批国家级继教项目24项，其中通过国家级CME系统申报14项，通过中华预防医学会儿童保健分会、中国医师协会儿科医师分会等申报10项。申报并获批市级继教项目7项。

承担北京大学医学部、首都医科大学等本科、专科学生儿科临床及护理学教学工作，北京协和医学院本科教学工作，北京卫生职业学院药剂、医学检验、医学影像专业的临床教学工作。全年教学473人，系统课教学85学时。有教师512人，其中教授8人、副教授16人。

招收研究生32人，其中博士生6人、硕士生26人。2018届有博士生8人（其中同等学力2人）、硕士生26人完成答辩。

学术交流 公派出国、赴港澳自组团组共41批86人次，出访人次比上年增长41%。接待德国夏里特医学院和美国哈佛大学医学院等外宾共5批次11人次。

推进中青年学科骨干出国培训项目，血液内科副主任医师曹静赴美国进修，重症医学科副主任医师刘霜及风湿免疫科主治医师朱佳分别完成在美国6个月的进修回国。组织推荐规培指导医师参加市卫生计生委人才交流服务中心的医务人员国际研修交流项目，心血管内科主治医师林瑶及呼吸内科主任医师朱春梅通过评审，赴加拿大参加多伦多大学医学院住培师资研修项目，均已结束研修。重症医学科副主任医师郭琳瑛参加哈佛医学院GPLP项目获结业证书。

信息化建设　完成医院信息系统升级改造3年规划建设任务，总投入988.65万元；完成医院电子病历系统功能应用水平五级评审，获得五级医院认证；完成"微信惠民"任务；完成2018年预算立项项目，包含终端采购、安全加固、云平台。

基本建设　完成病房楼全面改造、输血科用房改造、标识系统和门禁系统的部分安装、全院配电增容改造、宿舍楼水表分户计量改造。正式上线医管局OES物流系统。增加职工食堂面积。10月15日，启动改造院内环形车道及人车分流项目。规范院区地面停车、电动自行车及共享单车管理。

（撰稿：马慧娟　审核：班雁萍）

领导名单

党委书记	刘中勋
所　　长	罗　毅
副书记	杨　健
副所长	陈博文　吴建新　谷庆隆
	于亚滨（自11月）

北京老年医院

地址：海淀区温泉路118号（100095）　电话：62456936
网址：www.lnyy.com.cn

基本情况　职工1109人（在编746人、合同制363人），其中卫技人员952人，包括正高级职称49人、副高级职称87人、中级职称301人、初级师295人、初级士220人；其他专业技术人员78人。

年底医疗设备净值16403.98万元；年内新购医疗设备3516.93万元，其中乙类设备7台。业务总收入57371.23万元，其中医疗收入55739.94万元。

机构设置　5月30日，开设中西联合脑病专病门诊。7月14日，开设营养门诊。8月15日，开设老年综合功能评估门诊。

改革与管理　持续改善患者就医体验，实现院内电子导航，优化门诊候诊服务，分时段预约挂号服务精确到30分钟；开设疑难重症多学科联合门诊16个，完成诊疗38次；新增设老年综合功能评估门诊，完成评估60例。

编写《北京老年医院章程（初稿）》，牵头制定《老年友善服务规范》，修订完善医院各项院级制度400余项，完成《医院制度职责》系列丛书汇编。

医联体建设　继续完成疏解首都非核心功能任务，年内完成253名康复患者的转诊；在海淀区康复医联体中推进检验检查互认及远程会诊，完成下转患者1563人次，远程医疗7091人次，双向转诊4091人次。承接海淀区民政局、海淀区卫生计生委的远程智慧医养试点项目，筹建海淀区医养联合体，接收医养结合成员单位医护人员进修9人次。

人才引进　6月，引进海聚人才美国约翰·霍普金斯大学老年医学专业教授冷晓进行科研指导，并设置院内专项基金100万元，用于老年医学基础与临床的科研项目。启动开展"525"人才培养院外合作项目，与北京协和医院重症医学专业杜斌，解放军总医院老年医学、流行病学专业何耀，北京安贞医院心血管内科刘晓丽，空军总医院肿瘤放射治疗专业王颖杰4名院外专家签署院外人才合作项目任务书。年内招聘、引进硕士毕业生13人。

医疗工作　出院15211人次，床位周转21.66次，床位使用率96.55%，平均住院日16.35天。住院手术1472例。临床用红细胞928单位、血浆31600毫升、血小板52治疗量，自体血回输23人次40单位。实施临床路径管理9个科室10个病种，入径253例，入径率47.03%，完成率32.16%。

预约挂号管理。采用114电话预约、网络预约、医生工作站诊间预约、现场预约、出院复诊预约、现场自助挂号缴费机预约、京医通微信预约等多种方式。预约挂号228542人次，占门诊总人次的88.04%。

新技术、新疗法。眼科开展便携式眼压计的应用、综合验光仪的应用新技术，中医科开展子午流注低频治疗、身心康中医经络检测新技术，康复科开展超声引导下手术治疗新技术，超声科开展颈动脉斑块造影检查新项目。

药物管理。医院药占比34.14%，其中门诊药占比48.53%、住院药占比27.43%。处方合格率96.37%，抗菌药物使用强度35.88，抗菌药物使用率门诊6.87%、急诊25.09%、住院35.88%。

医保工作。医保出院11824人次，平均住院日16.16天，次均费用24613.39元，出院医保总费用29102.87万元。

三级医疗。接收上转患者253人次。

医疗支援。组织临床、医技、管理等方面专家9批次20人次完成内蒙古兴和县医院、达拉特旗人民医院、乌海市海南区人民医院和密云区结研所的医疗支援，完成门诊、教学查房、业务培训、疑难病例会诊等工作。接收进修6人次。与沈阳市老年医院、河北省张家口肺科医院签订技术合作协议书。3月13日，肾内科医师李亚伟赴新疆和田地区人民医院开始为期1年的援疆工作。11月16日，沈阳7家市属医疗机构与北京对口单位签约。

医疗纠纷处理。投保医责险829人，总费用45.21万元。年内发生医疗纠纷20件，其中院内调解16件、通过医调委调解3件、法院诉讼1件。年度赔付总金额20.84万元，其中医院承担3.67万元。

护理工作　护士469人，其中本科211人、硕士研究生2人。医护比1∶1.62。床护比1∶0.43。ICU床位10张，床护比1∶2.4。有31个护理单元。

优质护理服务覆盖面100%，病房实施责任制整体护理，开设老年综合评估门诊，为门诊患者提供综合评估服务，有效地规避风险。护理不良事件上报率100%、整改率100%。

接收护理实习生160人次，理论授课1054人次，理论操作考试1789次。完成继续教育项目37项，其中国家级1项、市级10项。接收外地进修学习16人次，培养专科护士14人。

完成北京卫生职业学院、北京市海淀区卫生学校、石家庄医学高等专科学校、成都华大医药卫生学校、唐山职业技术学院、渤海石油职业学院、北京城市学院160人次的临床实习，完成北京城市学院2016级47名学生的临床教学任务，完成中华护理学会、北京护理学会35名老年护理专科护士临床实践教学任务。接待新疆和田地区基层医疗机构护理骨干培训班60余人来北京老年医院参观见习。

科研工作　申报科研课题43项，中标纵向课题7项，其中省部级1项、人才项目1项，获经费228万元，医院匹配经费115万元。在研院外课题19项、院内17项，结题院外2项、院内5项。完成院内医学临床及科研项目伦理评审60项。年内发表科技论文115篇，SCI 13篇。获得实用新型专利1项：智能加温马桶盖连接轴。

医学教育　完成首都体育学院、北京卫生职业学院、哈尔滨医科大学、北京城市学院、北京大学护理学院、北京中医药大学94人次的临床实习，培养北京卫生职业学院康疗班在读学生38人，接收临床及康复专业进修48人次。

完成国家级继续教育项目8项、北京市级继续教育项目12项。组织全员培训70次26093人次。外出参加境内各类短期培训122人次、进修学习5人次。

学术交流　7月19～28日，精神心理二科主任吕继辉赴美国参加阿尔茨海默病协会国际会议。10月22日～11月4日，卒中一科主任黄勇军赴英国伦敦大学进行卒中学科交流学习。9月12～17日，副院长王玉波赴捷克布拉格参加第三届中捷输血医学与细胞治疗会议。9月19～26日，院长陈峥随市卫生计生委团组赴英国、丹麦参加老年健康和康复合作交流；9月21日，与英国居里临终关怀院签订合作框架协议。

6月21日，澳大利亚君德勒普市政府国际部部长麦克·福克纳、澳大利亚医学协会教育与培训总负责人简·诺博格率澳大利亚君德勒普市访华团一行9人来院学习交流。

9月20～21日，医院在河南省郑州市主办第八届全国老年医院联盟大会暨安宁疗护服务创新实践主题论坛。研究所主办北京国际远程医学高峰论坛——信息化与老年健康管理分论坛、第二十一届京台科技论坛医疗卫生分论坛、安宁疗护国际研讨会、第八届全国老年医院联盟年会、中华医学会老年医学分会流行病学组论坛，承办北京医学会伦理学分会学术年会、全国首届创建老年友善医院综合能力提升研修班等大型学术会议7场，参会1170人次。

11月15日，由北京医学会主办，医院承办的2018年北京医学会伦理学分会学术年会在医院举办。北京协和医院、解放军总医院、北京天坛医院、北京大学第三医院等30余家医疗机构的伦理学专家、学者及100余名科研项目研究者出席了会议。

11月12～17日，在医院举办全国首届创建老年友善医院综合能力提升研修班，老年医院联盟成员单位及北京市26家医疗机构近60名管理者和护士长参加培训。

信息化建设 全年总投入359万元。完成重症信息系统、心电信息系统、绩效考核管理系统、CA电子签名系统、OA办公自动化系统、医生IPAD查房系统、网络安全系统等的上线运行，配合相关政策要求完成体检上报、门诊用药指导单及二维码扫描、医改监测分析平台等接口改造、上报及相关工作。年内发布微博文章611篇；搜狐健康自媒体发布科普文章1233篇，阅读量771万次。

基本建设 市财政拨款4568.31万元，完成七病区、医技楼总建设面积6147.90平方米的修缮工程。市财政拨款377.43万元，完成康复中心、老手术室修缮及九病区外墙保温、屋面防水及职工食堂天然气改造更新工程，建筑面积2289平方米。市财政拨款256.92万元，完成绿化面积13680平方米的室外环境及道路改造工程。投入自有资金122.44万元，完成建筑面积84.79平方米的动物实验室改造工程。投入自有资金50万，完成医院总体规划方案设计。编制完成北京老年医院康护综合楼项目建议书第一版，建筑面积72000平方米，估算总投资68859.91万元。

（撰稿：李保英　审核：陈　峥　宋惠平）

领导名单

党委书记	田喜慧
院　　长	陈　峥
副书记	陈　峥　张翠香
副院长	田喜慧　杨　兵　王玉波　刘小鹏

北京回龙观医院
北京大学回龙观临床医学院
北京心理危机研究与干预中心

地址：昌平区回龙观镇南店路7号院（100096）　电话：83024000

网址：www.bhlgh.com

基本情况 职工1076人（在编986人、合同制90人），其中卫技人员825人，包括正高级职称27人、副高级职称69人、中级职称420人、初级职称309人；其他专业技术人员73人。

年底医疗设备净值5371万元，其中乙类医用设备2台；年内新购医疗设备总额54.71万元。医院全年总收入95552万元，其中医疗收入52673万元。

机构设置 3月19日，成立政策研究室；3月，增加3个护理专科门诊；5月，开设强迫障碍门诊；10月，成立孕婴幼心理健康指导中心、成瘾医学中心和精神疾病合并代谢障碍中心。

改革与管理 修订医院规章制度、管理办法等相关文件，制定医院章程。围绕深化医药分开综合改革的部署，完成医疗服务价格调整的相关工作。按照《北京市市属医院药品遴选与采购管理办法》和《北京回龙观医院药品遴选与药品阳光采购实施办法》贯彻落实药品阳光采购工作。完善分级诊疗，强化紧密型医联体建设及双向转诊。依托昌平区精神卫生质量控制和改进中心，在做好昌平医联体工作的基础上，逐步探索与其他区建立医联体，细化工作流程，明确指标与任务，将医联体建设和社区合作具体分工到临床科室。在市医管局改善医疗服务18项举措工作中成绩排名第一。

医联体建设。继续与全市22所精神卫生医疗机构组建北京市精神康复联合体，保持与北京同仁医院、北京佑安医院、北京中医医院、北京世纪坛医院和北京积水潭医院的医疗合作关系。医院作为昌平区精神卫生医疗联合体组长单位，主持召开昌平区精神卫生医疗联合体工作建设会议，部署昌平区精神卫生防治任务，在昌平区域内开展会诊、双向转诊、远程医疗、教学指导、科研合作等多种形式，建立诊疗、治疗、康复的全程医疗服务链，实现分级诊疗。医院向医联体成员单位派医护人员开展医疗查房、教学培训业务，对昌平区精神卫生保健院、北京民康医院进行护理帮扶和处方点评指导，筛查重点疑似精神病患者。派出医生到北京市8个区的基层精神卫生机构开展诊疗、医疗护理培训等工作。

医疗工作　出院7634人次，床位周转6.09次，床位使用率111.84%，平均住院日69.2天。精神医学司法鉴定694例。收治外籍精神病患者22例。临床路径管理8个病种，涉及全院所有临床科室，入径3956例，入径率51.82%。

预约挂号管理。全面实施北京市预约挂号统一平台、114电话、微信京医通公众号非急诊预约挂号和现场自助挂号，占总挂号的99.98%。预约挂号精确到30分钟内，取消医生手工加号。

药物管理。医院药占比15.65%，其中门诊药占比69.12%、住院药占比3.68%。住院患者抗菌药物使用率4.13%。

医保工作。参加北京市基本医疗保险的住院患者按床日定额标准支付住院医疗费用，门诊患者医疗费执行"按项目付费"的方式支付。医保出院5244人次，总费用32313.64万元，次均费用61620.21元。

三级医疗。与二级、三级医院双向转诊门诊患者27人次、住院患者8人次，其中下转患者33人次、接收上转患者2人次。

对口支援。继续与密云区、昌平区、通州区、延庆区、平谷区等基层精神卫生机构开展城乡对口支援。执行京蒙精神卫生对口帮扶工程，接收呼伦贝尔市精神卫生中心3名医务人员来院进修学习，派出副主任医师张喜梅到呼伦贝尔市精神卫生中心进行诊疗技术指导3个月。截至年底，医院开展医疗技术合作9个、政府对口支援1个、城乡对口支援9个、区域医联体5个、专科医联体20个、远程医疗合作项目2个。1月14日，派孙春云赴张家口市沙岭子医院挂职副院长1年，帮助建立张家口市心理卫生中心和开放式心理病房，成立了张家口市临床心理医学分会，全年收治住院患者288人次，讨论疑难病案40余例，专家门诊出诊40余次，接诊患者550余人次，远程会诊和心理案例督导7次，双向转诊10余人次。完成京津冀医疗合作任务和京蒙政府指令性对口支援任务。组织19家医疗机构远程医疗，其中新增远程医疗参与单位12家。全年开展远程查房9次、远程讲座6次、住院患者远程探视1057次。

医疗纠纷处理。修订《医疗纠纷处理制度与流程》，增加《医疗纠纷受理告知书》，制定《医疗、行风投诉途径管理制度》，建立医疗投诉与纠纷责任认定流程。医院投保医责险683人，总费用31.94万元。全年处理医疗纠纷89件（含上级转办2件、12320转10件），其中通过院内沟通医患和解81件、检察院调解1件、医调委调解2件。年度赔付总额27.10万元，其中医院医疗风险基金承担4.6万元。

护理工作　护士532人，其中硕士2人、本科216人。医护比1：3.12，床护比1：0.41。有29个护理单元。

护理部将医管局绩效考核指标纳入日常质量管理中，形成自查—督导—整改—落实的良性循环。实行三级质量检查与终末控制，分层管理，责任到人。门诊增加专科护理服务项目。建立《北京回龙观医院老年患者综合评估制度》，对60岁以上老年患者出入院护理综合评估和出院健康指导，通过评估、健康宣教、多部门针对性干预，减少老人住院和居家的护理风险。开展入院、住院、出院健康教育，院外随访、用药指导、慢病管理（6S）培训，护理部将6S护理管理纳入病房管理组考核，实施常态化评比。建立患者入院—住院—出院—院外一体化服务全程护理模式。出院患者随访率73.57%。不良事件上报率100%。

外派学习68人次，选派护士长高静参加香港医管局护理培训，培养老年护理专科护士1人、精神卫生专科护士2人。

与协和护理学院开展教学合作，承担北京大学护理学院、首都医科大学、北京海淀卫校、北京卫生职业学院授课460学时，完成各大、中专护生临床见习、实习760人次，接收护士进修学习16人次。开展京津冀护理查房2次、京津冀护理参观交流10次，参与组织第二届京津冀精神科护理高峰论坛。举办国家级继续教育培训班6个、市级继续教育培训班2个，护工培训班6次。

科研工作　申报科研课题56项，中标15项。参加国内横向科研项目9项。年内，获得科研经费483.94万元。在研课题74项，结题24项。

组建常见精神/心理障碍患者的资源平台，包括精神分裂症谱系障碍（含难治患者）、情感障碍（抑郁障碍、双相情感障碍，含难治患者）、酒精依赖、老年抑郁、强迫症。启动精神分裂症谱系障碍和情感障碍（抑郁障碍、双相情感障碍）的资源平台建设。

医学教育　修订住院医师指导医师管理、住院医师指导医师聘任管理、住院医师指导医师绩效管理、医师规范化培训管理等相关规定和住院医师规范化培训奖惩细则。遴选住院医师规范化培训指导医师，建立指导医师档案。成立规培科研小组，尝试"面向症状和诊断的讨论式督导"新模式，开办"规培医师、研究生业务再提高学习班"。

有北京大学医学部聘任教授2人、副教授5人、博士生导师4人、硕士生导师7人。在读统招博士生5人、硕士生25人，在读在职博士生5人、硕士生51人。录取统招博士生1人、统招硕士生8人、在职博士生3人、在职硕士生12人。毕业硕士生10人。医院在北京大学医学部读在职博士生5人。全年招录住院医师9人。接收北京市高等院校心理实习生328人。接收华北理工和齐齐哈尔医学院学生实习34人。招收全国社会心理师实习生52人。

学术交流 7月5～7日，参加华北地区第十六届精神医学研讨会暨院长专题会；11月8～10日，参加2018海峡两岸医药卫生交流与合作会议暨第二届第五次海峡两岸医药卫生交流协会精神卫生和精神病学专业委员会年会。8月24～26日，举办第十届中日韩临床美术治疗学术研讨会；开办中法精神分析读书会，邀请中法精神分析博士带领精神科医务人员和心理治疗爱好者开展基础理论学习；开办中法精神分析地面读书会，每周五固定时间英文、法文同期进行。邀请法国巴黎狄德罗大学精神分析博士学院C. Hoffmann（霍夫曼）教授和巴西精神分析专家等8人次为中法精神分析取向治疗师连续培训项目和中国—巴西国际温尼科特精神分析取向心理咨询师系列培训授课。引入拉康心理分析法，成立孕婴幼心理健康中心；派出2人参加国际自杀预防协会第八届亚太地区会议。李颖娜参加欧洲放射学会年会，获得Invest in the Youth奖。

信息化建设 年度信息化建设投入604.16万元。购置服务器19台，完成计算机软硬件维护和软件正版化工作。建设远程医疗平台。按照市卫生计生委统一部署和实施电子病历共享工程计划，在门诊和住院医生工作站安装浏览器。完成移动医疗信息系统建设项目规划和顶层设计方案。完成北京市政务外网接入工程和医药分开综合改革各种分析数据上报工作。增加急诊预交金服务模式，实现检验结果自助打印。安装处方前置审核系统。处方设置二维码，患者手机扫描即可获得处方药物的用药指导信息。

WHO合作中心工作 WHO心理危机预防研究与培训合作中心针对中国的自杀现象进行研究和干预，提供与自杀相关的一系列临床服务。开展与自杀相关的多种培训课程。协同政府领导促进国内的自杀预防工作。开展三级心理危机干预，面向大众开展心理健康科普宣教，面对高危自杀人群进行主动干预。参与门诊减压中心工作。为北京市政府机关、企事业单位、医疗机构等单位和心理爱好者开展减压、沙盘团体心理体验、舞动团体的心理体验和团体箱庭（沙盘）疗法等系列活动。为中学教师开展心理问题讲座和心理减压讲座。对自杀个案和车祸事件进行现场干预。

健康宣教 举办"携手同行预防自杀"主题宣传活动，启动"社区心理健康教育基地"暨"社区心理健康守门人"培训项目，普及心理危机预防与干预的知识。举办以"健康心理快乐人生"为主题宣传活动。利用世界睡眠日、世界孤独症日、儿童节等重要节日开展健康科普宣传。开通视频直播间，邀请医院心理专家通过视频访谈传播精神心理健康知识。5月12日，在奥森公园内组织"让阳光洒进心底"公益健步活动。与视知TV合作，制作播出考前焦虑、健康饮酒、科学服药、节后心理调适、亲子教育等多个热点话题视频9条，每条播放量超过500万次。与央广健康《快问医生说》栏目合作，围绕两性心理、产后抑郁、儿童心理健康、睡眠障碍、游戏成瘾等制作手机短视频，传播科普知识。与北京电视台《医者》栏目合作，通过人文医学纪录片展现精神科医生的情怀、温度、付出和收获，关爱精神障碍患者。拍摄制作两部法制宣传视频作品，作品《危情·清水河》代表市医管局参加北京市2018法制文艺大赛。推出微信公众号宣传心理健康知识。全年累计完成电视、广播、报刊及各类新媒体宣传240余人次，医院微信公众号共推送微信280条，官方微博推送微博451条，制作各类宣传品131项；完成视频录制5000余分钟，拍摄图片10500余张。

编辑出版 面向全国发行《医学参考报精神医学频道》6期。

基本建设 对院区道路进行全面规划改造，增设停车泊位。在两横两纵主干道基础上，开通院内周边交通环路；增设人行便道，实现人车分流。将原办公楼改建为研究生楼，将原理发室小楼改建为酒依赖病房的线索暴露治疗室，将部分办公用房改建为孕婴幼儿童心理成长中心用房。对研究生楼、集体宿舍楼、原检验中心楼和锅炉房抗震加固。医院路灯全部更新为LED太阳能路灯。完成科研教学康复楼设计和论证、项目前期工作和设计方案意见审查。

（撰稿：彭守文　审核：杨甫德）

领导名单

党委书记	辛衍涛
院　　长	杨甫德
副 书 记	杨甫德　刘　静
副 院 长	辛衍涛　王绍礼　庞　宇　谭云龙

北京小汤山医院
北京小汤山疗养院
北京市小汤山康复医院
北京市健康管理促进中心
北京国际药膳博物馆

地址：昌平区小汤山镇（102211） 电话：61781818

网址：www.xtshos.com.cn

基本情况 卫技人员443人，其中正高级职称15人、副高级职称36人、中级职称111人、初级及以下281人。

年底固定资产净值26005.64万元，其中乙类医用设备3台；年内新购医用设备总值2757.69万元。医院总收入35475.87万元，其中医疗收入12007.54万元。

机构设置 1月8日，固定资产管理办公室变为一级非职能部门，改名为资产管理办公室。2月，新增乳腺结节专病专症门诊和营养咨询门诊。3月12日，康复中心成立重症康复病区，为二级科室。7月9日，原健康管理中心更名为健康管理促进中心，内设综合部、健康体检部、健康风险评估部、健康干预部和健康教育部。10月22日，综合科（护理中心）与综合内科合并，成立综合内科（护理中心）。

改革与管理 由于医事服务费、护理、床位、中医医疗服务类（针灸、推拿等）费用的调整，医院门诊次均费用及住院例均费用同比略有上浮；药占比呈下降趋势。全年共接收昌平区医联体成员单位双向转诊患者96人次，市属医联体单位双向转诊患者921人次，检查检验结果互认1017例。

医院有9名多点执业医师，更新《北京小汤山医院多点执业管理制度》。

医疗工作 出院2064人次，床位周转74.13次，床位使用率57.46%，平均住院日37.79天。康复中心6个病种实施临床路径管理。

预约挂号管理。预约方式有电话预约、网上预约、窗口预约及自助机挂号预约。初诊预约挂号6764人次、复诊预约挂号34499人次，占门诊总人次的70.99%。

新技术、新疗法。新增第一类医疗技术13项，包括数字视频脑电图检查、智力评定（成套）、失认失用评定、注意划消实验、画钟测查、智力评定（单项）、韦氏成人智力测查、韦氏成人智力测查（计算机）、空间定位训练、胃泌素检测、血氨检测、乙肝5项定量检测、冬病夏治穴位贴敷。

药物管理。医院药占比32.85%，其中门诊药占比51.59%、住院药占比26.88%。门诊抗菌药物使用率7.71%，住院抗菌药物使用率21.37%。修订《北京小汤山医院药品采购实施方案》，调整医院药品阳光采购遴选委员会人员和医院药品遴选专家库成员，严格执行"两票制"相关要求，继续做好阳光采购药品动态监测工作，确保低价、短缺药品的供应，保证医改中药品供应平稳过渡。建立健全药品使用动态监测及超常预警工作制度，每月对使用数量、总金额排名前十位的药品和单品种使用金额波动幅度大于30%的药品进行排序统计，实施重点监控、公示，全年限制使用16种、暂停使用2种。

医保工作。医保出院817人次，门诊及住院医保总费用6941.55万元，门诊次均费用379元、住院次均费用35846元。

三级医疗。接收康复专科医联体成员单位双向转诊患者96人次，完成检查检验结果互认96例。接收市属医院医联体内各类疾病转诊患者515人次，接收市属医院医联体外单位转诊患者406人次。

医疗支援。继续承担对口支援昌平区南口医院、朝阳区南磨房社区卫生服务中心、朝阳区太阳宫社区卫生服务中心的工作。开展多种形式对口支援工作，通过出诊、讲课等形式开展工作。全年安排医院医务人员114人，出诊1710人次。接收受援医院进修医师3人，对昌平区南口医院70人进行康复治疗师转岗培训。继续承担对口支援内蒙古自治区第四医院与阿拉善盟中心医院的工作，续签合作协议。康复中心主治医师王玉良赴新疆和田地区人民医院完成为期1年的援疆任务。

医疗纠纷处理。358人参加医责险，总费用5.47万元。发生医疗纠纷2件，调解1件，无诉讼。年度赔付总金额2000元，均为医院承担。

护理工作 护士170人，其中本科学历68人、研究生学历3人。医护比1∶1.2，床护比1∶0.5。

修订护理文书书写质量考核评分标准、责任制护理病历评分标准、护理文书书写控制程序等。制定15项康复技术操作规范及评分标准。

全院6个病区全部开展优质护理服务，全面落实责任制整体护理。不良事件上报率100%、整改率100%。

开展门诊专科护理服务5项，包括气管切开护理、气管切开套管更换、导尿、导尿管留置、胃管置管术、PICC换药，压疮伤口护理。开展关爱老人活动，为老年患者提供住院护理评估和出院健康指导，减少老人住院和居家的护理风险。根据医管局要求制定工作计划及老年患者出入院护理评估制度。建立"金拐杖之家——脑卒中康复病友会"，及"金拐杖之家——骨关节病康复病友会"。

护士长、护理骨干71人次参加学习班。举办康复专科护士培训班，23名学员通过考核。

科研工作 申报科研课题22项，立项7项，其中省部级1项、局级3项、区级3项。新增科研经费58.69万元，其中财政资助经费18.99万元、医院匹配经费39.7万元。在研课题10项，结题4项。

医学教育 承担北京体育大学、北京城市学院等12名运动康复专业学生的临床实习教学工作，承担锡林郭勒职业学院、山东医学专科学校27名康复治疗学专业学生的临床实习教学工作。6月，与贵州医科大学签订共建临床教学基地协议。

全年接收实习生49人，其中研究生3人、本科生19人、专科生27人。

在外院参加住院医师规范化培训11人。

9名专业技术人员至外院进修，时长3个月至1年。

学术交流 10月17日，特邀德国康复专家Christoph Hofstetter教授在医院康复中心进行Bobath技术实操讲座，医院82名医技人员参加了培训。

9月，党委书记、副院长许峻峰参加市卫生计生委组团，前往英国、丹麦学习了解老年健康体系建设等情况。10月，院长助理、事业发展部主任王兆云参加市医管局组团，前往德国参加医疗卫生管理体制优化及现代医院管理创新培训。

信息化建设 年度信息化建设总投入159.1万元。全院增加97个无线接入网点；体检中心智能导检系统上线，体检系统存储磁盘阵列空间扩容；采用360天擎终端安全管理系统防护全院信息安全；采购合理用药监控系统，对合理用药进行动态监控；完成食堂就餐系统功能升级与财务一卡通的开发；完成京医通手机移动端就诊信息查询接口开发；申报北京高原适应研究康复中心弱电项目，申报方案通过了北京市卫生健康委组织的专家评审；申报医院电子病历及集成平台建设项目，10月10日通过了市经信委的评审。

编辑出版 协办《中国老年保健医学》杂志，年内共出刊6期。

基本建设 完成检验科修缮改造工程。3月，新医学检验中心动工。10月，新实验室正式投入使用。按照北京市实验室管理要求，完成医学检验中心搬迁改造后北京市病原微生物实验室及实验室活动备案相关工作。完成CT机房防护改造项目、放射科及门诊用房改造工程等。全年医院建设项目投资741万元，其中市财政资金595万元、医院自筹资金146万元。完成北京高原适应研究康复中心的招标准备工作；完成南区室外管线改造工程申报财政评审的资料准备工作；北京高原适应研究康复中心在医院立项，将医院大库房改造为低压低氧训练用房。

在与被征占土地单位签订征地安置补偿协议书的基础上，继续推动"二部"征地并取得重大进展，进入安置补偿阶段。1月12日，取得建设用地规划许可证。6月6日，取得昌平区政府对建设用地的批复。7月，"二部"征地项目补偿款尾款2041.34万元到账。12月4日，收到《北京市公安局昌平分局关于我院征地项目82人户口农转非的通知》。安置补偿小汤山村、后牛坊村超转人员费用4769.8267万元，学生安置补助金共计27万元。

药膳馆主体工程拨付资金347万元到账，启动招标工作。完成低压氧舱配套工程设计方案，预算金额942.88万元。新建影像中心（1000平方米）项目一期开工后同步进行。高原中心医疗设备购置经费3096.2

万元到账，启动招标采购工作；低压氧舱设备资金1025万元，待低压氧舱用房改造工程启动后批复该项资金，并同步进行氧舱安装。办公设备及家具共计181.8万元到账，启动招标采购工作。与宣武医院和玉树州人民医院远程网络正式连通。

（撰稿：单 丹 审核：康晓平）

领导名单

党委书记 许峻峰
院　　长 平　昭
副 书 记 平　昭　朱江华
副 院 长 许峻峰　孙增艳　梁　英

北京清华长庚医院

地址：昌平区立汤路168号（102218） 电话：56118899

网址：www.btch.edu.cn

基本情况 卫技人员1428人，其中正高级职称47人、副高级职称56人、中级职称210人、初级师职称803人、初级士职称312人。

年底医疗设备净值12626.83万元，其中乙类医用设备6台；年内新购设备总值5100万元，其中乙类医用设备1台。医院总收入136660.53万元，其中医疗收入112555万元。

机构设置 8月，呼吸内科更名为呼吸与危重症医学科。

改革与管理 落实改善医疗服务18项举措，推出3项改善医疗服务创新举措：院内静脉血栓栓塞防控信息网络建设，互联网+专家走进社区健康诊所，麻醉专科护理访视会诊及门诊。推进信息化自助服务功能，上线住院放射类检查报告线上系统自助打印功能、门诊检验导诊单功能、处方（底方）自助打印功能。

全院科室制定医品绩效指标38项并周期化监测分析。制定《临床专科医疗质量与核心制度落实评核细则及评核表》，拟定四大类重点病历（24小时重返手术室、48小时重返ICU、术后死亡、低风险死亡）质控管理模式，制定标准化作业流程。加强不良事件专案分析及闭环改善，提报各类病人安全（不良）事件142件，医疗纠纷不良事件分析改善记录完成率100%。落实患者安全目标、重点加强围手术期患者安全作业，实现围手术期安全作业项目飞行检查规范率82%、择期手术风险评估单完成率100%。开展第二届医疗品质管理圈活动。

以肝胆肿瘤多学科诊疗为试点，开展多学科联合门诊、同步会诊、远程会诊，挂号、看诊/会诊流程顺畅衔接。

各医疗中心建设。脑梗患者的静脉溶栓治疗平均到院至静脉溶栓时间（DNT）为49分钟，患者入院到股动脉穿刺时间为84分钟；心梗患者从至急诊到溶栓，平均时间控制在1小时以内。建立院级静脉血栓栓塞症（VTE）防控体系，规范VTE筛查与预防，持续推进"无栓"医院建设。

医联体建设。以全科医学科为试点，通过门诊、示教、查房和科研合作等方式，重点帮扶东小口社区卫生服务中心和北七家社区卫生服务中心的全科建设；以胃肠外科为试点，与王府医院开展专科共建、床位共享、双向转诊，采取带教查房、手术带教等多方式合作；联合昌平区东南部8所医疗机构与120急救共同签订胸痛、心衰、房颤技术合作协议，形成以"疾病为中心、需求为导向"的专科合作。实现多渠道共享号源，开通绿色转诊通道并设立社区远端挂号平台。

全年引进各类高级专业技术职务10人，其中正高级职称4人、副高级职称6人。医院共计472名医师完成执业注册，在院医师多执业机构备案89人。

医疗工作 出院27387人次，床位周转38.19次，床位使用率81%，平均住院日9天。住院手术18263例。剖宫产率37.56%，无孕产妇、新生儿死亡，围产儿死亡率3.6‰。27个科室204个病种实施临床路径管理。

全年用血16269.5单位，其中全血4单位、红细胞7456单位、血浆733500毫升、机采血小板484.5单位、手工血小板994单位。自体血回输283人次624.22单位。

预约挂号方式有：京医通微信公众号、114电话或网站、医院官网、医院官方APP、自助服务机、医师预约回诊、人工柜台及昌平区医联体挂号平台。除卫生计生委指定医联体内单独预留号源外，其他挂号渠道全部号源共享、统一管理。预约挂号314016人次，占门诊总人次的50.9%。

新技术、新疗法。1月，国家卫生健康委批复医院肝脏移植资质，年度累计开展肝移植手术100余例。5月，肝胆胰外科向市卫生计生委备案人工智能辅助诊断技术（IQQA术前三维影像精准评估和手术模拟规划项目）。

药物管理。全院药占比26.25%，其中门诊药占比32.98%、住院药占比22.47%。门诊患者抗菌药物使用率8.20%，急诊患者抗菌药物使用率33.81%，住院患者抗菌药物使用率40.42%，抗菌药物使用强度为38.23DDD。

医保工作。医保出院10571人次，总费用29682.79万元。

三级医疗。下转患者112人次，上转患者2701人次；下派专家33人次到成员单位出诊，诊治患者1456人次；开展带教、培训、讲座37次，培训400余人；联合申报科研课题2项。

医疗支援。2月，选派重症医学科周华至密云区医院进行专业对口支援和基层服务锻炼，为期1年。3月，肝胆胰中心医师曾建平作为市委组织部第九批第二期援疆干部，赴新疆和田地区人民医院对口支援1年。8月，泌尿外科医师付猛作为市委组织部、市卫生计生委第四批"组团式"援藏干部，赴西藏拉萨市人民医院，为期1年。

医疗纠纷处理。参加医责险1514人，总费用94.81万元。发生医疗纠纷46件，其中调解23件、诉讼9件。年度赔付135.69万元，其中医院承担34.42万元。

护理工作 护士872人，其中护理部垂直管理755人、专科护理人员117人。护理部垂直管理人员中有研究生1人、本科338人。医护比1：2.4，床护比1：0.41。ICU床位48张。有护理单元33个，其中病房18个。

全院32个病房及门急诊单位全部开展优质护理服务，责任制整体护理落实率100%。护理不良事件上报率及整改率均100%。

选派20名专科护士完成培训并取得执照。接收并培养护理实习生70人，护理进修生15人。举办1项市

级继续教育项目、1项国家级继续教育项目。

科研工作 全年共申报局级以上竞争性科研课题157项，立项25项，获科研经费694.6万元，医院匹配经费180万元。其中，国家级课题4项（国家自然科学基金面上项目1项、青年基金项目3项），资助经费120万元；省部级项目10项，资助经费377.6万元；局级项目11项，资助经费197万元。在研课题220项，结题49项。

院内自主项目培育。医院精准医学研究基金与市医管局培育计划项目合并申报，立项7项，批准经费60万元；完成第一批出国培养"百人计划"遴选，立项16人，其中11人获得课题研究启动经费的资助，合计110万元；科室建设启动基金立项3项，批准经费27万元；累计医院自主资助基金197万元。

"眼科术中光纤OCT的研制"获市医管局第三届科技创新大赛优秀奖。

通过国家药品监督管理局的"医疗器械临床试验机构资质"备案，全院共46个专业获得开展医疗器械临床试验的资质；共15个专业获批开展药物临床试验；全年开展临床试验17项，合同总金额155.94万元。组织临床试验相关培训5次，院内306人次参训。

公共实验平台入驻16个临床科室的31个项目组；生物样本库共为9科室办理新入库样本2375例，出库12例，库内共储存标本7497例。

医学教育 协助清华大学临床医学院完成临床医学硕士学术学位点合格评估及临床医学硕士专业学位点合格评估；承接清华大学医学院八年制医学生部分教学任务，包括2010级24名临床医学专业学生康复医学与物理医学课程、2011级21名临床医学专业学生临床医患沟通课程、2010级八年制学生毕业出科考核及结业考核、2016级临床医学八年制22人的早期接触临床等。

有研究生导师24人，其中博士生导师11人、硕士生导师13人，年内新增博士研究生导师1人。招收研究生19人，其中博士生11人、硕士生8人。在培研究生64人，在培各级住院医师212人；接收护技管实习生158人，进修生134人，其中承接第四、第五批新疆麦盖提县人民医院组团式进修18人。全年派出进修/培训407人次，其中12人攻读在职学位、出国/出境进修14人次；派出参加学术会议215人次。完成2018年度对外申请获批的110项继续医学教育项目，其中国家级20项、北京市级16项。

医院共有7个住培基地，国家级住院医师规范化基地建设新增妇产科、外科、耳鼻咽喉科、康复医学科（含康复技师）、检验技师等5个专业基地；普通外

科、重症医学科获批国家级专科医师试点培训基地。住院医师参加北京市第一阶段及第二阶段住院医师培训首次考核，合格率均为100%。

医院获批成为教育部公布的首批国家临床教学培训示范中心。

学术交流 全年因公出访团组22批32人次，其中赴台团组3批8人次。参加国际学术会议23人次，访问考察1人次，海外医疗援助2人次，进修6人次。

全职在院工作外籍医师3人，新聘任清华大学杰出访问教授3人，接待国际来访交流团组13批79人次，接收国外进修医师2人。长期聘请中国台湾地区行政类主管2人、护理主管2人、医师4人，台湾中山医学大学魏正宗教授受聘为清华大学访问教授。邀请台湾地区专家短期来访17人次，接待港台地区来访团组2批次56人次。

承办国际性学术会议4场：5月，第七届亚洲肝炎和艾滋病大会；10月，2018中国国际肝胆外科论坛暨首届华人器官移植大会，第十五届亚洲神经肿瘤学术大会；11月，第四届清华心脏论坛暨清华—梅奥心血管进展研讨会。

信息化建设 全年信息化投入2162万元，其中医院信息系统自主开发与运维人力投入1035万元、信息化系统建设投入318万元、硬件网络及维保投入809万元。完成电子签名开发、电子病历浏览体系设计与开发、完善医院运营管理系统、建立经营决策的数据分析平台，建设医疗设备经济效益评价系统，实现医疗设备引入前的投资效益评估、投入后的投资效益追踪。

完成移动应用建设，实现移动和自助环境下的预约、挂号、就诊导航、缴费、检查报告推送、用药指导与提醒等功能。实现与京医通相关接口对接，完成医院自助机检查一站式预约功能改造上线，建立合理用药知识库。

远程医疗中心运营1年，联通超过50家外省医院，执行6例远程实时会诊、37例远程影像会诊、9例远程手术视教、17例远程视频会议。

建立分级诊疗信息化体系，完成与昌平区区域平台对接，作为医联体的牵头单位之一，实现昌平区第一个接入区平台并实现医联体落地的市属医院，通过平台对接已实现昌平区区域内各社区卫生服务中心的上转业务。

初步完成医院临床医学科研数据平台建设，建立医工结合大数据平台，提供医疗数据研究平台。

基本建设 完成全院新风系统改造，新增全院纯水回收系统，增设急诊及儿科专用检验室，各专科病房新增日间病房。

社会服务 医院志工队共有注册志愿者701人，其中社会志愿者310人，累计服务20万小时，14名志愿者被评为北京市五星级志愿者。共举办社区健康公益活动65场次。社工共介入临床个案27例，帮助案主获得慈善捐赠款项77273.1元。同时，清华大学教育基金会—清华长庚社服基金共接受社会捐赠善款35万元，累计支取76715.3元资助9名患者救治，3600元用于病友关爱。

（撰稿：南子钰 审核：周月红）

领导名单

党 委 书 记 周月红
执 行 院 长 董家鸿
总 执 行 长 郭明和
副 书 记 陈旭岩 王克霞
副 院 长 王 劲 徐沪济
副总执行长 赵 刚

北京市隆福医院

本部：东城区美术馆东街18号（100010） 电话：87947500
天通苑院区：昌平区东小口镇中滩村290号（102218） 电话：84821637
北苑院区：北苑路5号院606号楼（100012） 电话：84929448
网址：www.lfhos.com

基本情况 卫技人员626人，其中正高级职称14人、副高级职称41人、中级职称207人、初级师200人、初级士164人。

年底医用设备净值3767.98万元；年内新购医用设备942.13万元，其中乙类医用设备3台。医院总收入50601.29万元，其中医疗收入40746.98万元。

历史沿革 医院创建于1931年，由英国救世军在北平内三区马市大街37号（现美术馆东街18号）建立，救世军（The Salvation Army）是基督教的一个支派，以街头布道、慈善活动和社会服务著称，当时建筑占地6000多平方米，医院现存两栋楼宇为当时所建中式仿古建筑，并在政府的支持下历经多次加固和改建。

1951年4月，由中央财政经济委员会机关企业管理局、中国人民银行、新中国经济建设总公司、民航局共同组成董事会，筹资70亿元（当时7万元合现人民币1元），建成企业性质的医疗机构，定名为北京市福利医院，院长丁国堂、副院长李莜鹏。全院职工60余人，病床120张，病房设内科、外科、妇产科、小儿科，门诊设内科、外科、妇产科、小儿科、皮肤泌尿科、五官科、理疗科、放射科、药房、检验科，主要为投资筹建单位的工作人员和家属服务。

1952年7月，由中央人民政府卫生部接管，改为中央机关的公费医疗机构，承担中央国家机关干部的医疗保健任务。1953年3月，医院更名为中央人民政府卫生部中央直属机关第四医院；11月，中央人民政府卫生部将位于干面胡同19号的中央卫生部第一联合门诊部（建于1950年3月1日）归入本院。1956年10月，医院下放至北京市公共卫生局管辖，更名为北京市隆福医院。1958年，医院先后抽出78名卫生技术骨干到青海、北京市远郊区县支援边疆和基层卫生建设，同年儿科并入北京市东四儿童医院，医院技术人员减少约1/3，病床减少了65%。1959年4月，医院由

北京市公共卫生局下交至东城区卫生局领导，为区级综合性医院。1968年，医院打破科室、医护界限，成立综合门诊、病房；"文革"期间，因马市大街改名为"首创路"，医院曾一度称"北京市首创路医院"，1975年9月1日，恢复原名"北京市隆福医院"。1975年唐山地震波及北京，医院病房进行防震加固，内科、外科、妇产科等人员至其他医院协助工作。1982年6月，因北京地区大雨，医院房屋大面积坍塌，医院全面停诊，经上级批准进行大规模修建，除留有少数行政管理人员外，专业技术人员分派至中央、市、区各医院协助工作。1984年11月24日，举行开工典礼；1987年11月，竣工。建设医院主楼七层，建筑面积10300平方米，总建筑面积扩大至15000余平方米，使用面积13000余平方米。1988年7月，医院重新开诊，设医疗医技科室23个、9个病区、225张床位，增加干部病房、监护病房、小儿科，日门诊量1200人次，承担129个合同单位42000余人、18个居委会3万人的预防保健和医疗任务。

1992年，被确定为北京针灸骨伤学院教学医院。1996年，通过二级甲等医院评审。2001年2月，东华门医院更名为东华门社区卫生服务中心，并入医院。2003年3月20日，东城区编办批准医院加挂"东城区老年病医院"牌子。2011年10月27日，东城区卫生局同意医院在昌平区东小口镇中滩村290号成立老年康复医学科。2014年12月18日，医院与东城区汇晨老年公寓尝试"医养融合"型医疗服务模式，作为北京市首家"医养融合"型老年服务机构，正式面向社会开展服务。2015年8月11日，医院加入北京医院医联体。2016年6月24日，携手北京医院建立医联体泌尿外科合作病房。2016年7月14日，与协和医院老年病科进行模式对接，建立包括医疗、康复、护理、营养、社工等的综合团队，提供综合门诊、综合评估、个性化

治疗方案，创建具有示范效应的老年病科。2017年12月25日，北京市中医局批准医院转型升级为三级中西医结合老年医院。

2018年1月23日，挂牌成立东城区老年医疗康复护理指导中心、东城区老年医疗评估中心、东城区老年医疗服务中心；8月15日，北京市中西医结合老年健康研究所在医院成立；10月18日，成立隆福医院蔡立皓名医工作室。

2018年底，医院总面积22271平方米，业务用房20572平方米。

机构设置　门急诊设有：重症医学科（急诊）、口腔科、眼科、耳鼻喉科、皮肤科、治未病科（治未病、体检）、针灸推拿科、感染疾病科、心血管内科、内分泌科、神经内科、消化内科、普外科、骨外科、泌尿外科、肛肠外科、妇科、康复科、血液透析科、咳嗽门诊、戒烟门诊、认知障碍门诊、疼痛科、名中医工作室。病房设有：老年病科、呼吸内科、心血管内科、内分泌科、重症医学科（含重症监护病房、留观病房）、神经内科、血液科、肾内科、消化内科、骨外科、普外科、泌尿外科、肛肠科、妇科、康复医学科天通苑院区、康复医学科北苑院区。医技科室设有：药剂科、医学影像科（含MRI、CT、放射、超声）、检验科（含血库）、病理科、营养科。检验科设有：生化室、免疫室、微生物室、临检室、血库、综合检疫、抽血室等专业组。

改革与管理　加强绩效管理，推进公立医院薪酬制度改革。加强精细化管理，实现医院全面预算管理；加强内部控制建设及评价，实行全成本核算管理。

健全药品、耗材采购制度，完善阳光采购机制。对临床必需的低价短缺药品实行网上备案采购。特殊药品按原有采购方式采购。2月1日，医院药品全面实行两票制管理。

医联体建设。医院是协和医院、北京医院、北京大学人民医院、东直门中医院医联体的成员单位。有7个科室与协和医院建立合作关系，有5个科室与北京医院建立合作关系；骨外科、超声科与北京大学人民医院建立医联体。是东直门中医院建立中医战略的联盟单位。

本院多点执业医师14人，外院在本院多点执业的医师9人。

医疗工作　出院9934人次，床位周转22.91次，床位使用率92.77%，平均住院日14.81天。住院手术2255例。有19个病种推行中医临床路径管理。全年用血1630单位，其中红细胞1200单位、血浆127毫升、血小板430治疗量。

预约挂号管理。采用114电话预约及专家门诊的医生工作站现场预约方式。预约挂号占门诊总人次的10%。

新技术、新疗法。年内，新开展颈椎内镜下颈椎髓核摘除术、直肠阴道瘘修补术、中药膏摩、脊柱微创椎板间非融合固定术、关节镜辅助下的射频消融术治疗腱性疼痛、膀胱颈梗阻等离子电切术、空肠营养管留置技术。

药物管理。医院药占比43.94%，其中门诊药占比62.8%、住院药占比28.4%。抗菌药物使用率门诊6.90%、急诊22.94%、住院42.15%，抗菌药物使用强度30.4DDD。医院每月公示抗菌药物使用强度前20名的抗菌药物；药剂科对医院使用量前五位的药品进行合理性使用分析，及重点药学监测，提醒医生及时调整医嘱。

医保工作。医保出院9012人次，总费用16100万元。

三级医疗。接收上转患者398人次，下转患者379人次。

医疗支援。医院派专家到湖北省十堰市郧阳区城关镇卫生院开展义诊咨询、中医适宜技术培训。

医疗纠纷处理。参加医责险467人，总费用2.31万元。发生医疗纠纷6件，其中调解5件、诉讼1件。年度赔付13.45万元，其中医院承担2.1万元。

护理工作　护士314人，其中本科66人。医护比1：1.06，床护比1：0.48。ICU床位7张。

落实护理分级制度，加强基础护理及老年特色护理，实行责任制临床护理模式，深化中西医结合优质护理服务。病区开展康复护理，使老年康复治疗与护理有效衔接，将康复训练融入患者的日常生活。开设PICC护理门诊、干眼症护理门诊，为老年患者提供专业化、精细化的护理服务。不良事件上报率100%、整改率100%。

护理管理实施目标管理职责制度，确保各项措施执行到位，并增加中医理论和技能培训及考核力度。有针对性地落实科室优势病种的护理方案38个，开展中医护理适宜技术14项；组建7个护理专业小组（压疮、跌倒/坠床、窒息、管道护理、静脉治疗、心理护理、中医护理），实施三级监控管理体系，明确各专业小组的工作职责，降低老年意外事件发生率，确保老年护理安全。

选送护士进修2人，专科护士培训取证2人；选派心内、神内2名护士长到北京中医医院学习中医护理病历书写、中医护理适宜技术等。接收河北沧州医学高等专科学校15名护理专业实习生。

科研工作 全年申报课题40项，中标20项，其中市级3项、区级8项、院级7项，获得资助经费63.53万元。首发专项中标1项，北京市中医药科技发展资金项目中标1项，东城区科技计划项目中标3项，东城区国家中医药发展综合改革试验区项目中标1项，区优秀人才项目立项4项。获批北京市中医药薪火传承"3+3"工程基层老中医传承工作室1个，入选东城区名老中医继承人2人，作为合作单位参与北京市卫生与健康科技成果和适宜技术推广2项。获批北京市中西医结合老年健康研究所，获批金世元名老中医工作室北京市隆福医院分站。在研课题18项，结题2项。

北京市重点专科有老年病科、康复医学科；东城区重点专科有：骨外科、心血管内科、脑病科（神经内科）、呼吸内科、肛肠外科、安宁疗护科；院级重点专科有：乳腺外科、泌尿外科、内分泌科。骨科成立老年骨关节研究中心、糖尿病足诊疗中心、老年足踝研究中心和老年脊柱研究中心，泌尿外科成立碎石中心和前列腺中心，普外科成立乳腺中心；肛肠外科具备微创无痛技术。

医学教育 医院是北京中医药大学教学医院，其中教授1人、副教授4人。为河北沧州医学高等专科学校教学医院，其中副教授1人。接收河北沧州医学高等专科学校17人，河北东方学院医学影像技术实习生1人。年内，录取博士研究生5人、硕士研究生5人。

12人参加在职学历教育，外派参加短期培训班、上岗资格培训班50余人次。继续选送学科骨干、带头人到中日友好医院进修。

学术交流 7月29日，协助举办北京中西医结合学会足踝医学专业委员会成立大会暨第一届隆福足踝论坛；8月18日，协助举办北京医院协会城市医院委员会2018年第一次院长医改研讨会、中西医结合老年医学论坛。10月13日，举办"老年医养康，幸福你我他——延缓衰老，中西医对策"中国老年学和老年医学学会保健康复分会第四次全国会员大会；10月27日，举办2018全国老年健康服务业年会。

9月2日～8日，到台湾中山大学附设医院交流。

信息化建设 年度信息化建设总投入779.95万元。通过政务网与区域人口健康平台对接，实现与区属医院及社区卫生服务机构互联互通，信息共享，可在医生工作站调阅从社区转诊的患者就诊记录，可接收从社区和其他区属医院转诊的预约患者。完善医养结合信息化体系建设。新增一条50M互联网专线，保证入户评估工作的网络带宽资源。更换医院原有网络及安全设备，增加负载均衡、流控设备、防火墙等。利用超融合技术搭建东城区评估中心数据云平台，定制开发老年医疗评估移动端（APP）应用系统。完成支付平台上线，做到挂号、收费、住院窗口可使用微信和支付宝扫码支付。完成北楼门诊科室分诊排队系统的上线。

基本建设 年内，医疗用房建设项目共7项：北楼装修改造工程，投资749万元；病理科改造工程，投资6.25万元；东楼二层修缮工程，投资9.76万元；口腔科正负压及水机间改造工程，投资5.45万元；血透室水处理间改造工程，投资9.87万元；东楼一层装修改造工程，投资9.93万元；手术室手术间地面地胶更换改造工程，投资6.2万元。

（撰稿：刘晨阳 姜 晓 审核：王海文）

领导名单

院 长	卢艳丽
党委书记	姜国栋
副书记	杨 瑜
纪委书记	李冰冰
副院长	田志军 王元利 冯 涛

北京市和平里医院

地址：东城区和平里北街18号（100013） 电话：58043023

网址：www.hplyy.com

基本情况 卫技人员617人，其中正高级职称23人、副高级职称63人、中级职称200人、初级师223人、初级士108人。

年底医疗设备净值5252.67万元，其中乙类医用设备3台；年内新购医用设备总值243.75万元，其中乙类医用设备1台。医院总收入61439.98万元，其中医疗收入50419.40万元。

机构设置 6月，位于小黄庄社区的第一门诊部正式开诊。

改革与管理 纵深推进医药分开综合改革，坚持把改善服务、扩大医疗服务供给，降低费用负担、提升患者就医获得感放在工作首位，实施一系列改善服务措施。大力推行自助服务系统，增加微信、支付宝等支付方式。在门诊药房安装自助叫号系统，体检中心启用智能导检信息系统，减少排队等候时间。完全实现挂号收费一体化，进一步优化门诊服务流程。

坚持改善服务与改革内部机制同步，采取多种措施"转方式、调结构、立秩序"，把发展方式从外延发展向内涵提升转变，鼓励临床科室专注于临床能力、医疗质量、服务水平与运行效率，对其服务效率、技术水平、费用控制等进行评价，引导临床科室转变行为模式。以绩效分配机制为杠杆，逐步建立以岗位工作量、工作难易度、服务质量、费用控制等为核心的考核指标体系，构建内部良性管理机制，完成医改"两控两降"目标。

医联体建设。与东直门医院、东城区和平里社区卫生服务中心探索建立紧密型医联体。存在医联体合作专家出诊时间不能保障、与上级医院的双向转诊未实现信息化等问题。

多点执业情况。医师在外院多点执业21人，有外院多点执业医师22人。

公开招聘应届毕业生8人，其中临床医生2人、硕士研究生3人。

医疗工作 出院9412人次，床位周转23.13次，床位使用率90.79%，平均住院日13.82天。住院手术1767例。13个科室36个病种实施临床路径。全年临床用血372单位，其中红细胞294单位、血浆3600毫升、血小板42治疗量，自体血回输54人次8475毫升。

预约挂号管理。有微信公众号、114电话、北京市预约挂号网络平台、现场窗口挂号、医生工作站诊间预约5种预约挂号方式，门诊患者分时段预约精确到1小时内。预约挂号4425人次，占门诊总人次的0.9%。

开展新技术、新疗法31项，包括：消化科的无痛胃镜、结肠支架植入术，老年病科的老年康复系列项目，普外科开展静脉腔内射频闭合术，妇科的女性盆底康复治疗项目，眼科开展人工晶体及生理晶体脱位于玻璃体腔的取出术及三焦点、区域折射及散光矫正多焦点人工晶体的植入等。9月14日，医院1.5T超导磁共振设备正式投入使用。

药物管理。药占比49.83%，其中门诊药占比60.66%、住院药占比34.92%。持续开展抗菌药物临床应用专项整治，每月对25%有抗菌药物处方权的医生进行专项点评，利用抗菌药物管理系统等信息化手段对抗菌药物门诊使用率、病房抗菌药物使用强度等重点数据进行统计分析。抗菌药使用率门诊8.75%、急诊27.60%、住院41.22%。

医保工作。医保出院5930人次，总费用13633.32万元。

三级医疗。接收上转患者140人次，下转患者112人次。

医疗支援。与银川市永宁县医院、张家口市宣化区医院、内蒙古自治区化德县中蒙医院签订对口支援协议，选派1名挂职干部到化德县中蒙医院对口支援1年，接收6名受援单位的医务人员来院进修。3月，选派2名医师到新疆执行为期1年的援疆任务。

医疗纠纷处理。参加医责险646人，总费用56.56万元。发生医疗纠纷11件，其中调解4件、院内协商7件。年度赔付总额7582.29元。

护理工作 护士314人，其中本科91人。医护比1∶1.10，床护比1∶0.45。CCU床位13张。护理单元32个。

所有护理单元均开展优质护理服务，实施"呼唤式服务""分段式健康教育""医护一体化"等科室品牌服务，为患者提供全程、优质、高效的护理服务。为住院患者提供中药泡洗、耳穴埋籽、艾灸治疗、拔罐、超声药物透入等具有中医特色的中西医结合护理服务，在临床科室全面推行应用52个中医护理方案，对所有住院患者进行中医护理评估，开展辨证施护，将中医适宜技术、健康指导融入优质护理工作中。中医护理适宜技术共开展26项406777人次，同比增加37.5%。

开设PICC护理门诊，全年门诊339人次；糖尿病健康教育护理门诊6499人次；出院患者电话随访1116人次。不良事件上报率100%、整改率100%。

重新修订《护理质量各项奖惩标准》《护理安全警示标识管理制度》《中医特色护理质量评价标准》。护理专业小组增至8个，根据小组特色，选送相关小组人员外出学习或培训。举办护理专业小组工作年终评比，充分调动各专业小组的主观能动性，促使护理工作向专业化、精细化发展。根据患者需求，部分病区建立微信服务平台，定期推送疾病相关知识及健康宣教，线上线下为患者答疑解惑。出院患者电话随访，指导复查时间、用药、功能锻炼等。

定期对在职护士进行分层培训与考核，每月设定培训和考核重点，并督促落实。全年共参加院外培训194人次，外出进修4人次；加强专科护士培训，制定专科护士培训方案和培养计划，全年报批14名专科护士资格认证培训，均通过考核取得专科护士资格证书。承担北京城市学院、北大方正软件技术学院护理专业、北京市昌平卫生学校教学任务，全年接收护理实习生14人。

科研工作　全年申报国家自然科学基金3项，中标2项；申报市级课题21项，中标5项，其中北京市中医药科技发展资金项目2项、市科协金桥工程种子资金1项、市科委首都临床特色应用研究专项1项、吴阶平医学基金会临床科研专项资助基金1项；申报东城区卫生科技项目3项，中标3项；申报院级课题38项，中标32项。获得资助经费73.83万元，医院匹配经费43.33万元。在研课题39项，结题33项。

3个市级中医重点专科准备申报国家级重点专科，脑病科、急诊科入选首都区域重点专科，正骨推拿科、儿科被确定为首都区域特色专科，眼科、肾内科被评为区级中医重点专科。出台重点专科量化考评方案和指标，举办2018年度重点专科建设评估工作会，对15个临床科室进行专科建设现场答辩点评。

医学教育　接收实习生56人，其中河北北方学院14级中西医结合本科生临床实习41人、北京城市学院护理实习8人、北京市昌平卫生学校药剂和护理实习生5人、北大方正软件技术学院护理实习生2人。

在职参加学历教育22人，获学位2人。脱产学习28人，其中住院医师规范化培训26人、区县级骨干医师培训2人；到院外进修8人。

学术交流　8月17日，举办第二届和平全国中医结合内分泌代谢病高峰论坛暨中西医结合内分泌代谢病诊疗新进展学习班；10月14日，举办第二届北京市中西医结合儿童外治疗法学术研讨会暨第二届中国中医药信息研究会青年医师分会儿科学组年会；举办国医大师孙光荣教授辨治六步程式研讨班；举办2018北京地区疝外科高峰论坛。

信息化建设　年度信息化建设总投入322.30万元。落实区卫生计生委人口健康平台项目，推进医院与东直门医院开展的医联体工作，与HIS、LIS开发落实"查看检验报告单"的单独功能，协助检验科调整原病房的急诊项目、尿常规、便常规和血常规到门诊化验室。完成新增便F280仪器、新增的采血点等接入LIS系统。完成新增心电图机1350，新增心电图机2350、心电图机9130，接入心电系统工作。完成分时段预约挂号正式启用、门诊电子病历必须书写的要求。完成东城区政府信息办对医院试点项目，远程门诊项目的启动及开展。

基本建设　7月，启动安装电器监测系统，共计48.93万元；启动消防中控室合并改造项目工程，共计25.6万元。

（撰稿：阚慧娟　审核：代　瑾）

领导名单

党委书记	刘　东
院　　长	王建辉
副书记	侯　波
纪委书记	肖建军
副院长	姚计文　吴春军

北京市宣武中医医院

地址：西城区万明路13号（100050）　电话：63038881
网址：www.xwzy.com.cn

基本情况　卫技人员358人，其中正高级职称17人、副高级职称32人、中级职称121人、初级职称188人（含见习期不定级3人）。

年底医疗设备总值4187.49万元；年内新购医疗设备总值1187.13万元，其中乙类医疗设备1台。医疗总收入27423.09万元。

改革与管理　推进紧密型医联体合作，接收友谊医院转诊急诊310人次、住院45人次。心内科首次被纳入北京市重点专科管理科室。通过"京津冀检验结果互认"检查。7月，开始使用新的门诊预约挂号系统。

脾胃病科、呼吸科和心内科成为北京市1+X+N成员单位，周围血管病科获批区域特色专科。

本院医师多执业机构备案及多点执业41人，外院医师在本院多点执业14人。

医疗工作　出院3637人次，床位周转21.65次，床位使用率100.02%，平均住院日16.95天。住院手术155例。全年临床用血40单位，其中红细胞悬液39单位、血小板1个治疗量。7个病区12个病种实施临床路径管理。

门诊非药物中医技术治疗率18.1%，中药占门诊处方比例61.09%，中药饮片占门诊处方比例26.91%。医师人均每日担负诊疗10.13人次，医师人均每日担负住院1.13床日。全院住院患者抗菌药物使用率50.92%。

预约挂号管理。全年于114统一预约平台共投放号源11827个，约成号源2628个。

对口支援。6月，与保定市阜平县中医医院签订对口帮扶协议，成立秦学贤名老中医工作站阜平分站，共赴阜平调研3次，接待对方医院领导调研1次；组织义诊3次，派出医护人员28人次，受益居民200余人次；选派2名高年资医师在阜平工作60个工作日；举办专项培训班2期共28天，接收学员8名；捐赠血糖检查仪、血糖试纸等千余元；捐赠业务书籍10册。

医保工作。北京市城镇职工基本医疗保险结算总额23732.37万元。出院患者2859人次，次均费用25175元。

医疗纠纷处理。参加医责险345人，总费用7.88万元。发生医疗纠纷6件，院内协商解决6件。

护理工作　注册护士153人，其中本科学历64人。全院共有12个护理单元，包括护理部、急诊、透析、手术室、供应室及7个病区。7个病区共有护士87人，床护比1：0.46。

加强护士层级管理，按照不同层级落实责任制，安排N2级护士进行科室轮转，全年完成34名护士的科室轮转。使用"E答平台"进行三基理论考试，实现了线上无纸化考试。

全年住院患者不良事件108例，整改率100%。

每个科室中医护理项目在4项以上，全院开展非仪器操作中医护理技术16项，累计139609人次。

成功申报临床实践基地建设单位。完成中医基础培训8次779人次。选送1人参加市中医局中医护理骨干人才培养。

科研工作　新立项各级各类科研、人才项目共12项，包括：全国中药特色技术传承人才培训项目1项，第二期仲景书院"仲景国医传人"，北京市第二批中药骨干人才项目，西城区优才项目2项，首都临床特色应用研究项目1项，北京市中医药科技发展资金项目1项，西城区科技新星项目3项，西城区科技项目科技创新类1项，北京市薪火传承"3+3"基层老中医工作室1项——戚海龙基层老中医工作室，参加西城区卫生计生委"临床学科带头人及医疗管理人员出国研修"培训项目1人次。

医学教育　6名规培医生通过结业考试。接收首都医科大学国际学院留学生80人次到针灸科见习。组织医院各教研室老师共12人次参加北京市中医管理局组织的中医住院医师规范化培训结业技能考试考官培训。招录2018届新规培医生5名，按北京市中医局要求完成岗前培训，按时进入基地轮转。接收北京中医药大学东方学院2人次、北京卫生职业学院1人次在医院实习。

配合北京中西医结合学会、北京中医药学会，举办6项市级继续医学教育讲座。举办北京市级继续教育学习班5项：晁恩祥名老中医经验传承学习班——大医讲经方治疗肺系疾病，辛开苦降临床应用与名老中医经验高级研修班，外治法在骨伤疾病中的临床应用研修班，当代京城心病名老中医经验传承学习班，中医老年病治疗进展研修班。

中医传承工作　完成市中医局"双百工程"中医药传承工程的组织管理工作，协助2名指导老师完成带教单位的考核管理及继承人所在单位的协调工作，目前院内继承人5人次，外单位继承人2人次。协助做好西城区中医药传承工程的南片区管理工作，完成13名继承人的年度考核。

信息化建设　6月，覆盖全院的院内免费WiFi正式运行。10月，基于DRGs的病组临床路径系统正式上线。

基本建设　3月，完成配电室电缆更换施工。8月，完成新建透析室改造项目。9月，完成地下管沟及化粪池隔油池改造项目。11月，完成脾胃病病房装修项目。12月，完成电气消防火灾预警系统改造项目和教学楼消防系统改造项目。

（撰稿：刘元媛　审核：赵力波）

领导名单

党委书记　李晓晖

院　　长　郑　义

副书记　郑　义　赵力波

副院长　李淑兰　沈　文

纪委书记　赵力波

北京市回民医院

南院：西城区右安门内大街11号（100054） 电话：83912808
北院：西城区长椿街34号（100053） 电话：63150679

基本情况 卫技人员396人，其中正高级职称14人、副高级职称29人、中级职称139人、初级师119人、初级士95人。年内录取硕士研究生2人。

医疗设备总价值3357.16万元，其中乙类医用设备1台；年内新购医疗设备总值1270.36万元。医院总收入33566.48万元，其中医疗收入24706.19万元。

机构设置 1月，增设北京市回医药研究所。临床科室增设至19个科室：脑病科（含脑病一病房、A级一病房、脑病二病房、A级二病房）、民族医学科（含民族医学科病房、北京市回医药诊疗中心）、康复科、呼吸科、心血管科、外科、妇产科、急诊科、血液净化科、眼科、骨科、皮肤科、口腔科、耳鼻咽喉科、针灸科、感染科、治未病中心、麻醉科、儿科。下设西城区牛街社区卫生服务中心和广内社区卫生服务中心。取消了精神科及产科专业。

改革与管理 探索医院绩效改革新思路。出台《北京市回民医院千分绩效考核制度》《北京市回民医院绩效改革总体原则》等，并推进医院各临床、医技、职能科室绩效考核改革，切实达到"向管理要效益、以管理完善流程再造"的目的。全院运营指标得到显著提升，基于DRGs测算的反应治疗疾病难易度的指标——病例组合指数（CMI）由2017年11月的1.01提升到1.26。

推进医院指标化、数据化管理新模式。制定临床科室综合考核目标责任书，将重点项目进行科室分解，建立指标化、数据化管理模式，以主要指标为管理抓手，进行数据分析和绩效考核；门诊药占比由医改前的60%下降到目前的30%左右，保障治疗中的必须用药，逐步改变广大慢病患者的用药习惯，使得药品使用更加合理；门诊中药饮片使用比例较同期上涨了60%左右，符合医院定位中西医结合特色的发展方向。

医联体建设。与北京世纪坛医院签订技术合作协议书，向世纪坛医院转诊患者13人。与宣武医院、解放军总医院等医疗机构联合组建国家老年疾病临床研究中心—中国老年心血管病防治联盟。与西城区广内社区卫生服务中心建立医联体合作关系，开展义诊、健康宣教、出诊等工作。参加北京天坛医院建立的神经内科专科医联体。参与国家心力衰竭医联体北京中心工作。与朝阳区建外第二社区卫生服务中心建立医联体合作关系。与西城区牛街社区卫生服务中心建立医联体合作关系，开展义诊、健康宣教、出诊等工作。

本院在外院办理多点执业的医师共3人，在外院办理多机构备案的医师共18人；外院在本院办理多机构备案的医师共20人。

引进中医、中西医结合专业硕士2人，急诊专科医师2人。

医疗工作 出院4830人次，床位周转18.30次，床位使用率77.12%，平均住院日15.36天。住院手术894例。临床用血343单位，其中红细胞192单位、血浆119单位、血小板32治疗量。开展临床路径管理的有康复科、脑病科、妇科、民族医学科、呼吸科、心内科、外科共7个科室30个病种。

预约挂号管理。预约挂号方式包括电话预约、网上预约、现场预约、终端机预约。全年实现预约挂号2434人次，占门诊总人次的0.91%。

开展新技术、新项目11项，包括：妇科宫腔镜手术，心内科血栓弹力图仪使用，外科腹腔镜手术，呼吸科睡眠呼吸暂停分析，胃镜室色素内镜检查，检验科甲型/乙型芦柑病毒抗原检测、促甲状腺素受体抗体检测、鳞状上皮细胞癌抗原检测，脑病一科电子支气管镜检查、有创血流动力学监测，诊断科胃肠超声造影。

药物管理。药占比30.25%，其中门诊药占比32.57%、住院药占比27.05%。急诊抗菌药物使用率22.47%，门诊抗菌药物使用率5.5%，住院抗菌药物使用率42.86%。

医保工作。出院3485人次，总费用8304万元。

三级医疗。接收上级医疗机构下转患者78人，接收下级医疗机构上转患者768人，转诊至下级医疗机构患者138人。

医疗支援。与北京市延庆区千家店镇社区卫生服务中心、康庄镇社区卫生服务中心和内蒙古乌兰察布凉城县医院3家医疗机构建立对口支援关系，选派业务骨干前往上述医疗机构开展义诊、健康宣教等工作。与内蒙古赤峰市喀喇沁旗医院建立对口帮扶、精准扶贫工作联系，与受援医院签订了为期3年的合作协议，并根据协议开展义诊、健康宣教、派驻医务人员等工作。

医疗纠纷处理。加医责险381人，总费用30.66万元。发生医疗纠纷、投诉14件，其中调解2件。年度赔偿43.66万元，其中医院承担2.72万元。

护理工作 护士173人，其中本科39人。医护比1∶1.18。ICU床位6张，ICU床护比1∶1.67。

修订《回民医院优质护理服务规划》，成立优质护理服务活动领导小组，负责制定活动方案并组织实施。优质护理服务病房覆盖率100%，并在门急诊、手术室等部门开展优质护理服务。

持续开展"以患者为中心"的责任制整体护理模式，鼓励开展便民新举措，提升患者满意度；加强患者健康宣教，突出中医特色；持续改进护理质量，完善护理质量与安全管理组织体系，监管措施落实到位，各病房全面落实责任制整体护理，全面负责患者从入院到出院的各项治疗、给药、病情观察、基础护理、健康教育、康复指导，提供心理护理为一体的工作流程。不良事件上报率100%、整改率100%。

为提升护理管理水平，完成13个护理管理岗竞聘工作，其中新聘管理人员3人；签订目标管理责任书，制定《护士长管理考核标准》，对护士长试行绩效考核；成立中医专项考核小组，修订《中医专科考核标准》，加大开展中医操作项目及护理方案的应用，提升中医护理质量；召开优质护理联席会，研究优质护理服务存在的问题，制定可行措施，实施目标管理，对规划计划方案落实情况进行追踪分析，持续改进护理工作；建立护理不良事件内网信息系统及护理质控数据信息系统；与社区对接医院-社区-居家老年康复护理项目，启动居家照护人员培训；健康教育进社区，为社区居民普及中医适宜技术。全院推行电子化护理文件书写。

接收宁夏医科大、北京京北职业技术学校、北大方正软件技术学院护理实习生，完成岗前培训及学生入科后的带教工作。

科研工作 申报立项区级课题4项、院级课题7项，获得资助20万元，单位匹配资金18万元。在研市级课题1项、区级课题1项、院级课题1项。

医学教育 承接京北职业技术学院康复专科实习生5人，护理实习生11人；接收北京卫生职业学院药学专科实习生5人；承接宁夏医科大学本科中医系实习生1人，护理系实习生1人；承接北大方正软件技术学院护理专科实习生1人。

各科室外出培训学习120余次，并与兄弟单位联合申办急诊急救相关论坛3期、脑病沙龙2期、更年期多学科管理论坛1期、老年医学培训1期。

学术交流 外送血液净化、妇科、脑病专业进修3人，批准攻读在职眼科、中药学研究生2人，脑病专业出国深造1人。

信息化建设 落实信息系统安全机制，加强对设备、网络、数据等信息化建设全方位的安全管理，以信息化促进医院管理的科学化和精细化。

建设中的医院远程会诊中心工程中含有远程医疗项目。完成医院网络安全等级保护测评整改项目，并通过等保三级测评。实施医院信息系统硬件（含配套软件）设备更新改造项目。申报了医院PACS系统建设项目与移动医护项目。

基本建设 门诊区、病房区修缮工程于5月29日取得建筑施工许可证，7月3日动工，年内完成政府投资金额994万元。

（撰稿：马　路　审核：朱　钢）

领导名单

党委书记 朱　钢

副院长 穆　静　张建强　张　娜

总会计师 李　霞

北京市肛肠医院
（北京市二龙路医院）

北院：西城区德外大街16号（100120） 电话：57763114
南院：西城区下岗胡同1号（100032） 电话：66014447
网址：www.ellhospital.com

基本情况 卫技人员371人，其中正高级职称6人、副高级职称31人、中级职称113人、初级师142人、初级士79人。

医疗设备净值3511.61万元，其中乙类医用设备2台；年内新购医用设备总额2587.77万元，其中乙类医用设备1台。医院总收入39535万元，其中医疗收入32425.12万元。

机构设置 年底，新增重症医学科与全科医学科，增加磁共振成像诊断专业。

改革与管理 增开专科专病门诊种类，增加专家门诊出诊频次，以专科专病诊疗团队为切入点进一步深入开展业务，改善患者就医感受。

医院投入使用自助设备，实现患者可自助挂号、自助缴费、自助打印检查检验报告单、自助打印胶片和诊断报告等，进一步优化患者就医流程。

医联体建设。医联体共14家成员单位，搭建了业务平台、理论平台。医院举办了两场专科医联体工作会，会议围绕医院的管理、运营、医联体信息化建设、肛肠专科疑难杂症诊断治疗，医联体绩效考核等问题展开讨论，探索医联体持续发展的有效路径，实现分级诊疗，同时推进肛肠专科、学科发展。

有多点执业医师1人。

医疗工作 出院12459人次，床位周转36.54次，床位使用率90.37%，平均住院日9天。住院手术11091例。临床用悬浮红细胞115单位、血小板2个治疗量、血浆1700毫升。

临床路径管理。6个科室5个病种实施临床路径，完成路径3295例。

预约挂号管理。预约途径有医院官网、医院微信服务号、诊间预约、现场预约、114电话预约、114网络预约、京医通预约等方式；预约挂号22978人次，占门诊总人次的8.7%。

新技术、新疗法。开展14项新技术、新项目，包括*septin9*基因甲基化、快速石蜡切片病理诊断、经直肠彩色多普勒肛瘘超声等。

药物管理。药占比48%，其中门诊药占比53.50%、住院药占比49.11%。门诊抗菌药使用率5.67%、急诊抗菌药使用率8.68%、住院抗菌药使用率67.10%。

医保工作。医保出院9156人次，总费用10386.89万元。

医疗支援。10月，组织两支医疗小分队10余名专家分别到延庆区八达岭镇卫生服务中心和大庄科卫生服务中心；与内蒙古自治区鄂伦春自治旗中蒙医院签订帮扶协议，8月和9月组织8名专家到内蒙古自治区鄂伦春自治旗中蒙医院和人民医院，通过义诊、健康咨询，为1000余名患者进行健康服务，并捐赠器械、药品约15000元，同时接收鄂伦春自治旗的3名医师来医院进修学习。

医疗纠纷处理。参加医责险341人，总费用27.13万元。年内发生纠纷30件，其中调解3件、诉讼1件。全年赔付总额58284元。

护理工作 护士173人，其中本科82人。医护比1∶1.12，床护比1∶0.27。有ICU床位8张。有14个护理单元。

优质护理服务全覆盖。通过改变临床护理模式，实现护士包管患者的责任制整体护理，以各护理单元的患者工作量为前提，用好、用活、用足现有的护理人力资源，倡导"我的病人我负责"，努力为患者提供优质、高效、全面护理服务。深化延伸护理服务，出院患者通过电话随访等形式进行健康教育、慢病管理及用药指导等服务，提升医院运行效率。不良事件上报率100%、整改率100%。

科室对责任护士实施分级管理。设置N3级责任组长，承担危重病人护理工作；N2级、N1级责任护士做好全面专科护理及基础护理。

护士进修3人。培养专科护士9人，包括糖尿病专科护士、造口专科护士、急诊专科护士、老年专科护士等。

科研工作 年内申报课题36项，中标8项。市级项目包括：首都健康保障培育研究项目1项，获资助100万元；金桥工程种子资金资助项目1项，获资助2万元；北京市科技计划项目1项，获资助2万元。区级项目包括：西城区财政科技专项3项，获资助44万元，医院匹配经费10万元；科技新星项目2项，获资助6万元，医院匹配经费6万元。另外，中标医院科研课题14项。在研课题19项；结题3项，其中市级1项、局级1项、区级1项。获得专利1项：一种医用异物取出器。

医学教育 接收中国药科大学、北京大学医学部成人高等教育带教任务，有教师17人。录用硕士研究生4人，其中应届生3人、公开招聘1人。院外进修24人，出国进修、学习5人。接收进修医生38人。

学术交流 参加国际学术会议及研修学习5次。3月6日～5月31日，袁建虎医师参加中国—意大利安科纳医务人员交流项目第十三期，前往意大利安科纳研修学习。6月5日～8月31日，肛肠科刘连成医师参加中国—意大利安科纳医务人员交流项目第十四期，前往意大利安科纳研修学习。11月11日～12月1日，冯亿副院长参加西城区卫生计生委临床学科带头人和医疗管理人员出国研修项目，先后前往美国伊利诺伊州—芝加哥、加利福尼亚州—洛杉矶、圣地亚哥研修学习。11月5日～2019年2月1日，肛肠科张玉茹医师参加中国—意大利佩鲁贾医务人员交流项目第九

期，前往意大利翁布里亚大区佩鲁贾大学医院研修学习。12月2日～2019年2月28日，儿科代薇医师参加中国—德国医务人员交流项目第十期，前往德国首都柏林Helios Klinikum Berlin-Buch医院研修学习。

举办国家级中医药继续教育项目1项：肛肠外科实用技术临床应用学习班；市级中医药继续教育项目3项：肛肠疾病诊疗技术的经典与创新学习班，第二届中西医结合多学科炎症性肠病与便秘诊疗进展暨北京市肛肠医院多学科一体化诊疗模式推广学习班，肛肠外科新技术临床应用学习班。市级继续教育项目4项：肛肠疾病围手术期加速康复学习班，电外科进展学习班，肛肠超声诊断技术培训班，骶管阻滞麻醉的临床应用。继续与北京迪安临床检验所的合作检验项目。举办健康报杏林人才星火系列培训活动1项：肛肠医学班。

信息化建设 全年信息化建设总投入341万元。完成医院官方微信服务号建设，实现了预约挂号、检查检验查询、医技预约等功能；启用住院预约系统；开发餐饮系统；启用PACS系统及自助打印系统，建立数字化业务流程管理；完成远程医疗中影像信息系统与电子病历系统的整合，实现系统内调阅影像和诊断报告；完成信息安全加固及三级等保测评。

（撰稿：马　洁　审核：关　颖）

领导名单

党委书记	张燕丽
院　　长	张　秀
副书记	张　秀　李金刚
副院长	何金哲　安少雄　安　宇　冯　亿

北京市垂杨柳医院

本院区：朝阳区垂杨柳南街2号（100022）　电话：67700622
东院区：朝阳区东三环南路54号（100022）　电话：67700927
管庄院区：朝阳区三间房西村甲479号（100024）　电话：65762310
网址：www.cylh.com

基本情况 卫技人员913人，其中正高级职称48人、副高级职称89人、中级职称377人、初级师221人、初级士145人、见习期33人。

年底医用设备总值43148万元，其中乙类医用设

备6台；年内新购医用设备总值10200万元，其中乙类医用设备1台。业务总收入150329万元，其中医疗收入71597万元。

机构设置　10月，新增骨四科。

改革与管理　每季度召开一次医院质量持续改进会议、一次经济运营分析会、一次服务持续改进会议；提升急危重症救治能力，积极推进心脑血管急救工作，被中国胸痛联盟评定为标准版中国胸痛中心；提升患者满意度，改善患者就医感受，引入权威第三方测评，提升了患者体验数据的真实性与全面性，在此基础上，依托绩效管理，抓问题促整改，各维度的患者满意率均得到有效提升。强化基层能力建设，推进分级诊疗工作。举办专科培训10场。充分发挥各"中心"作用，医学检验中心全年不定期飞行检查，开展社区检验结果互认考核，特殊检验项目通过诊间预约系统直接送至中心。影像会诊中心开展放射远程会诊每月2000余例。开通社区诊间转诊系统及医联体微信会诊平台，畅通转诊渠道，为居民创造更为便捷的医疗服务。引进学科带头人5人、特聘专家6人，为医院学科建设、开展新技术项目助力。

医疗工作　出院20634人次，床位周转41.19次，床位使用率85.75%，平均住院日7.67天。住院手术6627例。剖宫产率45.76%，无孕产妇死亡，新生儿死亡率1.02‰，围产儿死亡率3.08‰。实施临床路径的有26个科室177个病种。全年输血1531人次，输注红细胞悬液1955单位、新鲜冰冻血浆107300毫升、机采血小板518治疗量，成分输血率100%；自体血回输179人次193单位。

预约挂号管理。医院提供电话、网络、诊后、微信、窗口5种预约方式，预约挂号123353人次，占门诊总人次的19.92%。

药物管理。全院药占比36.44%，其中门诊药占比44.88%、住院药占比28.36%。出台合理用药专项整治方案，重点对大处方、中成药、重点监控药品进行管控。对于不规范处方进行公示，同时严格依照规定进行处罚。门诊、急诊、住院患者抗菌药物使用率分别为：13.54%、36.36%、48.34%。

三级医疗。落实双向转诊工作，与医联体成员单位全年接收上转患者2014人次、下转患者1079人次。

新技术、新疗法。院内开展新技术、新项目29项，涉及13个临床医技科室，包括起搏器介入诊疗技术、冠心病介入诊疗技术、心脏导管消融技术、先天性心脏病介入诊疗技术、肿瘤消融治疗技术、颅底肿瘤（颅内外沟通肿瘤）切除术、颅内重要功能区及大型血管畸形切除术、深静脉血透长期导管置入术、动

静脉内瘘成形术、腹膜透析置管术、肠梗阻导管置放、肝纤维化及脂肪肝定量检测、微创肩关节镜在治疗肩部疾病中的应用、计算机导航辅助引导下骨盆/髋臼骨折的闭合复位、经皮微创螺钉内固定技术、细胞学免疫组化染色技术在临床的应用、胸腹水病理细胞蜡块制作技术在临床的应用、细胞印片技术辅助快速冰冻诊断的临床应用、轻崤帽、人工听骨植入、肱踝指数、申请配置Angiojet血栓抽吸控制系统、血管内超声、使用定向血管斑块旋切装置切除治疗严重下肢动脉硬化闭塞性疾病、静脉再充盈时间检查、动静脉瘘并发症的介入治疗、腹腔镜下前列腺癌根治术、腹腔镜下肾上腺肿物、脂肪转移、降钙素原快速检测、CT引导下经皮胸部肿瘤射频消融术、静脉输液港植入术。

医保工作。医保出院11500人次，总费用21841.47万元。借助信息化不断强化临床用药规范，加强药费、耗材费用管理。

医疗支援。派出安宏超、冯清等第三批援藏医护人员继续帮扶堆龙区人民医院。11月，先后派出周立辉医师赴河北省康保县人民医院、崔丽梅副主任医师赴新疆墨玉县人民医院支援。同时，接收昆明、康保县、唐县进修人员35人次。继续派出ICU、院前急救、药学、肾内、消化、呼吸、神内、感染、心内、综合内科、皮肤科、康复科、放射科、检验科、中医科、骨科、内分泌、急诊等科室专家支援怀柔区汤河口、怀北镇等远郊区县医院，通过专科门诊、讲课、技术指导等形式开展工作。截至12月，累计派出主治及以上医师70余人次、管理人员2人次、诊治患者3200余人次。

医疗纠纷处理。投保医疗责任险及公众责任险共893人，保费共42.56万元。发生医疗纠纷17件，其中调解7件、诉讼10件。年度赔付总金额112.76万元，其中医院承担91.46万元。

护理工作　护士402人，其中本科183人、研究生2人。医护比1：1.03，床护比1：0.36。ICU床位13张、CCU床位8张、EICU床位4张。护理单元26个。

开展优质护理100%。落实责任制整体护理良好。不良事件上报率100%、整改率100%。定期组织院内不良事件交流，对于特殊不良事件，以教学查房形式开展个案讨论。

举办市级继教项目2个。外出培训74人次，护士进修9人，专科护士培训2人。

作为华北理工大学临床教学单位，完成专科34人、本科15人共计982学时教学任务。

科研工作　全年申报课题77项，中标35项。其中，北京市科委首都临床特色项目2项，获批经费32

万元，医院匹配16万元；市中医局北京市中医药科技发展资金项目1项，获批经费3万元；市卫生计生委北京市卫生与健康科技成果和适宜技术推广项目1项，获批经费4万元；首都医科大学高血压病研究北京重点实验室开放课题1项；吴阶平医学基金会临床科研专项1项，获批经费5万元；朝阳区精神疾病预防控制中心朝阳区精神卫生特色服务项目2项，获批经费5.5万元；朝阳区科委科技计划项目27项，获批经费55万元。在研课题65项，结题15项。

医学教育　承担华北理工大学冀唐学院的教学及带教任务，有教师约150人；承担河北医科大学带教老师7人。

赴外院进修24人，其中参加北京市骨干医师培训5人，参加在职研究生实习1人。出国进修5人。

学术交流　1月23日，召开第一届悠扬论坛院际交流会，邀请国内知名专家交流肺部结节的最新诊治进展；3月21日，召开第三届高血压病与肾上腺疾病多学科协作研讨会；5月5日，召开中国当代医院管理者厚德医风基业长青暨2018年质效双升、论道新时代医院发展论坛；8月24～25日，召开2018全国医联体建设学术与实践交流大会；9月28日，召开2018中国医院学科建设大会暨首届微创技术高峰论坛，围绕医院学科建设重点、微创技术的历史变革及发展方向交流和研讨；10月27日，召开2018全国老年健康服务业年会高龄微创论坛。

信息化建设　年度信息化建设总投入3684万元。率先成为北京市首家同时通过HIMSS O-EMRAM（门诊）六级和HIMSS EMRAM（急诊住院）六级评审的医疗机构。院内移动医疗业务已全部开展，院外患者服务端已开启；远程医疗有针对性地开通部分功能，包括与对口支援单位形成远程诊疗，与区域医联体完成部分检查项目协助诊断等。

基本建设　完成新院楼体外立面施工，室内装饰装修工程完成95%，机电工程完成93%，大市政"九通一平"建设已开工，陆续开展设备仪器进场安装。

（撰稿：高　雪　审核：任龙喜）

领导名单

党委书记	张新庆
院长、副书记	任龙喜
副院长	王永光（常务）　张新庆
	夏文斌　李贵华　宋　岩
	陈　方

北京市第一中西医结合医院

本部：朝阳区金台路13号内2号（100026）　电话：85993431
东坝院区：朝阳区东坝乡东风大队二条（100018）　电话：84318600
网址：www.bjcyey.com

基本情况　卫技人员852人，其中正高级职称21人、副高级职称71人、中级职称291人、初级师323人、初级士146人。

医用设备总值6167.73万元，其中乙类医用设备4台；年内新购医用设备总值2261万元。医院总收入56924.37万元，其中医疗收入56484.44万元。

改革与管理　历时1年，医院管理30个分项管理手册初步完成梳理修订。

修订医院18项医疗核心制度，确保医疗质量安全核心制度得到有效落实。增设专病门诊、晚间门诊等服务。开展品管圈活动，带动临床科室进行流程与服务改进。改造、扩大朝阳区教师就诊区域，成立朝阳区教师门诊专区。

医联体建设　5月18日，医院牵头，联合周边28个社区卫生服务中心及3家民营养老机构，成立朝阳区中医药医养结合联合体；同时在试点机构开展了定期门诊、专家巡诊、健康宣教活动。12月22日，医院牵头成立北京中西医结合心脏康复专科医联体。

医师多点执业机构备案2人。

12月27日，召开第一次党员代表大会，完成党委换届选举工作，产生新一届党委委员。

年内引进人才4人，包括内科主任医师1人、神经外科主任医师1人、中医针灸副主任医师1人、精神心理科副主任医师1人。

医疗工作 出院11740人次，床位周转30.1次，床位使用率70.41%，平均住院日8.52天。住院手术2418例。剖宫产率47.35%，无孕产妇、新生儿和围产儿死亡。两院区共计输血583单位，其中红细胞279单位、血浆14900毫升、血小板69治疗量；自体血回输22人次31单位。11个临床专业科室共开展35个病种的临床路径。

预约挂号管理。有114电话预约、微信预约、网络平台预约、现场预约、诊间预约等方式。预约挂号9290人次，占门诊总人次的1.17%。

开展新技术、新项目11项，包括经皮椎间孔镜手术治疗腰椎间盘突出症、弹力线套扎器微创治疗混合痔/出口梗阻型便秘、经尿道前列腺激光切除术、牙冠延长术、正畸微种植体支抗术、瓷嵌体修复技术、口腔微创拔牙技术、超声乳化手术在眼科的应用、经脐单孔腹腔镜阑尾切除术、东坝外科开展腹股沟疝无张力修补术、BIS脑电双频谱指数监护。

药物管理。门诊药占比47.77%，住院药占比25.01%。抗菌药物使用率门诊患者8.08%、急诊患者34.45%、住院患者50.93%。

医保工作。医保出院7715人次。医保总费用39007.54万元，其中门诊费用27161.12万元、住院费用11846.42万元。

医疗支援。15名医务人员对口支援怀柔九渡河社区卫生服务中心、怀柔镇社区卫生服务中心。与河南省淅川县第二人民医院、河北省康保县人民医院、内蒙古卓资县医院以及云南省东川区医院开展对口支援工作，共接收11名医师到相应科室进修学习，为期3～6个月。派出1名放射医师到西藏对口支援。10月，派出呼吸科、心内科2名医师分别前往河北省阳原县及新疆和田地区开展为期1月和半年的医疗帮扶活动。

医疗纠纷处理。512人参加医责险，总费用35.48万元。发生医疗纠纷7件，调解6件。年内赔付31.70万元，其中医院承担11.70万元。

护理工作 护士376人，其中本科182人。医护比1：1.18，床护比1：0.96。ICU床位6张。有22个护理单元。

护理管理实施一院两区三级管理模式，质控落实分层统一管理，对常用的21项中西医操作进行统一规范培训。病房、门急诊全面开展优质护理服务，责任制整体护理落实率100%；回访中心落实对每位出院患者的电话随访、健康宣教、指导，回访率86.3%。6

月26日，北京市中医质控中心召开督查工作通报大会，医院获中医护理专项检查第一名。

护理不良事件实施主动、非处罚、奖励的上报原则，按要求上报区、北京市质控中心，上报率100%。

护士长及护理骨干参加院外培训共84人次，外出进修护士2人，专科护士取证2人，2名护士长完成北京市第一批中医护理骨干培训。接收16名老年福祉学院、8名北京市海淀卫生学校实习生的临床实习。

科研工作 申报国家级课题2项，中标1项，财政资助经费21万元；申报市级课题32项，中标5项，财政资助经费21万元，医院匹配经费17.5万元；申报区级课题9项，中标5项，财政资助经费60万元；申报院级课题18项，中标16项，财政资助经费20万元，医院匹配经费0.5万元。在研课题44项，其中国家级课题1项、市级课题5项、区级5项、院级33项。结题24项。

心内科获得国家自然科学基金青年项目1项、区级科研项目1项，其中包含7个子课题均获批准，并与国家体育总局合作慢性心力衰竭运动处方项目，成为北京市国家中医重点专科辐射工程。

骨伤科开展新技术，完成脊柱内镜下椎间盘摘除手术6例。开展包括针刀闭合手术、外固定技术、整脊技术、牵引技术在内的24种中医诊疗项目及17种中医非药物治疗技术。

医学教育 承担长春中医药大学本科生和中国中医科学院中医基础理论研究所研究生的临床实习带教任务。有教师49人，其中教授5人、副教授9人。

脱产学习8人，院外进修15人，出国进修1人。

学术交流 6月19日，美国梅奥医学中心心脏康复中心主任、美国临床心脏病学会副主席Randal J.Thomas教授来院访问并进行学术交流。Thomas教授举办了"心脏康复现状与未来"的讲座，并和心内科医师交流中西医结合心脏康复。

10月11日～14日，心内科11人参加第29届长城国际心脏病会议；12月8日～9日，妇产科召开第二届妇产科中医药技术应用研讨会；12月6日～9日，内分泌科2人参加首届世界中医药科技大会。

信息化建设 年度信息化建设总投入约39万元。信息平台HBI模块整合两院区经营管理数据，"绩效管理专题"投入使用；电子病历检索系统可用于科研调取需要的病历资料，打印借阅使用。探索闭环管理，实施移动医护项目，住院楼三层部署无线网络，移动护理系统在内一病区试点上线，流程符合医院规定，功能基本满足临床需求。实施门诊电子病历系统，书写率达65%。CBD院区手麻系统升级使用，为管理提供数据。病案室开展历史病案扫描归档工作。因医院开展煎药外送业务，与煎药中心网络对接，网关开通VPN功能，增强外部接入安全性；完成接口调试与医生站、药房管理等模块的改造。

基本建设 改扩建项目13项，包括：CBD院区彩钢板房屋改造、体检科装修改造、抽血室改造、针灸科装修改造、手术室装修改造、干部门诊装修改造、感染科装修改造、配电室改造、两间宿舍改造，东坝院区实习生宿舍改造、CT室房屋改造、新建阳光房、儿科门诊装修。改建房屋面积3326平方米。实际完成投资363.76万元，其中财政性投资153.89万元、单位

自有资金209.87万元。完成装修改造项目，并投入使用。来广营院区建设工程主体完工，处于验收阶段。

（撰稿：贺 蕾 审核：张雪华）

领导名单

党 委 书 记	李瑞杰
院 长、副 书 记	张雪华
副书记、纪委书记	杨瑞平
副 院 长	孙艳华 柳德元 郭 敏
	张记玲 郭日东 侯小兵

北京市海淀医院

地址：海淀区中关村大街29号（100080） 电话：62583004
网址：www.hdhospital.com

基本情况 卫技人员1354人，有正高级职称63人、副高级职称153人、中级职称459人、初级师504人、初级士241人、见习31人。

医疗设备总值40667.54万元，净资产9250.03万元；年内新购医用设备总值2296.45万元，其中乙类医用设备6台。业务总收入122370万元，其中医疗收入77179万元。

机构设置 1月，成立中关村科学城临床研究中心，纪检监察审计办公室拆分为纪检监察办公室和审计科。新开设麻醉门诊、儿童体检中心等专科门诊，开设高血压共同照护门诊、妊娠糖尿病（GDM）一日营养门诊等多学科联合门诊。

改革与管理 5月，由中关村海淀园、北京大学第三医院及北京市海淀医院共同组建的中关村科学城临床研究中心在医院正式揭牌。继续深化两院合作，聘请北京大学第三医院专家2人担任中关村科学城临床研究中心、审计科主任，聘请北京大学第三医院专家1人担任消化内科副主任兼内镜中心主任。选派临床和职能科室青年骨干、护理、管理人员到总院培训工作常态化。

8月，中共中央政治局委员、国务院副总理孙春兰到海淀医院，传达了习近平总书记对全国卫生健康工作者的节日祝贺和亲切关怀，看望慰问一线医务人员并座谈。

开展临床医技科室学科发展会、工作研讨会、行政查房，研讨临床学科发展规划，医院普通外科首个被确定为2018年度北京市临床重点专科项目。建立适合医院实际的管理培训体系，举办首期内训师培训项目，31名学员全部通过考核。

落实城乡居民医疗保险制度，严格执行新版医疗保险药品目录，推进实施异地医保、异地新农合住院实时结算，实现医嘱信息共享互联互通，试点DRGs结算模式。推行多学科联合诊疗方式，规范医疗服务行为。参加京津冀医用耗材联合采购平台工作，对在用600余种耗材进行梳理。

推广老年医学理念，建设老年医学平台，设立老年内科门诊及全科医学门诊，4月，被市卫生计生委首批授予"老年友善医院"称号，开展老年友善服务。新开设麻醉门诊、儿童体检中心等专科门诊；开设高血压共同照护门诊、GDM一日营养门诊等多学科联合门诊。搭建多学科合作平台。胸痛中心、卒中中心工作以急诊为平台，急诊绿色通道不断完善。成立门诊检查预约中心，实现对消化内镜、动态血压、动态心电图、B超检查预约。

12月，举办两院融合发展五周年成果展示暨北京大学海淀医院教学医院启动仪式，展示发展成果，凝

练医院文化。

医联体建设。医联体成员单位增加了海淀区温泉镇社区卫生服务中心、时雨园社区卫生服务站等14家。成立北京市区属医联体核心医院联盟。与温泉镇社区卫生服务中心正式成立紧密型医联体，海淀医院温泉镇全科医学病房正式启用。建设胸痛中心，促进医联体上下转诊。定期召开院内医联体管理委员会会议，落实具体工作，对社区加强培训、质控、考核，多角度支援社区体检，以高血压远程医疗和高血压共同照护门诊项目为抓手，积极推进医联体之间的医疗信息化建设，探讨如何借助海淀医院医联体平台做好海淀区的区域健康卫生工作。实现部分医联体社区与医院医疗信息的互联互通，以青龙桥社区卫生服务中心为试点探索检验直通车服务，实现医联体挂号优先、看病优先，提高医联体成员单位患者的就医体验。

外院在医院多机构备案医师57人，医院82人在其他机构多机构备案。

医疗工作 出院28338人，床位周转36.39次，床位使用率93.89%，平均住院日9.43天。住院手术8714例。剖宫产率33.24%，孕产妇死亡率95/10万，新生儿死亡率0.95‰，无围产儿死亡。临床用血2135人次，用红细胞2990.5单位、血浆191600毫升、血小板404治疗量、自采血6单位，输血不良反应4例，术中自体血回输138人次28944毫升。

预约挂号管理。有电话、网络、诊间、自助机、窗口5种预约挂号形式，全年预约挂号51949人次，占门诊总量的4.3%。

临床路径管理。开展临床路径管理的有23个科室32个病种，入径1466例，变异275例，入径率5.17%。

新技术、新疗法。临床科室申报新技术21项、新项目1项，包括眼底病光动力治疗、肉毒毒素眼科应用、Peabody运动发育评估等。

药物管理。药占比36.9%，其中门诊药占比46.7%、住院药占比26.59%。门诊抗菌药物使用率14.79%、急诊抗菌药物使用率39.29%、住院患者抗菌药物使用率51.93%。

医保工作。医保门诊106.48万人次，住院2.43万人次；门诊总费用3.93亿元，住院总费用4.28亿元；医保总额预付指标4.09亿元，实际发生4.18亿元。1月1日起，实现异地新农合实时结算；4月1日起，执行新版医疗保险药品目录；11月1日，启动医嘱共享互联互通；11月30日，开始DRGs收付费模拟运行。

1月12日，完成政府定价医疗服务价格项目共计4250项的上报工作；6月30日，调整京津冀第一批六大类医用耗材的联合采购价格354项；9月13日，上报医耗联动综合改革对医疗机构及患者费用静态影响测算数据。

三级医疗。接收下级医院上转门诊患者8912人次，下转患者8897人次。

医疗支援。重新与温泉社区卫生服务中心、北京外国语大学社区服务中心签订支援协议。按照海淀区医统中心要求继续完成与通州甘棠、西集及漷县卫生院的对口支援工作，儿科及心内科按时出诊及查房等。总计支援156人次，完成诊疗1040人次，完成北外教职工体检300人次，健康讲座2场。继续完成组团式援藏任务，派遣骨科、消化内科、超声科3名医师到拉萨市当雄县人民医院支援。

医疗纠纷处理。参加医责险1331人，总费用128万元。发生医疗纠纷19件，其中调解14件、诉讼3件，协商解决2件；结案16件，赔付56.5万元；年内完成医责险理赔11件，理赔84万元，理赔律师费5万元。

护理工作 护士718人，其中本科学历338人、研究生及以上学历2人。医护比1：1.57，床护比1：0.46。有ICU床位36张。优质护理覆盖率100%，全面落实责任制整体护理。不良事件上报率100%、整改率100%。

创新护理管理理念，以项目管理为手段，推行用科研的思维进行护理管理，开展护理管理项目评比。质量管理推行专科护理并发症监测，运用数据化管理思路，以敏感指标为抓手，推进工作持续改进。对低年资护士实施规范化、标准化培养，夯实基础；对骨干护士实施专业化培养，提高专科护理水平。

以社会需求为导向，开展延伸优质护理服务。如医疗保健科实施"医护一体化"慢病管理，外科门诊增设PICC置管业务，安宁疗护开展亚专业护理服务，康复科及心脏康复室提出"全人护理"理念，提升患者及家属对疾病康复的参与度；以健康宣教为主线，加强护患沟通，开展"健康宣教日"主题活动。

护理人员京外培训10余人次，参加北京地区培训班300余人次。护士外出进修10人次，接收外院护士进修30人次。新增专科护士9人，共有专科护士79人，涉及伤口造口失禁、老年内科、内分泌内科、肿瘤等专业。开展各种护理会诊种类含PICC置管、造口、输液港维护、腹透等8种，全年会诊287人次。血透室通过中华护理学会专科护士培训基地再评审，共接收60名学员，并全部通过认证考核。

接收海淀区见习护生46人，接收北京市海淀卫生学校、河南省开封大学、鹤壁职业技术学院、山东中医药高等专科学校、内蒙古锡林郭勒职业技术学院等高校的实习护生87人。

科研工作 申报科研课题67项，其中市级14项、院级49项。科研项目立项34项，其中市级7项、院级27项，总经费252.42万元。在研课题39项，结题4项。获得实用新型专利3项。

医学教育 成为北京大学海淀医院教学医院。承担南昌大学江西医学院、天津医科大学临床学院、北京体育大学等院校28名学生的教学及带教工作。录取硕士研究生1人。在职攻读博士研究生2人。脱产学习5人，院外进修11人。

学术交流 卫技人员外出参加各类专业学术会议384人次。9月，举办以"健康、融合、发展"为主题的2018中关村健康论坛，设13个分论坛。邀请芝加哥大学医学中心Mustafa Hussain教授、芝加哥大学肿瘤外科主任Mitchell Posner教授来医院学术交流。12月，承办中关村国际医学论坛2018中意老年病专业培训交流，邀请安科纳意大利国家老年人康复治疗中心老年疾病研究及护理室主任Antonio Cherubini博士及福利尼奥圣斯特凡诺看护中心公共卫生处主任Massimo Vallasciani来医院学术交流。

信息化建设 建设完善业务系统。门诊自助服务终端新添加预约功能，挂号收费窗口支持现金、刷卡、支付宝3种缴费方式。完善与区域卫生相关项目的改造，实现患者双向转诊、共享病历、放射及心电的远程诊断功能。为满足DRGs收付费管理的要求，完成新电子病历系统与病案统计系统的接口；改造HIS系统，优化患者病案首页上传医保的流程。新电子病历系统完成初步上线，待新会诊模块及各种上报系统完善后再进行全院切换。

基本建设 由区政府固定资产投资的海淀医院改扩建医技综合楼工程原总投资36164.86万元，12月12日，海淀区发展改革委批复医院改扩建医技综合楼工程初步设计概算调整，调整后总投资42632.68万元，增加投资6467.82万元。本年度进行外檐施工，外窗主框安装，内装基层施工，楼内各种管线敷设及穿线，配电、电梯等设备安装。

（撰稿：武海萍　孙丹丹　审核：张福春）

领导名单

院　　长	张福春
党委书记	刘兰英
副 院 长	刘兰英　周洪柱　吴红金　吴庭东
	黄慧贤　马潞林　丁士刚　周　瑞
	戴　轶
副 书 记	张立军　刘梦清　徐长甫（挂职）
纪委书记	张立军

北京市丰台中西医结合医院

地址：丰台区长辛店东山坡三里甲60号（100072）　电话：83862760
网址：www.bjsftzxyjhyy.com

基本情况 卫技人员588人，其中正高级职称19人、副高级职称54人、中级职称178人、初级师211人、初级士126人。

年底医疗设备净值13866.61万元，其中乙类医用设备4台；年内新购医疗设备总值1750.61万元。业务总收入43503.99万元，其中医疗收入37379.57万元。

机构设置 5月28日，普外科正式分为外一科和外二科；5月8日，开设残疾人鉴定门诊（包括肢体、听力、视力）；6月27日，成立风湿免疫科；11月23日，成立心血管介入中心。

改革与管理 作为丰台区公立医院薪酬制度改革试点单位，按照上级要求，12月，实施《丰台中西医结合医院薪酬制度改革方案》，启动院长和党委书记年薪制等薪酬制度改革。

年内招聘101人，其中正式编制20人、合同制职工81人，副高级以上职称的学科带头人2人，硕士以上学历11人。

医疗工作 出院9760人次，床位周转24.41次，床位使用率87.24%，平均住院日12.94天。住院手术2950例。剖宫产率55%，无孕产妇、新生儿、围产儿死亡。有10个科室69个病种实施临床路径管理。全年临床用红细胞悬液1305单位、冰冻血浆52400毫升、血小板66治疗量。

预约挂号管理。预约方式有北京市预约挂号统一平台、114电话预约、微信预约、医生工作站诊间预约、医联体及社区转诊预约等。全年预约挂号8554人次，占门诊总量的2.2%。

新技术、新疗法。开展新技术、新项目19项，包括超声科的4D超声输卵管造影、外二科超声引导下导丝定位在触诊阴性乳腺肿物活检中的应用等。

药物管理。医院药占比43.36%，其中门诊药占比52.38%、住院药占比34%。门诊抗菌药物处方比例为8.19%，急诊抗菌药物处方比例为21.3%，住院抗菌药物使用率55.8%。依照抗菌药物分级管理制度，分别授予医师不同的抗菌药物应用权限，并在系统上设置权限及预防使用抗菌药物的时限。

医保工作。医保住院8866人次，住院费用15270万元。医保总费用31940万元。全年结算异地就医91人次。当日出院当日结算，遍及全国18个省市。

三级医疗。接收医联体内上转患者2992人次，派遣医务人员深入医联体内基层社区卫生服务中心出诊、技术指导等198人次。

医疗支援。选派两名呼吸重症医学科和麻醉科青年医师完成第九批第二期援疆工作；9月，选派1名妇产科医生支援内蒙古扎赉特旗人民医院工作。

医疗纠纷处理。参加医责险300人，总费用44.14万元。发生医疗纠纷88件，其中院内调解73件、医调委调解13件、诉讼2件。年度赔付总额55.64万元，其中医院承担15.79万元。

护理工作 有注册护士259人，其中本科113人。医护比1∶1.21，床护比1∶0.41。ICU床位6张，护理单元12个。

全面开展优质护理服务，落实责任制整体护理。不良事件上报率100%、整改率100%。接收护理实习生16人。护理人员外出进修4人、参观学习125人次。实现部分护理信息化管理。

科研工作 获得科研立项资助15万元。其中，北京市中医药科技发展资金项目1项，获资助2万元；丰台区卫生系统科研1项，获资助3万元；院级"苗圃"科研项目6项，专项基金10万元。开展院内制剂科研项目6项，专项基金10万元。聘请中研院专家专题讲座评价4次。

完成北京市中医药到期项目结题2项、中期评估1项。完成2015年中国科学研究院基础理论研究所协同创新自主选题11项的结题工作。

医学教育 完成河北北方学院2014级中西医临床医学专业95名学生课堂授课任务。继续承接2015级111名中西医临床医学专业学生的理论和见习教学。接收河北北方学院、内蒙古医科大学、石家庄高等专科学校、北京市昌平卫生学校等高校实习学生共计57人。

3人参加北京市中医住院医师规范化培训，在外培训12人。外出进修8人，外出参加学术会议、专题培训20余人次。

接收中医全科规范化培训4人，其中首次接收2名社会录取人员。第一批规培6人完成全部基地内培训，将至基层培训基地开展社区医疗工作。

信息化建设 年度信息化建设总投入258.45万元。继续与东华公司合作建设医院信息化系统，分步骤进行医院信息系统等级保护工作，完成软件正版化工作，应用超融合技术将老旧系统和非核心应用进行了迁移，完成自助系统调试并具备上线条件。移动医护项目完成招标工作，逐步实施区域PACS远程诊断，与河北省涞源县开展远程会诊工作。

基本建设 完成住院楼一至四层装修改造及搬迁，完成南院区原学生宿舍修缮、外二科和风湿免疫科装修，完成住院楼顶、病理科楼顶防水工程，完成口腔科牙片室机房、骨科新增病房等项目的修缮改造。完成平整停车场、拆除新建院门前花池、新建垃圾用房。

（撰稿：任玉静　审核：张永斌）

领导名单

党 委 书 记　麻永怀
院长、副书记　何学松
副 院 长　张永斌　吴业清　王小刚

北京市房山区良乡医院

地址：房山区拱辰街道拱辰北大街45号（102401）　电话：81356000
网址：www.bjfslxyy.com

基本情况　卫技人员1638人，其中正高级职称77人、副高级职称129人、中级职称649人、初级职称646人、未定级137人。

年底医疗设备总值44400万元，其中乙类医用设备8台；年内新购医疗设备总值4876万元，其中乙类医用设备1台。医院业务总收入119986.36万元，其中医疗收入119294.07万元。

机构设置　5月，开设临床营养门诊、全科医学门诊、精神科门诊；成立康复医学科；妇产科分科管理，正式分为产科和妇科。7月，关闭便民门诊。9月，胸心血管外科乳腺专业归入普通外科，与普外科甲状腺、腹壁疝专业合并为甲状腺乳腺疝专业组。10月，投诉管理中心与医患关系协调办公室合署办公。

改革与管理　建立老年综合评估门诊，成功创建老年友善医院。整合组建投诉与纠纷处理管理中心，畅通医疗投诉渠道。实施投诉风险防范管理，纪委针对投诉高发科室及个人开展约谈，提高医务人员安全服务意识。

医联体建设。继续对医院紧密型医联体成员单位——医联体长阳院区开展业务指导，协助开设特色门诊，探索可持续发展的专业帮扶模式，进一步规范双向转诊工作，推动医疗服务能力不断提升。医联体长阳院区年内门急诊19.92万人次，共收治住院患者504人次，药占比下降至78.11%。在推进区域医疗协同发展方面，积极推进检验诊断与会诊中心筹建工作；电生理诊断与会诊中心基本涵盖全区基层医疗单位；医学影像诊断与会诊中心为基层医疗机构提供诊断与会诊服务1.5万余人次，同比增长51%。

按计划遴选、引进学科带头人和业务骨干，年内招聘各层次人才82人。

医疗工作　出院33589人次，床位周转39.06次，床位使用率83.58%，平均住院日7.74天。住院手术12276例。有19个科室86个病种实施临床路径管理。临床用血2816单位，其中红细胞2118单位、血浆58500毫升、血小板113治疗量，自体血回输172人次402单位。

预约挂号管理。有电话预约、微信预约、诊间预约、社区转诊预约和自助机现场预约等预约方式，预约挂号占门诊总人次的12.60%。

新技术、新疗法。医院自行开展了急诊动脉溶栓术、宫颈环扎术等12项新技术、新项目。

药物管理。开展合理用药专项整治，建立健全不合理用药约谈制度。医院药占比38.58%，其中门诊药占比46.15%、住院药占比27.55%。严格落实抗菌药物分级管理制度，门诊抗菌药物使用率12.9%，住院抗菌药物使用率45.6%，总体抗菌药物使用强度38.01DDD。

医保工作。医保出院13052人次，总金额19033.42万元，次均费用14584元。医保门诊935587人次，次均费用426元。

医疗支援。与内蒙古兴安盟突泉县人民医院建立对口帮扶关系，通过派驻专家、人才培养助其提升业务和管理水平；继续精准帮扶拉萨市尼木县人民医院，协助该院通过二级乙等医院评审。继续为阎村镇卫生院和河北镇卫生院提供专业支持。

医疗纠纷处理。为640名医务人员投保医责险，总费用125.08万元。处理医疗纠纷32件，其中结案20件。通过市医调委调解20件，其中结案13件；诉讼处理9件，其中结案4件；院内调解3件。结案赔付总额101.72万元。

护理工作　护理人员809人，其中本科491人。医护比1：1.28。重症医学科设床位10张，有专科护士16人。

逐步完善移动护理和护理管理信息化建设，建成护理三级质控体系，实现了护理会诊的闭环管理。着力推进延伸护理向家庭拓展，开展护理学组普及健康知识入户活动，护理管理向纵深发展。实施磁性护理管理，强化对护理队伍的人文关怀，依托移动护理的支持、辅助人员的配备和工作流程优化，护士满意度明显提升。护理部通过定期跟因分析、整改等措施，提高护理安全意识。临床科室主动上报护理不良事件54件，整改率100%。

外出参加护士长管理及专业技术培训班51人次，护理骨干参加护理专业技术学习34人次，10名护士参加专科护士培训。

承担着海淀卫校和昌平卫校47名护理实习生的教学工作。

科研工作 获批立项科研课题19项，其中院内课题库立项17项，医院拨付科研专项经费61.5万元。获批区级以上课题2项，经费76.7万元。在研课题50项。

医学教育 完成首都医科大学46名全日制学生和48名成人教育学生的理论、见（实）习教学工作，带教实习生122人。参与教学工作教师208人，其中副教授1人。

外科住院医师规范化培训基地招录1名学员，全科住院医师规范化培训基地招录4名学员。共有14人参加在职硕士研究生教育，7人参加在职博士研究生教育，其中3人获得硕士、博士研究生学位。派出16人参加住院医师培训，39人到上级医院进修学习，26人外出参加短期培训。选派12名管理干部和10名临床医师赴国外进修学习。

信息化建设 全年信息化建设投入559.44万元。实现线上移动支付；更新HIS服务器；完成全院心电电生理系统的软件部署工作，门诊及部分病区的心电图诊断实现全院共享。部署信息化系统整体规划建设、物资管理系统、银医合作项目和手机APP项目。

社区卫生 医院各社区站门诊量共41.17万人次。以门诊工作为切入点，开展辖区慢性病患者管理及家庭医生签约服务工作，充分利用体检、健康讲座、义诊等完善居民健康档案。至年底，社区卫生服务中心（站）在档慢性病患者21715人，建立电子个人档案152073份，建档率71%；家庭医生签约服务累积61864人，总签约率29%。计生特殊家庭、低收入人员家医签约覆盖率100%，重点人群签约率90.56%。

预防保健 辖区内新生儿建卡、建证率均100%。门诊完成疫苗接种92056针次，安全接种率100%。严密监控辖区内传染病疫情，疫情处置987起，处理率100%。

基本建设 外科综合楼工程完成总工程量的98%。口腔与透析中心工程完成工程量的75%。完成CCU、康复医学科业务用房改造和污水站施工建设工程。

（撰稿：王 莉 审核：杨晓梅）

领导名单

党委书记 许钧平
院　　长 谢宝元
纪委书记 杨晓梅
副 院 长 许钧平 杨晓梅 郭艳红 张文敏
总会计师 张小华

北京市顺义区医院

地址：顺义区光明南街3号（101300） 电话：69423220
网址：www.hospitalshy.com

基本情况 卫技人员1823人，其中正高级职称75人、副高级职称187人、中级职称658人、初级师654人、初级士249人；其他专业技术人员91人，管理人员26人，工勤188人。

年底医疗设备净值1989.42万元，年内新购医用设备总值7369.79万元。全年医疗收入152035万元，同比增长9.95%。

改革与管理 制定了重点监控药品管理制度、目录与工作流程。加强抗菌药物控制力度，加强督导检查，抗菌药物使用强度同比下降19.3%。

出台《顺义区医院科室医疗核心制度检查考核方案》，按照方案标准对18项医疗核心制度执行情况进行检查。要求科室加强管理，强化主任、护士长第一责任人的观念，保证医疗质量和医疗安全。

引进骨外科博士后1人、硕士研究生9人，调动引进3人。

选送16名学科骨干到上级医院培养，并派出医疗医技人员外出学习19人次。接收26名对口支援骨干培养，完成7名基层医师的北京市全科骨干医师转岗培训。7月，7名年初新聘任的中层干部通过了试用期考核。8月，在全院公开选拔护理后备干部30人，纳入护理后备人员库，由科室及护理部培养。

医疗工作 出院40195人，手术14939例。门诊预约率30.70%。

新技术、新疗法。 骨外一科开展超声骨刀行颈椎手术10余例，骨外二科开展异体腓骨移植治疗复杂肱骨近端骨折20余例，骨外三科开展小儿先天畸形手术60余例，普外三科开展腹腔镜直肠癌ISR超低位保肛术6例，心胸外科开展胸腔镜右全肺切除2例。

放射治疗中心试运行3个月以来，共治疗患者18例，放射治疗中心应用适形调强技术和容积旋转调强技术，弥补顺义区放疗工作的空白，完善了肿瘤治疗手段。神经内科整合优化卒中急诊流程，使DNT时间缩短了20分钟，降低了急性脑卒中患者的致死率、致残率。神经介入治疗409人次，同比增长98.5%。产科开展三四级手术637例，同比增长65%；普外二科开展三四级手术863例，同比增长58%。

药物管理。 药占比（不含中药饮片）35.00%，其中门诊药占比41.89%、住院药占比28.03%。门诊患者抗菌药物使用率11.13%，急诊抗菌药物使用率40.35%，住院患者抗菌药物使用率55.41%。

医保工作。 医保住院32967人次。

医疗支援。 接收对口支援单位河南西峡县人民医院、宁夏盐池县人民医院、内蒙古赤峰市巴林左旗人民医院和通辽市科左中旗人民医院、河北沽源县人民医院和万全区医院、西藏尼木县医院等7家医院的36人进修学习；分别给予河北沽源县人民医院、宁夏盐池县人民医院、河南西峡县人民医院各10万元的医疗发展基金资金支持；捐赠全自动尿样分析仪及1套开机试剂、全自动血液分析仪及1套开机试剂和50本与放射相关的书籍给河北沽源县人民医院，捐赠胸腔镜系统给河南西峡县人民医院；派出23名医疗和管理专家到受援医院参加大型义诊活动，派出10名专家到受援医院进行为期1个月的短期帮扶活动，派出4名专家到受援医院进行为期1年的长期帮扶活动。在当地培训专业技术人才482人次，对贫困群众开展义诊1729人次，对贫困人口救治1527人次。派出1名超声科专家支援新疆和田地区。

医疗纠纷处理。 发生医疗纠纷51件。

护理工作 护士928人，其中本科551人、研究生1人。有ICU床位20张、EICU床位10张。

抓好各科室及护理单元的基础护理和健康宣教工作，提高护士基础护理和健康宣教意识，提高患者生活护理到位率和患者满意度。出院患者电话随访率53%。护士分层级管理患者，落实弹性排班制度。

年初，审核并通过各科上报的护理新项目22项。年终，结题22项。召开3次科研小组会议，对护理新项目实施过程中存在的问题及时制定改进措施。

接收空港医院、顺义区精神病院、李桥卫生院、高丽营卫生院、张家口万全医院等单位的17名护理人员进修。接收燕京医学院见习生466人次，涉及30个科室。完成燕京医学院基础护理的实操授课，32名师资教师参加。

科研工作 医院10项特色课题、2项青年课题参加了市科委的立项申报，骨外一科申海波在市卫生健康委立项1项，泌尿外科罗功唐在吴阶平医学基金会立项1项，骨外三科李建峰和心内科朱正炎在市科委的科研立项进入结题验收和答辩阶段。医院被批准成为北京市自然科学基金依托单位，共有7个项目参加了北京市自然科学基金项目遴选。

医学教育 承担首医"3+2"项目3个年级共72名学员的学习与管理工作。全年助考辅导21次，在已结束的第一阶段技能考试中，46人通过，占总人数的92%。

举办市级继续医学教育22项132学时，3300人次参加。

信息化建设 完成全院检查预约中心的上线工作，合理分配检查设备，整合检查资源，优化检查登记流程；实施门诊药房取药报到方案，解决了药房药品积压和重复摆药等问题；实现参合患者异地就医享受新农合跨省就医结算服务；上线院内检验危急值管理系统；作为30家试点单位之一，完成北京市电子病历信息共享调阅工作，通过患者现场纸质签字授权方式，实现试点机构间病历检索、共享。

基本建设 教学科研楼项目于8月整体完成，院前急救及放射治疗区域已投入使用。肾病中心新建部分基本完成，升级改造工程进入室内装修阶段。完成门诊换药室的选址、改造，东院区煎药室选址、设计和施工，EICU的拆、改、扩建工程等。完成住院一部病房装修改造和妇科、产科、儿科门诊新建工程，妇科、产科、儿科、围产儿科顺利迁回医院本部。

（撰稿：姚燕明　审核：沈　新）

领导名单

院　长　王　飞

副院长　沈建新　郑雷文　赵跃华　房　宇

北京中医医院顺义医院

南院区：顺义区站前东街5号（101300） 电话：89413333

北院区：顺义区牛栏山镇府前街13号（130131） 电话：52135333

网址：www.bjsyzy.com

基本情况 卫技人员915人，其中正高级职称22人、副高级职称69人、中级职称223人、初级师392人、初级士147人、未定级62人。

年底医疗设备净值18693.00万元，其中乙类医用设备4台；年内新购设备总值2966.67万元。医院总收入83066.40万元，其中医疗收入62545.16万元。

改革与管理 成立"一控两降"工作领导小组，将CMI、DRGs、百元医疗收入耗用的卫生材料费纳入绩效考核管理体系。出台《严格控制医院卫生材料费用不合理管理办法》，全面执行药品阳光采购和京津冀第一批六大类医用耗材的联合采购结果，制定《药品遴选与采购管理办法》。上线处方点评、处方前置系统，加大审核力度，并对管控欠佳科室进行约谈。

开展以规范医保行为为核心的医疗行业作风整治专项行动。严格执行实名制就医，实现源头防范，增强医患双方遵守医保政策的自觉性。

出台《医院规章制度汇编（2018版）》，强化干部职工制度观念和执行意识。完善重大事项督办机制，实行重点工作院级领导挂牌督办。全面上线移动OA办公管理平台。

医院是顺义区唯一一家综合性中医医院，是全区中医医疗、教学、科研、康复及养生中心。新增专病/专症门诊8个：4月23日，开设泌尿系结石门诊；5月21日，开设便秘门诊、代谢综合征门诊、多囊卵巢综合征门诊；9月10日，开设肺小结节门诊；11月19日，开设糖尿病肾病门诊；11月29日，开设膜性肾病门诊、慢性疲劳综合征门诊。在皮肤科等科室正式开展临方调配服务。实施47个国家中医药管理局中医护理方案病种，开展中医适宜技术42项，连续5年义务向辖区百姓推广中医养生健身方法。

医联体建设。北京顺欣阳光医院作为第五批成员单位加入北京中医医院顺义区中医医联体，成员单位达到9家。升级"转诊直通车"APP，实际完成基层转诊528例。选派7名专家到医联体内各社区卫生服务中心出诊、带教340人次，诊疗患者4300余人次。组建17支名中医团队加入"北京名中医身边工程"，共诊疗1536人次，开展中医特色宣教99人次。继续推进"专全结合"专家团队构建工作，新签约居民6000余人。开展医联体讲师培训，组织基层健康讲座24场，受众1500余人次。全年完成巡诊348次，巡诊医师45人，服务患者2060人次，同比增长25.92%；健康宣教59次，养生知识普及1560人次，宣教范围覆盖顺义区50%的乡镇。接收医联体成员单位6人进修学习，开展远程培训23次，培训基层人员600余人次。

本院有47名医师在外院开展多点执业工作。

引进副主任医师张雪松博士，带领皮肤科申报并立项院级重点专科、区级特色专科，引进赵炳南名家研究室，主持湿疹、荨麻疹等专病专台。

医疗工作 出院13555人次，床位周转33.52次，床位使用率90.4%，平均住院日9.51天。住院手术3618例。剖宫产率47.93%，无孕产妇、新生儿和围产儿死亡。实施临床路径管理的有16个科室91个病种。临床用血495单位，其中红细胞悬液438单位、新鲜冰冻血浆40单位、机采血小板17治疗量，自体血回输57人次101单位。

预约挂号管理。预约挂号方式有114电话预约挂号、微信挂号、自助机挂号、诊间预约挂号，预约挂号96719人次，占门诊总人次的10.5%。

开展新技术、新项目13项，包括穴位埋线等3项中医适宜技术。

药物管理。药占比55.17%，其中门诊药占比64.48%、住院药占比32.42%。门诊抗菌药使用率7.58%，急诊抗菌药物使用率11.20%，住院抗菌药物使用率37.58%。

医保工作。医保出院5962人次，总费用7392.77万元。门诊医生站通过信息系统改造，使患者的就诊记录中的现病史和既往病史上传到医保中心，完善了医保中心门诊审核科对门诊上传病历的审核工作，减少门诊拒付费用；简化群众办事环节和手续，为257名患者按新规定办理了特病审批手续，完成全市医嘱信息共享的系统改造并通过验收，确保医保基金在全市的合理使用，杜绝不同医院间的违规恶意开药现象；完成外配处方的信息系统改造，方便医保患者到医保定点药店购药，并能够实时结算药费。

三级医疗。接收上转患者19人次，下转患者5人次。

医疗支援。组织院内11位医疗专家到河北省沽源县进行医疗对口支援，并向沽源县中医医院捐赠价值35万元的牙片机和床旁CR机各1台，指导该院开展新技术、新项目，选派骨伤科专家赴沽源中医院帮助开展关节置换术1例。选派8位医师作为短期支援干部分别前往内蒙古自治区巴林左旗、科左中旗及河北省万全区、沽源县4个地区开展诊疗、查房、会诊、义诊、带教等工作，累计接诊患者1070余人次，疑难病例会诊29人次，义诊240余人次，远程会诊1人次，举办科内讲座、培训20次，慢性病筛查116人次。选派3名医疗骨干作为长期支援干部分别前往河北省万全区、沽源县开展为期1年的健康扶贫支援工作，累计接诊患者1660余人次，疑难病例会诊7人次，远程会诊9次，手术25例，举办科内讲座、培训9次，义诊11次，慢病筛查140人次。接收7名对口帮扶地区医务人员到本院进修学习，其中万全区中医医院3名医务人员完成1个月的进修返回原单位。选派关婕婷主治医师参加北京市第九批第二期援疆工作，时间1年。

医疗纠纷处理。为753名医务人员和33名多点执业人员投保医责险，总费用96.92万元。医疗投诉73例，其中院内调解58例、市医调委调解10例、司法诉讼2例、未选择途径3例。赔偿总额17.65万元，其中医院承担5.46万元。

护理工作 护士391人，其中本科230人、研究生1人。医护比1：0.88，床护比1：0.97。ICU床位5张，CCU床位8张。护理单元14个。

优质护理服务病区、门诊覆盖率100%。病区全面落实责任制整体护理，每名责任护士负责6~8名患者。年内发生不良事件52例，上报率100%，整改率100%。

上线移动护理系统和护理管理系统，实现患者身份识别、体征管理、专科特色的护理文书等功能，对输液、给药等核心护理工作的过程质量进行监测。以护理专科小组牵头举办PICC维护资格认证、基础生命支持（BLS）2个专项考核；采用情景模拟教学方式，连续开展10场危重患者抢救模拟演练。

遴选乔秀颀为全国中医护理骨干人才培训对象，梁媛为北京市第二批中医护理骨干人才培养对象。培养急诊、肿瘤等专科护士4人。选送106名护士长或骨干前往宣武医院、北京大学第一医院等进修和短期培训康复护理等专业知识与技能。申报并立项"中风患者皮肤护理新理念与护理技能培训班"等5项中、西医市/区级护理继续教育项目，培训17次，培训2000余人次。与北京中医药大学护理学院联合举办护理人员中医药理论知识和技能培训班，88名护理人员参加。

接收14名长春中医药大学、北京中医药大学东方学院等护理实习生，其中6名为本科实习护生；接收医联体成员单位及省外医院护理人员进修4人。

科研工作 申报课题102项，立项课题21项。其中，首次立项国家自然科学基金1项，另外立项首都特色临床研究2项、北京市中医药科技项目3项、市医管局市属医院"培育"计划2项、顺义区科委软科学课题1项、院级课题12项。外来科研拨款合计64万元，医院匹配经费105万元。在研课题88项，结题8项。

1月12日，区级专科肿瘤科、针灸科和院级专科脾胃病科作为国家重点专科辐射项目（1+X+N）首都区域专科正式挂牌，市级专科康复科获批首都区域特色重点专科。拥有市级重点专科6个、区级重点专科3个。

医学教育 接收长春中医药大学中医学专业2013级15名本科生、2014级14名本科生毕业实习轮转，接收河北北方学院中医学专业2013级20名本科生、2014级20名本科生毕业实习轮转，接收自主联系实习生17人转科实习。取得北京市高校教师岗前培训合格证书353人，承担河北北方学院本科授课的教师57人，其中教授（主任医师）6人、副教授（副主任医师）19人。

年内录取研究生18人，其中博士生7人、硕士生11人。

12名专业技术人员至上级医院进修，外出参加短期培训72人次。在职参加学历教育中专升大专3人、大专升本科27人、本科升硕士学位1人。

学术交流 10月31日，芬兰凯拉瓦市代表团来本院考察访问。

信息化建设 信息化建设投入635.59万元。3月6日，与创业软件股份有限公司签订《软件售后服务合同》，投入资金17.50万元。3月13日，与北京富和嘉士科技有限公司签订《PACS系统接口开发合同——市中医搭建远程会诊平台PACS接口》，投入资金11.50万元。4月12日，与北京久圣恒康科技有限公司签订

《PACS系统软件维护合同》，投入资金24万元；与北京思沐睿商贸中心签订《职能科室、临床诊室和医技科室等电脑及打印机设备走线整理合同》，投入资金10.31万元。4月27日，与北京融威众邦电子技术有限公司签订《自助机升级技术服务费合同》，投入资金0.9万元；与北京凯华网联技术有限公司签订《病案通业务使用协议》。6月29日，与创业软件股份有限公司签订《医保医嘱共享系统改造——软件产品补充合同》，投入资金16万元。7月9日，与北京久圣恒康科技有限公司签订《PACS系统软件维护合同——升级PACS和叫号系统》，投入资金5.30万元。7月26日，与北京同迈科技有限公司签订《南法信分院无线网络建设合同》，投入资金17万元。8月28日，与北京同迈科技有限公司签订《续买桌面管理系统终端合同》，投入资金6.50万元。9月14日，与北京嘉和美康信息技术有限公司签订《模板格式调整技术服务合同》，投入资金4万元。9月21日，与北京同迈科技有限公司签订《HIS服务器及存储更换项目采购合同》，投入资金46.80万元。9月26日，与北京融威众邦电子技术有限公司签订《门诊专病专台需求修改项目合同》，投入资金4.50万元。10月26日，与普华和诚（北京）信息有限公司签订《合理用药监控系统销售合同》，投入资金48万元。10月29日，与中国移动通信集团北京有限公司就龙湖实训基地外网租赁项目签订《中国移动通信集团北京有限公司数字传输专线业务协议》，投入资金2500元/月。11月12日，与北京融威众邦电子技术有限公司签订《移动医疗系统售后服务维护项目采购合同》，投入资金9.80万元；与北京恒成源商贸中心

签订《心电会诊中心诊室网络光缆布线及机房整理合同》，投入资金2.60万元。11月12日，与北京恒成源商贸中心签订《肛肠门诊壁挂内网机柜改造合同》，投入资金1.45万元；与北京恒成源商贸中心签订《龙湖实训基地机房网络交换机及二、三楼无线网络实施合同》，投入资金8.50万元。12月19日，与北京同迈科技有限公司签订《虚拟化、备份一体机项目采购合同》，投入资金241.80万元。12月21日，与首信医联信息技术有限公司签订《医保服务器升级改建合同》，投入资金33.60万元；与福建软智宏医信息技术有限公司签订《公众版APP建设合同》，投入资金79.80万元。12月27日，与北京同迈科技有限公司签订《北京中医医院顺义医院信息系统运维服务项目采购合同》，投入资金25万元。12月29日，与创业软件股份有限公司签订《软件售后服务合同》，投入资金17.50万元；与中国联合网络通信有限公司北京市分公司就南彩实验室宽带项目签订《云快线产品入网协议》，投入资金198元/月。

（撰稿：单春香 审核：杨国旺）

领导名单

总 院 长	刘清泉
执行院长	杨国旺
党委书记	魏 青
副 院 长	魏 青 王继东 刘文广 张 勇
总会计师	于文平

北京市大兴区人民医院

地址：大兴区黄村西大街26号（102600） 电话：69208013
网址：www.dxqyy.com

基本情况 卫技人员1962人，有正高级职称79人、副高级职称203人、中级职称699人、初级师531人、初级士226人。

年底医疗设备总值45514.7万元，其中乙类医用设备5台；年内新购医疗设备总值5292.2万元，其中乙类医用设备1台。

机构设置 11月，呼吸科改为呼吸与危重症科；12月，建立肠内营养室。

改革与管理 推广创新型诊间预约，建立健全危急重症患者优先收治工作机制，畅通急诊患者优先收治到专科病房通道。推进"全院一张床"工作，探索住院患者跨科收治管理机制。升级结算服务方式，提

供出院患者床旁结算服务。开展集体宣教、一对一讲述和同伴教育等多形式的健康指导。推进住院患者微信端"背对背"满意度调查，建立台账及时整改完善。创新编制《医院绩效管理手册》，组织开展科室"一对一"绩效沟通与培训17次，系统梳理合同管理环节流程及信息需求，为上线经济合同管理系统奠定基础。对高值耗材进行全过程跟踪管理，规范耗材使用行为，依据耗材采购平台进行六大类耗材梳理和价格谈判，动态调整耗材指标。完成监控设备数字高清改造工程，实现重点公共区域全覆盖。引入安消防一体化应急指挥管理系统，完善安全生产三级网格化管理体系。

医联体建设。建立周例会制，共同推进南院区及北臧村院区制度预案与流程的修订与完善。南院区中医馆投入使用，二级助产和营养门诊通过了验收；北臧村急诊和综合病区投入使用。上转患者598人次，下转患者1376人次，6例急性心肌梗死和3例急性脑梗死上转患者通过绿色通道得到了及时、有效的治疗。

医疗工作 出院44041人次，床位使用率91.79%，平均住院日7.71天。住院手术15504例。剖宫产率50.9%，无孕产妇和新生儿死亡，围产儿死亡率2.33‰。

临床路径管理。有20个专业147个病种纳入临床路径管理，入径31336例，完成29286例，退出2050例。

预约挂号管理。采用北京市预约挂号统一平台预约、114电话预约、人工窗口预约、自助机预约、诊间预约方式，挂号预约785964人次，占门诊总人次的48.95%。

新技术、新疗法。开展了逆向技术开通冠状动脉慢性闭塞病变（CTO）、介入再通技术在脑血管慢性闭塞性病变中的应用、腹腔镜下经胆囊管胆总管探查取石术、a2DQ技术评估左心室功能等47项新技术。

药物管理。门诊药占比39.14%，住院药占比24.87%。门诊患者抗菌药物使用率17.33%，住院患者抗菌药物使用率57.53%。

医保工作。医保出院33775人次，总费用49075万元。调整医保总额预付考核指标，加大药占比、次均费用考核力度，提高住院指标增长比例。完成城乡居民保险改革转换工作，完成异地医保及部分异地农保患者住院费用直接结算。进行北京市DRGs付费改革试点工作。

建立区域影像中心。开展远程影像服务，全年远程影像诊断29899例，其中CT 982例。为提升大兴区心电专业医疗水平，提高远程心电诊疗业务协同能力，医院积极推进远程心电会诊工作，年内接收远程会诊10253例，其中静息心电图9993例、动态心电图260例。

绿色通道建设。年内，通过心脑绿色通道APP推送急性心肌梗死患者209例，完成静脉溶栓132例。3例急性心梗患者通过绿色通道得到及时救治。实现综合卒中中心授牌认证，急性心肌梗死患者DTB平均时间为72分钟，低于国际指南90分钟要求；卒中DNT时间由2017年底的60分钟缩短到45分钟。

医疗支援。有6家结对帮扶单位，包括内蒙古突泉县人民医院、察右前旗人民医院，宁夏固原市人民医院，湖北省十堰市茅箭区人民医院，新疆生产建设兵团第十四师医院、和田县人民医院。年内共派出26人开展对口支援工作。7月17日，由院长马秀华带领6名专家第一批到达内蒙古察右前旗人民医院宣教及义诊，先后共派出17人开展精准医疗帮扶；2人支援内蒙古突泉县人民医院；2人支援宁夏固原州人民医院；10月28日，由副院长赵留庄带领5位专家前往新疆和田县医院、昆玉市医院调研，同时到病房、门诊，指导查房、疑难病例讨论、协助规划科室发展。接收21人来医院进修学习，包括内蒙古突泉县人民医院2人、固原市原州区人民医院6人、内蒙古察右前旗人民医院1人、湖北省十堰市茅箭区人民医院3人、新疆224团医院6人、新疆十四师医院3人。

医院有40名医师在32家医疗机构多点执业，分布在北京童仁医疗美容门诊部、大兴区心康医院、北京永林医院、北京博仁医院、北京市监狱管理局中心医院、大兴区妇幼保健院、北京中环医院、北京明德医院、北京和美妇儿医院等。

医疗纠纷处理。发生医疗纠纷48件，其中医调委调解27件、诉讼6件、院内调解7件。年度共赔付207.41万元，其中医院承担152.17万元。

护理工作 注册护士963人，其中本科548人、研究生2人。医护比1∶1.34，床护比1∶2.13。ICU床位23张。护理单元38个。

全年接收一级医院进修护士21人、实习护士84人，对2017级首都医科大学学生进行36学时的教学。外送骨干护士进修12人，专科认证5人，短期培训128人次。

开展病区护理新技术、新业务，如中医刮痧、新生儿PICC置管等。完善三级护理质控管理，继续实施科护士长周质询会，护理部参与科室绩效评分。以微信扫码形式征求住院患者满意度。申报举办"大兴区分级护理内涵解读及优质护理服务""护理质量管理持续改进""手术病人安全护理"3项市级继续教育项目。承办了大兴区的三基三严培训与考核工作。

科研工作 获批北京市卫生与健康科技成果和适宜技术推广项目2项，首发专项1项、区级项目14项。院级课题立项55项。

医学教育 承担首都医科大学病理本科教学和宁夏医科大学临床本科生带教任务。全年基地规培学员60人，包括社会人13人、全科研究生7人。派出进修45人，中层干部进修5人，骨干培养4人。承办临床教师检体诊断学和外科学总论技能培训班。牵头组织3+2临床综合课程集体备课。培养全科转岗学员34人。

学术交流 5月8日~19日，8名医疗骨干及管理人员赴哈佛医学院及其附属医院访问交流；2017年8月1日~2019年1月31日，1人赴美国学习；8月1日~10月31日，2名医生赴意大利进修学习，1名医生赴日本进修学习；9月23日~30日，12人赴新加坡参加全科卫生保健管理课程学习。

信息化建设 完成人口健康平台互联互通数据与区平台联调项目启动与各系统数据上传工作；加快信息管理及网络提升项目的实施，包含患者主索引、智能语音、供应室管理、心电、内镜、虚拟化等子项目。

（撰稿：刘 绯 审核：李红艳）

领导名单

院 长	马秀华
党委书记	孙翰林
副 书 记	谷玉凤
纪委书记	李雅琴
副 院 长	刘菊梅 曹树军 赵留庄 张 彬

北京市昌平区医院

地址：昌平区鼓楼北街9号（102200） 电话：69742328

网址：www.bjcpqyy.com.cn

基本情况 卫技人员1176人，其中正高级职称51人、副高级职称95人、中级职称393人、初级师362人、初级士275人。

年底医疗设备净值7841.04万元，其中乙类医用设备2台；年内新购医用设备总金额2500万元。业务总收入97717.71万元，其中医疗收入83333.61万元。

机构设置 1月2日，成立医患关系协调办公室。

改革与管理 发挥医联体平台功能，强化帮扶措施，按需进行精准帮扶；胸痛中心、卒中中心及创伤中心全面启动；开展高危孕产妇、门急诊、手术科室和卒中建设等四大专项工作；深入推进公立医院改革，以"一控两降"工作为重点，做好绩效目标管理和成本监控；成立医患关系协调办公室，强化责任落实和追究，畅通渠道。

医联体建设。医联体上转患者46556人次，下转患者2725人次。下派专家1641人次，诊治患者10625人次；接收进修22人。开展带教、培训、讲座103次，培训2320人次。检查检验结果互认1618人次，影像互认3370人次。

医疗工作 出院22518人，床位周转33.77次，床位使用率82.69%，平均住院日9天，死亡率1.66%。住院手术6689例。剖宫产率44.2%，孕产妇死亡率4.2/10万，新生儿死亡率0.4‰，围产儿死亡率2.2‰。17个科室69个病种实施临床路径管理。全年用血4310单位，自体采血258人次417单位、自身输血211人次400单位。

预约挂号管理。采用窗口预约、医院电话预约、医生诊间预约、网络预约、微信预约和114电话预约等6种预约方式。预约挂号87229人次，全院平均预约率20.03%。

新技术、新疗法。全年共申请包括结肠镜下结直肠黏膜切除术，体外反搏（EECP）治疗、颅内动脉瘤夹闭术、脑血管畸形切除术、超声弹力成像技术、胃镜下胃底静脉曲张组织胶注射治疗术、术中超声探查保护甲状旁腺及喉返神经等47项新技术，其中市级1项、区级12项，余为院级。

药物管理。综合药占比38.88%，其中门诊药占比46.47%、住院药占比26.78%。门诊抗菌药物使用率13.11%，急诊抗菌药物使用率35.25%，住院患者抗菌药物使用率44.68%。

医保工作。医保出院结算患者20216人次，总费用26852.24万元。

医疗支援。接受北京大学人民医院10位专家来院支援。有区级对口支援单位6家。京外对口支援单位增加河北尚义县人民医院；支援内蒙古科左中旗3人次、太仆寺旗6人次、阿鲁科尔沁旗12人次、河北省尚义县2人次，支援青海曲麻莱县2人次，赠送无创呼吸机1台。派出放射科副主任医师李东升赴新疆昆玉县人民医院，支援为期1年。

医疗纠纷处理。发生医疗纠纷5件，其中市医调委调解4件、诉讼1件。

护理工作 护士590人，其中本科149人。医护比1:1.03，床护比1:0.5，ICU床位25张（含MICU床位10张），25个护理单元。

全院各病区均实施责任制整体护理。每个护理单元依据科室特点开展特色护理活动，如急诊急救技术社区培训、内分泌护理健康门诊、肿瘤病房"隐形的翅膀"癌友会、儿科病房六一送患儿礼物、重症医学科深入社区开展基础护理讲座、心内二延伸护理、"医护体验日"等活动变被动服务为主动服务等。全年不良事件上报率100%、整改率100%。

组织进修培训学习203人次，专科护士培训2人。安排4人到上级医院脱产进修。

参加第七届昌平区护理管理高级研修班的9名护理骨干完成论文5篇，申报区级科研课题1项。

科研工作 申报课题12项，获批区级项目10项，获经费约60万元。院内在研课题31项，结题3项。

医学教育 承担首都医科大学燕京医学院全日制（三年制）临床定向专业77名学生教学工作，完成授课909学时；完成33名助理全科医生规范化培训理论授课及临床带教；承担首都医科大学校本部本科临床实习（36人），为期2个月；承担河北省沧州医学高等专科学校10名口腔临床学员10个月的实习教学；承担助理全科医师规范化培训2017级20人、2018级38人的临床实习带教任务；承担5名全科医生来院进行第11期全科医生转岗培训任务。

有教师167人，其中硕士生导师2人，教授2人、副教授2人、讲师9人。

学术交流 4月18日，承办北京医学会暨北京中西医结合学会多学科联合2018年度过敏性疾病巡讲昌平论坛。9月13日～16日，参与中国眼底病论坛与第二十三次全国学术大会。11月7日～11日，参与国家卫生健康委医院管理研究所临床药师细菌真菌感染诊治理论培训班。12月22日～23日，参加北京药学年会。

信息化建设 年度信息化总投入888万元。数据中心机房建设项目完成了项目招标、合同签订，PACS系统升级项目完成服务器、存储硬件设备的安装与调试，部署实施PACS软件系统。完成临床合理用药系统的实施，实现了事前（医生站审核药品处方）、事中（发药窗口检查处方合理性）、事后（处方点评）的临床合理用药的管理。在门诊收费及挂号窗口部署移动支付功能系统，实现支付宝、微信缴费。实现了PACS系统与自助胶片打印系统对接，使患者通过扫描条码打印胶片和检查报告。

基本建设 新建门急诊综合楼工程自2015年6月动工，截至年底累计完成投资33070万元，其中建安工程投资完成30270万元，工程建设其他费用2800万元。新建污水处理站系统工程完工并试运行；影响项目进展的室外管线移改工程已完成；新建门急诊综合楼工程外墙装修全部完成，室内装修施工完成45%，系统管线及设备安装完成70%。

（撰稿：刘霁杭　审核：荣绍远）

领导名单

党委书记、院长　朱平辉
副　书　记　毛新
副　院　长　袁成　荣绍远　聂增尧
　　　　　　　　李向欣

北京市昌平区中医医院

地址：昌平区东环路南段（102200） 电话：69742196
网址：www.cpzyy.com

基本情况 卫技人员764人，其中正高级职称46人、副高级职称96人、中级职称247人、初级师197人、初级士178人。

年底医疗设备净值6952.27万元，其中乙类医用设备3台；年内新购医用设备总金额848.32万元。业务总收入67582.76万元，其中医疗收入66769.9万元。

机构设置 5月7日，脑病科全面监管针灸科工作，并筹建针灸康复病区。12月10日，冠心病介入治疗科更名为冠心病科，脑病科组建眩晕病研究室。

改革与管理 制定各类管理规章25项，其中行政管理20项、医疗管理5项。6个学科群组开展学术研讨、病例讨论、跨学科会诊等活动65次，参加1180人次。妇产科通过市中医局中医区域特色重点专科的答辩，成为北京市"首都区域特色专科"。内分泌科、心血管病科完成北京市国家中医重点专科辐射工程首都区域专科建设。

下调医用耗材价格97项。做好中医医疗机构DRGs实施的前期准备，有效控制疾病治疗成本和医疗费用。完善门诊工作预案，信息系统故障预案，投诉处理预案，退号、退费、退药流程及预案。

人才培养。选派9名专业技术人员进修学习，3人参加基层业务骨干培训。1名副主任医师成为国医名师顾植山弟子。2名主任医师进入全国第四批优秀人才培训，1名主管护师入选全国中医护理人才项目。1名副主任医师入选"仲景国医传人"精英班，4名中医业务骨干参加北京中医药传承"双百工程"培训。公开招聘专业技术人员5人，其中硕士4人、本科1人。

医联体建设。与北京大学国际医院胃肠专科、北京清华长庚医院肝胆胰专科、北京小汤山医院康复专科、天坛医院神经内科专科签订协议，相关科室的医务人员参加医联体核心医院的培训班。

医师多点执业机构备案57人。

医疗工作 出院8748人次，床位周转29.16次，床位使用率80.1%，平均住院日10.06天。住院手术1607例。剖宫产率42.6%，无孕产妇和新生儿死亡，围产儿死亡3人。10个科室27个病种实施临床路径管理。全年用血726单位，其中红细胞592单位、血浆102单位、血小板32治疗量，自体血回输3人次780毫升。

预约挂号管理。采取现场预约、114电话预约、微信和手机APP网络平台预约及诊间预约方式，预约挂号6.8万人次，占门诊总人次的11.3%。

年内开展新技术、新项目18项，包括急诊科连续床旁血液滤过技术，床旁主动脉气囊反搏术；外科腹腔镜胆道联合胆总管探查术，体外冲击波碎石联合排石汤治疗泌尿系统结石；心血管病科阵发性房颤射频消融术；冠心病科单纯药物球囊治疗冠脉分叉病变，冠心病心绞痛、心梗介入术后及心衰患者康复等。

药物管理。药占比59.89%，其中门诊药占比63.39%、住院药占比36.36%。抗菌药物使用率门诊10%、急诊32%、住院45%。

医保工作。医保出院7577人次，总费用12371.57万元。启动跨院门诊医嘱信息共享系统。异地住院就医直接结算30例。医保转院95人次。接收下转患者15人次。

医疗支援。对昌平区沙河社区卫生服务中心、阳坊社区卫生服务中心、兴寿社区卫生服务中心和马池口社区卫生服务中心开展医疗支援，共计支援200人次，授课21次。对接4家外省市医疗机构，分别为内蒙古阿鲁科尔沁旗、太仆寺旗，河北尚义县和青海曲麻莱县所属的医院，共计义诊2000余人次。选派1名外科副主任医师到新疆和田224团医院开展为期1年的援助，选派1名检验科主管检验师到内蒙古太仆寺旗医院执行为期1年的对口帮扶任务。

医疗纠纷处理。参加医责险700人，总费用80.48万元。发生医疗纠纷21件，其中调解6件、诉讼2件。年度赔付39.01万元，其中医院承担36941元。

护理工作 护士335人，其中本科121人。医护比1：0.97，床护比1：0.49。ICU床位7张，床护比1：2.86。有12个护理单元。

组织335名护士参加中医100学时知识讲座和中医护理技术操作培训。完成国家卫生健康委优质护理服务检查和北京市中医护理质控中心的中医护理质控检查。1名护士长参加全国中医护理骨干人才培养，安排15名护士长、20名护理骨干参加短期培训和学术交流，6名护理骨干到外院进修学习。

科研工作 申报市级科研课题8项，立项3项；申报区级科研课题26项，立项14项。市级课题结题1项。在研课题28项，其中市级3项、区级25项。

医学教育 完成与东直门医院第二轮学术协作。推荐并认定北京中医药大学教师资格15人，完成北京中医药大学6名本科生见习和10名七年制硕士生产科模块教学。完成昌平区卫生计生委西学中班实习见习和昌平区卫生学校教学。1名中医类别全科医师在院规培。接收医、技、护进修学员8人，接收大、中专院校见习或实习149人。

与好医生继续医学教育网站签署合作协议，建立昌平区中医医院好医生科教平台。11名医师获得北京市规培指导教师资格。14人在外规培。通过继续教育，1人取得博士学位，1人取得硕士学位，7人取得本科学历，3人取得大专学历。

信息化建设 信息化建设投入211.96万元。完成网络及信息安全自查、软件正版化等相关工作。完成医保医嘱共享系统的改造、测试、验收并投入使用。对医保、门诊特病、肿瘤特病结算等系统完成DRGs系统、财务系统、病案系统、血透系统、内外网计算机台账的建设。对医院官方网站、医保药品、诊疗服务进行维护219次，变更3210条。完成微信支付设备的安装，实现总院门诊微信支付功能。

基本建设 医院迁建项目可行性研究报告上报市发改委。新建住院楼完成施工，进入验收阶段。完成低压电缆改造和临时外接高压电源工作。

（撰稿：王 雯 审核：王 凤）

领导名单

党委书记、院长　刘保坚
副　书　记　王　凤
副　院　长　王　凤　刘晓宇　田小飞
　　　　　　王志鹏

北京市昌平区中西医结合医院

总院区：昌平区黄平路219号（102208）　电话：58596001
北院区：昌平区东小口镇马连店村北（102208）　电话：58596500
网址：www.changpingquzhongxiyijieheyiyuan.com

基本情况 卫技人员1267人，其中正高级职称49人、副高级职称96人、中级职称254人、初级师424人、初级士386人、未定级58人。

年底医疗设备总值6356.22万元；年内新购医用设备总金额1435.00万元，其中乙类医用设备3台。业务总收入82176.50万元，其中医疗收入79367.39万元。

机构设置 新成立康复科。

改革与管理 强化中医内涵建设与考核，对临床科室特色病症的中医治疗率、辨证论治优良率、中药饮片使用率、中医适宜技术开展等进行评价，规范中西医诊疗行为；修订完善优势病种中西医结合诊疗方案，定期进行疗效评价和难点分析。

外院专家在本院多点执业22人。

医疗工作 出院14444人次，床位周转6.66次，床位使用率90.56%，平均住院日77.03天。住院手术3164例。剖宫产率43.6%，无孕产妇及新生儿死亡，围产儿死亡率2.46‰。全年用红细胞悬液362单位、血浆9000毫升、血小板7治疗量。有24个科室46个病种开展临床路径管理。

预约挂号方式包括电话预约、网络预约、窗口预约和诊间预约。预约挂号18747人次，占门诊总人次的2.55%。

新技术、新疗法。眼科开展皮内针治疗干眼症，脑病科开展穴位贴敷天枢、关元治疗中风后肾虚便秘，重症医学科开展CVP监测，骨二科开展腰椎后路减压椎间植骨融合术，口腔科开展微创拔牙术，肝脾胃病科开展中药热敷治疗脾胃虚寒型慢性胃炎，感染科开展自拟甘露消毒丹加减治疗非酒精性脂肪性肝炎，放射科开展MRU磁共振，外科开展腹腔镜疝修补术、经直肠前列腺饱和穿刺术、输尿管软镜钬激光碎石术、腹腔镜联合胆道镜微创保胆取石术、埋线治疗便秘，治未病科开展水罐疗法，儿科开展钦针治疗小儿咳嗽、小儿抽动症和拔罐疗法治疗小儿肺系疾病，骨一科开展保膝高位胫骨截骨术。

药物管理。药占比39.13%，其中门诊药占比41.41%、住院药占比24.79%。门诊患者抗菌药物使用率10.65%，急诊患者抗菌药物使用率34.93%，住院患者抗菌药物使用率48.23%。

医保工作。医保出院4692人次，总费用25677.08万元。

医疗支援。对口支援新疆和田224团医院1人。派遣210名医护人员到社区卫生服务中心开展对口支援，其中东小口社区卫生服务中心42名医护人员，接诊患者504人次，带教24次，培训32次；北七家社区卫生服务中心78名医护人员，接诊患者624人次，带教30次，培训48次；小汤山社区卫生服务中心90名医护人员，接诊患者450人次，带教30次，培训37次。对口支援河北省尚义县医院，共派遣11人，为时77天。

医疗纠纷处理。参加医责险1067人，总费用73.75万元。发生医疗纠纷94件，其中调解12件、诉讼1件。年度赔偿总金额236.24万元，其中医院承担139.05万元。

护理工作 总院区护理人员320人，其中本科120人、研究生1人。床护比1∶0.37。重症医学科开放床位10张，床护比1∶1.3。

推进优质护理服务，制定优质护理服务工作指导手册。各护理单元采用多种形式，开通科室微信公众号、中药养生茶、五行音乐疗法、中草药健康宣传板等，突出专科专病护理，开展护理健康宣教工作。针对各科室的疾病特点，护理部制定了"一病一品"，深化护理专业内涵。护理部还以"1+N"、读书报告等模式，开展创新管理方法，加强护理队伍建设，全面提升护理骨干队伍综合素质。积极推动护理科研管理及新业务、新技术的开展，8月，开展了首例超声引导下PICC置管术，同时建立了静疗小组，规范操作技术，降低输液风险。发生不良事件6例，上报率83.3%，整改率100%。

按计划对各级护理人员进行三基训练和专科技能培训，全年共组织护理业务学习38次，内容为中医基础理论知识、法律法规、护理管理和不良事件等。每季度对中、西医护理技术进行考核。选派2名护士参加专科护士培训，其中急诊1人、消毒供应1人。接收实习护生99人。

出版著作《中医护理技术规范指南》，为护理人员提供规范、标准的教学资料。制定《临床优势病种中医护理常规》、中医护理技术操作规程及评分标准2项。持续打造医院中医护理技术小组、八段锦宣传小组，从理论、技术、教学各方面打造一支过硬的中医护理队伍。开展中医护理新技术2项，共34项。

科研工作 申报课题20项，中标10项。其中，北京市中医药科技发展资金项目1项，获资助3万元，单位匹配3万元；昌平区卫生科技发展专项9项，获资助25万元，单位匹配25万元。在研课题11项，其中北京市中医药科技发展资金项目1项、昌平区卫生科技发展专项10项。结题9项，均为院级项目。

重点专科建设。眼科、精神合并躯体病科荣获首都区域特色专科称号，骨伤科被评为昌平区经济技术创新工程优秀班组。

医学教育 接收实习生108人，其中护理70人，包括昌平卫校5人、海淀卫校16人、北大方正软件技术学院护理专业20人、安徽滁州城市职业学院15人、石家庄经济职业学院1人、吉林科技职业技术学院1人、吉林医药学院1人、山东平阴县职业教育中心3人、北京中医药大学东方学院1人、北京京北职业技术学院1人、长春中医药大学6人；临床医生30人，包括长春中医药大学27人、辽宁何氏医学院1人、安徽医科大学临床医学院1人、河南推拿职业学院1人；医技8人，分别是昌平卫校5人、北京卫生职业学院2人、北京中医药大学东方学院1人。

学术交流 3月16日～17日，举办"头痛中西医诊疗的新思路探讨"培训班，200余人参加。6月13日，举办"慢性肝病分层分期辨证施治"培训班，100余人参加。6月14日，举办"脊柱相关疾病的微创技术培训班"，100余人参加。6月20日，举办"谈谈真正的局部辨证"培训班，100余人参加。6月21日～22日，举办"头痛的鉴别及中西医诊疗思路"学习班，200余人参加。7月4日，举办"青光眼视功能保护"培训班，100余人参加。8月1日，举办"天池伤科流派用药"培训班，100余人参加。8月7日～8日，举办"癫狂合并胸痹患者临床诊治探讨"培训班，200余人参加。8月8日，举办"为形成中国特色医学而努力"培训班，100余人参加。9月21日～22日，举办"干眼症中西医结合治疗研究新进展"培训班，100余人参加。10月18日～20日，举办"国医大师天池伤科流派工作站刘柏龄教授经验继承人培训提高班"，来自北京市多家二三级中医、中西医结合医院从事骨科工作人员100

余人参会。举办"孤独症诊疗新进展""早期痴呆的识别和治疗进展""儿童支气管哮喘诊治新进展"和"无创血流动力学监测在急重症患者诊治中的应用"学习班，共2500余人次参加。

信息化建设 信息化建设总投入997.63万元。完成医保系统升级19次，公费医疗软件升级、调试4次。移动护理在分院全面实施，电子病历在总院各病区全面上线，协调信息管理系统软件厂商为医院运营管理系统（HRP）做好数据接口，逐步上线HRP软件。网络安全通过三级等级保护测评，进行网络安全数据容灾，并通过网络安全测评，完成验收。

基本建设 完成发热门诊改造工程，改造面积200平方米，投资67.5万元。新建住院楼工程取得昌平区环境保护局回复意见函和昌平区发改委的批复。完成总院住院楼项目的设计和勘探招投标。

（撰稿：杨　屾　审核：高淑英）

领导名单

党总支书记、院长　陈连勇
副　书　记　王继革
副　院　长　高淑英　潘贵超　杨　林
　　　　　　顾丽丽

北京市平谷区医院

地址：平谷区新平北路59号（101200）　电话：89992020
网址：www.pgyy.com

基本情况 卫技人员1347人，其中正高级职称60人、副高级职称139人、中级职称584人、初级师472人、初级士92人。

年底医疗设备净值6309.39万元，其中乙类医用设备5台；年内新购医用设备总额1438.01万元。业务总收入98079.40万元，其中医疗收入95696.10万元。

机构设置 1月18日，骨科1更名为关节外科-创伤骨科，骨科2更名为脊柱外科-创伤骨科，妇科及产科合并为妇产科，心血管内科及心血管监护病房合并为心血管内科；4月12日，药剂科增设用药咨询中心；6月15日，成立中西医结合康复病房；6月20日，注销固养源公司；9月13日，理疗科并入中医科；10月25日，康复医疗科更名为康复医学科。

改革与管理 继续探索市属和区属医院一体化发展新路径。持续加强医疗、护理、科研、教学、行政管理等各项工作与友谊医院的同质化管理，完善制度建设。深化两院合作模式，健全"区办市管"模式的体系建设，举办"两院一科"信息化建设与管理研讨会。持续开展平谷-友谊轮训进修学习。选派临床、医技、职能等业务骨干赴友谊医院轮训学习，实现干部、骨干队伍业务和管理水平双提升。20人赴友谊医院进修学习，1名外科住院医师到友谊医院胸外科和泌尿外科临床轮转。友谊医院普外科、神经内科、肿瘤科、检验科、妇产科、消化内科等7个科室在平谷医院举办具有国家级水平的培训班。

加强临床重点专科建设，推进专家工作站建设。启动11个学科专家工作站，设首席友谊专家，遴选33名临床业务骨干参加。专家工作站顺利对接，学员定期赴友谊医院跟诊、手术、查房、参加学术会议等，开展科研合作项目，并兑现工作站带教专家阶段性绩效奖励。

引进非北京生源硕士研究生9人。

医疗工作 出院36182人次，床位周转41.40次，床位使用率95.25%，平均住院日8.27天。住院手术11202例。剖宫产率49.10%，无孕产妇死亡，新生儿死亡率1.18‰，围产儿死亡率4.42‰。18个科室78个病种实施临床路径管理。全年临床用红细胞悬液3457单位、全血400毫升、血浆113300毫升、血小板773治疗量，自体输血52700毫升，互助献血红细胞174单位。

预约挂号管理。有北京市预约挂号统一平台、114电话、诊间预约3种预约挂号方式。预约挂号占门诊总人次的7.05%。

新技术、新疗法。开展9项新技术，包括Earwell

小儿耳郭无创矫形技术、纳米碳示踪剂在结肠肿瘤性疾病诊疗中的应用、心脏康复治疗、心衰超滤治疗、肿瘤消融治疗技术、开展住院患者营养风险筛查、靛胭脂染色联合放大内镜在早期胃癌诊断中的应用、开展妇科门诊月经病患者营养管理、子宫输卵管造影技术。

药物管理。药占比31.27%，其中门急诊药占比38.66%、住院药占比23.42%。门诊抗菌药物使用率10.04%，住院抗菌药物使用率46.71%。

医保工作。医保出院32450人次，总费用38880.83万元。

三级医疗。上转患者53人次，向社区下转慢病患者2566人次。家医签约1450人。

医疗支援。急诊科主治医师于占明、中医科主治医师王俊丽参加援疆医疗工作。对平谷镇、滨河街道、马坊、峪口、大华山、马昌营、王辛庄、镇罗营、大兴庄、刘家店及熊儿寨共11个社区卫生服务中心进行对口支援。全年业务骨干下社区支援496人次，诊疗患者3249人次，健康宣教2411次，专科培训693人次，技术指导707人次，临床带教612人次。

医疗纠纷处理。参加医责险1076人，总费用135.53万元。发生医疗纠纷39件，其中调解35件、诉讼4件。年度赔付总金额254.06万元。

护理工作 护士717人，其中本科406人、研究生1人。医护比1∶1.47，床护比1∶0.74。ICU床位48张。

优质护理全覆盖。成立护理各项工作委员会，制定各委员会职责、工作流程。优化流程，急诊增强CT注射药物环节由听班护士完成改为急诊科护士完成，抽血室由排队抽血改为系统叫号抽血。护理部动态管理全院护理人力资源，及时掌握科室动态，合理调配人员。延伸护理服务，年内PICC换药室完成换药1642人次；为患者提供居家护理服务24人次；派4名专科护士长到老年公寓为护理员进行老年护理、压疮预防、吞咽困难护理、跌倒预防、尿失禁护理、便秘护理等专业护理知识的培训及相关护理操作指导。

不良事件上报率100%、整改率100%。

利用两院影音互通优质资源，与友谊医院护理部对接，通过远程连接方式，开展联合查房。修订了护士长考核评价标准，将考核结果与绩效挂钩。

泌尿外科、心内CCU与友谊医院深度融合，参加影音互通查房及实地查房各1次。护理管理人员参加培训、短期学习班36人次。教学干事培训48人次。举办专科护士工作总结汇报会、护士长工作经验交流会、护士长培训会，开展管理工具PDCA的应用、护理管理循证制度流程建立、护理监测指标计算方法

的培训。选送护士长助理、护士长、科室骨干11人到友谊医院进修学习，选送3名专科护士参加认证培训；接收外院进修生20人。

完成28名长春职业技术学院及5名其他大、中专院校学生共计33人的实习。完成燕京医学院2017级三年制护理专科生基础护理学的见习及带教。完成3+2助理全科医师32人12学时的培训、考前辅导、考核工作。

科研工作 申报平谷区卫生计生委科研课题10项，中标4项，获得资助4万元；平谷医疗重点学科专家工作站建设获区卫生计生委资助经费77万元，医院匹配33万元；院内科研立项40项，投入科研经费20万元；药物临床试验机构获药物、器械临床试验22项，资助经费615.99万元。

医学教育 承担首都医科大学燕京医学院三年制临床医学专业山区定向班2016级21人、乡医班39人、3+3护理专业48人的教学任务。3名全科住院医师、4名外科住院医师在医院基地参加规范化培训。承担首都医科大学3+2助理全科医师50人的规范化培训。完成首都医科大学附属北京朝阳医院五年制临床医学专业2013级30人的特色实习任务。完成北京大学医学部八年制临床医学专业2013级38人的基层卫生实践任务。有副教授2人、讲师3人。2018年取得在职硕士学位8人。到三甲医院进修学习12人，感染疾病科张鑫医生赴美国进修学习。

信息化建设 年度医院信息化建设总投入150万元。继续开展门诊楼有线网络改造项目，顺利投入使用；开展中心机房改造项目，完成基本建设；启动服务器虚拟化项目，完成项目招投标；启动PACs升级项目；启动统一支付平台项目，包括对手机移动终端微信和APP的系统升级改造，完成方案论证；继续推动移动医护系统建设，完成4个病区的无纸化项目上线。继续推进远程医疗平台建设，已建立两套远程医疗系统，包括一套以硬件为核心的远程影音平台和一套以软件为核心的远程会诊平台，在全院16个科室部署了远程系统，可以实现与友谊医院的远程对接。

（撰稿：徐小婧 审核：郭 欣）

领导名单

党委书记 张保华

执行院长 刘力戈（至7月） 曹邦伟（自7月）

纪委书记 王金丽

副院长 王慧英（至7月） 孙树学（自7月）

杨 增 狄长安 王建云

北京中医医院平谷医院

地址：平谷区平谷镇平翔路6号（101200）　电话：69970900
网址：www.pgzyy.com

基本情况　卫技人员699人，其中正高级职称14人、副高级职称43人、中级职称185人、初级师305人、初级士123人、无职称29人。

年底医疗设备净值4471.62万元，其中乙类医用设备3台；年内新购医疗设备总金额261.94万元，其中乙类医用设备3台。医院业务收入39236.07万元，其中医疗收入38860.17万元。

改革与管理　2月13日，制定《北京中医医院平谷医院推进医耗联动综合改革工作方案》，推进医院医耗联动综合改革工作。

年内引进非京生源毕业生3人。

医疗工作　出院11307人，病床周转28.08次，病床使用率95.89%，平均住院日12.58天。住院手术2097例。实施临床路径管理的有14个科室19个病种。全年使用悬浮红细胞222单位、血浆15000毫升、血小板42治疗量，自体血回输48人次11350毫升。

预约挂号管理。采用电话预约、网络预约以及诊间预约的方式。预约挂号32991人次，占门诊量的6%。

新技术、新疗法。开展新技术、新项目33项，如：康复科的计算机辅助认知训练对卒中后认知障碍的早期干预，功能检查科的超声引导下穿刺、活检术等。

新增首都区域特色重点专科2个：康复科、推拿科。院级重点专科3个：心血管科、肛肠科、妇科；院级重点专科培育项目2个：呼吸科、肿瘤血液病科。

药物管理。门诊药占比50.88%，住院药占比27.11%。门诊患者抗菌药物使用率2.92%，急诊患者抗菌药物使用率26.11%，住院患者抗菌药物使用率39.75%。

医保工作。医保出院5883人次，结算总额24989.71万元。基金申报额16379.10万元。建立代开药登记本，成立医保管理委员会。

三级医疗。接收上转患者137人，下转患者78人。

医疗支援。3月，李学国前往新疆洛浦县人民医院进行为期1年的支援。

医疗纠纷处理。投保医责险633人，保费68.61万元。发生医疗纠纷13件，其中调解11件、诉讼2件。年度赔付总金额57.41万元，其中医院承担3.73万元。

护理工作　护士352人，其中本科198人。医护比1∶1.47，床护比1∶1.19。ICU床位8张。护理单元21个。

100%开展优质护理，100%落实责任制整体护理。不良事件上报率100%、整改率100%。新推出"四卡一送"，即入院爱心卡、温馨提示卡、健康宣教卡、出院关爱卡，出院患者送到电梯口。在研课题1项，结题4项。开展护士分层次培训。参加在职学历教育58人，脱产学习37人，到外院进修32人，读取专科认证5人，参加学术交流99人，参加中医养老护理员培训10人。接收实习生17人，接收外院护理进修7人。

科研工作　申报课题29项，中标课题10项，其中市局级课题1项、区卫生计生委课题4项、院级课题5项；获得资助经费10万元，医院匹配经费12.49万元。获国家实用新型专利1项、国家发明专利1项。在研课题35项，结题16项。

医学教育　承担河北北方学院临床实习生带教任务。外出进修10人，其中8人去北京医院、1人去天坛医院、1人去同仁医院。1名骨干医师在天坛医院培训1年。

学术交流　1月28日，由北京中医药学会主办、医院承办了第五届按摩专业委员会换届大会暨学术交流会。

信息化建设　信息化建设总投资310万元。与北京中医医院和北京医院建立了远程培训的视频通道，定期接受远程视频培训。加入北京中医医院建立的医联体平台，实现转诊预约挂号、预约检查、预约检验、预约检查检验结果推送、PACS远程会诊和患者的远程会诊。建立了与辖区内7家社区基于微信的上下转诊服务，开通转诊直通车。完成新楼的内外网络建设、住院叫号系统和一层大屏幕设置。上线门诊电子病历系统，上线全区的满意度测评系统和医德积分软件系统。

基本建设 平谷区中医、老年病综合楼项目于6月25日完工，全院病床达420张。项目总投资14913万元，其中市政府固定资产投资13421万元，其余1492万元由平谷区自筹解决。12月7日，经平谷区建设工程质量监督站总验收，新综合楼于2019年1月6日正式投入使用。

（撰稿：贾纯玲 审核：付艳艳）

领导名单

党 委 书 记	见国繁
执行院长、副书记	牛晓晖
副 院 长	徐寅平 张向红 李晓翠

航空总医院

地址：朝阳区安外北苑3号院（100012） 电话：59520406
网址：www.hkzyy.com.cn

基本情况 卫技人员972人，其中正高级职称65人、副高级职称200人、中级职称313人、初级师313人、初级士81人。

年底医疗设备净值11609.92万元，其中乙类医用设备7台；年内新购医用设备总金额2541.93万元。医院总收入126002万元，其中医疗收入116886万元。

机构设置 6月，将隶属于发展规划处社区服务办公室、志愿服务办公室和客户服务中心对周边社区健康宣教的职责进行整合，组建社区服务办公室；将隶属于后勤服务中心医学装备办公室、消防保卫办公室和后勤服务中心相关职责整合，分别组建医学装备处和保卫处，不再保留后勤服务中心。7月18日，组建护理十七病区（康复医学科病区）。成立"加速康复外科诊疗"委员会，制定加速康复外科诊疗标准，规范流程，加强医护联合培训。

改革与管理 4月10日，航空总医院南郎家园社区卫生服务站成为国家中医药管理局在国内成立的首个全国医疗养老健身指导中心；4月12日，在市卫生计生委召开的老年友善医院建设工作推进会上，医院获北京市首批"老年友善医院"；4月20日，中国航空工业集团有限公司依托医院成立航空医学工程中心；5月8日，文化和旅游部公布了第五批国家级非物质文化遗产代表性项目代表性传承人名单，医院中医正骨科主任医师罗素兰成为国家级非物质文化遗产——罗氏正骨法唯一代表性传承人；12月26日，中国航空工业集团有限公司与北京航空航天大学签订协议，共建航空总医院。

加强建章立制，推进医院评审评价工作。根据医院精细化管理总体部署，按照"废、改、立"原则，完成医疗质量安全核心制度和各委员会、领导小组的文件修订（共50个）；制定《航空总医院依法执业自查工作方案》，组织开展全院依法执业自查；修订《航空总医院临床路径实施方案》，先后开展医疗法律法规和医疗安全不良事件上报专项培训，举办18项医疗质量安全核心制度系列培训与考核。

加强病案管理，适应DRGs支付改革。全年医院DRGs分组627组，出院患者DRGs入组率99.03%；开展312组按病种付费模拟试点，为北京市推行DRGs支付方式改革提供数据支撑和实践检验论证。

加强科室协作，促进业务与技术创新。制定医院MDT组织实施规范，成立MDT病例讨论专家团队，定期召开医疗质量委员会，针对纠纷案例、死亡案例、死亡原因不明案例，组织MDT病例讨论70余次；制定知名专家评选标准，共有6名专家开展知名专家门诊。

医联体建设。完成中国航发北京航空材料研究院职工医院整建制移交工作并签订移交协议；与河北省涞水县人民医院、新乐市中心医院，黑龙江省宁安市人民医院，山东省青岛市即墨区人民医院，河南省郑州黄河中心医院等建立跨区域医联体。

医师多点执业。在外院多机构备案医师57人，执业范围涵盖内科、外科、中医、医学影像和放射治疗、口腔、儿科、麻醉、精神卫生专业；外院在航空总医院多机构备案医师12人，执业范围涵盖内科、外科、口腔科、眼耳鼻咽喉科、预防保健、医学影像和放射治疗专业。

引进高级职称4人；接收应届毕业生23人，其中博士9人。

医疗工作　出院27648人次，床位周转33.73次，床位使用率84.24%，平均住院日9.21天。住院手术13428例。剖宫产率26.6%，无孕产妇死亡，新生儿死亡率1‰，围产儿死亡率0.9‰。全年用红细胞1897单位、血浆152750毫升、血小板158治疗量，自体血回输233人次738.69单位。

执行临床路径的有18个科室11个专业8个病种，完成路径3047人次。

预约挂号管理。预约方式有门诊大厅窗口预约、掌上医院APP预约、支付宝服务号预约、微信公众号预约、自助机预约、诊间预约、医院电话预约及咨询小组预约、北京市统一预约挂号平台预约、挂号网（微医）预约挂号平台预约等9种。预约挂号686881人次，占门诊总人次的86%。

新技术、新疗法。年内审批完成新技术、新项目29项，包括：神经外科经皮穿刺微球囊压迫术、带血管神经蒂肌肉移植术、3D成型聚醚醚酮材料颅骨缺损修补手术，关节外科股骨头坏死保头手术，胸外科右侧卧位胸腹腔镜联合食管胃结合部癌根治术，心内二科国产锚定球囊的研发在PCI中的应用，导管室急性脑梗死颅内取栓术，消化内科胃肠间质瘤内镜切除术、内镜下十二指肠乳头成形术等项目，消化内科医疗团队成功开展医院首例经口胆胰管镜直视技术。新增临床细胞分子遗传学专业等检验项目，开展维生素检测9项、子宫输卵管超声造影、呼吸道病原体核酸（RNA）检测、B族链球菌筛查（阴拭子+肛拭子）等项目。

药物管理。药占比32.3%，其中门诊药占比37.01%、住院药占比25.17%。门诊、急诊、住院患者抗菌药物使用率分别为13.66%、39.22%、45.95%。

医保工作。医保出院15303人次，总费用28702万元。参与北京市DRGs收付费数据模拟试点工作。

三级医疗。接收上转患者2480人，下转患者205人。

医疗支援。继续对口支援内蒙古敖汉旗医院，选派中医科、妇科、神经外科等6批次8个科室18名医务人员赴敖汉旗支援，接诊门急诊患者2000余人次，开展教学查房24次、疑难病例讨论6例、手术示教5次、专题讲座12场、培训基层医务人员1290人次，开展偏头痛神经减压术、周围神经缩窄术等6项新技术、新项目；接收敖汉旗医院5名进修生来院学习培训。

医疗纠纷处理。参加医责险1265人，总费用99.50万元。发生医疗纠纷9件，其中调解7件、诉讼2件。年度赔付78.67万元，其中医院承担54.25万元。

护理工作　注册护士652人，其中本科277人、研究生1人。医护比1∶1.13，床护比1∶0.78。ICU（包括CCU、RICU）床位29张。

全面实施优质护理服务，覆盖率100%；并将优质护理服务推广至下辖的4个社区，专科护理走进医院下辖的社区开展护理服务。

开设慢性伤口、PICC、助产士、管路、血液透析5个专科护理门诊；培养复合型护理团队，组建护理科研小组、糖尿病联络小组、院级操作小组、护汇剪影小组4个专业兴趣小组。

选派5人赴三甲医院进修，选派16人参加专科护士培训，护理管理者参加市级以上培训21人次，外出短期培训16人次；举办国家级护理继续教育项目3项、市级2项；接收对口支援护理进修生10人次。

接收河北联合大学冀唐学院、石家庄医学高等专科学校、锦州医科大学、四川护理职业学院、北京社会管理学院等10所院校165名护理实习生。

参与院级科研课题中期答辩2项，申报院级护理产学研项目18项。

科研工作　申报各级各类课题27项，其中国家自然科学基金项目10项、首都特色发展专项9项、朝阳区科技计划项目8项。朝阳区科技计划项目中标2项，获得资助15万元。在研课题9项，结题2项。获中航工业集团有限公司科技成果三等奖1项。获批国家专利2项，其中1项为实用新型专利。

加强专科建设。完成胸痛中心、卒中中心、危重孕产妇救治中心建设，筹备呼吸与危重症医学中心专科建设，组织妇科申报北京市重点专科建设项目，组织心内科、呼吸内科、神经内科、普外科、儿科申报北京市重点专科培育项目。

设立博士科研基金，共有6项博士科研基金项目通过答辩。与中科院合作的生物样本库经过3年期的建设和运营，共收集生物样本13489人份，全部按要求完成转库保存。

医学教育　接收20余所高校的本、专科临床实习学生294人，其中承担中国医科大学、北京中医药大学、潍坊医学院、泰山医学院、牡丹江医学院、济宁医学院等12所院校的带教任务；有教师646人，其中潍坊医学院教授8人、副教授37人，北京中医药大学副教授5人。录取研究生9人，其中硕士生7人、博士生2人。

年内5名医技人员考取在职研究生，累计共20名医务人员在接受硕士、博士学历教育。接收来院进修人员36人，包括对口支援单位内蒙古敖汉旗医院3人、宁夏西吉县人民医院5人、内蒙古扎鲁特旗人民医院1人、医疗联合体协议单位河北张家口市宣化区医院1人。

承办中国红十字基金会、国家卫生健康委中国乡村医生培训中心委托的第79期乡村医生培训班，为103名乡村医生提供了为期2周120学时的专业培训。

选派医药技人员24人赴三甲医院进修学习，选派11人分别赴英国、美国、意大利、以色列、澳大利亚、瑞典、荷兰等国家进修学习。

获批国家级项目9项、市级项目6项。举办首届国家级非物质文化遗产"罗氏正骨"学习班。

学术交流　聘请美国康奈尔大学Norman Relkin教授担任神经医学中心首席国际顾问。参加国际交流8次，包括：第八届世界华人神经外科学术大会、第二届亚洲微血管减压术国际大会、迈尔密国际消化内镜大会、2018欧洲消化年会、日中神经外科联盟第二届学术会议、第十一届国际神经修复学大会（美国）、以色列心血管国际创新大会、哈萨克斯坦"冠状动脉慢性闭塞性病变介入治疗与建设胸痛中心重要性"国际会议。

参加国内学术交流16次，主办第十届神经病学论坛、首届国内骨坏死治疗最新进展大师论坛等。

信息化建设　年度信息化建设总投入715.56万元。信息化建设新增项目有：掌上医院、自助机、医保控费系统、体检软件系统、SPD物流、远程医疗、试点弱电间等均投入使用。通过信息安全等级保护测评。

基本建设　基本建设总投入202.43万元。新建康复科病房，面积539.76平方米，增加病床27张；完成核磁室、长空门诊部放射科、病理实验室、牙科洗消室、输血科等项目的装修改造工程。

（撰稿：柳　莉　审核：田雪艳）

领导名单

党委书记、院长　　王文标
副　书　记　　　　陈国强
纪委书记　　　　　姜立峰
副　院　长　　　　沈吉云　路树强
　　　　　　　　　王希利（至6月）　陈国强
　　　　　　　　　安建雄
总　会　计　师　　王清香

北京华信医院
清华大学第一附属医院

地址：朝阳区酒仙桥一街坊6号（100016）　电话：64369999

网址：www.tufh.com.cn

基本情况　卫技人员1293人，其中正高级职称30人、副高级职称143人、中级职称425人、初级师383人、初级士312人。

医疗设备总值37453.2万元，其中乙类医用设备11台；年内新购医用设备9173.4万元，其中乙类医用设备3台。总收入123871.03万元，其中医疗收入110310.79万元。

机构设置　1月，成立二期建设办公室；6月，成立临床试验机构办公室。

改革与管理　4月13日～15日，第十届围产医学新进展论坛暨《中华围产医学杂志》创刊20周年纪念会在北京召开，儿科虞人杰教授获"终身成就奖"。10月28日，由国家卫生健康委医政医管局、人民网共同主办的"2018中国医院院长论坛"在深圳市举行，论坛主题是"改善医疗服务——我们在行动、我们共分享"，心脏小儿团队在患儿出生24小时内经脐静脉置入临时起搏电极手术入选"2018年度全国改善医疗服务最具示范案例"。

加强医院管理，梳理全院医疗、护理、药械、财务、行政等规章制度并进行修订。制定《医院服务质量提升计划》，建立长效机制；开展全院科室目标责任考核，提高科室管理水平和能力。建立健全财务制度，强化核算，落实政府会计制度改革。

加强卒中中心及胸痛中心建设，推行院前院内抢救一体化模式，利用心脑绿色通道APP平台，规范化治疗缩短通道救治时长，争取抢救黄金时间，提高治愈率，接收患者信息166人。推广共享床位机制，提高病床使用效率。疑难病例讨论实现与电子病历系统对接，组织院级疑难病例讨论38例，促进学科交流，制定最优治疗方案。

新聘用人员195人，其中博士5人、硕士29人、本科35人。引进高级专家3人。建立转编激励机制，全年16名合同制职工转为事业编。

医疗工作　出院24129人次，床位周转31.34次，床位使用率92.15%，平均住院日10.76天。住院手术5899例。小儿心律失常介入手术量继续保持全国第一。剖宫产率38.8%，无孕产妇死亡，新生儿死亡率6.8‰，围产儿死亡率1.9‰。临床路径开展病种16种，入径率61.84%，通过率89.58%。全年用红细胞3077.5单位、血浆412500毫升、血小板626治疗量，自体血回输159人次96070毫升。

预约挂号管理。预约方式有自助挂号机预约、114电话预约平台及网络预约、窗口预约、医师工作站预约等。预约挂号56506人次，占门诊总人次的7.06%。

新技术、新疗法。全年开展新技术17项，包括动态血糖监测系统、喉肌电图、眼性前庭诱发肌源性电位、运动诱发电位、平衡姿势描记、前庭功能旋转试验、肉毒毒素注射治疗肌张力障碍、脑脊液细胞学、红外线疼痛治疗、经颅磁刺激、电蜡疗、静脉治疗小组、术前血液分离技术、医用臭氧自体血回输疗法、超声引导下经皮卵圆孔封堵、腹膜透析套管针穿刺置管术、隐适美无托槽隐形矫治。

开展医院首例ECMO辅助下高危冠状动脉介入治疗。首次在儿童经心内膜左束支起搏植入起搏器治疗完全性左束支阻滞导致的心肌病。在介入治疗中，应用ENSITE3000三维标测建模配合冷冻消融获得成功，极大减少了射线剂量。

年内，心脏中心接诊一名2岁川崎病患儿。经医院专家团队多次讨论分析，对于病情顽固、使用过激素冲击的患儿，常规静脉溶栓容易造成严重的出血并发症，采用冠脉内靶向溶栓可取栓能最小化这类出血风险。6月19日，医院6科室6小时联合完成手术，是国内外首例儿童冠脉血栓抽吸及冠脉内留置溶栓治疗病例。

放疗科于9月重新开诊，引进Versa HD型6/10MV电子直线加速器和Discovery CT590 RT模拟定位机各1台，可精准完成患者全身各部位原发肿瘤、转移瘤及术后残存的放射治疗。

检验科新增半胱氨酸蛋白酶抑制剂C、SLOCO＆ApoE基因、乳酸、结核杆菌基因（MTB/RIF）、血小板聚集、白细胞介素6等检查项目6项。综合ICU与剑桥大学ICM+团队合作，开展多模态神经重症监测，将食道超声用于重症患者的循环和重症呼吸疾病患者管理，取得良好的临床效果。

药物管理。药占比36.78%，其中门诊药占比50.86%、住院药占比25.39%。开展特殊使用级抗菌药物在线审批模式，及时发现并纠正临床用药中的问题。住院抗菌药物使用率48.30%、抗菌药物使用强度52.90、特殊使用级微生物送检率89.70%、门诊抗菌药物使用率9.4%、急诊抗菌药物使用率24.2%。

医保工作。医保出院16877人次，总费用30860万元。作为试点单位，顺利运行DRGs收付费模式，与太保安联健康保险有限公司签署合作协议，定向服务清华外籍教授，进一步拓宽高端商保客户服务范围。

医疗支援。城乡对口支援平谷区2家卫生服务中心及京蒙对口支援内蒙古科左后旗人民医院。联合慈善机构组织大型义诊筛查，先后选派医务人员150人次赴云南、四川汶川、青海、内蒙古等20余地开展医疗帮扶和义诊等，受益16000余人次，筛查确诊先心病患儿208人。落实京津冀一体化，对河北固安县人民医院进行儿科支援，帮助建立新生儿病房。

医疗纠纷处理。未参加医责险。发生医疗纠纷28件，其中调解15件、诉讼13件。年度赔付总金额17.60万元，其中医院承担12.30万元。

护理工作　护士608人，其中本科229人、研究生1人。医护比1∶0.78，床护比1∶0.48。ICU床位36张。

优质护理覆盖率100%，病房实行责任制整体护理模式，每名责任护士分管不超过8名患者，根据护士的能级分管不同的患者，为患者提供全程、全方位的护理。全年上报护理不良事件172例，上报率100%、整改率100%。成立静脉治疗小组并开设PICC门诊，开展见习护士规范化培训，实行护理工作量化考核。

外派护士进修14次，涉及8个科室25人次。接收来自12所医学院校实习生共116人。

科研工作　获立项资助课题7项，资助经费60万元。在研课题14项，结题5项。李小梅项目组"婴幼儿难治性心律失常一体化复合治疗的临床研究与应用"获北京市科学技术奖三等奖。

年内，美国医学杂志 The Heart Surgery Forum 刊登了医院心外科主任李洪银专家团队的《改良腹膜透析治疗小儿复杂先心病术后急性肾功能不全》(Modified peritoneal dialysis for treatment of acute renal failure after complex congenital heart surgery in infants)。

医学教育 承担清华大学临床医学院临床医学专业、山东滨州医学院口腔麻醉专业、山西医科大学麻醉临床影像专业及河北沧州医学专科口腔专业的临床教学任务。有教授5人、副教授9人。录取研究生9人，其中硕士生6人、博士生3人。在职参加同等学历教育2人。外出进修医师7人，来院进修医师39人。

学术交流 心脏中心张明奎、李小梅、王廉一、唐秀杰及妇产科侯俊光等人，应邀分别赴韩国、英国、美国等国家参加各学科领域国际学术会议及学术交流活动，并作大会报告和主持交流。邀请美国、德国、韩国等国专家学者来院进行交流与指导。

重症医学科、检验科、麻醉科、消化内科等分别牵头主办或承办全国性或全市性的学术交流活动。心脏中心李小梅、江河，神经内科刘芳前往台湾和香港等地参加学术会议。

信息化建设 年度医院信息化建设总投入1637.5万元。启动门诊电子病历项目，完成医嘱共享项目、全院网络改造，开通全院无线网络，推进智慧医疗项目，实现医院网站微信及APP预约挂号、缴费、检查

检验报告查询、满意度调查等多种服务功能。与北京华医共享医疗科技有限公司签订战略协议，建立远程医疗及转诊平台，实现线上医疗会诊及线下转诊。与内蒙古科左后旗医院开通远程会诊服务。

基本建设 11月28日，内科病房楼改建工程开工。新内科病房楼是医院二期建设的第一步，地上总建筑面积约2.3万平方米、地下总建筑面积6606平方米，地上17层、地下3层，总床位400余张。完成配电室、消化内窥镜室、口腔科、职工食堂餐厅等地装修改造工程。抢修门诊楼地下热水管道、修缮外科大楼空调管路。升级大型医疗设备并进行环境改造，完成手术室二期改造工程。

公益慈善 扩大基金会的合作对象，创造性开展的针对先天性心脏病的救助项目"大理模式"在全国推广。在与原有14家基金会和救助组织保持良好关系的同时，引入中国福利基金会救助项目。全年接受慈善基金救助的患者252人次，经费共计430万余元。

（撰稿：刘晨曦　审核：类延旭）

领导名单

党委书记 类延旭
院长、副书记 张明奎
纪委书记 陈淑苹
副院长 类延旭　张东亚　刘芳
总会计师 王晓航

应急总医院
（煤炭总医院）

地址：朝阳区西坝河南里29号（100028）　电话：64667755
网址：www.mtzyy.com.cn

基本情况 卫技人员750人，其中正高级职称49人、副高级职称118人、中级职称225人、初级师158人、初级士200人。

年底医疗设备净值28940万元，其中甲类医用设备6台、乙类医用设备40台；年内新购医用设备总金额4070万元，其中甲类医用设备1台、乙类医用设备8台。业务总收入93123万元，其中医疗收入73884万元。

根据《中央编办关于应急管理部所属事业单位机构编制的批复》文件，12月27日，办理事业单位变更登记，单位名称由煤炭总医院（国家安全生产监督管理总局矿山医疗救护中心）变更为应急总医院（煤炭总医院），举办单位由国家安全生产监督管理总局变更为应急管理部。通过呼吸与危重医学科PCCM验证。内分泌科通过全国糖尿病教育基地的评审。

改革与管理 制定一线医院建设方案，调研通过EMT认证的上海东方医院和广东省第二人民医院。在红十字国际委员会及相关专家帮助下，按计划实施建设方案。开展应急医疗救援管理和培训。制定跨国（境）应急医疗队伍建设方案，组建国际应急救援医疗保障团队，24小时响应跨国（境）应急救援医疗保障任务。建成国际应急医疗救援物资装备库。完成国际搜索与救援咨询团队分级测评演练的自测评。制定人员管理、队伍组成、装备配备、能力建设、值守轮勤、评价激励等工作制度48项。编写中国救援队医疗分队的标准作业程序13项，上报联合国INSARAG测评。根据不同灾情、国情，有针对性地设计预案和工作手册。医院进入战备管理状态，先后在凤凰岭国际地震紧急救援训练基地、大兴消防训练基地集中培训并参加后续应急救援演习。组织开展对矿山医疗救护省级分中心的检查、督导、调研，确保矿山医疗救护的良性发展。

以查促建，提升医疗质量和服务水平。组织放射场所及设备年检，开展医务人员放射防护和辐射安全培训。实施医疗技术分类管理。修订职业病报告管理制度及报告流程、布病的防控工作方案、门急诊突发传染病处置流程和麻疹采集标本流程等。

医联体建设。参加以中日友好医院为核心的朝阳区东部医联体，合作包括三级医院、二级医院、社区卫生服务中心共21家医疗机构，各成员单位累计床位6700余张。

与来自北京市11家三甲医院的70余名专家签订了医师多点执业合作意向书。

医疗工作 出院12253人次，床位周转24.36次，床位使用率76.25%，平均住院日11.43天。住院手术7927例。剖宫产率63.4%，无孕产妇死亡，新生儿死亡率1.2‰，围产儿死亡率2.1‰。13个科室73个病种实施临床路径管理。全年用血8563单位。

预约挂号管理。预约方式有电话预约和网络预约。预约挂号287693人次，占门诊总人次的46%。

药物管理。药占比47.95%，其中门诊药占比49.76%、住院药占比46.23%。抗菌药物使用率42.81%、使用强度45.1，门诊抗菌药物使用率10.67%、急诊抗菌药物使用率28.75%、住院患者抗菌药物使用率53.94%。

医保工作。医保出院12654人次，总费用48362万元。实施医保信息系统互联互通、信息共享工程。

三级医疗。接收上转患者3865人次，下转患者2114人次。

医疗支援。在9月30日印尼地震海啸应急救援响应工作中，医院派出40名医疗保障队员，实践1+N跨国（境）应急救援工作模式。完成对内蒙古准格尔旗、科右前旗的对口支援，以及对山西阳高、广灵的医疗扶贫。

医疗纠纷处理。参加医责险736人，总费用29万元。发生医疗纠纷54件，其中调解12件、诉讼2件。年度赔付43万元，其中医院承担20万元。

护理工作 护士365人，其中本科136人、研究生28人。医护比1∶0.5，床护比1∶0.8。ICU床位16张。护理单元20个。

强化基础医疗、护理质量，做好优质护理备检工作，定期考评急诊压疮上报流程、除颤仪紧急调配等制度执行情况，并持续改进。不良事件上报率100%、整改率97%。

科研工作 年内，申报国家自然基金项目2项、首都临床特色应用研究8项、国家重点研发计划2项；资助院级立项18项，共计60万元。获中国煤炭工业协会科学技术奖3项。

学术交流 12月12日～21日，承办应急管理部首期跨国（境）应急医疗救援培训班，邀请17名国内外专家对医院及消防救援局、森林消防局70名医疗骨干进行强化培训，培训内容涉及灾害医学、急救医学、创伤、流行病学、烧伤、药理学、心理学、营养学、军事化素养等，涵盖"全灾种"和"大应急"的理念，同时安排了救援营地搭建等模拟推练。

举办第十一届全国呼吸内镜介入治疗新技术研讨会；举办矿山医疗救护培训班，培训矿山医疗骨干50人。

信息化建设 实施医保信息系统互联互通、信息共享工程。启动第二批医改物价调整工作，按照北京市统一部署，采集、测算数据。启动物流管理系统开发，收集数据，分析物流系统使用要求和功能模块，确立物流系统开发方案，为医院增收节支、精细化管理工作打下基础。

基本建设 实施大急诊改造工程，重新布局门急诊空间，扩大急诊功能。改造附属联合楼、综合楼一层，急诊一层近2000平方米，对门诊、病房等相关区域进行粉刷修缮3.5万平方米。

（撰稿：李 鹏 审核：张 柳）

领导名单

党委书记 曾庆玉

院　　长 张　柳

副院长 张　斌 屈　正 王洪武

民航总医院

地址：朝阳区高井甲1号（100123）　电话：85762244
网址：www.mhzyy.cn

基本情况　卫技人员1263人，其中正高级职称39人、副高级职称87人、中级职称378人、初级师460人、初级士299人。

年底医疗设备净值6368.34万元，其中乙类医用设备11台；年内新购医用设备总额9034.00万元，其中乙类医用设备3台。业务总收入139481.49万元，其中医疗收入12721.94万元。

机构设置　1月1日，后勤保障处成立运行班、维修班；2月11日，心血管内科开设二病区，介入病房搬至此病区；3月21日，妇产科在新航空医学大楼6层开设妇产科二病区；9月18日，呼吸内科在新航空医学大楼12层开设内八病区；10月11日，消化内科在新航空医学大楼12层内八病区成立消化肿瘤科二病房。

改革与管理　加入北京急救心脑血管救治绿色通道，登上北京市首张心脑急救地图。与周边10个社区卫生服务中心和4个助产机构建立妇幼民航片区专科化医联体。联合周围8个社区卫生服务中心，成立民航总医院胸痛救治中心和卒中中心。5月和11月，空勤人员体检鉴定所先后通过民航局三级体检机构初审和复审，是民航唯一一家三级体检机构。

为11名外院医师办理多点执业手续，医院到外院多点执业医师17人。

航空医学　体检鉴定所完成体检23501人次，招飞首次体检9705人次，飞行学员复查7739人次，招乘体检1717人次，军转民体检5人次，延飞体检36人次，外籍招飞体检345人次。完成空勤人员"电子体检合格证"系统APP建设和启用，年内系统中持有有效体检合格证的航空人员208536人、注册航空医师1203人、体检医师259人。空勤人员上站体检211266人次，招飞体检鉴定上站69087人次。9月4日，体检鉴定所修订的《Ⅱ级体检合格证申请人体检鉴定医学标准》颁布实施。9～11月，体检鉴定所派出体检医师前往天津民航大学等7所大学进行入校复查工作。完成全国1201名40岁以上飞行员脑核磁排查工作，建立有关该人群的核磁信息数据库。

5月26～27日，航空医学研究所通过了CNAS、CMA扩项复评审，共完成现场考核113项，认可扩项3类78项。6月13日，航空医学研究所心理研究室、公共卫生实验室及毒理药理实验室参加在北京市展览馆举办的首届民航科技创新成果展，展示了实验室的业务、科研成果等情况。11月28日，通过司法鉴定机构现场评审，获批司法鉴定机构。民用航空人员心理测试平台全行业推广，35个测试项目涵盖飞行员、管制员、机务维修人员、乘务员、空保员等民航领域多工种人员各阶段的心理评估测试内容。首次在全行业实现招飞心理健康评定电子化测试，完成初检31401人，组织招飞心理测试复检及面谈1245人。完成60周岁以上飞行员认知功能检测35人，完成特许飞行员认知功能检测49人，完成新员工入职测试1289人，完成4家航空公司委托的25架次座舱环境卫生检测、7架次机上饮用水水质检测。完成川航"5·14"事件飞行员的心理关怀和危机干预工作。

医疗工作　出院24278人次，床位周转37.47次，床位使用率91.25%，平均住院日8.95天。住院手术8939例。剖宫产率58%，无孕产妇和新生儿死亡，围产儿死亡率2.0‰。15个科室77个病种实施临床路径管理。临床用血4439单位，其中红细胞1620单位、血浆2747单位、血小板72治疗量；自体血回输150人次503单位。

预约挂号管理。预约方式包括114电话预约或网络预约、窗口预约、诊间预约、微信预约等。年内预约挂号161893人次，占门诊总人次的13.5%。

新技术、新疗法。申报并备案北京市重点医疗技术7项：冠心病介入诊疗技术、起搏器介入诊疗技术、经腹腔镜妇科恶性肿瘤（子宫内膜癌、卵巢癌、子宫颈癌）切除术、肿瘤消融术、人工膝关节置换技术、人工髋关节置换技术、神经系统介入诊疗技术。批准院级新技术、新项目18项：心血管内科经食管超声心动检查、射频消融治疗心房纤颤、高密度标测（PentaRay）技术在房颤射频消融中的应用，神经内科急性缺血性脑卒中静脉溶栓，消化肿瘤科超声内镜，内分泌科血酮体快速测定，普外科超声药物渗透治疗、B超引导下植入式给药系统（输液港）置入、乳腺癌术后即刻及延期乳房重建，耳鼻咽喉头颈外科前庭功能检查、电视耳内镜下鼓室成形术，血管介入科颅内动脉瘤弹簧圈介入栓塞术，检验科普乐可复（FK506）血药浓度检测，病理科幽门螺杆菌核酸检测、遗传性乳腺癌风险评估、应用BD Affirm VP Ⅲ 阴道炎微生物鉴定系统、全自动免疫组织化学染色试剂、HLA-B27基因分型测定试剂盒。

药物管理。药占比40.39%，其中门诊药占比46.49%、住院药占比31.04%。门诊、急诊、住院患者抗菌药物使用率分别为14.50%、25.88%、55.53%。

医保工作。医保出院17681人次，总费用35267.08万元。11月30日，北京市在36家三级综合医院开展312个病组按DRGs收付费数据模拟运行，医院收付费系统双轨并行。

三级医疗。接收危重孕产妇转会诊37例，其中接收外院转诊16例、到外院会诊15例、外院来院介入治疗6例。

医疗支援。9月，赴新疆于田和策勒两县进行义诊；10～12月，派驻6名医师到京蒙对口支援的兴安盟扎赉特旗医院进行医疗援助；完成对口支援密云不老屯卫生院和溪翁庄卫生院的工作；接收新疆策勒县人民医院、内蒙古扎赉特旗人民医院、拉萨贡嘎机场医疗救护中心以及青海省各医院进修人员共15人次。完成交通部、民航局、华北局、中航信门诊部的各项诊疗工作。

医疗纠纷处理。参加医责险1139人，总费用85万元。发生医疗纠纷22件，其中调解19件、诉讼3件。年内赔付金额30.10万元，其中医院承担2.36万元。

护理工作 护士601人，其中本科273人、研究生3人。医护比1∶1.21，床护比1∶0.46。ICU床位10张。护理单元23个。

深化"以病人为中心"的护理服务理念，细化工作流程，落实责任制整体护理，规范服务行为。每月开展案例分析及情景教学、每季度培训并考核护理技术规范化操作。组织修订200余项护理制度，补充下发《专科护士资质认证实施办法》《病区智能药柜管理规范（试行）》《门诊兼职护士抽血管理规定》等。护理不良事件上报率100%、整改率100%。

创新质量控制与督导检查模式，吸纳护理管理人才库成员共同进行质控检查。13个护理单元智能药柜先后上线并投入使用。

选派护士参加院外培训219人次，组织专科理论授课36次、培训766人次。外派进修2人次，专科取证10人次。13项院级科研课题立项。接收护理实习学员80人，接收进修护士8人。

科研工作 申报国家自然科学基金项目5项，中标1项，获资助36万元；申报首都发展专项项目（西医）1项，中标1项，获资助26万元；申报北医教育教学课题2项，中标2项，获资助8000元。在研课题31项，其中纵向课题17项、横向课题14项，科研经费共计1110.8万元。结题16项，其中首都临床特色应用研究课题2项、民航局科技项目2项、民航科技创新引导项目1项、北京大学医学部教育教学研究项目1项、院级课题10项。

"影响飞行安全的药物因素分析鉴定数据库开发研究"获得2017年度中国航空运输协会民航科学技术三等奖。民航医学中心获批民航应用技术开发型科研所。徐先发团队获批2018年民航科技重点领域创新团队。李清艳获批2018年民航科技创新拔尖人才。

医学教育 承担北京大学医学部本科生教学任务，完成本科留学生4个年级66人的教学工作。有教师169人，其中副教授10人。录取硕士研究生3人。

内外科基地招录新学员9人，在培人员合计20人。完成住院医师规范化培训45人。在职研究生脱产学习2人，到外院进修22人。组织各类航空医学培训班6期，培训学员375人次。组织国家级继续医学教育课程4次、市级继续医学教育课程4次。

学术交流 5月5～12日，组织中国民航代表团赴美国参加第八十九届美国航空航天医学会学术年会；7月1～8日，受欧洲民航局邀请，副院长季汉华、航空卫生办公室副主任杨剑进欧执行中欧合作项目中欧体检鉴定机构与医学标准交流任务；9月19～25日，组织中国民航代表团赴欧洲参加第六届欧洲航空航天医学大会；11月11～16日，组织民航代表团赴泰国曼谷参加第六十六届国际航空航天医学会学术年会，空勤人员体检鉴定所白银、胡墨绳在大会上发言；11月18～23日，组织民航代表团赴泰国曼谷参加国际民航组织体检医师复训和民航公共卫生事件预防与管理协作项目第十届亚太地区会议。

6月27～29日，民用航空医学中心在南京举办第二届民航公共卫生论坛，主题是"降低发病风险，延长飞行寿命"。

信息化建设 信息化建设总投入560万元。临床一体化住院医生站系统在全院推广使用，通过与HIS系统、LIS系统、合理用药、移动护理和PACS等信息系统的数据共享和协同，实现对医师用药、检查、检验、护理、治疗、手术等诊疗活动的闭环管理。DRGs绩效分析平台投入使用，HIS系统增加了数据统计维度。微信扫码支付、门诊签到系统、共享轮椅、共享平车、智能购病历本、口罩机等设施投入使用。新增门诊收费和住院押金微信扫码缴纳功能。

基本建设 5月28日，感染疾病科装修改造完成。完成家属区路面、供暖、自来水、雨水、污水管线改造。完成120工作站的改造与装修。完成病房B楼二层西侧，三层东、西侧，病房C楼四层的装修改造。

（撰稿：宋 磊 审核：万 刚）

领导名单

党 委 书 记	丁 跃
院 长、副 书 记	李松林（至4月）
	彭定琼（自12月）
副书记、纪委书记	苏凤兰
副 院 长	丁 跃 万 刚 季汉华
	徐先发

北京市红十字会急诊抢救中心
北京市红十字会创伤医院

地址：朝阳区德外清河东路1号（100192） 电话：82891812
网址：www.beijing999.com.cn

基本情况 卫技人员1175人（医生525人、护士515人、医技135人），其中高级职称76人、中级职称236人、初级职称863人。

年底医疗设备总值12510万元，其中乙类医用设备4台；年内新购医用设备569万元。医院总收入55297万元，其中医疗收入54556万元。

医疗工作 出院11541人次，床位周转32.79次，床位使用率99.7%，平均住院日12.56天。住院手术6376例。全年临床使用红细胞5119单位、血浆204800毫升、血小板205治疗量；自体采血833人次，自体输血1165单位。

药物管理。药占比19.6%。住院患者、急诊患者抗菌药物使用率分别为56.75%、11%，接受抗菌药物治疗住院患者微生物送检率66.25%。

医保工作。医保持卡结算4182人次，总费用16778万元。1月1日起执行北京市城乡居民基本医疗保险制度，整合原城镇居民基本医疗保险和新型农村合作医疗制度，统一医保待遇、统一使用社保卡就医。城乡参保人员住院633人次，结算费用2900万元。完成医疗保险门诊就医医嘱信息全市互联互通，并通过验收。异地医疗保险参保人员住院137人次，涉及全国联网的33个城市。

医疗支援。4月29日，派出3名医务工作者接替首批中国红十字"一带一路"援巴医疗队，赴巴基斯坦瓜达尔港继续执行援外医疗任务。7月18日～10月25日，共派出4名医务人员前往西藏自治区，就当地乡级卫生院的标准化建设、临床知识技能、健康知识和应急自救互救知识科普等开展合作。

医疗纠纷处理。发生医疗纠纷9件，其中诉讼3件、医调委调解2件、自行解决3件、市卫生计生委主任信箱转办投诉1件。年度赔付38.9万元。

航空救援。引进专业航空医疗救援双发机型直升机2架，专业航空医疗救援固定翼飞机2架（1架法国达索公司生产的猎鹰2000LX飞机、1架湾流公司生产的湾流G550飞机），飞机上配备航空专业医疗设备，所有航空器都经过专业的医疗改装，相当于空中重症监护室。拥有100人的专业航空医疗救援队伍，并获得欧洲航空安全局、美国联邦航空管理局、中国民航局的补充认证。

年内执行"一带一路"国际高峰论坛、青岛上合峰会、中非合作论坛北京峰会、上海首届进口博览会等的航空医疗保障工作。中标北京2022冬奥会和冬残奥会航空医疗保障项目。

护理工作 护士515人，本科及研究生学历292人。医护比1∶1.2，床护比1∶0.42。ICU床位22张。

全面开展优质护理服务，落实责任制整体护理，不良事件上报率、整改率均为100%。

申报实用新型专利1项：造瘘袋。

选派人员外出学习95人次，组织病区护士长到三甲医院学习护理文书书写。全年培养专科护士4人，其中急诊科专科护士1人、ICU专科护士1人、手术室专科护士1人、静脉治疗专科护士1人。

科研工作 组织开展5项科研项目，其中与积水潭医院合作的"北京市严重创伤区域性救治体系建设"、与安贞医院合作的"心血管疾病防控数据平台建设与应用示范研究"、与人民医院合作的"区域性严重创伤救治体系建设"3项科研课题结题，另2项科研课题是与宣武医院合作的"缺血性卒中急性期血管内治疗技术研究"、与人民医院合作的"脊柱脊髓损伤院前院内急救方案和规范研究"。

举办中心第一届学术委员会成立大会暨第一次工作会议、首届内科学术年会。

医学教育 申请医疗、护理继续医学教育市级项目8项、区级项目21项。

举办AHA（美国心脏协会）培训3次，34人次参加；举办16学时应急救护取证班66次，2781人次参加；举办8学时技能培训11次，683人次参加。

信息化建设 信息化建设总投入约250万元。微信支付系统上线运行，实现挂号和收费手机支付；全市医疗保险患者医嘱共享系统上线运行，实现医疗保险患者数据与全市数据对接；医院微信公众号申请注册并上线运行，升级OA系统；完善职工请假系统、人事管理系统；机房网络交互机升级，参与医院联合体病案数据分析科研课题1项；电子病历系统和HIS系统数据和流程优化；医保系统因政策调整升级15次，开展实时持卡结算；改进移动护理系统，优化手机版HIS系统统计功能；通过VPN连接方式新增3个医疗中心医务室的医保数据、PACS数据、LIS数据与中心院区交互和远程会诊。

基本建设 完成放射科装修改造项目148.2平方米，其中影像双源CT改建装修72.8平方米。

（撰稿：张德志 审核：霍明立）

领导名单

党支部书记 刘秀华

院 长 李立兵

副 院 长 霍明立 马圣奎 王美玲 程艳芳

北京京城皮肤医院

地址：朝阳区德胜门外双泉堡甲4号（100101） 电话：64870888
网址：www.pf110.com

基本情况 卫技人员116人，其中正高级职称4人、副高级职称8人、中级职称23人、初级职称81人。有硕士3人、博士1人，多点执业医师9人。

年底医疗设备总值1712.42万元，年内新购医疗设备总值316万元。

机构设置 11月12日，成立光疗中心；12月24日，将原输液大厅与治疗区合并为特色治疗区。

改革与管理 引入国际WGRS管理模式，即温馨的环境、优良的技术、合理的收费、简便的过程，贯彻"以患者为中心"的管理理念，坚持"德技双馨"的人文行为。

医疗工作 出院1684人次，床位周转15.84次，床位使用率66.2%。

预约挂号管理。主要采用网络预约和电话预约的方式，预约挂号人次占门诊总人次41%。

药物管理。药占比42.1%，其中门诊药占比40.1%、住院药占比59.9%。门诊和住院患者抗菌药物使用率分别为11.9%、19.33%。

医保工作。医保出院1280人次。修改并完善《医院医保服务医师处罚管理规定》《医院跨省异地就医住院费用直接结算工作应急预案》。

护理工作 护士60人，其中本科19人。医护比

1∶1.5。

完善护理质量管理体系、护理紧急风险预案等，加强重点环节的安全管理。制定优质护理实施方案，将"四有""五心""六勤"的优质服务贯穿到护理过程中并不断推进，落实护士行为规范，规范服务用语，组织服务用语视频录制及考核，落实"双百日"服务活动。推行并完善住院部责任制整体护理，制定责任制整体护理实施方案并不断推进，完善专科疾病健康宣教，建立患者健康指导手册，实施有专科特色的健康指导，为患者提供连续性、无缝隙、优质周到的护理服务。建立护理人员储备机制，采取护理人员科室间弹性调配，成立了护理应急小组，通过合理排班、合理配置人员，对护士实施动态管理。

实施规范化培训，针对法律法规、护理相关核心制度、院感知识等内容对全体护士进行培训和考核。开展医德医风、礼仪仪表、消防安全、查对制度、护理交接班制度、消毒隔离、护理文书书写、无菌技术、CPR、除颤仪的使用、急救车及氧气瓶的使用，以及专科知识等的培训，使操作标准化、流程化、合理化；组织急救演练，使护士更加熟练地配合抢救；组织参加视频培训；为年轻护士提供网络教育学习平台，与北大医学网络教育部开展合作，参加其网络教育学习10余人次。

学术交流　9月17日，由医院主办，朝阳区医学会、祥云医疗集团协办的第十一届皮肤病性病高峰论坛在国家会议中心举行，来自全国各地的皮肤病领域专家及医师代表近200人参加会议，针对各种皮肤病的最新诊疗技术手段进行交流。

信息化建设　投入40余万元进行CRM系统搭建。改进信息化水平，对医院诊疗需求、科研需求、管理需求进行调研，通过外部信息系统引入和自主开发，重点提升和完善财务管理信息化、经营管理信息化、行政管理信息化的层级。在AI智能医疗和机器人自动化方面开展多种尝试，力图借助大数据和人工智能为患者提供更便捷和多样化的服务。

（撰稿：甄雨川　审核：张　毅）

领导名单

院　　　长　张　毅
党支部书记　王　永
副　院　长　潘红梅

航天中心医院

地址：海淀区玉泉路15号（100049）　电话：59971199
网址：www.asch.net.cn

基本情况　卫技人员1947人，其中正高级职称97人、副高级职称217人、中级职称496人、初级职称1137人。

年底医疗设备净值15139.12万元，其中乙类医用设备4台；年内新购医用设备总金额6043.08万元，其中乙类医用设备1台。医院总收入228821.98万元，其中医疗收入214027.01万元。

机构设置　6月，统计室和病案质检室分别由综合档案处、评审评价处划归医务部统一管理；独立设置科研处、教育处，取消科研教育处建制。

改革与管理　完成中国航天科工集团有限公司医疗机构改革任务。自2019年1月1日起，医院上级单位由中国航天科工集团第二研究院调整为航天医疗健康科技有限公司。

9月16日～11月8日，医院分别在江西省酒泉市、河南省洛阳市、河北省承德市、北京市举行建院60周年接力跑暨大型公益义诊系列活动。11月10～11日，航天中心医院举办建院60周年品质医疗与科技创新学术论坛，孙家栋、栾恩杰等航天领域和医疗领域的7位院士，医院领导及专家共同参与交流，搭建了跨界融合与科技创新交流新平台。

成为市卫生计生委7家市级儿童白血病救治定点医院之一。与四季青养老院合作共建"国家医养结合示范养老院"，实现对养老机构中老年人身体健康的全程、全面保障。5月10日，中央电视台《新闻联播》以《北京：加大供给侧改革让老人"老有所安"》为题，报道航天中心医院贯彻国家推进医疗卫生与养老服务相结合的统一部署，探索医养结合服务模式，满足多样化养老需求，推行医养结合模式。

作为海淀区西南部医联体理事长单位和核心单位，医院连续3次获得海淀区"医联体年度工作考核"第一名；作为海淀区首批紧密型医联体试点单位，代表海淀区接受国家卫生健康委调研。

按照北京市多机构备案办理要求，医院对拟聘用医师执业类别和执业范围进行核对，对于符合条件的医师，按照医师电子化注册网站注册流程进行办理、审核。外院人员在院多机构备案医师21人、多点执业医师13人，医院职工在外院多机构备案46人。

引进学科带头人1人、亚学科带头人6人。

医疗工作　出院49423人次，床位周转47.07次，床位使用率105.68%，平均住院日7.83天，住院手术18497例；剖宫产率38.23%，无孕产妇及新生儿死亡，围产儿死亡率1.15‰。实施临床路径管理的有19个科室115个病种。全年用血44064单位，其中红细胞14796单位、血浆1756400毫升、血小板670治疗量，自体血回输565人次1915.61单位。

预约挂号管理。预约方式有北京市预约挂号统一平台、微信、电话、院内自助机和医生工作站等。全年预约挂号464047人次，占门诊总人次的32%。

新技术、新疗法。新增国家级限制类临床应用医疗技术2项：肿瘤射频消融技术、放射性粒子植入术。开展市卫生健康委审批项目7项：人工膝关节置换术、冠心病介入诊疗技术、起搏器介入诊疗技术、心脏导管消融技术、神经系统介入诊疗技术、人工髋关节置换技术、颅底肿瘤（颅内外沟通肿瘤）切除术。医院自行开展新项目83项。

药物管理。药占比41.76%，其中门急诊药占比44.83%、住院药占比30.59%。门诊、急诊、住院患者抗菌药物使用率分别为9.21%、39.47%、49.5%。

医保工作。医保患者出院18131人次，医保总费用82928.67万元。

三级医疗。接收医联体内上转患者598人次，下转患者534人次。

医疗支援。对口帮扶云南省富源县、陕西省宁强县、河北省易县、甘肃省酒泉市、河南省洛阳市、青海省格尔木市、内蒙古乌海市及敖汉旗等地区的15家医院，共派出专家115人次，门诊诊疗4413人次，收住院患者231人次，教学查房235人次，健康讲座30次，培训1400人次，科内病例讨论32次，多学科讨论11次，接收进修人员108人次。

承担国家工信部、国防科工局、航天科工集团的各项保障工作，全年派出基地医疗保障人员59批次65人次，承担临时医疗任务77批次139人次。

医疗纠纷处理。参加医责险1890人，总费用275.80万元。发生医疗纠纷28件，其中调解18件、诉讼10件。年度赔付总金额176万元，其中医院承担79万元。

护理工作　注册护士1052人，其中本科378人、研究生12人。医护比1：1.44，床护比1：0.99。ICU床位118张。

神经内科获市卫生计生委2017年度"优质护理服务示范病区"称号。医院参赛作品"摔出来的感悟——我是不倒翁"获得北京护理学会首届男护士健康教育大赛二等奖。

成立护理人文关怀小组，运用心理学知识协助患者调整不良情绪。制定临床护理人文关怀标准与措施，开展组织人文关怀活动，录制健康宣教，制定患者《健康宣教手册》。围绕提质增效年度目标，开展"缩短住院患者检查项目完成时间的措施"和"共享护士应对特定护理岗位的短期人员不足问题"新举措。印发医院跌倒防范管理制度及防范措施，并开展临床跌倒、坠床应急预案考核。

护理人员参加市级以上培训学习100余人次，其中派送市级进修学习2人次、专科护士认证学习30人次。截至年底，医院专科护士比例24%。接收护理实习生、护士进修、北京市血液净化专科护士共计200人次。

承接北京大学医学部护理实践课教学73.5学时，其中港澳台学生18人、大陆学生24人。举办国家级护理继续教育培训班4项、市级护理继续教育培训班15项。

科研工作　医院首次承担国家载人航天医学实验项目，获批国家空间站工程航天医学实验项目1项。获批市科委"首都临床特色应用研究"课题3项。全年申报院外课题101项，获批25项，获得资助经费87.4万元，医院匹配经费97.06万元。在研课题61项，结题15项。获专利授权3项，其中实用新型专利2项、外观设计专利1项。

成立北京大学—航天中心医院航天医学科技创新中心。科技创新中心以重大临床应用和航天医学研究需求为牵引，医院、北京大学等院校相关学科和航天系统各科研院所合作，开展协同攻关，有效促进成果转化，构建产学研医一体化的创新体系。

医学教育　完成北京大学医学部临床1个专业4个班级148名本科生教学工作，参与本科教学理论与实践教师共206人。

新增北医博士研究生导师1人、硕士研究生导师1人，北医副教授2人。完成31名统招硕士研究生的培养训练、毕业派遣。

通过市卫生计生委对住院医师规范化培训基地的再认定动态评估检查。

学术交流　全年举办国家级继教项目13项、市级继教项目41项，组织内科、外科、影像科多学科病例讨论30场。

举办第五届本科及住院医师师资培训大会、第四届内科临床能力大赛及第三届英语病例演讲比赛，定期开展住院医师沙龙、临床思维训练营等活动。

信息化建设　年度信息化建设总投入1811.22万元。通过了国家信息安全等级保护三级测评。开展血液透析、急诊留观、供应室追溯、体检智能导诊等专科信息系统建设，实现院区无线网络全覆盖，初步搭建以航天中心医院为中心的医联体双向转诊信息平台。

开展远程超声实时指导诊断，推进远程医疗在精准健康扶贫、基层分级诊疗中的应用。开展远程医疗

服务1268人次，远程医学教育54场次，成为国家远程医疗与互联网医学中心航天协同中心。

编辑出版　设医学杂志编辑部，出版正式刊物《中国航天临床医学》（季刊），全年发行4期。

基本建设　完成血液科百级净化移植仓、门诊体检中心、临床技能培训中心及图书馆升级改造建设工作。与海淀区公共委签订苏家坨地块建设合作协议，并完成项目立项报告，启动航天中心医院苏家坨院区建设工作。

（撰稿：程　明　审核：杜继臣　王　冠）

领导名单

党委书记　张向群

院　　长　杜继臣

副 书 记　杜继臣　甄　静

副 院 长　张向群　郭　君　杨姝雅　刘宗明
　　　　　　李甲辰　李继来

总会计师　孟　鹏

北京马应龙长青肛肠医院

地址：海淀区闵庄路3号玉泉慧谷园17号楼（100195）　电话：88899955
网址：www.cqgc.com

基本情况　卫技人员168人，其中正高级职称11人、副高级职称15人、中级职称40人、初级师46人、初级士56人。

年底医疗设备净值2380万元。医院总收入8558万元，其中医疗收入8247万元。

改革与管理　医院作为海淀西南部医联体成员单位，参加航天中心医院组织的各类业务培训，接受相关业务指导及邀请专家来院开展疑难病例会诊，提高医院的综合诊疗水平。

按照《北京市医师多点执业管理办法》规定，严格准入多点医师资质及专业。共有多点执业备案医师28人，其中中医专业17人、临床外科专业3人、临床外科专业（麻醉）1人、临床内科专业1人、医学影像和放射治疗专业3人、临床康复医学专业1人、口腔专业2人。

医疗工作　出院2725人，床位周转1.4次，床位使用率65.8%，平均住院日16.9天，住院手术2137例。年内，院长韩宝带领便秘科研小组开展了小针刀治疗耻骨直肠肌痉挛性便秘的临床研究，共治疗临床病例40例。

实施临床路径病种包括：痔（混合痔）、肛裂病（肛裂）、脱肛病（直肠脱垂）、肛痈（肛管直肠周围脓肿）。制定临床路径实施方案，定期对临床路径实施情况进行质控。

预约挂号管理。预约方式有官方网站、好大夫在线等网络平台预约。预约挂号占门诊总人次的18.2%。

药物管理。医院药占比23%。使用17种抗菌药物，其中门诊抗菌药物使用率2.71%、住院患者抗菌药物使用率83.03%。

医保工作。医保出院2004人次，总金额3618万

元。严格医保政策管理，建立基金分配及预警机制，根据总额动态管理办法，将总额基金进行分配，并根据每月同期次均费用结合各病区实际情况对各病区进行次均指标考核。

医疗支援。医院共计与20余家单位建立对口支援协作关系。6月28日，与内蒙古兴安盟蒙医院、突泉县人民医院签订了帮扶协议。接收协作单位医务人员进修8人。选派专家到协作医院开展疑难肛肠疾病手术带教、业务查房、疑难病例讨论、业务培训及专家门诊；接收协作单位业务骨干进修系统肛肠疾病的诊疗、疑难病例的手术、复杂危重病例如藏毛窦的救治及肛肠专科护理等；选派临床经验丰富的科主任、科护士长带教，使中医肛肠专科诊疗护理的理论与临床实际有机结合。

医院在海淀区肛肠培训基地工作中，针对海淀区社区卫生服务中心的医务人员进行一对一带教，对社区医生进行理论培训及技术指导；在田村、万寿路、甘家口、八里庄、温泉社区5家社区卫生服务中心每周派1名专科医生出诊，为社区医护人员进行技术指导，接诊1529人次。派出医护人员进行下社区筛查义诊活动，全年共进行肛肠疾病筛查2016人次，培训社区医护人员122人次，义诊240人次。

医疗纠纷处理。参加医责险83人，总费用6.26万元。修订医疗纠纷处理相关规章制度，畅通医疗纠纷投诉渠道，设立专门人员负责接待受理投诉及纠纷，并定期召开专题会议分析点评，持续改进。全年未发生医疗纠纷。

护理工作　护士94人，其中本科8人。医护比1∶1.4，床护比1∶0.4。

在肛肠病区全面开展优质护理服务基础上，针对新组建的综合病区，制定综合病区"优质护理服务实施方案"，建立"以病人为中心"的整体护理工作模式。继续做好入院、术前、术中、术后及出院健康宣教，做好中医康复指导工作，责任护士定时指导患者及家属操练"八段锦养生操"及"提肛运动"，有计划开展"腹部按摩操"练习，减少术后并发症发生。

全院优质护理服务病房覆盖率100%。

落实责任制整体护理。结合肛肠专科特点，继续落实责任制整体护理工作模式，改变排班模式，按责任分组、分床到人，负责从入院到出院的各种治疗给药、病情观察、基础护理以及健康教育等，为患者提供连续、全程的工作。不良事件上报率100%、整改率100%。

派1名护士外出学习静脉输液技术。

科研工作　医院是国家中医药管理局肛肠病重点专科建设单位，并承担海淀区肛肠科临床重点学科科研项目。

重点专科每季度上报市中医局的首页上报系统，7月上报重点专科上半年数据，11月完成"十二五"重点学科验收工作。

医学教育　为黑龙江中医药大学佳木斯学院临床教学医院。全年共有9人完成在职学历教育，其中7人本科毕业、2人大专毕业。

学术交流　7月23日，医院承办全国肛肠疾病中西医诊疗学习班。12月23日，由中国民间中医医药研究开发协会肛肠分会、中国民族医药学会肛肠分会、中国中医药研究促进会肛肠分会主办，北京马应龙长青肛肠医院、吉林省集安益盛药业、北京海淀区大健康产业联合会承办《消痔灵注射疗法应用标准》会议。

信息化建设　建立远程会诊中心1个、远程会诊工作站4个，分别为武汉马应龙肛肠医院、西安马应龙肛肠医院、河北迁安老干部局马应龙肛肠诊疗中心、张家口第五医院。

（撰稿：张晓利　审核：鲁　静）

领导名单

总　　经　　理	鲁　静
党　支　部　书　记	王志杰
院　　　　　长	韩　宝
总会计师（财务总监）	聂　彬

中国康复研究中心
北京博爱医院

地址：丰台区角门北路10号（100068）　电话：67563322

网址：www.crrc.com.cn

基本情况　卫技人员1205人，包括正高级职称44人、副高级职称89人、中级职称347人、初级师466人、初级士259人。

年底医疗设备净值32030.60万元；年内新购医用设备总金额8154.28万元，其中乙类设备1台（核磁）。医院业务总收入108773万元，其中医疗收入78764万元。

改革与管理　6月，医院启动创建老年友善医院工作，实行一把手负责制，制定工作方案，从老年友善文化、老年友善管理、老年友善服务、老年友善环境四方面组织落实。开展动员、培训、自查、改进等一系列活动，完善基础设施建设，改善老年患者就医环境，提高医疗服务质量，提升老年患者就医获得感。经机构申报、区卫生计生委评估、市卫生健康委专家组复核，12月底通过验收。

为贯彻落实国务院《关于推进医疗联合体建设和发展的指导意见》及中国残联《残疾人康复服务"十三五"实施方案》的工作要求，成立以中国康复研究中心为核心的中康医联体，中康医联体首批合作单位共计66家，由中国残联系统省级康复中心、各省市医疗机构组成。组织召开中康医联体成立仪式暨第一次工作会议，并开展中心首次中康医联体远程会诊工作。

年内接收应届毕业生13人，其中本科3人、硕士生9人、博士生1人；引进军转干部4人，留学生2人。

医疗工作　出院10805人次，床位周转13.7次，床位使用率119.95%，平均住院日31.84天。住院手术1986例。全年用红细胞1012单位、血浆39400毫升，自体输血108单位。实施临床路径管理的有20个科室68个病种，入径3004例，入径率27.8%，完成率85.39%。

预约挂号管理。预约方式有电话预约、网上预约、窗口预约、诊间预约、出院患者复诊预约，开放号源比例47.5%；预约挂号9158人次，占门诊总人次的2.24%。

新技术、新疗法。完成2项新技术（胃肠超声造影、SDAF-SARS手术）审批，并将2015年3项新技术（多导睡眠监测、脊髓损伤患者微循环功能监测、呼出气一氧化氮测定）转为常规技术。手术麻醉高风险授权：完成10个科室78人手术麻醉分级资格复评及17人新申请手术麻醉分级授权；完成14个科室86人高风险操作资格复评及46人新申请高风险操作资格授权。

药物管理。药占比37.58%，其中门诊药占比53.74%、住院药占比29.26%。对抗菌药物使用进行严格管理，门诊、急诊、住院患者抗菌药物使用率分别为7.84%、32.2%、53.1%。

医疗支援。6月12日，医院党委书记吴世彩和副院长张通带领7名专家及相关工作人员前往内蒙古察右后旗开展对口支援系列活动。双方签订2018年度对口支援工作责任书。定期派驻专家指导3人次、免费接收受援医院工作人员来院进修14人次。完成对内蒙古包头第三医院对口支援调研工作，制定对口支援计划，派驻专家实地考察、指导工作。

开展中国集善扶贫关节康复公益项目。曲铁兵教授负责项目的医疗及相关学术活动，中国骨科医师协会关节外科工作委员会专家参与，专家组成员共计80余人。年内先后于陕西、山西、甘肃、青海、安徽和云南6个省区启动并设立"爱心合作医院"，在项目定点医院共实施膝髋关节置换手术百余例，并与各定点医院建立了密切联系，通过当地医生间接对患者进行术后康复指导、定期复查和长期随访。

护理工作　护士567人，其中本科324人、研究生3人。医护比1：1.67，床护比1：1.92。ICU床位10张。

开展早期康复护理及筛查，举办全国脑卒中康复护理新进展培训班、全国康复护理个案大赛、区级临床护理教学实践学术沙龙、神经重症康复护理学术沙龙、骨科康复护理学术沙龙及静脉型植入式给药装置专题培训。召开区级男护士工作联盟成立大会暨第一次学术会议。在市卫生健康委优质护理服务示范评价工作中，骨科获"优质护理服务示范病区"，神经康复二科护士获"优质护理服务示范个人"称号。优质护理服务覆盖率100%。

落实责任制整体护理，做好延伸护理服务。"南丁格尔"社区实践志愿团先后7次走进周边社区、养老院及学校进行急救及康复护理知识培训。加强护理质量和安全管理，根据《创建老年友善医院工作方案》要求，制定护理制度4个、护理流程8个、应急预案3个。修订质控检查标准6个并下发科室，确保护理管理同质化。召开临床护理专业委员会工作研讨，修订委员会职责，提出工作重点、工作目标及创新思路等。对全院静脉输液患者输液工具、导管维护、并发症等进行横断面调研，对存在的问题梳理并予以整改。全年共上报不良事件94件，上报率100%、整改率100%。

接收进修护士25人、临床护理实习生22人。选派260余名护士长及护理骨干参加院外组织的各类培训班及学术活动，培养专科认证护士5人。完成北京协和护理学院康复护理教学任务。

科研工作 申报课题146项，获批84项，获经费1248.23万元，其中国家级项目4项554万元、省部级课题6项223.95万元、局级课题74项470.28万元。在研课题312项，在研经费3728万元。全年完成各级别课题中期审查和结题评审51项。

获批发明专利1项，实用新型专利4项；发表专著12部；获得各类科技奖励4项，其中国家科技进步二等奖1项、中国康复医学会科学技术奖1项、北京医学会北京医学科技奖二等奖1项、北京市科技奖三等奖1项。

医院有神经损伤与康复北京市重点实验室。

医学教育 培养首都医科大学康复医学院在校研究生49人，其中博士生10人、硕士生39人；在校本科生83人，包括康复治疗学专业（四年制）和假肢矫形工程专业（四年制）。毕业37人，其中博士生3人、硕士生13人、本科生21人。完成首都医科大学康复医学院本科教学审核评估工作。

在职参加学历教育1人，获硕士学位1人、博士学位2人。外出专业进修7人，参加短期培训或其他学术活动191人次。举办短期康复医学和技术培训14期，

共培训735人次。

在外院参加北京市住院医师规范化培训25人，结业13人。康复医学培训基地在培住院医师6人，康复医师结业1人，康复治疗师结业6人。

学术交流 举办第七届中日韩康复学术高峰论坛，来自中国、日本、韩国、英国和比利时等5个国家和地区的15名康复医学专家、学者（包括2名院士）进行专题演讲，参会200余人；举办成人及儿童神经生理疗法国际认证培训班；开展与丹麦、比利时、新加坡康复机构，澳大利亚脑瘫联盟，挪威"松诺斯国际网络"等国外机构的科研合作；举办中康30周年学术月系列活动；邀请美国天普大学、日本国康等的专家前来授课；与俄罗斯、韩国、澳大利亚驻华大使馆建立联系；接待日本首相夫人来访。全年接待18个国家和地区29个团组共172人次来访。

举办第七届中国养老服务业发展论坛中的老年康复与护理服务论坛、中国医师协会康复医师分会2018年学术年会等多个国内康复领域会议。继续做好全国运动疗法治疗技术临床应用培训、小儿脑性瘫痪康复培训班、神经生理疗法培训班等项目。

信息化建设 康复医疗信息平台建设信息化建设投入454万元。执行康复平台升级项目，完成医院信息系统超融合平台建设、医保医嘱共享与中心职工医保报销系统开发，开展康复信息系统、院感信息系统、病历信息系统建设工作。根据大型医院巡查要求及各科室医疗信息化需求，不断完善系统功能，加强信息安全等级保护，保障中心信息系统平稳运行。开展中康医联体及远程会诊信息平台建设，为中心30周年医联体远程会诊提供技术支持。

编辑出版 继续与中国残疾人康复协会和中国医师协会共同主办《中国康复理论与实践》（月刊），全年来稿2227篇，刊发312篇，刊发专题12个。

质控中心工作 医院继续承担北京市康复质控中心工作，协助市卫生健康委做好全市三级综合医院康复医学科督导工作，对全市65家三级综合医院、三级中医（中西医结合）医院进行现场督导。并通过三级综合医院康复医学科督导工作对设立区级康复质控中心的区县开展指导工作。组织专家对门头沟区中医院和妇幼保健院进行残疾儿童少年康复服务定点机构进行现场审核，并汇总意见反馈市卫生健康委；受市卫生健康委委托，组织专家完成北京市康复医疗质控核心指标的编写。配合市卫生健康委对国家卫生健康委《关于加快发展康复医疗工作的指导意见》研提意见。参加北京市卫生健康委综合协同监管工作机制启动会，

按要求做好质控中心与地区卫生监督所的协同工作。

基本建设 5月7日，中国康复研究中心ACJ段修缮改造项目（CJ标段）竣工，修缮面积5115平方米，工程造价1828.36万元，监理费49.99万元，设计费104.33万元，项目为国拨资金。

（撰稿：孙文娟 审核：陈 迪）

领导名单

党委书记、主任 吴世彩

副 书 记 李建军 张冬梅

副 主 任 董浩 张通 密忠祥
　　　　　　廖利民

国家电网公司北京电力医院

地址：丰台区太平桥西里甲1号（100073） 电话：63502868
网址：hospital.nc.sgcc.com.cn

基本情况 卫技人员1110人，其中正高级职称83人、副高级职称148人、中级职称308人、初级师271人、初级士300人。

年底医疗设备总值117998.67万元，其中乙类医用设备8台；年内新购医用设备6818.21万元。医疗收入85398.42万元。

机构设置 4月24日，感染管理处与疾病预防控制处合并，成立感染（疾控）管理处。10月23日，撤销计划经营部，其职责并入财务资产部；撤销高压氧科。

改革与管理 完成国企改革任务。贯彻国家电网有限公司改革部署，落实国康集团改革要求，成立领导小组，加强统筹协调，全面清查资产，安全平稳完成管理、资产划转。完成"三供一业"分离移交任务，推进集体企业清算关闭。

推进医药卫生体制改革。落实政府改善医疗服务、耗材联合采购要求，6月30日起实施京津冀六大类医用耗材联合采购，持续加强药占比、耗占比管控。适应DRGs付费改革要求，成立专项小组，提前进行内部试点，研究应对举措。加快分级诊疗体系建设，与6家周边医院及社区卫生服务中心签约医联体，与10家医院及社区卫生服务中心签约胸痛中心区域救治合作协议。

进一步明晰发展战略。围绕国康集团战略布局，研究医院发展规划，在坚定"一型四化"（研究型、社会化、规范化、国际化、现代化）现代医院目标的基础上，提出"北京知名三甲医院、高校附属医院、国康集团龙头医院"的战略定位，明晰"三个全面"

（医疗工作全面对标社会、健康管理全面引领行业、管理服务全面国际接轨）工作路径。

医疗工作 出院18990人次，床位周转36.66次，床位使用率86.21%，平均住院日11.53天，住院手术4826例。实施临床路径管理的科室15个、病种82个。全年临床用血3125单位，其中红细胞2052单位、血浆893单位、血小板180治疗量，术中自体血回输126010毫升。

药物管理。执行北京市药品采购"两票制"，实行药品集中配送。门诊药占比43.11%，住院药占比25.53%，门诊、急诊、住院患者抗菌药物使用率分别为14%、37%、41%。

预约挂号管理。预约方式有114电话预约、网络预约、诊间预约、出院后预约等。预约挂号人次占门诊总人次的5.24%。

新技术、新疗法。心外科开展聚多卡醇泡沫硬化剂治疗下肢静脉曲张、静脉曲张微创射频治疗、髂静脉压迫综合征的介入治疗，消化内科开展急诊胃镜诊治上消化道出血的临床应用，眼科开展眼睑及其附属器相关疾病的微创手术治疗，呼吸开展中线导管置入技术。

医保工作。医保出院10128人次，结算总金额4395.21万元。

医疗支援。区内对口支援朱家坟社区卫生服务站，京内对口支援昌平区沙河医院；京蒙对口支援内蒙古包头医学院第二附属医院，扶贫内蒙古商都县医院。

医疗纠纷处理。未参加医责险。调解纠纷14件，诉讼1件。年度赔付总金额76.76万元。

护理工作 护士566人，其中研究生8人、本科225人。床护比1∶0.49。ICU床位14张。

全面开展优质护理服务。继续开展糖尿病健康教育、尿控门诊、伤口门诊、PICC门诊，4月新增中医特色护理门诊。编写完成《北京电力医院护理工作标准流程》。

全年培养专科护士8人。举办2018年度全能型护士培训班。完成全院护理专业教师遴选工作。护理科研课题在研项目1项。

举办庆祝国际护士节"天使在身边"大型义诊、"工作中的美"护士演讲比赛、最美护士评选、护理教学老师理论授课比赛、护理技术大练兵、静脉留置针操作比赛、PICC导管护理培训、人文关怀护理沙龙等系列活动。

科研工作 各级课题立项8项，立项经费合计196万元，其中国家级项目1项、省部级项目3项、市级项目1项、区级项目3项。获得国家科技进步二等奖1项，获全国电力职工技术成果奖二等奖1项、三等奖3项。

医学教育 毕业硕士研究生3人，录取硕士研究生2人。

外出培训280人次，完成国家级继续教育项目4项、市级继续教育项目14项。到院外进修8人，出国进修1人。

信息化建设 实现门急诊HIS 2.0上线、北京医保医嘱信息共享服务、DRGs数据模拟运行；推广手机APP端分时段预约挂号、体检预约平台团检预约、电医云服务；开通微信、支付宝移动快捷支付，改善患者就诊体验。

（撰稿：王 佟 审核：孙 琰）

领导名单

党委书记 辛利平
院　　长 林方才
副 院 长 温智勇　李俊杰　钱　勇　朵皓英
　　　　　马凌峰　倪冬梅

北京国丹白癜风医院

地址：丰台区太平桥路17号（100074）　电话：88999957
网址：www.88995799.com

基本情况 卫技人员105人，其中正高级职称1人、副高级职称8人、中级职称9人、初级师11人、初级士76人。

年底医疗设备总价值533万元。年内医疗总收入6526万元。

改革与管理 健全人员聘用、岗位设置、收入分配制度，按照多劳多得、优绩优酬、同工同酬的原则，将绩效分配向临床一线倾斜。针对建院以来的各项规章制度查漏补缺，系统汇总，增加在实际工作中的操作性。各类规章制度汇编成册，核心制度张贴上墙。

年内，开展"医疗质量提升行动年"活动，12月，集中开展医疗质量月活动，建立专项活动工作小组，重点针对医疗质量安全核心制度落实、规范用药、暖心优质服务、防范医疗纠纷等方面，开展培训、督导、检查、整改。坚持每月一次由院长带队的全面行政查房，以及每周一次由分管副院长带队的专项查房

和门诊病例讨论。

健全医德医风奖惩体制。将医德医风建设纳入医院发展规划，与业务建设共同研究、部署、落实。成立医德医风考评小组，明确考评标准，把考核结果作为科室和个人的评优评先、绩效工资、年度考核、岗位聘用的重要依据。加强院务公开，利用院内电子显示屏、药品公示栏、黑板报、意见箱等途径，对院内信息实时公示、公开。

医院是三级专科医院，分科较少，推行临床路径管理缺乏经验。年内，医院从单病种入手，选择白癜风病种试行临床路径，涉及门诊、检验科、治疗区、住院部等科室部门，工作尚处在探索、起步阶段。

医疗工作 出院2216人次，床位周转22次，床位使用率50%，平均住院日8天。

预约挂号管理。开设窗口预约、电话预约、医院官网、微信公众号预约、复诊预约等途径。预约挂号

4640人次，占门诊总人次的18.6%。

新技术、新疗法。针对白癜风病种实施accurate检测（精准检测）项目，全面分析判断病情，确定治疗靶点。在治疗上，推行源根同步综合治疗体系，实施白癜风疾病由内而外、个性化治疗用药。在传统治疗手段基础上，强化中医药特色治疗，并引入自体表皮移植外科手术治疗项目。同时针对白癜风疾病心理社会属性，施行"身心同治"全周期综合干预体系，加强患者心理评估、干预。

药物管理。成立药事管理委员会，门诊药占比34.33%、住院药占比33.94%。门诊患者抗菌药物使用率0.03%、住院患者抗菌药物使用率0.13%。

护理工作 护士71人，其中本科2人。医护比1：2.6，床护比1：0.6。

全面落实护理责任制，加强基础护理落实，实行整体护理责任包干制。医院3个护理单元，每个护理单元设1名责任护士长，下设若干护理小组，实行包床到护，责任到人。不良事件上报率100%、整改率100%。

规范和简化护士交班本，减轻护士抄写量，使其有更多时间与患者沟通交流。在培养护士日常礼仪的基础上，进一步规范护理操作用语、护患沟通技巧，要求护士着装整洁，微笑服务，暖心服务，热情接待来院病人，做好病人出入院健康宣教。定期开展病人满意度调查，发现问题及时整改，每月评出护理"优胜单位"给予奖励。

针对护士的资质、岗位性质等开展分层培训，包括护理行为规范及服务礼仪、护理理论及技能操作、护理安全及法律法规等。组织白癜风重点专科护士培训、考核6次。

学术交流 11月12日，多民族玻利维亚国前外交部部长费尔南多·瓦纳库尼·马马尼一行到医院参观交流，了解医院管理理念、中医文化、白癜风专科治疗特色，双方就搭建国际医疗合作平台进行了探讨。

公益活动 建立和完善社区老年患者就医服务绿色通道，为60岁以上老人提供免挂号费、免排队服务。组织医院"红心志愿者先锋队"志愿者走进社区，针对社区群众常见病、多发病入户义诊；组织走进军营关爱消防官兵，走进残疾人艺术团关爱残障群体等活动。年内医院组织社区入户义诊15次，派出医生20人次，服务1000余人次。捐款、捐物折合现金2万余元。

12月，医院外派皮肤科主任李瑞斌率医生团队赴四川省通江县参加"华丽蜕变"共抗白癜风公益行项目，现场义诊500余人次。

作为中国儿童少年基金会白癜风"告白行动"临床执行机构，继续开展白癜风患儿的临床救治，参与白癜风疾病的公益宣传。参与公益志愿服务16人次，完成患儿临床救治300余例。

信息化建设 年度信息化建设投入15万元。对硬件环境、信息安全进行了统一设计，建设专门的计算机控制室，设立专业运维团队，成立运维支持中心，建设监控中心，实时监控全院网络和服务器运行情况。加强对临床医务人员的培训，通过培训熟练掌握信息化应用技术。完善医院官网、微博、微信公众号建设，加强网络预约咨询、挂号管理，初步推进智慧医院建设。

（撰稿：陈丽敏　审核：高毓梅）

领导名单

党支部书记、院长　高毓梅
副　　院　　长　刘德润　蔡　奕
总　会　计　师　王玫瑰

北京首大眼耳鼻喉医院

地址：丰台区成寿寺路33号（100078）　电话：60606161
网址：www.60606161.com

基本情况 卫技人员141人，其中正高级职称12人、副高级职称10人、中级职称27人、初级师36人、初级士56人。

年底医疗设备总值3026万元，其中乙类医用设备

2台；年内新购医用设备总金额958万元。业务总收入16234.5万元，其中医疗收入16234.5万元。

7月23日，经丰台区卫生计生委审核，北京首大耳鼻喉医院更名为北京首大眼耳鼻喉医院。

机构设置　6月1日，增设眼科。

改革与管理　医院为多名眼耳鼻喉专家办理多点执业。

医疗工作　出院5375人次，床位周转36.32次，床位使用率81.92%，平均住院日8.05天，住院手术3649例。

预约挂号管理。预约方式为电话预约。预约挂号35529人次，占门诊总人次的40.11%。

药物管理。门诊药占比16.16%，住院药占比9.2%。门诊患者抗菌药物使用率13.63%，住院患者抗菌药物使用率56.77%。

医保工作。医保患者出院3583人次，医保总费用5553.6万元。

医疗纠纷处理。参加医责险139人，总费用4.72万元。发生医疗纠纷10件，其中调解6件，无诉讼。年度赔付总金额3万元。

护理工作　护士86人。其中本科12人。医护比1：1.1，床护比1：1.72。

开展责任制整体护理服务。安排责任护士班次，病人的护理治疗全部由责任护士负责。落实优质护理，提升护理服务质量。按照三级专科医院的检查标准和细则规范了各项工作，使日常工作规范化、标准化。无护理不良事件上报。

共组织12次全院护理培训，包括静脉留置针的应用、易发生的问题及对策，静脉采血操作技巧，眩晕的诊断、治疗、护理，三基训练及考核，危急值，气管切开术后护理，白内障围手术期护理，眼底手术的

介绍，以循证医学为基础的静脉输液实践指南，除颤仪的操作使用，中医门诊接诊方法与技巧，护理安全管理。参加护理学会、护理质控中心组织的培训12人次。到北京同仁医院进修5人次。

公益活动　3月1日，与北京宝迪康中澳医疗设备有限公司联合成立"爱之声"人工耳蜗植入中心，医院现场为社区、学校等机构筛选出来的有需求的社会群体捐赠助听器20余部、人工耳蜗手术3台。同时，在爱耳日活动期间，面向社会群众提供免费的纯音测听检测。

6月6日，由"生命与医学"科学倡导公益联盟指导，丰台区卫生计生委、北京人民广播电台主办的"关注白内障，用爱护光明"公益活动在首大耳鼻喉医院举行。

9月6日，参加在丰台区大红门举办的"服务百姓健康行动"大型义诊活动，派出专家及护理人员为居民提供义诊服务。

10月26～29日，北京天坛医院耳鼻喉科和首大眼耳鼻喉医院联合主办第四届天坛侧颅底显微外科技术学习班。

11月27日，由丰台区东铁匠营街道办事处、首大眼耳鼻喉医院主办的"校园光明行"建立学生眼健康档案启动仪式在丰台区东铁营第一小学举行。活动通过建立学生眼健康档案，实现对儿童青少年近视的早发现、早干预。

（撰稿：李　婷　审核：蒋剑秋）

领导名单

行政院长、党支部书记　蒋剑秋
业　务　院　长　李健东

北京京煤集团总医院

地址：门头沟区黑山大街18号（102300）　电话：69842525

网址：www.jmhospital.com.cn

基本情况　卫技人员1055人，其中医生345人（主任医师24人、副主任医师61人、主治医师119人、医师78人、医士3人、无职称60人），护理人员544人（副主任护师3人、主管护师190人、护师166人、护士90人、无职称95人），药剂人员54人（主任药师2人、主管药师23人、药师15人、药士7人、无职称7人），

医技人员112人（副主任技师6人、主管技师43人、技师23人、技士7人、无职称33人）。

年底医用设备净值17807.65万元，其中乙类医用设备4台；年内新购医用设备总值1477.58万元。业务总收入126323.28万元，其中医疗收入125667.45万元。

改革与管理　建立医院胸痛中心专科医联体网络。联合北京医院建立急诊专科医联体，医疗发展部与11家医疗机构、1家120急救中心、4家120急救站和1家999急救站签订合作协议。为基层医院进行胸痛中心业务培训16场次，共培训基层医务人员326人次。6月，与宣武医院签约成立医联体，在教学、科研、医疗、人才、管理等方面得到宣武医院的直接指导与帮扶。

开展专科药师服务、药师咨询服务，推动互联网+药学服务。通过药师联合门诊、药师入科开展患者教育、微信短信发送用药指导等举措，为门诊和住院患者提供个性化合理用药指导。

组织"服务百姓健康行动""精准帮扶进乡村、医者情怀暖重阳""职工医院为职工服务"等义诊活动21场次，开展健康宣讲20场次，派出医务人员259人，服务5200余人次。组织社会志愿者进医院开展"爱心天使"志愿服务，上岗1474人次，累计服务3484小时。

11月3日，医院胸痛中心通过中国胸痛中心认证，是北京市第9家通过认证的医疗机构；医院呼吸内科获得国家PCCM（呼吸与危重症医学科）规范化建设项目三级医院达标单位称号（北京市第五家）。

医疗工作　出院23579人次，床位周转29.47次，床位使用率91.39%，平均住院日11.39天。住院手术4475例。剖宫产率38.92‰，围产儿死亡0.021‰，无孕产妇、新生儿死亡。实施临床路径管理91个病种，入径11317例，入径率87.24%，完成11013例，完成率97.31%。全年临床用红细胞悬液1231.5单位、血浆96单位、血小板59个治疗量，自体采血输血124人次181.26单位。

预约挂号管理。预约方式有人工窗口、院内自助机、微信公众号预约、电话预约等4种。全年预约挂号25134人次，占门诊总人次的3.09%。

开展新技术、新疗法共66项，包括功检科肺脏疾病超声诊断，呼吸内科全肺灌洗术，检验科基因检测技术，泌尿外科腹腔镜下腹膜外途径前列腺癌根治术，神经外科颈动脉内膜剥脱术，心血管内科血管超声联合冠状动脉旋磨技术精准治疗冠状动脉严重钙化病变等。

药物管理。药占比36.91%，其中门诊药占比49.98%、住院药占比23.59%。门诊患者抗菌药物使用率17.91%，急诊患者抗菌药物使用率27.62%，住院患者抗菌药物使用率49.23%、住院患者抗生素使用强度44.16。

医保工作。医保出院11693人次，总费用22936.47万元。完善一站式医保结算中心，开始探索与研发床旁医保结算业务系统。

三级医疗。接收上转患者433人次，下转患者10794人次。

医疗支援。继续开展对口支援内蒙古察右中旗人民医院和支援门头沟区永定、军庄卫生院工作。

医疗纠纷处理。参加医责险566人，总费用111.32万元。发生医疗纠纷222件，医调委调解12件，诉讼4件。年度赔付181.52万元，其中保险公司赔付133.06万元。

护理工作　护士544人，其中本科222人。医护比1∶1.59，ICU床护比1∶1.69，CCU床护比1∶0.82，EICU床护比1∶1。护理单元26个。

推进优质护理工作，学习并运用风险管理方法查找护理安全风险点，保障护理工作安全。以新的风险管理方法，查找科室工作安全隐患，分类整理，制定改进措施，督促整改落实。

加强对护理不良事件的管理，每季度召开一次分析会，共同查找事件原因、及时整改。上报护理不良事件394例，不良事件上报率100%、整改率100%。

新入职护士、实习护士岗前教育、全院护士培训、专科护士培训、分层护理理论技能操作培训、急救队员培训共计36次。创新护理理论考核形式，利用问卷网设计护理理论考试题型，上半年分批次完成对全院483人次的考核，下半年分批次完成对全院520人次的考核，经补考考核后合格率100%。

科研工作　申报院级课题25项，中标16项，医院匹配经费10.93万元。在研院级课题40项、合作项目11项，共计51项。结题21项，其中院级课题20项、合作项目1项。

医学教育　接收来自华北理工大学冀唐学院和其他医学院校临床、影像技术专业实习生共22人。接收研究生6人，其中应届毕业生4人。

学术交流　2月1日，英国牛津大学肿瘤医学David Kerr教授到医院消化肿瘤内科、呼吸与危重症医学科进行学术交流与指导。8月24日，日本菅间纪念病院傅光义教授应邀参加医院主办的第一届京西消化道早癌内镜诊治沙龙，就内镜ESD治疗消化道早癌方面进行学术交流，演示指导内镜的规范化操作。

3月16～18日，骨科卫力晋赴曼谷参加颈椎研讨会及解剖操作学习；4月25日～5月1日，药剂科刘建平、白沁宜赴中国台湾4家医院进行经验交流学习；6月18日～7月1日，肛肠科叶明赴英国伦敦St.Mark's医院参加中国肛肠外科医生研修班；9月20～23日、10月18～22日，眼科畅立斌分别赴奥地利维也纳、新加坡参加2018欧洲视网膜会和第八届世界中医眼科大会；10月10～13日，骨科宋正鑫赴加拿大参加第三十九届SICOT世界骨科大会。

年内，派出专业技术人员参加短期培训、学术会议等专业活动1243人次，其中参加全国性学术交流227人次，国际学术交流81人次。

信息化建设　急诊（胸痛）信息系统获得北京市国资委立项支持，项目旨在打通急诊业务全流程，实现急诊信息系统与医院收费、药房、物流、医技等信息系统间无缝连接，实现患者从抢救到后续的门诊、住院救治过程全程数据一元化、可视化共享，全平台医疗设备数据自动采集与存储，实现全部急诊医疗流程的闭环管理。

数据库审计与防统方软件正式上线。根据国家卫生健康委以及医院廉洁风险防控要求，通过技术手段进行事前统方预警、事中统方阻止、事后统方处置，帮助医院建立多环节、多层次的统方防范体系。

护理管理系统上线，利用原有HIS、EMR中的信息资源，进行数据采集和再利用，实现网络环境下护理管理工作数据实时查询、网络直报系统集成平台通过终验，建成互联互通的医院业务协作网络，实现医疗信息的共享与交换。

院感管理院感决策支持系统上线。通过感染管理中大量的日常工作数据进行采集，经过分析和统计，自动生成多种报表和预警，提高院感管理水平。

排队叫号系统更新升级。门诊大厅收费窗口、各楼层接诊台设置网络液晶一体机、多媒体网络播放终端等可视化发布终端，诊室内医生工作站电脑加装叫号软件，护士站电脑加装分诊软件，通过信息化手段进行患者可见、可听、可知的就医导引，改善患者就诊秩序。

基本建设　新建血透中心落成使用。12月10日，医院下属矿分院整体迁入新址，正常运营。完成新百级手术室工程和新建导管室工程建设。完成智能立体车库建设，增加96个车位。

（撰稿：张　娇　审核：吕　兵）

领导名单

党委书记　李清华
院　　长　毛经民
副书记　刘　洁
副院长　秦　鼎　吕　兵　孙秀芳
财务总监　李博韬

北京燕化医院

地址：房山区燕山迎风街15号（102500）　电话：80345566
网址：www.bjyhyy.com

基本情况　卫技人员946人，其中正高级职称37人、副高级职称92人、中级职称313人、初级师281人、初级士223人。

年底医疗设备净值5733.89万元，其中乙类医用设备5台；年内新购医用设备总金额1756.83万元。医院医疗总收入84594.96万元。

改革与管理　参与燕山地区医联体远程心电会诊3908人次。以多点执业的形式为眼科、肿瘤微创介入科、中医科、妇产科引进8名医师。年内引进临床副主任医师以上5人。

4月26日，由中国非公立医疗机构协会对燕化医院开展的"非公立医疗机构信用与能力评价"工作结果公布，取得"行业评价AAA信用医院"及"星级评价5星医院"认证。

11月2日，举行空地医疗救援启动签约仪式，正式启动燕山地区专业化航空医疗救援工作，成为北京西南地区首家、北京市第8家开通空地医疗救援的医院。

医疗工作 出院18496人次，床位周转27.9次，床位使用率92.69%，平均住院日12.19天。住院手术2960例。剖宫产率43.6%，孕产妇死亡率94.79/10万，无新生儿、围产儿死亡。实施临床路径19个科室56个病种，新增临床路径医嘱软件。全年用红细胞1773.5单位、血浆110600毫升、血小板99治疗量，自体血回输40人次129.5单位。

预约挂号管理。预约方式有微信预约、北京市预约挂号统一平台预约、导医预约。预约挂号19164人次，占门诊总人次的2.66%。

新技术、新疗法。医院自行开展新技术22项，其中普外科12项，检验科7项，妇产科、超声科和内分泌科各1项。

药物管理。药占比43.45%，其中门诊药占比55.46%，住院药占比28.7%。门诊、急诊、住院患者抗菌药物使用率分别为7.62%、22.21%、53.07%。

医保工作。医保门诊617110人次，总费用26455万元。医保出院11335人次，总费用22807.02万元。年内，对农合患者并轨城乡居民政策进行解读、宣传、答疑和培训；落实国家谈判17种抗癌药品的维护、培训；配合信息部门完成"医嘱信息共享"的系统技术改造维护及监管；参加北京市36家DRGs收付费方式改革运行工作。

医疗支援。5月11日，与河北省涞水县卫生计生局签署对口帮扶协议书。8月30日，副院长杨金龙带领院感疾控部、外科、妇产科、骨科专家组赴内蒙古自治区鄂伦春自治旗人民医院开展对口帮扶工作；同日，麻醉科副主任黎荣福完成为期1年的援藏任务返京。

医疗纠纷处理。参加医责险876人，总费用41.62万元。发生医疗纠纷6件，调解6件。年度赔付186.46万元，其中医院承担129.98万元。

护理工作 护士527人，本科及研究生208人。医护比1∶1.42，床护比1∶0.46。ICU床位10张，护理单元34个。

根据患者数量及病情分层使用护士，每名责任护士护理7.6名患者。不良事件上报42例，上报率、整改率均100%。加强病人重点环节的管理，建立并完善护理流程及管理评价程序。将压疮、跌倒、管路滑脱作为护理监测指标管理，院内压疮发生率0.018‰，跌倒发生率0.083‰，管路滑脱发生率0.14%。继续扩大延伸护理服务范围，做好出院患者随访工作。为出院患者更换各种管路360人次，其中上门更换管路242人次，出院患者随访率94.62%。配液中心落实静脉药物配置中心工作流程，集中配液，

下送科室。

组织护士长及骨干外出培训120人次。新增专科护士7人，培训专科护士共27人，其中ICU专科护士8人、手术室专科护士4人、血透室专科护士2人、静脉治疗专科护士5人、造口室专科护士1人、供应室专科护士1人、肿瘤科专科护士1人、急诊科专科护士2人、糖尿病专科护士3人。

完成来自5个学校90名护理实习生的临床实习带教工作。

科研工作 申报区级科研项目4项，中标1项，获经费3万元。在研项目12项，结题7项。

医学教育 承担北京中医药大学、河北北方学院、山东医学高等专科学校等医学院校的带教任务，有带教老师319人。

在职参加研究生学历教育14人，取得学位6人。脱产学习59人次，外出进修14人次（其中出国进修2人次）。

学术交流 8月3日，越南河内白梅医院Nguyen Van Kinh教授一行6人到医院参观学习。8月6日，新加坡保健集团行政总监、新加坡国立心脏中心、心外科高级顾问蔡耀龙教授，高级总监、新加坡护理学会主席林瑞霞教授一行7人到医院参观交流。9月8日，医院党委书记、副院长梁建业，肿瘤科主任范宇飞，国际医疗部主任张青春参加在英国牛津大学召开的国际肿瘤诊疗质量高峰论坛会并发言。

信息化建设 年度信息化建设总投入392万元。完成医院核心业务系统服务器的更换、临床路径系统升级、全院的移动护理网络升级改造。患者在门、急诊以及病房均实现免费上网，开通门诊及住院处微信支付功能，年内累计支付231万元。与房山区域医疗信息平台做接口，以便实现患者信息在整个房山区的互联互通。

基本建设 肿瘤中心用房完成建筑整体建设、内外部装修工程，肿瘤中心供电增容改造工程（投资200万元）完成施工。实施天然气管线改造，燃气管线部分计划投资500万元，锅炉泵房改造预计投资1000万元。投资33万元，将院内非阻燃彩钢板建筑拆除更换。改造2间无障碍卫生间，投资2.8万元；计划免疫室、病理科、中医科改造装修，预计投资50万元；修补院内屋面防水，预计投资8万元。

社区工作 辖区人口42740人，截至12月10日，建立居民电子健康档案38539份，建档率90.17%；65岁以上老年人6330人，体检4310人；高血压患者12664人，管理2819人，规范管理1963人；糖尿病患者3266人，管理1508人，规范管理1076人；家医签

约13318人，其中重点人群9140人，重点人群签约率90.03%。

免疫规范化门诊共管理学龄前儿童2742人，在校学生2348人。计划免疫接种13220针次，包括一类苗11005针次、二类苗2215针次。完成燕山地区新生入学结核菌素皮肤试验筛查330人次。计划免疫接种率辖区内常住人口及流动人口全覆盖。

45周年院庆 制作建院45周年院庆宣传片《凤凰涅槃追梦远行》，动态展现医院发展史；举办以"建

院四十五周年我与医院共发展"为主题的演讲比赛。

（撰稿：王　妍　审核：杜晨涛）

领导名单

执行院长　于文杰
党委书记　梁建业（至9月）　赵明军（自11月）
副 院 长　杨金龙　齐　林
财务总监　倪　进（自9月）

北京方舟皮肤病医院

地址：顺义区空港街道裕东路3号（101318）　电话：67621717
网址：www.fangzhoupfb.com

基本情况 卫技人员103人，其中副高级职称6人、中级职称12人、初级师21人、初级士37人、未定职称27人。

年底医疗设备总值1089万元，年内新购设备总金额29.30万元。全年业务总收入2246万元，其中医疗收入1330万元。

机构设置 8月，新增中医科、内科。

改革与管理 医院坚持"以人为本"的服务理念，重视医疗质量安全管理，坚持每月进行医疗质控检查。成立党建和工会职工之家，组织义诊团队为周边社区居民提供免费义诊服务、帮扶困难职工、每月为职工举办生日会。年内，中医科、美容外科、皮肤科分别引进1名副主任医师。

4月15日，由全国白癜风防治公益服务平台主办，中国中医药信息研究会中西医结合皮肤病分会协办，方舟皮肤病医院承办的第八个全国白癜风防治日主题发布会在北京方舟皮肤病医院会议中心召开。会议由中国红十字基金会"全国白癜风/银屑病救助计划"实施机构秘书长彭茹主持，中国中医药信息研究会中西医结合皮肤病分会会长赵广教授，"全国白癜风防治日"创始发起人、白癜风专家、方舟皮肤病医院院长马春林，全国皮肤病专家，以及媒体记者等100余人参加了发布会。此次防治日主题为"打好抗白攻坚战，守护人民保健康"。

5月9日，医院全体医护人员在住院部进行急诊

急救应急演练，演练分为心肺复苏和过敏性休克两部分。

6月17日，医院全体医务人员在门诊楼的输液大厅开展心肺复苏急救演练。

医疗工作 出院1004人次，床位周转11次，床位使用率26%，平均住院日7天。住院手术136例。实施临床路径病种3个（白癜风、银屑病、过敏性皮炎），入径病例962例，入径率95%，完成率90%。

预约挂号管理。预约方式有电话预约和网络预约。预约挂号7206人次，占门诊总人次的61.3%。

药物管理。药占比61.73%，其中门诊药占比45.83%、住院药占比15.9%。门诊、住院患者抗菌药物使用率分别为0.75%、16%。

医疗纠纷处理。开始申办医责险。年内未发生医疗纠纷。

护理工作 注册护士40人，其中高级职称1人、中级职称2人。医护比1：1.3。

在全院范围开展责任制整体护理及优质护理，将护理工作重心向病房前移，实施责任护士床位包干制，认真执行床边交接班、治疗、护理，建立护士"床边记录制"。改革护理排班模式，实行弹性排班。不良事件上报率、整改率均100%。

开展护理满意服务活动。开展"七声"（患者初到有迎声、进行治疗的时候有称呼声、操作失误的时候要有歉声、与患者合作要有感谢声、遇到患者有询

问声、接电话要有主动的问候声、患者出院有送声）、"十心"（以团队化服务为核心、以患者为中心、宣教热心、解答耐心、巡视观察要细心、日常工作要尽心、对待患者要满怀爱心、服务用心、对患者关心、听取意见虚心）、六字（您字不离口、事事请字先、谢谢配合处处说、见面道声好、操作失误要道歉、患者激动时也要忍字当先）活动，从根本上改善护理服务，提高护理质量。

选派护理管理人员和护理骨干9人外出短期培训。其中，1名手术室护士长参加手术室专科培训；5名护理人员参加美容科、消毒供应中心专科护士培训，并取得培训证书；3名护理管理人员参加北京市举办的护理管理人员岗位培训及护理新知识、新理论学习。

公益活动 1月31日，医院医疗关爱义诊团队到顺义区三山社区，展开以"践行社会责任 呵护百姓健康"为主题的免费义诊活动。

4月22日、5月5日、6月29日、9月8日、9月26日医院医疗关爱义诊团队，分别在顺义区蓝星花园社区文化公园、空港街道吉祥花园社区、中粮祥云社区、吉祥花园社区、顺义区三山社区开展了以"爱心永相伴 健康社区行"为主题的健康义诊活动，免费为社区居民检查身体，提供皮肤病相关的健康咨询服务。

（撰稿：许丹丹 审核：孙振凯）

领导名单

党支部书记 刘 红

院 长 马春林

北京爱育华妇儿医院

地址：大兴区经济技术开发区景园南街2号（100176） 电话：69079666
网址：www.aiyuhua.com

基本情况 卫技人员246人，其中正高级职称14人、副高级职称20人、中级职称71人、初级师85人、初级士51人、无职称5人。

年底医疗设备总值6693万元，年内新购医疗设备总值73.9万元。医院总收入12519.18万元，其中医疗收入11492.88万元。

改革与管理 正式通过JCI认证，坚持从源头预防、环节控制、终末管理三个维度持续推动品质建设。全年组织JCI品质培训25次、异常事件上报例数上升25%、品质指标监测85项、安全巡查40余次。全年完成制度修订126项。

引进各学科人才4人：于松，妇产科总监，全面主持妇产科工作；张琳，妇产科主任；王孙奇，护理总监兼护理部主任，全面主持护理工作；肖京洋，海外留学人才，最高学历为博士，任药剂科顾问药师。

医疗工作 出院2969人次，床位周转28次，床位使用率53%，平均住院日3.67天。住院手术1046例。剖宫产率43%，孕产妇死亡1例，无新生儿死亡。实施临床路径管理的有4个科室8个病种。全年用新鲜冰冻血浆6500毫升、悬浮红细胞64单位、血小板5治疗量、洗涤红细胞3单位，无自体输血。

预约挂号管理。预约方式有拨打总机热线或全国免费热线电话预约、官网商务通线上预约、到院与客服工作人员当面预约。全年儿科预约17104人次、占儿科门诊总人次的37.29%；妇产科预约16015人次，占妇产科门诊总人次的82.88%。

药物管理。药占比10.5%，其中门急诊药占比15%、住院药占比7%。门诊、急诊、住院、抗菌药物使用率分别为18.13%、24.5%、50.82%。

医疗纠纷处理。参加医责险282人，总费用5.27万元。发生医疗纠纷15件，均通过医患双方协商解决。年度赔付5.84万元，全部为医院承担。

护理工作 护士128人，其中本科74人。医护比1：1.85，床护比1：0.8。NICU床6张床位，护理单元8个。

全院100%开展优质护理，全面实行整体责任制护理。修订护理制度20项；建立健全质量控制体系，完成每月护理质量问题持续追踪、改进，完成7项品质指标收集、分析、改进；护理异常事件上报率100%，整改率100%，通过异常事件完成流程改进6

次，制度修订2次，PDCA分析4次；建立护士内部轮转机制、科室间互相协助机制，掌握各科室每日护理工作量，合理配备各岗位护理人员，保障紧急状态下护士有效调配。外送进修护士5人，外送护理专业技能培训5人次，外送护理管理培训10人次；培养手术室专科护士1人，全院专科护士达到5人。

医学教育 医院是北京市和大兴区继续医学教育基地，独立承办3个市级继续教育继续医学培训课程。年内脱产学习41人。

有爱育华妇儿医院孕教中心，接受北京市和大兴区妇幼保健院的业务指导和管理，设有首席讲师、AB角色授课，由22名医技护专家承担孕教中心全部课程。课程全部免费，授课形式分为大小班授课、定期开展健康沙龙活动等形式。年内，孕教中心开设30个授课项目（必修课13、特色课17），共计授课177场，听课3195人次。

信息化建设 年度信息化建设总投入86.42万元，主要为基础设施和应用系统的运维支出。

（撰稿：文　凤　杨一美　审核：张　渺）

领导名单

北京京都儿童医院

地址：昌平区回龙观东大街308号（102208）　电话：69787777

网址：www.jdetyy.com

基本情况 卫技人员528人，其中正高级职称52人、副高级职称50人、中级职称93人、初级职称333人。

年底医疗设备净值3552.81万元，其中乙类医用设备2台；年内新购医疗设备总值1183.54万元。业务总收入25766.4万元。

改革与管理 加强医疗质量管理。完善三基三严培训考核体系，强化基础理论、基础知识和基本技能掌握。临床科室定期召开质控会，完善院科两级质量管理体系，建立以质量安全为核心的绩效考核体系。全年收集监测不良事件上报90例，按照《2018年质量与安全培训计划》开展10次培训课程，完成全院31项优先级质量监测指标收集工作。

6月7日，市委书记蔡奇到医院视察并指导工作。蔡奇指出："要依托积水潭医院回龙观院区、京都儿童医院等优质医疗资源，推进医联体建设。"

与首都医科大学三博脑科医院达成战略合作关系，搭建专科医联体。双方将基于各自优势学科，开展紧密合作，建立双向转诊制度、开通疑难危重患儿转诊绿色通道等。

医院与医联（医疗解决方案提供商）达成战略合作，双方将集中优势资源，在儿童健康、医疗、康复、远程医疗等领域展开深度合作，携手打造线上儿童健康医疗平台，为全国儿童提供多样化、多层次、线上线下诊疗与咨询充分融合的互联网+儿童健康管理服务。9月，京都儿童医院互联网医院上线运营，下载医联APP医生端，完成实名认证及多点执业备案，输入邀请码即可进行线上咨询诊疗；患者可通过微信关注"北京京都儿童医院"服务号，可随时咨询专属医生。

根据中国非公立医疗机构协会发布的非公立医疗机构信用与能力评价管理暂行办法、标准、流程，经过现场评价，医院获得"信用评价AAA级单位"和"能力评价五星医院"认证。被昌平区非公有制医疗机构协会认定为"昌平区区域消毒供应中心"。12月5日，医院通过"爱婴医院"年度审核。

11月24日，中国中医药信息研究会儿科分会成立大会在京召开，医院业务院长孙绪丁当选分会副会长。

聘请小儿先心病专家刘迎龙教授担任医院院长，聘请美国儿童早期发展研究专家约瑟夫·斯巴林博士为荣誉教授，聘请儿科专家邹丽萍教授为名誉院长。

医疗工作 出院6250人次，床位周转34.04次，床位使用率92.52%。平均住院日8.34天，平均住院费用19868.93元。手术617例，其中先天性心脏病手术386例、造血干细胞移植88例。全年临床用血16716单位，其中红细胞4429单位、血浆5162单位、血小板7125治疗量。

临床路径管理。上线临床路径管理信息系统，在所有临床科室推进临床路径电子化管理。首期试点病种为支气管肺炎、室间隔缺损、新生儿败血症、婴儿痉挛症、包茎、甲氨蝶呤化疗、急性淋巴细胞白血病、特发性血小板减少性紫癜等8个病种。

预约挂号管理。预约方式有网站、微信预约等；年内挂号300809人次，预约挂号2465人次。

新技术、新疗法。血液肿瘤实验诊断室竣工；开展舒适化检查项目，口腔科舒适化治疗正式开诊；外科完成一例复杂先天性多指畸形矫正手术。

药物管理。医院药占比35.78%。住院医嘱处方699657张，其中含抗菌药物处方418326张；门诊处方267782张，其中含抗菌药物处方64192张；急诊处方58932张，其中含抗菌药物处方17750张。

医保工作。门诊医保患者159464人次、占门诊总人次的54.43%，费用5051.81万元、占门诊总费用的53.43%；住院医保患者5454人次、占住院总人次的70.98%，费用11111.43万元、占住院总费用的76.19%。医院对新入职临床医师进行医保政策培训及考核。门诊拒付费用与临床医师绩效挂钩，住院拒付费用与临床科室绩效挂钩。设立医保住院费用审核岗，兼医保咨询窗口。加快医保患者出院结算，保障异地实结患者出院当天结算。

医疗纠纷处理。投保医责险529人，总费用31.83万元。年内，发生医疗纠纷8件，全部院内协调解决，无赔付。

护理工作 护士274人，其中本科106人。开放床位200张，床护比1：1.37。

全面落实质量安全管理，对16个护理单元进行督查333次，平均合格率73.5%。共上报不良事件23例，整改率100%。

完成全体护理人员的专项统一培训，初次采用情景模拟方式进行礼仪培训。选派5人到外院进修学习，安排多名护士参加护理及相关培训班20余次；全年培养PICC专科护士3人、ICU专科护士1人、消毒供应室专科护士1人。

医学教育 有济宁医学院兼职教师17人，其中教授3人、副教授3人、讲师11人。全年申报并成功举办4个市级项目：危重新生儿观察与护理新进展，危重

症患儿分诊、评估及紧急处理，小儿先天性心脏病的围手术期管理，儿科危重症风险评估与安全管理。

学术交流 5月19～20日，医院副院长、血液科主任孙媛应邀参加第二届儿童淋巴组织细胞病国际研讨会，主讲了儿童噬血细胞综合征移植治疗进展。

10月21～23日，第三十四届国际组织细胞协会年会在葡萄牙里斯本举办，国际组织细胞协会委员孙媛、医院血液肿瘤中心九病区主任肖娟参加会议，医院专家撰写的3篇文摘以海报的形式在会议上全程展出。

11月28日，第九届中国妇幼保健发展大会在郑州举办，孙媛受邀参加脐带血应用与采集分论坛并发表演讲。

全年参加国内学术交流9次，包括首届儿童遗传性疾病及造血干细胞移植论坛、造血干细胞移植高峰论坛、儿童肿瘤专业委员会暨首届全国儿童肿瘤学术大会等大型学术交流会议。

信息化建设 全年信息化投入1188.44万元。上线重大项目9项，其中临床领域5项：住院、门诊HIS系统切换，智慧医院，移动医生、护理系统，医技系统，集成平台；运营领域2项：医院综合运营管理系统综合运营、人力资源管理系统；基础架构领域2项：服务器虚拟化，无线网络。在建项目12项，主要包括急诊预检、电子签章、呼叫中心、客户关系管理系统等。在移动医疗方面，实现移动查房、移动护理、移动输液。

基本建设 全年改造投资4000万元，重点改造工程7项。完成五层VIP病区16间VIP病房改造；四层实验室改造800平方米，建有流式细胞室、骨髓形态室、颜色体实验室、分子诊断室、基因细胞治疗实验室；三层中庭建成园林绿化景观，面积约700平方米，为患者提供更好的住院环境；二层国际医疗部9间诊室改造；口腔科舒适化治疗中心改造，改造面积1000平方米，儿童保健科区域改造，改造面积2000平方米；二层新建多媒体互动区，为北方地区最大多媒体全系投影。

公益活动 全年开展健康大课堂77场，受众16000人次；健康宣传日宣教活动10场，受众8325人次；义诊及筛查活动10场，受益3244人次。

与中华少年儿童慈善救助基金会合作先后成立"血脉相连"儿童噬血细胞综合征、慢性活动性EB病毒感染基金救助项目和"刘迎龙京都小儿先心关爱基金"救助项目。举办两届北京京都儿童医院"血脉相通·携爱同行"儿童噬血细胞综合征、慢性活动性EB病毒感染医患交流会。9月18～21日，赴湖南开展儿童先心等疾病筛查，筛查病症包括先天性心脏病、先天性耳聋、脊柱侧弯、马蹄足等，筛查8562人次，筛

查结果为心律不齐、心动过速、心脏杂音者34人，漏斗胸患儿16人。10月15日，"京都之心"小儿先心病关爱计划患者救助项目第一批患儿顺利完成手术。

年内医院共举办活动232场，为95名家庭贫困的血液疾病患儿申请获得基金救助，获得基金救助善款约780万元；为147名家庭贫困先心病患儿申请获得基金救助，获得基金救助善款约525万元。

（撰稿：李 慧 审核：刘 强）

领导名单

院　　　　　长　刘迎龙
党委书记、行政院长　刘　强
副　　院　　长　宋国维　孙绪丁　崔秀英
　　　　　　　　周高俊　孙　媛

北京王府中西医结合医院

地址：昌平区北七家镇王府街1号（102209）　电话：81779999
网址：www.rjmh.cn

基本情况　卫技人员624人，其中正高级职称24人、副高级职称43人、中级职称138人、初级师244人、初级士155人、实习医师20人。

年底医用设备总值13674.76万元，其中乙类医用设备4台；年内新购医用设备总金额1962.98万元，其中乙类医用设备1台。业务总收入51444.95万元，其中医疗收入50734.57万元。

机构设置　成立国际医疗部，12月通过市中医局验收。

改革与管理　完善医技科室危急值报告标准及流程，强化抗菌药物临床应用管理，规范中医有创治疗。完成医疗技术的梳理，更新院内手术目录，依照手术目录对各科室开展手术情况进行监控，杜绝越级手术。推行依法执业自查系统，建立依法执业自查协管员和依法自查专家组队伍，与全院各科室签订依法执业责任书并开展培训。

参与由国家中医药管理局领导、中国中医科学院眼科医院牵头主办的京津冀中医眼科医联体。与北京清华长庚医院落实医联体合作，开展教学查房、选派医护人员进修等工作。

改善人才结构，引进中高级职称的骨干人才30人。引进北京中医医院、西苑医院、陆军总医院等医院专家15人，解决妇产科、重症监护室等科的人员缺口问题。在院多点执业医师57人。

医疗工作　出院10867人次，床位周转23.62次，床位使用率77.08%，平均住院日11天。住院手术2560例。剖宫产率35%，无孕产妇、新生儿死亡。14个科室开展29个病种的临床路径管理，入径843例，入径率95.3%，完成率93.3%。全年用悬浮红细胞1098单位、血浆51500毫升、血小板58治疗量，自体输血7单位。

预约挂号管理。预约方式有现场预约和电话预约；全年预约挂号1543人次，占门诊总人次的0.31%。

新技术、新疗法。开展新技术、新项目7项，包括：超声科开展经直肠前列腺超声检查、经腹胃超声检查、超声引导细针穿刺活检、经阴道四维超声输卵管造影术、小儿髋关节超声；脾胃科开展镜内镜逆行胰胆管造影术、内镜黏膜下切除术。

药物管理。全院药占比48.34%，其中门诊药占比55.19%、住院药占比40.35%。门诊、住院患者抗菌使用率分别为8.23%、54.85%。

医保工作。医保出院4494人次，总费用10752.73万元。医保门诊299027人次，总费用17388.79万元。

医疗纠纷处理。参加医责险594人，总费用41.53万元。全年受理各类纠纷争议投诉145件，其中调解137件、诉讼3件。年度赔付24.77万元，其中医院承担1.35万元。

医疗保障。与武警北京市总队机动第四支队医疗应急签署保障协议，建立医疗绿色通道，为部队任务提供保障支撑。

护理工作　护士228人。医护比1∶1.34，床护比1∶0.4。ICU床位6张，CCU床位12张。护理单元10个。

搭建三级质量控制组织体系，修订手术室、供应室、急诊、血液净化室质控标准，修订《护理文件质量检查标准》及《中医护理质量考核标准》，将中医护理开展情况纳入科室考核标准。实行"以患者为中心"的护理工作模式，结合各科室疾病特点，为患者制定共性和个性的服务方案。弹性调整各病区护理人员，动态调配护士支援有需要的科室，加强科室间合作。开展中医护理操作，举办护理西学中培训班，开展中医护理技术操作项目16项，优化中医护理方案10个。组织护理教学查房和中医护理查房，提升护士临床思维及中医辨证施护能力。不良事件上报率99%。

参加北京护理学会及其他医院学术会议共计26人次。选送ICU、肿瘤科、血液透析室护士各1人参加专科培训。选派1名护士至北大国际医院进修助产士，2名护士至北京清华长庚医院胃肠外科进修。接受实习生34人。

科研工作 申报课题23项，中标5项。其中，北京市中医药科技项目1项，获经费2.5万元；昌平区中医药科技项目4项，获经费4万元。在研项目6项，结题1项。

医学教育 承担北京中医药大学东方学院、河北省邢台医学院、内蒙古现代职业技术学院19名学生的毕业实习工作。安排东方学院100名学生进行临床见习。有带教老师44人，其中教授7人、副教授5人。接收外院进修21人。选派产科医生1人到北京大学国际医院妇产科进修3个月。

学术交流 4月22～27日，举办中国非公立医疗机构协会麻醉学分会第二届科主任培训班暨北京非公立医疗机构协会麻醉专业第一期培训。8月21日，接待波兰学者先生考察团来院参观，就中医在国外的发展情况进行交流。

信息化建设 信息化建设总投入560余万元。更新临床信息系统，上线PACS系统、自助机服务系统、手术麻醉系统和消毒供应室追溯系统，推进医院数字化建设和自助服务。

（撰稿：单志刚　王璟霏　审核：刘　丹）

领导名单

院　长　魏万林

副院长　刘　丹

医学科研与教育机构工作

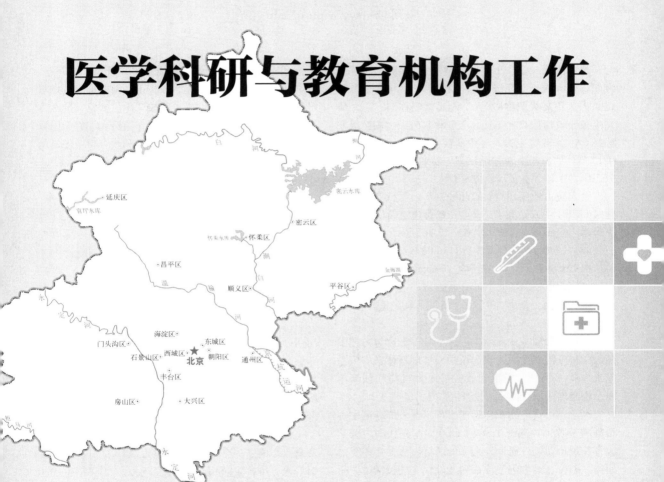

中国医学科学院
北京协和医学院

地址：东城区东单三条9号（100730） 电话：65105915
网址：www.pumc.edu.cn

基本情况 院校正式编制教职工13484人（正高级职称1104人、副高级职称1625人），其中专任教师1541人（正高级职称870人、副高级职称542人）。研究生指导教师1945人（正高级职称1161人、副高级职称784人）；有院士24人（中科院院士7人、工程院院士17人），"长江学者奖励计划"特聘教授17人，"国家杰出青年科学基金"获得者37人。

医学院占地面积113.02万平方米，学校产权校舍建筑面积91.82万平方米、非产权校舍建筑面积21.20万平方米。全年教育经费投入51722.76万元，其中国家拨款48592.74万元、自筹经费3130.02万元。固定资产总值61928.69万元，其中教学、科研仪器设备资产总值11362.86万元。

机构设置 院校下属18个所院、6个直属学院、1个研究生院。

改革与管理 认真落实习近平总书记"努力把中国医学科学院建设成为我国医学科技创新体系的核心基地"指示精神，积极建设院外研发机构和创新单元，围绕加快创新体系建设开展多项开拓性工作。

医学院正式启动职称聘任改革，在教师聘用中实行准聘长聘（Tenure-Track）制度，率先在国内医学教育领域接轨国外研究性大学的通行做法，在传统的研究、临床、教学等职称系列之外，建立包括医教研系列和教研系列的准聘长聘职称系列。4月，院校工作会上将改革确定为年度重点工作，先后起草了《关于准聘长聘及相关教职聘任制度改革的若干意见》《准聘长聘系列教职聘任管理办法（试行）》等系列文件。首批聘任工作在10月底启动。

4月18日，召开院校第九届四次工代会暨第五届四次教职代会，王辰院校长解读了院校的新百年发展方略。强调要从突出国家使命、理解"引领"或"领衔"、有体系、要融合等四个方面准确把握核心基地

的内涵，提出了院校核心基地建设2021年、2035年、2049年三步走的发展目标，分析了当前制约院校发展的四方面困难。会议明确了院校"承启文化、健全体系、创新机制、拓展资源"的工作方略和"成为国家医学卫生健康事业特别是医学研究和教育事业先进的思想源和强劲的动力源"的使命。

5月14日，国务院副总理孙春兰考察中国医学科学院，指出医科院是国内医学科学研究的领军力量，并对院校提出了希望。在国家癌症中心，孙春兰详细了解了中国癌症的监测、筛查、治疗及科研等方面情况。

9月，医学院正式开始实施经典含义上的"4+4"学制临床医学教育模式，在学校新百年之元年，再开中国医学教育先河。

12月23日，由医科院主办、医科院医学信息研究所承办的"2018年（2017年度）中国医院科技量值发布会暨第六届中国医学科学发展论坛"在医科院礼堂举行。这是院校首次发布中国医院科技量值，对中国医院这一特殊研究实体的科技创新力给予评价，导引国内医院科技发展方向。

教学工作 截至年底，在校学生总数（以下均不含成人教育）4994人（其中博士生1923人、硕士生2152人、本科生864人、专科生55人），当年招生1620人（其中博士生645人、硕士生747人、本科228人），2018届毕业生1366人（其中博士生554人、硕士生671人、普通本科86人、普通专科55人）。成人教育在校生772人，本学年成人本科招生148人、毕业338人。

图书馆藏书287.44万册。

院校设有19个研究所、7所临床医院（含与北京市共建的天坛医院）、6所学院和1个研究生院，本科开设4个专业，专科开设1个专业。具有一级国家重点学科2个，二级重点学科8个，国家重点（培育）学科

1个，一级省、部级重点学科4个，二级省、部级重点学科3个；博士学位授权一级学科点9个，硕士学位授权一级学科点3个，硕士学位授权二级学科点（不含一级学科覆盖点）2个；学校获批国家"双一流"建设学科4个；博士后科研流动站6个。有国家实验室1个，国家工程实验室1个，国家工程研究中心1个，国家工程技术研究中心2个，省、部级设置的研究（院、所、中心）实验室42个，国家临床研究中心3个。

7月，医学院与北京大学、清华大学、中国科学技术大学合作，启动长学制临床医学专业培养模式改革，招收非医学类本科已完成3年以上课程的优秀学生进入协和医学院进行临床医学专业学习。10月，2018年长学制临床医学专业培养模式改革试点班正式开学，第一期试点班共有16位来自国内外知名高校的优秀学子入选。

学生交换工作。院校面试并选送2012级八年制学生完成2018年春季和暑期赴海外见习活动，与美国哈佛医学院、芝加哥医学院、密歇根医学院、MD安德森癌症中心、UCLA，法国巴黎公立医院集团，澳大利亚墨尔本医学院，加拿大Baycrest老年医学中心等国外院校做好对接工作。

科研工作 申报省部级以上项目900余项，新获省部级以上科研项目支持575项，经费10.82亿元。其中，重大专项/重点研发计划牵头承担课题15项，获资助经费6.79亿元；国家自然科学基金资助项目258项，获资助经费1.45亿元；北京市卓越青年科学家项目3项，获资助经费1.5亿元；其他部委级项目共299项，获资助经费1.08亿元。在研课题1882项，结题723项。

年度各类成果奖项的推荐申报中，获国家科技进步奖二等奖1项；教育部高校科研优秀成果奖（科学技术）6项，其中科技进步一等奖1项、二等奖5项；北京市科技奖7项，其中科技进步一等奖1项、二等奖3项、三等奖3项；中华医学科技奖5项，其中一等奖1项、二等奖2项、三等奖2项；华夏医学科技奖8项，其中一等奖1项、二等奖2项、三等奖5项；中国医学科学院-梅里埃青年科学家奖1项；中华中医药学会科技奖1项；中国技术市场金桥奖1项。

主办国内外大型学术会议90余个。发表科技论文3270余篇，其中SCI收录论文2295篇。主编学术著作99部。

院校依托学科排名居于国内领先地位的研究机构，筹划完成老年医学研究院、呼吸病学研究院和华西研究基地建设的立项工作，在委属委管科研与医疗单位试点建设眼科、儿科等12个中国医学科学院创新单元，与医科院现有体系形成互补。通过统筹全国科技资源配置，搭建发现、研究、解决临床问题的平台与载体，着力解决当前重大疾病防控难题。同时，院校承接国家卫生健康委重点实验室管理任务，开展委级重点实验室新建、重新认定等工作，完成面向中西部地区11个省市新建委级重点实验室论证工作。

学术交流 院校领导重大出访任务。配合国家重要出访任务：9月13～20日，院校长王辰一行赴德国和法国，访问德国亥姆霍兹研究院和法国医学科学院、法国工程院和梅里埃基金会，进行学术交流；10月22～25日，王辰赴以色列访问魏茨曼科学研究院，并出席中以创新合作联委会第四次会议，在王岐山副总理的见证下，与魏茨曼科学研究院签署合作协议，建设联合实验室；10月31日～11月9日，王辰一行赴美国，访问美国工程院、美国医科院、美国NIH、约翰·霍普金斯大学、耶鲁大学、哈佛大学等机构，进行学术交流。院校代表团组先后访问德国、法国、以色列、美国4个国家，出访总天数21天，共访问20个机构，包括1个国家卫生部、7个国家级研究院、6所高校、4家医院和2个医学研究组织；参加第28届欧洲呼吸学大会、中以创新合作联委会第四次会议等3次国际会议；签署2个合作谅解备忘录及协议。

学术活动。深化中美在卫生科学研究领域的交流，促进国家级医学研究机构间的学术合作，院校完成CAMS-NIH呼吸道疾病联合研讨会的组织筹备工作。会议邀请了来自美国NIAID、哈佛大学麻省总医院、密歇根大学等单位的9位美方教授，来自中国医学科学院、中国科学院、香港大学、厦门大学、复旦大学和中日友好医院等单位的9位中方教授分别就疫苗、治疗和诊断研发，宿主免疫以及病原体传播方面的最新进展作了报告。院校与美国国立卫生研究院有超过30年的合作历史，从2016年开始，双方连续3年合作举办联合研讨会。

"健康长寿重大挑战"项目。11月，院校赴美访问期间，与美国国家医学科学院首次达成合作意向，合作开展"健康长寿重大挑战"项目，并签署相关合作谅解备忘录。双方合作设立健康长寿重大挑战"全球催化奖"，项目资助期为3年，每年资助项目30个。院校通过此次项目合作，催化并支持跨学科及创新性研究，通过资助创新性项目，促进研究转化为行动。同时积极参与国际交流合作，全面评估中国老龄化带来的挑战，为科研创新提供新思路，发挥医学研究创新体系核心基地的引领作用。

教师海外培训项目。院校与美国哈佛大学医学院、约翰·霍普金斯大学医学院合作，开展教师培训项目，拓展院校教学科研管理人员国际视野。选派74名青年教学科研管理人员参加为期8个月的哈佛大学培训课程，选派5名基础与临床一线教学人员赴约翰·霍普金斯大学医学院学习1个月教学管理模式，促进院校医学教育改革。

推进中国医学科学院牛津研究所项目落地。中英双方就研究所的建设方式、人员聘用、运营管理、资金划转等工作进行了长达一年的反复磋商，在关键问题上基本达成共识。医科院、牛津双方进一步签署了《关于中国医学科学院牛津研究所的协议》，约定有关研究所的建立以及在其支持下进行的学术活动等相关内容。

与国家留学基金委奖学金项目。院校进一步扩大巩固与国家留学基金委、英国牛津大学、美国波士顿儿童医院联合奖学金项目，为青年科研人员提供更多深造机会。根据与中国国家留学基金管理委员会、英国牛津大学签署关于高层次医学创新人才培养管理合作的三方协议，选送7名八年制医学博士于2019年赴英进行科研训练；依据"中国国家留学基金管理委员会—中国医学科学院—波士顿儿童医院细胞和分子药物联合奖学金"项目，选拔10名医科院及其各所院中符合条件的青年研究人员作为奖学金获得者，资助其赴波士顿儿童医院进行细胞和分子药物领域博士后研究。

外专项目。国家外专局的外国文教专家聘请计划为院校外专项目类工作的重要部分。6月，共完成院校2018年项目拨款1062万元，支持各类外专引智项目67个，其中包括国家级重点项目16个。

外宾来访。截至12月，共接待来访近20批次，130余人次。其中，英国卫生大臣马修·汉考克（Matthew Hancock）率卫生与生命科学代表团一行11人于9月17日访问院校，就卫生信息、健康大数据和数字化医疗等方面进行交流。

美国中华医学基金会（CMB）工作。与CMB和各高校联络官进行沟通联络，按时参加CMB组织的各类会议；各所院2018年度共申报23份OC项目申请书，获批1项。

信息化建设 学校多媒体教室22个，信息化设备资产7963.17万元，校园网出口总带宽6450Mbps。

基本建设 11月28日，医科院北区建设工程在海淀区马连洼新址正式开工，工程总建筑面积约15万平方米。北区工程包括重大疾病研究国家实验室、"协和三宝"之一的图书馆、药用植物科研楼及学生宿舍等相关附属设施。各所院空间建设取得多项进展，有序推进了北京协和医院转化医学综合楼地下结构施工、肿瘤医院住院综合楼、整形外科医院改扩建工程、病原所新建工程、药生所和动研所入驻大兴生物医药基地、苏州系统医学研究所新大楼等工程建设项目。

其他工作 院校主动承担社会责任，代表国内科技界在基因编辑婴儿、长生疫苗等社会重大事件中积极发挥作用。在备受关注的世界首例基因编辑婴儿事件中，院校迅速组织专家研讨，提供技术咨询，组织起草生物医学新技术研究与应用伦理指南，承担组建国家生命伦理委员会的任务。院校第一时间发表官方声明，代表中国医学科学界在国际权威医学杂志《柳叶刀》主动发声，表明中国医学界和科技界对此事件的立场、态度及拟采取的积极措施，彰显了中国医学科技工作者严守伦理底线、捍卫人类尊严的决心。长生疫苗事件发生后，院校积极作为，承担科技评价任务，为事件处置和相关决策提供及时客观的科学证据。

（撰稿：易婧婧　审核：王　辰　庄　囡）

领导名单

党委书记　李国勤
院 校 长　王　辰
副 书 记　姚龙山　王云峰
副院校长　郑忠伟　张　勤　张抒扬

中国中医科学院

地址：东城区东直门内南小街16号（100700） 电话：64014356

网址：www.cacms.ac.cn

基本情况 职工6114人，其中正式职工3789人。专业技术人员3616人，其中正高级职称563人、副高级职称839人、中级职称1481人、初级职称640人、其他93人。博士生导师232人，硕士生导师350人。两院院士5人，国医大师4人，客座研究员69人。

改革与管理 把"大学习、深调研、细落实"贯穿于决策和执行全过程，以问题为导向，持续深化改革，举办科技人才座谈会，探索建立临床、科研、医疗分类管理考核评价体系。继续实施研究所/中心分类改革，在引导资源配置基础上，紧密围绕国家和行业重大战略需求，实施中医药科技重大成果引导项目。利用基本科研业务费，整合全院全行业资源，组建跨学科、跨单位、跨行业的多学科研究团队，开展持续深入研究，促进重大成果的产出。信息所主持的《中华医藏》整体实施方案获得文化旅游部和国家中医药管理局批准，正式启动《中华医藏》编纂项目；针灸所积极推进针灸国际大科学研究计划，参加科技部牵头组织国际大科学计划和大科学工程战略规划（2020—2035）的编制工作。

科研工作 召开第四次全国中药资源普查工作推进会，正式实施第四次全国中药资源普查工作。制定《2018年中药资源普查工作要点》，多次召开普查工作会、技术培训会、中药资源管理人才研修班；为2018年启动的710个县的普查工作提供技术和数据服务，继续为各省、自治区、直辖市1300个县域中药资源普查工作提供技术支持；汇总整理了拟验收20个省267个县的数据和实物资料，新增入库腊叶标本和药材样品4万份，累计汇总标本实物30万份；推进《中国中药资源大典》系列专著编撰工作；"中药资源动态监测系统2.0"开发获得2018年地理信息产业优秀工程金奖。

组织申报各级各类科技项目1011项，中标408项，获资助合同总额3.95亿元。其中，5个牵头项目获2018年度国家重点研发计划"中医药现代化研究"重点专

项资助；"中药道地性研究"获首个中药领域国家自然科学基金重大研究项目资助，中药资源中心副研究员郭娟获2018年度国家自然科学基金"优秀青年科学基金项目"资助，医史所研究员顾漫获2018年度国家社科基金重点项目资助，国家自然科学基金重大研究项目、优秀青年科学基金项目、国家社科基金重点项目均为零的突破。

在研课题1478项，其中国家级453项，累计合同总额14.58亿元。国家重大新药创制项目"青蒿素及其衍生物创新药物研究"、国家自然基金特别资助项目"青蒿素类化合物抗疟机制研究"、艾滋病和病毒性肝炎等重大传染病防治专项项目"中医药促进艾滋病患者HAART后免疫功能重建新方案研究"，以及国家重点研发计划项目、973项目等一批重大科研项目进展顺利。出版《中国中医药重大理论传承创新典藏》，《中国中医科学院奉召建院名医学术思想精粹》完稿。完成老官山汉墓出土竹简资料信息全面采集工作，影印出版《海外汉文古医籍精选丛书·第二辑》，收录日韩越三国的医籍20种500余万字；启动编撰第三辑，包括海外医籍30种。《中医十三经珍善本影印集成》《中医历代养生名著集成》获国家古籍整理出版专项资助。

"基于遗传与环境的道地药材品质保障技术研究"成果获得北京市科学技术一等奖，8项成果获得一级学会科学技术奖一等奖。申请专利42项，获得授权54项。双参芎连颗粒、芪珀生脉颗粒、保心颗粒3个新药获得临床批件；参芎解郁颗粒、芪术糖肾颗粒、医院益髓生血颗粒、清热化瘀凝胶、开郁止咳口服液制剂5个新药获得临床研究注册受理。止哮平喘颗粒、通降颗粒两个临床前阶段的研发新药成功转让，转让金额1500万元。发表学术论文2691篇，SCI收录471篇，影响因子大于5者50篇，影响因子大于3者221篇。

《中医杂志》入选中国科协"中文科技期刊精品建设计划"，《中国中西医结合杂志》入选中国科协

"精品科技期刊"，《中国针灸》入选中国科协"中国国际影响力优秀学术期刊"；《中医杂志》《中国实验方剂学杂志》《中国中医药信息杂志》获中华中医药学会"优秀期刊奖"，《中医杂志》英文版获得中华中医药学会"优秀品牌建设期刊奖"。

中医药标准。国际标准ISO/TS 16843-4:2017《针灸表达分类结构　第4部分：经络》，已经发布；《中药材商品规格等级通则》《中医药——灵芝》《中医药——铁皮石斛》3项国际标准通过DIS投票，进入FDIS阶段；《中医药——农残检测》《中医药——二氧化硫检测》进入CD投票阶段；ISO/TS 22558《中医药数据集分类标准》进入出版阶段。国家标准《中医药数据集分类与代码》《中医药学语言系统语义网络框架》通过专家审查，116项道地药材团体标准、144项中药材商品规格等级团体标准正式发布，《中医药学主题词表》网络版应用、24项针灸团体标准和7项针灸国家标准的制修订工作有序推进。"中药材重金属ISO标准研制"获世界中医药学会联合会中医药国际贡献奖科技进步一等奖。

科研平台建设。中药科技园一期工程青蒿素中心及园区基础建设项目获得立项，完成施工前准备工作；西苑医院入选国家中医心血管疾病临床医学研究中心，成为首批试点的国家中医临床医学研究中心；道地药材国家重点实验室培育基地绘制出第一个完全依赖于菌根异养植物的高质量基因组图谱，提出将科技考古引入"本草考古"；中药临床评价国家工程实验室形成中药临床试验质量管理行业标准12项，完成生物样本库改建工程招标，改造工程正在建设；中药质量控制技术国家工程实验室建设稳步推进；信息所研制的中医药知识服务平台（微信版）、古今医案云平台、中医智能辅助决策系统等在社会推广试用。与郑州大学结成战略合作伙伴关系，签署了《郑州大学——中国中医科学院战略合作协议》，共建郑州大学——中国中医科学院中医药智能科学与工程技术研究中心；基础理论研究所和中国科学院上海微系统与信息技术研究所共同发起成立了中医药先进技术联合实验室。

首都科技条件平台实验服务基地新增开放科学仪器设备15（台）套，总值801.3万元，开放设备总值超过4.1亿元，服务合同总数131个，合同实现额9432万元。望京医院在科技部、财政部会同有关部门组织的中央级高等学校和科研院所科研设施与仪器开放共享评价中获得良好评价。

医疗工作　多次调研并召开专题会议，成立组织机构，推动院属西苑医院、广安门医院、望京医院、眼科医院有序开展医院章程制定试点工作；根据等级医院评审标准，结合医改要求，优化目标责任核心指标，强化中医药特色优势、重点专科建设、重大疑难疾病救治能力、医院内涵建设、医疗质量与风险防范等目标考核，提高中药及中药饮片处方比例，引导医疗机构增强中医药特色。

加强专科建设，行业引领区域辐射能力持续提升。西苑医院肺病科等14个专科入选区域中医（专科）诊疗中心建设项目，西苑医院冠脉血运重建后心绞痛、胃癌前病变、结直肠癌、广安门医院非小细胞肺癌、望京医院溃疡性结肠炎项目入选重大疑难疾病中西医临床协作试点项目。4家医院成立京津冀专科协同联盟9个，发挥辐射带动作用；以DRGs为抓手，推进院属4家医院开展DRGs优势病种研究。

加强能力建设，中医药防病治病能力不断提高。全院门（急）诊总量688.37万人次，同比减少4.67%；出院8.17万人次，同比增长4.43%；医疗业务总收入62.51亿元，同比增长4.52%；引导各医疗机构持续加强中医药特色优势，中药饮片药费占比47.8%，医药分开综合改革成果得到有效巩固。

人才培养　作为人力社保部批准的中医药行业唯一的国家级专业技术人员继续教育基地，全年召开3次国家级专业技术人员继续教育基地建设调研座谈会，完成《"国家级专业技术人员继续教育基地"建设项目实施办法》初稿；中药资源中心"分子生药学学科发展储备人才能力建设"高级研修班获批2018年人力社保部专业技术人才知识更新工程高级研修项目。获批继续教育项目国家级74项、院级203项，公示2019年度继续教育项目国家级126项、院级380项，推荐上报人力社保部专业技术人才知识更新工程2019年高级研修项目3项。

推进研究生教育内涵式发展。探索试行博士生招生"申请—考核"制和硕士学位研究生推荐免试攻读制，经申请考试方式录取博士生4名，拟录取推荐免试硕士生29名；推进教学改革，中医内科学教研室教授仝小林等申报的"基于临床能力的中医类人才多维培养模式的创新与实践"获北京市高等教育教学成果奖二等奖；加强研究生特色教材编写，出版《神农本草经译释》，完成《人文视角下的中医药》《中医师承讲堂》编订工作；完善研究生学位论文质量评议审核机制，组织首届全国中医药优秀博士学位论文评选。授予博士学位60人，其中医学博士42人、临床医学博士16人、临床医学（中医师承）博士2人；授予硕士学位135人，其中医学硕士86人、临床医学硕士43人、中医硕士1人、临床医学（中医师承）硕士1人、管理学硕士4人。招收硕士生170人、博士生103人，港澳台地区硕士生1人，加拿大硕士留学生1人。硕士、博士研究生招生指标分别增加10名和32名，增幅近45%，博士生招生103名。

完成首席研究员增选、续聘及荣誉首席研究员增选工作，共授予荣誉首席研究员13人、首席研究员56人、特聘首席研究员5人；全院19名医疗科研人才入选岐黄学者；中药资源中心研究员郭兰萍牵头的中药生态农业创新团队入选科技部重点领域创新团队，是科技部年度创新人才推进计划中唯一入选的中医药重点领域创新团队；研究员袁媛入选科技部"中青年科技创新领军人才"；推荐中药研究所博士徐承超申报"青年千人计划"，并通过科技部答辩；广安门医院熊兴江、针灸研究所何伟通过"万人计划"青年拔尖人才初审。

加强学术经验继承和传承博士后管理。召开中国中医科学院传承工作会议，启动中国中医科学院第三届国医大师传承工作室、全国名老中医传承工作室建设及国医大师路志正百年诞辰学术思想系统整理研究工作；举行了第六批全国老中医药专家学术经验继承工作拜师仪式；完成9个全国名老中医药专家传承工作室的验收工作；推进全国中药特色技术传承人才培养，全年4家基地举办全国中药特色技术传承人才培训项目10期，培训608人次。组织博士后申报博士后科学基金面上项目、特别资助项目和博士后创新人才支持计划，以及香江学者计划等项目，8人获得资助。博士后研究人员进站31人，其中流动站招收26人、工作站联合培养5人；出站32人，退站5人。

学术交流　发挥学术引领作用，完成了国家中医药管理局委托的中医药传承与创新"百千万"人才工程（岐黄工程）第一阶段岐黄学者遴选任务。

牵头与德国联邦医师公会下属德中医学会、汉诺威医科大学和天士力集团共同建设的中国—德国中医药中心在德国汉诺威正式揭牌成立，眼科医院与挪威圣·奥拉夫眼科诊所共同成立了中国—挪威中医药中心，中药研究所与荷兰莱顿大学合作建立的中欧中医药及天然产物研究中心揭牌。与美国合作，组织研讨规划，建立了多个中医药综合性合作平台，初步形成以加州大学、克利夫兰大学、耶鲁大学、哈佛大学等高校为首的中美中医药合作布局。

以中医药"一带一路"合作专项为支撑，开展国际大项目科技合作。调增"一带一路"合作专项经费，重点围绕中医药海外中心、国际合作基地和联合实验室建设、国际人才培养，同时支持与欧美先进国家的科研机构合作，新立项课题13项；通过项目经费

支持，以课题数据为研究基础，针灸所中标了国家重点研发计划1项，获批经费332万元。申报科技部国际科技合作项目6项，结题3项；获批国家中医药管理局国际合作专项8项。年内因公出国（境）89批226人次。

以服务国家外交为切口，推动中医药在"一带一路"倡议国家的发展。组织3名专家赴德国、荷兰、比利时，为当地华侨义诊，诊治患者近1000人次；2名专家赴尼日尔、越南为总统及首脑进行涉外医疗服务；承办中非卫生合作高级别会议中非传统医药合作专题论坛；全年承办17次中医药国际会议。接待来访外宾96批840人次，其中副部级以上团组4批；接待外国领导人、使馆人员及家属、来华工作的外国友人等国际患者近3000人次。

WHO合作中心工作　与WHO共建了临床与信息、针灸、中药3个传统医学合作中心。年内，临床研究与信息中心（由信息所及临床所负责）与WHO以共同建立中医药临床知识数据库为目标，开展中医药临床知识平台建设，该平台将整合中医药领域的知识资源，包括中草药质量控制的标准、ICD术语（含诊断、基础理论、临床、中药等）。中药中心为WHO派遣的传统医学管理官员及技术专家提供了为期一周的中药质量控制及安全性培训；有10位专家被聘为WHO高级顾问，参加国际间及区域间学术会议或讲学、重大项目及法规策略研讨与制定。针灸中心派专家参加了WHO在韩国首尔召开的第三届WHO针刺质量保证和改进工作组会议，确定了提高针灸服务质量方案，起草了不同保健机构提供针灸服务的质量属性调查表，完善数据收集方法、时间计划、可交付成果、报告格式等；建立并完善针灸国际注册登记研究平台，启动了包括卵巢早衰、腰痛、中风、肥胖、糖尿病前期5个疾病的数据录入系统；培训了来自45个国家的432名外国学员，学习内容包括针灸学、中药学、中医食疗、中医美容、推拿按摩、气功等。

信息化建设　推进网络安全防护工作，东直门大院网络的整体安全防护水平得到提升；推进院附属医院与院本部网络互联互通，开展院属医院与院本部光传输链路互联项目；启动协同办公系统升级改造和财务内控系统升级工作，促进管理水平和服务能力的提升。

基本建设　推进中药科技园一期工程青蒿素研究中心项目，通过招标确定了项目勘察单位和设计单位，完成现场勘察、方案设计和《初步设计及概算》编制，推进土地性质变更和水电暖等的市政部门报装；启动东直门大院立体车库项目和中医门诊部抗震加固及改造工程项目的建设；西苑医院完成病房楼节

能及消防改造项目、西区病房楼及原挂号楼等临建楼改造工程招标工作，眼科医院医疗综合楼屋面防水及外墙保温装饰工程取得国家中医药管理局批复。

扶贫工作 制定《中国中医科学院中医药扶贫工作方案（2018—2020年）》《中国中医科学院2018年扶贫工作要点》。动员院属4家三甲医院共向山西省五寨县捐赠1000万元扶贫医疗设备资金，派出5位专家赴五寨县中医院驻点，开展组团式医疗定点扶贫，每半年轮换1次；组织4家医院专家开展基层医务人员中医适宜诊疗技术培训，每月派出医疗队赴五寨县开展专科帮扶及巡回诊疗，眼科医院开展"五寨眼健康光明行"活动，为当地患者免费进行白内障复明手术。中药资源中心牵头成立169人的中药材产业扶贫行动技术指导专家组，编制了针对830个贫困县《贫困地区生态适宜种植中药材推荐目录》；召开"中药材规范化种植与产业精准扶贫培训"技术培训会，先后3次培训中药材种植骨干数百名；撰写了《山西省五寨县中药材产业扶贫示范区建设方案》，协调推动中药企业拟投资2亿元在五寨县建设中药产业园区。

精准扶贫。 组织院属4家三甲医院赴贵州开展定制药园考察工作，并与贵州签署"定制药园"协议，推进中药材产业扶贫工作；派出3支国家中医医疗队，分别赴甘肃、陕西及青海集中连片6个贫困县开展"服务百姓健康行动"全国大型义诊周；签订落实帮扶贵州省遵义市中医院协议；推进广安门医院帮扶河北省阜平县中医院工作；望京医院对口支援宁夏回族自治区固原市中医医院、宁夏中西医结合医院及内蒙古克什克腾旗蒙医中医医院，托管河北省固安县中医院骨伤科；进一步加强西藏藏医院、新疆维吾尔医医院等单位支援力度。

（撰稿：李爱军　审核：杨龙会）

领导名单

党 委 书 记	王　炼
院　　　　长	张伯礼（至11月）
	黄璐琦（自11月）
副　院　长	黄璐琦（至11月）　王　炼
	王申和　杨龙会
	唐旭东（自11月）
副书记、纪委书记	武　东（至11月）

北京市眼科研究所

地址：东城区崇内大街后沟胡同17号（100005）　电话：58265900
网址：www.bjio.org

基本情况 职工70人，其中科研人员及医师系列45人，包括正高级职称12人、副高级职称14人、中级职称12人、初级职称7人；其他系列25人，包括技术人员23人、行政人员2人。

年底固定资产净值2971.91万元，其中100万元以上设备15台。年内新购医疗及科研设备总值1642.28万元。

改革与管理 引进"海聚人才"——美国加州大学洛杉矶分校人类遗传学系范国平教授、美国波特兰经典卫生研究院项目主任杨红丽教授。获得北京市属医学科研院所改革发展试点项目第二批立项，资金支持1518.54万元。

医疗工作 全年低视力门诊6000余人次。

科研工作 全年申报各级各类科研课题26项，立项15项，包括国家级1项、省部级1项，共获经费2221.54万元。其中国家自然科学基金1项、北京市属医学科研院所改革发展试点项目第二批1项、北京市医院管理局资助项目3项。在研课题13项，结题6项。

眼科学与视觉科学实验室参加了首医科学院的申报，完成实验室向首医科研南楼的整体搬迁。

开展人体临床试验1项，人胎儿RPE细胞（fRPE）移植作用于视网膜神经退行性病变的临床转化研究，已开展3例Leber先天性黑蒙（LCA）患者的fRPE细胞移植，初步证实了安全性。

参与《基础眼科学前沿》论著的编辑工作，担任副主编1人、编委2人，负责其中细胞治疗、眼部色素细胞及基因治疗等章节的撰写，其中RPE细胞吞噬检测结果作为该书的封面图片刊出。获批实验室第二个科技部重点专项——iPSCs重塑MYOC突变恒河猴小梁网的效果分析与应用研究。设立重点实验室开放课题5项，共计20万元，带动各附属医院眼科及各科研基地的整体发展，接待专家来访7人次。

负责首都医科大学眼科学院办公室行政工作。完成第三届首都医科大学眼科学院学术委员换届工作。完成学校教师职务学科学术评议专家库建设。召开2018年首都医科大学眼科学院学术高峰论坛，大会以"思维创新、技术引领"为主题，邀请相关专业知名学者分享最新进展，内容涵盖眼科学、表观遗传学及航天医学等领域。

北京眼病研究为国际眼病流行病学调查之一，也是研究所标志性研究成果。重点研究方向在于探索眼病及全身疾病的关系，以及利用眼部影像对全身疾病进行识别和预测。北京眼病研究数据集工作，揭示了全身炎症对眼部形态结构及疾病的影响，进行了运动对多种致盲性眼病患病率影响的系统性分析。经过近两年的准备，完成眼底影像资料10年比较性研究的基础框架搭建，并就高度近视眼底改变、黄斑前膜、豹纹状眼底等10年变化进行分析，成果发表在*Ophthalmology*等杂志。由于北京眼病研究的高质量和独特性，与国外知名研究组进行了合作，本年合作成果发表在*Nature Genetics*等杂志。

邯郸眼病研究。完成青光眼眼底阅片、老年性黄斑变性的阅片工作。并基于随访数据发表了3篇SCI文章。年内，邯郸眼病研究加入北大队列研究共享平台；同时加入了新加坡等多个国家的大型队列整合项目，并提供相应变量及原始数据，已完成1篇多个国家多个研究合作的SCI文章。

7月15日，由北京同仁医院牵头，眼科研究所与中科院自动化研究所联合多家单位获批国家重点研发计划项目启动和实施方案论证会召开，智能机器人重点专项——眼科显微手术机器人系统研制与临床试验进入实施阶段，总经费1940万元。

科研转化 验光配镜从顾客适应眼镜的传统模式，转变为眼镜适应客户的全新模式，使验配达到更高的清晰度和舒适度，该系统应用获北京市医院管理局第三届科技创新大赛一等奖。设计开发可随身进行视力自测的视力计算器APP，通过简单易得的工具随时对视力进行自测。针对角膜塑形镜验配中存在的问题，设计开发角膜塑形镜辅助验配系统，帮助验配师为患者准确、快捷地配制角膜塑形镜。针对角膜塑形镜清洗不易的难点，设计开发了角膜塑形镜专用清洗系统，提升角膜塑形镜的安全性。

医学教育 2017年度录取研究生20人，其中硕士生15人、博士生5人。毕业研究生17人，其中硕士生12人、博士生5人。在读硕士生40人、博士生14人。在站博士后1人。4人赴美国进修，1人赴瑞士进修。健康快车分别于7月11～12日和10月17～18日，在北京同仁医院、眼科研究所举办了眼底激光实操培训班，来自29家医院的32名医生参加培训。

学术交流 参加美国眼科学和视觉科学研究大会、亚太地区眼科学大会、世界眼科大会等国际学术会议，以及中华医学会眼科分会年度大会等国内学术会议。

主办以"大师论道、学科引领"为主题的学术交流，邀请相关专业知名专家学者分享最新前沿进展，开放科学新视野，启发科研新思维。

彭晓燕教授联合眼科中心（北京市眼科研究所、北京同仁医院眼科）主办国家级继续教育项目——眼科影像诊断读片会。读片会以专题讲座形式，以眼科疾病某一影像学表现为出发点，结合临床经验及国内外最新研究进展，探讨该表现的定义、发病机制、临床表现、诊断及鉴别诊断等，参会300余人。

2月8～11日，第33届亚太眼科学会大会（APAO 2018）在香港国际会展中心召开，王宁利教授当选为亚太眼科学会新任主席。胡爱莲教授获得亚太眼科杰出防盲奖。

10月12日，中华预防医学会公共卫生眼科学分会成立。王宁利当选第一届委员会主任委员，胡爱莲当选副主任委员兼秘书长，刘武、潘志强、张丰菊、杨晓慧当选委员。

信息化建设 完成首都科技平台大型仪器开放共享填报系统更新。

编辑出版 编辑出版《眼科》《国际眼科纵览》两部核心期刊。

12月29日，中华医学会与北京市眼科研究所主办的《国际眼科纵览》（原《国外医学眼科学分册》）杂志编委换届，王宁利担任新一届（第7届）编委会总编辑，副总编辑由范先群、胡爱莲、孙兴怀、王雨生、魏文斌、杨培增担任。

（撰稿：王丹丹　审核：万修华）

领导名单

党支部书记　王　爽

副 所 长　胡爱莲

北京市耳鼻咽喉科研究所

地址：东城区崇内大街后沟胡同17号（100005） 电话：65288432

网址：www.bjent.org

基本情况 职工59人，其中正高级职称7人、副高级职称12人、中级职称20人、初级职称16人。

年底固定资产净值1288.8万元，年内新购医疗及科研设备总值112万元。

改革与管理 完成下属三产公司的各项整改工作和剥离方案。所务会通过三产公司更换法人决议，启动更换法人程序。8月，成立产学研中心，以提升自主创新和转化能力，确保科研成果转化项目顺利开展和规范合作模式，促进产学研协同发展。

年内，撰写研究所2019～2023年五年人才规划。8月，配合同仁医院完成2018年同仁新职工入职培训任务，并安排3个相关科研专题。

加强财政项目经费管理：科学合理编制预算，加强重点项目审核前置；财政经费全过程信息系统化管理；健全预算执行进度督导机制。推进落实实验室安全、规范化管理，严格督导实验室安全管理和安全培训、技术资格认证培训等。实验室的基础设施改造基本完成。

刘博担任中国康复医学会眩晕专委会首届主任委员，程晓华、傅新星任委员，傅新星同时兼任秘书长。中国医疗保健国际交流促进会耳内科学分会委员会改选，刘博继任副主任委员，黄丽辉任常委、王硕任委员。王硕、亓贝尔任北京医学会早产与早产儿医学分会第二届委员会视听发育学组委员。

科研工作 全年获批竞争性科研课题19项，其中国家级5项、省部级以上5项、局级及其他9项，累计获批经费949万元。发表论文51篇，其中SCI收录论文21篇，单篇最高影响因子15.239。获实用新型专利授权2项；申请专利9项，其中国家发明专利5项、实用新型专利4项。获批各级人才项目11项。1人入选北京市"海聚工程"青年项目，1人入选北京市百千万人才项目，1人入选医管局"青苗"计划，2人入选同仁医院杰出青年，1人入选同仁医院拔尖人才，另有3人分获东城区或开发区人才资助项目。

英文版《中国过敏性鼻炎诊疗指南》和《中国慢性鼻窦炎诊疗指南》相继发布。根据复旦大学医院专科排行榜，变态反应科学科影响力从第4位提升至第2位。11月，美国鼻科学会期刊《国际过敏科学和鼻科学论坛》首次出版中国专刊，以整期正刊形式报道中国鼻科学的研究成果，邀请研究所所长张罗作为客座主编并撰写述评。

10月，Allergy_WeChat (Allergy Morning Call) 过敏科学杂志信息导读公众号正式上线，成为继JACI_WeChat后张罗团队创立的又一个前沿专业知识传播公众号，提供过敏科学领域的最新研究动态。编译和发布JACI、Allergy两本国际免疫学杂志导读信息，累计编译信息超过500条。

拥有省部级重点实验室2个，其中教育部重点实验室1个、北京市重点实验室1个。

承办继续教育培训班、学术会议等31项次，其中国家级继续教育项目15项、省部级继续教育项目1项，总计学员约3300人。科技转化形式多样，联合北京市气象台发布花粉预报。

医学教育 年内招收专业学位硕士18人、科学学位硕士3人（其中港澳台硕士1人、留学生硕士1人），专业学位博士生12人、科学学位博士生3人，5+3学制研究生4人。4月和11月，分别组织2017级论文答辩4场，36名研究生（博士11人、硕士25人）参加答辩。8～11月，组织推免生、硕博连读和博士申请考核复试共3场，招收推免研究生2人、硕博连读研究生2人、博士2人。11月，协助组织2017年研究生临床技能考核，博士2场、硕士2场，考生36人。

通过了教育部专家对高校本科教学的审核评估。

学术交流 张罗当选亚太过敏科学哮喘和临床免疫联合会执委会成员并担任司库，任期3年。与西澳大利亚大学合作进行博士生联合培养，与德国马尔堡大学合作进行呼吸道慢性疾病的研究。24人次参加国际学术会议交流。

9月，召开同仁鼻科学与过敏反应科学论坛，参会892人，支持贫困地区免费参会265人，为更多基层医生和贫困地区医生提供学习机会。10月，举办第三届同仁国际眩晕论坛，以"加强合作，规范诊治，改善预后"为主旨，呈现眩晕诊疗领域的新思维、新进展、新视野。"复聪行动"全国巡讲12次，走过6个省市，培训学员2500余人次。

启动全国耳鼻咽喉头颈外科中心联盟2个地方分中心并授牌，分别是河北医科大学附属第二医院和内蒙古自治区人民医院。

WHO合作中心工作　承担WHO防聋合作中心工作。年内，组织撰写《全国防聋规划》；9月，协助举办第二届中国防聋大会；成立医促会听力学分会海外专家顾问团和专业研究组。参与国家卫生健康委本科听力与言语康复学专业"十三五"规划教材编写，担任主编3人、副主编2人、编者10余人。11月，赴越南胡志明市参加WHO西太区合作中心第三次区域论坛并展示中心工作。

信息化建设　在研究所网站上为职工开通统一后缀名为bjent.org的邮箱。

编辑出版　出版杂志《中国耳鼻咽喉头颈外科》《国际耳鼻咽喉头颈外科》。

（撰稿：李晓樱　审核：吴媛媛）

领导名单

所　　　　长　张　罗
党支部书记　亓贝尔
副 所 长　刘　博

北京市中医研究所

地址：东城区美术馆后街23号（100010）　电话：52176951
网址：www.bjszyyjs.com

基本情况　职工42人，其中正高级职称（研究员、主任药师、主任医师）5人，副高级职称（副研究员、副主任技师）10人、中级职称12人、初级职称15人。

年底固定资产净值2632.03万元，其中100万元以上设备6台。年内新购科研设备总值226.00万元。

科研工作　申报各类课题44项，其中国家自然基金项目17项、市属科研院所试点项目1项、科技部重点研发项目1项、北京市自然基金项目15项、北京市中医药科技发展资金项目5项、首都医科大学校级自然基金5项。

中标各类课题13项，其中首发基金2项、国家自然科学基金面上项目4项、国家自然青年基金1项、北京市自然基金2项、校级课题2项、市中医局项目2项，共获课题经费427.6万元。

在研各类科研项目共计40项，其中国家自然基金项目14项、国家社科基金1项、北京市自然基金项目5项、北京市科技新星项目1项、国家中医局临床基地项目1项、"215人才工程"项目1项、首发基金2项、北京市中医药科技项目3项、北京市教委创新项目3项、北京市百千万人才项目1项、北京市医管局骨干人才项目1项、首都医科大学校级自然基金4项、北京中医医院院级课题3项。在课题的中期检查工作中，34个项目以优秀或良好通过检查。

年内共发表期刊论文45篇，其中SCI论文13篇，国内核心期刊32篇；出版论著3部。申请专利19项，授权专利5项。

11月，银屑病中医临床基础研究北京市重点实验室通过市科委重点实验室三年绩效考评。

公共实验平台围绕新方法、新技术、高精尖大型仪器的使用举办技术学术讲座16次。循证医学中心主持讲座3场，参会900余人。参与循证医学相关科研项目，搭建循证中医药领域学术交流平台，提供方法学技术服务，并参与临床科研的稽查、监查和质量控制工作。

医学教育　录取研究生4人，其中硕士3人、博士1人。在读硕士生12人、博士生4人。分别与澳门大学中华医药研究院、美国哈佛医学院波士顿儿童医院分子医学系、加拿大麦吉尔大学建立合作关系，外派访问学者2人。

承担商务部发展中国家对外援助培训任务，给外籍学员讲授中医保健技术、中西医结合技术、中医护理等中医课程。年内共培训3次，所内参与员工24人次，培训学员约1400人次，指导学员参加学习并参与临床实践。

学术交流 组织国内学术会议4次，参加国内学术会议53人次，会议报告15人次；参加国际会议5人次，资助国外访学3人次；参加国内培训22人次。

信息化建设 建立通用试剂耗材常规领用平台，实验室预约管理平台，对全所试剂耗材使用及实验平台使用进行信息化管理。

基本建设 验收仪器30台，其中大型仪器设备6台。完成2018年研究所公共实验平台维护更新项目（专用设备购置）的招标采购，完成计划购置大型仪器的专家论证工作，完成2019年研究所公共实验平台

仪器购置项目的考察、论证、申报。完成样本库仪器及耗材的验收工作，理顺样本取样、登记、摆放、存储等工作。

与顺义中医院实验室达成共建合作协议，帮助顺义中医院完成实验室整体布局规划设计、实验设备购买技术参数确认工作。

动物室全面开展动物福利伦理审查，举行伦理审查8次，函审审查10余次，共审查通过88份，涉及7个单位及本院9个科室，并组织福利伦理培训1次。屏障系统内各饲养间全部使用独立通风饲养系统。

（撰稿：王　宁　审核：李　萍）

领导名单

所　长 刘清泉
副所长 李　萍

北京市临床药学研究所
北京市中药研究所

地址：西城区新街口水车胡同13号（100035）　电话：83229447
网址：www.bjyys.org

基本情况 职工50人，其中专业技术人员45人，包括高级职称10人、中级职称7人、初级职称28人。

年底固定资产总值808.69万元，年内新购固定资产总值147.42万元。

改革与管理 5月28日，完成新一轮中层干部竞聘工作，12人通过公开竞聘被聘用为中层干部。

科研工作 科研及制剂研发创收3091.80万元。年内新签科研协作项目18项，合同金额共272.40万元。在研纵向课题10项。"基于电子鼻技术的郁金'真伪优劣'评价体系研究"项目获市中医局"北京市中医药科技发展资金项目"青年课题立项，资助资金3万元。年内发表科技论文7篇，其中中文核心期刊收录6篇、SCI期刊收录1篇。

制剂中试生产部全年完成医院制剂96个品种943

个批次的配制工作。

2月8日，与北京千菌方菌物科学研究院签约共建菌物药研发基地，将在菌物药技术创新、新药研发、成果转化等领域开展全面合作。

10月19日，与河南鄢陵县人民政府、县中医院、姚花春酒业合作建立养生产品研发中心和中医药研发中心。

学术交流 中药资源研究中心副研究员林兆洲受邀参加中华中药学会中药分析分会第十一次学会年会，做题为"几种不同开源液质数据处理软件对不同仪器数据的适用性探究"的报告。

基本建设 10月20日，中试基地锅炉煤改气基建项目完成验收，并投入使用。

其他工作 7月17日～8月25日，配合市中医局、

北京中医医院开展北京中医药冬病夏治三伏贴统一行动工作，配制配送三伏贴1072.65万贴，覆盖全市16个区县641家社区卫生及各级医疗机构。

（撰稿：雷 烁 审核：张金霞）

北京市儿科研究所

地址：西城区南礼士路56号（100045）　电话：59616990
网址：www.bch.com.cn/Html/News/Main/736.html

基本情况　职工97人（在编76人，合同制15人），博士后工作站在站工作4人，返聘人员2人。其中，研究系列人员67人（包括正高级职称11人、副高级职称17人、中级职称26人、初级职称10人、其他3人），卫生技术人员30人（包括副高级职称6人、中级职称5人、初级职称13人、其他6人）。博士生导师6人，硕士生导师13人（含兼博士生导师）。

年底固定资产总值11272.2万元，其中仪器设备11156.3万元。年内新购设备总值830.6万元。

机构设置　新增出生队列研究室和医学期刊中心两个部门。研究所设立1个管理部门（研究所办公室）、10个不同研究方向的研究科室和1个样本库。

改革与管理　利用市财政经费及其他各科研项目经费完善遗传学及基因组学研究和检测平台、生物信息学平台、呼吸道感染重要致病病原体诊断及耐药监测研究平台、分子营养研究及检测平台、儿童EB病毒感染性疾病研究平台、肿瘤免疫研究平台等的建设；与天津大学、北京师范大学建立合作关系，建立人工耳蜗植入儿童皮层功能研究平台。样本库通过中国质量认证中心验收，经过改版于8月30日通过年度审核，在"北京生物银行"15家单位内率先开展ISO9001：2008质量管理体系认证，作为试点单位向其他兄弟医院进行推广。

出生队列研究室聘请美国耶鲁大学教授张亚玮为兼职PI及学科带头人，以北京儿童医院顺义妇儿医院为试点，对孕妇及其所生子女进行长期随访，拟筹建正常人群的亲子生物样品库。探讨孕前及孕期环境暴露对婴儿、儿童健康的影响，验证一系列不良妊娠结局和儿童期疾病的病因假设，为改善妇儿健康状况及相关医疗卫生服务提供科学依据。医学期刊中心以《医学参考报》儿科学频道和《儿科学研究（英文）》（*Pediatric Investigation*）杂志的出版等为工作重点，并依托以上一报一刊两种媒介主办和承办学术会议。

推进"十三五"科技发展规划和科研工作，实施科研与临床相结合的方针，继续引进优秀科研人才，本年度共招收中青年研究和技术人员11名，其中应届毕业生10人，9人具有博士学位（包含博士后）。全所70%人员具有硕、博士学位。重视大型科研仪器设备的登记核查和开放共享管理，定期更新首都科技条件平台的相关共享信息。定期组织科室安全员培训和督导全所各项安全和危化品专人专区管理，安全巡查常态化。

科研工作　在研项目共104项，新获批项目42项，其中国家自然科学基金获批11项（包括重点项目1项、重点培育项目1项、面上2项、青年7项），获批国家科技重大专项和专项任务8项，北京市自然科学基金项目4项，省市级和其他课题19项。年度新获批项目经费合计2426.4万元，与同比增长52.7%。第二批公益发展改革试点项目经与16家北京市属医学科研院所竞争申报于11月正式获批，项目经费共计1587.04万元。

全年共发表论文93篇，其中SCI论文50篇，影响因子大于等于3的23篇，最高影响因子12.11。申报专利3项，其中"一种用于检测TERT基因断裂的探针组、试剂盒及其应用"获批。副所长李巍教授主持的"白化病的基因诊断及发病机制研究"获北京市科技成果奖；血液与肿瘤研究室的《血浆ccfBARF-V600E突变水平在儿童朗格罕细胞组织细胞增生症中临床意义的探讨》获北京医学会儿科学分会学术年会优秀论文一等奖。

有儿科重大疾病研究教育部重点实验室和儿童呼吸道感染性疾病研究、儿童耳鼻咽喉头颈外科疾病、出生缺陷遗传学研究3个北京市重点实验室。促进科研成果转化应用，各平台建设为临床检验工作提供支撑。开展多项特殊检验检测项目满足北京儿童医院的各临床专业需求，完成临检服务共计17.6万余例次，总体收入超过4950万元。医学遗传中心与内分泌遗传代谢科合作开设的遗传咨询诊疗团队门诊患者20余例，免费接待询诊30余例。鼓励扶持各类科研项目申报，年内郝婵娟、綦辉等人获批首发专项立项开题，张晴获得市医管局青年人才培养"青苗"计划项目资助。

医学教育　培养博士研究生13人、硕士研究生22人；2名博士研究生和4名硕士研究生毕业。选派4名优秀青年骨干前往美国费城儿童医院、哥伦比亚大学医学院、亚利桑那州立大学生物设计研究所和罗格斯大学公共卫生研究所进行学术交流及培训学习。

学术交流　加强国内外学术交流和科技合作，与美国食品药品监管局、美国宾夕法尼亚大学、北京师范大学、中国疾控中心营养与健康所、河南省儿童医院、医院肿瘤医院、北京胸科医院、同仁医院、复兴医院、顺义妇儿医院及北京儿童医院多个临床科室合作，联合发表论文55篇，联合申报科研项目10项。1月，召开研究所年度学术交流会，交流了遗传学、病原生物学、儿童肿瘤及儿童营养等多个领域的基础研究和流行病学研究进展。5月，美国哥伦比亚大学医学中心人类营养研究院院长Richard J. Deckelbaum来所参观访问，并与研究所营养研究室就学术进展进行交流。12月，俄罗斯圣彼得堡巴斯德研究所分子生物学实验室主任Igor Mokrousov教授来所进行学术交流访问。

主办中国医疗保健国际交流促进会出生缺陷精准医学分会第二期基因数据分析师培训班（春季和秋季两期）、首届儿科临床病毒论坛、第五届儿童EB病毒感染相关疾病及实验室诊断学习班、全国儿科常见感染性疾病诊断及耐药研究新进展学习班、全国儿童耐药结核病诊断和治疗新进展学习班、中国医促会儿科学分会儿童组织细胞病高峰论坛暨中国儿童组织细胞病协作组专家研讨会、中国医疗保健国际交流促进会儿科学分会2018年学术年会暨华夏儿科高峰论坛、2018儿童营养及营养性疾病发展论坛暨第五届全国儿童营养及营养性疾病进展学习班等多个全国性培训班及学术交流会议。全所170余人次参加国内外学术会议，其中11人次在国际学术会议上作大会报告或壁报交流。

不断拓宽学术交流范围，与全国多个省（市）儿童医院及妇幼保健院在医学遗传及基因诊断、儿童呼吸疾病、儿童肿瘤及免疫、儿童临床营养、儿童耳鼻咽喉头颈疾病、病毒感染、儿童血液疾病等领域开展合作，加大科研设备与研究平台的共享力度。

信息化建设　依托北京儿童医院官方网站建立研究所链接端口，专人负责定期更新信息。在市科委管辖的"首都科技条件平台"官网上设立账号，开展科技资源对外共享与服务，全年提供研究所外部共享支持服务登记近18万例次。

（撰稿：张　琪　郝婵娟　审核：李　巍　倪　鑫）

领导名单

所　　长　倪　鑫
副所长　李　巍

北京热带医学研究所

地址：西城区永安路95号（100050）　电话：63025403

基本情况　职工29人，其中科研人员27人，包括正高级职称4人、副高级职称5人、中级职称13人、初级职称5人。

年底固定资产总值1815万元，年内新增科研仪器

设备总值180万元。

机构设置　下设麻风病研究室、寄生虫病研究室、微生物研究室3个研究室。

改革与管理　重视人才引进和青年骨干培养。年

初引进1名清华博士后，充实基础研究队伍，在读2人顺利通过博士学位答辩。派出1名主治医师赴美国贝勒大学进行1年期热带病方面的科研培训。

科研工作　科研立项课题2项，其中国家自然基金项目1项、北京市自然基金项目1项，经费合计41万元。另有市财政项目经费268万元。

申请国内专利1项，获得专利授权1项，成功实现技术转化1项。

依托友谊医院样本库平台，完成筹建临床资料、患者样本和病原学标本为一体的热带病及寄生虫病资源库，共完成7000余例标本的整理、入库。

9月18日，主办首届友谊感染与热带病论坛暨第十届北京热带医学与寄生虫学论坛，围绕热带病的诊治进展、感染性疾病的流行趋势、相关病原体的防治、诊断、基础性研究进展等进行了交流；11月9日，举办第十届北京市麻风病诊断技术培训班，来自北京市二级以上医院的200余名皮肤科、神经科临床医生，各区疾控人员及相关工作人员参加了培训。

发表核心期刊论文19篇，SCI收录论文5篇。

医疗工作　近5年，门诊患者呈增多趋势，且86%～90%为外地患者。2018年门诊5614人次，比上年增加7.26%；热带病住院198人次，急诊留观62人次。诊治重症病例15例，其中重症疟疾8例、内脏利什曼病5例、脑囊虫病合并脑室损害2例。救治重症疟疾3例，脑型疟疾2例，噬血细胞综合征1例，重症脑囊虫病2例。

解决疑难病例39例，涉及内脏利什曼病4例、肝内不明原因占位20例、颅内不明原因占位15例。

热带病院内会诊128例，院外会诊14例。与解放军第三〇二医院合作成功救治重症脑型疟疾病例。

医学教育　承担首都医科大学热带医学临床教学任务和五年制、七年制、三年制、夜大专升本的传染病教学工作，完成2017级三年制护理专业夜大专升本传染病理论授课；完成澳大利亚昆士兰大学交流生带教实习；为来自江西寄生虫病研究所副主任医师进行半年热带病诊疗培训。

学术交流　完成商务部"2018年非洲法语国家疟疾防治研修班"培训工作，共计40人参加交流和学习；与中国医药生物技术协会生物诊断技术分会、国家儿童呼吸系统疾病临床医学中心、中国微生物学会人兽共患病病原学分会、中华中医药学会肺炎联盟主办肺炎支原体感染诊治及基础研究新进展研讨班。主办中国微生物学会人兽共患病病原学专业委员会热带病学组成立大会暨第一次全体委员会会议。与美国贝勒医学院国立热带医学学院及首都医科大学病原生物学系签订三方合作协议，在人员定期互访、科研合作以及学术交流等方面开展合作。

参加中华医学会第二届全国寄生虫病高峰论坛、在海南省举办的"一带一路"热带医学联盟成立及热带医学论坛首届年会、农业部举办的第一届布鲁氏菌病国际学术交流会、2018北京感染病学会年会等，均做了大会发言或专题报告。

信息化建设　投入网络建设、计算机购置等信息化建设金额约5万元，加强信息化设备的使用管理，做好运行维护工作。

（撰稿：温　艳　审核：杨国威）

领导名单

所长　辛有清

北京市呼吸疾病研究所

地址：朝阳区工体南路8号（100020）　电话：85231000

基本情况　编制48名，包括正高级职称19人、副高级职称7人、中级职称11人、初级职称11人，其中科研人员21人。

年底固定资产净值2478.52万元，年内新购医疗及科研设备总值509.6万元。

研究所承担北京市呼吸疾病预防、诊治与研究工作，以及对全国呼吸系统的人才培训工作。

历史沿革　1997年12月，北京市机构编制委员会办公室批准以独立建制成立北京市呼吸疾病研究所。1999年，研究所正式成立，为正处级事业单位，隶属于北京朝阳医院。2010年，成为独立法人单位。2011年1月1日，正式纳入财政全额拨款事业单位，并依托北京朝阳医院形成院所共同发展的格局。成立伊始，呼吸所包括呼吸科、胸外科和呼吸流行病学研究室，编制48人，首任所长翁心植，房屋使用面积3458平方米。

2018年，上级主管部门为北京市卫生健康委员会，法人为张金保，房屋使用面积3600平方米。

20年来，研究所已发展成集医、教、研、防于一体的现代呼吸疾病诊治与人才培养基地，建立了适合国人的肺栓塞临床诊疗体系；开展各项高级生命支持技术研发，在国内率先建立ECMO技术规范与管理体系，首创有创—无创序贯性机械通气策略治疗慢性阻塞性肺疾病合并呼吸衰竭；对中国早期甲型H1N1流感特点的研究结果为全球甲流的防控提供了科学参考。近5年，研究所在胸膜疾病、呼吸衰竭与呼吸支持、肺栓塞与肺血管病等专业领域的发展达到国际先进水平；在国际上首次将荧光技术应用于内科胸腔镜，开展胸腔积液免疫相关研究，诊断恶性胸腔积液的敏感度和阴性预测值达到100%；在国内开展慢性气道疾病和肺部肿瘤规范诊治并推行行业规范。

机构设置　设有呼吸所办公室、呼吸与危重症医学科（包括朝阳医院本部及西院区）、感染与临床微生物科、胸外科、呼吸睡眠诊治中心、医学研究中心共6个部门，有病床373张（其中呼吸ICU床位40张）。呼吸与危重症医学科设有13个专业组，包括呼吸衰竭与呼吸支持、肺栓塞与肺血管病、胸膜疾病、呼吸感染性疾病、介入呼吸病学、间质性肺疾病、呼吸系肿瘤、哮喘、慢性阻塞性肺疾病、临床呼吸生理、呼吸睡眠障碍性疾病、呼吸与危重症医学科护理、临床流行病学与烟草依赖治疗专业组，形成由呼吸病专家领衔的亚专业组与感染微生物、影像、病理、肺功能等多学科辅助团队相结合的临床呼吸疾病诊治体系。

改革与管理　加强科研项目和经费规范化管理，制定及完善单位内部纵向科研课题、会议费、差旅费及人员劳务费等相关管理办法；统一采购管理科研物资，严格科研材料的购置与使用程序，实现"采购透明、管理严格、使用规范"的工作目标，制定《科研材料出入库管理暂行规定》。

对科研设施情况进行自查，完成8台大型科研仪器和总价值近1100万元的科研设备对外开放共享工作，建立科研设备对外开放共享的相关管理制度。

科研工作　获批项目21项，经费合计565.72万元，其中国家级项目7项（国家自然科学基金面上项目3项、青年科学基金项目4项），省部级项目3项（首都特色临床研究项目1项、北京市自然科学基金面上项目1项、青年科学基金项目1项），局级项目11项（市教委项目1项、首都医科大学科研项目4项、市医管局"扬帆"计划和"青苗"计划项目各1项、首发专项项目1项、市卫生健康委其他项目3项）。

在研项目56项，其中国家级项目24项、省部级项目13项、局级项目19项；结题24项。

年初获批两项市财政预算项目，分别为"呼吸危重症患者的早期康复治疗策略研究"，获批经费493.01万元；"经支气管镜诊断肺周围型病变的新技术研究"，获批经费301.54万元。获批北京市临床重点专科卓越项目"体外膜肺氧合（ECMO）的推广与应用"，项目周期3年，获批经费180万元。

北京市呼吸与肺循环疾病重点实验室、北京市呼吸与危重症医学工程技术研究中心、北京市间质性肺疾病临床诊疗与研究国际科技合作基地等机构和平台均设在研究所，发挥该学科呼吸疾病临床资源优势，开展转化医学研究，围绕呼吸与肺循环障碍相关的基础与应用基础领域的关键问题，探讨呼吸系统和肺循环相关疾病的流行病学特点与发病机制，探寻和制定规范的临床诊疗方法和防治措施。

重点专科建设。呼吸与危重症医学科是教育部呼吸系病国家重点学科，2017年通过遴选成为首批呼吸与危重症医学专科医师规范培训基地之一，2018年获批北京市临床重点专科卓越项目。2015年以来，承担国家自然科学基金重点项目、面上项目、青年项目共14项，国家重点基础研究发展计划课题2项，国家重点基础研究发展计划分课题8项，国家科技支撑项目子课题1项，省部级及局级课题26项，总经费2250万元。获省部级级科研奖项2项；获发明专利1项、实用型专利6项，计算机软件著作权2项；19人次获各级人才项目资助，主编参编各项行业指南或专家共识8部。

研究所人员作为第一作者或通讯作者在*Thorax*、*Critical Care Medicine*等杂志发表科研论文112篇，其中中文核心期刊收录40篇、SCI收录72篇。主编《肺血栓栓塞症规范化诊治教程》专著1部，参编《外科学》教材、《临床疾病概要》教材（国家卫生健康委"十三五"规划教材）等专著4部。

医疗工作　全年门诊294499人次，出院12970人次。

戒烟门诊协助市疾控中心完成"你戒烟 我支持"北京市出租车驾驶员健康关爱项目，向105名吸烟的出租车驾驶员提供专业戒烟门诊服务。

陈阳育作为第九批第二期援疆干部前往新疆和田

地区人民医院执行援疆任务。王洋参加中国第26批援几内亚医疗队，在几内亚开展医疗援助18个月，完成几内亚第一例开胸手术。

医学教育　有博士生导师7人、硕士生导师12人。年内录取研究生67人，其中博士47人、硕士20人；毕业研究生41人，其中博士12人、硕士29人；在读研究生193人，其中博士83人、硕士110人。

年内，被国家卫生健康委授予呼吸与危重症医学（PCCM）专科医师培训试点基地规范化建设示范单位。完成PCCM专培学员2期的录取工作并进行规范化培训。

主办国家级继续教育项目学习班12项，包括第八届全国肺血栓栓塞症规范化诊治推广学习班，肺动脉高压规范化诊治及进展学习班，第十届全国肺功能测定与临床应用研修班，第十一届呼吸系统疾病介入诊治学习班，第十八届呼吸支持技术高级研修班，全国无创与睡眠呼吸新技术研修班，肺栓塞、肺动脉高压疾病护理、间质性肺疾病诊治进展专题讨论会，呼吸疑难病诊治及临床思维学习班，无创机械通气学习班，呼吸病理生理与临床会议等；市级2项：京西呼吸论坛和实体器官移植后感染研讨会；区级1项：临床研究方法学讲座。共计培训近3000人。

建立了以专业、专病为核心，针对不同层级医护人员的进修教育体系，包括普通病房学习的呼吸专修班，呼吸危重症、肺栓塞与肺血管病、呼吸内镜、肺功能、呼吸睡眠等专业进修，呼吸治疗师、ECMO技术、呼吸科主任研修班等培训。全年共接收外院进修医生290人，包括呼吸科279人、胸外科1人、感染科3人、戒烟门诊7人。

人才培养。2名医生作为访问学者赴美国杜克大学公派进修，并邀请外院专家或本院学科带头人进行科研学术讲座11次。

学术交流　3人参加ATS、ERS、APRS等呼吸专业国际会议。其中，王晶参加美国呼吸年会和欧洲呼吸年会，并做幻灯汇报交流；罗祖金参加美国胸科医师协会2018年会，并作壁报交流；王臻参加加拿大多伦多大学附属医疗机构中国和加拿大医学发展交流中心教学项目的国际交流活动。

主办2018朝阳国际医学大会呼吸分论坛，大会举行了翁心植院士铜像揭幕仪式。

与英国帝国理工大学合作开展室内外空气污染物暴露与慢阻肺急性加重发作风险与长期趋势的研究。

主办或协办各类国内学术会议10余场，包括第二届重症呼吸衰竭患者体外膜式氧合技术护理与管理学习班、第五届呼吸病理生理与临床学术会议、中国老年医学学会呼吸病学分会第一届年会暨第二次学术会议、中国控烟协会呼吸疾病防治专业委员会戒烟与呼吸慢病防治论坛等。

参加国内各类学术会议，主持或大会发言几十场。其中，感染科谷丽参加第六届京港感染论坛暨感染性疾病的病原学诊断和临床应用新进展谈论会，作为大会主持并发言；西院呼吸科罗祖金参加中华医学会呼吸病学分会第四届呼吸危重症论坛，并做大会发言；呼吸科梁立荣参加第十九届全国控烟学术研讨会，并做大会发言等。

信息化建设　基于大数据技术搭建了京津冀呼吸疾病协同防治网络共享信息化平台，年内，整合朝阳医院本部、西院区以及怀柔医院（托管医院）近5年的呼吸疾病诊疗电子病历，完成信息化生物标本库建设，促进呼吸所医疗大数据辅助医疗管理决策，加快科研应用与产出。

（撰稿：张　迪　审核：童朝晖）

领导名单

所　长　张金保
副所长　童朝晖

北京市神经外科研究所

地址：丰台区南四环西路119号（100070）　电话：59976713
网址：www.bjni.org.cn

基本情况　职工159人，其中科技人员132人，包括高级职称66人、中级职称42人、初级职称33人、其他18人。

年底固定资产净值13764万元，年内新购科研设备总值3748万元。

改革与管理　完善科研管理平台系统，强化科研项目过程管理、科研经费管理，制定《研究所青年留学基金管理办法》等。定期开展危险化学品自查工作，健全制度，完善设施，严格执行"五双"制度。

人才引进。6月，刘松教授成为研究所正式职工，并担任周围神经病变中心副主任。

科研工作　申报课题97项，中标22项，其中国家自然科学基金10项、北京市自然科学基金2项、市自然科学基金与市教委联合基金1项、2018年京津冀协同创新推动专项储备课题1项、北京市重点研发计划1项、市科委"一带一路"科技创新合作体系建设1项、北京脑血管病防治协会项目1项、北京市科协2018年度金桥工程种子资金1项、法国脑与脊髓研究院国际合作延续1项、其他课题3项，共获资助经费1536.9万元。

在研课题136项，其中国家级59项、部市级32项、局级6项、国际合作1项、横向项目7项、所基金29项、所青年1项、海外高层次人才引进计划1项。

神经介入室主任医师刘爱华获批北京市科委京津冀协同创新推动项目"脑血管疾病微创介入诊治规范化与急诊绿色通道的推广应用"，获资助经费600万元；功能神经外科研究室主任张建国教授获批国家自然科学基金重点项目"脑深部电刺激治疗帕金森病冻结步态的基底节—皮层环路调节机制研究"，获资助经费351.6万元，此项目是国家自然科学基金第一次在DBS领域立项、功能神经外科医生获得重点项目，也是研究所首次获批国家自然科学基金重点项目。

有3个北京市重点实验室：神经电刺激治疗与研究北京市重点实验室、中枢神经系统损伤研究北京市重点实验室、脑肿瘤研究北京市重点实验室。其中，中枢神经系统损伤研究北京市重点实验室通过3年绩效考核及现场考评验收，脑肿瘤研究北京市重点实验室科技创新基地培育与发展工程子专项项目通过结题验收。

11月22～25日，神经电生理室在北京举办国家级继续教育项目——首届天坛国际术中电生理监测论坛暨第十届（2018）全国神经电生理监测技术培训班，邀请国内外10余名专家讲课，参会学员120余人。神经电生理室全年接待全国各地各类电生理进修人员41人。

12月13～14日，神经分子病理室举办神经外科研究所第二期生物信息培训班，参会40余人。12月15日，神经分子病理室在北京举办第四届全国脑胶质瘤分子病理与综合治疗学习班，参会300余人。

12月21～23日，神经病理室举办国家级继续教育项目——第九期全国神经系统肿瘤临床病理诊断培训班，参会50人。

全年发表论文113篇，其中核心期刊收录34篇、SCI收录79篇。主编书籍2部。获计算机软件著作权1项。

医疗工作　神经影像中心检查18.02万人次。伽玛刀室行伽玛刀手术813例，看诊1164例。神经电生理室动态脑电图及短程视频脑电图1412人次，各种手术监测2450人次，肌电图和各项诱发电位3681人次，脑电图1164人次，24小时脑电监测486人次。

神经介入室手术2909例，其中动脉瘤680例、复合手术75例、造影1775例、畸形42例、动静脉瘘21例、绿色通道244例。胶质瘤治疗中心手术633例、化疗45例。内镜手术840例。功能神经外科研究室手术1158例。神经病理室发出诊断报告8009例，免疫组织化学染色3.33万片，冰冻快速诊断报告1120例，分子病理报告999例，会诊疑难病例717例。超微病理室完成电镜观察发出诊断报告403例，制作半薄及超薄切片2166张，照相26060张。

细胞生物研究室建立实时无标记检测平台，动态观察各种刺激条件对原代肿瘤细胞和各种细胞系的影响。利用激光显微切割设备、实时无标记检测仪、基因导入仪、液相芯片仪、荧光显微镜和微流控芯片系统，对不同研究目的的系列芯片展开工作，为1项行业专项和1项863计划结题奠定了工作基础，全年使用机时超过6000小时。利用该平台，共申请国家自然基金2项，为科室承担的16项基金顺利进行提供仪器平台。进行免疫组化染色切片3200余张，染色指标50余个，培养细胞3000余瓶。扩繁两种转基因动物模型，进行动物实验300余只。

损伤修复室刘松教授开展研究和探索面神经损伤修复方法及技术，门诊患者1210例，行面瘫吻合术202例。

病理生理研究室星形胶质细胞原代培养用新生大鼠130只，用以开展谷氨酸引起星形胶质细胞肿胀的研究；培养SH-SY5Y神经细胞系1株，SD雄性大鼠80只。开展等离子体对神经保护的研究。

颅脑创伤室成功建立啮齿类动物可控性皮质打击伤模型百余只，研究缺氧诱导因子-1α在创伤半暗带转归中的机制，探索微电子接口技术进行脑脊髓损伤后的神经功能调控，完善NLRP3炎症小体介导的创伤性脑损伤固有免疫应答的实验准备，观察创伤性脑损伤后神经元自噬和线粒体自噬的发生发展情况。

功能神经外科研究室先后开展立体定向脑电电极植入手术（SEEG）、神经外科机器人辅助下的立体定向活检手术，应用射频热凝技术对顽固性癫痫患者致痫灶进行射频毁损手术、通过丘脑前核电刺激技术控制顽固性癫痫患者癫痫发作、通过中央前回电刺激治疗丘脑痛、通过多核团联合刺激治疗运动障碍疾病及神经退行性疾病等多项新技术、新疗法。实施Meige综合征的前瞻性多中心临床RCT研究，开展核磁兼容设备治疗阿尔茨海默病及帕金森冻结步态患者的临床实验，支撑脑起搏器临床应用的帕金森病诊疗规范研究。

功能神经影像研究室与天坛医院、宣武医院、北京师范大学、北京工业大学等单位合作，完成神经系统疾病患者3.0T磁共振扫描907人次。

动物实验室协助院所科室开展各类动物实验工作，完成实验动物751只，动物福利伦理审查委员会共受理审查动物实验相关福利伦理申请6份，通过6份。

医学教育 研究生教育。有博士生导师14人、硕士生导师8人。承担首都医科大学研究生培养。招收博士生10人、硕士生16人。毕业博士生9人、硕士生16人。在读博士生24人、硕士生55人。在站博士后

2人。

本科教育。北京神经外科学院录取一年制学员17人。一年制毕业18人。在读17人，一年制17人。

继续教育。举办一类继续教育项目12项，其中国家级9项、北京市级3项，培训学员3000余人次。举办二类区级项目25项、二类继续教育讲座26次。举办神经内镜基地培训班4期，培训43人次。新知识、新设备、新技术专业技术讲座24次，300余人次参加。到院外进修学习3人，出国进修学习1人。

学术交流 5月10~13日，由世界华人神经外科协会、北京市王忠诚医学基金会和神经外科研究所共同主办，南昌大学附属医院承办的第八届世界华人神经外科学术大会在南昌举行，邀请外宾14人、港澳台嘉宾18人。

6月29日~7月1日，全国脑血管病防治研究办公室（简称脑防办）作为协办单位与天坛医院合作在北京举办2018天坛国际脑血管病会议，国内外有约8000名学者参加会议。因公出国交流及学习6人次，其中参加国际会议6人次，包括赴美国参加世界脊索瘤学术研讨会、阿尔茨海默病学会国际会议、2018美国人类遗传学年会，赴新西兰参加全球脑疾病负担高峰论坛。邀请外国专家来华讲课35人次。赴中国澳门参加世界华人医师协会第二届理事会第一次工作会议。

7月1~30日，赵征博士赴香港科技大学参与"脑胶质瘤进化与精准医疗中的融合基因研究"合作课题交流。

编辑出版 《中华神经外科杂志》全年出版12期，收稿732篇，刊登303篇，发行57800册。经中国精品科技期刊指标体系综合评价，《中华神经外科杂志》再次入选第四届中国精品科技期刊，即中国精品科技期刊顶尖学术论文（F5000）项目来源期刊。

癫痫及脑血管病防治 癫痫防治管理项目全年国家拨付项目经费2000万元，项目执行累计19个省的240个县，覆盖人口约8965.1万人，管理癫痫患者近10万人。6月28日，第十二个国际癫痫关爱日，各项目省开展宣传教育和咨询义诊活动。

4月，与全国颅内血肿微创穿刺技术推广协作组合作，脑防办在江苏省滨海县举办全国第67期颅内血肿清除技术培训班，100余人参训。

5月23~24日，国家癫痫项目办公室在内蒙古呼和浩特市举办农村癫痫防治管理项目2017年度工作总结培训班，120余人参加。

6月14~15日，脑防办作为大会支持单位之一，同其他单位联合在无锡举办2018中国慢病管理大会，1000余人参会。

9月14~16日，国家癫痫项目办公室在北京举办农村癫痫防治管理项目县级医师培训班，邀请专家讲授癫痫病的诊断、治疗和癫痫治疗的国内外进展，全国项目县指导农村癫痫项目的神经内科医生200余人参加培训。

10月29日，脑防办与中国卒中学会合作，在北京西山国家森林公园主办"战胜卒中 再立人生"2018年世界卒中日主题宣传活动。

11月9~10日，国家癫痫防治项目办公室在昆明召开中国农村癫痫防治管理项目培训班暨工作表彰会。参会人员包括省级项目负责人、数据管理员、省

级获奖人员、讲课专家等100余人。

12月，与全国颅内血肿微创穿刺技术推广协作组合作，脑防办在北京举办全国第68期颅内血肿清除技术培训班，100余人参加培训。

（撰稿：韩鸿敏　审核：刘红梅）

领导名单

党总支书记　翟　晶
副 书 记　刘红梅
副 所 长　江　涛

北京大学医学部

地址：海淀区学院路38号（100191）　电话：82805845
网址：www.bjmu.edu.cn

基本情况　教职工11974人，其中医学部本部1695人、附属医院10279人。有专任教师4878人，其中本部717人、附属医院4161人。专任教师中，有教授1058人（其中本部187人）、副教授1318人（其中本部287人）。聘任外籍客座教授15人。

年底医学部固定资产总值273138.34万元，年内新购固定资产总值8463.48万元。

全年教育经费投入总额208092.78万元，其中财政补助收入104230.81万元、事业收入等其他收入共计103861.97万元。

下设北京大学医学人文研究院/医学部公共教学部更名为北京大学医学人文学院。

第一医院儿童健康发展中心成立并获批国家皮肤疾病临床医学研究中心；人民医院成为国际创伤救治联盟主席单位，并牵头成立全国高校附属医院临床实践教育联盟；第三医院建设了顺义院区、崇礼院区、首都机场院区和延安分院；口腔医学院成立了国家口腔疾病临床医学研究中心；肿瘤医院上消化道肿瘤中德联合实验室正式启动；第六医院连续九年获得复旦版中国医院"专科综合排行榜"精神医学专科第一名。

机构设置　医学部下设5个学院，6个直属附属医院，4个附属共建医院，15个教学医院。国际医院成为北京大学第八临床医学院，第三医院海淀院区成为

北京大学教学医院。

年内，新组建学生工作部，成立全国医学教育发展中心、医学"双一流"建设联盟、跨学部生物医学工程系、北京大学健康医疗大数据国家研究院。新建校级及医学部级研究机构19个。成立隶属于公卫学院的生物统计系。

改革与管理　1月12~13日，医学部召开2018年工作会议，明确"双一流"建设的总体思想和"北大医学"的战略布局，对坚持"立德树人"根本任务提出了具体要求。

深化医学本科教育教学改革。进入"新途径"教育教学改革第二阶段，以"器官系统为中心"的整合及PBL教学方式取得成功。加强教学单位的教学质量评估。医学部和校本部的招生工作进一步融合，统一部署、统一行动。加强与校本部在本科教育、教务管理方面的融合。提升研究生培养质量，推进医学研究生教育综合改革，包括创新分类培养的模式，推进招生改革。培养社会紧缺人才，积极推进医教协同，如专硕、专博、专科医生等规范化培训，推动全科医学人才培养。推进专科医师规范化培训试点工作，做好住院医师规范化培训，做好住院医师/专科医师规范化培训与硕士和博士专业学位双向衔接，加强高层次医学继续教育。

落实北大医学发展战略，推进临床医学+X建设。实施临床科学家计划、临床医学+X专项等。打造临床医学"高峰工程"，按照做特、做优、做精的标准，力争成为疑难杂症、疑难重症的国家中心。

成立全国医学教育发展中心，引领全国医学教育发展；成立医学"双一流"建设联盟；多位专家学者受教育部聘任，领衔临床医学等各类专业教学指导委员会。在全国首次专业学位水平评估结果中，临床医学和口腔医学排名A+，居榜首。全国首批医学技术博士学位授权点高校落户北大。

举办第二届"临床医学+X"论坛，启动北京大学"临床科学家"专项建设工作，举办北大医学青年科技创新发展论坛，推动科研工作和学科建设持续发展。启动教学科研单位发展状况绩效评估工作。

与市卫生健康委共建首都卫生与健康发展高端智库，举办首都健康发展研讨会。与青岛市卫生计生委签署合作协议，对口支援新疆石河子大学医药学科，与黑龙江省佳木斯大学签约。支持北京大学校医院建设，附属医院选派优势学科专家力量开设专家门诊。举办北大医学首届健康产业论坛，搭建医学科研及成果转化的交流平台，构建医疗产学研转化的新机制。第四批"组团式"援藏医疗队出发，连续4年共84位业务骨干进藏，完成医疗人才"组团式"援藏任务。

深化人事制度改革，引进与培养结合，推动新老体制融合。推动博士后工作体制和改革的创新。提升教师工资待遇。开展干部轮岗交流、竞聘选拔，提升管理干部岗位胜任力。实现医学部本部的处级干部和科级干部的轮岗交流和竞聘选拔，强调干部基层经历多岗位锻炼的重要性。

教学工作 招生2806人，其中研究生1826人、本科生851人、留学生129人。在校生9403人，毕业生2084人。

图书馆建设。图书馆藏书543262册，其中纸质图书509647册、电子图书33615册。

设15个本科专业，14个硕士学位授权一级学科点、70个硕士学位授权二级学科点（不含一级学科覆盖点），12个博士学位授权一级学科点、66个博士学位授权二级学科点（不含一级学科覆盖点），8个博士后科研流动站（224人在站），3个国家一级重点学科、12个国家二级重点学科，1个国家重点（培育）学科、1个省部级一级重点学科、5个省部级二级重点学科。

166名学生获得国家奖学金，5个班集体和22名学生分别获得北京市优秀班集体和北京市三好学生、优秀学生干部称号。

科研工作 获批各类国家级纵向项目（课题）370项，经费5.41亿元。其中包括9项国家重点研发计划项目（48项课题）和9项国家科技重大专项子课题（32项任务），获批经费3.39亿元，获批经费数比上年增长43.59%；获批国家自然科学基金项目342项，直接经费2.02亿元，获批项目数较上年增长27.61%。

与海外合作伙伴联合审批和启动了62个国际科研合作项目，获颁教育部"国际合作联合实验室"和科技部"国家级国际联合研究中心"。

获各类科技奖励34项，其中张宏团队的研究成果获教育部高等学校科学研究优秀成果奖科学技术进步奖一等奖，刘忠军团队的研究成果获北京市科技奖一等奖，乔杰团队和王建六团队研究成果均获得中华医学科技奖一等奖。

举办"北大医学·教育论坛"、北京健康医疗大数据论坛等高规格学术论坛50余场。

全年发表SCI收录论文4526篇，其中作为第一作者单位或通讯作者单位的论文3234篇。

学术交流 因公出国共计1364批1531人次。办理外国人来华签证邀请函229人次，其中短期外国专家191人次。接待来自美国、英国、日本等十几个国家的人员287人次。

转化医学与临床研究国际联合研究平台被科技部认定为国家级国际联合研究中心，该平台包括北京大学医学部—美国密歇根大学医学院转化医学与临床研究联合研究所、北京大学医学部—英国伦敦国王学院医学研究联合研究所、北京大学医学部—英国曼彻斯特学术医学中心医学遗传联合研究中心、北京大学医学部—德国乌尔姆大学神经科学联合研究中心、北京大学肿瘤医院—德国慕尼黑工业大学上消化肿瘤联合实验室等。

举办北京大学医学部—美国密歇根大学医学院转化医学与临床研究联合研究所第八届联合研讨会，举办中国—东盟医疗健康教育联盟筹备圆桌会议。

与海外医学院校签署12项合作交流协议，在科研合作、人员互换、资源共享等方面拓展国际交流与合作空间。在学生海外交流方面，促进医学部国际化人才培养，学生境外长短期项目规模和质量并举。

基础医学院举办第七届北京大学PBL医学教育交流研讨会，召开北京大学国际护理论坛，医学人文学院组织第二届北大医学人文国际会议。

因公赴台港澳地区共计351人次，接待台港澳地区人员113人次。举办第八届海峡两岸医学生交流活动。

信息化建设 本年度信息化经费投入1064万元。出口带宽增容18.5%，总带宽达6.4G；用户带宽增加50%，由每连接20M增至每连接30M，师生人均上网设备增加。扩容邮箱容量，教工20G、学生10G。部署eduroam网络服务。部署Sdwan技术接入各附属医院。设120门上网课程。

编辑出版 定期公开出版的专业刊物12种。

基本建设 医药科技园区综合楼项目开工建设。体育馆项目有序推进，8月新馆结构封顶，截至年底完成内墙二次砌筑施工，进行外墙装饰及内部管线安装施工。图书馆改扩建工程获得北京市规划国土委的规划条件批复、建设工程规划许可证，完成建筑及结构施工图的设计。实施教学科研楼维修改造工程、电增容改造工程、教学场所空气处理及空调购置项目、体育场改造项目和地热井配套设施改造工程、药学楼

改造工程等6项中央高校改善基本办学条件专项资金项目，预算执行率100%。

（撰稿：马　麟　田祎娴　审核：陈斌斌　曹　菁）

领导名单

主　任	詹启敏
党委书记	刘玉村
副主任	段丽萍　宝海荣　王维民　肖　渊
	刘晓光　张新祥　张　宁
副书记	李文胜　徐善东　朱树梅
纪委书记	范春梅

清华大学医学院

地址：海淀区双清路30号（100084）　电话：62787691

网址：www.med.tsinghua.edu.cn

基本情况 教职工531人，其中教师95人。教研系列教师52人，包括长聘教授18人、长聘副教授16人、准聘副教授4人、助理教授13人、过渡期1人。研究系列27人，其中研究员5人、副研究员14人、助理研究员8人。教学系列8人，其中教授1人、副教授6人、讲师1人。未定系列教师8人，其中教授7人、研究员1人。实验技术系列13人，其中高级工程师6人、工程师6人、实验师1人。教育职员2人。

有诺贝尔奖获得者1人、中国科学院院士1人、中国工程院院士2人，5人入选教育部"长江学者奖励计划"特聘教授，3人入选青年学者，8人获得国家自然基金委杰出青年科学基金，7人获得国家自然基金委优秀青年科学基金，"千人计划"入选者11人，"青年千人计划"入选者13人，"万人计划"入选领军人才1人、青年拔尖人才1人。

年底固定资产总值2.5亿元，年内新购固定资产总值2505.8万元。

改革与管理 申报"千人计划"长期项目2人、"千人计划"青年项目6人、北京市人才计划3人、创新人才推进计划2人、长江学者奖励计划7人。

引进两位教研系列研究员：一位是基础医学系助理教授丁强博士，毕业于中国科学院上海巴斯德研究

所，回国前为美国普林斯顿大学博士后，从事肝炎病毒和新发突发传染病病毒性病原的研究；一位是公共健康中心助理教授朱纪明，在牛津大学博士后研究期间，致力于卫生政策与健康事业管理方面的学术研究与项目实施。

科研工作 在研课题650项，延续项目526项，在研项目计划经费总额近9.5亿元；年内申报各级科研课题124项，新项目合同总额近1.8亿元。国家自然科学基金集中受理期医学院获批36项，其中创新群体1项、杰出青年1项、重点项目3项、优秀青年基金1项、国际（地区）合作与交流项目2项、海外及港澳学者合作研究基金1项、面上项目16项、青年基金11项，获批直接经费总额4053万元。

1月，祁海教授荣获2018年美国免疫学家协会研究者奖。5月，程京院士荣获首届转化医学杰出贡献奖。6月，廖洪恩教授获中国侨界贡献奖一等奖。8月，董晨教授领衔的"炎症生物学与疾病"研究项目入选基金委创新研究群体项目，程功研究员入选杰出青年科学基金项目，曾文文研究员入选优秀青年科学基金项目。9月，刘锦涛研究员获"求是杰出青年学者奖"。11月，博士后万蕊雪获2018年度青年科学家奖。"高被引科学家"公布，清华大学医学院董晨教授

连续5年上榜，程功研究员获第十一届谈家桢生命科学创新奖，吴励教授荣获墨尔本大学荣誉博士学位。12月，杜亚楠研究员获首批市基金"杰青"项目资助；董晨教授获首届"臻溪生命学者奖"，程功研究员和苑克鑫研究员获第十二届"药明康德生命化学研究奖学者奖"。

年内，以第一作者或通讯作者单位发表SCI论文332篇，其中CNS文章5篇（1篇 *Cell*、1篇 *Nature*、3篇 *Science*）。

教学工作　生物医学工程专业及医学实验班本科在籍334人。医学实验班（临床医学专业）招生32人。生物医学工程专业招生34人，其中电子信息方向17人（国际生1人）、化工方向17人（国际生2人）。生物医学工程专业本科毕业26人（国际生2人），本科结业2人。生物医学工程学科2001年被评为全国重点学科，2006年被评为国家重点一级学科。

研究生在籍739人，其中硕士生235人、博士生504人。本年招收硕士生69人、博士生99人、国际生30人。研究生毕业149人，其中1月毕业博士生13人，7月毕业博士生48人、硕士生78人，10月毕业博士生10人。基础医学系、生物医学工程系、公共健康研究中心及临床医学院都具备培养研究生的能力。基础医学（生物学）学科坚持开放式的学科发展模式，已获得基础医学一级学科硕士学位点。面向转化医学的发展趋势，基础医学系设置了分子与细胞生物学、免疫学、传染病学和神经科学四个重点发展方向。生物医学工程学科具有理工专业特征，以医工结合为思路，设置了生物医学影像、神经工程、微纳医学和医疗仪器4个重点方向，被评定为国家一级重点学科。此外，清华大学—约翰霍普金斯大学生物医学工程联合研究中心、清华大学—哥伦比亚大学高等基因组技术联合研究中心及清华大学生物医学影像研究中心的成立为生物医学工程的学科发展提供了良好的平台。

医学实验班从2009年开始招生，已有毕业生37人，在读生203人。参加两年海外科研训练的学生共107人，累计发表SCI学术文章235篇，平均影响因子6.334，最高影响因子31.616。其中以第一作者发表文章64篇，最高影响因子17.202。24名毕业生中22人进入临床一线工作，其中北京协和医学院临床博士后项目11人，清华大学医学英才临床博士后计划7人，赴美国从事临床执业2人，医科院整形医院1人，复旦大学附属中山医院1人；另外2人从事科研或继续深造，1人进入上海瑞金医院从事科研；1人进入美国哈佛大学公共卫生学院继续攻读PhD。

1位教师获得全国高等学校创新创业教育"精彩

一课"奖励，3项研究生教育教学改革项目立项。

医学院博士后流动站设有生物学和生物医学工程两个学科站点。在站博士后共计140人。

12月5日，与厦门长庚医院教学医院签约及揭牌仪式在清华大学举行，厦门长庚医院成为清华大学医学院教学医院。

学术交流　组织学院教学与管理骨干出国考察访问，合作研究。全年教职工出访330人次、学生出国交流63人次，外国专家来访52人次。共有40位教授、学生在海外获得顶级科研机构、学术杂志及组织颁发的学术科研奖项。

接待英国曼彻斯特大学生物医学健康部部长、尼泊尔全球青年学生革命党副主席Dipesh Pun先生、柬埔寨国家公共卫生学院院长、印尼卫生部生殖健康司官员等112人，以及来自美国、法国、澳大利亚、日本、英国等国家和中国台湾地区的20个团体来访。

签署了多项与境外机构的合作协议，包括与德国勃林格殷格翰集团签署的5年科研合作，建立清华-BI感染疾病免疫治疗联合研究中心，与美国腾盛博药签署2年的临床科研战略合作协议，与肯尼亚阿迦汗大学签署全球健康丝路学者计划合作备忘录，与中国澳门特别行政区政府卫生局签署5年的《澳门特别行政区卫生局与北京华信医院卫生合作协议》。

4月19～20日，"第七届清华—匹兹堡大学医学联合研讨会：生命即记忆"在医学院举行，医学院师生100余人参加会议。7月1日，由清华大学生物医学影像研究中心、北京市多模态医学影像研究中心、清华大学医学院生物医学工程系主办，清华大学电子工程系、清华—青岛数据科学研究院协办的"智慧医学影像论坛2018"在清华大学举行。7月15日，清华大学医院管理研究院联合清华大学医学院、美国约翰霍普金斯大学彭博公共卫生学院，举办"2018清华—约翰霍普金斯医疗管理论坛"。10月23日，携手《自然》杂志社举办为期3天的国际学术研讨会——清华—自然学术会议：炎症与癌症。10月26～28日，清华大学第十一届"生命科学与医学"博士生学术论坛在北京举办，论坛由医学院基础医学系和生命科学学院主办、研究生会和生命科学学院承办，医学院及兄弟学院的300余名博士生和学堂班的优秀本科生参加。

信息化建设　年度信息化经费投入6.8万元。新建项目包括：清华-IDG/麦戈文脑科学研究院网站升级优化（4万元），清华—自然会议网站建设（2.5万元），OA系统托管服务升级（0.2万元）。医学院官网、基础医学系网站、生物医学工程系网站均进行了安全性能升级和调整。

面向国际大型会议需求，清华—自然会议网站建设完成，承担代表在线注册、网银在线收费、学术日程管理等职能，便利了大会筹备工作，为国际大会召开积累了信息化建设的经验。

编辑出版 由谢兰主编的《医学微生物学实验与学习指导》于5月由清华大学出版社出版，由刘津平主编的《局部解剖学实验与学习指导》于9月由清华大学出版社出版，由吴励（编委）、吴宁（参编）的国家卫生健康委"十三五"规划教材——第七版《医学免疫学》教材于7月由人民卫生出版社出版。由吴励（编委）、吴宁（参编）的第三版《医学免疫学学习指导与习题集》于10月由人民卫生出版社出版。

（撰稿：叶 薇 赵 莹 审核：洪 波）

领导名单

党委书记　洪　波
院　长　董　晨
副书记　刘清飞　程　功
副院长　吴　励　祁　海　董家鸿　张玉琪
　　　　张敬仁　张明奎

北京中医药大学

地址：房山区良乡高教园区（102488）　电话：52599055
地址：朝阳区北三环东路11号（100029）　电话：64286426
网址：www.bucm.edu.cn

基本情况 校本部教职工1233人，其中专任教师705人，包括正高级职称206人、副高级职称250人。设有中医学、中药学、药学、中药制药、针灸推拿学、康复治疗学、公共事业管理、药事管理、工商管理（药事管理）、信息管理与信息系统、护理学、英语、法学（医药卫生）13个本科专业，护理（高职专科）、中药（高职专科）、公共卫生管理（高职专科）3个专科专业，其中中医学专业包括岐黄国医实验班九年制、中医学"5+3"一体化、中医学七年制（2012级起停招）和中医学五年制4种培养模式。建有北京中医药研究院、国家中医药发展与战略研究院和国家体质与治未病研究院3个研究院所。另有直属附属医院3个、非直属附属医院13个、教学医院8个。

年底固定资产总值13.02亿元（含一卡通、国医堂等），其中教学科研仪器设备总值5.49亿元。年内新购教学科研仪器总值12141.32万元。

全年教育经费投入149998.24万元，其中国家拨款89549.74万元（含基建）、自筹经费60448.50元（含基建）。

改革与管理 完成本科教学工作审核评估，通过中医学、中药学、护理学专业认证。成为教育部新一届高等学校中医学类、中西医结合类教学指导委员会主任委员单位。启动"卓越课程"建设。发挥中医药传统文化特色优势，将课程德育元素全面纳入教学大纲。开展"课程思政"示范课程与重点培育课程的遴选。在管理、法学、英语等专业试点探索学分制与双学位制度改革。持续开展实践教学基地教师上岗考核。组建20个临床学系。建立教材陈列室。试点"申请—审核制"非全日制（专业学位）博士生招生。将创新创业课程纳入研究生必修课。召开中药高等教育、中医临床高等教育60周年纪念大会。

出台《北京中医药大学"十三五"人才队伍建设规划》，构建人才引进、评价、使用、考核和激励为一体的现代高校人力资源管理体系。启动"岐黄英才"计划，面向全校遴选教学名师、青年科学家和名医培育人选，进行全周期发展式导师制培育。

推进学校内控体系建设，对重点领域开展内控风险评估与评价。优化校内预算审批程序，规范合同管理。开展建设工程全过程跟踪审计、附属医院科研审计、资产公司专项审计等。出台《北京中医药大学学科建设管理办法》《北京中医药大学学科带头人遴选与管理办法》，规范和加强学校各级各类学科的建设与管理。修订教育发展基金会章程及相关管理办法。推进节约型校园建设，节能减碳示范项目通过验收。

实现非机要文件全部网上办理。办公自动化系统手机端上线。

与房山区政府合作共建第六临床医学院（房山医院），完成新院区重新选址规划，打造学院型医院。举办赵绍琴、董建华百年诞辰暨学术传承研讨会。新增北京市中医药"薪火传承3+3工程"名医传承工作室（站）3个。成立国医堂管理委员会，加强监管和业务指导。

教学工作 招生8867人，其中全日制博士生338人（包括留学生18人）、硕士生1294人（包括留学生41人）、本科生2064人（包括留学生78人），非全日制博士5人、硕士3人，成人教育本科生332人、专科生84人，网络教育本科生2942人、专科生1805人。

在校生32341人，其中全日制博士生931人（包括留学生47人）、硕士生3766人（包括留学生146人）、本科生7902人（包括留学生369人）、专科生3人，非全日制博士10人、硕士6人，成人教育本科生1224人、专科生640人，网络教育本科生10234人、专科生7625人。

毕业生7389人，其中全日制博士生186人（包括留学生3人）、硕士生1096人（包括留学生46人）、本科生1173人（包括留学生76人）、专科生147人，成人教育本科生512人、专科生307人，网络教育本科生2007人、专科生1961人。

图书馆藏书253.92万册，其中纸质图书123.21万册、电子图书130.71万册，中医古籍线装书3914种8179函39125册。

开设本科专业13个，其中中医学专业开办有岐黄班（5+4）和卓越班（5+3）两个长学制方向，中药学专业开办有时珍国药班（4+4）和卓越班（4+2）两个长学制方向。具有一级博士学位授权点3个、一级硕士学位授权点7个，学术型二级博士学位授权点42个、专业型二级博士学位授权点9个，学术型二级硕士学位授权点45个、专业型二级硕士学位授权点14个；博士后流动站3个，博士后研究人员出站7人、退站2人、进站30人、在站90人；师承博士后在站7人。教育部"双一流"建设学科3个，一级学科国家重点学科2个、二级学科国家重点学科15个，国家中医药管理局重点学科48个，一级学科北京市重点学科2个、二级学科北京市重点学科8个。

科研工作 全年中标课题346项，其中国家级课题88项、省部级课题46项、市级课题18项。纵向课题中标经费26051万元，横向合作课题经费5145万元；到位科研经费17876万元。

中医学院王伟主持的"肝主疏泄的理论源流与现代科学内涵"获国家科学技术奖二等奖。东直门医院常静玲主持的"'形神合一'针刺治疗卒中后失语的疗效评价体系构建与应用"获北京市科学技术奖三等奖。中医学院王琦主持的"痰湿体质治未病系列研究及在国家公共卫生服务和慢病防控中的应用"获中华中医药学会科学技术奖一等奖。东方医院金哲主持的"中医药在辅助生育技术中的临床应用与研究"和中医学院贾春华主持的"张仲景合方系列研究"均获中华中医药学会科学技术奖二等奖。针灸推拿学院李志刚主持的"音乐电针与脉冲电针干预抑郁症的机制研究"和东直门医院柳红芳主持的《糖尿病中西医专家答疑》均获中华中医药学会科学技术奖三等奖。中医学院傅延龄主持的《方药量效关系研究系列丛书》获中华中医药学会学术著作奖二等奖。东直门医院段行武主编的《当代中医皮肤科临床家丛书第二辑·李秀敏》、陈信义主编的《血液病中医名词术语整理与诠释》均获中华中医药学会学术著作奖三等奖。中药学院吴嘉瑞主持的"基于大数据的中药注射剂上市后再评价及方法学研究"获中国药学会科学技术奖一等奖。东直门医院王耀献获中华中医药学会优秀管理人才奖，中药学院吴嘉瑞、张加余获中华中医药学会中青年创新人才奖。

全年SCI收录论文393篇，EI收录论文39篇，国际学术会议索引28篇，中文核心期刊发表论文1993篇，中文核心期刊论文被引频次9515次。

学术交流 6月30日，与中国老年学和老年医学学会共同主办2018国际衰老研究峰会，会议围绕衰老机制研究核心课题展开，交流衰老途径、衰老表观遗传机制、衰老基因组、代谢控制/线粒体老化、衰老对比生物学、衰老与疾病、衰老防治等方面的最新研究成果，来自美国、法国、比利时和国内衰老领域的知名专家和学者等近200人参加。

7月29～30日，与美国乔治华盛顿大学联合举办中美神经疾病中西医结合治疗学术研讨会，围绕"中西融合，聚焦癫痫"主题，就癫痫领域的中西医最新研究及诊疗进展做了专题演讲，促进了国际神经医学特别是癫痫领域的中西医学术交流与合作，促进神经专科医学中西医结合防治疾病。

8月22日，校长徐安龙受邀参加第67届联合国非政府组织全球峰会，并在"全球健康问题的解决路径：新兴技术、传统和整合医学的重要作用"论坛上进行"中医药与全球健康"主题演讲。

10月10日，举办中医药卓越青年学者论坛，以"传承创新，共促发展"为主题，邀请中华中医药学会青年委员会成员、国家优秀青年基金、国家万人计划获得者、国内知名中青年专家及优秀青年学者共13人做主题报告，中青年教师及博士、硕士研究生共200余人参加。

10月29～30日，与美国哈佛大学联合举办第一届补充与整合医学前沿国际会议，《植物药学杂志》主编Thomas Effurth教授和中医药大学校长徐安龙教授分别以"青蒿琥酯的抗癌研究与临床实践""APA调控免疫应答的新机制"为题做了主题报告，来自世界各地知名专家分别报告了最前沿相关补充与整合医学、中医药、针灸学等医学领域的科学研究成果。

圣彼得堡中医中心参加了俄罗斯紧急救援部医学大会、传统医疗委员会大会等主流医学学术会议，开展中医药特色疗法等技能培训活动。与加拿大蒙特利尔糖尿病研究中心和英属哥伦比亚大学等机构合作建设的代谢性疾病、骨质疾病研究平台进入实质建设阶段。与澳大利亚西悉尼大学、悉尼西南区联合卫生署签署中医药科研联盟意向书。

信息化建设 信息化经费投入2348.22万元，有教学用计算机1524台，校园网出口总带宽5.60G，其中IPv4出口带宽4.6G、IPv6出口带宽1G。完成信息中心机构调整及人员划转。完成信息安全等级保护测评招标。以中药学院、管理学院为试点，启动学院数据中心建设。完成教务系统、BB教学系统、云盘管理平台等信息系统升级。推进学校新建楼宇的网络与一卡通建设。通过良乡校区网控机房扩建、和平街校区网控中心平台改造等完善网络基础设施建设。上网课程1547门次。

编辑出版 出版正式刊号的杂志有《北京中医药大学学报》《中医教育》《现代中医临床》《中医科学杂志（英文）》4本期刊，均为教育部主管、北京中医药大学主办的中医药科技刊物。

《北京中医药大学学报》收稿2000篇，发行6000册。《现代中医临床》收稿1493篇，发行3652册。《中医教育》收稿700篇，发行4200册。《中医科学杂志（英文）》收稿138篇，全文网络开放获取。

基本建设 良乡校区基本完成西院公共教学楼和公共教学部、管理学院楼和人文学院楼、西院食堂、东院南大门、西院东大门等工程项目建设，建筑面积共4万余平方米。完成西院市政道路和综合管网工程。下半年，西院学生宿舍、锅炉房、东院科研综合实验楼3个项目相继开工建设，建筑面积共7.8万余平方米。对总体规划方案进行了新版修订，良乡校区二期工程建设全面铺开。

（撰稿：王丹凤　审核：李　彧）

领导名单

党委书记	谷晓红
校　　长	徐安龙
副 书 记	徐安龙　靳　琦　翟双庆
副 校 长	张　丽　翟双庆　王　伟　陶晓华
	王耀献　刘铜华

首都医科大学

地址：丰台区右安门外西头条10号（100069）　电话：63291983
网址：www.ccmu.edu.cn

基本情况 学校和附属医院有教职员工和医务人员42791人，其中校本部1470人、附属医院41321人。校本部专任教师728人，临床教师4088人。有院士7人，正高级职称2596人、副高级职称4164人；有教授944人（校本部117人、附属医院827人）、副教授1303人（校本部276人、附属医院1027人）；有博士生导师689人、硕士生导师1124人。

校本部设有10个学院、1个学部、1个研究中心和1所附属卫生学校。有21所临床医学院（其中19所为附属医院）、11所教学医院，设有38个临床专科学院、专科学系，32个临床诊疗中心。

年底固定资产净值336401.40万元，年内新购固定资产总值18641.88万元。全年教育经费投入138863.73万元，其中国家拨款99970.99万元、自筹经费20010.71万元、科研经费18882.03万元。

6月14日，经市民政局批准，首都医科大学教育基金会正式成立，为具有独立法人资格的非公募基金会，市教委为业务主管单位。基金会争取海内外校友及社会各界的支持，接受捐赠、筹集资金，资助学校人才培养、教育教学、医学科研、学术交流和学校建设，奖优助学。

11月22日，门头沟区医院挂牌成为首都医科大学门头沟教学医院。

改革与管理 对标对表国家"一流学科"建设，临床医学、基础医学、口腔医学3个一级学科被批准为与央属院校共建的高精尖学科；组织人脑保护高精尖创新中心进一步凝练研究方向，形成下一步建设方案；与中国卫生信息与健康医疗大数据学会共同成立健康医疗大数据国家研究院；遴选第三批10个临床诊疗与研究中心。

落实校院两级人才引进实施办法，引进人才49人；入选中组部海外高层次人才、科技部中青年科技创新领军人才、北京市"海聚工程"等项目10人。改革导师政策，激励学科团队建设，进一步加强导师年度审核和分类指导；完善评聘制度，出台教师岗位评聘实施细则、临床教师教学职务岗位评聘实施细则；成立各临床医学院学术委员会；建立临床医学院人才项目定期报备和年报制度。

推进落实5+3+X临床医学专业学位博士研究生与专科医师培训相衔接的改革，将已批准为专科医师培训基地的3家附属医院中的6个学位培养点作为衔接改革重点，制定了博士培养方案，并给予博士招生计划支持；进一步推进临床医学专业学位硕士培养与住院医师规范化培训相衔接的改革，全面实施"四证合一"；完善学位论文双盲评阅制度，设立专项对在学期间发表高水平论文的研究生进行奖励；修订研究生奖学金政策，学业奖学金覆盖面由50%～70%扩大到100%；调整培养层次规模，优化招生专业结构，稳定北京本科生源比例，缩减高职专科招生规模；扩大"申请考核制"博士研究生招生试点。

出台《首都医科大学审计整改工作实施办法》，改革后勤系统内部管理体制，新设内设机构，优化结构，提升效能。

聘任外籍教师9人，客座教授73人。有国家杰出青年基金项目获得者10人，"长江学者奖励计划"特聘教授5人，青年项目3人，"北京学者"12人。

11月15日，根据科睿唯安发布的数据，首医7个学科进入ESI学科全球排名前1%，分别是临床医学、神经科学与行为学、药理学与毒理学、免疫学、生物学与生物化学、分子生物学与遗传学、社会科学总论。其中，临床医学保持全球前1‰，神经科学与行

为学、药理学与毒理学进入了全球前5‰，社会科学总论为2018年新进入全球前1%的学科。首医在全球机构的总体排名居于第633位（上年为第720位），在中国大陆入围的296个机构中排名第32位，在中国大陆独立设置医科院所入围榜单的49个机构中排在第2位。

教学工作 招生4705人，其中研究生1668人、本科生1249人、专科生480人、成人教育1155人、留学生153人。在校生15543人，毕业生4572人。

开设本科专业21个、长学制专业3个。有一级学科博士学位授权点8个、一级学科硕士学位授权点13个；按照三级学科统计，有博士学位授权点59个、硕士学位授权点77个。有博士后流动站9个，在站153人。有8个国家重点学科、2个国家重点（培育）学科、60个国家临床重点专科（含中医）、14个国家中医药管理局重点（培育）学科、4个北京市一级重点学科。

图书馆藏书100.60万册，电子图书255.71万册。

接受本科教学工作审核评估入校考察；落实"外培计划"14人，获批"实培计划"49项；接受临床药学专业认证现场考察；申报眼视光医学、卫生检验与检疫、助产学3个新增本科专业，完成了获批为北京市一流专业的临床医学、护理学两个专业的建设方案；促进学生科研创新与实践能力培养，创建、资助学生科研训练项目，立项第二课堂213项、本科生科研创新项目143项、长学制导师项目108项，专项经费支持学生以第一作者发表科研论文61篇，本科生在各项全国性及市级大赛中获奖共计66项；"药学安全实验教学虚拟仿真"获批国家级虚拟实验教学项目，"智能化虚拟高仿真临床综合能力训练课程"申报国家级虚拟实验教学项目，宣武医院获首批国家临床教学培训示范中心。

1月3日，基础医学院生理学与病理生理学教师团队入选首批"全国高校黄大年式教师团队"，团队负责人为刘慧荣教授。该团队共有教师27人，拥有生理学与病理生理学两个北京市重点学科。团队承担54项国家级、18项省部级科研项目；发表SCI论文151篇，出版专著5部；获授权专利8项，其中发明专利5项。团队获批"973"首席科学家1名，入选北京市百千万人才工程2人，"高层次人才"1人，获批创新团队3项，青年拔尖人才6人。

3月21日，申报的信息管理与信息系统、医学影像技术2个本科专业在教育部成功备案，新获批的2个专业首年招生43人。截至年底，首医本科专业总数增至21个。

4月25日，市教委、市人力社保局、市财政局三部门联合印发《关于表彰北京市教育教学成果奖的

决定》，首医获2017年北京市高等教育教学成果一等奖3项、二等奖5项。9月20日，市教委官方微信公众号"首都教育"公布了第十四届北京市高等学校教学名师奖和第二届北京市高等学校青年教学名师奖获奖名单，附属友谊医院王振常教授获高等学校教学名师奖，药学院王玉记教授获高等学校青年教学名师奖。

12月25日，教育部发布《关于批准2018年国家级教学成果奖获奖项目的决定》，首医申报的"临床医学专业七年制转为'5+3'培养模式改革与实践"获2018年高等教育国家级教学成果二等奖。

打造"三大讲坛"（"大家讲坛""首医论坛""名师讲堂"），旨在为师生搭建学术交流平台，激发师生科研创新勇气和学术自信。"大家讲坛"面向全校师生员工，邀请国内外著名科学家，使师生深入认识办大学、做科研、抓教育的规律及其重要性；"首医论坛"面向青年教师和研究生，邀请国内一线中青年科研工作者，讲述最新医学前沿动态和科研进展情况；"名师讲堂"面向本科生和研究生，邀请名师为学生指明学术研究的道路和方向。年内，美国哈佛大学医学院教授、华人科学家张毅教授，中国科学院院士、西湖大学校长施一公教授，诺贝尔奖得主Thomas C. Südhof教授，美国科学院院士、洛克菲勒大学Robert Roeder教授，美国科学院院士、加拿大多伦多大学Tak Wah Mak教授，"国家杰青"、"长江学者"、附属安贞医院杜杰教授受邀做客"三大讲坛"。

科研工作 出台重点实验室和工程研究中心建设与管理办法。心血管疾病生物医学工程教育部重点实验室获省部共建教育部重点实验室立项建设，脑重大疾病协同防治创新中心获批为省部共建协同创新中心。与市科委、海淀区政府等5部门（单位）共建市科技成果转化统筹协调与服务平台。

获批国家级和省部级科研项目589项，经费8.58亿元。其中国家级科研项目320项，经费7.22亿元，比上年增加2.24亿元。包括国家重点研发计划重点专项7项、课题27项，国家科技重大专项课题6项、子课题15项，国家自然科学基金资助项目261项（含研究所），国家社会科学基金项目4项。省部级项目269项，经费1.36亿元。其中北京市科委科技计划项目108项，北京市自然科学基金项目118项（含研究所），市基金—市教委联合资助项目25项，教育部社科司、北京市社科规划办、市科委、市教委等单位资助的社科研究项目18项。

据中国科技论文统计结果，2017年中国科技论文与引文数据库（CSTPCD）收录首医论文6058篇，居全国高等院校之首；国内期刊论文被引用25894次，

居全国高等院校第3位。在国际论文方面，SCI收录2204篇，在全国高等院校中名列第25位；SCI学科影响因子前1/10的期刊论文72篇，在全国高校排名第79位；作为第一作者国际合著论文420篇，在全国高校排名第38位；MEDLINE收录该校论文2474篇，居全国高等院校第7位。

年内，获国家科技进步奖4项，其中以第一完成单位获国家科技进步奖二等奖1项，以参与完成单位获国家科技进步奖特等奖1项、二等奖2项；获北京市科技奖8项，其中二等奖2项、三等奖6项；获中华医学科技奖6项，华夏医学科技奖6项；获吴阶平系列医药奖、北京茅以升青年科技奖等共4人。授权专利188项，其中发明专利72项。

1月8日，附属天坛医院教授江涛主持完成的"脑胶质瘤诊疗关键技术创新与推广应用"成果获2017年度国家科学技术进步二等奖。该成果制定出了国人脑胶质瘤分子分型新标准，建立了脑胶质瘤个体化分子诊疗与精准化手术技术体系，大大降低术后致残率和癫痫发生率，显著提高患者生存期。相关研究成果在国内39家及国际9家研究机构、医疗机构应用，累计开展分子病理检测1万余例，获国家发明专利8项。

3月9日，首医4人入选第三批国家"万人计划"科技创新领军人才，包括附属口腔医院范志朋、附属天坛医院王伊龙、附属中医医院刘存志、宣武医院陈志国。9月29日，科技部公布2017年创新人才推进计划入选名单，首医3人入选中青年科技创新领军人才，包括宣武医院卢洁、附属口腔医院刘怡、中医药学院高伟。

10月12日，举行首都医科大学健康医疗大数据国家研究院成立仪式。该研究院由首都医科大学与中国卫生信息与健康医疗大数据学会共同建设，中国卫生信息与健康医疗大数据学会会长金小桃和首医校长尚永丰院士共同担任院长。研究院在临床专科学系（院）和临床诊疗与研究中心的基础上建立大数据研究所或研究中心，整合首医各临床顶尖学科和临床医院优势大数据资源。

学术交流 与境外院校新签订合作协议10份，包括美国耶鲁大学、西班牙巴塞罗那大学等；接待17个国家和地区34批访问团。11名青年教师、213名在校生出国交流学习。为"一带一路"沿线国家培养临床医学人才，在校706名学历教育留学生中，有542名来自"一带一路"沿线国家；开办为期2周的"一带一路"医学教育与卫生管理高级研修班。

落实京青、京蒙、京银、京沈、京豫、京鄂等对口支援合作中学校所承担的任务。与北大、清华等11家单

位成为首批"北京2022年冬奥会和冬残奥会培训基地"。

信息化建设 推进学校软件系统测评，统筹推进信息系统定级、备案、测评和整改，强化网络安全管理与建设。持续推进基础网络设施建设，提升网络接入服务质量，实现学生宿舍无线网络全覆盖。全面升级改造外网访问校内资源的VPN系统。完成学校基础数据平台与邮件系统、财务系统、教务系统等相关数据的对接。校园网出口总带宽4500Mbps，上网课程194门。

编辑出版 年内出版《首医》6期，《首都医科大学学报》6期。

基本建设 完成了科研楼南楼实体工程竣工验收等工作。

（撰稿：陈飞飞 审核：管仲军）

领导名单

党委书记 呼文亮
校 长 尚永丰
副 书 记 尚永丰 冯喜春 刘 芳
副 校 长 管仲军 王松灵 曹文军 孙力光
纪委书记 侯 瑾

北京卫生职业学院

地址：通州区九棵树东路128号（101101） 电话：63209001
网址：www.bjwszyxy.com

基本情况 教职工620人，其中管理岗位83人、专业技术岗位414人、工勤岗位121人、不在岗职工2人。专任教师218人，包括高级讲师68人、讲师106人、助理讲师36人、无职称8人。博士4人，硕士123人。离休教职工18人，退休教职工409人。

年底固定资产总值36440.35万元，其中教学科研仪器设备总值13872.12万元。年内新购固定资产总值3366.24万元。

全年教育经费投入72313万元，其中国家拨款69035万元、自筹经费918万元、经营收入和预算外收入2360万元。

学院有高等职业教育和中等职业教育两个层次。以高等职业教育为主，主要培养专科层次高等卫生职业技术人才。

7月19日，召开中国共产党北京卫生职业学院第一次代表大会，选举产生了中国共产党北京卫生职业学院第一届委员会和第一届纪律检查委员会。马英、王梅、纪烨、郝士军、郭长存、黄晓东、黄惟清、董维春、景卫芹9人当选为第一届学院党委委员，马英、王秀梅、刘良玉、张建如、韩跃春5人当选为第一届学院纪委委员。

改革与管理 研究制定《北京卫生职业学院教职工职业道德规范》《北京卫生职业学院师德师风考核办法》等制度，建立健全思想政治工作机制。以"做新时代'四有'好老师和'四个引路人'学习实践活动"为契机，组织开展培训讲座、研讨交流、主题教育等活动，评选出学院首届"十佳优秀教师"和"十佳优秀教育工作者"。

启动第三次综合改革工作。以精简高效为原则，合理调整部门设置和管理岗位职数，理清各职能部门与系（部）之间的责、权关系，解决部门之间和岗位人员工作量不平衡、不均衡问题。采取干部交流、组织调整与竞聘选拔相结合的方式聘任中层干部54人。制定《北京卫生职业学院绩效工资实施办法》，实行多元化绩效组成结构，统筹规范工作量核算标准，优化收入分配办法。

落实《京津冀对口帮扶河北省青龙县和威县职业教育与继续教育实施方案（2018—2020）》《北京市教育委员会关于印发〈2018年北京市教育对口支援与区域合作项目任务表〉通知》等文件精神。成立北京卫生职业学院对口帮扶河北威县工作组织机构，制定《北京卫生职业学院对口帮扶河北威县实施方案》。8月19～24日，在威县进行了两个批次的护理、检验专业规范化技能培训，内容包括无菌操作技术、隔离、静脉输液、血细胞镜检与血细胞形态特征、生物化学检验常用技术、质量控制等多项护理和检验技能，学员为来自威县各乡镇卫生院的护理、检验及医疗相关人员，近100人。

教学工作 全日制在校生4742人，其中高职生2778人、中职生1964人；毕业2005人，其中高职生910人、中职生1095人；招生1655人，其中高职生1209人、中职生446人。

图书馆建筑面积747.4平方米，藏有纸质图书49.70万册。有计算机2744台，包括教学用计算机1253台。学校产权网络多媒体教室89间，非学校产权网络多媒体教室52间。

设有3个院区，开设药学、医学检验技术、医学影像技术、卫生信息管理、口腔医学技术、护理、助产、中药学、康复治疗技术、中医康复技术、医疗设备应用技术共11个高职专业。

修订三年制和五年制专业人才培养方案和教学计划进程。修改全院专业教学计划，设置学期课程，保持了新旧人才培养方案课程体系的稳定与衔接，实现周学时≤26学时的目标。护理系、药学系、中药与康复系参与国家精品课资源库建设，积极开展课程教学标准及教学资源建设，护理专业被遴选为北京市特色高水平骨干专业。

组织13个赛项2700余人次参与第五届学生院级职业素质技能大赛。组织护理、中药、检验、影像、药学、口腔等专业学生，参加全国、市级及行业各类技能大赛，14名学生获得奖项，其中护理专业学生首获全国护理技能大赛二等奖。

以提升思想政治理论课的质量为核心，以文明修身活动、法制教育、系列感恩教育、理想信念教育、行为养成教育、意识形态教育等主题活动为手段，结合学生日常教育管理，提升学生思想素质和文明素质。开展学生德育特色项目评选工作，挖掘、整合优秀的育人项目及资源，推动思想政治教育改革创新。

建立健全《班主任、辅导员聘任考核工作管理办法》《学院德育品牌创建工作实施办法》等13个规章制度，加强学生管理、提供制度保障。开展"一个体系、四个平台"学风建设活动。落实学籍管理制度，强化成绩管理；完善学生成绩提醒及三级预警机制；组织开展期中考试后学生学情分析及帮扶活动；开展学风建设工作专项检查及经验交流活动；组织学习标兵、学习进步之星、学风先进班集体等评选工作，树立优秀学生典型。

落实学生心理筛查、普查与咨询等工作。开展班级团体心理辅导、特殊群体个别辅导和专题讲座，组织"新时代、心梦想、心健康"为主题的系列活动。荣获"2018年度北京高校学生心理素质教育工作特色工作奖""首都大学生心理健康单项一等奖"等多项

奖励。完成全院学生体能测试，学生达标率84.07%。

科研工作 全年共组织申报市教委、中华医学会等机构课题30余项，其中立项课题1项。获奖课题3项，2项成果获北京市教育教学成果二等奖。

学术交流 7月22日～8月11日，组织学院护理专业教师和临床带教教师共5人赴英国格拉斯哥卡利多尼亚大学进行为期21天的培训学习。

11月18～22日，学院护理系共4位教师随北京市卫生健康委团组赴日本参加中国人民对外友好协会组织的"中日护士（护理）交流计划"。

信息化建设 学校信息化设备资产总值7340.26万元，网络信息点4302个，校园网出口总带宽500Mbps，电子邮件系统用户1138个，上网课程26门，数字资源量中电子图书249册，管理信息系统数据总量2150.50GB。制定新院区智慧校园总体方案。加强信息化设备设施的更新改造，更新学院部分多媒体、交换机设备，升级改造安防监控系统。启动OA办公平台和致信系统手机版的上线使用，新增和修改11条审批流程。完成学院统一门户的建设和测试工作，实现统一账号登陆不同应用系统。

基本建设 完成一院区周转搬迁工作。3月19日，一院区全体教职工由西城区南横西街94号入驻房山院区；4月2日，学生正式上课。周转搬迁涉及教职工297人、学生1662人，3个系6个专业42个班级；搬迁实验实训室及机房102个，各类教学设备和办公家具1.5万件，图书29万册。坚持"停课不停学"，按新教学进程重新安排教学任务2.76万学时。

新院区建设工程。新院区选址确定于通州区潞县镇中心区西北部，被市委、市政府列入2018年北京市重点工程。截至年底，获得市发改委关于前期工作函及前期固定资产投资函的批复；先后完成了控规的编制、公示，与潞县镇政府签订征地拆迁协议，新院区地块近400亩的地上物的拆除及接管工作；启动了地块测绘、勘探和文勘工作，开展环评、水评、能评、交评、稳评等评估编制，组织研究编制项目建议书（代可行性研究报告）。

（撰稿：邢　怡　审核：黄惟清）

领导名单

党委书记　董维春
院　　长　黄惟清
副 书 记　黄惟清　景卫芹
副 院 长　董维春　郭积燕　郝士军　王　梅
　　　　　郭长存

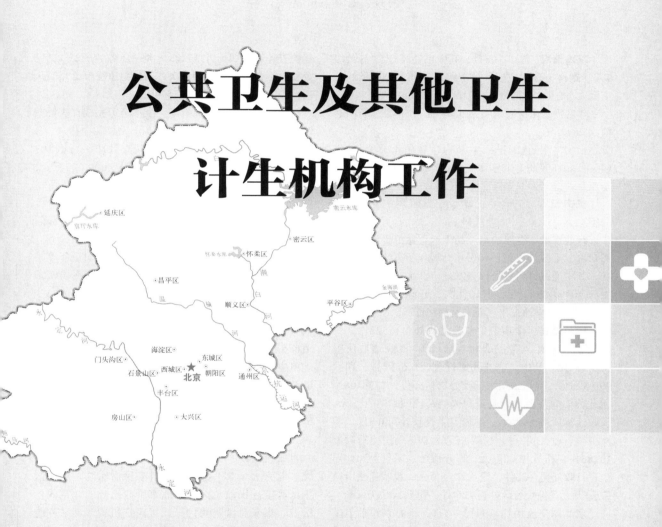

公共卫生及其他卫生
计生机构工作

北京市卫生和计划生育监督所

地址：西城区赵登禹路277号（100034） 电话：83366800
网址：wjw.beijing.gov.cn

基本情况 职工108人，其中正处级3人、副处级9人、副科（含副主任科员）级以上90人、科员2人、工勤人员1人，试用期3人。

年底固定资产总值7275.52万元，年内新购资产总值143.64万元。

12月，由健康报社主办的"敬佑生命 大爱无疆——2018医药卫生界寻找生命英雄活动"中，所长李亚京获得"公卫先锋"称号。

机构设置 7月2日，增设纪检监察（审计）办公室。

行政审批 全年消毒产品生产企业卫生许可受理33户次，审核许可材料40份，开展现场审核工作54户次，其中通过许可现场审查28户。涉水产品生产企业生产条件现场审核受理110件次，进行生产能力审核108件次，其中通过生产能力审核86件次。

行政处罚 全市卫生监督行政处罚15528件，罚款2724.9万元（含控烟和双随机），没收违法所得370.9万元。其中，公共场所行政处罚6596件，罚款990.3万元；生活饮用水行政处罚1966件，罚款408万元；传染病与消毒行政处罚961件，罚款179.1万元，没收违法所得0.4万元；学校卫生行政处罚363件；职业卫生行政处罚2件，罚款0.2万元；放射卫生行政处罚283件，罚款123.2万元；医疗服务、采供血和计划生育行政处罚1033件，罚款775.8万元，没收违法所得370.5万元；控烟行政处罚4324件，罚款248.3万元。

京津冀交流协作 9月3～5日，举办京津冀卫生计生监督机构领导干部高层培训班，来自北京市、天津市、河北省及内蒙古赤峰市、湖北十堰市、宁夏银川市、河北雄安新区卫生计生监督机构的党政领导干部及市卫生计生监督所中层干部近120人参加培训。

日常监督检查 全市共监督（包括公共卫生、医疗卫生）70339户，监督覆盖率99%，共监督352798户次，合格率95.7%。

控烟监督执法。全年全市卫生监督执法人员共监督检查各类控烟场所117223户次，合格率95.25%；责令整改不合格单位4599户次，共处罚违法单位750家、罚款228.9万元，处罚个人3574人、罚款19.4万元。

食品安全企业标准备案。全年全市完成首次备案及修订重新备案480份，修改247份，注销161份。

打击非法行医。全年全市共查处非法行医503户次，行政处罚案件总数437件，罚款609.027万元，没收器械3599件，没收药品522箱，没收非法所得317.6947万元，罚没款926.7217万元；移送案件51件，其中移送公安部门20件、食药部门3件、工商部门28件。

重点地区黑诊所哨点监测。3～9月，对上年度暗访发现黑诊所的重点地区开展了哨点监测现场暗访行动。对朝阳、海淀、昌平、大兴、通州5个区23个重点地区开展黑诊所哨点监测工作，累计走访行程362.68千米，覆盖区域约328平方千米，走访大小街道656条。经排查，共发现涉嫌黑诊所15户，责成属地卫生计生监督机构查处。涉嫌黑诊所数量同比下降68.75%。

第二批三级医疗机构"驻院式"联合监督检查。5～10月，联合通州区、丰台区、西城区、朝阳区、顺义区、海淀区、东城区卫生计生监督所，对北京美尔目眼科医院、北京国丹白癜风医院、北京潞河医院、北京大学第一医院、医科院肿瘤医院、顺义区中医医院、民航总医院、北京肿瘤医院、北京同仁医院、煤炭总医院共10家三级医疗机构开展"驻院式"综合执法检查。检查内容包括医疗卫生、生活饮用水卫生、公共场所卫生、职业与放射卫生、传染病防治和消毒产品、中医卫生、计划生育等情况。检查结论上报市卫生健康委审议通过后，对医院予以正式反馈；对检查过程中发现的违法、违规行为依法处理。

诺如病毒等急性胃肠炎和其他重点传染病防控工作督导检查。12月11～31日，对全市16个区诺如病毒等急性胃肠炎和其他重点传染病防控工作进行专项督导，检查学校28所、托幼机构10所、医疗机构15家。

专项监督检查 公共场所四大领域专项监督检查。1月15日～4月30日，全市卫生计生监督机构开展公共场所四大领域（商场超市、星级宾馆、快捷酒店、医疗机构）卫生监督专项执法检查。全市共计警告152户，罚款137户28.86万元。

夏季重点公共场所卫生专项监督检查。5～9月，在全市对使用集中空调通风系统的公共场所、游泳场所进行专项监督检查。全市共监督使用集中空调通风系统单位829户，抽检634户，责令改正44户，警告11户，罚款15户9.1万元。全市共监督游泳场所745户次，下达改正通知书224户，警告212户，罚款22户10.6万元。

普通高等学校综合监督执法专项检查。8～10月，北京市首次启动市区两级普通高等学校综合监督执法专项检查工作。共对28所普通高等学校开展了校内多专业的综合监督执法检查，其中各区独立完成22所，市区两级联合检查6所。市卫生计生监督所首次对1所违反《北京市集中空调通风系统卫生管理办法》的高校（对外经济贸易大学）给予1.2万元罚款的行政处罚，并责令改正。

打击无证行医专项行动。10月31日～12月31日，开展全市打击无证行医专项行动。全市各区累计开展联合执法139次，取缔无证行医90户，立案92件，行政处罚65户，罚款103.94万元，没收违法所得27.947万元，没收药品器械60箱、695件，移送案件6件（公安3件、工商3件）；开展现场集中宣传37次，利用传统媒体开展宣传22次，利用新媒体开展宣传79次。

集中整治"号贩子"和"网络医托"专项行动。从11月开始线上搜集有关涉及医疗机构的"医托""号贩子"违法线索，线下开展21家重点医疗机构、地铁、车站现场暗访摸排工作，每月向市卫生健康委上报工作信息。截至12月31日，共线上监测网页100个、信息1000余条；线下现场暗访点位216户次，发现并上报涉嫌违法线索12条。

消毒产品生产经营、使用单位专项整治。5～10月，组织全市16个区开展消毒产品专项整治。共监督检查消毒产品生产、经营、使用单位4135家，抽查产品7797种。处罚7家，罚款3.1万元。其中，处罚消毒产品经营单位（超市、药店）2家，罚款0.6万元；处罚消毒产品使用单位（医疗机构）5家，罚款2.5万元。

"双随机"抽检 公共用品用具消毒效果监督抽检。全市共计监督抽检普通旅店、洗浴、理发美容场所1211户，合格1151户。监督检查普通旅店372户，合格350户；监督检查沐浴场所23户，合格21户；监督检查理发美容场所816户，合格780户。

游泳场所水质卫生监督抽检。共对497户游泳场所的水质进行了监督抽检，其中学校内游泳场所62户，其他游泳场所435户。各项指标的合格率分别为：细菌总数98.19%、大肠菌群100%、尿素74.65%、浑浊度100%、游离性余氯84.71%、pH 97.79%、浸脚池水游离性余氯84.68%。

室内空气质量监督抽检。完成住宿场所、商场超市、沐浴场所等场所抽检528户，合格480户，检测项目为甲醛、二氧化碳、可吸入颗粒物（PM10）。

集中空调通风系统卫生质量抽检。全市共完成抽检集中空调通风系统使用单位49户，合格47户。其中住宿场所17户、美容美发8户、商场超市8户、其他公共场所16户，检测项目为风管内表面积尘量、细菌总数、真菌总数、冷却水嗜肺军团菌。

集中式供水单位监督抽检。全市对不同供水规模的57家城镇集中式供水单位进行监督抽检，合格54家。对农村集中式供水单位开展有效监督2653户次，合格2538户次。针对上述单位存在的违法行为，由属地卫生计生监督机构立案查处。

居民住宅区二次供水单位监督抽检。对全市16个区共129家居民住宅区二次供水单位进行监督抽检，合格126家。设施不合格的原因为：设施周边环境不达标1家，未按要求开展设施清洗消毒2家。水质抽检121家，全部合格。

涉水产品卫生监督抽检。全市共抽检涉水产品生产企业10户，现场检查全部合格。送检样品8件，不合格1件，由房山区监督所对违法生产企业处以0.2万元罚款。抽检11家经营单位26件产品，检查批件索证情况及产品检测全部合格。全市抽检网络经营单位39户，检查产品618个，合格456个。不合格的主要原因为标签说明书不合格；另外有3个产品无卫生许可批件，由密云区监督所立案并完成行政处罚，罚款0.5万元。检查现制现售饮用水自动售水机135台，索证全部合格。抽检设备出水水样52件，不合格4件，由西城区卫生计生监督所立案并完成行政处罚，罚款0.2万元。

学校卫生监督抽检。全市共开展中小学校教学及生活环境卫生监督抽检331所，责令改正162所。监督抽检有自建设施集中式供水的学校24所，检查内容包括色度、浑浊度、臭和味、肉眼可见物、pH、消毒剂余量6项指标，合格16所；抽检二次供水学校14所，上述6项指标全部合格13所。对全市493所学校及托幼机构的饮水设备水质进行抽检，出入水都合格439所。

消毒产品监督抽检。全市共监督检查消毒产品生产企业23家，未发现存在违法行为。抽检产品25种，其中第一类消毒产品5种（消毒器械4种、消毒剂1种）、第二类消毒产品8种（消毒剂1种、消毒液7种）、第三类消毒产品12种（纸巾2种、湿巾1种、一次性纸杯5种、尿布4种），全部合格。

传染病防治监督抽检。全市传染病监督抽检624家，发现存在问题的医疗卫生机构27家，立案查处27家，其中警告24家、罚款5家2.1万元。

监督法制　7月26～30日，与市政府法制办沟通，申报调整处罚职权，通过删除、合并，处罚职权由702项减少到675项。10月25日～12月5日，在北京市行政执法信息服务平台上逐条申报调整处罚职权。经市编办、市法制办审核同意后，市卫生健康委处罚职权由675个减少为582个，其中删除处罚职权3个、增加处罚职权52个、修改处罚职权40个，通过合并减少处罚职权142个，合计减少处罚职权93个。

突发公共卫生事件处理　全年接报生活饮用水污染事件3起，影响1607户4930人的正常饮水，没有人员发病。比上年减少8起。全年生活饮用水污染事件均得到及时有效处置，未造成人员发病。

投诉举报　全年全市卫生监督机构共受理举报投诉案件20387件，其中医疗服务类2880件、公共场所卫生类2305件、生活饮用水卫生类2454件、控烟类12648件、其他100件（传染病与消毒61件、学校6件、放射20件、母婴保健10件、人类生殖3件），不受理办结和转其他部门156件；处理率98.8%，办结率99%。处理所长信箱50件；接待来访人员7批13人次，受理

4件，向市卫生健康委移送举报案件1件；电话咨询、回复1800余次。累计回访约180个投诉举报案件。发布卫生监督举报投诉统计分析14期。

大型活动保障　完成北京市"两会"、全国"两会"、第二十一届中国北京国际科技产业博览会、中非合作论坛北京峰会4次重大活动的卫生监督保障工作。

卫生监督宣传　北京卫生监督官方微信可实现查询医疗卫生状况、公共场所等级、公共卫生状况和游泳场馆自检结果，共完成微信群发28条。

全年出版《北京卫生监督杂志》4期，共刊发90篇学术论文，发行2400本。出版《北京卫生监督报》12期，共刊发信息288篇、图片新闻204篇，发行3600份。

与北京新闻广播合作《健康北京》栏目，全年完成电话连线26次，对市民关心的医疗执法和公共卫生话题进行探讨。

信息化建设　5～6月，北京双随机模块更新升级，补充执法规则，增加双随机工作量均衡机制，更新检查表。6月，北京卫生监督网下线，整合至北京市卫生计生委官网。

（撰稿：鲁齐阳子　审核：战　捷）

领导名单

党委书记、所长　李亚京
副　书　记　王本进
副　所　长　刘劲松　战　捷　高　燕

北京结核病控制研究所

地址：西城区新街口东光胡同5号（100035）　电话：59830811
网址：www.bjjks.org

基本情况　职工87人，其中在编85人，卫生专业技术人员52人，其中正高级职称6人、副高级职称6人、中级职称26人、初级职称14人。

年底固定资产总价值1303万元，年内新购资产总值23万元。

年内安置军队转业干部2人。

结核病控制　在全市组织实施《"十三五"北京市结核病防治规划》，完成以区为单位现代结核病控制策略覆盖率100%、非结防机构报告现住址为北京的肺结核/疑似肺结核患者总体到位率93.4%、登记管理活动性肺结核5751例、活动性肺结核患者家庭密切接触者筛查率100%、2017年登记活动性肺结核治疗成

功率91.7%的工作指标。区级结核病定点医疗机构继续实施对初诊患者及登记管理肺结核患者的诊疗减免政策。

推进全市耐药结核病控制工作。提高肺结核患者的病原学阳性率和病原学阳性患者的耐药筛查率，提高耐药肺结核患者的发现及治疗管理质量，北京结核病控制研究生多次组织专家就分子生物学新诊断技术的推广、耐药筛查流程、利福平耐药患者的治疗及管理等问题进行研讨，动员区级定点医疗机构开展GeneXpert快速耐药筛查检测。在区级定点医疗机构为疑似耐多药肺结核患者提供免费传统药敏试验，为确诊耐多药肺结核患者提供免费抗结核治疗及一定的生活、交通补助等政策，市卫生计生委于9月在全市区级定点医疗机构免费为患者提供GeneXpert检测服务。本所通过组织开展耐药筛查、诊断、治疗管理的培训，定期收集工作进展数据并召集有问题的单位负责人研讨解决办法，组织耐药患者筛查流程专项督导等工作，使全市肺结核患者的病原学阳性率、新涂阳患者的耐药筛查率分别由第一季度的34.3%和2.15%提高至47.4%和68.8%。

推进北京胸科医院收治肺结核患者的系统管理质量。全市登记管理的患者近一半在北京胸科医院治疗。经市卫生计生委协调，本所多次召开结核病防治工作现场协调会和工作进展研讨会，讨论改进措施。指导北京胸科医院提高患者诊疗信息录入的及时性和完整性，使肺结核病原学阳性率、新涂阳患者的耐药筛查率、肺结核患者治疗成功率等"十三五"重点考核指标分别由第一季度的22.6%、3.4%和45.3%提高至48.1%、78.7%和90.6%。

加强学校结核病控制工作。组织修订《北京市学校结核病防控工作规范（2018年版）》《北京市学校结核病聚集性疫情监测与处置工作方案（2018年版）》。举办学校肺结核疫情监测与处置培训班、学校肺结核疫情现场流行病学调查处置培训等两次市级培训。各区结防机构共对543例学校肺结核患者的23460例密切接触者开展筛查，发现并规范处置13起学校结核病聚集性疫情。根据规范要求，在全市组织完成对托幼机构、小学、初中、普通高中、职业高中、中等专业学校、技工学校共计2836所学校的444513名入学新生的结核病筛查，以及80所大学的102859名入学新生的结核菌素皮肤试验筛查。

加强结核病防治宣传。在全市组织开展针对不同人群的结核病防治宣传活动。世界防治结核病日宣传期间，在人大附中通州校区举办主题为"关心帮助青少年，实现健康无'核'梦北京市2018年世界防治结核病日宣传活动，组织健康促进骨干培训、优秀科普创意选拔大赛、手抄报征集活动，开展北京市百千万志愿者结核病防治知识传播行动等全市范围大型活动。在北京电视台3个频道黄金时段播出《阻止飞沫飞舞，让生命起舞》的公益广告172次。发布为期两周的歌华有线电视开机和换台导航条的核心信息广告，累计曝光量达1010万次。连续第7年通过12320短信平台向社会公众200万人次发送结核病防治核心信息。动员报刊、电台等媒体以新闻报道和专家访谈等形式对首都结核病防治进行系列宣传报道。全年利用微信公众号推送图文234篇，总阅读量253574人次；组织开展为期7天的"开展终结结核行动，共建共享健康中国"主题有奖知识竞答活动，76348人次参与；组织开展为期7天的"你最喜欢的手抄报获奖作品"大众投票活动，获得86663人关注。响应WHO和国家卫生健康委号召，于9月26日在水立方开展"点亮城市的红"结核病宣传活动，现场照片和视频同步传至联合国大会。

组织结防机构和艾防机构合作开展结核菌/艾滋病毒（TB/HIV）双重感染控制工作。全市新发现或随访到的艾滋病病毒感染者中，结核病的筛查率为96.7%，接受结核病检查比例为94.4%；区级结核病定点医疗机构对艾防机构转介到位患者提供免费结核病检查的比例为100%。

开展肺结核疫情监测及分析，及时公布北京市结核病防治工作进展，每月完成1次全市肺结核疫情分析并通过《北京结控》发布。每季度开展结核病防治工作进展情况季度分析，上报北京市卫生计生委进行通报。

组织开展卡介苗预防接种工作。全市为212680名新生儿接种卡介苗，新生儿卡介苗接种率99.3%。组织完成卡介苗接种后12周阳转率监测，全市卡介苗接种12周阳转率97.3%。

联合北京防痨协会组织市级培训11次，内容涉及结核病实验室检查新技术、结核病诊断技术、健康教育、耐多药肺结核控制、学校结核病控制工作、信息管理、肺结核疫情单病例预警监测等结核病防治业务专项工作培训。

组织开展两轮次对区级结防机构的结核病防治工作督导考核，组织开展新生结核病筛查、肺结核患者健康管理服务、耐药结核病筛查等的专项督导，根据督导结果，完成全市结核病防治督导总结报告。

门诊工作 全年接诊11984人次，对269例肺结核及结核性胸膜炎患者进行登记管理。网络直报肺结核238例。登记管理MDR-TB患者74例。开展药品处方点评工作。

科研工作 发表学术文章10篇。全年申报课题3项，首发专项在研课题1项，验收结题1项。

继续教育及业务培训 举办市级继续医学教育项目7项，区级继续医学教育项目7项，单位自管项目41项，参加培训1700余人次。组织全所医技人员开展传染病知识培训。

完成首都医科大学预防医学专业本科生结核病控制学教学。

信息化建设 完成正版操作系统、办公软件、杀毒软件的采购安装，完成医保系统跨院医嘱共享改造工作，参与首都疾控信息化平台建设。

完成门诊、中心实验室、放射科业务系统、门户网站系统的日常运行维护。新增西城结防所诊疗医生信息、调整排班字典、新增医生工作站的安装调试、培训新用户操作规程。完成信息安全保护工作。

学术交流 12月18～21日，应国际防痨和肺部疾病联合会的邀请，洪峰赴韩国参加中韩疾控中心潜伏性结核病感染控制专家研讨会，开展学术交流。

其他工作 出版所刊《北京结控》12期，发放至全国31个省市疾控中心、北京市卫生健康委、各区疾控中心、卫生计生委、结防所，全市各大医院等，共3600份。全年官方网站更新本所动态194篇、区县动态446篇。

（撰稿：刘宇卓　审核：洪　峰）

领导名单

党总支书记	黄　春
所　　长	洪　峰
副 书 记	洪　峰　宋卫萍
副 所 长	武文清　贺晓新

北京市精神卫生保健所

地址：西城区德外大街安康胡同5号（100088）　电话：58303018

基本情况 职工16人，其中医疗卫生技术人员9人，包括正高级职称3人、副高级职称2人、中级职称2人、初级职称2人；其他专业技术人员7人，包括财务专业副高级职称1人、社会工作师中级职称2人、统计师中级职称1人、计算机工程师初级职称2人，卫生管理助理研究员职称1人。

固定资产原值331.05万元，年内报废资产总值37.32万元。

改革与管理 制订《北京市精神卫生信息管理系统安全运行管理制度》《市精保所关于进一步加强紧急重要信息报送工作的通知》《市精保所"三重一大"事项决策工作制度》等制度规定，修订《精保所物资采购管理规定》。

法治规范化建设 协助市卫生健康委等多部门制定规范性文件和政策措施10余个，对北京市精神卫生工作，严重精神障碍患者服务管理工作提出要求。

落实北京市严重精神障碍患者监护人看护补助制度。协助市卫生健康委，积极联系市政法等相关部门，通过视频会议、专题督查、季度监测等手段，推进各区开展政策宣传，落实财政资金保障，纳入考核体系，使政策落地，让患者享受到福利。全市监护人看护补贴申领率达87.08%，实际补助61148人，全年财政投入1.036亿元。

拓展《北京市门诊使用免费基本药品治疗严重精神障碍管理办法（试行）》。配合市卫生健康委和相关部门开展"严重精神障碍患者门诊免费服药管理办法"的专家调研及修订工作，2月8日印发《关于修改'北京市门诊使用免费基本药品治疗严重精神障碍管理办法（试行）部分条款的通知'》，拓展免费服药对象范围，增补"奥氮平片"药品。截止年底，累计享受此项政策的患者达4.63万人，全市免费服药惠及率57.56%，比上年提高7个百分点，全年财政投入6682万元。

推广国家精神卫生综合管理试点工作经验。将朝阳区、海淀区综合管理工作经验在全市16区全面推开。

启动国家社会心理服务建设试点工作。配合市卫生健康委开展北京市社会心理服务体系建设试点区筛选确认，西城区、朝阳区、海淀区、房山区、怀柔区被确定为北京市试点；12月10日，协助组织召开市区两级多部门参加的社会心理试点工作启动会；协助组织专家对5个区的试点工作方案进行逐一审议指导。

落实"阳光长城计划"—心理健康促进行动（四心工程）"知心工程"：完善北京市居民心理健康自评工具包，利用工具包线上线下共调查了20796名居民，了解首都居民心理健康服务需求和心理健康现状。"明心工程"：依据《社区心理健康宣传与教育技术指南（试行）》，组建心理卫生科普讲师团（80人）和心理志愿者服务队伍（557人），在全市开展进学校、企业、社区、特殊群体等活动615场，大讲堂讲座39场。"舒心工程"：推进全市常见心理问题个体化干预项目，组织5个区设计、编制并印刷大学生、孕产妇、社区老人三类人群的《项目评定手册》，对存在常见心理问题的检出人群进行心理干预，直接受益1320人，服务2120人次，编写完成《北京市常见心理问题个体化心理干预服务工作指南》。"安心工程"：通过购买社工服务和精神卫生专业社工培养项目，推动"三社联动"工作机制，搭建社区多方综合管理服务精神卫生防治网；研究制定严重精神障碍高风险评估工具，及时发现和处理高风险征兆，在5个区的1000名患者中开展为期12个月的追踪监测；利用北京本土化的社区主动式治疗技术（ACT）服务模式，在16个区全面应用和推广，3年共完成1880人次入组，其中常规对照组400人、ACT组1480人，对社区内有严重、持久和复杂的精神疾病患者提供综合性、个性化治疗和康复；开展抑郁症康复适宜技术项目，向北京市共计28家单位进行推广，共招募并培训40名康复治疗师，完成379例患者的康复训练。

国家重大和基本公共卫生服务项目 指导全市各区在全面落实国家基本和重大公共卫生服务项目基础上，以重大活动安保为契机，创新社会管理服务，精准开展严重精神障碍患者社区管理治疗服务。对在册高风险和零监护的患者增加访视频次，以改善患者的社区管理治疗效果和生活质量。全市发病报告33189人，年内新增建档患者7108人，累计建档78834人，全市报告患病率3.63‰，同2017年底相比，增长6.96%。全年开展危险度评估、分类干预和药物使用及康复指导等日常管理治疗服务369055人次。为29072名患者提供免费体检服务。协助区公安部门做好社区有肇事肇祸倾向精神病患者管理治疗工作，共开展社区医疗应急处置1011人次。严重精神障碍患者在册规范管理率91.24%，同比增加0.6%；规律服药率77.98%，同比提升0.3%。精神分裂症患者服药率86.39%，面访率86.66%。

北京市第二届公共卫生医师精神卫生防治岗位技能竞赛 配合市总工会和市卫生计生委，组织北京市第二届公共卫生医师精神卫生防治岗位技能竞赛。9月14日，通过初赛、复赛和决赛，历时4个月的北京市公共卫生医师比赛暨第二届精神卫生防治岗位技能竞赛落下帷幕。竞赛以"技能竞赛历练精兵，携手护航精神健康"为主题，初赛覆盖全市16个区，参赛677人。之后，80名选手组成16只参赛队进行团体复赛。复赛进入前十名的区队推选出10名选手进入决赛，最终决出个人一等奖1名、二等奖2名、三等奖3名、优秀奖4名。通过竞赛活动对全市精神卫生工作者进行了精神卫生管理、业务知识及操作技能培训。

市区两级对口指导与帮扶机制建设 强化市区两级对口指导与帮扶机制建设，落实北京安定医院和北京回龙观医院与各自负责的8个区签订技术帮扶协议，将医院内有关医疗人员及防治管理人员组成若干工作团队，开展对口指导与帮扶，责任到人。

精神卫生科普与宣传 邀请专家在北京12320在聆听、北京新闻广播《健康北京》节目、北京交通广播《一起午餐吧》栏目等新闻媒体开展直播活动；制作6期梁医生讲心理健康科普系列漫画、科普文章，分别在"健康北京""今日头条"、搜狐新闻客户端、现代生活网、大众生活网、民众健康网、99健康网等网络媒体，以及北京精神卫生、北京心理健康微信公众号发布；制作睡眠质量自评微信二维码，吸引775人进行自测睡眠质量。

推送北京精神卫生微信公众号文章71篇，其中科普文章16篇、工作动态信息55篇；截至12月31日，累积关注31320人，同比增长1525%；全年图文页送达940160人次，图文页阅读28187次，分享1973人次。

世界精神卫生日（10月10日），在中国科技馆举办了以"健康心理，快乐人生——关注儿童青少年心理健康"为主题的北京市心理健康体验周活动，包括参观体验、专家讲座、科普宣传等多种形式，各类心理健康电子辅助设备体验9000余人次，名师讲堂听课4000余人次，发放宣传书籍《见招拆招——专家谈心理保健》《解读青少年心理》886本、宣传折页3000余份。活动由国家卫生健康委员会为指导单位，中国科技馆、市卫生健康委、中共北京市委社会工作委员会联合主办，北京市精神卫生保健所承办。

京津冀协同发展 8月2～4日，在内蒙古赤峰市举办京津冀精神卫生协同发展创新实践学术交流活动，落实深化医药卫生体制改革和京津冀协同发展战略，三地本着"防治结合、合作互补、互惠共赢、协同发展"的原则，探索"一横三纵"的精神卫生防治结合的服务模式。

信息监测 监测应急事件处理上报961人次；核查公安交换数据2次，提供公安部门严重精神障碍在册患者数据3次，提供协查支持20余次。完成《北京市精神卫生信息管理月报》12期、《北京市精神卫生信息管理月报增刊》12期、《北京市精神卫生信息管理季报》4期、《北京市精神卫生信息管理2018年报》1期；组织开展4次信息监测例会等。

科学研究 承接市卫生健康委卫生与健康科技成果与适宜技术推广项目——心理健康服务单元模式在社区中的推广应用、市卫生健康委抑郁症防治康复适宜技术推广项目、儿童脑发育障碍的早期识别和综合干预、北京市常见心理问题个体化干预项目、北京市居民心理健康状况和服务需求测评服务等研究项目。

信息化建设 完善季度工作例会制度和信息定期通报制度，对全市精神卫生工作指标进行动态监测和管理。推进精神卫生信息系统与居民电子健康档案平台、电子病历或全员人口数据库的对接；各区、各街道乡镇逐级建立完善严重精神障碍患者信息共享机制；立项北京市精神卫生信息管理系统三期建设；在日常随访服务工作中应用高科技信息技术，创新访视方式，提高随访效率；编制《北京市严重精神障碍信息管理报告》（月报、季报和年报）并通报各区和相关单位；协助市卫生健康委与公安、民政、残联、人力资源社会保障等部门进行严重精神障碍患者信息定期交换共享。

推进信息化业务升级与安全建设，将三类疾病报告卡、个人健康档案、个人管理档案进行了相应业务项升级；5月，北京市精神卫生信息管理系统成功备案为安全等级保护三级系统；通过政务外网与国家严重精神障碍管理系统对接进行数据传输，基本实现全市有财政保障的事业单位通过政务外网连接登录使用北京市精神卫生信息管理系统。提升与国家信息系统数据对接能力及北京市用户的CA安全登录管理，定期开展数据质控。

学术交流 5～6月，赴重庆、南京等地，就社区综合管理及康复工作进行学习交流；8月，赴泰国参加第17届国际精神论坛暨第15届儿童精神卫生论坛，并做"北京市社区心理咨询师培训初探"的发言。

（撰稿：王　彤　审核：闫　芳）

领导名单

所　　长　王　刚
副所长　闫　芳　袁　红　黄庆之

北京市疾病预防控制中心

地址：东城区和平里中街16号（100013）　电话：64212461
网址：www.bjcdc.org

基本情况 职工645人，其中专业技术人员605人，包括正高级职称74人、副高级职称115人、中级职称257人、初级职称133人、见习26人；行政管理和工勤40人。

年底固定资产净值12543.66万元，年内新购资产总值1094.86万元。

传染病防治 全年报告法定传染病3类25种，报告发病182496例、死亡206人，报告发病率840.72/10万、死亡率0.95/10万。其中甲乙类传染病共报告18种28543例、死亡178人，报告发病率131.49/10万、死亡率0.82/10万。鼠疫、传染性非典型肺炎、脊髓灰质炎、人感染高致病性禽流感、炭疽、白喉、新生儿破伤风、钩体病、血吸虫病、人感染H7N9禽流感10个病种无发病和死亡病例报告。报告发病数居前10位的病种依次为：肺结核、痢疾、梅毒、猩红热、病毒性肝炎、淋病、艾滋病、百日咳、布病和麻疹，占甲乙类传染病报告发病数的99.45%；报告死亡病种6种，死亡数居前3位的病种依次为：病毒性肝炎、艾滋病和肺结核。

报告手足口病32670人次，发病率150.50/10万，其中重症45例。发生聚集性疫情1695起，其中暴发疫情7起。

报告其他感染性腹泻36428人次，发病率167.82/10万。全市腹泻病例监测结果：细菌性腹泻病原体主要为肠致泻性大肠杆菌、沙门菌和副溶血性弧菌；报告感染性腹泻聚集性及暴发疫情510起，主要病原体为诺如病毒。

全市421家一级以上医院开展流感样病例监测。二级以上医院监测门急诊47554462人次，其中流感样病例748379人，占1.57%；15岁以下年龄组占56.55%。发现1例人感染H9N2禽流感病例。

艾滋病防治　新发现感染者和患者3410例。市级艾滋病监测哨点监测34852人，阳性感染者194例。社区药物维持治疗门诊当年治疗1704人。接待艾滋病免费自愿咨询检测17184人，检出阳性767人。

免疫规划　常住儿童建卡率99.97%，建证率99.97%。五苗基础免疫全程合格率99.23%，流脑基础免疫合格接种率99.59%，乙脑基础免疫合格接种率99.67%。全市用工单位外来务工人员集中接种麻疹疫苗10.47万人次，A+C群流脑疫苗9.31万人次。调查外来儿童528595人，补种脊髓灰质炎疫苗1831人次，补种麻疹、麻风腮、百白破、乙肝、乙脑、流脑疫苗3783人次。全市报告接种流感疫苗1257492支，包括免费流感疫苗1160192支，其中老年人532067支、中小学生595663支。报告本市确诊急性松弛性瘫痪（AFP）病例31例，比上年减少9%，确诊麻疹106例，风疹58例，流腮1948例，百日咳193例，流脑6例、死亡2例，乙脑33例、死亡4例，狂犬病3例、死亡3例；无新生儿破伤风、白喉无病例。病毒性肝炎总发病率3.90/10万，其中甲肝、乙肝、丙肝、戊肝、未分型肝炎报告发病率分别为：0.67/10万、0.97/10万、0.44/10万、1.73/10万、0.10/10万。全市建成五类预防接种门诊（除卡介苗接种门诊）共计728家，其中免疫规划预防接种门诊449家，狂犬疫苗接种门诊113家，产科接种单位124家，成人接种门诊9家，其他接种门诊33家。

地方病防治　碘盐监测。监测居民户食盐样品4885件，其中碘盐4434件，碘盐覆盖率90.77%；碘盐之中合格碘盐4110件，碘盐合格率92.69%，合格碘盐食用率84.14%，低于国家控制标准（合格碘盐食用率大于90%）。

人群碘营养状况。调查育龄妇女3224人，尿碘中位数141.4微克/升；调查成年男性3212人，尿碘中位数160.1微克/升；调查8~10岁学生3277人，尿碘中位数175.3微克/升；调查孕妇3308人，尿碘中位数141.2微克/升。除孕妇人群外，各类碘缺乏病防控重点人群碘营养状况均处于适宜水平。

地方性氟中毒监测。枯水期、丰水期累计监测451井次，其中439井次水氟含量符合饮用水卫生标准。儿童氟斑牙调查2676名学生，患病64人；氟斑牙指数为0.06，流行强度为阴性。

突发公共卫生事件及大型活动保障　全市突发公共卫生分级事件报告41起，均为一般级别，报告发病961人，死亡6人。完成全国两会、中非合作论坛峰会、香山论坛，以及春节、五一劳动节、中秋节、国庆节等节假日应急值守和生物反恐保障任务。组织召开突发公共卫生事件应急处置、卫生应急现场风险评估及紧急灾害救援卫生应急技术培训班4次；组织开展全市性应急演练1次，组织参加国家卫生应急队伍卫生应急演练2次，重大活动生物反恐保障桌面推演1次，国家卫生应急队伍野外工作技能培训2次。完成国家中毒卫生应急处置队伍交流培训与联合演练。完成2018年京津冀卫生应急联合演练任务及北京市与湖北省十堰市卫生应急联合演练任务。

消毒、杀虫、灭鼠　监测医疗机构1076家，监测样品22883件，合格率97.49%。监测托幼机构777家，监测样品9646件，合格率95.80%。监测学校19所，监测样品238件，合格率97.90%。

在16个区共设置病媒生物密度监测点547个，其中鼠类64个、蚊虫241个、蝇类102个、蟑螂140个。开展鼠密度监测12月次，捕鼠44只，年平均阳性率0.229%，其中中小餐饮平均阳性率最高。蚊密度监测18旬次，总计捕获蚊23895只，年平均蚊密度1.55只/（灯·小时），其中旅游景点成蚊密度最高，为2.65只/（灯·小时）。蝇密度监测21旬次，总计捕蝇36381只，年平均蝇密度6.67只/（笼·天），其中公园绿地蝇密度最高。蟑螂密度监测12月次，共捕获蟑螂3897只，年平均蟑螂密度为0.048只/张，其中农贸市场蟑螂密度最高，为0.210只/张。

慢性病预防控制　开展中国成人慢性病与营养监测工作，全市7个监测点，共完成4149人的问卷调查、体格测量和血生化检查。新组建高血压患者自我管理小组550个，新增组员6004人，至少有一个高血压自我管理小组的村/居委会已覆盖全市所有村/居委会的73.8%。新培养糖尿病同伴支持小组组长836人，新成立同伴支持小组452个，新增组员5026人。北京市脑卒中高危人群随访干预项目针对2010~2012年筛查人群开展追踪核查，全市共完成追踪核查57983人，完成率99.8%；完成队列人群面对面随访31110人，全市平均随访率为93.22%。验收合格各类全民健康生活方式行动示范机构131家；建成各类健康支持性环境194处；培训健康生活方式指导员3700余人，管理已有指导员14000余名；在全市开展"三减三健"专项行动，共计97项；举办健康生活方式日大型活动1次，参与200余人；全市16区288个机关企事业单位726个团队10074人参加第三届"万步有约"职业人群健走激励大奖赛。开展医疗机构门急诊伤害监测，完成81342人次医院伤害病例信息的收集。在145个街道、96个乡镇的263个社区组建防跌倒操锻炼小组。开展国家脑卒中筛查和干预项目，共完成脑卒中筛查33075人，评估出高危人群9231人。2017～2018年心血管病高危人群早期筛查与综合干预项目在6个区开展，共完成初筛调查47406人，高危对象调查11594人，短期随访管理10974人，长期随访管理5882人。在4个区开展中国骨质疏松症流行病学调查，完成1856人问卷调查、身体测量、骨密度测量、实验室检测。中国环境流行病学特殊人群队列研究对2016～2017年登记的1517对双生子开展随访，完成1447对双生子随访工作，随访率95.39%。

营养与食品卫生 完成17类2419件食品112个监测指标26274件项化学污染物及有害因素监测，15类2532件食品23个监测指标10461件项食源性致病菌监测。报告食源性疾病事件47起，发病841人，无死亡病例。食源性疾病监测和单增专项监测覆盖到全市455家医疗机构，监测病原数量增加到9种，上报食源性疾病病例信息7781例，上报中毒性病例403例，寄生虫病例8例。单增监测覆盖全市16个区139家医院，新发现50例病例。加强国家食源性疾病病因学鉴定实验室（华北区）建设，完成7起食品安全事故菌株分离、鉴定、毒力基因检测、PFGE分型和溯源。

采用专题培训、宣讲、标准大课堂等多种形式完成23项食品安全国家标准培训。通过调研、专项研究等对40个国家食品安全标准进行跟踪评价，分别牵头和参与国家食品营养及营养强化剂检测方法工作组、食品添加剂和化学污染物检测方法工作组，主持或参与多个国家标准的制订与修订。

开展"营"在校园——北京市中小学生平衡膳食促进行动，对全市1000余名校园营养师、校医、保健医、校餐管理人员、厨师等进行学生餐配餐技能培训。完成北京市2017年度学生营养与健康状况监测报告。

完成北京市居民食物消费量调查和食物成分监测，完善北京市居民营养监测和食物成分监测数据库。

环境卫生 监测全市生活饮用水卫生，城市设置监测点453个，农村设置监测点794个。对出厂水、末梢水、二次供水及学校饮用水进行监测，末梢水监测点已覆盖全市所有街乡。城市饮水方面，出厂水共设置监测点35个，全年共监测水样70件，合格69件；末梢水共设置监测点238个，全年共监测水样2850件，合格率100%；二次供水共设置监测点180个，全年共监测水样720件，合格719件。农村饮水方面，全年共监测水样1588件（不包括学校部分），水质总合格率81.74%，其中出厂水合格率81.98%、末梢水合格率81.50%。农村学校共监测水样130件，合格111件。

在全市16个区住宿、文化娱乐、美容美发、游泳池、商业、影剧院、医院7类场所，开展31项次卫生指标1541户次的公共场所主动监测，监测样品35886件项次，合格34269件项次；监测各类公共场所集中空调通风系统205套，监测样品3960件，合格3659件；监测公共场所室内PM2.5共647户次，监测样品1931件，合格1472件；监测公共场所淋浴热水嗜肺军团菌728户次，监测样品1537件，合格1427件；评估了174组公共建筑中央空调冷却塔的军团菌病健康风险，平均综合风险指数为54.67（健康风险综合指数取值范围为0～100，健康风险随风险指数值增加而增高）。

放射卫生 开展全市地表水、饮用水、土壤、粮食和雨雪水、空气气溶胶和室内外环境辐射剂量TLD样品放射性水平本底监测，结果未见异常。对1345家放射工作单位的放射工作人员进行个人剂量监测4.7万余人次，完成89人次的大剂量核查，年剂量在1mSv以下的放射工作人员占监测人数99%。对329台（个）次各类辐射设备、设施和场所及13个建设项目的职业病危害放射防护评价。开展全市食品风险监测、医疗机构辐射防护监测和放射性职业病监测与风险评估工作；完成联合国全面禁止核试验条约组织（CTBTO）放射性核素监测台站的监测任务。

健康教育 开展百场北京市疾控中心健康大课堂"五进"活动，直接受众超过2.8万人。全市各医疗卫生机构共举办健康大课堂23500场，直接受众超过128万人次。开展全市健康素养推广月活动，举办大型主题宣传活动57场，直接受众1.7万余人。利用报纸刊发82个健康专版，直接受众1490万人。《健康》《健康少年画报》各出版12期，总发行23万册。编辑发放《北京健康教育通讯》6期。北京健康教育微博粉丝130万，阅读量432.55万余次。北京健康教育官方微信订阅4.3万人，较上年增长139%，阅读量近30万人次。研发微信公众号线上学习系统，开展北京市城乡居民健康素养自学自测行动，参与者超19.3万人，326万余人次浏览。开展第三次北京市城乡居民健康素养监测，获得有效数据11291条。出版《中国公民健康素养66条标准课件》《北京市人群烟草调查报告（包括青少年和成人）》《2015年北京市城乡居民健康素养监测报告》。

学校卫生 对22082名大、中、小学生的常见病及健康危险因素监测；开展"儿童健康 放眼未来"2018年北京市中小学生近视防控主题宣传活动，完成107所中小学校和35所幼儿园，共4万余人北京市儿童青少年近视调查。对659所中小学校的1522间教室进行了教学环境卫生监测；组织和开展全市1500余所中小学校传染病管理状况调查，撰写《2017～2018学校传染病管理监测调查报告》；进行中小学生传染病知信行调查，覆盖16个区1万余名中小学生。开展学校人群烟草监测，覆盖16个区2万余名中小学生和近3000名教职工，撰写《2005～2015北京市中小学生烟草使用情况调查报告》。注册成功全国青少年控烟志愿者团体——全国青少年控烟志愿者联盟，并于5月27日启动全国范围青少年控烟志愿者招募，与广西壮族自治区和广东省广州市联动举办第一次青少年控烟志愿者统一活动日活动。

开展北京市中小学生营养与饮食行为监测，覆盖16个区约14000名中小学生。在全市开展健康食堂创建工作，16个区41所学校食堂被评定为"中小学校健康食堂"。开展北京市中小学校食堂及供餐情况调查，共调查1435所学校。完成北京市中小学生营养健康状况及供餐需求调查，对抽样的学校及2017年"中小学校健康食堂"市级现场验收合格的学校共112所。开展179所中小学健康促进学校区级验收。在6区22所学校开展学生伤害监测，指导学校伤害预防控制工作。作为全国4个项目点成员之一参加中国疾控中心儿童伤害队列建立项目。

职业卫生 对88家企业进行职业病危害因素监测与评价。完成25694人次的职业健康检查与评价，诊断职业病0例。完成全市1778例职业病病例及243例农药中毒病例的报告审核。

在全市开展重点职业病监测与健康风险评估，收集2887家企业职业病危害申报信息和46548名接触职业病危害因素人群的健康检查资料、1022例职业病病人的工伤保险待遇落实情况资料，重点监测危害因素涉及煤尘（煤矽尘）、矽尘、苯、铅、噪声、布鲁氏菌、石棉等十余种，对全市重点职业病发病特点、变化趋势和规律进行评价。推广北京市职业健康监护管理系统，完成全市61035名劳动者体检资料的上传与管理。

实验室管理 检验检测能力包括33类1114项参数和14个判定标准。传染病地方病控制所、免疫预防所、性病艾滋病防治所、营养与食品卫生所、环境卫生所、职业卫生所、放射卫生防护所、卫生毒理所、中心实验室、职业体检中心共10个业务科所参加能力验证和实验室比对活动共63项，涉及118项检测能力。

科研与教学 获主持国家科技重大专项1项、国家重点研发计划1项、参与国家重点研发计划12项、国家科技重大专项10项、获批国家自然科学基金联合基金重点项目1项、北京市科委科技计划项目4项、首发专项11项。利用北京市公益院所改革与发展工作专项经费设立中心级项目19项。全年新增各类科研课题87项，其中国家重点研究计划13项、国家科技重大专项11项、国家自然科学基金1项、国家卫生健康委项目2项、北京市科委科技计划项目4项、首发专项11项、国际合作项目3项、中心项目21项、合同合作项目20项、博士后项目1项，新增科研经费5272.51万元。

在培公共卫生医师规范化培训学员40人，其中有16名纳入规培的MPH研究生。完成首都医科大学公共卫生学院、北京大学公共卫生学院、首都师范大学化学系等院校学生共80人次现场实习（社会实践）、毕业设计。接收各类进修66人。

信息化建设 全年总投入约699.06万元。本年度信息化建设与运维主要包含信息系统及其支撑软硬件设备设施运维和网络运维、信息系统安全等级保护等内容、北京CA数字认证证书及支撑软硬件运维，以及互联网带宽接入服务等。

学术交流 参加国际会议学术交流10批20人次。出访韩国、英国、澳大利亚、柬埔寨、美国、西班牙、荷兰、德国、丹麦实地考察学习14批27人次。接待斯里兰卡卫生部发展与规划部、土耳其伊斯坦布尔省卫生局、印度新德里市政委员会外宾来华交流4批29人次。

基本建设 投资517万元，对中心33处66个卫生间进行改造，对中心南北院所有建筑外墙隐患治理，对实验2号楼电梯改造更新。

（撰稿：白　璐　审核：于建平）

领导名单

党委书记 黄　春

主　任 邓　瑛

副书记 宋卫萍

纪委书记 王　勇

副主任 贺　雄　庞星火　曾晓芃　刘晓峰　　　　　　黄若刚

北京急救中心
北京紧急医疗救援中心

地址：西城区前门西大街103号（100031） 电话：66013877
网址：www.beijing120.com

基本情况 职工733人（含派遣制人员），其中卫生技术人员468人，包括正高级职称6人、副高级职称28人、中级职称129人、初级及以下人员305人；其他人员265人。

年底医疗设备总值11677.67万元，年内新购医疗设备总值1303.14万元。

机构设置 1月3日，根据市卫生计生委要求成立北京市院前医疗急救质量控制中心办公室，负责北京市院前医疗急救服务相关质量规划、体系管理、质量控制等工作。新设应急办公室、纪检监察办公室、采购办公室；科教办加挂北京市急救医学研究所研究室牌子。

改革与管理 承担院前急救绩效成本预算、成本核算和政府会计制度模拟测试3项财务改革试点工作。研究公共卫生单位绩效改革方案，对职工伙食补贴、夜班津贴、大型活动保障工作绩效、中心总值班津贴及中心2018年绩效工作5项进行调整。被北京市人民防空办公室确定为2019年人防专业队规范化建设试点单位，获首都精神文明建设委员会首都文明单位称号；北京急救中心志愿服务队获首都医疗卫生行业志愿者联合会青年先锋岗称号。

院前医疗 全市120出车383243次，日均1050次，其中直属分中心出车123766次，接诊113368人次，救治30090人次，危重症救治9952人次，院前平均现场救治率36.72%，较上年增加3.67%。全市现场急危重症救护车出车337069次，传染病转运任务434次，建立绿色通道22315人次。

指挥调度。全年120电话呼入1498075个；受理急救电话480079个，日均1315个。120电话平均接起电话时长为1.62秒，平均受理电话时长108.9秒。与110联动86次，较上年增加10.26%；与119联动139次，较上年增加5.3%；与122联动111次，较上年增加11%。

根据急救任务类别，分为急救任务、转运任务和保障任务；根据医生救治能力，将救护车组分为全科救护车组、承担呼吸机转运的危重症车组和非急救车组；根据患者伤病程度，将事件分为急危重、普通、突发事件等类别。

实施120/999首接负责制，升级调度系统和120/999联合指挥调度平台功能，建立健全120/999电话转接规范，实现急救任务互转功能。

非紧急医疗转运。开展非紧急医疗转运车组数量测算，根据出车任务需求峰值进行排班。年内通过120电话受理预约服务共计6829次，其中非紧急预约6685次，较上年增长26.9%；呼吸机预约144次，较上年增长16.13%；医疗救护员全年出车19588趟次。

长途医疗转运。长途医疗转运316次，累计行驶53万公里，单任务最远转运距离为往返4304公里。

突发事件及灾害事故应急救援。完成《突发事件紧急医学救援"十三五"规划》中期评估，全年完成突发事件紧急医疗救援任务1141次，出动车辆1558车次，转送伤员4411人次。

应急演练。完成《北京市卫生系统处置生物恐怖袭击事件应急预案》中生物恐怖事件现场紧急医学救援章节的编写，参与并设计西城区突发公共事件紧急医疗救援演练、中非论坛专项医疗应急拉练、北京市防空警报试鸣暨全民国防教育日防空防灾宣传教育活动、京津冀卫生应急联合演练等8项，共出动各类型急救车辆49车次，参演急救人员147人次。

医疗保障。全年完成医疗保障类任务1180项，派出救护车2055车次，急救人员6367人次，任务量同比增长39.98%；完成应急保障任务8项，累计调动急救车辆49车次，调动人员147人次。完成中非合作论坛、全国两会等国家级和市级层面重大活动、会议医疗保障任务1172次，出动急救车辆1907车次，保障人员5701人次；承担北京马拉松、中国网球公开赛、沸雪国际滑雪等8场重大体育赛事的医疗保障，派出急救车辆148车次，保障人员666人次。

制定《北京急救中心固定医疗保障点管理工作方案》，完成马家楼、久敬庄接济管理中心维稳医疗保障工作，保证信访患者第一时间得到有效救治，全年共接诊699人次，治疗264人次，同比增长398.11%；送院救治188人次，同比下降10.59%。

航空救援。制定《北京急救中心航空医疗救援管理委员会工作规则》，完成《航空医疗救援服务合同书》等规范范本、《北京急救中心航空医疗培训提纲（暂行）》的论证和制定。组建第一批航空医疗救援队，成员18人。完成航空医疗任务3次，尝试开展第三方付费的签约救援模式，捷克航空救援系统建立开展航空救援合作项目。进行航空医疗现场直升机悬停救援演练2次，初步具备夜航、悬停救援、空地无缝对接、危急重症施救及转运的航空医疗救援能力。

冬奥会准备工作。成立2022年冬奥工作领导小组，整体统筹冬奥会医疗急救保障工作。完成冬奥保障第一期35辆急救车更新，急救车冰雪路面驾驶培训；组建航空救援专家团队和航空救援队，提供8架专业医疗构型直升机为冬奥会提供保障。1月4日，根据冬奥组委要求，完成国内首次直升机悬停医疗救援演习。

医疗纠纷处理。参加医疗责任保险695人，总费用19.32万元。全年共参与处理纠纷7件，其中结案3件。全年累计赔付30.11万元，其中中心承担1.50万元。

护理工作 年底有护士174人，其中在编140人、编外34人，副高级职称5人、中级职称58人、初级及以下111人。新录用编制外护士12人。

开展各类急救站下站检查和考核，全年护理质量控制检查72次；检查急救仪器设备及车辆等项目950件，查处问题72项；考核急救仪器操作101人次。全年电话回访中护理满意率100%。召开护士长电话会议及下发近期工作安排38次。加强急救车、外伤包、复苏箱物品统一规范，要求各分中心气管插管箱统一配备防护眼镜。要求各护理单元每月组织业务学习2次、理论考核1次、操作考核1次。

对全体护士开展CPR相关理论及操作培训，以及创伤止血包扎技术、新仪器新设备、穿脱防护服的强化培训。

组织参加中华护理学会全国急诊护理学术交流会议、北京护理学会护理管理高峰论坛、2018京津冀护理管理论坛、男护士"精诚论坛"主题沙龙等进修培训。年内护理人员传染病培训及北京市全员必修课培

训完成率100%。

医学教育 与首都医科大学合作，增设院前急救五年制本科定向培养班，首批招生13人；招录专科生29人。申报北京市继续教育项目5项、国家级继续教育项目1项，举办和参与组织专业学术大会5项，组织专业人员外出参加各类学术会议近500人次；组织系统内各类专业培训班15批次，参训1999人次。

送往专科基地培训4人；组织安排住院医师规范化培训的理论和技能考试2人；送出本院住院医师规范化培训4人，接收全市规范化培训人员107人；外出参加各类学术会议40余人次，参加本市学术会和学习班400余人次。安排外院进修学习6人，接待外单位急救骨干短期培训43人。

急救网络管理 新增急救工作站16个，其中直属站3个。年底全市120急救网络共有急救工作站205个，其中城区104个、郊区101个；直属急救工作站52个、区属站153个。120急救网络城区分中心出车104622车次，郊区分中心出车154402车次。

编写《北京急救中心通州部规划建设方案》，明确和平门部、通州部、中心工作站、急救工作站等的功能定位和职责；探索和推动与市区级中医医疗机构、消防站等社会资源合作建站试点；开展通州城区、马驹桥地区院前急救供需矛盾明显的调研工作。

召开网络例会3次，组织中非论坛医疗应急保障动员暨培训会、120急救网络岗前培训，培训1300余人。

培训工作 开设周末健康大讲堂，为中南海医务人员、冬奥组委工作人员进行急救培训。在中国大陆地区新建国际创伤生命支持（ITLS）培训基地3家，总数达18家。参加ITLS 2018年国际会议，作为理事单位，参与ITLS全球培训网络发展和学术研究的决策与表决，全年开设导师培训班4期，参加94人次。

10月10日，北京市院前医疗急救培训查询平台上线，明确北京急救中心作为市卫生计生委指定的院前急救培训专业机构，负责全市非急救医学专业医师及院前急救护士、驾驶员的培训和考核。

专业急救培训。开展急救专业技术培训70次3106人，ITLS学员班22期472人次，美国心脏协会（AHA）培训26期535人次，其他专业培训14期1972人次。举办2018提升北京市院前急救服务能力专题培训班，240人受训；组织《北京市院前急救服务条例》及配套政策线上考试，568人参与考核；进行急救人员专业岗位培训考核，发放培训合格证书925份。

宣传工作 全年发布健康播报49期、完成宣传片15部，《我为急救车让行》获"杏林杯"二等奖。

发挥微博、微信作用，针对心肺复苏、避险逃生、烧烫伤处理等急救知识进行重点宣传，共发布微信文章300条，累计阅读量27.32万次。微博"我在120上班"共推送信息1393条，累计阅读量1154万次；新开通"急救正发生"栏目，话题累计阅读量302.6万次，成为120品牌栏目。

普及医学知识。协助电视台拍摄宣传急救知识专题节目31期，拍摄《党员进社区急救科普视频》，在全市社区进行科普宣传。全年开展现场公众急救培训264批次，培训21443人，在线急救宣传培训受众人数约97万人次。

救护车管理 完成25辆救护车报废工作、28辆救护车验收工作。年底在册救护车279辆、摩托车47辆、电动车13辆。救护车行驶3198537公里，同比增长17.2%；交通事故共计18起，未发生亡人交通事故和严重交通违法行为。

学术交流 全年执行因公出访任务3批次5人次，其中自组团2批次3人次，随市卫生健康委团组1批次2人次。11月，应邀出席国际创伤生命支持协会核心理事会；赴香港参加两岸四地灾害医学救援管理务实工作坊，就北京与香港医疗应急项目合作进行洽谈。

推进北京市与捷克卫生领域合作，针对中捷卫生应急和航空救援合作项目双方互访。1月，接待捷克卫生部第一副部长代表团12人次。承办中捷两国急救领域首次专业学术交流活动，即2018年中捷急救合作发展论坛。

信息化建设 升级120指挥调度系统，完成120系统市级统一调度及分级调派平台建设，完成安全三级等级保护系统建设。8月16日，北京120调度指挥系统完成升级改造，新系统引入MPDS（急救优先调度系统），调度员可以结合MPDS中33个主诉预案，科学区分急救患者的病情轻重级别，对急危重症患者给予医学指导。

9月18日，120/999联合平台开通。9月18日～12月31日，120急救要车任务转至999平台345个，接到999转入任务20个。

完成院前急救收费移动支付在直属分中心上线测试。全部车载移动电话实施实名制登记。

11月15日，开通急救车让行播报项目。市民使用百度地图进行行车导航时，车辆后方1.5公里范围内出现急救车，导航系统自动语音提示附近将有救护车经过，请车辆避让。

质控中心工作 1月，成立北京市院前医疗急救质量控制中心；11月，组建院前医疗急救专家委员会。构建北京市院前医疗急救质控绩效考核体系，制定《北京市院前急救医疗质量控制考核三级指标》，细化

设置考核指标61项；制定《北京市院前医疗质量控制中心章程》，修订完善院前医疗急救服务等规范性制度15项；规范院前医疗行为，更新《院前诊疗常规及技术操作规范》。

定期跟踪检查各单位2分钟内出车超时率、90分钟完成任务率、退车率、呼叫满意率、急危重症呼叫满足率、预派无车情况等指标，并进行周期分析。全市急救车运行情况改善，其中郊区出车超时率由30%下降至18%，急危重症呼叫满足率平均达到85%以上。

组织北京市院前医疗急救转运规则执行情况专项检查、北京市院前医疗急救工作督查、二三级医疗机构急诊进行交接情况现场检查和急救专线设置及接起情况检查。完成全市120院前医疗急救工作站调研，对各分中心、急救站人员、车辆、建站、药品仪器配置等情况进行摸查，回收调查问卷121份，形成基础数据表12份。

年内实施每月电子病历抽检制度。升级电子病历，引入ICD-10，结合北京市院前工作实际情况，筛选、自行编码1000余个，规范疾病录入统计。

增强急救服务满意度调查时效性，增加服务对象调查覆盖率，11月11日启动、12月2日正式上线，由120指挥调度系统平台向使用急救车的市民直接发放满意度回访短信，实现短信满意度回访覆盖至120急救全网。120院前医疗急救服务满意率98.69%。

社团工作 成立中国医学救援协会院前急救分会、北京医师协会院前急救专业委员会，作为主任委员单位，规范组织制度和工作内容，开展第一届相关学术论坛。完成中国医院协会院前急救中心（站）管理分会第四届组委会改选，担任主任委员单位。

基本建设 提出通州副中心"一中心两翼多支点"的具体规划方案，即一个副中心、两个中心急救站、29个急救工作站。通州副中心整体设计占地22亩地，其中副中心1.95万平方米，中心急救工作站南北各800平方米。完成亦庄开发区5000平方米的建筑设计。北区分中心搬迁至安贞急救站，由财政出资租赁分中心用房，11月2日新址启动运行。完成太平路48号院建站及小屯站点的搬迁工作。

（撰稿：王　鑫　审核：张文中）

领导名单

党委书记 姜　丽

主　　任 张文中

副书记 张文中　何远智

副主任 朱亚斌　刘红梅　张　伟　邵石雨

北京市红十字会紧急救援中心

地址：朝阳区德外清河东路2号（100192）　电话：62939999
网址：www.beijing999.com.cn

基本情况　职工738人，其中中级职称21人、初级职称193人。有急救站点136个，各类急救车311辆。

年底固定资产总价值20936.27万元，年内新购固定资产总值26.74万元。

医疗工作　新建及调整急救站点7个。全年电话呼入133.9万次，院前出车23万次。

10月16日，在市交管局的支持配合下，用5小时将车祸致伤的13岁男童从内蒙古自治区人民医院转运至北京天坛医院，发挥与122应急指挥平台的联勤联动作用。

应急演练。全年参加大型应急救援演练37次。5月7～12日，参加在顺义区举办的2018年京津冀红十字人道应急救援能力培训和演练。6月16日，参加北京市交通委员会举行的"乘客携带物起火冒烟应急处置演练"。6月27日，参加北京市人民防空队伍展示和演练活动，活动现场被授旗成立北京市人民防空专业队。7月2日，参加北京市交通战备办举办的2018北京市国防交通专业保障队伍集中演示活动。9月11～13日，参加在天津举行的2018年京津冀卫生应急综合演练。

反恐维稳。在敏感地区、人群密集区、政治影响区参与值守，协助公安部门处置西单大悦城商场持械行凶事件、天安门广场东侧路地下通道集体喝农药事件、天安门金水桥南侧上访人员喝农药等突发事件。

灾害救援。7月22日，按照市委市政府总体工作部署，派出专业航空医疗救援直升机1架、各类救援车7辆、医务人员40余人组成卫生应急救援队配合市公安局警航总队、市消防局、密云区卫计委执行密云区石城镇暴雨灾害救援任务。

人道救助。5月23日，与今日头条签署合作协议，在寻找因突发疾病或意外入院的无名患者上开展合作，帮助无名走失患者回家。5月31日，与中国红十字基金会共同开通"999人道救助热线"，面向先心病、白血病、唇腭裂等大病需求的人群开通24小时全天候热线服务。

航空救援　7月25日，引进国内首架全新湾流G550专业航空医疗救援固定翼飞机，其最大航程12501公里，巡航时速980公里，最多可同时转运4名卧姿患者与4名坐姿患者；9月10日，举行中国红十字999专业航空医疗救援机队成立仪式。年内共完成国内外航空医疗转运任务83例。

空中急救转运。5月20日，999专业航空医疗救援固定翼飞机首飞日本冲绳，将一位溺水患者转运回国。8月21～22日，999专业航空医疗救援固定翼飞机先后飞赴新加坡、蒙古、韩国等地，连续转运了3名患者。9月3日，999专业航空医疗救援固定翼飞机将山西吕梁4名全身多处骨折患者转运到北京，这是999首次同机转运4名危重病患。9月28～29日，999专业航空医疗救援固定翼飞机接连两天飞抵拉萨贡嘎机场，转运2名患者。10月21日，999专业航空医疗救援固定翼飞机到达稻城亚丁机场，将一名全身多发骨折患者转运到北京。

空地救援演练。4月26日，与北京市风景名胜区协会在房山区石花洞景区签署战略合作协议，联合全市多个风景名胜区建立空中救援航线。8月10日，与中日友好医院、捷克布拉格市急救中心、捷信金融消费有限公司联合进行空地一体化处置突发公共事件应急演练。10月22日，与北京儿童医院联合开展空地一体化新生儿救援演练，建立国内首个服务于新生儿的固定翼、直升机、救护车为一体的立体化转运体系。11月16日，与北京积水潭医院在河北省张家口市崇礼区太舞滑雪场联合开展空地一体化雪地救援演练。

活动保障　按照外交部要求，派出专业航空医疗救援飞机及与其配套的航空医疗救援专用车先后参与了上海合作组织青岛峰会、中非合作论坛北京峰会、首届中国国际进口博览会等国事要事航空医疗保障工作。

完成2018长城马拉松、2018 TNF 100北京国际越野跑挑战赛、2018年环法自行车公路挑战赛北京站、

2018摇滚马拉松北京站、2018～2019太舞国际雪联自由式滑雪雪上技巧世界杯等体育赛事的医疗保障。其中，长城马拉松期间将1名突发疾病的全马选手航空转运至中日友好医院，用时18分钟；环法自行车公路挑战赛期间将1名锁骨骨折患者航空转运至中日友好医院，用时20分钟。

科研工作 开展"北京市严重创伤区域性救治体系建设""心血管疾病防控数据平台建设与应用示范研究""区域性严重创伤救治体系建设""缺血性卒中急性期血管内治疗技术研究""脊柱脊髓损伤院前院内急救方案和规范研究"5项课题研究。

应急培训 组织AHA培训、16学时应急救护取证班、8学时救护技能取证班等对外培训共115次，总计参加9548人。组织医护人员开展护理、医疗、医技培训21248人次。

学术交流 全年接待学术交流18次，其中外宾5次。1月20日，与中日友好医院联合举办"中日医院—999航空医疗救援学术研讨会"，国家卫生健康委、北京市卫生健康委、2022年冬奥会组委会及通航领域相关领导出席会议。3月8日，在中国红十字会总会副会长王平和红十字与红新月国际联合会东亚地区代表处主任彭玉美陪同下，以色列红大卫盾代表团一行到访999，就灾害管理和应急救援开展工作交流。3月16～20日，组织考察团赴韩国平昌学习考察直升机医疗急救保障工作。6月7日，国际残奥委会主席帕森

斯一行到999参观考察，北京冬奥组委有关领导陪同参观。10月31日，按照中国民用航空局综合司要求，举办2018年中欧航空医疗救护专项交流活动，中国民用航空局、国家卫生健康委等相关单位领导出席活动。12月10～14日，受国家卫生健康委医政医管局委托，与中国医学救援协会共同主办，中日友好医院、北京首都国际机场医院联合承办首期全国空中医疗急救专业培训班，来自全国各省市医疗急救机构从事空中急救工作的70余位医生、护士与管理人员参加培训。12月18～21日，赴越南参加中越经济促进会议。

信息化建设 建设999急救中心微信公众号，改版999空中救援微信公众号。部分站点开通微信电子支付，测试使用救护车司机专用手机软件。

冬奥会工作 与北京市红十字会急诊抢救中心、中信海洋直升机股份有限公司组成联合体，参加"北京2022年冬奥会和冬残奥会组织委员会直升机医疗救援服务采购项目"投标，并于12月12日竞标成功。

（撰稿：刘 蕊 审核：蒙 芹）

领导名单

党总支书记 刘新战
主　　任 张进存
副 书 记 刘秀华
副 主 任 田振彪 安 英

北京市红十字血液中心

地址：海淀区北三环中路37号（100088） 电话：62019573
网址：www.brcbc.org

基本情况 职工600人（含派遣制职工117人、退休返聘2人），其中卫生技术人员409人，包括正高级职称16人、副高级职称24人、中级职称140人、初级及以下职称229人；其他专业技术人员70人；行政、工勤人员121人。

年底固定资产价值38260.33万元，年内新增固定资产3582.84万元。

"有爱的布拉德——献血志愿服务项目"分别荣获首届全国卫生健康行业青年志愿服务项目大赛银奖

和第四届中国青年志愿服务项目大赛银奖。苗天红荣获首都劳动奖章。

改革与管理 协助市卫生计生委召开《北京市献血条例》立法筹备会议，整理编辑国家和各省市献血相关法律法规文件汇编、《北京市近年来无偿献血相关研究资料汇编》，完成《北京市献血管理办法》立法后评估工作。协助市卫生计生委按照《北京市献血工作绩效考核办法》，对各区2017年度无偿献血工作进行考核。协助市卫生计生委同市委编办、市发展

改革委、市财政局、市人力社保局等7部门印发《北京市血站设置规划（2018—2025年）》，协助市卫生计生委指导推动各区开展献血点设置布局工作。

保持采供血人员队伍稳定和采供血事业健康发展，协调中心岗位聘用中岗位职数不足的问题；向市卫生计生委递交《关于申请纳入绩效管理试点单位的请示》，成功纳入市绩效管理试点单位。

年内，全国停止开展互助献血，中心采供血模式调整为"以个人献血为主，以团体献血为重要辅助，以省际调剂为有效补充，以医院团体为应急保障"。中心采集个人献血38.8万单位，团体献血5.7万单位，调剂血液19.8万单位，医院团体献血5045单位；其中，采集机采血小板5.1万治疗量，调剂血小板3.6万治疗量。供血总量比2017年增长5.9%。与河北、山西等省市建立血液调剂关系，与辽宁省、湖南省、山西省和云南昆明、湖北十堰、河北承德、山西临汾等血液中心和中心血站分别签署合作协议和供血协议，巩固血液调剂网络。启动医院团体献血试点工作，新组建医院团体招募组负责医院献血者的招募和登记。

发布第四版质量体系文件，以差错管理为抓手，开展日常巡检、内审、外审、管理评审等持续改进质量管理体系。对血液产品、采供血关键物料、环境、卫生开展质量监测，对采供血关键设备进行维护和质量检测，实现从工作流程、产品、设备、物料的全面质量监控。

年内组织招标75项，审计合同440份，外聘专业机构审核信息合同和工程项目合同25份，涉及政府采购范围的项目均做到了应采尽采。全年出车1.3万台次，安全行驶46万公里无事故。

采供血工作　采集全血402534单位，其中RH阴性血2527单位，比上年下降8.24%；采集机采血小板50629单位，比上年下降27.52%；浓缩血小板31114单位，比上年增长89.28%；机采血浆2730单位，比上年下降47.70%。全年供应临床红细胞473686单位、悬浮红细胞311215单位、洗涤红细胞11542单位、去白红细胞150929单位、机采血小板85826单位、血浆447550.5单位；辐照血68275单位，比上年增长10.22%。

加强库存管理，细化血液库存预警响应标准，优化血液放行顺序，与临床医院签订供血协议152份，免费送血率达86%。完善临床用血服务流程，开展临床用血满意度调查，邀请国内外专家培训无输血手术技术，推进临床科学合理用血。医院供血满意度同比提高17个百分点。完成"两会""中非论坛"重大活动和春节、国庆黄金周假期的血液保障任务。为11月28日河北省张家口市化工厂爆炸事件后的救治发放

O型红细胞462单位、O型血浆3126单位、O型血小板119单位。按照国家卫生健康委《"组团式"支援西藏采供血工作的通知》，对口支援西藏自治区红细胞制品1500单位，派专家帮助西藏血液中心开展机采血小板工作。

严格按照质量标准操作规程，制备原料血和手分血小板25万单位，辐照、洗涤、解冻再加工6.5万单位，包装出库各类血液制品72万袋，同比增长8%。全年为临床疑难交叉配血2.2万例，检测新生儿溶血、疑难血型等各类标本4万余份，完成7637份血小板抗体筛查和血小板交叉配血，提供科研用血646单位。协调重点医院，向符合适应证的患者供应浓缩血小板1.8万单位。

全年接收、处理、检测血液标本54万份，血液检测合格率98.28%。检测密云、延庆血液标本5124份，核酸检测双系统切换顺畅，运行平稳，集中化检测过程日趋成熟、稳定。完成北京地区献血者HTLV抗体监测，为国家筛查策略提供基线数据。血液检测实验室室间质评通过率、检验报告正确率等指标均100%完成。参加WHO西太区、美国临床病理协会室间质评活动，成绩优秀。

献血招募　全年招募26万人次献血，献血三次且近12个月献血1次人数达4.65万人。登记团体献血单位1003个。稀有血型"爱心之家"注册献血者2931人。首都无偿献血志愿服务覆盖全市30处献血点，注册志愿者6885人，全年参与志愿服务5111人9903人次，共计7.3万小时。

全年街头采血点开展特色宣传活动27次，实现月月有活动。走进机关、企事业单位、高校、社区、医疗机构、乡镇街道开展宣传招募活动，动员1100家单位，组织团体献血10.2万单位，同比增加48.9%，占全市血液采集总量的17.2%，单位团体献血需求完成率达102%。

通过走进博览会展厅、成立"首都成分献血"宣教小组、加入中国医疗自媒体联盟等向社会大众普及献血知识。开发和应用"伙伴计划"系统，开展特色招募活动；对轻中度乳糜血进行现场干预，开展1.5单位血小板采集，全力保留献血者。结合"首都成分献血"微信平台，与市红十字会合作，推进首都高校成分献血，开展移动单采进校园活动，共招募23所高校参与团体成分献血。

全年通过电话、短信等途径发出活动邀请54万余人次，1700名献血者、志愿者参与献血者嘉年华、献血者健步走、感恩无偿献血者系列关爱服务活动，被关爱人员一年内重复献血率达82%以上。为献血者办

理血费报销1538人次189万元；办理优先用血3人次，供血6单位；开具献血证遗失证明80余份。

宣传无偿献血　发挥新媒体宣传优势，首都献血服务热线、首都献血服务网、首都献血APP、北京市红十字血液中心公众号各类信息终端协同，打造"互联网+首都献血宣传服务模式"。采取"机器人+人工客服双在线"的服务模式提升用户体验，为献血者打造便捷、准确、及时、丰富的全方位信息化服务。新版首都献血服务网新增36项在线服务，首都献血APP上线热门资讯、知识漫画版块等新功能，39万人次访问献血网，微信关注粉丝约2.2万。应用新媒体平台发送宣传招募短信667万条，举办最美三行诗线、七夕晒照片、和王凯一起献血等9次线上活动。依托新媒体平台成功招募登记献血者8.4万人次，招募1519名淡季应急献血者。

组织全市开展献血宣传月活动和《献血法》实施20周年总结宣传活动。聘请马龙、丁宁、冯远征、罗旭、刘洪悦、王二妮、玖月奇迹组合8人为首都无偿献血宣传形象大使，参与献血宣传与科普知识推广。以"为他人着想 捐献热血 分享生命"为主题，组织拍摄30秒公益广告，在北京电视台播出。在10辆双层公交车身、北京站和北京西站的灯箱和座椅，连续投放1年献血公益广告，以今日头条手机客户端开屏广告的形式投放无偿献血公益广告。

召开首都献血表彰会议，对推动首都无偿献血工作有突出贡献的100家先进集体和510名先进个人进行表彰。推荐7146名献血者、22个集体和个人、158名志愿者参评全国无偿献血奉献奖、全国无偿献血促进奖、无偿献血志愿服务奖。经过多方努力和协调，献

血点信息纳入北京市政务公开惠民便民地图；向献血者赠送意外保险，提供更全面的保障；献血纪念品的价格由原来的50元/人次增加到100元/人次。

信息化建设　协助市卫生计生委推进北京市血液信息管理系统升级改造，完成第一阶段项目验收工作，实现基本功能上线。完成外调血不换签、新增移动成分采血车、赵登禹路献血小屋、研究所等业务流程等8项系统功能调整和维护工作，完成日常和重大活动期间的信息保障任务。

学术交流　全年举办培训学习34场次，3000余人次参加学习。派出4批9人次出国学习，派出169人次赴国内相关单位学习。成功申报1项国家级继续教育培训项目，获得首发专项立项1项、中心级课题立项4项。完成2000例中国造血干细胞志愿者资料库的HLA分型工作。

基本建设　全年增设、恢复和升级改造街头献血点26个，其中新建街头采血点16个，恢复和优化采血点4处，增设献血屋5个，献血方舱1个，街头采血点总数达到66个，超额完成2018年设置规划数量目标。排除采血点运营突发故障138起。

（撰稿：郭成城　审核：刘　江）

领导名单

党委书记	姜东兰
主　任	刘　江
副书记	刘　江　郭晓江
纪委书记	邱佰军
副主任	王鸿捷　邱　艳

北京市体检中心

地址：西城区北纬路59号（100050）　电话：87298452

网址：www.bjtjzx.com

基本情况　职工316人，其中全日制人员174人（含事业编制30人）、非全日制人员142人。卫生技术人员237人，其中正高级职称9人、副高级职称37人、中级职称110人、初级师52人、初级士25人。

年底固定资产净值3414.54万元，年内新购资产总

值1234.42万元。

机构设置　5月，经市政府征兵办公室《同意设立"北京市征兵体检指导中心"并挂牌请示事》，体检中心挂牌成立"北京市征兵体检指导中心"，成为全国第一个征兵体检指导中心；8月，建立外出体检

分院，开展朝阳区中小学健康体检工作。

改革与管理 医学检验科于6月递交ISO15189医学实验室现场评审申请，10月通过中国合格评定国家认可委员会的现场评审。

专项体检 组织召开北京市中高招学生体检、征兵体检、公务员录用体检等业务培训，培训1500余人次；通过计算机筛查、专家人工审核等方式，对全市中招、高招体检124992人次体检数据进行全面筛查，逐一与相关体检医疗机构核实并修正问题数据202条。

助力全国征兵体检信息化工作。受军委国防动员部委托，对全国征兵体检信息化管理系统进行升级改造，实现网络数据动态传输，并在江西省进行试点。在全国征兵体检与心理检测业务骨干培训会上对各省征兵体检业务骨干进行业务培训、指导和考核。受中央军委后勤保障部卫生局委托，组织专家起草7万多字的《军队院校招收学员体格检查标准》条文释义。

健康体检 全年体检21.20万人次，业务收入9584.22万元。其中，健康体检9.18万人次，专项体检1.78万人次，外出体检部完成中小学生健康体检10.24万人次。

与朝阳区中小学保健所合作，率先在国内探索区域内学校儿童青少年健康促进新模式，尝试区域学校卫生机构、区域教育机构、市区属疾控机构和市属医疗卫生机构开展多方合作，开展学生健康体检服务，探索创新中小学生健康管理模式。

科研工作 分别与加拿大健康管理中心和中国人民大学统计学院签署科技合作协议，结成科研联盟。启动首发专项重点攻关和自主创新课题；组织开展京津冀地区体检中心自然人群健康趋势队列研究，完成1.1万人次基线调查和样本保存；新获得局级及以上科研课题和项目6个；参与科技部"十三五"重大课题申报。在研课题11项，结题3项。

落实国家卫生健康委、教育部、财政部印发《关于开展2018年儿童青少年近视调查工作的通知》，受朝阳区中小学生保健所委托，完成朝阳区2400余名在校学生的屈光检测和远视力检测。

健康管理 随着"健康中国"战略的提出与实施，市体检中心致力于健康管理的研究和创新工作。中心主任张静波、副主任钱文红分别当选北京医学会健康管理学分会第三届委员会主任委员和副主任委员；张静波代表北京医学会健康管理学分会和加拿大健康管理中心签署合作意向，钱文红代表体检中心和加拿大健康管理中心签署合作框架协议，共同促进首都地区健康管理工作；与贵州省贵阳市观山社区卫生

服务中心合作，北京市体检中心合作中心在观山社区卫生服务中心挂牌。输送北京的健康体检和管理技术，合作探索针对居民社区和功能社区的个性化精准健康管理及智慧养老的服务模式。

体检中心大数据研究平台完成数据加工处理、队列建设、数据质控3个模块的一期工作，完成自2004年以来107.89万人次的健康体检数据纳入和43.93万人的健康体检数据加工处理，并与市卫生计生委信息中心诊疗数据进行对接；落实北京市体医融合战略合作框架协议，举办两期运动处方师培训班，完成市体育局高血压运动处方研究项目，获得朝阳卫生健康委"职业人群健康风险评估""朝阳区职业人群健康管理"两个健康管理项目；与佑安医院共同构建非酒精性脂肪肝健康管理模式，与天坛医院共同推进脑血管健康管理模式研究。

质控中心工作 承担北京市体检质量控制和改进中心办公室工作。协助市卫生计生委建立医疗体检质量控制与卫生监督执法技术协作机制，并承担协调办公室工作。开展标准化建设，市体检中心组织制订的《健康体检服务规范》（北京市地方标准）和《北京市健康体检报告基本规范（试行）》于年内实行。

组织专家对新申请的13家健康体检机构进行现场审核；对5家中招体检及4家高招体检医疗机构开展了飞行检查；对全市征兵体检指定医院进行实验室盲样飞行检查，开展征兵体检抽查工作，共抽查1018人次。全年组织各类会议及培训13次，培训2000余人次。

信息化建设 年度信息化建设总投入164.51万元。推进北京市体检信息平台二期建设，初步完成健康体检业务信息化系统升级准备；签约加入环渤海地区健康医疗大数据协同创新联盟和北京大学中国队列共享平台，联合首都医科大学公共卫生学院、市疾控中心共同编撰《北京市2017年度体检统计资料报告》，并召开新闻发布会。参与《2018北京市卫生与人群健康状况报告》《北京健康城市建设研究报告（2018）》编写，主持国家健康体检与管理质控中心"全国健康体检与管理质控平台建设方案研究"项目，参与全国体检质控平台一期建设。

基本建设 启动北纬路59号抗震节能综合改造工程项目。

公益活动 联合北京医学会健康管理学分会、怀柔区医院组建医疗队，到怀柔区九渡河镇庙上村进行健康扶贫，为村民开展体检和义诊活动；完成非典后遗症社会人员体检130人次，失独家庭成员体检260人次；开展公益助残体检活动，为何亚君助盲团和北京

山水民乐艺术团100余名残障人员进行免费健康体检；开展健康管理进校园活动，为"蒲公英"中学打工子弟学生进行义务体检。

（撰稿：刘润国　审核：张静波）

领导名单

党支部书记、主任　张静波
副　　主　　任　钱文红　王克英

北京市卫生计生委信息中心
北京市卫生计生委政策研究中心

地址：西城区赵登禹路277号（100034）　电话：83366966
网址：www.phic.org.cn

基本情况　职工45人，其中专业技术人员27人，包括高级职称3人、中级职称9人、初级职称14人、见习人员1人；管理人员17人；工勤人员1人。社会招聘7人，接收军转2人。

年底固定资产总值3805.70万元，年内新购资产总值183.85万元。

信息化建设　推进北京大数据行动计划，参与完成《北京健康信息互联互通与大数据应用行动计划工作方案》，组织编制北京健康信息互联互通和大数据应用信息化项目的可行性研究、北京健康医疗大数据中心研究项目任务书，完成两批政务数据向市级大数据管理平台的汇聚，累计汇聚上报数据34项4000万余条。

完成妇幼保健网络信息系统三期项目管理，网上信访、医政医管电子化注册、全员人口个案信息升级等项目实现终验。完成39个项目的前置评审，报至市经信局21个，通过市经信局评审19个。继续推动电子病历共享工程，截至12月15日，30家医院全部实现电子病历信息的共享调阅，其中13家医院完成与医院信息系统的对接，总调阅量近200万次。

推进全民健康信息化工作。提升政务服务信息化水平，完善网上政务服务大厅功能，实现"一网通办""一站式办"，市卫生健康委政务服务事项网上可申报率达100%。完成几内亚远程医学中心建设项目研究论证，助力几内亚远程医学中心国际援助。派出人员参加市政府5G专班，指导支持相关单位完成5G项目申报。

卫生统计　承担北京市医改监测工作，成立北京市医疗管理数据质量控制和改进中心，完成年度病案首页信息督导检查及培训会，召开卫生健康统计年报月报工作会。

发布2017年卫生统计公报，发布2017年统计资料简编、汇编，配合市医管局完成2018年市属医院及市属医疗机构的绩效数据分析工作。

探索DRGs应用与推广，作为国家卫生健康委DRGs质控中心，组织中国DRGs研究与应用联盟、北京市DRGs项目组撰写基于DRGs的北京市住院医疗服务绩效评价报告，为国家卫生健康委撰写绩效评价分析报告。

标准规范评价建设　出版《医院电子病历数字签名实施指南》，指导医院实施电子签名；完成《区卫生健康信息化建设指南》；完成国家医疗健康信息互联互通标准符合性测评分级管理任务；完善信息化绩效评估指标；指导北京市卫生信息职工技术协会完成首届医院信息化惠民服务评比活动。

网络运维　推进信息系统建设升级，推动北京市医疗机构接入政务外网，入网率达48%，完成中心信息系统等级保护安全整改建设项目集成工作，验收中心运维管理综合系统建设项目。

网站建设　推进卫生系统网站建设、网站考核评议、中心新网站上线等工作，完成"健康北京"APP一期建设。

政策研究　完成北京市卫生发展综合评价工作，新增4个区级指标，测算2012～2017年北京市及16区卫生绩效综合评价指数，完成年度《北京市卫生发展综合评价报告》；完成突发生物危害数据获取与特征信息挖掘任务、外地患者来京就医情况分析、北京市健康服务产业发展研究数据分析。

编辑出版　完成《北京卫生和计划生育年鉴》2018卷的组稿、编辑工作，参编《北京信息化年鉴》《北京年鉴》《中国卫生和计划生育年鉴》，协助市卫生健康委政策法规处编纂第二部《北京卫生志》。

学术交流　开展国内外交流研讨，作为第一协办单位在杭州召开中华医院信息网络大会、在贵阳召开中国医院协会信息网络大会、在福州召开第三届国家疾病诊断相关分组（DRGs）论坛。接待国家卫生健康委、丹麦卫生数据管理局局长、美国耶鲁大学、南宁发改委等的调研与交流。

（撰稿：蒋　莹　审核：琚文胜）

领导名单

主任、党支部书记　琚文胜
副　　主　　任　郑　攀　郭默宁

北京市社区卫生服务管理中心

地址：西城区广安门内大街315号信息大厦（100053）　电话：63691150
网址：www.bjchs.org.cn

基本情况　职工17人，包括副主任2人、办公室3人、质量管理科5人、经济运行管理科2人、信息管理科5人，其中卫生管理研究专业副高级职称2人、中级职称1人、初级1人。

年底固定资产总价值78.66万元，年内新购资产总值4.08万元。

改革与管理　制定《北京市社区卫生服务管理中心关于加强管理工作人员离京外出请假报备工作的通知》《北京市社区卫生服务管理中心关于成立社区科研管理和学术伦理领导小组的通知》。

基本医疗和公共卫生服务　全市运行社区卫生服务机构1922个，其中社区卫生服务中心336个、站1586个。社区卫生服务机构有3.7万名在岗职工，提供诊疗服务6595.84万人次。建立居民健康档案1691.77万份，电子健康档案建档率77.12%；慢病管理349.54万人，其中四种慢病管理290.4万人；免疫接种758.04万人次；传染病家庭访视8.32万人次；健康教育讲座2.28万场，受益106.17万人次；居民对社区卫生服务的综合满意度得分86.66分，社区卫生服务人员满意度综合评价得分75.50分。

自医药分开改革实施以来，全市16区已有328个社区卫生服务中心实施"先诊疗后结算"服务，占全部机构的90%；扩充药品配置种类，建立缺药登记及采购机制，规范落实社区长处方服务，2017年4月8日～2018年底，全市社区卫生服务机构累计开具长处方4.9万人次9万余张；累计为60岁及以上本市户籍老人提供优待服务5373万人次，减免个人自付金额5373万元。

在全市235个社区卫生服务中心推广智慧家庭医生优化协同模式，覆盖面达70%。50%以上社区卫生服务中心可提供手机应用（APP）服务。全市4100个家庭医生服务团队，累计签约390.36万户729.41万人，签约率33.6%，其中重点人群签约398.07万人。

家庭保健员培养。全市实际招募21179人，颁发培养合格证书20765人。结合2018年"健康北京"主题宣传，开展北京市家庭保健员风采展示活动，营造医患和谐、共促健康的良好氛围。

常规监测　完成《2017年度北京市社区卫生工作统计资料汇编》和《2017年度北京市社区卫生常规数据监测统计分析报告》。举办第八届全市社区卫生常规数据监测统计分析报告评比会。总结、分析全市社区卫生工作的进展、成效。

信息宣传　"北京社区卫生服务网"全年审核稿件12649篇、编发稿件8187篇，网站总访问量PV/IP数228/45.3万；从各区上报的信息中，遴选优秀文章，制作、编发《北京社区卫生信息期刊》12期；中心微信公众号关注7781人，推送微信108条、文章210篇；中心官方微博粉丝6547人，更新微博2300条；制作北京市及外省市社区卫生舆情报告50期，涵盖社区卫生相关政策、人才队伍建设、家医签约、负面新闻等内容。《北京市卫生计生系统网络媒体传播效果监测报告》显示，自媒体传播综合影响力不断提升。

社区综合戒烟　在全市16区18个社区卫生服务中

心开展综合戒烟试点服务，截至10月底，参与试点的18个社区卫生服务中心共计转介341人，超额完成年度既定任务。

绩效考核与绩效工资　完成2017年度基层卫生及基本公共卫生服务项目考核。通过考核，完善绩效工资激励机制。2018年16区上报政府办社区卫生服务机构人均工资水平约16.7万元，同比增长9.9%。

科研工作　1月，成立科研学术领导小组和科研伦理委员会。参与首发专项项目"区级社区卫生服务绩效考核指标体系与考核方式研究"课题申报。

（撰稿：张　莉　审核：张向东）

领导名单

副书记　张向东

副主任　张向东　张国红

北京市医药集中采购服务中心

地址：西城区槐柏树街2号（100053）　电话：63016841

网址：www.bjmbc.org.cn

基本情况　在职职工26人，其中主任1人（正处级）、管理干部22人（1人为管理兼技术岗位）、专业技术干部3人，包括副高级职称1人、中级职称1人、初级职称1人。

年底固定资产净值86.13万元，无形资产净值546.48万元。年内新增固定资产原值0.12万元，减少固定资产原值（报废车辆1台）18.27万元；新增无形资产原值507.01万元。

改革与管理　修订完善《"三重一大"决策制度实施办法》《中心员工培训制度》《绩效考核管理制度》《请（销）假管理办法》等管理制度，通过周例会宣贯、OA发布、现场公示等多项举措，推进管理公开、服务公开、结果公开。进一步完善《内控手册》，把涉及人、财、物、事等重大事项管理制度、流程、风险管控、审核纠错进行标准化编制，对药品阳光采购项目内控标准进行规范，全面分析风险点、控制点，提出防控措施，从制度上构筑全链条、闭环式的内部防控体系。

完成信息科科长竞聘、轮岗锻炼工作，设置领导小组和监督小组，对竞聘方案、重要环节及结果进行公示，并上报上级人事部门备案。

药品阳光采购　中心对阳光采购工作一年来收集的707家医疗机构的20423条备案信息进行分析后，整理发现4000余种药品有进入数据库需求，随即组织对8个批次的基本信息进行更新，每月对基础数据库进行更新。审核通过169家企业734个品规药品的基础信息更新，完成药品阳光采购基础数据库及新申报产品目录比对和4000余个新增药品的标准化工作。持续收集全市公立医疗机构和生产、配送企业在政策解读和实际操作等方面的问题，编制了《北京市药品阳光采购有关政策汇编》《北京市药品阳光采购操作实用指南》；持续开展领导决策数据分析，多维度分析药品阳光采购落实和用药情况，将分析结果汇编成《2017年药品集中采购分析报告》《改革1周年药品阳光采购数据监测分析情况通报》。

实时监测药品阳光采购平台采购、供应等情况，通过日、周、月、季分析的方式，对比阳光采购实施前后本市药品采购价格、综合节省药品费用、平均降幅情况并进行实时跟进，确保各级决策部门对药品生产企业、具体产品、数量及流转情况准确掌握，全年共计综合节省药品费用66亿元，平均降幅9.1%，超过预期目标。

保障短缺药品供应。委派专人设立25个覆盖主要医院和配送商的监测点，定期召开工作例会，落实零报告制度；收集、整理、分流短缺药信息，建立药品品种、质量、价格动态调整机制，实行动态调整，品种随时增补、价格随行就市，解决因价格因素导致的短缺药品供应。对无替代、无企业供应的品种，先后分5批次收集整理58个品种信息清单，分送各相关部门，启动会商联动机制，缓解短缺药品供应难题。

推动试点落地。选派专人参加国家药品集中采购和使用试点工作前期规则制定、品种遴选、谈判议价等采购准备工作，参与本市贯彻落实国家药品集中采购和使用试点工作小组办公室筹建工作，配合委机关业务部门制定落实国家试点25个品种中选结果的执行措施、相关工作建议。

京津冀医用耗材联合采购 委派专人先后5次参加京津冀联合采购联席会议，成立专项领导小组研究京津冀公立医院医用耗材联合采购工作，召开专题办公会，制定实施具体的措施，明确责任分工。

安排专人分赴东城区、朝阳区、石景山区等卫生计生部门进行专题培训，宣贯执行要求，指导政策落地。信息系统建立前，采取电话、微信群、QQ群等方式，帮助医院和医用耗材企业落实联合采购结果，按照京津冀医用耗材联合采购工作事件节点，于4月建立完善了医用耗材产品数据库和价格数据库信息。

每天实时监测联合平台采购情况，对130余家医院4.5万余条网上订单16.6亿元网采订购金额进行分析，撰写数据日报120余期、采购数据监测分析情况通报2期，为政府决策联合采购政策实施提供依据，共节约耗材费用2.6亿元，累计降幅超过15%，完成预期目标。

抗癌药专项采购 在做好国家17种抗癌药和第一批103个降税抗癌药目录标记的基础上，将17种抗癌药纳入阳光采购遴选平台，10月27日按照国家谈判确定的医保支付标准，在全市开展采购供应，预计年让利金额达1.1亿元，降幅57.2%；11月30日，完成国家第一批103种抗癌药近400个专项产品的直接挂网和价格联动工作，预计年让利金额可达1.6亿元，降幅6.7%。

医院巡查 配合驻委纪检组检查19家市属医院落实"一岗双责"、药品阳光采购情况，并向驻委纪检组进行专题汇报。7月2日～9月30日，配合市审计局完成政策解读、资料整理、数据调取、报告编写等审计工作。

信息化建设 全年投入资金208.48万元，加强服务器托管、信息平台维护、互联网接入、数据库软件等项目建设，定期对中心的服务器、数据库、网站、软件系统进行安全风险检测。

重新设计开发药品采购平台，在保持原有功能的基础上，重点调整优化监控药品上报、短缺药上报、"两票制"、产品休眠激活等功能。以准确性、易用性为导向，设计新建了耗材采购平台，采取专家论证会、座谈会等方式，多渠道收集用户意见和建议，先后45次优化更新平台版本。

培训工作 每周二下午由业务部门负责人牵头，现场解答医药企业、来访群众的疑惑问题，宣讲药品阳光采购的相关政策、进展情况等，全年共组织现场答疑40余场次，接听咨询电话2000余次，接待来访企业783个、来访人员894人次。利用网络平台的便捷性，开通1个企业微信群（4000余人）、1个微信群（300余人），设置34个QQ交流群（7700余人），线上解答相关问题，满足企业碎片化培训任务需求。

根据药品阳光采购实施进程，先后9次组织对遴选系统、交易系统进行实操培训。专程到东城、石景山、朝阳、昌平、大兴5个区卫生计生委、社管中心进行解读与帮教。回应医用耗材生产、配送企业要求，配合机关业务部门分4批次召开政策培训会，对第一批六大类医用耗材联合采购结果的执行政策、医用耗材采购平台的操作功能等内容进行解读。

（撰稿：段　睿　审核：梁　丹）

领导名单

党支部书记、主任　梁　丹

北京市卫生计生委会计核算服务中心

地址：西城区红莲南里30号红莲大厦B座502室（100055）　电话：63291296

网址：www.wsjhszx.org.cn

基本情况 职工17人，其中高级职称2人、中级职称1人、初级职称14人。

年底固定资产总值883.80万元，年内新购固定资产0.12万元。

改革与管理 1月25日，经市卫生计生委党委研究决定，马志江任会计核算服务中心副主任。

中心支委会于6月进行组织委员补选，明确支委责任分工，强调分工协作，完善工作机制、程序和方法。

年内组织公开招聘，招聘本科生4名。

完成内部审计。完成经济合同审计40份，经内审，中心全部经济合同均签署内部合同流转单，10万元以上合同通过中心办公会讨论。

完成中心内部控制建设。制定《内部控制手册》，完善业务环节、系统分析经济活动风险、确定风险点、选择风险应对策略等措施。重点完善预算管理、收支管理、采购管理、资产管理、合同管理五个方面的科室职责分工、管理流程及风险点控制。

中心网站信息发布实现专业化、规范化和常态化。

财务管理　完成7家代管单位及中心的会计核算业务。征求代管单位对中心代管会计核算业务的意见和建议，满意度100%。

2017年度决算汇审。主要包括完成财政部门决算报表收集汇审，收集22家医院、29家卫生行政教育单位、16家科研单位决算报表，完成市卫生计生委、市医管局决算分析；完成国家卫生健康委财务年报收集汇审，收集市属68家单位、区县521家单位财务年报，撰写年报分析；完成市国资委、市财政局企业决算收集汇审。完成2017年度行政事业单位国有资产报告汇审，收集25家卫生行政教育单位、16家科研单位及1家自收自支单位报表；完成2017年度政府部门财务报告汇审。审核汇总市卫生计生委直属41家单位的数据、填报说明和分析报告等内容，完成《2017年度北京市卫生和计划生育委员会部门财务报告》。

2018年度财务月报报表任务制定及编制手册撰写。完成北京市医疗机构、卫生计生单位、基层社区、行政单位、科研单位、教育单位的财务月报报表任务制定（含表样设计、表样制定、指标定义、取数公式定义、审核公式定义等），并将报表任务下发至各基层单位。

市直属单位、区县单位财务月报管理。截至年底，共收集市属62家单位744份财务月报，其中市属医院22家、卫生单位22家、行政单位2家、科研单位16家、教育单位1家。收集16个区卫生计生委及其所属单位共500余家单位千余份财务月报表。

市直属单位、区属成本月报管理。完成21家市属医院、36家区属医院2018年度1~12月成本月报数据收集、评分、装订及归档工作。截止12月，共收集成本报表684份。

企业快报汇总报送。完成市卫生健康委、市医管局所属61家企业月度快报汇总审核并报送财政系统。

配合工作　配合市卫生健康委财务处推进市卫生健康系统政府会计制度改革。根据财政部发布的《政府会计制度——行政事业单位会计科目和报表》等系列制度要求，医院、事业单位、基层医疗机构等6类单位自2019年1月1日将全面实施政府会计制度，给市区两级卫生健康系统590余家单位财务核算带来变革。中心配合市卫生健康委财务处开展准备工作，推进政府会计制度落实。召开70余次专家会议，组织各类单位测试，组织培训全市1700余名财务骨干人员，为形成北京市关于医院和基层医疗卫生机构执行政府会计制度补充规定和衔接规定奠定基础。

公立医院经济管理绩效考评。撰写《北京市公立医院经济管理绩效考评2017年度分析报告》《北京市公立医院经济管理绩效考评2017年度定量指标通报》，落实全市考评通报推进会。协助开展2018年绩效指标修订工作。根据2018版绩效指标评价体系，按月收集定量指标数据，组织撰写当年第一、二、三季度《北京市公立医院经济管理绩效考评定量指标季度通报》。

医耗联动医疗服务项目价格测算。按照市发改委、市卫生健康委的要求，完成医耗联动测算相关工作。

公立医院医药分开综合改革实施后的监测分析。完成人工采集医疗机构数据与说明资料273份，采集和处理基础数据约5.6万条，累计处理和生成过程类数据1.2万条，累计形成结果型数据0.57万条。完成12个监测分析周期的阶段性分析报告21份。

承担对市卫生健康委、市医管局等单位财经数据支持工作。

配合市卫生健康委完成2017年度社区卫生绩效考核和基本公共卫生服务项目考核的资金检查。

信息化建设　医疗服务项目价格信息管理平台运行维护。完成40家医院2018年数据采集、数据联调、院端上报程序调试、数据上报、局端综合分析平台数据年度对比工作。

卫生计生经济指标平台运行维护。完成经济指标平台运行维护、优化、调整等工作。

卫生计生单位财务核算系统运行维护。完成本市300余家单位的财务核算软件运行保障工作。

卫生计生财务管理信息系统运行维护。包括财务信息分析系统、成本信息分析系统、医疗收费支持分析系统、门户网站等运维，保障系统平稳运行。

区县医院成本核算系统运行维护。完成软件日常运维技术保障、数据支持等工作。撰写《2017年区属医院科室成本分析报告》《2016年区属医院医疗服务项目成本分析报告》。

市属医院成本核算系统运行维护。协助完成

《2017年市属医院科室成本分析报告》《2016年市属医院医疗服务项目成本分析报告》。

北京市卫生计生系统经济数据整合及展示平台项目。完成投入使用函申报。

卫生单位成本核算软件研发及试点。按市卫生健康委财务处要求，组织召开北京市卫生单位成本核算软件研发及试点项目推进会，对4家试点单位进行培训，培训内容包括卫生单位成本核算办法理论、成本核算数据采集、系统软件操作等。

医院物流管理软件研发及试点。完成试点医院物流管理软件的实施服务。

经济指标平台数据整理及医价数据清理。完成日常财务月报、财政部门决算、卫生健康财务年报、医院HIS收费系统等外部业务系统所采集数据的清洗和整理工作；完成财政部门决算数据、卫生计生财务年报数据、医院HIS收费系统数据的质量报告和分析报告40余份。

医疗服务项目价格信息管理平台二期推广。完成局端、院端实施工作，包括19家医院数据接口调试、数据采集、数据联调、院端上报程序调试、数据上报、局端综合分析平台数据年度对比等工作。

机房运维。对机房环境、设备、用电情况进行检测，保障各业务系统运行正常，并对巡检结果进行记录形成巡检日志。

VPN远程接入管理。按照中心机房安全等级保护制度，对第三方远程接入进行管理，累计通过VPN审核记录184条。

加强微博、微信号管理。发布微博累计2.7万余条；微信号分设党风廉政、医改、卫生计生财经管理、信访宣传、纪检监察等专题，累计推送信息79期519条，关注粉丝937人。

学术交流　受上海市卫生发展研究中心、广东省卫生经济学会、云南省卫生经济学会等邀请，围绕"政府主导公立医院成本核算体系建设研究与实践"为主体进行专题交流。受邀参加重庆市卫生健康委世界银行贷款项目评审；参加市卫生健康委财务处开展卫生总费用测算讨论；参加市卫生经济学会组织的京津冀鲁辽智库学术活动；参加第十二届京津沪渝卫生经济学术论坛进行交流。

继续教育　坚持网络培训与面授教育相结合，对财务负责人、主管会计、审计人员分类分层进行培训，面授人员516人次；涉及市卫生健康委及其直属单位、市医管局及其直属单位、各区县卫生计生委及其直属单位300余家3300余人。完成年度继续教育备案及平台运维工作。会计人员继续教育工作总体评价满意度达98%以上。

（撰稿：李慧娟　审核：马志江）

领导名单

党支部书记、主任　许　涛
副书记、副主任　马志江

北京市卫生计生委宣传中心

地址：西城区广安门南滨河路25号金工宏洋大厦（100055）　电话：51920155

基本情况　职工12人，其中中级职称3人、初级职称2人，管理人员7人。

年底固定资产净值270.72万元，年内新购资产10.68万元。

舆情监测　全年发布《每日舆情日报》255期、月报12期，《网络媒体传播效果评估报告》4期，《医改媒体宣传季报》2期，《春节、国庆期间舆情动态》2期；预警负面舆情60次。

完善卫生计生突发事件快速反应机制，扩大负面舆情预警范围，遇有传播量较大的负面舆情除上报市卫生计生委公众权益处外，还第一时间推送至相关单位新闻宣传部门，做好应对准备工作。增加敏感话题专报频次，针对社会反响较大的热点话题采取一日一报，随时掌握舆情态势。加强舆情热点汇总分析，为舆情研判及应对工作做数据支撑。加强本系统舆情专员队伍及舆情报告发布渠道管理，中心建立"舆情工作平台"微信群，对系统内65家单位的舆情负责人进行实名认证。

新闻工作 受理记者采访32人次。全年录制《健康播报》节目48期，为增强节目互动性，新增《健康正解》版块，从舆情监测及12320热线的信息中寻找线索，每周制作节目解答；全年录制《健康正解》36期。11月，"京华卫生"公众号试运营，至年底发布推文30余篇。

自媒体和影像记录工作 制作电视专题片3部；先后派出人员到西藏拉萨、河北张家口、辽宁沈阳、青海玉树、湖南长沙、河北雄安、北京延庆及非洲几内亚采访，拍摄制作了医疗援藏、卫生扶贫、援非医疗队、京津冀医疗卫生协同发展等主题新闻15条，均在北京电视台播出。

中心制作的二维动画《室内PM2.5预防》、微电影《永不放弃》在第四届万峰林微电影盛典"纪念改革开放40周年影像大赛"中分别获得一等奖和二等奖。

歌华平台健康频道 年内歌华有线健康专区页面曝光量3969万次，总点播量2867万次，总点播时长794万小时。向600万户高清机顶盒用户提供健康资讯，中心策划流感防控、集中统一灭蚊、无偿献血等44个专题，更新"就医助手"栏目视频201条，与市卫生健康委健康促进处合作，新增科普大赛专题节目72集、公益广告13集。

宣传展评和培训 先后组织开展了第十七届卫生计生好新闻评选、第十三届"春雨榜"摄影大赛、第二十七届"杏林杯"电视片汇映活动，科学倡导"生命与医学"主题，形成政府引导、行业引领、媒体配合、公众参与的基本格局。遵循新媒体传播规律，与光明网合作，创新报送载体与渠道，首次实现3项品牌活动全部网上作业。好新闻评选首次实现扫描二维码报送作品；"春雨榜"和"杏林杯"，形成网络报送、网络投票、网上点评的一条龙评选流程。力推优秀作品的二次推广，努力拓宽传播渠道。"杏林杯"获奖作品被推荐到北京电视台、北京人民广播电台、歌华有线、全国行业微电影节、万峰林微电影盛典等平台；"春雨榜"获奖作品被推荐到《中国卫生影像》《中国卫生人才》杂志刊登；参与鑫吉海杯"我的医院 我的家"和"爱北京，照北京"优秀摄影作品征集等赛事活动，并在《首都之窗》网站进行展示。

围绕好新闻、摄影比赛、电视片评比等活动，开展培训3次，内容包括新闻写作、电视片制作、摄影技巧等；单独培训医疗卫生单位6次，培训人员总计2000人。

服务机关 围绕卫生计生工作热点难点问题，中心配合委相关处室，完成医疗扶贫等宣传记录工作。

（撰稿：杨 威 审核：周 峰）

领导名单

党支部书记 张建利

主　　任 周 峰

副 主 任 杨 成 赵 勤

北京市卫生计生热线（12320）服务中心

地址：朝阳区静安里26号楼通成达大厦7层（100028） 电话：64468506
网址：www.bj12320.org

基本情况 职工66人，其中在编15人，包括正处级1人、副处级2人、正科级7人、副科级3人、科员2人；劳务派遣51人。

年底固定资产净值150.40万元，年内新购资产总值4.26万元。

1月23日，"@首都健康"和"@北京12320在聆听"分别荣获2017年度全国十大医疗卫生系统微博奖，这是两个政务微博连续第五年获此荣誉。

改革与管理 完善岗前培训，新增"三率两度""六步法"等课程，创新带教方式，优化岗中培训，开展培训172场；优化知识库，按季节特点及传染病流行趋势等规律更新知识库文章639篇；按照工作内容和流程的新要求，开展岗位技术练兵活动，达到强技能、固基础、促提升的目的。开展重点专项质检，质检录音、工单等共15584件；强化质检，并反馈运营管理；创新质检分享会内容和形式，提升示范效果；强化与运营、培训等岗位配合，把控服务质量关口前移，规避服务风险。做好舆情监测，完善舆情监测制度，强化各岗位职责，针对取消互助献血、流感咨询情况、医用耗材联合采购等工作开展重点监测，共撰写上报儿童医院同城药店开药问题、社区输液难问题等舆情专报、日报共494期，同时做好咨询解答及流程转办工作。

强化诉求办理，提升"三率两度"。贯彻落实市非紧急救助服务中心和市卫生健康委的工作要求，召开全市诉求办理网络工作会，推动诉求办理；强化交流，分5批召开群众诉求办理工作培训会和研讨会，宣贯"三率两度"工作要求。应邀到部分网络单位开展政策、沟通技巧专题培训，到市中心、其他委办局调研沟通，努力实现诉求办理"件件有回复"。完成第五季"听民意 解民忧"活动，10月26日，市卫生健康委党委书记、主任雷海潮率委相关处室领导到市12345接听群众来话共41通，现场解答5件，其余36件转办至北京12320热线进行后续处理。做好服务保障，在"两会""中非论坛"及节假日前，提前做好不稳定因素排查，与网络单位共同做好信息沟通与预警预案，做到"急事急办、特事特办"。

以"生命与医学"科学倡导和生命全周期为科普工作重点，抓好新媒体服务和宣传。做好"第四届首都除夕，护卫健康""醉美身影点亮花灯"主题宣传活动。扩大政务微博覆盖面和受益面，重点宣传卫生健康惠民政策、疾病流行特点、生命全周期健康知识等百姓热点；开展流感知识、世界睡眠日等专家微访谈活动。开展控烟系列活动，连续三周在《健康广播》连线中介绍控烟知识，邀请专家做"戒烟听我说"直播。强化舆情监测，修订《北京12320热线新媒体舆情监测应急预案》，细化预警等级和应对措施，明确科室职责，提升舆情应对效率，全年共监测舆情26件，均做到及时发现、立即上报、妥善处理。制定《北京12320热线关于医疗服务类信息发布工作的规定（试行）》，加强科室联动提升信息质量和发布准确性。召开政务微博工作会，完善矩阵工作机制。

加强人事管理，制定平时考核实施办法，进一步健全考核评价机制，推动内部职称序列评定工作落地。提高派遣人员待遇，加大绩效奖励和工龄补贴发放力度。

落实市政府折子工程，按照北京市政府热线整合工作安排，做好接话功能并入北京市非紧急救助服务中心工作。与上级部门和网络单位加强沟通，强化培训，协调各运维公司完善诉求转办、一键转接等系统。12月1日零时，北京12320接话功能并入北京市非紧急救助服务中心后，热线整体运行良好。群众诉求转办系统运转正常，工单流转顺畅，调通电话戒烟干预及心理咨询一键转接功能，北京12320热线外呼号码继续显示12320。

年内，中心关键考核指标全部达标：接起率95.89%，服务水平92.23%，服务满意率99.41%，调查率67.88%，投诉化解率30.27%，连续五年没有出现一例因服务态度问题引发的属实投诉。

咨询服务 群众日均服务总量1400余件，完善排班管理等措施畅通服务渠道，通过班会提高工作能力，做好投诉一级化解；通过微博、微信、网站等渠道提供咨询服务，强化与新媒体闭环流转，强化知识库建设。

全年共受理各类服务请求517462件，其中电话呼入服务261791件，电话呼出服务53830件，语音自助服务、语音留言74117件，短信、网站留言、邮件和在线回复20974件，微信回复106750件，妥善处理不稳定因素65件。共接到市非紧急救助服务中心交办事项23061件。其中转来电话1996件，电子派单21065件；化解4580件，化解率为21.7%。发送健康提示和职能宣传短信1320余万条；协助维护市卫生健康委官方微博@首都健康，有粉丝339.12万个，共发布微博3970条，"@北京12320在聆听"共发布微博4948条，有粉丝191万个；微信推送文章43篇；开展健康广播连线42期。

开展16个区18个试点社区综合戒烟服务项目，共为742人提供电话戒烟干预服务；创新开展"我戒烟、我健康"戒烟之星评选、"戒烟听我说"微直播等活动。开展心理咨询工作，共受理精神卫生咨询来电324件，定期举办舞动减压等压力管理课程。推进首都多语言服务平台建设，与广安门医院开展双向培训18次，夯实中医知识库建设，实现中医咨询热线一键转接。完成北京市医调委医疗纠纷调解工作满意度调查，组织开展全市行政许可大厅满意度调查，撰写报告12期，完成"2017～2018年冬季流行性感冒发病与就诊情况电话调查"问卷1679份。

信息化建设 落实服务平台完善改造项目、服务平台一期建设运维项目，提高"三率两度"数据准确性。精细化运维管理，完善系统使用功能，更新上线中英双语IVR语音等；制定《北京12320网站留言板管理办法（试行）》，更新网站内容423件，发挥网站窗口宣传作用。加强数据挖掘与利用，持续提升运营分析会水平。加强信息安全管理，与运维公司签订《信息系统安全责任书》，制定《信息安全应急预案》，加强网站、呼叫系统等安全管理，保障中心信息系统安全稳定。

学术交流 落实培训基地工作，规范培训课程，接待西藏12320工作人员共计19个工作日的学习培训。

（撰稿：张　晶　审核：张建国）

领导名单

党支部书记、主任　段长霞

副　主　任　胡　爽　张建国

副　书　记　张建国

北京市卫生计生委人才交流服务中心

地址：西城区槐柏树街2号院3号楼（100053）　电话：63016389

地址：西城区赵登禹路277号（100034）　电话：83366903

网址：www.bjwsrc.cn

基本情况 在编职工23人，其中正高级职称1人、副高级职称1人、中级职称11人。

年底固定资产总额609.9万元，累计折旧451.6万元，净值158.3万元。年内新增资产54.2万元；报废车辆1台及一批设备，金额89.3万元。

改革与管理 在中心内部开展岗位公开竞聘工作，完成2名科长聘任。公开招聘2名毕业生，接收1名军转干部，接收1名东城区卫计委干部调入。

完善制定《中心行政办公会管理制度》《职工考勤管理制度》《中心公务接待管理办法》《中心集中物资采购管理办法》等规章制度。

卫生人才考评 完成医师资格考试、全国卫生专业技术资格考试、全国护士执业资格考试、卫生管理职称考试、健康管理师考试、康复技师转岗考试及卫生系列高级职称评审等10项考试和评审工作，组织考试226871科次，服务考生85327人。完成北京市国家医师资格考试实践技能考试基地的复评工作。市疾控中心、北京天坛医院、北京大学口腔医院、北京口腔医院挂牌国家级医师资格考试实践技能考试基地。

考评改革。按照北京市《关于深化职称制度改革的实施意见》，针对分类评价标准和代表作清单的制定，开展相关调研，共计发放调查问卷800多份；对收集的数据进行统计分析，向上级部门提出建设性意见。在2018年的高级职称评审工作中，首次把分类评价标准和代表作清单写入专家手册，为专家评审提供依据。

卫生人才规范化培训 完成2017年规培补招录工作，共招录122人，完成2018年培训人员的招录工作，共招录住院医师1479人，专业学位硕士研究生1390人，支援西部培训人员51人。全年拨款14次，完成4亿余元资金的拨付任务。

规培结业考核。全年组织两个批次的西医结业笔试和技能考核。2018年北京市住院医师规范化培训结业考试参加全国统一考核，除公卫医师、检验技师、住院药师3个专业自主命题外，其他专业均参加由国家卫计委人才交流服务中心统一命题的人机对话考试。技能考核任务由协和医院、宣武医院、北大医院等20家医院共计47个考核基地承担，考核专业32个。经过全年2个批次考核，共计考生3579人，通过并发放合格证书3441人。

业务管理与改革创新。改进住院医师规范化培训招录程序。在住培招录工作中，首次开展就业单位拟招聘人员调查，对住培招录计划与就业单位送出人员进行数据匹配，提高住培招录计划的完成比率。

卫生人事代理 人事档案管理。签约代理单位共计51个，截止12月28日，接存档案14465册。年内接收档案1537册，转出370册。接收散材料并入盒近5万余份，整理新老档案5000多册，借阅查阅档案2000余人次，提供复印和各类证明等服务400余人次，受理各类来人来电咨询数百人次，帮助解答代理单位工资套改、"三龄两历"认定等人事工作问题90余人次。

档案电子化。全年扫描电子化档案4000多册934400页，人事代理系统访问892人次，网上下载电子档案材料573人次，临时传递电子材料数百余份。

卫生人才市场建设 档案整理。完成世纪坛医院第二批档案整理委托业务，共整理入册散材料10万余份、完成1566人的"三龄两历"认定。承接天坛医院档案整理业务，共计900余份。

人才招聘。优化招聘考试流程，对自主研发的考试报名系统进行维护与升级，更新完善题库：共更新21个专业87367道客观题、20道面试题，其中由专家组命题11321道。积极推广人机对话考试。全年共进行60次公招考试业务，合作单位有北京市14个区卫生计生委、北京市卫生计生委3家直属单位和河北省儿童医院，涉及考生近1万人。

人才派遣。与中心合作派遣机构为五湖四海和京才实业。截至12月，共计派遣1344人，涉及37家医疗机构，其中五湖四海21家单位1101人、京才实业16家单位243人。

国际交流。以聚焦医学模拟教育为主题，全年组织2次国际医学交流活动，邀请加拿大多伦多大学医学院和国内模拟医学教育领域的500余名专家参加论坛。全年组织40余人出国交流学习。

人才测评。完成首届青岛市优秀青年医学专家培育期满测评工作。自主研发建立卫生人才评价系统，从临床技术水平、学术科研成果、专业理论学习、医德医风及学术地位等10个维度，采取网上材料审核结合现场答辩的形式，对首届40名优秀青年医学专家4年培育期间的成长过程和取得的效果进行评价，并对

培育方案及对青岛市卫生人才队伍建设提出了意见和建议。完成青岛市卫生专业技术人员副高级职称评审工作。

信息化建设　信息安全保障。按照信息安全等级保护第二级的要求梳理和掌握安全管理中的薄弱环节，用管理手段或技术手段控制和缓解安全风险。从网络和服务器硬件基础设施、操作系统、业务应用系统、数据存储和备份各层次，分别进行安全隐患排查和处置。

信息化运维。指导、监督和协调运维单位，完成北京市卫生人才信息系统软件维护、人事代理系统新扫描数据整理上线、各类招聘考试网上报名支撑、服务器和网络设备硬件维护等工作。门户网站"北京卫生人才网"全年发布文章96篇，平均访问量8000PV/d。累计服务各类网上报名考生14987人，导入档案材料125925份。

（撰稿：谢　姿　王　正　审核：林绍海）

领导名单

党支部书记、主任　王　庆
副书记、副主任　林绍海

北京市计划生育服务指导中心
北京市计划生育药具管理站

地址：西城区鸭子桥路41-1号（100055）　电话：51923661

基本情况　编制28人，有职工25人，其中主任（正处级）1人、副主任（副处级）2人、副调研员1人、科长6人、副科长1人、主任科员6人、副主任科员2人、工人6人。

年底固定资产净值293.48万元，年内新购资产总值22.09万元。

计生科普知识宣传　开展幸福家庭大讲堂活动。以"健康北京 幸福家庭"为主题，围绕优生优育、家庭健康等话题，分别在丰台区花乡镇、顺义区龙湾屯镇、大兴区清源街道、延庆区旧县镇、密云区大城子

镇、怀柔区桥梓镇北宅村、河北省曹妃甸、北京大学医学部、昌平某驻京部队等举办9场幸福家庭大讲堂活动，惠及居民2700人。除现场活动外，与北京人民广播电台合作，活动前期线上预热，活动中通过广播节目、视频直播、微信互动、图文传播等多种立体传播方式，达到百万量级的传播效果。每场活动累计点击量达600万人次，受益人群近300万人次，同时满足全市乃至天津、河北公众在移动端收听收看、互动交流的需求。

制作发行《家庭历书》（2019年版）。历书以优生

优育、科学避孕、家庭健康、家庭文化等为主要内容，结合传统年历、节气、便民服务信息，力求打造成为计划生育健康科普知识便民宣传服务手册。全年印刷50万册，配送至16区和27个公园，发送到社区群众手中。

举办市、区公园户外宣传展览。在全部11个市属公园及16个区各一所区属公园开展"健康北京 幸福家庭"主题展览，传播计划生育家庭健康科普知识。全年推出"关注儿童健康 呵护家庭幸福"专题、男性健康专题、妇幼健康专题4期展览。

计划生育广播电视栏目及专题片制作。与北京电视台、北京人民广播电台合作，利用《健康北京》《健康加油站—向幸福出发》《今夜私语时》等传统栏目进行科普知识宣传，内容涉及计生政策、健康保健、婚育产检、夫妻关系、大学生情感等。全年完成广播节目《今夜私语时》114期，《健康加油站—向幸福出发》常规节目52期、特别节目10期；电视栏目《健康北京》12期。制作健康科普系列宣传片《e.健康》15集，总数达63集，内容除健康科普以外，增加了妇科、产科、儿科、心理健康等内容。

网络媒体宣传。全年网络媒体宣传经费192.7万元。与人民网、光明网、首都之窗、中国网合作，开展"健康北京 幸福家庭"专题宣传，宣传计划生育、家庭健康等相关科普知识，结合卫生计生重要节日、时点推出《首都健康视频专栏—e.健康》《国际家庭日》等专题宣传栏目。全年"健康北京 幸福家庭"宣传专栏累计访问量达412万余人次，《首都健康视频专栏—e.健康》累计访问量达711万余人次。北京市计划生育宣教馆（网络版）实现PC端、移动端无障碍接入，累计访问量达356.4万人次。"避孕 生育 健康"网站浏览量121.7万人次。

微博、微信等新媒体宣传。对中心微信服务号"幸福家庭 健康生活"功能升级，涵盖信息发布、健康科普、资讯查询、便民服务等，粉丝1.2万余人，发稿218篇，阅读量8万余次。发布微博科普文章15篇，粉丝数16.5万人。

举办第六届《幸福家庭》DV大赛。收到来自各区卫生计生委、计生协、三级医院、直属单位的参赛作品38部，题材涉及亲情、友情、爱情、健康等多个领域。通过网站、微信展播投票，投票近20万票。综合大众投票和专家评选结果，评出一等奖1名、二等奖3名、三等奖6名、优秀奖26名、组织奖3名。

平面媒体宣传。配合开展"2018年度《人口与计划生育》杂志宣传工作先进集体和先进个人"评选，组织北京地区参加杂志社通讯员培训班及宣传工作会议。开展《中国人口报》《人口与计划生育》征订、征稿、协调等工作。

"免费提供避孕药具"管理服务 按照国家基本公共卫生"免费提供避孕药具"项目管理要求，指导各区做好规范性、基础性工作，接受国家对北京市基本公共卫生项目考核评估，完成"免费提供避孕药具"国家基本公共卫生项目。

配合完成年度药具招标采购各项工作。按照国卫办妇幼函〔2017〕914号文件要求，市卫生计生委为免费避孕药具政府采购主体，指导中心作为省级计划生育药具管理机构，负责免费避孕药具的存储、调拨等相关执行工作。完成《免费提供避孕药具项目实施方案》的拟定、预算评审、全市免费避孕药具需求计划编制、免费避孕药具采购需求专家论证等工作，并根据招标结果与中标供应企业签订采购合同。

免费药具供应。北京市首次实施免费药具政府采购，由于采购时间后延，造成上半年药具库存告急，中心通过对各区库存合理调剂，并申请国家储备药具调拨5次9000箱（避孕套）共270万元，保证了基层对药具的需求。下半年根据药具政府采购招标结果，与8个中标供应商签订药具采购合同1681.7万元，包括避孕药、男用避孕套、宫内节育器三大类12个品种。截至年底，1家供应商出现现货延迟，其他全部按合同执行，共完成当年采购合同药具入库1509.9万元。

免费避孕药具质量管理。实施药具购、调、存全过程质量控制，确保药具质量安全。在汇总下级药具机构上报药具需求计划基础上，特邀国家及市卫生计生委相关处室领导，基层药具管理机构代表，计划生育相关领域、质量检验、质量认证等方面专家参与药具采购技术需求及合同文本的论证。签订药具采购合同后，组织药具采购合同的履约验收，包括对中标药具生产企业质量管理现场核查和药具质量监督检验。实施药具入库前外观质量验收、出库前的质量核查等工作。截至年底，共完成130批次药具入库质量检查，完成105车次的药具出库质量核查，均未发现质量问题。各级按照要求配备药具专用库房（柜、箱）；库房实施色标管理；药具入库后，按药具温、湿度要求储存于相应库区；对在库90天以上的，进行养护检查登记。截至年底，市本级和朝阳、海淀、顺义、通州4个区实现药具库房温、湿度的自动监控；延庆区实施了集温度、湿度、防火和防盗于一体的监控系统；怀柔区、平谷区与药品配送服务中心合作，实现药具与其他药品的统一化管理。对于有问题的药具，按照药具报废制度申请报废，坚决杜绝过期药具流入市场。

完善全市药具发放服务体系。制作《科学避孕 爱在身边》免费避孕药具发放宣传片，投放公交候车亭、社区媒体、微信平台等平台，印制3000份宣传海报及避孕药具宣传册，开展避孕药具服务宣传推广，提高首都育龄群众免费避孕药具获得率；巩固和保持全市药具发放机构和网点，结合新形势下群众的需求，依托现代电商和物流平台，与京东到家合作向首都育龄群众提供免费避孕药具领取方式。

（撰稿：朱妍郦　审核：赵国宏）

领导名单

支部书记、主任	王志洲
副　书　记	赵国宏
副　主　任	赵国宏　赵　兰

卫生计生社会团体工作

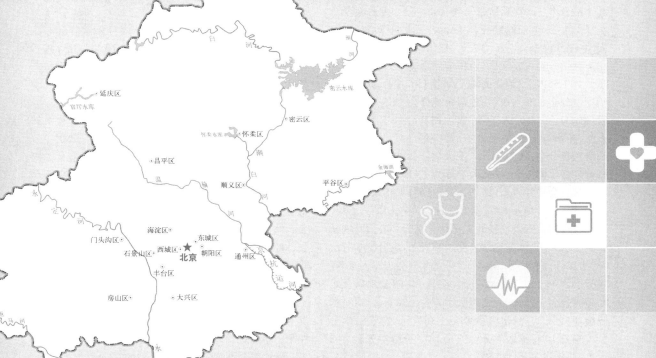

北京医学会

地址：东城区东单三条甲7号（100005） 电话：65134368
网址：www.bjyxh.org.cn

基本情况 有会员49500人，团体会员单位155个。为5A级社会团体。

完成27个专科分会的换届工作，分别为：泌尿外科学分会（50人）、外科学分会（93人）、呼吸分会（62人）、器官移植学分会（62人）、灾难医学分会（52人）、创面修复分会（52人）、儿科学分会（66人）、围产医学分会（75人）、烧伤医学分会（30人）、超声医学分会（76人）、内科学分会（57人）、重症医学分会（55人）、消化内镜学分会（75人）、放射肿瘤治疗学分会（69人）、物理与康复分会（65人）、健康管理学分会（107人）、呼吸内镜和介入学分会（61人）、麻醉学分会（66人）、神经病学分会（77人）、心身医学分会（60人）、急诊医学分会（63人）、医学科普分会（63人）、疼痛医学分会（41人）、肠外肠内营养学分会（72人）、医学工程学分会（48人）、整形外科学分会（49人）、检验医学分会（91人）。

完成15个青委会换届工作，分别为：心血管病学分会（74人）、糖尿病学分会（33人）、内分泌学分会（32人）、肝病分会（38人）、早产儿分会（23人）、呼吸分会（41人）、放射分会（43人）、帕金森病及运动障碍分会（21人）、超声医学分会（30人）、内科学分会（52人）、消化内镜分会（36人）、急诊医学分会（34人）、重症医学分会（40人）、麻醉学分会（43人）、消化病学分会（40人）。

新成立帕金森病及运动障碍分会（39人）、肠道微生态及幽门螺杆菌分会（51人）、心脏心理医学分会（31人）3个专科分会，委员合计121人。

完成中华医学会36个专科分会北京地区405名委员确认，分别为：消化病学分会9人、运动医学分会24人、器官移植学分会9人、检验医学分会13人、皮肤性病学分会7人、灾难医学分会11人、计划生育学分会9人、组织修复与再生分会12人、生殖医学分会7人、高压氧医学分会6人、男科医学分会6人、临床流行病和循证医学分会9人、妇科肿瘤学分会14人、妇产科学分会15人、精神医学分会10人、耳鼻喉头颈外科分会12人、过敏变态反应分会11人、肾脏病学分会8人、儿科学分会11人、医学工程学分会10人、骨质疏松分会10人、医学美学与美容学分会12人、围产医学分会14人、放射与防护医学分会22人、胸心科学分会16人、心血管病学分会16人、内分泌学分会9人、高原医学分会2人、医学信息学分会18人、教育技术分会6人、医学科学研究管理学分会19人、医学科普分会15人、麻醉学分会8人、显微外科学分会8人、整形外科学分会8人、医学细胞生物学分会9人。

完成中华医学会24个青年委员会24名青年委员的推荐工作，分别为：肠外肠内营养学分会、放射学分会、公共卫生分会、核医学分会、结核病学分会、泌尿外科学分会、内科学分会、器官移植学分会、全科医学分会、烧伤医学分会、神经外科学分会、微生物与免疫学分会、消化医学分会、心电生理和起搏分会、医学教育分会、影像技术分会、妇科肿瘤学分会、计划生育分会、检验医学分会、麻醉学分会、皮肤性病学分会、数字医学分会、肿瘤学分会、组织修复与再生学分会。

学术活动 全年开展各类学术活动685场，其中学术年会59场，参会43200余人；专业论坛、研讨会、沙龙、培训班及地区性学术会议110场，参会17000余人；继续教育讲座516场，参会25000余人。

学术年会。参会交流专题报告、论文等5428篇。风湿病学分会第十八届学术年会，特邀50名专家发表专题演讲，2000余名代表参会。第五届中国北方呼吸论坛，联合15个省市自治区呼吸病学分会、协会共同举办，2000余名代表参会。2018神经外科学术年会设立5个分会场，600余人参会。

第五届（2018）"泌境寻踪"北京医学会临床内分泌代谢性疾病病例比赛覆盖北京、山东、福建等10个省（直辖市），收集病例454例，活动总场次近120场，病例报告495个，专家参与394人次，惠及医务人员8150人次。第五届京津冀肝病论坛、"一带一路"中心线城市肝病研讨会吸引了京津冀及新疆、陕西、山东等地的专家学者共400余人参会。第二届京泉海丝论坛暨北京医学会糖尿病学分会"一带一路"系列活动（泉州站）就内分泌与代谢性疾病新进展和临床管理规范进行授课，300名医护人员参会。

基层学术交流。以常见病、慢性病的规范化治疗为重点，在北京通州、大兴等区医院开展高尿酸血症规范化诊治等学术活动。糖尿病学分会社区糖尿病管理学组2018年度学术年会暨北京医学会糖尿病学分会"科普好声音"决赛，北京各区社区卫生服务中心近200名基层医师参会。北京医学会大中小医院联合管理糖尿病项目2018年举办专家讲座8场，临床经验分享180场，基层义诊、查房162场，基层医生进修160人，覆盖北京98家大中小医院3670人次。皮肤科分会在平谷、大兴、顺义、怀柔等区的7个医院开展了2018北京皮肤科基层大讲堂。

科普宣传 举办第四届北京医学会过敏性疾病公益内蒙行活动，十余位专家在河北省张北县医院开展义诊，诊治患者300余人；并针对坝上草原过敏性疾病问题开展了学术交流，200余名医务人员参与活动。举办2018年"健康北京人、健康北京城"名医进社区专家义诊、医疗咨询、科普宣传活动，专家200人次走进城镇郊区社区医疗单位开展各类公益活动。举办3期中华医学会北京分会医学科普训练营，北京电视台、搜狐健康等媒体参与直播，线上线下学习人员5万余人。罕见病分会发布《中国罕见病研究报告（2018）》，这是国内第一份有关罕见病的综合性研究报告，同时对全市三级医疗机构进行了调研，制定出《具备第一批罕见病目录中所列疾病诊治能力推荐医院/科室名单（2018年）》。骨质疏松和骨矿盐疾病分会组织开展"感恩母亲，献爱心"大型系列义诊活动，深入北京38个社区卫生服务中心开展活动，为5000余名社区居民提供免费骨质疏松咨询及超声骨密度筛查。联合国糖尿病日期间，糖尿病分会组织了以"家庭健康我做主"为主题的系列公益活动，到15个社区开展糖尿病防治宣传公益活动，完成约2000人的宣传教育及高危人群健康筛查。

培训工作 举办5期全国医用氧舱维护作业管理人员R3证书考核班，328名医用氧舱维护作业管理人员参加考核，并取得《特种设备作业人员上岗资格证书》。承接2018年度全国医用设备使用人员业务能力考评北京考区工作，报名3308人，通过资格审核2119人。

编辑出版 《中华医院管理杂志》收稿1652篇，刊稿249篇；基金论文比54.2%，全年总印数98876册。1篇论文入选中华医学百篇优秀论文。

《中华泌尿外科杂志》收稿700多篇，刊发280篇；总印数53322册，单行本发行12000册。杂志继续入选中国精品科技期刊。

《北京医学》收稿1004篇，刊登341篇。影响因子0.473，在42种"医学综合"类期刊中排名20。

委托工作 受市卫生健康委委托，完成各类医疗技术和医疗机构现场审核项目123家，包括三级医院62家（综合39家、专科23家）、二级医院44家（综合23家、专科21家）、一级甲等综合1家、未定级专科医院1家、诊所/门诊部11家、急救中心2家、体检2家。共计168项，其中机构校验56项、机构设置及执业登记验收3项、核定级别4项、增诊疗科目91项、增新增执业地点4项、床位及牙椅10项。

受市卫生健康委委托，重新修订准分子激光屈光角膜手术、大气道肿瘤切除及重建术、经腹腔镜子宫内膜癌卵巢癌手术切除术等10项北京市重点医疗技术管理规范；组织2018北京市级临床重点专科卓越项目的心血管科、神经内科、普通外科、呼吸内科的4个专家评审会；制定"独生子女发生意外伤残致使基本丧失劳动能力"标准。

受市医管局委托，承接2018医管局"青苗"和"培育"计划项目评审，其中"青苗"计划组织了56名专家分成8组进行评审，"培育"计划组织79名专家分成中医3个组、管理2个组、西医5个组分别进行评审。

鉴定工作。完成鉴定、评定、咨询共计39例，其中医疗事故技术鉴定4例，医疗损害鉴定16例，预防接种异常反应损害程度分级评定12例，医疗问题专家咨询7例。

医疗服务项目价格工作。组织43个专科分会的医疗专家针对482项重点新增医疗服务价格项目进行初审，审核后返回481项（其中初审通过306项、未通过76项、不确定13项、重复81项、市发展改革委已给与意见的项目5项），并对481项初审项目的重要性、安全性、有效性、诊断性及治疗性进行第二次审核，经市卫生委终审，最后确定23项重点新增医疗服务项目。根据2012版（全国医疗服务价格项目规范）中相近的项目名称和编码，制定新增医疗服务项目的技术难度及风险程度。

根据《关于调整本市公立医疗机构新增医疗服务项目价格管理方式的实施意见》，承担后续新增医疗服务项目申报受理工作，制定《北京医学会关于落实新增医疗服务项目价格放开政策的工作方案》《北京医学会关于新增医疗服务价格项目管理工作职责及流程》《北京医学会新增医疗服务项目纸质版资料受理工作流程》等相关配套方案。

人才评价与表彰 评选北京医学科技奖，授予"子宫内膜癌肿瘤微环境研究及临床应用"等3个项目一等奖，"抑郁症量化治疗模式研究"等5个项目二等奖，"儿童社区获得性耐甲氧西林金黄色葡萄球菌监测与临床治疗规范"等8个项目三等奖。

推荐2018年度北京地区中华医学科技奖项目9项，其中"子宫内膜癌发病微环境及分子机制研究"获一等奖，"HIV/HCV共感染及HIV单独感染者临床特点及发病机制研究"等2项获二等奖，"抑郁症量化治疗模式研究"等2项获三等奖。

（撰稿：汪明慧　审核：田宝朋）

领导名单

名誉会长	郎景和	赵玉沛	高润霖	
会　　长	金大鹏			
副会长	王建业	田　伟	刘玉村	吕兆丰
	那彦群	陈香美	郑静晨	魏丽惠
	田宝朋			
秘书长	田宝朋			

北京护理学会

地址：东城区东单三条甲七号（100005）　电话：65258119
网址：www.bjhlxh.com

基本情况 有注册会员70681人，发展新会员1711人。其中，团体会员70586人、个人会员95人，会员单位156个。设有工作委员会6个、专业委员会33个、工作学组1个、专业学组3个。学会专职干部4人，驻会工作人员6人。为4A级社团。

学术活动 各专业委员会举办学术活动108次，其中学术年会8次，学术交流论文215篇。

国内学术交流97次，其中学术沙龙35次、专题研讨16次、护理查房18次、病例讨论6次、参观交流14次、问卷调查8次，共11537人次参加。

国际及港澳台地区学术交流8次，包括2018中澳护理学术论坛、静脉治疗新进展研讨会、中心静脉血管通路管理及静疗指标研讨会、中美手术室压力性损伤预防高峰论坛、中美ICU患者压力性损伤预防研讨会、中美手术室体位安全及并发症预防论坛、2018护理管理高峰论坛、2018静脉治疗大会，共2171人次参加。

举办第三届北京护理学会科技进步奖评选，以"科技、创新、自主、开拓"为主题，促进护理科技成果推广与应用。评选出一等奖1项（阜外医院"心血管病患者应用机械辅助循环支持的临床护理规范研究"），二等奖2项（北京大学第三医院"以护士为主

导的团队合作模式在透析病人营养管理中的应用"、北京同仁医院"喉切除患者咽瘘预防与康复护理的医护一体化管理体系的构建研究"），三等奖3项，优秀奖4项。

科普宣传 全年开展科普公益活动14项16次，参加2720人次。其中，在北京交通大学附属小学举办"科学护眼，关爱校园"活动，参加600人；在海淀区温泉镇社区举办世界防治结核病日活动，参加500人；在丰台区万源路社区举办"卒中宣传公益行"义诊宣传活动，参加300人；在北京动物园海洋馆举办全国科普日宣传活动，参加200人；在新街口社区医院、德外社区卫生服务中心、房山区河北镇卫生院等6个社区医院举办伤口造口失禁专科护士进社区的护理义诊活动，参加200人；在通州翠屏北里社区举办"护佑生命，健康你我"等宣传活动。

培训工作 设专题讲座主会场1个、分会场16个；举办学术专题讲座64项184场次，听课31037人次；举办国家级、市级继续教育项目学术会议、培训共38项，培训11445人次。

编辑出版 制定《手术室敷料清点技术临床应用专家共识》《北京市癌痛护理专家共识》，出版《骨科护士应知应会》《肿瘤科护士一本通》，翻译第5版INS

《输液治疗政策与流程》。

委托工作 专科护士培养。自2002年至今，共建立北京地区34家医疗机构的临床教学基地164个，规范专科护士技术操作标准与流程61项。全年举办专科护士培养11项12期，培训1326人，其中1324人取得资格证书。

北京市护理质量控制和改进中心工作。配合市卫生健康委完成2017年度北京市优质护理服务示范典型评价工作，参与《北京市促进护理服务业改革与发展实施方案》撰写工作，配合市医管局完成医院督查工作。

受北京市卫生健康委委托，承办"5·12"国际护士节暨2018年护理工作会，会上通报了2017年度优质护理服务评价结果、2017年重点工作进展及2018年护理工作要点。

"科学健康人"项目。举办"科学健康人班车"活动3场，拍摄科学健康实验室2期，撰写科普文章100篇。

举办北京男护士青年学术演讲比赛。根据市科协第十九届北京青年学术演讲比赛"创新引领未来，创业成就梦想"的主题精神，学会定位于男护士群体，组织初筛选拔。通过初赛，推选前三名选手至市科协参加复赛及决赛，最后，北京朝阳医院、北京大学第三医院选手分获总决赛一等奖和二等奖。

受市民政局社会福利处委托，于4～5月，举办4期福利机构护理人员能力提升培训，培训650人。

其他工作 根据北京护理学会《专科护士培训管理办法》规定，7～10月，对ICU、急诊、手术室、肿瘤、糖尿病五大专科24家医院的91个临床教学基地实地评价，共有23家医院的89个基地顺利通过复审。

（撰稿：杜 鹃 审核：李春燕）

领导名单

会　长　张洪君

副会长　陈　静　丁炎明　李庆印　尚少梅
　　　　王建荣　吴欣娟　应　岚　张素秋

秘书长　李春燕

北京中医药学会

地址：东城区东单三条甲7号（100005）　电话：65223477

网址：bjacm.com.cn

基本情况 有会员6520人，团体会员140家，发展新会员100人。共有59个专业委员会。

学术活动 主办各类学术活动103场次，10000余人次参加，学术交流论文300余篇。其中，第八届国际经方学术会议第九届全国经方论坛暨经方应用高级研修班有全国1000余名经方爱好者参加；组建京津冀风湿病医疗共同体，成立专家指导委员会，参与风湿会员284人，参会代表近500人；乳腺外科联盟有京内外近80家会员单位参加；召开"2018中医药传承·北京论坛"，推动中医药传承"文化品牌、学术品牌、服务品牌"建设，邀请薛伯寿、颜正华、金世元、刘敏如4位国医大师做学术报告，参会代表1000余人。

科普宣传 协助举办北京中医药文化宣传周活动，市中医局、东城区政府主办，在地坛公园组织中药专场活动；医疗美容专业委员会进入北京四中，为师生进行科学护肤及痤疮科普讲座；围绕肾病日、儿童节、肝病日开展主题健康咨询活动，提升百姓健康素养；"中医名家走基层"进平谷、大兴、房山等区开展义诊宣传活动；通过学会微信公众号发布原创科普文章22篇。

培训工作 完成市中医局固定基地继续教育项目"百场讲座"100场，培训4000人次。

举办"肺系病名老中医专家学术思想临床经验传承班""第五届疑难肾病论坛暨张炳厚教授经验传承学术活动""2018年临床中药学实践技能及合理用药培训班""中药临床用药护理安全管理培训班"等市级中医药继续教育学习班24场。完成北京市隆福医院、北京市回民医院、大兴区中西医结合医院、西城区广外医院等6家医院西学中培训，累计培训650人。

开展北京第三届西学中高级研究班结业考核，完成研究班35名学员结业材料收集、临床技能考核、临床实践考核、结业论文评审答辩等工作，研究班顺利结业。

组织完成北京市2014年全国中药特色技术传承人才培训项目11名学员结业考核。完成2018年、2019年全国中药特色技术传承人才培训项目培养对象遴选工作。

编辑出版 主办《北京中医药》杂志，发行12期3万册，刊登369篇稿件。

委托工作 中医药基层服务能力提升专项。组织专家召开研讨会5次，制定《中医药服务示范基层医疗卫生机构建设标准》，派出评审专家82人次，分组对16区34个社区卫生服务中心、30个社区卫生服务站、15个村卫生室进行现场评审。将中医药服务示范基层医疗卫生机构评审结果上报市中医局。

其他工作 中医医联体与分级诊疗模式研究。召开4次专家研讨会，开展三级医院摸底调研，收集医联体及分级诊疗工作总结11份，举办医联体建设高峰论坛，研究医联体与分级诊疗实施政策与机制，形成中医医联体建设与分级诊疗实施方案初稿。

中药制剂转化开发及管理提升工程。开展北京市医疗机构传统中药制剂使用现状及研发前景摸底调研；举办医疗机构传统中药制剂开发及转化培训班，全市中医医疗机构、企业代表160余人参加学习，提升传统中药制剂转化能力及管理水平。

完成市科协项目。组织承接北京市科协"科学健康人"项目。分别到延庆区康庄镇、延庆区永宁镇、平谷区高新镇开展脾胃病、糖尿病、肝病、皮肤病等诊疗指导；组织专家到房山区中医医院、阳坊社区卫生服务中心，开展基层医务人员技能培训，手把手辅导基层医务人员，并为居民提供相关疾病诊治。

帮扶援建 组织32名专家赴四川省什邡市进行"感恩十年"大型义诊活动，协调成立张炳厚、李乾构全国名老中医传承工作站分站，张炳厚等4名老中医药专家接收7名学术传承人，推动什邡中医药传承工作。组织心血管、风湿、肿瘤、呼吸等9个专业委员会共派出专家47人，分10个批次指导，教学查房94人次，教学门诊940人次，开展疑难病例和专题讨论50次，举办学术讲座20场，受众医生500余人次。提升什邡市中医药整体服务能力，为医院晋升三级乙等医院奠定了基础。赵静会长获什邡市"荣誉市民"称号。

（撰稿：杨　娜　审核：邓　娟）

领导名单

会　长　赵　静
副会长　边宝生　杨明会　朱立国　王耀献
　　　　刘清泉　杨晋翔　陈　勇　靳　琦
　　　　张宝军　王麟鹏　邓　娟
秘书长　邓　娟

北京中西医结合学会

地址：东城区东单三条甲7号（100005）　电话：65250460

网址：www.bjaim.org.cn

基本情况 有团体会员75个，个人会员6843人；发展新会员158人。有专业委员会63个；新增专业委员会5个，为：六经气化专业委员会、更年期专业委员会、足踝医学专业委员会、宫廷正骨学术研究专业委员会、多动抽动症专业委员会。驻会工作人员4人，为4A级学会。

完成肿瘤、放射医学、麻醉与镇痛、血液学、精神卫生、脊柱微创、骨科、呼吸、男科、风湿病、检验、呼吸、灾害医学、心血管内科14个专业委员会的

换届改选。

8月17日，在北京会议中心举办第八届会员代表大会，400余人出席。大会通过了学会第七届理事会的工作报告、财务报告、监事会报告和审计报告，审议并通过了学会章程修改建议和会费收取标准及管理办法，选举出学会第八届理事会理事146名、监事会监事3名。随后，第八届理事会换届，选举出47名常务理事，刘清泉再次当选为会长，冯兴中等17人当选为副会长，刘刚为秘书长，韩玉洋等4人为副秘书长，

刘宝利为监事长。

学术活动 全年举办学术活动72次，其中学术年会7次，累计参加学术活动11454人次，交流论文167篇。

4月21日，第十届京津冀地区急诊高峰论坛暨2018急救医学专业委员会学术年会在北京召开，论坛以京津冀区域急诊医学为主题，北京、天津、河北300余人参加会议。

6月2日，妇产科专业委员会主办的生殖道感染诊治及阴道微生态检测学习班在北京召开，来自全国从事中、西医妇科专业的学员及北京中西医结合学会妇产科专业委员会的委员等共200余人参加。该年会被称为"中西医对话"，分为两大板块进行了学术汇报。

6月22日，第四届精神卫生专业委员会年会在北京召开，布置工作，举办学术报告，100余人出席会议。

8月18日，与天津市中西医结合学会、河北省中西医结合学会联合主办的"中西医结合北京论坛（2018）"在北京会议中心举办。会议以"中西医结合创新，京津冀协同发展"为主题，来自京津冀三地各医疗系统的专家、学者，以及企业代表约1500人参加会议。

交流与合作 5月31日～6月1日，"第六届中医护理国际化推进会（2018·北京）"在北京召开。会议以"科技与文化结合，推动中医护理"为主题，涵盖西医护理、中医护理、中西医结合护理等内容。来自美国加州大学、密歇根大学，澳大利亚皇家墨尔本理工大学、悉尼大学，加拿大多伦多大学等高校的50余名医学生及马来西亚同善医院的2名一线护理人员参会。102名与会人员围绕会议主题探讨跨文化的中医护理服务与科研。

8月19日，第三届北京国际中西医结合脊柱微创论坛在北京会议中心召开，以学术讲座、病例讨论等形式展示脊柱微创领域的国内外新技术和新成果。大会邀请了日本Aichi脊柱专科医院院长伊藤不二夫教授，以及北京大学第三医院、解放军第三〇一医院、北京友谊医院等14家医院专家和教授进行专题演讲。参会代表200余人，就脊柱微创领域的热点问题和最新技术进行了探讨，交流脊柱微创技术的经验和成果。

科普宣传 3月3日，是全国爱耳日。耳鼻咽喉专业委员会组织专家到房山中医院进行义诊、咨询及科普教育。

3月8日，是第十三个世界肾脏病日，主题为"关注肾脏病，关爱女性健康"。全科专业委员会在中日友好医院举办"妊娠高血压规范化治疗"讲座，100余人参加。

5月19日，学会康复专业委员会应邀为北京市丰台区马家堡社区进行了医学科普教育讲座，就老年人常见病的中医药治疗进行了讲解，并现场为病痛患者进行针刺、手法等治疗，参与人员80余人。

培训工作 年内，与北京中医药学会共设百场讲座，听课会场16个，共举办100场次，听课人员累计6000余人次。举办市级学习班12个，培训学员1000余人。举办国家级学习班4个，培训学员700余人。

编辑出版 与北京中医药学会共同编辑《北京中医药》杂志，全年出版12期，发行3万册。全年收稿1600余篇，刊登300多篇。

委托工作 受市中医局委托，完成2018年北京中医药健康养老示范工程服务能力培训、骨干人才培训、适宜技术尖兵人才交流培训、标准化建设能力培训。完成2018年北京地区中医住院医师规范化培训报名、考试安排及合格证书发放工作。完成2018年北京中医健康乡村（社区）试点建设工作。

信息化建设 完善学会网站、微信平台及OA建设，及时上传学术活动通知及会议纪要，使广大会员能及时了解学会动态信息。

（撰稿：商英璠　审核：刘　刚）

领导名单

会　长 刘清泉

副会长 陈　勇　程学仁　冯兴中　高彦彬
　　　　亢泽峰　刘金民　王成祥　王建辉
　　　　王笑民　徐春凤　杨晋翔　杨明会
　　　　阴赪宏　张贵民　吴英峰　谢院生
　　　　宋春生

秘书长 刘　刚

北京预防医学会

地址：东城区和平里中街16号（10013） 电话：64407288

基本情况 有团体会员31个、个人会员2275人。新成立3个专业委员会，共计有19个专业委员会。

3月7日，召开第六届理事2018年工作会议。4月18日，完成学会第七届换届改选工作暨七届一次全体会员代表大会。9月、12月，分别召开了第七届二次、三次常务理事会暨党建工作会。

学术活动 1月26日，举办人乳头瘤病毒感染相关疾病防控研讨会，邀请医科院肿瘤研究所教授乔友林、北大妇儿医院妇科主任毕蕙、中国疾控中心免疫规划中心研究员王华庆等讲授了宫颈癌的病因学防治研究进展、中国宫颈癌筛查研究、国外HPV免疫策略和中国HPV的应用探讨等，来自市（区）疾控中心、妇幼保健院共122人参会。

4月22日，举办狂犬病暴露后规范化处置学术研讨会，邀请中国疾控中心、北京市疾控中心及接种门诊6位专家参加授课，分别就国内狂犬病流行与消除策略、北京市规范化狂犬病预防门诊管理要求、狂犬病暴露后预防处置、《狂犬病预防控制技术指南》、狂犬病疫苗的临床应用、HDCV Ⅲ期临床及8年持久性研究数据解读等进行讲解，来自市（区）疾控中心、接种门诊医生共124人参加。此次会议，还与北方14省市和南方6省市进行了网络视频直播分享与互动，在线人数达3000余人。

11月26～27日，召开少儿（青）卫生专业委员会第十二届学术年会暨北京市教育学会学校卫生保健研究分会第八届学术年会。会议共征集到论文395篇，覆盖学生体质健康、学生常见病防控、学校健康教育、学校环境卫生、心理健康等方面，评出单位优秀组织奖19个、优秀论文奖119篇。优秀论文代表进行了交流发言，北京大学马迎华教授、宋逸副教授做专题报告。来自各区疾控中心、中小学卫生保健所、各级各类学校的学校卫生专业人员等共计130余人参加会议。

12月27日，举办北京市老年肺炎球菌性疾病防控研讨会。学会副会长杨晓明介绍了中国生物助力政府惠民工程——肺炎疫苗支持老年人接种项目。北京朝阳医院副院长童朝晖、中国疾控中心免疫规划首席专家王华庆、中国生物技术股份有限公司成都所张磊分别就"肺炎球菌老年肺炎危害""肺炎球菌多糖疫苗的应用""23价肺炎球菌多糖疫苗的研究进展"进行了学术报告。各区卫生计生委疾控科负责人、疾控中心主管主任、计划免疫所所长、成人预防接种门诊人员等共计194人参加。

培训工作 开展社区预防保健岗位专业技术人员继续教育，年内共设计12个模块29个课程42个学时，邀请25位老师授课，30688人次参加培训。

举办重点传染病培训班，来自市（区）疾控中心、二级和三级医疗机构专业人员共134人参加培训。

9～11月，分两期组织开展产前咨询新进展技术培训，320余人参加培训。

10月15～17日，与市疾控中心联合举办免疫规划新知识新技能培训班，市（区）疾控中心、各接种门诊的专业人员70余人参加培训。

编辑出版 主编《首都公共卫生》杂志，聚焦中国快速城市化进程中传染病、慢性病防控、环境健康、食品安全等公共卫生与健康问题，办特色专栏6期，发表专家述评和专栏类论文58篇。年内，入选"中国科技核心期刊"（中国科技论文统计源期刊）。

委托工作 受市卫生健康委委托，完成北京市全体卫生专业技术人员继续医学教育必修课在线培训项目——慢性乙型肝炎防治和医疗纠纷预防知识全员培训，累计培训488400人次。完成《北京市疾病预防控制经典案例评选及互鉴提高》的编制，为处理突发疫情提供参考依据和技术指导。完成2018年食品安全国家标准宣贯，聚焦新发布、实施过程中遇到较多问题的标准，开展标准解读，进行案例分析，分3次对8项次食品安全国家标准进行宣贯培训，累计培训707人。

受市爱卫办委托，完成2018年健康示范单位创建项目。举办北京市健康示范单位标准及经验交流培训班，196人参加培训。组织专家完成《北京市健康示范单位验收标准》的修订和《北京市健康示范单位管理办法》征求意见。举办北京健康科普专家科普传播技能培训会，434人参加培训。完成《北京市2017年度卫生与人群健康状况报告》框架内容的修订、组稿、审稿等相应工作。

（撰稿：刘 枫 向世进 审核：邓 瑛）

领导名单

会 长 邓 瑛

副会长 庞星火 李亚京 高艳青 赵 娟
李立兵 吴国安 杨晓明 尹卫东
向世进

秘书长 庞星火

北京医师协会

地址：东城区安定门东大街28号雍和大厦A座（100007） 电话：64097256
网址：www.bjmda.com

基本情况 有专业专科医师分会55个、专业专家委员会64个。驻会工作人员11人。

年内，成立神经介入、门静脉高压、腹膜后肿瘤、胸痛、重症医学、减重与代谢、老年医师、结直肠疾病专科医师分会，以及神经修复学、高压氧专家委员会。神经修复学专家委员会成立意识障碍学组、眼科分会成立眼视光等12个专业分委会。神经介入、老年医学、眼科3个专科分会成立青年委员会。消化内科、血液内科、精神科、呼吸内科、心血管外科、内分泌专科医师分会，以及高血压、心血管外科专家委员会完成换届工作。

妇产科、呼吸、感染、眼科、血液、消化、院前急救、老年医学等专科分会召开理事会。感染、变态反应、内分泌、耳鼻咽喉、普外、消化、呼吸、新生儿专科分会和血管通路专委会等组织大会16次。各专科医师分会和专家委员会举办学术论坛年会60余次。

学术活动 呼吸与麻醉专科分会联合开展阻塞性睡眠呼吸暂停科研课题。感染、妇产科专科医师分会在北京郊区开展巡讲活动；高血压专家委员会赴延庆区不老山庄慰问养老院的老人，开展高血压专项诊治排查工作；甲状腺专家委员会组织专家赴河北省邯郸市中心医院召开多学科高峰论坛；到内蒙古自治区赤峰市肿瘤医院开展义诊，举行北京医师协会与赤峰市肿瘤医院对口合作挂牌仪式；呼吸专科医师分会到基层组织医务人员开展临床技能培训、巡讲6次；超声专科医师分会到西藏地区开展学术交流活动2次；腹膜后肿瘤专科分会在青岛市、呼吸专科分会在郑州市

分别组织大型专题论坛。

协助慈城诊所（专家会诊中心）邀请专家会诊133余次、组织外地会诊4次、外地讲座2次。邀请2名专家帮助诊所摄制健康教育《产科问题解答》短片。

培训工作 全年各专科医师分会和专业专家委员会总计开展继续教育培训活动62场次，培训学员14998人次。完成了国家级和市级继续医学教育项目。8月，33个专科医师分会和专家委员会申报了2019年继续教育项目52个，其中国家级18项、市级34项。

委托工作 根据《北京市2018年度医师定期考核工作方案》要求，上半年定期考核办公室完成了近11万名医师和300余家考核机构的申请报名审核工作。组织有关专科医师分会对54个专业的试题进行整理和审阅。试行了内科、外科、妇产科、儿内科、口腔科、公共卫生防病类、卫生类及法律法规8个专业的网上考核，完成了试卷的录入工作。开展医师定期考核软件系统的改造升级，方便医师个人和医疗机构的操作。对各区及有关医疗机构开展软件系统的使用和定期考核工作的培训。由北京市医师定期考核办公室负责组织指导、统筹协调和监督管理北京市年度医师定期考核工作。定期考核办公室逐步完善"医师定期考核管理系统"，开展各区及有关医疗机构正确使用"医师定期考核管理系统"的培训。组织4期医师执业注册培训班，共培训医师565人。

2018年度北京市应参加医师定期考核122744人，实际报名106190人；考核合格102333人，不合格128人，未考核3729人。

开展公益活动和京津冀一体化建设。各专科医师分会和专业专家委员会组织专家到河北张家口市、承德市、保定市，内蒙古赤峰市、乌兰察布市等地开展健康扶贫义诊和巡诊巡讲等活动。与相关企业合作，协助市卫生计生委扶贫办组织13名专家开展义诊2次。其中，河北省保定市涞源县1次，义诊137人次；内蒙古乌兰察布市察右后旗1次，义诊176人次。组织9名专家与中国红十字总会到河北正定县开展健康义诊活动，门诊112人次。

市医管局举办市属医院系统第六届留学人员创新创业突出贡献奖专家评审会，协会推荐3名专家配合工作。

优秀医师评选 由北京医师协会主办、北京医学奖励基金会协办、北京光辉必成投资有限责任公司支持，开展（第六届）北京优秀医师评选表彰活动。各区工作委员会、各三级医院、驻京部队有关医院、各有关单位按照条件推荐出候选人288名，医师协会组织专家组成评审组进行3次初评和终审评定。7月30日，协会召开表彰大会，授予丁静等120名医师为（第六届）北京优秀医师称号。

首个医师节主题宣传活动 为迎接首个"中国医师节"，由北京医师协会主办，中国医师协会以岭关爱医师健康基金组委会承办的"随心健行、为爱领跑"微型马拉松活动在北京奥林匹克森林公园举行。来自北京地区的100多位基层医师参加了活动。活动

旨在提升医师自我健康保健意识，培养医师重视健身习惯。

组织40名医师代表参加在人民大会堂召开的中国医师节庆祝大会暨第11届中国医师奖颁奖大会。组织20名（第六届）北京优秀医师参加北京市卫生健康委组织的首个"中国医师节"主题宣传活动。医师节前夕，协会在网站发布习近平总书记关于首个中国医师节的重要批示精神和孙春兰副总理视察慰问北京海淀医院时的重要讲话精神等重要新闻。

其他工作 组织专家参与中康时代医院投资集团公司举办的第五届京顺中医文化节等活动。吸收北京网医联盟为企业单位理事、北京千帆国际展览服务有限公司为企业单位会员。应深圳市龙华区卫生局邀请，协会选派呼吸内科、内分泌科两位专家帮助开展引进高层次医学团队的评审工作。

（撰稿：薛海静 审核：郭建平）

领导名单

会　长	郭积勇			
副会长	王　杉	许　朔	危天倪	刘清泉
	谷　水	张永利	杜继臣	汪爱勤
	罗　晓	周保利	姜玉新	赵艳华
	项晓培	顾　晋	徐殿祥	倪　鑫
	董家鸿	葛　强	路　明	魏永祥
秘书长	郭建平			

北京性病艾滋病防治协会

地址：东城区和平里中街16号（100013） 电话：84241187

基本情况 有团体会员25个，个人会员585人。有专职工作人员6人，兼职1人（财务会计）。为4A级社会团体。

5月22日，召开协会第六届第一次会员代表大会，新一届大会选举理事75人，其中常务理事25人，会长、副会长、秘书长共11人；监事长1人，监事2人。筹备成立青少年艾滋病防治专业委员会。

考察交流 11月12～16日，组织部分社会组织负责人共12人赴山东济南、青岛两地，与山东省协会、

疾控中心性艾所、济南传染病院、青岛疾控中心、两地社会组织（青岛市北区爱心行红丝带服务中心、张宁爱心健康服务中心）就高危人群干预、检测等相关问题进行座谈交流及实地参观。

培训工作 全年组织各类培训7次，涉及基金项目管理、档案管理、现场观摩、心理健康、感染者关怀、干预技能交流及网络干预数据收集等内容，覆盖相关区疾控中心、培育基地、社会组织，培训500余人次。

国家基金项目　承接国家社会组织参与艾滋病防治基金项目工作，项目完成时间为2016年10月30日～2018年10月。历时两年，完成男男同性人群干预项目，失足妇女干预项目，艾滋病感染者、患者随访管理和关怀救助项目。其中，男男同性人群干预项目，22个实施单位申报指标26900人，全年4次干预合计253941人次，接受检测29858人，初筛阳性1213人，接受确证1154人，确证阳性1023人，合计确证阳性率3.8%，转介治疗成功873人；失足妇女干预项目，7个实施单位申报指标6000人，全年4次干预28021人次，接受检测6123人，初筛阳性2人，接受确证2人；艾滋病感染者、患者随访管理和关怀救助项目，10个实施单位申报指标3100人，完成2次面对面服务4032人，完成检测配偶795人（占应检测配偶数的95.59%），接受抗病毒治疗人数占符合治疗人数的99.1%。

根据国家社会组织参与艾滋病防治基金管理办公室对基金项目的管理要求，协会对基金项目实施单位分别于3～4月、9～10月、12月组织市（区）疾控中心专家，分别对9个属地疾控中心、10个培育基地、31个社会组织共42个基金项目进行了抽查督导，督导内容包括项目实施质量、日常管理、资金执行进度等，督导检查方式以现场查阅相关工作资料为主，对现场查出的问题及时提出改进建议。

政府购买服务项目　MSM（男男性接触）人群HIV干预检测项目。经网上公示招标、专家评审，最终确定11家社会组织，承担完成5000人份男男人群检测任务。实施时间为2017年9月1日～2018年12月底。按项目计划，完成MSM动员干预29557人次，检测5205人，初筛阳性226人，确证阳性205人，查重后阳性191人，确证阳性率3.82%。

宣传教育项目。年内，协会获批政府购买宣传项目。围绕12月1日世界艾滋病"主动检测、知艾防艾、共享健康"的宣传日主题，与各区疾控、医疗机构、社团、社会组织等联合，在29所高校组织防艾晚会、知识讲座、防艾有奖知识抢答等活动，直接受益人群6800余人；在北影基地、东单公园、牡丹园、远洋山水社区进行宣传；在石景山医院举办防艾宣传活动；在房山区建筑工地对外来务工人员开展艾滋病宣传活动和艾滋病防治知识讲座；与北京博能志愿公益基金会联手开展第七届艾滋徒步之"为艾走长城""为艾走泉城"公益活动；联合淡蓝公益、纳米社团、华人AIDS干预工作组和三棱减一工作组，利用新媒体网络开展艾滋病公益宣传活动，网络点击量约383440人次；围绕2018年宣传主题制作短视频和微博。

咨询及网站运行。艾滋病电话热线咨询于1993年开通，年咨询2000～3000人次，形成了热线电话、互联网及手机平台的全方位信息交流系统。2018年7月新建上线的协会网站与11月开通的协会微信公众号进一步扩大了宣传。网站信息浏览人次达1380人次。与中国性病艾滋病防治协会合办的艾滋病电话热线，继续成为全国知名热线，点击率在国内几大网络搜索引擎排名领先。

e检知艾滋病多元化检测模式探索项目。项目于10月31日在北京师范大学启动，先后在大兴、房山、海淀、石景山等区的高校开展艾滋病知识宣讲及"e检知"推广活动。截止2019年2月底，共回寄检测包83个，阳性1人，查询3次。阳性查询率100%，阴性查询率96.39%。

根据市防治艾滋病工作委员会办公室关于开展"我的爱生活"主题征文评选活动要求，协会共征集作品137篇（医院47篇、区县疾控中心74篇、其他机构和个人16篇），通过专家初评的入围作品67篇。

（撰稿：孔媛媛　审核：福　燕　周红玲）

领导名单

会　　长　黄　春
副会长　福　燕　祝　静　林　刚　李太生
　　　　李秀兰　刘京徽　白亚琴　马圣奎
秘书长　周红玲

北京防痨协会

地址：西城区新街口东光胡同5号（100035）　电话：59830836

基本情况　有会员单位36个，会员1469人。

完成协会理事会的换届改选，新一届理事会由58名理事、19名常务理事组成。吸收北京妇产医院、北京安定医院、中国防痨杂志期刊社为第十一届理事会成员，旨在加强呼吸系统重症疾患的诊治、新生儿卡介苗接种管理、精神心理卫生及结核病防治科研和论文撰写等工作。按照市科协和市社团办要求完成换届前和换届后的各项审核、备案、材料归档等工作。年内召开理事会2次、常务理事会3次、理事长办公会3次。

4月成立协会党建工作小组，并于8月30日召开第一次党建工作会议。

学术活动　作为华北地区防痨学术协作组组长单位，主办2018年华北地区结核病防治论坛，于9月15～17日在承德市召开。来自京、津、冀、蒙、晋5省（市、自治区）的300余位结核病防治专业技术人员出席论坛。论坛邀请中国疾控中心副主任、中国防痨协会理事长刘剑君，国际防痨和肺部疾病联合会（the Union）高级顾问、Union糖尿病与结核病专家林岩，中国疾控中心结核病预防控制中心主任助理张慧，中国疾控中心结核病预防控制中心耐药防治部主任李仁忠，中国疾控中心结核病预防控制中心患者关怀部主任周林，中国疾控中心国家结核病参比实验室专家欧喜超，分别就"全球消除结核病策略与目标""糖尿病并发结核治疗要点""耐多药结核病防治常见问题及对策""肺结核诊断及质量要求""学校结核病公共卫生事件实验室检测技术"进行了专题学术讲座。5省（市、自治区）6名专家进行了大会学术报告；收到学术论文31篇，其中6篇进行了大会交流。

科普宣传　3月24日是第23个世界防治结核病日，北京市于3月份在全市范围内持续开展一系列宣传活动。3月21日，由市卫生计生委和市教委指导，北京结核病控制研究所和北京防痨协会联合主办的"关心帮助青少年，实现健康无'核'梦"北京市主题活动暨中国人民大学附属中学社会实践活动在人大附中（通州校区）举行。协会各会员单位配合主场活动，利用各自特点开展宣传活动。3月24日前后，卫生、教育、社区、铁路及监狱系统针对不同人群分别举办宣传活动；利用电视、广播、报纸、网络及公交广告等媒体集中一个月的时间，开展结核病防治核心知识宣传。通过义诊咨询、主题讲座、知识竞赛等形式，宣传结核病防治知识，提高防控意识。

培训工作　发挥协会的专业优势和专家优势，年内举办"现代结核病控制"系列专题讲座6次，师资由协会理事会专家承担，内容涉及耐多药肺结核诊疗、支气管单向活瓣治疗耐多药、儿童结核病的诊疗、结核病与艾滋病双感防治、压力管理和心理健康等。培训内容和形式结合全市结核病防治中心业务，培训对象覆盖全市结防系统和部分综合医疗机构，共有700余人次参加培训。

编辑出版　与北京结核病控制研究所共同主办《北京结控》（内部刊物），全年印发12期3840册。

其他工作　关爱结核病患者，双千再行动。经过申报、审核，有11个会员单位共30名肺结核患者获得资助。2019年春节前夕，救助款项全部发放到患者手中。通过连续三年的"双千行动"，为肺结核患者奉献了爱心，为做好贫困结核病患者救助工作起到推动作用。

由国家卫健委联合中国疾控中心、中国防痨协会等单位举办了首届"最美防痨人"评选。按照评选条件，通过会员单位推荐、网络投票、协会常务理事会审核，推荐北京胸科医院马屿教授、李琦教授，北京结核病控制研究所屠德华教授、怀柔区疾控中心刘东来主任为北京地区候选人并获得批准。

（撰稿：倪新兰　审核：高志东）

领导名单

理 事 长　贺晓新
副理事长　高志东　王仲元　初乃惠　刘小鹏
秘 书 长　高志东

北京医学教育协会

地址：西城区珠市口西大街120号（100050）　电话：63170028
网址：www.bame.org.cn

基本情况　有会员892人，理事单位团体会员64个，理事79人，常务理事28人。驻会专职人员20人。年内召开常务理事会、理事大会各1次，理事大会上安排了专题学术讲座。

3月，召开第六届会员代表大会，来自64家会员单位的179名会员代表到会。会议选举产生协会第六届理事会79人，监事会3人。第六届理事会和第六届监事会分别召开了第一次会议，选举产生协会第六届理事会领导机构和监事长。陈杰任会长，蔡景一、管远志、李海潮、贾建国、孙苗、武艳任副会长，高炜等28人任常务理事，毛春蕾任监事会会长。

学术活动　11月，聘请北京师范大学教授韩杰梅作题为"今天，我们重新认识教育"专题报告，来自北京市各医疗机构、医学院校和卫生管理机构的140余人参加了报告会。

培训工作　协会承担着住院医师规范化培训指导医师与住院医师临床能力培训任务。对内科、外科、神经内科、放射科、检验科、妇产科、全科、药学8个专业的1961名住院医师进行了12期能力提升培训。全年举办全国住院医师规范化培训指导医师带教能力和管理干部综合能力提高班8期，共计3366人参加；指导医师科研能力提高班，218人参培。协会培训中心与北京安立凯诺脊椎研究院合作举办美式整脊技术培训班，与北京市康润普科文化传播有限公司合作办健康管理师培训班。基于"住培管理""带教能力提高"等培训模块举办了20期培训班，共有4724人参培（其中京内3673人、京外1051人，实现培训基地全覆盖、专业基地覆盖率90%）。根据学员需求，在住院医师规范化培训指导医师培训的项目中增加了团队组织协调能力和科研文献检索能力两个模块。

委托工作　市卫生健康委委托项目。按照《北京市住院医师规范化培训管理办法（试行）的通知》《北京市卫生和计划生育委员会关于开展2018年住院医师规范化培训基地再认定工作的通知》要求，组织329名专家对到期的18个专业、47个培训基地、261个专业基地、33个全科实践基地，进行再认定。受理新申报的6家医院11个专业基地评审。组织专业委员会完成22个专业370个专业基地容量核定工作。修订北京市住院医师规范化培训《基地认定标准》《培训细则》《培训登记手册》《培训考核手册》，起草《北京市住院医师培训考官遴选和认定方案》《培训基地协同单位管理办法》。依托专业委员会完成住培32个专业结业实践能力考核方案修订和论证工作，注重"岗位胜任能力"和"人文沟通"内容的考核，考核方案既体现北京考核特色，同时吸纳国家考核标准，对其中10个专业方案进行改进和完善。根据培训要求，新增外科（神外方向）和康复治疗两个考核专业。52家培训基地和6所高等医学院校3096人通过了住院医师三年结业实践能力考核。考前进行全市统一的模拟患者集中岗前培训，实现模拟患者持证上岗的规范性管理。126家医疗单位的1457人通过了五年临床综合能力考核，五年综合能力考核除强调临床思维、技能操作、综合判断诊疗能力等内容以外，还融入管理和科研能力等考核内容。完成5门21节选修课程的录制及后期制作，公共课取消线下课程，全部实现网络授课。首次启动北京市住院医师专业公共课程（病理专业），每周一次，4个学时的全年现场培训工作。协助卫生健康委科教处评选出"优秀住培基地负责人""优秀住培管理工作者""优秀住院医师"各3名，"优秀专业基地主任"5名、"优秀带教老师"10名，代表北京市参加全国评优。向中国医师协会推荐21家医院的32个专科基地作为首批国家启动专科试点基地。

继续医学教育。2017年国家级继续教育项目1430项，执行1317项；市级继续教育项目1301项，执行1225项，参加培训847495人次。2018年北京市第一、第二批CME项目，一类学分中国家级1475项、市级1562项，比2017年增加308项。9月，组织京内119名专家对2019年国家级871个、市级1191个继续教育项目进行现场评审。按要求推荐的国家级项目、备案项目和远程教育项目上报国家继教委。全年现场督查69家单位的118项继续教育项目（国家级90项、市级28项），合格率96%。11～12月，完成2018年度继续教育学分抽查，涉及146家卫生机构的8544人，合格率98%。网上实时监控石景山区、门头沟区、大兴区、通州区和昌平区123家单位授予学分情况，对存在问题的单位及时反馈意见。核对、发布继教证书备案项目935项。继续教育学分达标232865人，达标率99.33%；参加全员培训合格233671人，合格率99.69%；传染病培训合格228921人，合格率97.67%。

学术和科研管理 根据首发专项管理办法和年度工作安排，3月，组织方法学专家对2018年首发专项资助的267个项目审核修改任务书；4月，完成2014年首发专项199个项目结题成果汇编的编制工作及29个延期项目的结题验收工作；为了加强首发专项的过程管理及顺利实施，协助市卫生计生委组织1000余人次先后参加首发专项2018年启动培训班和实施过程与质量控制培训班等；协助市卫生计生委成立了第一批26家临床研究质量促进中心，于10月对三级医院2016年资助的210个首发项目进行自查及核查；12月，组织专家和科研管理干部制定了首发专项（基金）实施20年项目结题成果追踪调查的内容和方式；协助市卫生计生委完成了北京市科学技术进步奖推荐和北京市适宜技术成果评审工作。受怀柔、顺义、昌平和通州4个区卫生计生委委托，协助完成各区相关项目的管理

工作，并组织专家对课题申报人及资助的项目负责人进行辅导培训。

基层卫生人员培训 按照《北京市卫生健康人才培养实施方案》要求，开展多层次基层卫生人才培训工作。年内培训各类基层卫生人员4007人，其中，培训乡镇卫生院和社区卫生服务中心全科医生143人；全科医学方向培训乡村医生3765人，制作223学时的视频课件供415人参加国家乡村全科执业助理医师资格考试的乡村医生学习，制作143学时的视频课件供3350名在岗乡村医生学习，所有在岗乡村医生均安排到上级医院参加不少于10个工作日的临床进修；培训区级医院学科骨干99人，由北京大学医学部和北京市23家三级医院承担培训任务。安排江西、贵州省卫生健康委选派的118名县级医院骨干医师在北京市13家医院进修，为河北省石家庄市卫生计生委代培学员20人。继续以需求为导向开发社区护士继续医学教育必修课程，为该项目提供72学时课程供社区护士学习，全年近4万人次参训。

（撰稿：卜静仪 审核：管远志）

领导名单

会　长　陈　杰
副会长　管远志　李海潮　贾建国　蔡景一
　　　　孙　芾　武　艳
秘书长　管远志

北京市计划生育协会

地址：西城区南滨河路27号贵都国际中心B座（100055）　电话：63285801
网址：www.bjfpa.org.cn

基本情况 协会是市卫生健康委直属的参公管理事业单位，编制21人，在职21人。有各级协会8113个，会员97万余人。

交流活动 3月7日，国际救助儿童会美国儿童早期发展专家Marinanne Grady和英国儿童早期发展专家Holly-Jane Howell一行到丰台区和义街道和西城区广外街道，考察北京市社区儿童中心丰台和义街道中

和手帕口南街示范中心。协会负责人向两位专家介绍了社区儿童中心硬件、运营、服务及信息化建设等情况。两位专家对北京市社区儿童中心项目工作表示赞许，并就儿童中心的发展提出建设性意见。

3～12月，湖北省咸宁市计生协、上海市计生协、人生杂志社、江西省计生协、湖北省计生协先后100余人到朝阳区高碑店地区半壁店村、西城区广外街道手

帕口南街参观考察北京市社区儿童中心。朝阳区高碑店地区半壁店村社区儿童中心是首个由村委会出资向村民提供0～3岁儿童早期发展服务的儿童中心。北京、湖北、江西、上海市计生协就儿童中心的运营模式和属地进行了交流，认为北京市在儿童早期发展公共服务方面进行了有益的探索，积累了经验，该模式对其他地区具有借鉴和推广意义。

9月5日，南非儿童发展专家Marais Hendrik Dawid、Strydom Catharina Johanna Magdalena一行到北京市社区儿童中心半壁店村中心参观考察，了解北京市社区儿童中心的整体建设情况、提供服务及具体运营模式，并就半壁店村的经济社会发展和公共服务等情况进行了交流。

计生工作 1月31日，开展失独家庭暖心活动，由中国计生协支持、北京市计生协指导，海淀区卫生计生委、计生协主办的"与爱同行，续约幸福"计生特殊家庭新春联欢会在马连洼街道综合活动中心举行。走访慰问了两户计生特殊家庭，了解其生活状况、身体状况，介绍了计生协的具体帮扶措施。

2～6月，推进两个北京市社区儿童中心建设。儿童中心是协会打造的服务社区家庭公益性儿童早期发展公共服务平台，为准父母和0～3岁婴幼儿家庭提供孕期必修课、优生优育指导、绘本借阅、儿童阅读推广、亲子课程和家长培训等科学育儿支持，使居民在家门口享受到优质的儿童早期发展服务。累计建立了12个社区儿童中心，服务儿童6000人，提供服务10万人次。

5～10月，开展第四届"宝贝计划"儿童涂鸦作品比赛。此项活动是京津冀计生协健康儿童公益汇的儿童艺术启蒙项目，2018年的主题是"我的梦想"。实施"京津冀健康儿童公益汇"项目，旨在围绕儿童健康促进、儿童艺术启蒙、儿童阅读推广、儿童安全保护等内容，以三地计生协工作网络为依托，汇聚三地资源，提高儿童健康水平。第四届"宝贝计划"儿童涂鸦作品比赛共征集4600幅作品，评选出113幅优胜作品，分别在河北文学馆、天津三三画廊、北京管庄美术馆进行巡展颁奖系列活动，并在第五届中国婴幼儿发展论坛上举办专场展览。

9月20日，国家卫生健康委和中国计生协联合调研市计生协改革情况，推动计生协改革。10月30日，中国计生协会长王刚对北京市计生协工作做出批示，指出北京市计生协的工作很有特色，可转发全国各地计生协交流学习。10月31日，北京市委书记蔡奇对北京市计生协改革工作做出批示，强调要深化计生

协改革，为新形势下发挥作用创造条件，要求落实计生协改革相关工作。市长陈吉宁要求进一步加大改革力度，扎实做好计生协改革。11月7日，中国计生协常务副会长王培安与副市长卢彦针对市计生协改革工作进行了专题会商；11月14日，协会召开了全市计生协改革工作专题培训班，研究部署计生协改革相关工作，推动"六项重点任务"落实落地，促进家庭健康和谐幸福。

落实计划生育家庭帮扶，实施暖心计划，为计划生育特殊家庭购买暖心计划综合保险，共投入财政资金4053万元，为全市失独老人购买暖心计划综合保障，保障失独老人的利益。全年投入80万元，在9个区开展走访慰问、家政服务、近郊游览、手工活动和社区订餐等关爱失独家庭服务项目。全市开展计生家庭意外伤害保险工作，保期一年，投入保费1800万元，保障50万个计生家庭，覆盖160万名家庭成员。

委托工作 7～12月，承接中国计生协家庭健康促进项目（2018—2020）。2018年投入20万元，在西城、房山2个区进行项目试点。项目以家庭为基础，开展针对家庭的健康促进行动，以提高家庭健康素养和健康水平。

10月，继续承接中国计生协计生家庭权益维护项目，通过宣传服务、反映诉求、调解纠纷、提供法律援助等多种形式开展维权活动，提高计生家庭人员政策法律知晓率和依法维权意识及能力，搭建法律援助渠道，促进社会和谐稳定。以7个区9个项目点为依托，对失独家庭最关注的养老、法律援助和财产继承问题，开展计生家庭权益维护法律知识咨询宣讲和个案咨询。

年内，承接中国计生协特殊计生家庭帮扶模式探索项目。北京市共有9个区参加项目工作，共获得中国计生协项目资金494万元，项目区配套经费约1300万元，共帮扶失独老人9500户次15000人次。同时，16区的心灵家园基地针对失独家庭普遍存在的孤独、养老、医疗、救助等问题，建立了双岗联系人、日常关怀慰问等制度，开展春游、采摘、集体生日会、书画歌舞培训、端午包粽子等活动，以关爱促进失独家庭精神抚慰。

科普宣传 落实"两孩政策"和"六项重点任务"，开展群众宣传、媒体宣传和活动宣传，传统媒介和协会现有的"两微一网"（微博、微信、官方网站）新媒体手段相结合，开展人口健康、计划生育、优生优育、健康生活等宣传，提升宣传效果，提高社会认知度。

10月，打造北京青年网络平台，以北京在校大学生为目标人群，以青春健康教育为切入点，提高青年学生性与生殖健康水平和人生技能为目标，依靠计生网络和首都高校计生协联合会，提供青春健康同伴社、在线咨询、青春健康科普等服务，为在校大学生提供社会实践机会。

11月24日，协会首次举办北京青年网络暨同伴教育主持人培训班，培训内容是同伴教育理念，中国人民大学、北京交通大学等10所试点高校老师和20余名学生骨干参加培训。12月1日，"知艾防艾，艾要做检法"中国地质大学、北京邮电大学和北京林业大学三校同伴教育主持人比赛在林业大学举行，中国计划生育协会、北京市计划生育协会、海淀区计划生育协会、海淀区学院路街道办事处和中国青年网络等单位相关代表参加了活动，此项活动推动了高校青春健康工作。

（撰稿：高会清　审核：严　进）

领导名单

秘书长　严　进

北京健康教育协会

地址：朝阳区南三里屯35号（100020）　电话：65925932
网址：www.bjjkjy.org

基本情况　有会员498人，理事162人，常务理事58人。为5A级社会团体。

学术活动　9月15～16日，协助召开2018年中华预防医学会中国慢性病大会暨健康促进与教育分会学术会议。

12月6～7日，与市疾控中心共同举办了2018年全市健康教育总结交流研讨会。对北京市健康教育常规工作、重点工作及区域特色健康教育工作等内容做了交流，针对工作中遇到的问题、处理方法、经验教训进行了研讨。

科研工作　4～7月，与市疾控中心共同开展北京市第三次居民健康素养监测工作，调查涉及全市16个区80个街道（乡镇）共240个居（村）委会，共抽取12000户家庭15～69周岁的常住居民。全市共完成调查问卷12018份，纳入分析的有效问卷11291份，有效率94.0%。调查结果用于评估北京市居民健康素养水平变化趋势、健康教育专业机构能力、评价健康教育与健康促进工作效果，为卫生行政部门制定相关政策和有针对性地开展综合干预提供科学依据。

6～7月，与市疾控中心共同开展职业人群科学运动干预项目工作，在全市16区招募43家集体单位开展此项工作，共计1660人。6月19日，举办项目启动会暨培训班，来自16区及项目参与单位的75名项目负责人员参会。7月，对全市160名项目工作骨干进行了科学运动方法和技能培训，将现场录像下发至各区用于二次培训。全市共开展区级培训及现场活动60余场次。梳理科学运动核心信息，编制成干预宣传手册；对参与人员进行健步走管理；以培训加比赛的方式推广骨关节活力操。项目对所有参与人员进行了2次问卷调查（初期和终期）和1次体质检测（初期）。结果显示：项目人员参加现场活动、培训、微信群管理的比例均在80%以上；科学运动核心知识的知晓率从45%提至60%；过去1个月内每周运动超过3天的比例从59%提高到74%；练习健身操的比例从23%提至46%。

承接密云、门头沟和平谷区健康素养调查数据分析及报告。完成12320专项调查与报告的撰写。

科普宣传　4月11日～11月15日，开展"北京市疾控中心健康大课堂"品牌活动。通过与市疾控中心共同主办、区疾控中心承办的形式，开展百场北京市疾控中心健康大课堂"五进"活动。深入社区、企事业单位、部队、学校、幼儿园等场所举办市疾控中心健康大课堂100场，内容涉及健康素养、运动、心理、慢性病、传染病、口腔、眼科、营养、中医等多个方面，全年共有38家医疗机构和高等院校的75位专家参与授课，直接受众超过2.8万人。

4月27日，与市疾控中心共同在海淀公园举办"医体结合·科学健身"——北京市2018年"健康中国行"主题宣传活动暨北京市健康素养推广活动启动会。会上，市卫生健康委和市体育局共同发布了市民科学健身6条基本原则，并邀请专家为群众现场解读。通过现场连线的方式，解答市民在健步走、社区体育健身器材使用和办公室运动中存在的健身问题，以及在维护和提升中小学生健康方面的家校配合问题。启动会上融入快闪、分会场现场连线、现场直播的方式，使参与者由现场的近300人扩大到9000人。同时，在京各大新闻媒体参加活动并进行现场报道。

5月23日，与市疾控中心共同举办2018年世界无烟日"烟草和心脏病"主题宣传活动，并发布控烟手势舞。来自全市16区及12个兄弟省市的健康教育骨干160余人参加。活动首次尝试利用抖音短视频传播手段，发起"烟草伤肺又伤心"控烟手势舞斗舞活动。全市共上传804个短视频，总播放量1956.8万人次。此外，市、区健康教育原创控烟微博723条，阅读量36.3万次；原创控烟微信154条，阅读量近5.8万次；印制无烟日海报2万张。全市世界无烟日活动线上线下覆盖2534.2万人次。

6～11月，与市疾控中心共同开展北京市城乡居民健康素养自学自测行动，创新传播模式，利用人们碎片学习时间，研发公众微信线上学习系统，鼓励人们系统学习健康素养66条，促进公众健康素养的自我提升。制作学习课程66个模块，精选、编修594道题目，完成3次修改、4次校对，经100名测试者5天预试验后，"健康提'素'"正式在北京健康教育官方微信平台上线。参与者超19.3万人，比计划增加近30%。326万余人次浏览，近260万人次闯关，25.6万人次通关，学习总时长超过2万小时。活动以战队成绩排名、学习体验征文等形式增加互动性，共组建战队4300余个，收集征文1.8万余篇，BTV《健康北京》栏目报道2次，《北京晚报》专版1版，发布公交站台灯箱公益广告100块，16区健康教育微信公众号统一线上推广活动4次。活动结束后，对16个区、64个先进单位、100名先进个人、20篇优秀征文进行表彰。

10月15日～12月15日，与市疾控中心共同开展以"健康北京—你戒烟我支持"北京市民科学戒烟项目，推进戒烟门诊规范化建设和戒烟服务宣传活动。活动内容包括开展戒烟讲座、戒烟热线服务，戒烟门诊服务等免费戒烟服务，为8家控烟示范单位开展戒烟讲座8场，受众1000余人次；为226人提供首诊戒烟服务。此外，制作戒烟传播材料11种30.3万份，配合戒烟门诊规范化诊疗和戒烟服务宣传。

培训工作 5月23～25日，与市疾控中心共同举办了全国戒烟服务能力培训班，共计50余名戒烟医生和管理人员参加。培训从国内外控烟和戒烟服务进展、吸烟对心血管和呼吸系统的危害、简短戒烟干预技术、戒烟热线服务、戒烟门诊服务及个人戒烟成功经验等方面进行了介绍。

9月25～26日，举办健康促进区创建专业技术培训班，共110余人参加。对《"健康北京2030"规划纲要》进行解读，健康促进理念和发展进行了前沿性介绍，讲解了健康促进（县）区工作的背景、意义和进展，介绍了全市健康促进区工作的推进情况，并对创建标准进行了解读。同时对健康促进医院创建、幼儿健康教育、健康促进单位创建的内容和方法进行了介绍。北京安贞医院、昌平区城关小学作为首批通过国家健康促进医院和健康促进学校验收的单位代表，与参会人员分享了创建经验。

9月27～29日，举办了全国健康传播理论与实践技术培训班，来自全国各地的健康教育工作者共30余人参加。讲解了健康传播策略与方法学、健康传播中信息表达的正确方式、引导式教学、如何制作PPT、健康传播中的非语言技巧等方面的知识。

编辑出版 出版了《中国公民健康素养66条》标准课件，发行至全国近20个省市。完成《国家基本公共卫生服务项目健康教育服务专业技术指导手册（2018年版）》修订。出版展示《北京市控制吸烟条例》实施第三年的工作开展情况及成效的《健康》控烟增刊，印制6000册，内容涵盖人物专访、政策与机制、举报与执法、控烟志愿服务、戒烟服务、控烟示范、控烟活动、控烟成效和控烟大事记9个方面。累计编辑、修改文字约10万字，设计版式84页。策划《影响孩子一生的健康书》第二季。

交流合作 11月14～15日，接待第十一届中国健康教育与健康促进大会代表，协会副会长兼秘书长刘秀荣做了以"发挥专业机构优势，引领健康素养推广"为题专题发言，与代表就健康素养推广行动的做法开展经验交流，并参观考察东城区第二幼儿园和北京安贞医院健康促进工作。

委托工作 受国家卫生健康委和国务院扶贫办委托，起草《北京市农村居民健康素养提升三年行动方案（2018—2020）》。收集汇总18家单位提交的贫困地区健康促进优秀实践案例，整理后按市卫生健康委要求提交。赴西藏那曲市参加健康教育与健康促进羌塘行活动，为藏区医务人员、居民和学生讲授科普知识。

受市卫生健康委委托，8月20日和21日完成对北京市西城区和门头沟区的第三批全国健康促进区市级评估。

（撰稿：宋明学 审核：刘秀荣）

领导名单

名 誉 会 长	段 强
会 长	邓 瑛（代）
常务副会长	邓 瑛（法人代表） 支修益
副 会 长	马 辛 马长生 王星火 闫冰竹
	刘泽军 刘秀荣 张雪梅 杜建军
	洪昭光 黎 健 葛立宏 侯 昊
秘 书 长	刘秀荣

北京中医协会

地址：朝阳区小关北里218号（100029） 电话：64007339
网址：www.bjtcma.com

基本情况 有团体会员94个，其中公立医疗机构66个、民营医疗机构28个，发展新会员5个。市中医局中医医疗质量监测中心、北京市中医类别医师资格考试中心、北京市中医医院评审办公室、北京市中医医疗质量控制中心、北京市中医重点专科办公室、北京中医医院感染管理质量控制中心、北京市中医医学检验与输血质量控制中心均设在协会内。协会设有秘书处，秘书处驻会工作人员5人。是北京市民政局注册的市级协会。

3月31日，协会非公中医医疗机构第一届工作委员会成立大会在北京王府学校召开。大会通过了《北京中医协会第三届理事会非公中医医疗机构第一届工作委员会章程》及《条例》。

加强协会自身管理，修订完善各项规章制度，明确协会秘书处、协会办公室、协会项目部的建制。召开会员单位联络员会议2次，常务理事会1次。

学术活动 1月19日，召开北京中医药促进与发展研讨会，中国农科院原副院长章力建、法政集团董事长王广发、太湖世界文化论坛秘书长郑传焮、世界中医药学会联合会副秘书长陈立新就"中医农业发展前景""非政府组织机构在中医药发展中所起的作用和存在问题""中医药的文化宣传与传播"等做了主题发言，来自昌平区、朝阳区、通州区的中医药协会会长对非政府组织机构如何促进与发展中医药事业分别阐述各自的看法与建议。

11月14日，召开北京市中医质量控制中心管理研讨会，11个中医质量控制中心主任、相关专家及部分三级中医医院医务处处长30余人参会。参会人员就中医质控中心定位、质控方式改革、质控评价方法、质控标准设定及如何整合质控中心检查结果等进行了研讨。

交流与合作 5月30日，举办中医药"一带一路"跨界融合发展高峰论坛，为第五届京交会期间推出"中医药服务板块"的高峰论坛之一。中国中医科学院中医药信息研究所副所长、研究员张华敏，北京中医协会会长陈誩，中国中医科学院中药研究所研究员、中药大品种联盟秘书长杨洪军，中国农科院原副院长章力建分别做了"文化自觉与弘扬中医药""北京中医服务特色""大数据助力中医药传承发展""发展'中医农业'走中国特色生态农业之路"的报告。来自北京市各级各类中医医院领导、20个国家的国际友人共120余人参加了交流。

科普宣传 8月31日，在北京中医药大学医学部举办慢病防治科普讲座。

培训工作 5月25日，在北京中医药大学东方医院召开2018年北京市中医类别医师资格实践技能考试考官培训，有250余名考官、考务人员接受了培训。6月19～20日，举办北京市宣传贯彻《中医药法》培训班，全市16个区卫生计生委、监督所、社管中心、中医医院、社区卫生服务中心相关人员150余人参加了培训。6月22日，举办传统医学师承和确有专长人员法律法规培训班，160名传统医学师承和确有专长人员参加培训，并获得结业证书。7月24～25日，召开北京中医医疗管理统计工作培训会议，来自152个各级各类中医医院负责中医医疗管理统计调查的工作人员210余人参加培训会议。7月25～27日，在北京中医药大学东方医院举办第四届北京市中医医院感染管理岗位培训大会，共有116家中医医疗机构，170余人参加了培训。8月17～18日，在北京同善堂中医医院举办北京市中医及中西医结合医院临床实验室与输血质量安全培训班，并对培训内容进行了笔试答卷考核，共有70家中医系统医疗机构170余人参加了培训。10月23日，在北京医科大学举办重点专科培训班，全市"十二五"、"1+X+N"、首都区域特色专科49家医疗机构300余人参加了培训。

编辑出版 撰写《北京地区中医医疗服务研究报告》并已下发。

委托工作 承担北京市中医管理局委托项目11项。

中医师资格考试。传统医学师承和确有专长人员医师资格考核考试，受理网上报名152人，资料审核合格92人，其中出师人员91人、确有专长1人。12月7日在北京藏医院考试。考试合格50人。

中医执业医师资格考试。北京市中医类别医师资格考试网上报名3324人，审核合格2970人。中医类别医师资格实践技能考试于6月9～11日在北京藏医院、东方医院、东直门医院进行，应参加考试2970人，实际参加考试2920人，考试合格1874人。综合笔试8月25～26日在北京中医药大学举行，应参加考试1874人，实际参加考试1865人，考试合格1607人。2018年参加中医类别医师资格考试考核2920人，总通过率51.95%。

11月13日，组织北京市中医医术确有专长人员医师资格考核试考。完成考核实施方案、评分标准、考核试题等文件的制定，报名30余人，审核确定22名符合条件的考生参加考核试考。本次考核邀请了多位国家级名老中医、首都国医名师38名考官。

中医医疗质量监测。根据国家中医药管理局《关于执行全国中医医疗管理统计调查制度的通知》要求，完成全市196家各级各类中医医院、333个社区卫生服务中心、1592个社区卫生服务站、801个村卫生室户名维护和数据收集、审核、上报工作，上报率100%。中医医院数据59192条，并对数据进行汇总分析，编撰印制了《2017年北京市34所公立中医医院监测分析报告》《2017年北京市196所中医类医院监测分析报告》下发各中医医院。收集全市的监测数据261394条，分析后反馈各区。

北京中医月报平台。增加"医疗改革监测月报数据录入"模块，从原来只监测公立中医类医院和部分民营中医医院，扩大到63家二级及以上中医类医院全部纳入北京中医监测范围。

医疗机构执业许可。完成北京按摩医院、北京藏医院等10家医院《医疗机构执业许可证》年度校验。完成北京裕和中西医结合康复医院等7家医院18个专业的准入验收。

中医医院等级评审。完成北京地区医院评审标准的修订，受市中医局委托，选派专家66人次，参加河北省等四省市19家三级医院的等级评审工作。

督导10个中医质控中心各项工作落实。成立中医血液透析质控中心。

住院医师规范化培训。完成年度住院医师规范化培训日程管理与考核，共有902名学员通过临床实践能力考核，结业考核总合格率90.56%。组织2018年度中医住院医师规范化培训招录，共招录学员1045人。承办2018年度北京市中医住院医师规范化培训开学第一课及表彰大会。

北京中医医师定期考核。完成全市6545名中医师定考工作。

重点专科建设与管理。完成区域中医（专科）诊疗中心入选项目实地复核，组织专家对北京市国家中医药管理局区域中医（专科）诊疗中心入选的11个项目进行现场核对。

受市中医局和各区卫生计生委委托，于4月13日～5月10日，完成北京市中医医院绩效考核。现场考核三级中医、中西医结合医院18家，二级中医、中西医结合医院10家，考核结果全部合格。

承担国家中医药管理局委托项目——中医诊疗模式、基层中医药先进单位资料评审、中医医院评审评价标准和细则研究、中医医疗机构评价体系建设。

信息化建设 外聘中医梦想科技信息管理公司维护北京中医协会微信公众号及北京中医协会网站，同时研发协会会员管理系统，为会员提供信息服务。

（撰稿：程治馨　审核：程爱华）

领导名单

会　长	陈　誩			
副会长	马谊平	朱亚春	陈立新	杨明会
	张明海	徐希胜	郭桂明	程爱华
秘书长	徐希胜			

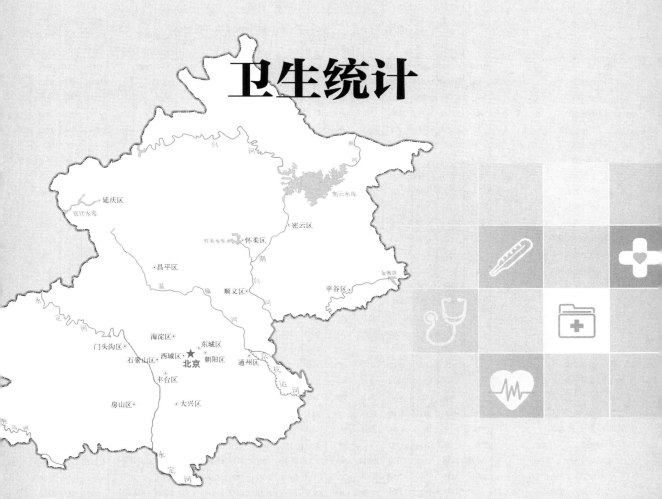

卫生统计

全市医疗卫生机构、床位、人员数（总计）

总计

机构分类	机构数（个）	编制床位（张）	实有床位（张）	人员数（人） 合计	卫生技术人员 小计	执业（助理）医师	执业医师	注册护士	药师（士）	技师（士）	检验师（士）	卫生监督员	其他	乡村医生	卫生员	其他技术人员	管理人员	工勤技能人员
总　计	11100	130344	123508	351765	281686	109376	93524	123589	14373	13234	9167	1142	19972	2950	27	17106	20946	29050
一、医院	736	119800	116279	252414	206209	74870	63250	99883	9229	8892	5651		13335			10748	14757	20700
综合医院	302	62999	63924	155037	131108	47178	36789	66246	4801	5158	3265		7725			5362	7489	11078
中医医院	176	17538	14515	29699	23860	10191	9731	9033	2162	1159	753		1315			1326	1830	2683
中西医结合医院	41	10836	10172	14977	12251	4763	4591	5571	743	566	386		608			591	883	1252
民族医院	3	192	180	400	270	123	109	97	27	16	7		7			47	35	48
专科医院	205	28045	27298	52143	38656	12585	12006	18916	1492	1990	1238		3673			3386	4505	5596
口腔医院	27	577	544	5133	4079	1688	1597	1843	42	102	26		404			203	213	638
眼科医院	14	637	589	1233	719	237	218	337	39	30	24		76			130	218	166
耳鼻喉科医院	2	198	177	400	301	124	114	133	12	20	14		12				90	9
肿瘤医院	10	3244	3876	6381	4883	1479	1463	2362	196	292	114		554			557	539	402
心血管病医院	2	1620	1378	3448	2945	798	797	1647	62	97	51		341			243	135	125
胸科医院	1	653	638	864	687	183	183	400	30	55	24		19			64	57	56
血液病医院	2	200	200	239	182	83	82	70	8	18	16		3				7	50
妇产（科）医院	18	1567	1194	4904	3289	1012	968	1724	129	227	182		197			287	334	994
儿童医院	12	1977	2315	5991	4803	1655	1624	2117	241	351	251		439			389	503	296
精神病医院	23	8194	7616	6227	4493	1131	1058	2493	220	156	122		493			252	661	821
传染病医院	3	2008	1636	3295	2641	866	861	1297	133	188	139		157			231	262	161
皮肤病医院	5	520	585	833	506	158	139	277	27	30	20		14			29	79	219
骨科医院	9	1073	1036	1529	1147	409	383	559	65	63	35		51			22	113	247
康复医院	17	2341	2196	3082	2496	816	790	1016	84	94	55		486			175	198	213
整形外科医院	1	200	200	824	512	210	210	257	13	16	10		16			40	126	146
美容医院	25	463	477	2556	1380	509	455	722	55	56	40		38			467	322	387
其他专科医院	34	2573	2641	5204	3593	1227	1064	1662	136	195	115		373			297	648	666
护理院	9	190	190	158	64	30	24	20	4	3	2		7			36	15	43
二、基层医疗卫生机构	10085	7235	4774	77133	60626	29676	25619	20106	4769	2463	1770		3612	2950	27	3274	4300	5956
社区卫生服务中心（站）	2079	7235	4774	37168	30970	13615	11498	9490	3570	1519	1159		2776			1834	1676	2688
社区卫生服务中心	341	7235	4774	33391	28004	12112	10253	8745	3173	1389	1060		2585			1720	1385	2282
社区卫生服务站	1738			3777	2966	1503	1245	745	397	130	99		191			114	291	406
村卫生室	2613			3436	459	401	217	58						2950	27			
门诊部	1268			18984	14832	7477	6646	5536	630	710	457		479			886	1442	1824
综合门诊部	335			7869	6183	3008	2775	2190	293	451	285		241			303	545	838
中医门诊部	217			2742	2166	1282	1197	434	264	97	83		89			116	217	243
中西医结合门诊部	2			28	24	12	11	8	3	1	1						3	1
专科门诊部	714			8345	6459	3175	2663	2904	70	161	88		149			467	677	742
诊所、卫生所、医务室、护理站、中小学生卫生保健所	4132			17576	14394	8183	7258	5051	569	234	154		357			554	1184	1444
诊所	2764			13350	10616	6043	5284	3714	412	160	96		287			460	1037	1237

机构分类	机构数（个）	编制床位（张）	实有床位（张）	人员数（人）										乡村医生	卫生员	其他技术人员	管理人员	工勤技能人员
				合计	卫生技术人员													
					小计	执业（助理）医师	执业医师	注册护士	药师（士）	技师（士）	检验师（士）	卫生监督员	其他					
卫生所、医务室、中小学生卫生保健所	1361			4195	3749	2140	1974	1308	157	74	58		70			94	145	207
护理站	7			31	29			29									2	
三、专业公共卫生机构	**115**	**3309**	**2455**	**15368**	**12012**	**4304**	**4133**	**3379**	**347**	**1240**	**1112**	**1142**	**1600**			**878**	**855**	**1623**
疾病预防控制中心	29			3687	3059	1339	1314	132	9	682	668	17	880			263	231	134
中央属	2			487	402								402			14	48	23
省（直辖市）属	1			406	346	144	144	7	1	117	117		77			33	16	11
区属	20			2206	1804	1030	1005	100	8	525	512		141			175	140	87
其他	6			588	507	165	165	25		40	39	17	260			41	27	13
专科疾病防治院（所、站）	26	594	434	905	555	196	185	228	39	63	48		29			211	76	63
专科疾病防治院	2	416	306	472	238	79	75	125	11	13	10		10			149	48	37
职业病防治院	1	66	66	314	122	51	49	44	7	10	9		10			115	47	30
其他	1	350	240	158	116	28	26	81	4	3	1					34	1	7
专科疾病防治所（站、中心）	24	178	128	433	317	117	110	103	28	50	38		19			62	28	26
口腔病防治所（站、中心）	2			45	38	20	19	12	1	1	1		4			1	5	1
精神病防治所（站、中心）	5			69	51	12	12	35	3				1			14	2	2
皮肤病与性病防治所（中心）	1																	
结核病防治所（站、中心）	14	178	128	296	208	73	68	55	23	44	34		13			47	18	23
职业病防治所（站、中心）	1			22	20	12	11	1		5	3		1				2	
其他	1			1													1	
妇幼保健院（站、所）	21	2715	2021	6767	5646	2308	2263	2309	276	413	317		340			217	332	572
省（直辖市）属	1			160	149	87	87	51		7			4			4	7	
区属	19	2715	2021	6607	5497	2221	2176	2258	276	406	317		336			213	325	572
其他	1																	
妇幼保健院	19	2715	2021	6767	5646	2308	2263	2309	276	413	317		340			217	332	572
妇幼保健所	2																	
急救中心（站）	14			1838	964	429	344	366	22	6	3		141			87	128	659
采供血机构	4			863	602	32	27	344	1	76	76		149			81	20	160
卫生监督所（中心）	18			1253	1186							1125	61			19	15	33
省（直辖市）属	1			105	104							104						1
区属	17			1148	1082							1021	61			19	15	32
计划生育技术服务中心（站）	3			55													53	2
四、其他机构	**157**			**6819**	**2810**	**526**	**522**	**192**	**28**	**639**	**634**		**1425**			**2206**	**1032**	**771**
疗养院	1																	
医学科学研究机构	28			3359	1451	231	231	12	7	1	1		1200			1360	413	135
医学在职培训机构	7			148	23			4	5				14			33	67	25
临床检验中心（所、站）	68			2392	920	115	114	20	2	597	597		186			643	274	555
其他	53			920	416	180	177	156	14	41	36		25			170	278	56

注：本表机构数、卫生人员、卫生技术人员、医师、护士数统计范围包括村卫生室，包含12家驻京部队医院。

全市医疗卫生机构、床位、人员数（公立）

公立

机构分类	机构数（个）	编制床位（张）	实有床位（张）	人员数（人）											乡村医生	卫生员	其他技术人员	管理人员	工勤技能人员
				合计	卫生技术人员														
					小计	执业（助理）医师	执业医师	注册护士（士）	药师（士）	技师（士）	检验师（士）	卫生监督员	其他					
总　计	6001	103689	95587	263265	216268	80388	67445	97134	11074	9853	6801	1142	16677	2656	26	12545	13028	18742
一、医院	241	93410	88603	200119	168274	60139	49710	83079	7130	6918	4376		11008			8113	9701	14031
综合医院	143	55382	54365	137889	118121	42371	32296	60327	4148	4401	2776		6874			4897	5929	8942
中医医院	34	12082	9076	20613	16951	6718	6642	6806	1546	852	560		1029			859	941	1862
中西医结合医院	16	7318	6615	9769	8152	3163	3076	3644	518	389	273		438			430	443	744
民族医院	1	100	88	241	165	73	68	59	20	13	5					22	13	41
专科医院	43	18528	18459	31607	24885	7814	7628	12243	898	1263	762		2667			1905	2375	2442
口腔医院	4	257	220	3881	3089	1244	1237	1376	29	75	18		365			175	132	485
肿瘤医院	2	1988	3089	4498	3468	1072	1072	1620	136	233	80		407			444	398	188
心血管病医院	1	1521	1279	3396	2905	781	780	1624	62	97	51		341			243	123	125
胸科医院	1	653	638	864	687	183	183	400	30	55	24		19			64	57	56
妇产（科）医院	1	660	531	1632	1299	383	383	674	56	109	97		77			112	145	76
儿童医院	2	1370	1605	3888	3345	1177	1177	1470	152	229	167		317			196	241	106
精神病医院	19	7981	7358	5986	4341	1079	1011	2430	212	150	119		470			236	646	763
传染病医院	3	2008	1636	3295	2641	866	861	1297	133	188	139		157			231	262	161
康复医院	3	1100	1072	1279	1134	341	336	483	38	40	25		232			51	52	42
整形外科医院	1	200	200	824	512	210	210	257	13	16	10		16			40	126	146
其他专科医院	6	790	831	2064	1464	478	378	612	37	71	32		266			113	193	294
护理院	4																	
二、基层医疗卫生机构	5555	6970	4529	43174	33988	15534	13194	10504	3571	1594	1217		2785	2656	26	1949	1686	2869
社区卫生服务中心（站）	1985	6970	4529	34198	28591	12425	10468	8854	3278	1405	1071		2629			1767	1422	2418
社区卫生服务中心	328	6970	4529	32027	26905	11599	9808	8406	3073	1341	1022		2486			1678	1285	2159
社区卫生服务站	1657			2171	1686	826	660	448	205	64	49		143			89	137	259
村卫生室	2355			3106	424	366	195	58						2656	26			
门诊部	121			2505	1967	971	899	594	177	125	96		100			108	161	269
综合门诊部	89			2079	1624	828	764	494	136	115	86		51			93	126	236
中医门诊部	11			288	221	92	88	42	41	9	9		37			11	28	28
专科门诊部	21			138	122	51	47	58		1	1		12			4	7	5
诊所、卫生所、医务室、护理站、中小学生卫生保健所	1095			3365	3006	1772	1632	998	116	64	50		56			74	103	182
诊所	27			76	67	43	39	17	6	1	1					1	5	3
卫生所、医务室、中小学生卫生保健所	1067			3289	2939	1729	1593	981	110	63	49		56			73	98	179
护理站	1																	
三、专业公共卫生机构	115	3309	2455	15368	12012	4304	4133	3379	347	1240	1112	1142	1600			878	855	1623
疾病预防控制中心	29			3687	3059	1339	1314	132	9	682	668	17	880			263	231	134
中央属	2			487	402								402			14	48	23
省（直辖市）属	1			406	346	144	144	7	1	117	117		77			33	16	11

机构分类	机构数（个）	编制床位（张）	实有床位（张）	人员数（人）										乡村医生	卫生员	其他技术人员	管理人员	工勤技能人员
				合计	卫生技术人员													
					小计	执业（助理）医师	执业医师	注册护士	药师（士）	技师（士）	检验师（士）	卫生监督员	其他					
区属	20			2206	1804	1030	1005	100	8	525	512		141			175	140	87
其他	6			588	507	165	165	25		40	39	17	260			41	27	13
专科疾病防治院（所、站）	26	594	434	905	555	196	185	228	39	63	48		29			211	76	63
专科疾病防治院	2	416	306	472	238	79	75	125	11	13	10		10			149	48	37
职业病防治院	1	66	66	314	122	51	49	44	7	10	9		10			115	47	30
其他	1	350	240	158	116	28	26	81	4	3	1					34	1	7
专科疾病防治所（站、中心）	24	178	128	433	317	117	110	103	28	50	38		19			62	28	26
口腔病防治所（站、中心）	2			45	38	20	19	12	1	1	1		4			1	5	1
精神病防治所（站、中心）	5			69	51	12	12	35	3				1			14	2	2
皮肤病与性病防治所（中心）	1																	
结核病防治所（站、中心）	14	178	128	296	208	73	68	55	23	44	34		13			47	18	23
职业病防治所（站、中心）	1			22	20	12	11	1	1	5	3		1				2	1
其他	1			1													1	
妇幼保健院（站、所）	21	2715	2021	6767	5646	2308	2263	2309	276	413	317		340			217	332	572
省（直辖市）属	1			160	149	87	87	51		7			4			4	7	
区属	19	2715	2021	6607	5497	2221	2176	2258	276	406	317		336			213	325	572
其他	1																	
妇幼保健院	19	2715	2021	6767	5646	2308	2263	2309	276	413	317		340			217	332	572
妇幼保健所	2																	
急救中心（站）	14			1838	964	429	344	366	22	6	3		141			87	128	659
采供血机构	4			863	602	32	27	344	1	76	76		149			81	20	160
卫生监督所（中心）	18			1253	1186							1125	61			19	15	33
省（直辖市）属	1			105	104							104						1
区属	17			1148	1082							1021	61			19	15	32
计划生育技术服务中心（站）	3			55													53	2
四、其他机构	**89**			**4604**	**1994**	**411**	**408**	**172**	**26**	**101**	**96**		**1284**			**1605**	**786**	**219**
疗养院	1																	
医学科学研究机构	28			3359	1451	231	231	12	7	1	1		1200			1360	413	135
医学在职培训机构	7			148	23			4	5				14			33	67	25
临床检验中心（所、站）	2			177	104					59	59		45			42	28	3
其他	51			920	416	180	177	156	14	41	36		25			170	278	56

全市医疗卫生机构、床位、人员数（非公立）

非公立

机构分类	机构数（个）	编制床位（张）	实有床位（张）	人员数（人）										乡村医生	卫生员	其他技术人员	管理人员	工勤技能人员
				合计	卫生技术人员													
					小计	执业（助理）医师	执业医师	注册护士（士）	药师（士）	技师（士）	检验师（士）	卫生监督员	其他					
总　计	5099	26655	27921	88500	65418	28988	26079	26455	3299	3381	2366		3295	294	1	4561	7918	10308
一、医院	495	26390	27676	52295	37935	14731	13540	16804	2099	1974	1275		2327			2635	5056	6669
综合医院	159	7617	9559	17148	12987	4807	4493	5919	653	757	489		851			465	1560	2136
中医医院	142	5456	5439	9086	6909	3473	3089	2227	616	307	193		286			467	889	821
中西医结合医院	25	3518	3557	5208	4099	1600	1515	1927	225	177	113		170			161	440	508
民族医院	2	92	92	159	105	50	41	38	7	3	2		7			25	22	7
专科医院	162	9517	8839	20536	13771	4771	4378	6673	594	727	476		1006			1481	2130	3154
口腔医院	23	320	324	1252	990	444	360	467	13	27	8		39			28	81	153
眼科医院	14	637	589	1233	719	237	218	337	39	30	24		76			130	218	166
耳鼻喉科医院	2	198	177	400	301	124	114	133	12	20	14		12				90	9
肿瘤医院	8	1256	787	1883	1415	407	391	742	60	59	34		147			113	141	214
心血管病医院	1	99	99	52	40	17	17	23									12	
血液病医院	2	200	200	239	182	83	82	70	8	18	16		3				7	50
妇产（科）医院	17	907	663	3272	1990	629	585	1050	73	118	85		120			175	189	918
儿童医院	10	607	710	2103	1458	478	447	647	89	122	84		122			193	262	190
精神病医院	4	213	258	241	152	52	47	63	8	6	3		23			16	15	58
皮肤病医院	5	520	585	833	506	158	139	277	27	30	20		14			29	79	219
骨科医院	9	1073	1036	1529	1147	409	383	559	65	63	35		51			22	113	247
康复医院	14	1241	1124	1803	1362	475	454	533	46	54	30		254			124	146	171
美容医院	25	463	477	2556	1380	509	455	722	55	56	40		38			467	322	387
其他专科医院	28	1783	1810	3140	2129	749	686	1050	99	124	83		107			184	455	372
护理院	5	190	190	158	64	30	24	20	4	3	2		7			36	15	43
二、基层医疗卫生机构	4530	265	245	33959	26638	14142	12425	9602	1198	869	553		827	294	1	1325	2614	3087
社区卫生服务中心（站）	94	265	245	2970	2379	1190	1030	636	292	114	88		147			67	254	270
社区卫生服务中心	13	265	245	1364	1099	513	445	339	100	48	38		99			42	100	123
社区卫生服务站	81			1606	1280	677	585	297	192	66	50		48			25	154	147
村卫生室	258			330	35	35	22							294	1			
门诊部	1147			16479	12865	6506	5747	4942	453	585	361		379			778	1281	1555
综合门诊部	246			5790	4559	2180	2011	1696	157	336	199		190			210	419	602
中医门诊部	206			2454	1945	1190	1109	392	223	88	74		52			105	189	215
中西医结合门诊部	2			28	24	12	11	8	3	1	1						3	1
专科门诊部	693			8207	6337	3124	2616	2846	70	160	87		137			463	670	737
诊所、卫生所、医务室、护理站、中小学生卫生保健所	3037			14211	11388	6411	5626	4053	453	170	104		301			480	1081	1262
诊所	2737			13274	10549	6000	5245	3697	406	159	95		287			459	1032	1234
卫生所、医务室、中小学生卫生保健所	294			906	810	411	381	327	47	11	9		14			21	47	28
护理站	6			31	29			29									2	

续表

机构分类	机构数（个）	编制床位（张）	实有床位（张）	合计	小计	执业（助理）医师	执业医师	注册护士	药师（士）	技师（士）	检验师（士）	卫生监督员	其他	乡村医生	卫生员	其他技术人员	管理人员	工勤技能人员
				人员数（人）卫生技术人员														
三、其他机构	68			2215	816	115	114	20	2	538	538		141			601	246	552
临床检验中心（所、站）	66			2215	816	115	114	20	2	538	538		141			601	246	552
其他	2																	

全市医疗卫生机构、床位、人员数（国有）

国有

机构分类	机构数（个）	编制床位（张）	实有床位（张）	合计	小计	执业（助理）医师	执业医师	注册护士	药师（士）	技师（士）	检验师（士）	卫生监督员	其他	乡村医生	卫生员	其他技术人员	管理人员	工勤技能人员
				人员数（人）卫生技术人员														
总　计	3168	98445	90612	217693	176702	65029	62774	76293	9914	9234	6393	1142	15090	108	5	11795	12087	16996
一、医院	199	89625	84807	165997	135990	48211	47664	64185	6758	6595	4193		10241			7841	9178	12988
综合医院	113	53585	52467	108496	89472	31797	31472	42891	3992	4262	2697		6530			4800	5674	8550
中医医院	26	10920	7911	18191	15052	5964	5913	6054	1388	758	503		888			755	859	1525
中西医结合医院	14	6803	6234	9220	7696	2982	2904	3454	480	360	252		420			405	404	715
民族医院	1	100	88	241	165	73	68	59	20	13	5					22	13	41
专科医院	41	18217	18107	29849	23605	7395	7307	11727	878	1202	736		2403			1859	2228	2157
口腔医院	3	257	220	3759	2983	1190	1185	1335	28	73	18		357			169	128	479
肿瘤医院	2	1988	3089	4498	3468	1072	1072	1620	136	233	80		407			444	398	188
心血管病医院	1	1521	1279	3396	2905	781	780	1624	62	97	51		341			243	123	125
胸科医院	1	653	638	864	687	183	183	400	30	55	24		19			64	57	56
妇产（科）医院	1	660	531	1632	1299	383	383	674	56	109	97		77			112	145	76
儿童医院	2	1370	1605	3888	3345	1177	1177	1470	152	229	167		317			196	241	106
精神病医院	19	7981	7358	5986	4341	1079	1011	2430	212	150	119		470			236	646	763
传染病医院	3	2008	1636	3295	2641	866	861	1297	133	188	139		157			231	262	161
康复医院	3	1100	1072	1279	1134	341	336	483	38	40	25		232			51	52	42
整形外科医院	1	200	200	824	512	210	210	257	13	16	10		16			40	126	146
其他专科医院	5	479	479	428	290	113	109	137	18	12	6		10			73	50	15
护理院	4																	
二、基层医疗卫生机构	2767	5511	3350	31724	26706	12103	10569	8557	2783	1298	992		1965	108	5	1471	1268	2166
社区卫生服务中心（站）	1593	5511	3350	26369	22240	9625	8283	7119	2522	1124	856		1850			1305	1057	1767
社区卫生服务中心	249	5511	3350	25415	21422	9220	7915	6859	2423	1092	831		1828			1280	1027	1686
社区卫生服务站	1344			954	818	405	368	260	99	32	25		22			25	30	81
村卫生室	86			131	18	14	7	4						108	5			
门诊部	102			2100	1650	822	763	502	152	110	86		64			100	124	226
综合门诊部	82			1908	1497	776	717	463	126	105	81		27			91	111	209
中医门诊部	6			134	98	33	33	10	26	4	4		25			7	12	17
专科门诊部	14			58	55	13	13	29		1	1		12			2	1	

机构分类	机构数（个）	编制床位（张）	实有床位（张）	合计	小计	执业（助理）医师	执业医师	注册护士	药师（士）	技师（士）	检验师（士）	卫生监督员	其他	乡村医生	卫生员	其他技术人员	管理人员	工勤技能人员
诊所、卫生所、医务室、护理站、中小学生卫生保健所	986			3124	2798	1642	1516	932	109	64	50		51			66	87	173
诊所	14			32	32	18	16	11	2	1	1							
卫生所、医务室、中小学生卫生保健所	972			3092	2766	1624	1500	921	107	63	49		51			66	87	173
三、专业公共卫生机构	**114**	**3309**	**2455**	**15368**	**12012**	**4304**	**4133**	**3379**	**347**	**1240**	**1112**	**1142**	**1600**			**878**	**855**	**1623**
疾病预防控制中心	29			3687	3059	1339	1314	132	9	682	668	17	880			263	231	134
中央属	2			487	402								402			14	48	23
省（直辖市）属	1			406	346	144	144	7	1	117	117		77			33	16	11
区属	20			2206	1804	1030	1005	100	8	525	512		141			175	140	87
其他	6			588	507	165	165	25		40	39	17	260			41	27	13
专科疾病防治院（所、站）	25	594	434	905	555	196	185	228	39	63	48		29			211	76	63
专科疾病防治院	2	416	306	472	238	79	75	125	11	13	10		10			149	48	37
职业病防治院	1	66	66	314	122	51	49	44	7	10	9		10			115	47	30
其他	1	350	240	158	116	28	26	81	4	3	1					34	1	7
专科疾病防治所（站、中心）	23	178	128	433	317	117	110	103	28	50	38		19			62	28	26
口腔病防治所（站、中心）	2			45	38	20	19	12	1	1	1		4			1	5	1
精神病防治所（站、中心）	5			69	51	12	12	35	3				1			14	2	2
结核病防治所（站、中心）	14	178	128	296	208	73	68	55	23	44	34		13			47	18	23
职业病防治所（站、中心）	1			22	20	12	11	1	1	5	3		1				2	
其他	1			1													1	
妇幼保健院（站、所）	21	2715	2021	6767	5646	2308	2263	2309	276	413	317		340			217	332	572
省（直辖市）属	1			160	149	87	87	51		7			4			4	7	
区属	19	2715	2021	6607	5497	2221	2176	2258	276	406	317		336			213	325	572
其他	1																	
妇幼保健院	19	2715	2021	6767	5646	2308	2263	2309	276	413	317		340			217	332	572
妇幼保健所	2																	
急救中心（站）	14			1838	964	429	344	366	22	6	3		141			87	128	659
采供血机构	4			863	602	32	27	344	1	76	76		149			81	20	160
卫生监督所（中心）	18			1253	1186							1125	61			19	15	33
省（直辖市）属	1			105	104							104						1
区属	17			1148	1082							1021	61			19	15	32
计划生育技术服务中心（站）	3			55													53	2
四、其他机构	**88**			**4604**	**1994**	**411**	**408**	**172**	**26**	**101**	**96**		**1284**			**1605**	**786**	**219**
疗养院	1																	
医学科学研究机构	28			3359	1451	231	231	12	7	1			1200			1360	413	135
医学在职培训机构	7			148	23			4	5				14			33	67	25
临床检验中心（所、站）	2			177	104					59	59		45			42	28	3
其他	50			920	416	180	177	156	14	41	36		25			170	278	56

全市医疗卫生机构、床位、人员数（集体）

集体

机构分类	机构数（个）	编制床位（张）	实有床位（张）	人员数（人）										乡村医生	卫生员	其他技术人员	管理人员	工勤技能人员
				合计	卫生技术人员													
					小计	执业（助理）医师	执业医师	注册护士（士）	药师（士）	技师（士）	检验师（士）	卫生监督员	其他					
总　计	2821	5244	4975	19566	13560	5709	4671	4485	1160	619	408		1587	2548	21	750	941	1746
一、医院	30	3785	3796	8116	6278	2278	2046	2538	372	323	183		767			272	523	1043
综合医院	18	1797	1898	3387	2643	924	824	1080	156	139	79		344			97	255	392
中医医院	8	1162	1165	2422	1899	754	729	752	158	94	57		141			104	82	337
中西医结合医院	2	515	381	549	456	181	172	190	38	29	21		18			25	39	29
专科医院	2	311	352	1758	1280	419	321	516	20	61	26		264			46	147	285
口腔医院	1			122	106	54	52	41	1	2			8			6	4	6
其他专科医院	1	311	352	1636	1174	365	269	475	19	59	26		256			40	143	279
二、基层医疗卫生机构	2788	1459	1179	11450	7282	3431	2625	1947	788	296	225		820	2548	21	478	418	703
社区卫生服务中心（站）	392	1459	1179	7829	6351	2800	2185	1735	756	281	215		779			462	365	651
社区卫生服务中心	79	1459	1179	6612	5483	2379	1893	1547	650	249	191		658			398	258	473
社区卫生服务站	313			1217	868	421	292	188	106	32	24		121			64	107	178
村卫生室	2269			2975	406	352	188	54						2548	21			
门诊部	19			405	317	149	136	92	25	15	10		36			8	37	43
综合门诊部	7			171	127	52	47	31	10	10	5		24			2	15	27
中医门诊部	5			154	123	59	55	32	15	5	5		12			4	16	11
专科门诊部	7			80	67	38	34	29								2	6	5
诊所、卫生所、医务室、护理站、中小学生卫生保健所	109			241	208	130	116	66	7				5			8	16	9
诊所	13			44	35	25	23	6	4							1	5	3
卫生所、医务室、中小学生卫生保健所	95			197	173	105	93	60	3				5			7	11	6
护理站	1																	
三、专业公共卫生机构	1																	
专科疾病防治院（所、站）	1																	
专科疾病防治所（站、中心）	1																	
皮肤病与性病防治所（中心）	1																	
四、其他机构	1																	
其他	1																	

全市医疗卫生机构、床位、人员数（联营）

联营

机构分类	机构数（个）	编制床位（张）	实有床位（张）	人员数（人）															
				卫生技术人员										乡村医生	卫生员	其他技术人员	管理人员	工勤技能人员
				合计	小计	执业（助理）医师	执业医师	注册护士	药师（士）	技师（士）	检验师（士）	卫生监督员	其他					
总　计	21	477	415	908	697	247	235	329	26	33	22		62				134	77
一、医院	4	477	415	867	659	229	221	309	26	33	22		62				134	74
综合医院	3	457	395	839	634	219	213	298	24	31	21		62				132	73
中医医院	1	20	20	28	25	10	8	11	2	2	1						2	1
二、基层医疗卫生机构	16			41	38	18	14	20										3
门诊部	3			6	5	3	1	2										1
综合门诊部	1																	
中医门诊部	1																	
专科门诊部	1			6	5	3	1	2										1
诊所、卫生所、医务室、护理站、中小学生卫生保健所	13			35	33	15	13	18										2
诊所	8			22	21	11	9	10										1
卫生所、医务室、中小学生卫生保健所	5			13	12	4	4	8										1
三、其他机构	1																	
其他	1																	

全市医疗卫生机构、床位、人员数（私营）

私营

机构分类	机构数（个）	编制床位（张）	实有床位（张）	人员数（人）															
				卫生技术人员										乡村医生	卫生员	其他技术人员	管理人员	工勤技能人员
				合计	小计	执业（助理）医师	执业医师	注册护士	药师（士）	技师（士）	检验师（士）	卫生监督员	其他					
总　计	2429	5831	6099	21415	16464	8570	7482	5572	967	711	512		644	286	1	918	1722	2024
一、医院	143	5811	6079	9758	7280	3335	3009	2723	507	362	236		353			440	888	1150
综合医院	49	1559	1657	2856	2202	1020	906	741	177	129	87		135			70	264	320
中医医院	47	1413	1485	2571	1965	1028	913	583	178	96	61		80			102	255	249
中西医结合医院	12	1175	1254	1768	1340	607	572	552	78	56	42		47			33	121	274
民族医院	2	92	92	159	105	50	41	38	7	3	2		7			25	22	7
专科医院	30	1432	1451	2279	1611	605	555	791	63	75	42		77			191	214	263
口腔医院	6	75	90	236	192	91	73	87	1	11	3		2			8	12	24

机构分类	机构数（个）	编制床位（张）	实有床位（张）	人员数（人）										乡村医生	卫生员	其他技术人员	管理人员	工勤技能人员
				合计	卫生技术人员													
					小计	执业（助理）医师	执业医师	注册护士	药师（士）	技师（士）	检验师（士）	卫生监督员	其他					
眼科医院	3	115	115	139	82	22	21	33	8	2	2		17			29	12	16
肿瘤医院	2	335	311	411	292	62	57	206	11	13	7						47	72
心血管病医院	1	99	99	52	40	17	17	23									12	
妇产（科）医院	2	50	50	67	54	19	19	28	2	5	3						5	8
儿童医院	1	20	20	27	22	11	11	4	2	3	2		2			1	1	3
精神病医院	1	38	38	72	35	8	8	16	2	3	1		6				1	36
皮肤病医院	2	200	285	261	181	45	37	116	9	8	5		3			23	26	31
骨科医院	1	170	145	225	166	56	55	83	7	11	5		9			15	13	31
康复医院	2	100	68	241	189	123	123	41	6	4			15			14	20	18
美容医院	3	60	60	303	170	68	58	76	3	6	4		17			90	33	10
其他专科医院	6	170	170	245	188	83	76	78	12	9	7		6			11	32	14
护理院	3	140	140	125	57	25	22	18	4	3	2		7			19	12	37
二、基层医疗卫生机构	**2264**	**20**	**20**	**11076**	**8977**	**5209**	**4448**	**2836**	**460**	**213**	**140**		**259**	**286**	**1**	**270**	**759**	**783**
社区卫生服务中心（站）	48	20	20	1467	1117	603	503	231	148	56	42		79			25	173	152
社区卫生服务中心	3	20	20	208	126	51	34	16	9	5	4		45			5	49	28
社区卫生服务站	45			1259	991	552	469	215	139	51	38		34			20	124	124
村卫生室	249			320	33	33	20							286	1			
门诊部	318			3524	2823	1457	1228	1032	141	114	75		79			140	263	298
综合门诊部	81			1293	1060	531	460	368	62	66	41		33			36	100	97
中医门诊部	62			668	536	302	272	126	62	24	19		22			16	41	75
中西医结合门诊部	1			13	11	5	4	5	1								2	
专科门诊部	174			1550	1216	619	492	533	16	24	15		24			88	120	126
诊所、卫生所、医务室、护理站、中小学生卫生保健所	1649			5765	5004	3116	2697	1573	171	43	23		101			105	323	333
诊所	1591			5605	4853	3032	2619	1521	159	42	22		99			104	317	331
卫生所、医务室、中小学生卫生保健所	58			160	151	84	78	52	12	1	1		2			1	6	2
三、其他机构	**22**			**581**	**207**	**26**	**25**	**13**		**136**	**136**		**32**			**208**	**75**	**91**
临床检验中心（所、站）	22			581	207	26	25	13		136	136		32			208	75	91

全市医疗卫生机构、床位、人员数（其他）

其他

机构分类	机构数（个）	编制床位（张）	实有床位（张）	人员数（人） 合计	卫生技术人员 小计	执业（助理）医师	执业医师	注册护士	药师（士）	技师（士）	检验师（士）	卫生监督员	其他	乡村医生	卫生员	其他技术人员	管理人员	工勤技能人员
总　计	2649	20347	21407	66177	48257	20171	18362	20554	2306	2637	1832		2589	8		3643	6062	8207
一、医院	348	20102	21182	41670	29996	11167	10310	13772	1566	1579	1017		1912			2195	4034	5445
综合医院	107	5601	7507	13453	10151	3568	3374	4880	452	597	381		654			395	1164	1743
中医医院	94	4023	3934	6487	4919	2435	2168	1633	436	209	131		206			365	632	571
中西医结合医院	13	2343	2303	3440	2759	993	943	1375	147	121	71		123			128	319	234
专科医院	132	8085	7388	18257	12160	4166	3823	5882	531	652	434		929			1290	1916	2891
口腔医院	17	245	234	1016	798	353	287	380	12	16	5		37			20	69	129
眼科医院	11	522	474	1094	637	215	197	304	31	28	22		59			101	206	150
耳鼻喉科医院	2	198	177	400	301	124	114	133	12	20	14		12				90	9
肿瘤医院	6	921	476	1472	1123	345	334	536	49	46	27		147			113	94	142
血液病医院	2	200	200	239	182	83	82	70	8	18	16		3				7	50
妇产（科）医院	15	857	613	3205	1936	610	566	1022	71	113	82		120			175	184	910
儿童医院	9	587	690	2076	1436	467	436	643	87	119	82		120			192	261	187
精神病医院	3	175	220	169	117	44	39	47	6	3			17			16	14	22
皮肤病医院	3	320	300	572	325	113	102	161	18	22	15		11			6	53	188
骨科医院	8	903	891	1304	981	353	328	476	58	52	30		42			7	100	216
康复医院	12	1141	1056	1562	1173	352	331	492	40	50	27		239			110	126	153
美容医院	22	403	417	2253	1210	441	397	646	52	50	36		21			377	289	377
其他专科医院	22	1613	1640	2895	1941	666	610	972	87	115	76		101			173	423	358
护理院	2	50	50	33	7	5	2	2								17	3	6
二、基层医疗卫生机构	2250	245	225	22842	17623	8915	7963	6746	738	656	413		568	8		1055	1855	2301
社区卫生服务中心（站）	46	245	225	1503	1262	587	527	405	144	58	46		68			42	81	118
社区卫生服务中心	10	245	225	1156	973	462	411	323	91	43	34		54			37	51	95
社区卫生服务站	36			347	289	125	116	82	53	15	12		14			5	30	23
村卫生室	9			10	2	2	2							8				
门诊部	826			12949	10037	5046	4518	3908	312	471	286		300			638	1018	1256
综合门诊部	164			4497	3499	1649	1551	1328	95	270	158		157			174	319	505
中医门诊部	143			1786	1409	888	837	266	161	64	55		30			89	148	140
中西医结合门诊部	1			15	13	7	7	3	2	1			1				1	1
专科门诊部	518			6651	5116	2502	2123	2311	54	136	72		113			375	550	610
诊所、卫生所、医务室、护理站、中小学生卫生保健所	1375			8411	6351	3280	2916	2462	282	127	81		200			375	758	927
诊所	1138			7647	5675	2957	2617	2166	247	117	73		188			355	715	902
卫生所、医务室、中小学生卫生保健所	231			733	647	323	299	267	35	10	8		12			20	41	25
护理站	6			31	29			29									2	
三、其他机构	45			1634	609	89	89	7	2	402	402		109			393	171	461
临床检验中心（所、站）	44			1634	609	89	89	7	2	402	402		109			393	171	461
其他	1																	

全市三级医疗机构运营情况（1）

单位名称	机构数（个）	诊疗人次数（人次）					观察室（人次）		健康检查人数	门急诊诊次对总诊次的占比（%）	急诊死亡率（%）	观察室死亡率（%）
		总计	其中：门、急诊人次数				收容人数	其中：死亡（人）				
			合计	门诊人次	急诊人次							
					小计	其中：死亡（人）						
总计	103	100215243	100127929	92630004	7497925	9712	615443	3041	2154618	99.91	0.13	0.49
综合医院	39	61388810	61345673	55694854	5650819	8032	476597	2581	1481508	99.93	0.14	0.54
中医医院	17	17429104	17421313	16856802	564511	460	65190	366	229688	99.96	0.08	0.56
中西结合医院	14	6023589	5987203	5566337	420866	638	10238	33	318350	99.40	0.15	0.32
专科医院	31	15373740	15373740	14512011	861729	582	63418	61	125072	100.00	0.07	0.10
急救中心	1											
妇幼保健院	1											

注：表中数据不包括15家驻京部队医院和4家武警医院。

全市三级医疗机构运营情况（2）

单位名称	入院人数（人次）	出院人数（人次）		住院病人手术人次数（人次）	每百门急诊的入院人数（人次）
		总计	死亡（人）		
总计	2696040	2691387	23063	1198620	2.7
综合医院	1747271	1744631	15215	854482	2.8
中医医院	226753	227166	3223	77921	1.3
中西结合医院	134895	134552	2841	43017	2.3
专科医院	587121	585038	1784	223200	3.8
急救中心					
妇幼保健院					

注：表中数据不包括15家驻京部队医院和4家武警医院。

全市三级医疗机构运营情况（3）

单位名称	编制床位（张）	实有床位（张）	实际开放总床日数（床日）	平均开放病床数（张）	实际占用总床日数（床日）	出院者占用总床日数（床日）	病床周转次数（次）	病床工作日（日）	病床使用率（%）	出院者平均住院日（日）	每床与每日门急诊诊次之比（%）
总计*	**75704**	**72230**	**25702263**	**70417.2**	**24126061**	**24377106**	**38.2**	**342.6**	**93.87**	**8.8**	**5.53**
综合医院	41144	41708	14887371	40787.3	13974815	13927760	42.8	342.6	93.87	8.0	5.82
中医医院	11168	8020	2919087	7997.5	2685897	2664460	28.4	335.8	92.01	11.7	8.59
中西结合医院	8277	7486	2724937	7465.6	2328841	2689079	18.0	311.9	85.46	20.0	3.12
专科医院*	15115	15016	5170868	14166.8	5136508	5095860	41.3	362.6	99.34	7.3	4.25
急救中心											
妇幼保健院											

注：1. 表中数据不包括15家驻京部队医院和4家武警医院；
　　2. *号项出院者平均住院日不包含精神病专科医院。

全市二级医疗机构运营情况（1）

单位名称	机构数（个）	诊疗人次数(人次)					观察室(人次)		健康检查人数	门急诊诊次占总诊次的（%）	急诊死亡率（%）	观察室死亡率（%）
		总计	其中：门、急诊人次数				收容人数	其中：死亡（人）				
			合计	门诊人次	急诊人次							
					小计	其中：死亡（人）						
总计	**174**	**39052775**	**39005579**	**36135631**	**2869948**	**1764**	**210889**	**494**	**2056826**	**99.88**	**0.06**	**0.23**
综合医院	43	21817630	21783540	19970352	1813188	1579	132665	466	942662	99.84	0.09	0.35
中医医院	29	6972798	6964143	6690068	274075	22	43506	18	142412	99.88	0.01	0.04
中西结合医院	9	1491062	1491062	1388683	102379	163	12363	10	59416	100.00	0.16	0.08
民族医院	1	96552	96552	96552						100.00		
专科医院	72	2301183	2300923	2242822	58101		2866		26352	99.99		
护理院	1											
妇幼保健院	17	6286755	6282564	5660374	622190		19489		879027	99.93		
专科疾病防治院（站、中心）	2	86795	86795	86780	15				6957	100.00		

注：表中数据不包括15家驻京部队医院和4家武警医院。

全市二级医疗机构运营情况（2）

单位名称	入院人数（人次）	出院人数（人次）		住院病人手术人次数（人次）	每百门急诊的入院人数（人次）
		总计	死亡（人）		
总计	639737	638603	9483	213964	1.6
综合医院	407350	406489	7652	120149	1.9
中医医院	47134	47238	815	8875	0.7
中西结合医院	18859	19076	361	3225	1.3
民族医院	657	670	17		0.7
专科医院	55409	55108	625	24013	2.4
护理院					
妇幼保健院	109340	109051	13	57702	1.7
专科疾病防治院（站、中心）	988	971			1.1

注：表中数据不包括15家驻京部队医院和4家武警医院。

全市二级医疗机构运营情况（3）

单位名称	编制床位（张）	实有床位（张）	实际开放总床日数（床日）	平均开放病床数（张）	实际占用总床日数（床日）	出院者占用总床日数（床日）	病床周转次数（次）	病床工作日（日）	病床使用率（％）	出院者平均住院日（日）	每床与每日急诊诊次之比（％）
总计*	32164	30462	10644751	29163.7	8047765	8119470	21.9	276.0	75.60	10.1	5.21
综合医院	15104	15082	5416449	14839.6	4263311	4203864	27.4	287.3	78.71	10.3	5.70
中医医院	3222	3218	1076114	2948.3	668483	609053	16.0	226.7	62.12	12.9	9.30
中西结合医院	1537	1599	557085	1526.3	391984	392421	12.5	256.8	70.36	20.6	3.81
民族医院	100	88	32120	88.0	17568	17415	7.6	199.6	54.69	26.0	4.37
专科医院*	9070	8148	2741080	7509.8	2068355	2251625	7.3	275.4	75.46	10.3	1.21
护理院											
妇幼保健院	2715	2021	710213	1945.8	535828	517886	56.0	275.4	75.45	4.7	12.47
专科疾病防治院（站、中心）	416	306	111690	306.0	102236	127206	3.2	334.1	91.54	131.0	1.13

注：1．表中数据不包括15家驻京部队医院和4家武警医院；

　　2．*号项出院者平均住院日不包含精神病专科医院。

全市一级医疗机构运营情况（1）

单位名称	机构数（个）	诊疗人次数（人次）						观察室（人次）		健康检查人数	门急诊诊次占总诊次的（%）	急诊死亡率（%）	观察室死亡率（%）
		总计	其中：门、急诊人次数					收容人数	其中：死亡（人）				
			合计	门诊人次数	急诊人次数								
					小计	其中：死亡（人）							
总计	**654**	**42136882**	**41941192**	**41504922**	**436270**	**37**		**875224**	**4**	**1828233**	**99.54**	**0.01**	
综合医院	201	6396847	6383684	6277163	106521	15		23103	4	246724	99.79	0.01	0.02
中医医院	126	4952012	4951984	4945363	6621			2920		68292	100.00		
中西结合医院	18	1368215	1368215	1358753	9462	1		612		1244	100.00	0.01	
民族医院	2	28977	28977	28977							100.00		
专科医院	86	1954442	1954442	1902783	51659			511		57066	100.00		
疗养院	1												
护理院	4	125	125	125							100.00		
社区卫生服务中心	208	27404657	27222158	26965216	256942	21		848078		1454907	99.33	0.01	
专科疾病防治院（站、中心）	8	31607	31607	26542	5065						100.00		

注：表中数据不包括15家驻京部队医院和4家武警医院。

全市一级医疗机构运营情况（2）

单位名称	入院人数（人次）	出院人数（人次）		住院病人手术人次数（人次）	每百门急诊的入院人数（人次）
		总计	死亡（人）		
总计	**171015**	**172301**	**1965**	**42617**	**0.4**
综合医院	52676	54411	807	7158	0.8
中医医院	20001	19744	172	6007	0.4
中西结合医院	15794	14899	228	886	1.2
民族医院	1811	1828	9		6.2
专科医院	61813	62412	614	28566	3.2
疗养院					
护理院					
社区卫生服务中心	18920	19007	135		0.1
专科疾病防治院（站、中心）					

注：表中数据不包括15家驻京部队医院和4家武警医院。

全市一级医疗机构运营情况（3）

单位名称	编制床位（张）	实有床位（张）	实际开放总床日数（床日）	平均开放病床数（张）	实际占用总床日数（床日）	出院者占用总床日数（床日）	病床周转次数（次）	病床工作日（日）	病床使用率（%）	出院者平均住院日（日）	每床与每日门急诊诊次之比（%）
总计*	**18970**	**18080**	**6132090**	**16800.2**	**2640978**	**2284490**	**10.3**	**157.2**	**43.07**	**12.9**	**9.91**
综合医院	6411	6740	2375988	6509.6	1105996	922910	8.4	169.9	46.55	17.0	3.89
中医医院	3108	3207	1040054	2849.5	310631	284370	6.9	109.0	29.87	14.4	6.92
中西结合医院	1022	1087	383276	1050.1	206023	182548	14.2	196.2	53.75	12.3	5.18
民族医院	92	92	30408	83.3	23831	23843	21.9	286.1	78.37	13.0	1.39
专科医院*	2937	3321	1043217	2858.1	682673	577615	21.8	238.9	65.44	8.3	2.70
疗养院											
护理院	50	50	18250	50.0							0.01
社区卫生服务中心	5210	3493	1208047	3309.7	311824	293204	5.7	94.2	25.81	15.4	32.67
专科疾病防治院（站、中心）	140	90	32850	90.0							1.33

注：1. 表中数据不包括15家驻京部队医院和4家武警医院；

2. *号项出院者平均住院日不包含精神病专科医院。

2018年全市医疗卫生资源状况（1）

分区	医疗机构数（个）	三级医疗机构数（个）	二级医疗机构数（个）	一级医疗机构数（个）	公立医疗机构数（个）	民营医疗机构数（个）	营利性医疗机构数（个）	非营利性医疗机构数（个）
全市	10946	103	174	654	5849	5097	4328	6618
东城区	535	9	11	47	264	271	258	277
西城区	666	16	15	19	350	316	294	372
朝阳区	1624	20	32	114	451	1173	1076	548
丰台区	520	10	18	51	288	232	151	369
石景山区	228	5	6	13	109	119	91	137
海淀区	1177	12	25	75	493	684	636	541
门头沟区	250	1	4	17	210	40	39	211
房山区	997	3	6	49	710	287	213	784
通州区	610	4	10	30	493	117	60	550
顺义区	761	4	5	33	425	336	321	440
昌平区	1066	11	15	72	460	606	515	551
大兴区	864	6	8	49	460	404	345	519
怀柔区	484		7	17	376	108	126	358
平谷区	268	2	4	18	209	59	27	241
密云区	583		4	32	306	277	115	468
延庆区	313		4	18	245	68	61	252

注：本表统计范围不含驻京部队医院和武警医院。

2018年全市医疗卫生资源状况（2）

分区	卫生技术人员数（人）	执业（助理）医师数（人）	注册护士数（人）	编制床位数（张）	实有床位数（张）	家庭病床数（张）
全市	248891	97987	106583	130344	123508	269
东城区	23754	9348	10410	11720	9947	0
西城区	35263	12890	16272	15922	16368	101
朝阳区	51411	21005	22219	23584	23669	76
丰台区	21846	8971	9059	13123	12317	22
石景山区	7956	3020	3564	5261	4770	0
海淀区	33740	13021	14978	15065	13261	42

分区	卫生技术人员数（人）	执业（助理）医师数（人）	注册护士数（人）	编制床位数（张）	实有床位数（张）	家庭病床数（张）
门头沟区	3497	1227	1498	3189	2990	0
房山区	10344	3881	4253	5913	6329	3
通州区	9525	3696	3532	5582	3802	0
顺义区	8855	3798	3344	4270	3870	0
昌平区	16425	6162	7396	12597	11817	11
大兴区	12662	4767	5150	6397	7603	12
怀柔区	3615	1591	1254	1922	1931	0
平谷区	3911	1582	1535	2548	1984	0
密云区	3605	1857	1131	1992	1748	2
延庆区	2482	1081	988	1259	1102	0

注：本表统计范围不含驻京部队医院和武警医院。

2018年全市医疗卫生资源状况（3）

分区	每千常住人口卫生技术人员数（人）	每千常住人口执业（助理）医师数（人）	每千常住人口注册护士数（人）	每千常住人口实有床位（张）
全市	**11.6**	**4.5**	**4.9**	**5.7**
东城区	28.9	11.4	12.7	12.1
西城区	29.9	10.9	13.8	13.9
朝阳区	14.3	5.8	6.2	6.6
丰台区	10.4	4.3	4.3	5.9
石景山区	13.5	5.1	6.0	8.1
海淀区	10.0	3.9	4.5	3.9
门头沟区	10.6	3.7	4.5	9.0
房山区	8.7	3.3	3.6	5.3
通州区	6.0	2.3	2.2	2.4
顺义区	7.6	3.2	2.9	3.3
昌平区	7.8	2.9	3.5	5.6
大兴区	7.1	2.7	2.9	4.2
怀柔区	8.7	3.8	3.0	4.7
平谷区	8.6	3.5	3.4	4.4
密云区	7.3	3.8	2.3	3.5
延庆区	7.1	3.1	2.8	3.2

注：本表统计范围不含驻京部队医院和武警医院。

2018年全市医疗服务情况

分区	门诊人次（人次）	急诊人次（人次）	家庭卫生服务人次（人次）	出院人次（人次）	住院手术人次（人次）	平均住院日（日）	病床使用率（%）	床位周转次数（日）	常住人口数（万人）
全市	**222334439**	**11135310**	**1083281**	**3529865**	**1465444**	**9.3**	**81.55**	**29.8**	**2154.2**
东城区	23534925	1023310	15544	411022	253771	7.6	87.29	41.3	82.2
西城区	31170612	1528017	104248	659235	320420	7.8	96.62	41.8	117.9
朝阳区	40654608	2183003	199531	752077	341789	8.8	81.94	33.1	360.5
丰台区	20232235	937243	66063	254019	86225	12.5	78.51	22.1	210.5
石景山区	6658564	271077	5218	110146	41572	12.1	89.17	23.7	59.0
海淀区	29249831	1164967	315903	458006	164033	7.8	80.96	37.0	335.8
门头沟区	3601307	139074	34638	45532	9022	14.9	80.00	15.3	33.1
房山区	11477236	548703	47868	138547	35560	10.8	74.74	22.0	118.8
通州区	10520011	563951	51903	113468	39418	8.2	75.13	31.1	157.8
顺义区	8562211	573032	39834	84510	25481	7.7	71.10	24.0	116.9
昌平区	11750986	699214	49267	160090	51557	17.1	72.99	14.2	210.8
大兴区	9229365	500337	18035	176712	50654	9.3	75.51	24.6	179.6
怀柔区	3922006	250470	27548	41381	10762	12.3	78.78	21.7	41.4
平谷区	3539142	258698	10572	55464	16232	9.3	79.90	28.5	45.6
密云区	5378545	360482	30673	44865	12182	8.6	65.74	25.7	49.5
延庆区	2852855	133732	66436	24791	6766	9.2	69.93	23.2	34.8

注：本表统计范围不含驻京部队医院和武警医院。

2018年全市产科工作情况

地区	分娩总数（人）	出生性别比（男：女）	剖宫产率（%）	新筛率（%）	产妇并发症						围产儿死亡率（‰）	新生儿出生窒息发生率（%）
					妊娠期高血压疾病患病率（%）	先兆子痫患病率（%）	院内子痫患病率（%）	院外子痫患病率（%）	产后出血发生率（%）	中重度贫血患病率（%）		
合计	**213819**	**107.86**	**42.67**	**99.62**	**6.35**	**3.36**	**0.01**	**0.01**	**13.88**	**4.06**	**2.92**	**0.94**
东城区	9491	111.10	44.56	100.31	2.57	1.72	0.01	0.01	8.88	3.23	3.78	0.75
西城区	18756	107.11	42.99	99.56	9.84	4.28	0.02	0.01	14.80	4.42	4.2	1.56
朝阳区	48818	108.12	40.25	99.35	7.76	3.98	0.01	0	7.29	3.68	2.94	1.03
丰台区	12187	109.18	44.62	99.32	3.88	2.29	0	0	11.14	2.42	1.80	0.70

续表

| 地区 | 分娩总数（人） | 出生性别比（男：女） | 剖宫产率（%） | 新筛率（%） | 产妇并发症 | | | | | | 围产儿死亡率（‰） | 新生儿出生窒息发生率（%） |
					妊娠期高血压疾病患病率（%）	先兆子痫患病率（%）	院内子痫患病率（%）	院外子痫患病率（%）	产后出血发生率（%）	中重度贫血患病率（%）		
石景山区	4202	108.02	36.41	100.21	3.80	2.22	0	0	14.81	3.96	2.38	0.86
海淀区	35432	108.58	39.56	99.81	7.95	4.53	0.01	0.01	16.71	5.57	3.21	0.91
门头沟区	2423	106.04	46.8	99.83	6.24	4.09	0	0	10.42	6.66	2.47	0.91
房山区	10325	105.51	48.54	99.36	3.25	1.94	0	0	11.34	5.30	2.61	0.88
通州区	15057	106.29	47.39	99.46	8.22	4.55	0	0.02	6.70	2.67	2.19	0.34
顺义区	10274	106.6	43.54	99.78	6.25	2.67	0.01	0	22.05	4.87	2.62	0.69
昌平区	15208	105.62	38.44	99.30	3.73	2.20	0.01	0	22.63	5.61	2.62	1.36
大兴区	16679	110.1	45.94	100.16	3.39	1.97	0.02	0.04	27.53	1.73	2.03	1.05
怀柔区	3336	115.92	49.58	99.01	6.94	5.18	0	0	8.55	2.88	1.20	0.87
平谷区	4688	101.2	46.52	99.21	4.89	2.21	0	0	15.78	4.98	5.73	0.26
密云区	4166	105.22	49.57	100.07	7.07	1.98	0	0	14.49	2.68	3.35	0.79
延庆区	2777	111.18	41.56	100.43	0.83	0.61	0	0	8.50	4.67	2.87	0.32

2018年全市妇女病查治情况

分区	实查人数（人）	查出妇科病数（例）	阴道炎例数（例）	宫颈炎例数（例）	尖锐湿疣例数（例）	宫颈癌例数（例）	乳腺癌例数（例）	卵巢癌例数（例）
合计	1364149	436247	133181	65191	135	39	302	14
东城区	91891	44922	2519	2727	0	3	17	1
西城区	141193	46639	5523	6319	2	5	19	0
朝阳区	188747	72805	36230	11949	20	3	14	0
丰台区	107636	30019	9841	4913	16	6	22	1
石景山区	34205	16966	938	67	0	1	7	0
海淀区	251532	57546	15112	2279	36	9	79	10
门头沟区	20620	4713	1222	0	0	0	9	0
房山区	59771	17308	6212	3394	3	1	1	0
通州区	80186	35770	11047	12322	4	0	13	1
顺义区	97415	23998	7960	0	13	1	43	0
昌平区	89462	29579	13176	7802	0	4	19	0
大兴区	57362	17267	7512	5360	4	2	17	1
怀柔区	39541	12246	5060	2632	4	2	21	0
平谷区	32232	7775	3830	1884	1	1	9	0
密云区	44892	10785	4208	1133	30	0	6	0
延庆区	27464	7909	2791	2410	2	1	6	0

2018年全市婚前医学检查情况（1）

| 地区 | 对影响婚育疾病的医学指导意见（人） | | | | | | | | | | | | | | | 婚检率（%） | 疾病检出率（%） |
| | 合计 | | | 暂缓结婚 | | | 建议采取医学措施，尊重受检者意愿 | | | 不宜生育 | | | 采取结扎人数 | | | | |
	男	女	合计	男	女	合计	男	女	合计	男	女	合计	男	女	合计		
合计	**126**	**96**	**222**	**39**	**20**	**59**	**77**	**60**	**137**	**9**	**16**	**25**	**1**	**0**	**1**	**16.50**	**9.12**
东城区	12	8	20	0	0	0	11	8	19	0	0	0	1	0	1	6.84	10.47
西城区	44	9	53	1	2	3	42	6	48	1	1	2	0	0	0	5.44	27.74
朝阳区	16	28	44	3	0	3	13	27	40	0	1	1	0	0	0	9.56	5.96
丰台区	1	2	3	1	0	1	0	2	2	0	0	0	0	0	0	10.60	7.46
石景山区	3	5	8	0	1	1	2	4	6	1	0	1	0	0	0	16.42	4.05
海淀区	14	9	23	8	2	10	5	6	11	1	1	2	0	0	0	8.28	14.12
门头沟区	0	0	0	0	0	0	0	0	0	0	0	0	0	0	0	4.49	20.43
房山区	24	26	50	18	13	31	0	2	2	6	11	17	0	0	0	82.29	6.05
通州区	7	1	8	7	1	8	0	0	0	0	0	0	0	0	0	15.58	4.46
顺义区	0	2	2	0	0	0	0	0	0	0	2	2	0	0	0	18.32	31.16
昌平区	2	3	5	0	0	0	2	3	5	0	0	0	0	0	0	12.93	12.77
大兴区	0	1	1	0	0	0	0	1	1	0	0	0	0	0	0	41.58	5.56
怀柔区	2	0	2	1	0	1	0	0	1	0	0	0	0	0	0	31.66	5.14
平谷区	0	0	0	0	0	0	0	0	0	0	0	0	0	0	0	27.77	1.16
密云区	0	1	1	0	1	1	0	0	0	0	0	0	0	0	0	12.21	6.37
延庆区	1	1	2	0	0	0	1	1	2	0	0	0	0	0	0	8.90	5.88

2018年全市婚前医学检查情况（2）

单位：人

地区	婚姻登记人			实检人数			疾病检出人数			指定传染病			性病人数			严重遗传病			有关精神病			生殖系统疾病			内科系统病		
	男	女	合计	男	女	合计	男	女	合计	男	女	合计	男	女	合计	男	女	合计	男	女	合计	男	女	合计	男	女	合计
合计	137818	137818	275636	23460	22031	45491	1697	2450	4147	137	86	223	12	7	19	175	257	432	1	9	10	797	1311	2108	562	827	1389
东城区	10051	10051	20102	711	664	1375	76	68	144	25	13	38	2	0	2	1	4	5	0	0	0	49	42	91	4	13	17
西城区	16210	16210	32420	939	824	1763	284	205	489	5	3	8	0	0	0	76	89	165	0	2	2	131	66	197	93	35	128
朝阳区	22108	22108	44216	2138	2089	4227	68	184	252	49	38	87	0	0	0	4	2	6	0	1	1	1	102	103	7	47	54
丰台区	8857	8857	17714	1043	834	1877	50	90	140	1	1	2	0	0	0	0	0	0	0	0	0	29	54	83	20	35	55
石景山区	3760	3760	7520	658	577	1235	27	23	50	2	5	7	0	1	1	1	1	2	0	0	0	17	5	22	4	12	16
海淀区	26213	26213	52426	2309	2032	4341	254	359	613	10	5	15	0	0	0	31	41	72	0	3	3	199	257	456	11	60	71
门头沟区	2072	2072	4144	107	79	186	25	13	38	0	0	0	0	0	0	0	0	0	0	0	0	24	3	27	1	2	3
房山区	7697	7697	15394	6350	6317	12667	234	532	766	18	13	31	7	6	13	10	16	26	0	1	1	101	201	302	98	292	390
通州区	7841	7841	15682	1232	1211	2443	73	36	109	22	7	29	0	0	0	0	1	1	0	0	0	47	28	75	5	0	5
顺义区	7209	7209	14418	1350	1291	2641	201	622	823	0	0	0	0	0	0	4	13	17	0	0	0	0	401	401	176	267	443
昌平区	5784	5784	11568	883	613	1496	131	60	191	0	1	1	0	0	0	5	3	8	0	2	2	113	42	155	18	13	31
大兴区	7338	7338	14676	3082	3020	6102	175	164	339	1	0	1	1	0	1	39	77	116	0	0	0	43	51	94	81	29	110
怀柔区	2549	2549	5098	831	783	1614	33	50	83	1	0	1	1	0	1	0	0	0	0	0	0	25	45	70	8	4	12
平谷区	3883	3883	7766	1086	1071	2157	13	12	25	1	0	1	0	0	0	2	3	5	0	0	0	7	6	13	3	2	5
密云区	3859	3859	7718	469	473	942	36	24	60	2	0	2	1	0	1	0	6	6	1	0	1	11	7	18	18	10	28
延庆区	2387	2387	4774	272	153	425	17	8	25	0	0	0	0	0	0	2	1	3	0	0	0	0	1	1	15	6	21

2018年全市0～6岁儿童系统管理情况

地区	0～6岁儿童				0～2岁儿童		3～6岁儿童
	总计（人）	系统管理人数（人）	体检人数（人）	系统管理率（％）	佝偻病患病率（％）	贫血患病率（％）	贫血患病率（％）
合计	**1120710**	**1089375**	**1107630**	**97.20**	**0**	**5.53**	**0.36**
东城区	35430	34587	35256	97.62	0	2.67	0.22
西城区	51643	50160	51126	97.13	0	4.41	0.19
朝阳区	205115	199530	202263	97.28	0	3.48	0.17
丰台区	108439	105831	106950	97.59	0	4.29	0.25
石景山区	28784	26288	28274	91.33	0	6.75	0.15
海淀区	148732	144929	147448	97.44	0	5.17	0.10
门头沟区	17262	16861	17190	97.68	0.01	8.11	0.18
房山区	73163	71489	72181	97.71	0	5.31	0.24
通州区	87693	84786	86421	96.69	0	10.35	0.79
顺义区	61053	59380	60258	97.26	0	6.14	0.23
昌平区	124552	121704	123651	97.71	0	8.53	1.05
大兴区	87255	85027	86134	97.45	0	3.40	0.25
怀柔区	18260	17738	18032	97.14	0	4.86	0.48
平谷区	27838	26836	27504	96.40	0	7.06	1.32
密云区	27672	26911	27269	97.25	0	5.96	0.44
延庆区	17819	17318	17673	97.19	0	4.87	0.10

2017年北京市新登记肺结核患者治疗成功率

地区	户籍患者						非户籍患者					
	活动性肺结核		涂阳肺结核		新涂阳肺结核		活动性肺结核		涂阳肺结核		新涂阳肺结核	
	患者数（人）	治疗成功率（%）	患者数（人）	治疗成功率（%）	患者数（人）	治疗成功率（%）	患者数（人）	治疗成功率（%）	患者数（人）	治疗成功率（%）	患者数（人）	治疗成功率（%）
合计	3469	89.42	1208	87.42	1107	88.89	2446	94.93	578	93.43	545	93.94
东城区	126	84.13	40	85.00	38	84.21	57	85.96	14	92.86	13	92.31
西城区	231	86.58	93	78.49	82	81.71	101	94.06	27	88.89	23	91.30
朝阳区	471	92.36	201	93.53	184	93.48	490	97.96	133	94.74	129	94.57
丰台区	301	87.38	108	86.11	98	88.78	220	94.55	56	98.21	54	98.15
石景山区	40	95.00	20	100.00	20	100.00	38	94.74	17	88.00	17	88.00
海淀区	356	89.89	93	82.80	89	84.27	286	96.15	55	92.73	49	93.88
门头沟区	111	80.18	37	83.78	32	84.38	28	82.14	11	72.73	8	75.00
房山区	258	91.86	107	89.72	100	91.00	73	93.15	16	88.00	16	88.00
通州区	342	90.06	109	88.07	101	91.09	403	97.27	81	97.53	77	97.40
顺义区	196	88.27	88	87.50	84	89.29	128	94.53	37	95.00	34	94.00
昌平区	360	91.67	61	85.25	56	85.71	294	95.24	59	91.53	56	92.86
大兴区	267	84.64	83	89.16	76	89.47	275	88.00	56	89.29	53	90.57
怀柔区	92	92.39	30	80.00	25	84.00	18	100.00	5	100.00	5	100.00
平谷区	103	91.26	47	89.36	45	88.89	13	100.00	3	100.00	3	100.00
密云区	148	93.92	69	91.30	58	96.55	13	100.00	5	100.00	5	100.00
延庆区	67	88.06	22	72.73	19	68.42	9	100.00	3	100.00	3	100.00

注：数据为2017年统计数据。

2018年全市甲乙类传染病发病与死亡情况

疾病病种	本年				上年				与上年同期比较	
	发病数（人）	死亡数（人）	发病率（1/10万）	死亡率（1/10万）	发病数（人）	死亡数（人）	发病率（1/10万）	死亡率（1/10万）	发病率增减（%）	死亡率增减（%）
合计	**28543**	**178**	**131.49**	**0.82**	**30336**	**165**	**139.61**	**0.76**	**−5.82**	**7.98**
霍乱	16	—	0.07	—	4	—	0.02	—	301.00	—
艾滋病	848	67	3.91	0.31	746	28	3.43	0.13	13.79	139.49
HIV	2242	66	10.33	0.30	2371	19	10.91	0.09	−5.34	247.83
肝炎	3566	81	16.43	0.37	3261	104	15.01	0.48	9.46	−22.02
甲肝	145	1	0.67	0.00	174	—	0.80	—	−16.58	—
乙肝	2157	69	9.94	0.32	1900	83	8.74	0.38	13.64	−16.78
丙肝	868	11	4.00	0.05	843	18	3.88	0.08	3.07	−38.77
丁肝	—	—	—	—	—	—	—	—	*	—
戊肝	375	—	1.73	—	319	3	1.47	0.01	17.68	−100.00
肝炎（未分型）	21	—	0.10	—	25	—	0.12	—	−15.99	—
麻疹	103	1	0.47	0.00	64	—	0.29	—	61.12	—
出血热	8	—	0.04	—	7	—	0.03	—	14.60	—
狂犬病	3	3	0.01	0.01	2	2	0.01	0.01	50.00	50.00
乙脑	33	5	0.15	0.02	2	1	0.01	0.00	1552.17	400.00
登革热	23	—	0.11	—	22	—	0.10	—	4.74	—
痢疾	6071	—	27.97	—	8220	—	37.83	—	−26.07	—
肺结核	6606	19	30.43	0.09	7114	21	32.74	0.10	−7.05	−9.42
伤寒+副伤寒	23	—	0.11	—	21	—	0.10	—	9.73	—
流脑	6	2	0.03	0.01	3	1	0.01	0.00	100.00	100.00
百日咳	188	—	0.87	—	116	—	0.53	—	62.25	—
淋病	1698	—	7.82	—	1705	—	7.85	—	−0.31	—
梅毒	5557	—	25.60	—	5193	2	23.90	0.01	7.12	−100.00
疟疾	45	—	0.21	—	47	—	0.22	—	−4.16	—

注：本年是指2018年，上年是指2017年。

2018年全市丙类传染病发病与死亡情况

疾病病种	本年				上年				与上年同期比较	
	发病数（人）	死亡数（人）	发病率（1/10万）	死亡率（1/10万）	发病数（人）	死亡数（人）	发病率（1/10万）	死亡率（1/10万）	发病率增减（%）	死亡率增减（%）
合计	153953	28	709.23	0.13	102252	8	470.58	0.04	50.71	250.54
流行性感冒	82887	28	381.84	0.13	37439	8	172.30	0.04	121.62	250.54
流行性腮腺炎	1962	—	9.04	—	2125	—	9.78	—	−7.58	—
风疹	58	—	0.27	—	51	—	0.23	—	13.85	—
急性出血性结膜炎	38	—	0.18	—	54	—	0.25	—	−29.54	—
包虫病	1	—	0.00	—	—	—	—	—	—	—
其他感染性腹泻病	36349	—	167.45	—	42619	—	196.14	—	−14.63	—
手足口病	32658	—	150.45	—	19964	—	91.88	—	63.75	—

注：本年是指2018年，上年是指2017年。

 ## 2018年全市鼠密度监测情况

地区	调查内容	一季度	二季度	三季度	四季度	全年
东城区、西城区	城区-捕鼠夹数（把）	360	360	360	360	1440
	城区-捕鼠数（只）	2	1	2	1	6
	城区-捕获率（%）	0.56	0.28	0.56	0.28	0.42
朝阳区、丰台区、石景山区、海淀区	近郊区-捕鼠夹数（把）	989	997	994	998	3978
	近郊区-捕鼠数（只）	1	6	7	0	14
	近郊区-捕获率（%）	0.10	0.60	0.70	0.00	0.35
门头沟区、房山区、通州区、顺义区、昌平区、大兴区、怀柔区、平谷区、密云区、延庆区	远郊区-布鼠夹数（把）	3456	3443	3440	3445	13784
	远郊区-捕鼠数（只）	2	5	8	9	24
	远郊区-捕获率（%）	0.06	0.15	0.23	0.26	0.17
全市	全市-捕鼠夹数（把）	4805	4800	4794	4803	19202
	全市-捕鼠数（只）	5	12	17	10	44
	全市-捕获率（%）	0.10	0.25	0.35	0.21	0.23

2018年全市蚊蝇指数季节消长情况

月份	蚊			蝇		
	上旬	中旬	下旬	上旬	中旬	下旬
4月				0.33	1.51	2.31
5月	0.05	0.26	0.51	3.22	4.21	5.27
6月	1.01	1.62	2.32	8.14	9.22	10.23
7月	2.48	2.49	2.39	13.46	12.63	10.35
8月	2.61	2.65	2.74	11.56	9.93	11.16
9月	2.89	1.96	1.18	9.31	6.50	5.10
10月	0.43	0.27	0.07	3.00	1.69	0.63
年平均指数	**1.55**			**6.67**		

2018年全市院前急救患者疾病分类及构成

序号	疾病名称	构成比（%）	顺位
1	**循环系统疾病**	**30.70**	**1**
	其中：缺血性心脏病	3.54	
	内：急性心肌梗死	1.30	
	脑血管病	11.30	
	高血压病	3.33	
2	**呼吸系统疾病**	**8.44**	**4**
3	**消化系统疾病**	**5.92**	**5**
4	**神经系统疾病**	**4.60**	**6**
5	**泌尿生殖系统疾病**	**1.76**	**9**
6	**妊娠、分娩及产褥期疾病**	**3.04**	**7**
7	**内分泌、营养和代谢疾病**	**1.71**	**10**
8	**肿瘤**	**2.33**	**8**
	其中：恶性肿瘤	0.97	
	良性肿瘤	0.05	

序号	疾病名称	构成比（%）	顺位
9	损伤和中毒	24.27	2
	其中：骨折	4.53	
	各种外伤	15.58	
	中毒	3.80	
10	其他	17.24	3
	合计	100	

注：本表统计范围包括北京市120网络、北京市红十字会急救中心。

2018年全市院前急救患者情况

月份	就诊人次（人次）	普通患者		危重患者	
		计（人次）	救治人次（人次）	计（人次）	其中：死亡（人）
合计	658333	562543	399750	95790	992
1	61272	51760	37313	9512	92
2	50588	42781	30975	7807	73
3	56662	48417	35080	8245	67
4	55971	48286	34476	7685	65
5	57310	49415	35664	7895	90
6	55776	47608	34578	8168	92
7	56160	47367	33464	8793	80
8	55910	47187	33473	8723	84
9	49486	42951	32480	6535	80
10	53143	45849	31379	7294	90
11	51826	44351	30361	7475	89
12	54229	46571	30507	7658	90

注：本表统计范围包括北京市120网络、北京市红十字会急救中心。

2018年全市院前急救分月工作量

项目	合计	1月	2月	3月	4月	5月	6月	7月	8月	9月	10月	11月	12月
接听电话（次）	2838061	286561	204095	234243	244033	247850	246991	274220	267493	217114	210946	197410	207105
受理电话（次）	816506	77929	62100	70093	69476	70979	67671	68480	70132	61523	66340	64536	67247
出车次数（次）	693970	64577	52647	59740	58697	60598	58299	58748	58725	52501	56447	55025	57966
其中：抢救车（次）	485121	44761	35538	40036	40009	40384	39368	41016	40720	38054	41416	40867	42952
就诊人次（人次）	656870	61271	50534	56653	55812	57137	55495	55887	55746	49357	52922	51826	54230
其中：危重患者（人次）	95790	9512	7807	8245	7685	7895	8168	8793	8723	6535	7294	7475	7658
行驶公里（公里）	11291108	983533	832465	910948	942920	960891	923102	952750	973163	898317	953113	975515	984391

注：本表统计范围包括北京市120网络、北京市红十字会急救中心。

 2018年全市各区急救站接诊患者情况

地区	出车次数（人次）	接诊患者数（人次）		行驶公里（万公里）
		计	其中：危重患者	
合计	693970	658333	95581	1129.11
东城区	20992	21224	2198	18.50
西城区	27859	28268	2957	21.73
朝阳区	122647	117676	11907	84.97
丰台区	63788	61799	7823	70.57
石景山区	60748	58867	9296	49.88
海淀区	17680	17298	2334	23.10
门头沟区	10675	10400	2175	20.15
房山区	36967	34078	8429	97.01
通州区	39339	36907	5428	89.26
顺义区	35397	34049	5698	66.32
昌平区	45500	43277	6462	59.28
大兴区	41105	38493	10659	86.95
怀柔区	14636	13461	2786	33.18
平谷区	10801	9825	3359	51.15
密云区	13128	11262	2419	51.77
延庆区	8942	8081	1699	37.49
急救中心	123766	113368	9952	267.80

注：本表统计范围包括北京市120网络、北京市红十字会急救中心。

农村改水情况

农村改水类型（受益人口单位：万人）

地区	农村总人口（万人）	合计 累计受益	合计 覆盖率（%）	合计 当年受益	自来水 厂站（个）	自来水 累计受益	自来水 覆盖率（%）	自来水 当年受益	手压机井 合计（万）	手压机井 累计受益	手压机井 覆盖率（%）	手压机井 当年受益	雨水收集 水窖（个）	雨水收集 累计受益	雨水收集 覆盖率（%）	雨水收集 当年受益	其他 累计受益	其他 覆盖率（%）	其他 当年受益	当年用于农村改水投资（万元） 金额合计	资金来源 国家	资金来源 集体	资金来源 个人	资金来源 其他
朝阳区	14.3	14.3	100	—	154	14.3	100	—	—	—	—	—	—	—	—	—	—	—	—	0	0	—	—	—
丰台区	12.0	12.0	100	—	37	12.0	100	—	—	—	—	—	—	—	—	—	—	—	—	0	0	—	—	—
海淀区	9.0	9.0	100	—	84	9.0	100	—	—	—	—	—	—	—	—	—	—	—	—	0	0	—	—	—
门头沟区	5.9	5.9	100	—	177	5.9	100	—	—	—	—	—	—	—	—	—	—	—	—	0	0	—	—	—
房山区	35.7	35.7	100	—	375	35.7	100	—	—	—	—	—	—	—	—	—	—	—	—	2300	2300	—	—	—
通州区	33.3	33.3	100	—	441	33.3	100	—	—	—	—	—	—	—	—	—	—	—	—	290	290	—	—	—
顺义区	28.6	28.6	100	—	337	28.6	100	—	—	—	—	—	—	—	—	—	—	—	—	689	689	—	—	—
昌平区	20.7	20.7	100	—	240	20.7	100	—	—	—	—	—	—	—	—	—	—	—	—	654	654	—	—	—
大兴区	30.8	30.8	100	—	212	30.8	100	—	—	—	—	—	—	—	—	—	—	—	—	593	593	—	—	—
怀柔区	15.6	15.6	100	—	351	15.6	100	—	—	—	—	—	—	—	—	—	—	—	—	1200	1200	—	—	—
平谷区	20.3	20.3	100	—	273	20.3	100	—	—	—	—	—	—	—	—	—	—	—	—	0	0	—	—	—
密云区	25.8	25.8	100	—	277	24.6	95.47	—	—	—	—	—	—	—	—	—	—	1.2	4.53	—	0	0	—	—	—
延庆区	16.3	16.3	100	—	320	16.3	100	—	—	—	—	—	—	—	—	—	—	—	—	0	0	—	—	—
合计	**268.3**	**268.3**	**100**	**—**	**3278**	**267.1**	**99.56**	**—**	**—**	**—**	**—**	**—**	**—**	**—**	**—**	**—**	**—**	**1.2**	**0.44**	**—**	**5726**	**5726**	**—**	**—**	**—**

2018年全市采供血情况

项目	采血量		供血量（袋）					
	人次	袋	合计	全血	红细胞	手工分离血小板	血浆	机采成分血
合计	**352864**	**594228**	**1280845**	**27**	**587767**	**36692**	**547125**	**109234**
血液中心	262349	453165	1044294	10	474305	36602	447551	85826
中心血站	90515	141063	236551	17	113462	90	99574	23408

注：每袋=200毫升。

 ## 2018年全市各区无偿献血情况

地区	献血人次（人次）	献血量（袋）
合计	**352864**	**594228**
东城区	55730	104048
西城区	58402	102797
朝阳区	34632	52176
海淀区	66186	108521
丰台区	32473	55647
石景山区	11540	20025
门头沟区	1200	1754
房山区	6384	10708
通州区	25499	42979
顺义区	10469	15676
昌平区	24451	39124
大兴区	12036	18453
平谷区	1042	1448
怀柔区	1812	2168
密云区	9409	16017
延庆区	1599	2687

注：每袋=200毫升。

2018年全市207家医疗机构出院患者前十位疾病顺位及构成

顺位	城区		顺位	远郊		顺位	外埠	
	疾病名称	构成		疾病名称	构成		疾病名称	构成
1	循环系统疾病	18.28%	1	循环系统疾病	18.56%	1	循环系统疾病	13.01%
2	妊娠、分娩和产褥期	11.14%	2	妊娠、分娩和产褥期	15.78%	2	恶性肿瘤	8.44%
3	呼吸系统疾病	9.03%	3	呼吸系统疾病	10.70%	3	肌肉骨骼系统和结缔组织疾病	5.22%
4	消化系统疾病	7.03%	4	消化系统疾病	7.53%	4	泌尿生殖系统疾病	4.94%
5	泌尿生殖系统疾病	6.32%	5	泌尿生殖系统疾病	6.30%	5	消化系统疾病	4.86%
6	损伤、中毒和外因的某些其他后果	4.86%	6	损伤、中毒和外因的某些其他后果	6.00%	6	眼和附器疾病	4.40%
7	肌肉骨骼系统和结缔组织疾病	4.57%	7	肌肉骨骼系统和结缔组织疾病	3.85%	7	妊娠、分娩和产褥期	3.66%
8	眼和附器疾病	4.27%	8	内分泌、营养和代谢疾病	3.23%	8	呼吸系统疾病	3.54%
9	内分泌、营养和代谢疾病	3.73%	9	神经系统疾病	3.20%	9	先天性畸形、变形和染色体异常	3.50%
10	恶性肿瘤	3.33%	10	眼和附器疾病	3.12%	10	损伤、中毒和外因的某些其他后果	3.45%
	十种疾病合计	72.56%		十种疾病合计	78.27%		十种疾病合计	55.02%

注：按照现住址区划代码分城区为东城区、西城区、朝阳区、丰台区、石景山区、海淀区。远郊为门头沟区，房山区、通州区、顺义区、昌平区、大兴区、怀柔区、平谷区、密云区、延庆区。

2018年全市居民出生、死亡及自然增长情况

地区	出生数（人）	出生率（‰）	死亡数（人）	死亡率（‰）	自然增长数（人）	自然增长率（‰）
全市	140921	10.30	96418	7.05	44503	3.25

注：本表统计口径为全市户籍人口。

2018年全市婴儿、新生儿、孕产妇死亡情况

地区	婴儿死亡率（‰）	新生儿死亡率（‰）	孕产妇死亡率（1/10万）	
			计	其中：产后出血
全市	**2.00**	**1.21**	**11.03**	**1.47**
城郊	1.87	1.12	8.94	2.24
远郊	2.26	1.38	15.06	0.00

注：1. 本表统计口径为户籍人口。

2. 此表中城郊包括本市东城区、西城区、朝阳区、丰台区、石景山区、海淀区、门头沟区、房山区。远郊包括通州区、顺义区、昌平区、大兴区、怀柔区、平谷区、密云区、延庆区。

2018年全市居民前十位死因顺位、死亡率及百分比构成

顺位	全市			男性			女性		
	死因名称	死亡率（1/10万）	构成（%）	死因名称	死亡率（1/10万）	构成（%）	死因名称	死亡率（1/10万）	构成（%）
1	心脏病	185.12	26.26	恶性肿瘤	219.63	27.56	心脏病	176.81	28.79
2	恶性肿瘤	183.25	25.99	心脏病	193.52	24.29	恶性肿瘤	147.22	23.97
3	脑血管病	130.92	18.57	脑血管病	150.09	18.84	脑血管病	111.94	18.23
4	呼吸系统疾病	69.48	9.85	呼吸系统疾病	81.63	10.24	呼吸系统疾病	57.44	9.35
5	损伤和中毒	29.27	4.15	损伤和中毒	34.75	4.36	损伤和中毒	23.84	3.88
6	内分泌、营养和代谢疾病	22.69	3.22	内分泌、营养和代谢疾病	23.39	2.94	内分泌、营养和代谢疾病	21.99	3.58
7	消化系统疾病	18.16	2.58	消化系统疾病	20.21	2.54	消化系统疾病	16.14	2.63
8	神经系统疾病	9.42	1.34	神经系统疾病	10.39	1.30	神经系统疾病	8.46	1.38
9	泌尿生殖系统疾病	5.21	0.74	传染病	5.72	0.72	泌尿生殖系统疾病	5.04	0.82
10	传染病	4.24	0.60	泌尿生殖系统疾病	5.39	0.68	精神障碍	4.12	0.67
	十种死因合计	657.76	93.30	十种死因合计	744.72	93.47	十种死因合计	573.00	93.30

注：居民指北京市户籍居民。

2018年全市婴儿主要死因顺位、死亡率及百分比构成

顺位	全市			城郊			远郊		
	死因名称	死亡率（1/10万）	构成（%）	死因名称	死亡率（1/10万）	构成（%）	死因名称	死亡率（1/10万）	构成（%）
1	早产低出生体重	45.61	22.71	早产低出生体重	48.07	25.60	早产低出生体重	40.88	18.10
2	其他先天异常	30.16	15.02	先天性心脏病	25.71	13.69	其他先天异常	38.73	17.14
3	先天性心脏病	26.48	13.19	其他先天异常	25.71	13.69	先天性心脏病	27.97	12.38
4	新生儿窒息	18.39	9.16	新生儿窒息	16.77	8.93	新生儿窒息	21.52	9.52
5	败血症	13.24	6.59	败血症	12.30	6.55	肺炎	19.36	8.57
	主要死因合计	**133.88**	**66.67**	主要死因合计	**128.56**	**68.45**	主要死因合计	**148.46**	**65.71**

注：此表中城郊包括本市东城区、西城区、朝阳区、丰台区、石景山区、海淀区、门头沟区、房山区。远郊包括通州区、顺义区、昌平区、大兴区、怀柔区、平谷区、密云区、延庆区。

2018年全市新生儿主要死因顺位、死亡率及百分比构成

顺位	全市			城郊			远郊		
	死因名称	死亡率（1/10万）	构成（%）	死因名称	死亡率（1/10万）	构成（%）	死因名称	死亡率（1/10万）	构成（%）
1	早产低出生体重	40.46	33.54	早产低出生体重	42.48	38.00	早产低出生体重	36.58	26.56
2	其他先天异常	18.39	15.24	新生儿窒息	15.65	14.00	其他先天异常	27.97	20.31
3	新生儿窒息	17.66	14.63	其他先天异常	13.41	12.00	新生儿窒息	21.52	15.63
4	先天性心脏病	9.56	7.93	败血症	8.94	8.00	肺炎	12.91	9.38
5	败血症	8.09	6.71	先天性心脏病	7.83	7.00	先天性心脏病	12.91	9.38
	主要死因合计	**94.16**	**78.05**	主要死因合计	**88.31**	**79.00**	主要死因合计	**111.88**	**81.25**

注：此表中城郊包括本市东城区、西城区、朝阳区、丰台区、石景山区、海淀区、门头沟区、房山区。远郊包括通州区、顺义区、昌平区、大兴区、怀柔区、平谷区、密云区、延庆区。

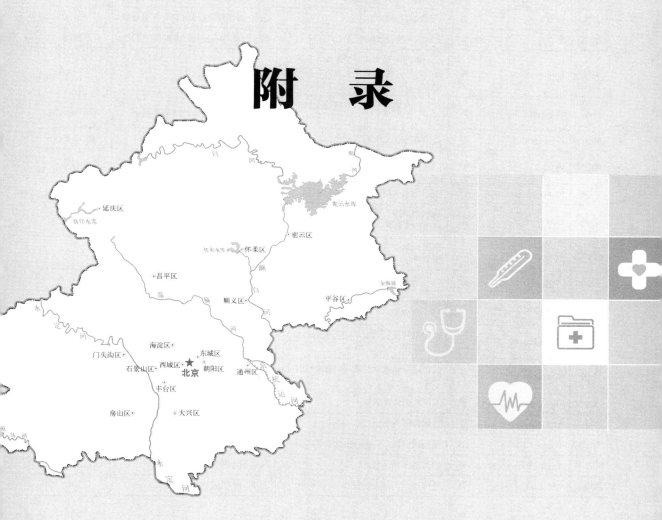

附　录

北京卫生系统聘任外籍人士一览表

国籍	姓名	性别	国外工作单位与职务	聘任单位及职务	授予时间
比利时	Claus Bachert	男	比利时根特大学教授	北京市耳鼻咽喉科研究所客座教授	2016
美国	萧镭	男	美国NIH心肺中心主任	北京市耳鼻咽喉科研究所客座教授	2016
美国	徐立	男	美国俄亥俄大学教授	北京市耳鼻咽喉科研究所客座教授	2016
美国	Simin Liu	男	美国布朗大学公共卫生学院与医学院终身教授、布朗全球心血管代谢健康中心主任	医科院阜外医院客座教授	2018.6
日本	伊藤雅昭	男	日本国立癌研究中心东病院大肠外科主任	中日友好医院普通外科客座教授	2018.5.25
德国	Felix Herth	男	德国海德堡大学附属胸科医院院长	中日友好医院客座教授	2018.5.28
德国	Ralph Kovenbach	男	德国古斯塔夫大学医院	中日友好医院心脏血管外科名誉教授	2018.8.8
法国	Philippe Hernigou	男	法国国家亨利蒙多医院骨科主任	中日友好医院骨科名誉教授	2018.8.18
德国	Kurt Fritzsche	男	德国弗莱堡大学医学院心身医学及心理治疗系教授	北京协和医院客座教授	2018.7
德国	Markus Bassler	男	德国北豪森应用技术大学社会医学、康复科学与健康照护学院主任	北京协和医院客座教授	2018.7
美国	Michael A. Crouch	男	美国桑佛大学药学院院长、终身教授	北京协和医院客座教授	2018.9
美国	Kurt Ryan Schibler	男	美国辛辛那提儿童医学中心医疗主任、儿科教授	北京协和医院客座教授	2018.9
德国	Bernd Hamm	男	德国柏林夏利特医学中心放射科主任、教授	北京协和医院客座教授	2018.10
美国	Norman Relkin	男	美国康奈尔大学医学院认知障碍中心教授	航空总医院神经医学中心首席国际顾问	2018.11.5
美国	Shi-Wen Jiang	男	美国默索大学医学院	北京妇产医院客座教授	2018
英国	Aris Papageorghiou	男	英国伦敦大学St George医院	北京妇产医院客座教授	2018
德国	Matthias Korell	男	德国诺伊斯Johanna-Etienne 医院	北京妇产医院客座教授	2018
西班牙	Sergio Haimovich	男	德尔马大学医院	北京妇产医院客座教授	2018
美国	William L. Lowe	男	美国西北大学副院长	北京妇产医院客座教授	2018

北京卫生系统人员被国外聘为教授等名衔一览表

姓名	性别	现工作单位及职务	授衔国别	授予单位	称号	时间
刘丽宏	女	北京朝阳医院总药师、药事部主任	英国	BMJ国际咨询专委会	委员	2018.10.22
张　罗	男	北京同仁医院常务副院长、北京市耳鼻咽喉科研究所所长	新加坡	亚太过敏科学哮喘和临床免疫联合会	司库（Treasurer）	2018.10
田　伟	男	北京积水潭医院院长	法国	法国国家医学科学院	法国国家医学科学院院士	2018.12.18

北京卫生系统挂靠研究、学术、管理机构一览表

机构名称	负责人	职务	挂靠单位	成立时间
国家骨科手术机器人应用中心技术指导委员会	田　伟	主任委员	北京积水潭医院	2018.2.2
中国研究型医院学会心脏康复专业委员会	李海霞	主任委员	中国中医科学院广安门医院	2018.3.31

2018年北京市二级及以上医疗机构一览表（不含驻京部队和武警医疗机构）

序号	机构名称	等级	等次	类型	性质	经济类型	设置主办单位	地址	邮编	职工总数（人）	卫生技术人员（人）	编制床位（张）	实有床位（张）	门诊（人次）	急诊（人次）
1	北京医院	三级	甲等	综合医院	非营利性	国有全资	卫生行政部门	东城区东单大华路1号	100730	3150	2453	1120	1120	1733578	88956
2	中国医学科学院北京协和医院	三级	甲等	综合医院	非营利性	国有全资	卫生行政部门	东城区帅府园1号	100730	5390	3824	3000	1987	3600196	194052
3	北京中医药大学东直门医院	三级	甲等	中医（综合）医院	非营利性	国有全资	其他行政部门	东城区海运仓5号	100700	1324	1132	574	571	1578836	36603
4	首都医科大学附属北京同仁医院	三级	甲等	综合医院	非营利性	国有全资	卫生行政部门	东城区东交民巷1号	100730	3598	2965	1759	1615	2407693	340504
5	首都医科大学附属北京中医医院	三级	甲等	中医（综合）医院	非营利性	国有全资	卫生行政部门	东城区美术馆后街23号	100010	1728	1440	565	606	2038653	28511
6	首都医科大学附属北京口腔医院	三级	甲等	口腔医院	非营利性	国有全资	卫生行政部门	东城区天坛西里4号	100050	1181	974	100	63	805409	53022
7	首都医科大学附属北京妇产医院	三级	甲等	妇产（科）医院	非营利性	国有全资	卫生行政部门	东城区崎河楼大街17号	100026	1632	1299	660	531	1349857	43213
8	北京市和平里医院	三级	甲等	中西医结合医院	非营利性	国有全资	卫生行政部门	东城区和平里北街18号	100013	850	686	407	407	518462	54872
9	中国医学科学院阜外医院	三级	甲等	心血管病医院	非营利性	国有全资	卫生行政部门	西城区北礼士路167号	100037	3396	2905	1521	1279	744620	29864
10	中国中医科学院广安门医院	三级	甲等	中医（综合）医院	非营利性	国有全资	其他行政部门	西城区北线阁5号	100053	1548	1372	614	614	2240044	38757
11	北京大学第一医院	三级	甲等	综合医院	非营利性	国有全资	卫生行政部门	西城区西什库大街8号	100034	3538	3121	1368	1839	2514703	175829
12	北京大学人民医院	三级	甲等	综合医院	非营利性	国有全资	卫生行政部门	西城区西直门南大街11号	100044	4381	3837	1448	1732	2665793	160890
13	北京中医药大学附属护国寺中医医院	三级	甲等	针灸医院	非营利性	国有全资	卫生行政部门	西城区棉花胡同83号	100035	592	496	390	365	496616	1412

序号	医院名称	级别	等级	类型	营利性	经济类型	主办单位	地址							
14	首都医科大学附属北京友谊医院	三级	甲等	综合医院	非营利性	国有全资	卫生行政部门	西城区永安路95号，通州区潞苑东路101号院、运河东大街57号院3号楼	100050	3061	2684	956	1267	2334132	189978
15	首都医科大学宣武医院	三级	甲等	综合医院	非营利性	国有全资	卫生行政部门	西城区长椿街45号	100053	2905	2517	981	1159	2329998	220757
16	首都医科大学附属北京儿童医院	三级	甲等	儿童医院	非营利性	国有全资	卫生行政部门	西城区南礼士路56号	100045	2978	2603	970	1176	2744720	207148
17	首都医科大学附属北京安定医院	三级	甲等	精神病医院	非营利性	国有全资	卫生行政部门	西城区德胜门外安康胡同5号	100088	941	726	800	800	539868	13139
18	北京积水潭医院	三级	甲等	综合医院	非营利性	国有全资	卫生行政部门	西城区新街口东街31号	100035	2593	2221	1503	1506	1887719	228985
19	北京急救中心	三级	甲等	急救中心	非营利性	国有全资	卫生行政部门	西城区前门西大街103号	100031	733	426	0	0	0	0
20	北京回民医院	三级	甲等	中西医结合医院	非营利性	国有全资	卫生行政部门	西城区右安门内大街11号	100054	475	396	400	266	236738	29297
21	北京肛肠医院	三级	甲等	中西医结合医院	非营利性	集体全资	卫生行政部门	西城区德胜门外大街16号	100120	441	371	485	341	252844	10214
22	中日友好医院	三级	甲等	综合医院	非营利性	国有全资	卫生行政部门	朝阳区和平里樱花园东街2号	100029	3205	2588	1610	1774	2351304	300085
23	中国医学科学院肿瘤医院	三级	甲等	肿瘤医院	非营利性	国有全资	卫生行政部门	朝阳区潘家园南里17号	100021	2346	1830	1198	2291	892520	26639
24	中国中医科学院望京医院	三级	甲等	中医（综合）医院	非营利性	国有全资	其他行政部门	朝阳区望京中环南路6号	100102	1295	1055	1100	743	1097276	59328
25	北京中医药大学第三附属医院	三级	甲等	中西医结合医院	非营利性	国有全资	事业单位	朝阳区安定门外小关街51号	100029	826	701	520	472	861009	11116
26	首都医科大学附属北京朝阳医院	三级	甲等	综合医院	非营利性	国有全资	卫生行政部门	朝阳区工体南路8号	100020	4301	3827	1880	1941	3618421	321779
27	首都医科大学附属北京安贞医院	三级	甲等	综合医院	非营利性	国有全资	卫生行政部门	朝阳区安贞路2号	100029	4161	3566	1500	1597	2339400	140918

续表

序号	机构名称	等级	等次	类型	性质	经济类型	设置/主办单位	地址	邮编	职工总数（人）	卫生技术人员（人）	编制床位（张）	实有床位（张）	门诊（人次）	急诊（人次）
28	首都医科大学附属北京地坛医院	三级	甲等	传染病医院	非营利性	国有全资	卫生行政部门	朝阳区京顺路东街8号	100015	1657	1326	1158	876	733885	65432
29	首都儿科研究所附属儿童医院	三级	甲等	儿童医院	非营利性	国有全资	卫生行政部门	朝阳区雅宝路2号	100020	910	742	400	429	2016185	197361
30	北京市第一中西医结合医院	三级	甲等	中西医结合医院	非营利性	国有全资	卫生行政部门	朝阳区金台路13号内2号，朝阳区东坝乡东风队二条	100026	950	852	405	390	726585	55691
31	北京妇幼保健院	三级	甲等	妇幼保健院	非营利性	国有全资	卫生行政部门	朝阳区姚家园路251号	100026	160	149				
32	中国中医科学院西苑医院	三级	甲等	中医（综合）医院	非营利性	国有全资	其他行政部门	海淀区西苑操场1号	100091	1541	1203	800	656	1990574	56418
33	北京大学第三医院	三级	甲等	综合医院	非营利性	国有全资	卫生行政部门	海淀区花园北路49号	100191	5178	4172	1420	1891	4036715	242000
34	北京大学口腔医院	三级	甲等	口腔医院	非营利性	国有全资	卫生行政部门	海淀区中关村南大街22号	100081	2568	2001	157	157	1554470	90277
35	北京大学第六医院	三级	甲等	精神病医院	非营利性	国有全资	卫生行政部门	海淀区花园北路51号	100191	421	268	200	221	324163	0
36	北京肿瘤医院	三级	甲等	肿瘤医院	非营利性	国有全资	卫生行政部门	海淀区阜成路52号	100142	2152	1638	790	798	661656	
37	首都医科大学附属北京世纪坛医院（北京铁路总医院）	三级	甲等	综合医院	非营利性	国有全资	卫生行政部门	海淀区羊坊店铁医路10号	100038	2447	2055	1100	1089	1597386	50623
38	北京市中西医结合医院	三级	甲等	中西医结合医院	非营利性	国有全资	卫生行政部门	海淀区承泽路东街3号	100039	688	588	600	402	357961	9086
39	北京马应龙长青肛肠医院	三级	甲等	肛肠医院	营利性	股份合作	个人	海淀区岗庄路9号金渤瀚商务会馆主楼	100195	242	191	300	159	46589	2
40	北京中药大学东方医院	三级	甲等	中医（综合）医院	非营利性	国有全资	事业单位	丰台区方庄小区芳星园一区6号	100078	1549	1296	1175	796	1556600	59501
41	首都医科大学附属北京天坛医院	三级	甲等	综合医院	非营利性	国有全资	卫生行政部门	丰台区南四环西路119号	100070	2174	1684	1650	1677	1446467	111905

序号	医院名称	级别	等级	类别	营利性质	经济类型	主管部门	地址	邮编						
42	首都医科大学附属北京佑安医院	三级	甲等	传染病医院	非营利性	国有全资	卫生行政部门	丰台区右外西头条8号	100069	1605	1286	800	710	587993	20875
43	北京市丰台中西医结合医院	三级	甲等	中西医结合医院	非营利性	国有全资	卫生行政部门	丰台区长辛店东山坡三里甲60号、丰台区长辛店东山坡三里63号院	100072	689	611	500	400	309704	35462
44	北京博爱医院	三级	甲等	综合医院	非营利性	国有全资	社会团体	丰台区角门北路10号	100068	1664	1245	1100	810	408367	38386
45	中国医学科学院整形外科医院	三级	甲等	整形外科医院	非营利性	国有全资	卫生行政部门	石景山区八大处路33号	100144	824	512	200	200	135768	8126
46	中国中医科学院眼科医院	三级	甲等	其他中医专科医院	非营利性	国有全资	其他行政部门	石景山区鲁谷路33号	100040	565	439	800	341	367870	4872
47	北京市房山区中医医院（北京中医药大学房山医院）	三级	甲等	中医（综合）医院	非营利性	集体全资	卫生行政部门	房山区城关保健路4号	102400	1374	1097	800	801	863401	46005
48	首都医科大学附属北京胸科医院	三级	甲等	胸科医院	非营利性	国有全资	卫生行政部门	通州区马厂97号	101149	864	687	653	638	259806	5268
49	北京市通州区中医医院	三级	甲等	中医（综合）医院	非营利性	国有全资	卫生行政部门	通州区翠屏西路116号	101100	944	849	1200	369	1040294	74928
50	北京市顺义区中医医院（北京中医医院顺义医院）	三级	甲等	中医（综合）医院	非营利性	国有全资	卫生行政部门	顺义区站前东街5号	101300	1093	915	450	405	888094	39610
51	中国中医科学院广安门医院南区	三级	甲等	中医（综合）医院	非营利性	国有全资	卫生行政部门	大兴区黄村镇兴丰北大街（二段）138号	102618	720	592	400	407	782158	20148
52	北京回龙观医院	三级	甲等	精神病医院	非营利性	国有全资	卫生行政部门	昌平区回龙观镇南店路7号院	100096	1161	835	1369	1295	173018	79
53	北京市昌平区中医医院	三级	甲等	中医（综合）医院	非营利性	国有全资	卫生行政部门	昌平区东环路南段	102200	1028	746	500	300	890959	55617
54	北京市昌平区中西医结合医院	三级	甲等	中西医结合医院	非营利性	国有全资	卫生行政部门	昌平区黄平路219号、昌平区东小口镇马连店村北	102208	1600	1246	2130	2163	657926	78168

续表

序号	机构名称	等级	等次	类型	性质	经济类型	设置主办单位	地址	邮编	职工总数（人）	卫生技术人员（人）	编制床位（张）	实有床位（张）	门诊（人次）	急诊（人次）
55	北京王府中西医结合医院	三级	甲等	中西医结合医院	非营利性	其他	个人	昌平区北七家镇王府街1号	102209	773	625	600	460	443177	27977
56	北京市平谷区中医医院	三级	甲等	中医（综合）医院	非营利性	国有全资	卫生行政部门	平谷区平翔东路6号	101200	897	699	800	399	552377	33332
57	北京市宣武中医医院	三级	乙等	中医（综合）医院	非营利性	国有全资	卫生行政部门	西城区万明路13号	100050	433	363	400	188	368049	9467
58	首都医科大学附属复兴医院	三级	合格	综合医院	非营利性	国有全资	卫生行政部门	西城区复兴门外大街甲20号	100038	1574	1370	816	798	631022	60184
59	北京华信医院（清华大学第一附属医院）	三级	合格	综合医院	非营利性	国有全资	其他行政部门	朝阳区酒仙桥一街坊6号	100016	1532	1293	760	770	895606	76317
60	应急总医院（煤炭总医院）	三级	合格	综合医院	非营利性	国有全资	其他行政部门	朝阳区西坝河南里29号	100028	985	752	515	503	527609	59152
61	民航总医院	三级	合格	综合医院	非营利性	国有全资	其他行政部门	朝阳区朝外高井甲1号	100123	1418	1216	500	771	1201958	238666
62	北京老年医院	三级	合格	综合医院	非营利性	国有全资	卫生行政部门	海淀区温泉路118号	100095	1130	942	800	740	286711	45231
63	航天中心医院	三级	合格	综合医院	非营利性	国有全资	事业单位	海淀区玉泉路15号	100049	2075	1777	1050	1050	1440700	116071
64	国家电网公司北京电力医院	三级	合格	综合医院	非营利性	国有全资	企业	丰台区太平桥西里甲1号	100073	1292	1074	518	700	616969	66499
65	北京中诺口腔医院	三级	合格	口腔医院	营利性	其他内资	企业	丰台区方庄芳星园三区18号楼	100078	180	108	50	50	95209	0
66	北京首大眼耳鼻喉医院	三级	合格	耳鼻喉科医院	营利性	其他内资	个人	丰台区成寿寺路33号	100078	296	216	148	148	59328	
67	北京大学首钢医院	三级	合格	综合医院	非营利性	国有全资	企业	石景山区晋元庄路9号	100144	1709	1389	1006	944	824430	92625
68	北京京煤集团总医院	三级	合格	综合医院	非营利性	国有全资	企业	门头沟区黑山大街18号	102300	1304	1055	956	800	814184	70229
69	北京燕化医院	三级	合格	综合医院	非营利性	其他	其他社会组织	房山区燕山迎风街15号	102500	1293	1016	501	663	642070	80938
70	北京市大兴区人民医院	三级	合格	综合医院	非营利性	国有全资	卫生行政部门	大兴区黄村西大街26号	102600	2171	1880	1100	1012	1546167	210090

序号	医院名称	级别	等次	类型	性质	所有制	举办者	地址	邮编						
71	北京小汤山医院	三级	合格	综合医院	非营利性	国有全资	卫生行政部门	昌平区小汤山镇	102211	738	443	577	577	61960	0
72	北京市昌平区医院	三级	合格	综合医院	非营利性	国有全资	卫生行政部门	昌平区鼓楼北街9号	102200	1539	1182	800	667	885611	213919
73	北京市平谷区医院	三级	合格	综合医院	非营利性	国有全资	卫生行政部门	平谷区新平北路59号	101200	1536	1330	960	894	1035323	184580
74	北京市隆福医院（东城区老年病医院）	三级	未评	中西医结合医院	非营利性	国有全资	卫生行政部门	东城区美术馆东街18号，昌平区小口镇中滩村290号，朝阳区北苑5号院606号楼	100010	729	590	480	434	504365	18850
75	北京市西城区广外医院（西城区广外老年医院）	三级	未评	中西医结合医院	非营利性	国有全资	卫生行政部门	西城区广外三义里甲2号，西城区广外上斜街61号	100055	386	331	350	248	222255	7120
76	北京市垂杨柳医院	三级	未评	综合医院	非营利性	国有全资	卫生行政部门	朝阳区垂杨柳南街2号，朝阳区三间房西村479号，朝阳区东三环南路54号	100022	1146	913	521	501	757735	108908
77	北京市公安医院	三级	未评	综合医院	非营利性	国有全资	其他行政部门	朝阳区豆各庄村甲505号	100121	292	231	207	98	380	752
78	北京市红十字会急诊抢救中心（红十字会创伤医院）	三级	未评	其他专科医院	非营利性	集体全资	其他行政部门	朝阳区清河东路1号	100192	1636	1174	311	352	61150	36631
79	航空总医院	三级	未评	综合医院	非营利性	国有全资	企业	朝阳区安外北苑3号院	100012	1103	972	1000	833	874626	113439
80	北京朝阳急诊抢救中心	三级	未评	综合医院	非营利性	其他内资	个人	朝阳区周庄嘉园东里27号	100122	923	790	612	612	34187	32602
81	北京朝阳中西医结合急诊抢救中心	三级	未评	中西医结合医院	非营利性	其他内资	个人	朝阳区十八里店乡周家庄村123号	100025	1289	1132	600	940	160267	42157
82	北京京城皮肤病医院	三级	未评	皮肤病医院	营利性	股份合作	个人	朝阳区德胜门外双泉堡甲4号	100192	324	141	120	100	158354	
83	北京市海淀医院	三级	未评	综合医院	非营利性	国有全资	卫生行政部门	海淀区中关村大街29号	100080	1624	1354	900	804	1053368	181547
84	北京裕和中西医结合康复医院	三级	未评	中西医结合医院	营利性	股份有限（公司）	企业	海淀区永定路15号	100039	276	184	350	110	20560	0

续表

序号	机构名称	等级	等次	类型	性质	经济类型	设置/主办单位	地址	邮编	职工总数（人）	卫生技术人员（人）	编制床位（张）	实有床位（张）	门诊（人次）	急诊（人次）
85	北京祥云京城皮肤病医院	三级	未评	皮肤病医院	营利性	股份有限（公司）	企业	丰台区马家堡69号院	100068	142	107	100	100	17178	0
86	北京国丹白癜风医院	三级	未评	皮肤病医院	营利性	私有	企业	丰台区太平桥路17号	100073	135	105	100	100	24944	5435
87	首都医科大学附属北京康复医院	三级	未评	康复医院	非营利性	国有全资	社会团体	石景山区八大处西平庄	100144	1043	932	950	845	213682	0
88	北京联科中医肾病医院	三级	未评	其他中医专科医院	营利性	股份合作	社会团体	石景山区模式口西102号	100041	252	219	300	300	58412	0
89	北京市房山区良乡医院	三级	未评	综合医院	非营利性	国有全资	卫生行政部门	房山区良乡拱辰大街45号	102401	1964	1638	800	860	1480485	185696
90	首都医科大学附属北京潞河医院	三级	未评	综合医院	非营利性	国有全资	卫生行政部门	通州区新华南路82号，通州区翠屏西路43-45号、通州区玉带河西街14号楼	101149	2953	2259	1200	1109	1979066	311925
91	北京美尔目眼科医院	三级	未评	眼科医院	营利性	私有	个人	通州区通朝大街13号院1号楼	101100	96	52	80	80	14391	118
92	北京市顺义区医院	三级	未评	综合医院	非营利性	国有全资	卫生行政部门	顺义区光明南街3号	101300	2164	1859	1000	1047	1458639	269582
93	北京市安康医院	三级	未评	精神病医院	非营利性	国有全资	其他行政部门	顺义区南彩镇滨河路俸伯段4号	101300	410	261	1000	500	107	
94	北京方舟皮肤病医院	三级	未评	皮肤病医院	营利性	私有	个人	顺义区裕东路3号院	101318	126	76	100	185	11760	0
95	北京市大兴区中西医结合医院	三级	未评	中西医结合医院	非营利性	国有全资	卫生行政部门	大兴区瀛海镇忠兴南路3号	100076	688	578	450	453	294484	40856
96	北京中科白癜风医院	三级	未评	皮肤病医院	营利性	股份有限（公司）	企业	大兴区旧宫镇三台山路南口临18号院	100176	106	77	100	100	1898	0
97	北京陆道培医院	三级	未评	血液病医院	营利性	其他内资	企业	经济技术开发区同济南路22号	102600	239	182	200	200	873	0
98	北京爱育华妇儿医院	三级	未评	其他专科医院	营利性	其他	个人	经济技术开发区景园南街2号	100176	377	246	300	118	60588	12808
99	北京大学国际医院	三级	未评	综合医院	非营利性	其他内资	事业单位	昌平区中关村生命科学园生命园路1号	102206	1969	1629	750	1072	757576	54739

	医院名称			医院类别				地址							
100	北京清华长庚医院	三级	未评	综合医院	非营利性			昌平区立汤路168号	102218	1814	1428	900	879	616600	71481
101	北京北大医疗康复医院	三级	未评	康复医院	营利性	其他内资	企业	昌平区回龙观中关村生命科学园生命园路8号院7号楼	102206	381	310	300	300	7978	
102	北京美尔目第二眼科医院	三级	未评	眼科医院	营利性	其他	其他社会组织	昌平区城北街道政府街西路23号	102299	77	25	80	80	8096	464
103	北京京都儿童医院	三级	未评	儿童医院	营利性	股份有限（公司）	企业	昌平区回龙观东大街308号	102208	705	534	200	294	252537	45830
104	北京市第六医院	二级	甲等	综合医院	非营利性	国有全资	卫生行政部门	东城区交道口北二条31.36号，东直门内大街184号	100007	999	774	632	473	634203	33613
105	北京市普仁医院	二级	甲等	综合医院	非营利性	国有全资	卫生行政部门	东城区崇文门外大街100号	100062	951	784	400	397	628797	39493
106	北京市鼓楼中医医院	二级	甲等	中医（综合）医院	非营利性	国有全资	卫生行政部门	东城区豆腐池胡同13号、东城区和平里中街14-2号、东城区安乐林路10号	100009	388	323	201	167	780199	9914
107	北京市东城区第一人民医院	二级	甲等	中西医结合医院	非营利性	国有全资	卫生行政部门	东城区永外大街130号	100075	323	285	150	150	442813	69836
108	北京市东城区第一妇幼保健院	二级	甲等	妇幼保健院	非营利性	国有全资	卫生行政部门	东城区交道口南大街136号	100007	196	151	96	96	41389	0
109	北京市东城区第二妇幼保健院	二级	甲等	妇幼保健院	非营利性	国有全资	卫生行政部门	东城区法华南里25号楼东侧	100061	135	106	60	30	132914	9289
110	北京市第二医院	二级	甲等	综合医院	非营利性	国有全资	卫生行政部门	西城区宣内大街油坊胡同36号	100031	443	377	286	234	166802	13884
111	北京市西城区平安医院	二级	甲等	精神病医院	非营利性	国有全资	卫生行政部门	西城区赵登禹路169号	100035	292	240	213	370	223946	0
112	北京市丰盛中医骨伤专科医院	二级	甲等	骨伤医院	非营利性	集体全资	卫生行政部门	西城区阜内大街306号	100033	264	205	100	100	549591	42171
113	北京市监狱就管理局中心医院	二级	甲等	综合医院	非营利性	国有全资	其他行政部门	西城区右安门东街9号	100054	567	399	360	360	199777	2442
114	北京按摩医院	二级	甲等	按摩医院	非营利性	国有全资	其他行政部门	西城区宝产胡同7号	100035	340	261	56	44	1012556	

续表

序号	机构名称	等级	等次	类型	性质	经济类型	设置/主办单位	地址	邮编	职工总数（人）	卫生技术人员（人）	编制床位（张）	实有床位（张）	门诊（人次）	急诊（人次）
115	北京市健宫医院	二级	甲等	综合医院	营利性	联营	其他社会组织	西城区福里6号	100054	839	634	457	395	806101	61781
116	北京市朝阳区中医医院	二级	甲等	中医（综合）医院	非营利性	国有全资	卫生行政部门	朝阳区工体南路6号	100020	331	276	220	213	255232	12958
117	北京市朝阳区妇幼保健院	二级	甲等	妇幼保健院	非营利性	国有全资	卫生行政部门	朝阳区潘家园华威里25号	100026	485	383	139	139	282407	3634
118	北京市老年病医院	二级	甲等	其他专科医院	非营利性	国有全资	其他行政部门	朝阳区华严北里小关西街甲2号	100029	215	155	349	349	61967	40488
119	北京首都国际机场医院	二级	甲等	综合医院	非营利性	国有全资	企业	朝阳区首都机场南路东里17号楼	100621	538	413	182	120	388958	10087
120	北京市中关村医院（中国科学院中关村医院）	二级	甲等	综合医院	非营利性	国有全资	卫生行政部门	海淀区中关村南路12号	100190	747	612	228	262	464029	14204
121	北京市海淀区妇幼保健院（海淀区海淀社区卫生服务中心）	二级	甲等	妇幼保健院	非营利性	国有全资	卫生行政部门	海淀区海淀南路33号，海淀区苏州街53号	100080	785	649	460	324	588911	20803
122	北京水利医院	二级	甲等	综合医院	非营利性	国有全资	其他行政部门	海淀区玉渊潭南路19号	100036	582	499	300	295	176491	5941
123	北京市社会福利医院	二级	甲等	综合医院	非营利性	国有全资	其他行政部门	海淀区清河三街52号	100085	143	115	150	100	126558	
124	北京市化工职业病防治院（职业病防治研究院）	二级	甲等	职业病防治院	非营利性	国有全资	企业	海淀区香山一棵松50号	100093	314	122	66	66	44147	15
125	北京华医中西医结合皮肤病医院	二级	甲等	中西医结合医院	营利性	其他内资	企业	海淀区西四环北路29号	100195	210	190	200	200	63306	0
126	北京丰台医院	二级	甲等	综合医院	非营利性	国有全资	卫生行政部门	丰台区丰台镇西安街1号，丰台区丰台南路99号	100070	1516	1314	1100	576	1005747	135991
127	中国航天科工集团七三一医院	二级	甲等	综合医院	非营利性	国有全资	事业单位	丰台区云岗镇岗南里3号院	100074	948	760	400	519	540861	113315
128	北京航天总医院	二级	甲等	综合医院	非营利性	国有全资	事业单位	丰台区万源北路7号	100076	1432	1189	500	885	959168	86332
129	北京市石景山医院	二级	甲等	综合医院	非营利性	国有全资	卫生行政部门	石景山区石景山路24号	100043	1639	1326	600	752	1343719	113002

序号	名称	级别	等次	类别	营利性	资产	主办单位	地址	邮编								
130	清华大学玉泉医院	二级	甲等	综合医院	非营利性	国有全资	事业单位	石景山区石景山路5号	100049	770	638	500	414	300049	23022
131	北京市石景山区五里坨医院	二级	甲等	精神病医院	非营利性	国有全资	事业单位	石景山区石门路322号	100042	153	131	280	410	11419	0
132	北京市门头沟区医院	二级	甲等	综合医院	非营利性	国有全资	卫生行政部门	门头沟区河滩桥东街10号	102300	949	752	602	514	679475	51994
133	北京市门头沟区中医医院（门头沟区老年病医院）	二级	甲等	中医（综合）医院	非营利性	集体全资	卫生行政部门	门头沟区新桥南大街3号	102300	380	303	152	149	644102	11023
134	北京市门头沟区妇幼保健计划生育服务中心（门头沟区妇幼保健院）	二级	甲等	妇幼保健院	非营利性	国有全资	卫生行政部门	门头沟区石龙路10号	102300	269	206	95	43	182548	383
135	北京市房山区第一医院	二级	甲等	综合医院	非营利性	国有全资	卫生行政部门	房山区房窑路6号	102400	1871	1443	800	971	1295031	83534
136	北京市房山区妇幼保健院	二级	甲等	妇幼保健院	非营利性	国有全资	卫生行政部门	房山区良乡镇苏庄东街5号	102488	603	473	200	163	438555	52887
137	北京同济东方中西医结合医院	二级	甲等	中西医结合医院	非营利性	其他	社会团体	房山区阎村镇大紫草坞村	102412	0	0	0	0	0	0
138	北京市通州区中西医结合医院	二级	甲等	中西医结合医院	非营利性	国有全资	卫生行政部门	通州区车站路89号	101100	418	359	150	188	517876	16513
139	北京市通州区妇幼保健院	二级	甲等	妇幼保健院	非营利性	国有全资	卫生行政部门	通州区玉桥中路124号，通州区玉桥中路梨园东里北区23号楼，通州区临河里50号楼	101100	841	729	346	300	856609	148437
140	北京市顺义区妇幼保健院（北京市顺义区妇儿医院，顺义区妇幼保健计划生育服务中心）	二级	甲等	妇幼保健院	非营利性	国有全资	卫生行政部门	顺义区顺康路1号	101300	600	567	300	296	1077658	189405
141	北京市大兴区妇幼保健院	二级	甲等	妇幼保健院	非营利性	国有全资	卫生行政部门	大兴区黄村镇兴丰大街三段56号	102600	451	369	90	80	242399	40595

续表

序号	机构名称	等级	等次	类型	性质	经济类型	设置/主办单位	地址	邮编	职工总数（人）	卫生技术人员（人）	编制床位（张）	实有床位（张）	门诊（人次）	急诊（人次）
142	北京市大兴区心康医院	二级	甲等	精神病院	非营利性	国有全资	卫生行政部门	大兴区黄村镇黄良路路北，大兴区礼贤镇大辛庄	102600	564	381	760	760	36284	0
143	北京市仁和医院	二级	甲等	综合医院	非营利性	其他内资	企业	大兴区兴丰大街1号	102600	1774	1572	406	1617	1206155	140225
144	北京民康医院	二级	甲等	精神病院	非营利性	国有全资	其他行政部门	昌平区沙河镇	102206	241	166	500	320	5282	0
145	北京市昌平区天通苑中医医院	二级	甲等	其他中医专科医院	非营利性	其他	其他社会组织	昌平区天通苑东一区9号楼	102218	167	135	100	100	271003	21194
146	北京侯丽萍风湿病中医医院	二级	甲等	其他中医专科医院	营利性	股份合作	其他社会组织	昌平科技园区振兴路8号	102200	170	102	108	108	7605	0
147	北京怀柔医院	二级	甲等	综合医院	非营利性	国有全资	卫生行政部门	怀柔区永泰北街9号	101400	1122	1011	651	651	1113608	137823
148	北京市怀柔区中医医院	二级	甲等	中医（综合）医院	非营利性	国有全资	卫生行政部门	怀柔区后横街1号	101400	771	651	220	240	682238	66259
149	北京市怀柔区妇幼保健院	二级	甲等	妇幼保健院	非营利性	国有全资	卫生行政部门	怀柔区迎宾北路38号	101400	267	236	80	80	309285	20464
150	北京康益德中西医结合肺科医院	二级	甲等	中西医结合医院	营利性	私有	个人	怀柔区开放路50号	101400	309	224	349	500	114903	2521
151	北京市密云区医院	二级	甲等	综合医院	非营利性	国有全资	卫生行政部门	密云区阳光街383号院	101500	1072	1000	940	819	1182096	192033
152	北京市密云区中医医院	二级	甲等	中医（综合）医院	非营利性	国有全资	卫生行政部门	密云区新中街39号	101500	519	459	194	223	830775	84860
153	北京市密云区妇幼保健院	二级	甲等	妇幼保健院	非营利性	国有全资	卫生行政部门	密云区新南路56号	101500	324	284	100	100	288495	66612
154	北京市延庆区医院（北京大学第三医院延庆医院）	二级	甲等	综合医院	非营利性	国有全资	卫生行政部门	延庆区东顺城街28号、延庆区百泉路37号	102100	1176	1017	540	610	929666	87353
155	北京中医医院延庆医院（延庆区中医医院）	二级	甲等	中医（综合）医院	非营利性	国有全资	卫生行政部门	延庆区新城街11号	102100	363	307	100	120	456932	16039

序号	名称	级别	等次	类型	营利性	经济类型	主办单位	地址	邮编						
156	北京市延庆区妇幼保健院	二级	甲等	妇幼保健院	非营利性	国有全资	卫生行政部门	延庆区延庆镇庆园街8号	102100	156	127	99	40	98049	439
157	北京东苑中医医院	二级	乙等	中医（综合）医院	营利性	其他内资	个人	朝阳区朝来绿色家园广华居18-19号	100102	89	73	80	80	34077	33
158	北京市石景山区中医医院	二级	乙等	中医（综合）医院	非营利性	国有全资	卫生行政部门	石景山区八角北路	100043	167	137	120	103	211508	4949
159	北京大卫中医医院	二级	乙等	中医（综合）医院	非营利性	其他	其他社会组织	昌平区沙河镇满井村	102206	70	51	110	110	32117	
160	北京市东城区精神卫生保健院	二级	合格	精神病医院	非营利性	国有全资	卫生行政部门	东城区东直门外察慈小区7号楼	100027	136	112	129	129	63948	0
161	北京同仁堂中医医院	二级	合格	中医（综合）医院	营利性	其他	企业	东城区西直门外打磨厂街46号	100051	315	204	100	100	690888	0
162	北京市西城区展览路医院	二级	合格	综合医院	非营利性	集体全资	卫生行政部门	西城区西直门外桃柳园西巷16号	100044	333	263	185	145	297937	2342
163	北京市西城区妇幼保健计划生育服务中心（西城区妇幼保健院）	二级	合格	妇幼保健院	非营利性	国有全资	卫生行政部门	西城区平原里小区19号楼	100054	205	184	40	28	124848	0
164	北京市羊坊店医院	二级	合格	综合医院	非营利性	国有全资	卫生行政部门	海淀区羊坊店双贝子坟路1号	100038	216	178	103	0	63809	0
165	北京市海淀区精神卫生防治院	二级	合格	其他专科疾病防治院	非营利性	国有全资	卫生行政部门	海淀区苏家坨镇	100194	158	116	350	240	42633	
166	北京市上地医院	二级	合格	综合医院	非营利性	国有全资	其他行政部门	海淀区海淀乡树村街甲6号；海淀区东北旺南路甲29号	100084	328	263	158	173	161264	11860
167	北京大学医院	二级	合格	综合医院	非营利性	国有全资	事业单位	海淀区颐和园路5号	100871	364	318	101	101	459267	27829
168	北京市丰台区南苑医院	二级	合格	综合医院	非营利性	国有全资	卫生行政部门	丰台区南苑镇公所胡同3号	100076	627	560	419	419	426024	44063

续表

序号	机构名称	等级	等次	类型	性质	经济类型	设置主办单位	地址	邮编	职工总数(人)	卫生技术人员(人)	编制床位(张)	实有床位(张)	门诊(人次)	急诊(人次)
169	北京市丰台区铁营医院	二级	合格	综合医院	非营利性	国有全资	卫生行政部门	丰台区永外镇七条1号	100079	394	343	311	301	303469	38010
170	北京市丰台区妇幼保健计划生育服务中心	二级	合格	妇幼保健院	非营利性	国有全资	卫生行政部门	丰台区开阳里三区1号，丰台区风格与林苑甲37号楼	100067	354	286	243	60	303556	22364
171	北京丰台安门医院	二级	合格	综合医院	非营利性	集体全资	社会团体	丰台区右安门外大街199号	100069	1127	885	600	853	139311	30007
172	北京长峰医院	二级	合格	综合医院	营利性	私有	社会团体	丰台区靛厂新村291号	100039	286	222	150	150	41656	740
173	北京国济中医医院	二级	合格	中医（综合）医院	非营利性	私有	社会团体	丰台区莲花池东路132号	100055	192	126	158	158	22074	0
174	北京市红十字会和平骨科医院	二级	合格	骨科医院	非营利性	其他内资	社会团体	丰台区丰台路口东里198号	100161	156	139	105	105	49200	1167
175	北京汇安中西医结合医院	二级	合格	中西医结合医院	非营利性	其他内资	企业	丰台区马家堡西路26号院1号楼	100068	121	88	120	120	4489	0
176	北京市丰台区人协会莲花池康复医院	二级	合格	康复医院	非营利性	其他内资	个人	丰台区莲宝路2号院	100161	120	90	110	96	32976	0
177	石景山区妇幼保健院	二级	合格	妇幼保健院	非营利性	国有全资	卫生行政部门	石景山区依翠园5号	100040	113	89	85	0	62052	0
178	门头沟区龙泉医院	二级	合格	精神病医院	非营利性	国有全资	卫生行政部门	门头沟区门头沟路42号	102300	130	101	280	210	22780	86
179	中国核工业北京四〇一医院	二级	合格	综合医院	非营利性	国有全资	事业单位	房山区新镇	102413	405	349	164	160	285544	42178
180	北京市通州区精神病医院	二级	合格	精神病医院	非营利性	国有全资	卫生行政部门	通州区宋庄镇	101101	113	83	120	145	4710	0
181	北京市通州区老年病医院	二级	合格	护理院	非营利性	国有全资	卫生行政部门	通州区台湖镇次渠村，通州区运河西大街240号	101100	0	0	0	0	0	0
182	北京安琪妇产医院	二级	合格	妇产（科）医院	营利性	其他	其他社会组织	通州区云景南大街104号	101101	108	80	50	50	19151	0

序号	名称	级别		类别	营利性	所有制	主办单位	地址	邮编						
183	北京德泽口腔医院	二级	合格	口腔医院	营利性	私有	个人	通州区通胡大街15号院7号楼	101100	28	21	15	15	5593	0
184	顺义区空港医院（顺义区后沙峪镇社区卫生服务中心）	二级	合格	综合医院	非营利性	集体全资	卫生行政部门	顺义区后沙峪镇	101318	466	378	205	168	402604	24039
185	北京市昌平区南口医院（昌平区南口中西医结合医院）	二级	合格	中西医结合医院	非营利性	国有全资	卫生行政部门	昌平区南口镇南辛路2号	102202	491	381	240	240	223912	13509
186	北京市昌平区沙河医院	二级	合格	综合医院	非营利性	国有全资	卫生行政部门	昌平区巩华镇扶京街22号	102206	274	217	150	150	143615	26606
187	北京市昌平区妇幼保健院	二级	合格	妇幼保健院	非营利性	国有全资	卫生行政部门	昌平区北环路1号	102200	437	340	172	132	378194	20004
188	北京市昌平区精神卫生保健院	二级	合格	精神病医院	非营利性	国有全资	卫生行政部门	昌平区南口镇东大街22号	102202	171	112	299	450	15456	
189	北京同善堂中医医院	二级	合格	中医（综合）医院	营利性	股份合作	其他社会组织	昌平区十三陵镇	100021	143	77	90	90	760	0
190	北京皇城股骨头坏死专科医院	二级	合格	其他中医专科医院	非营利性	股份合作	其他社会组织	昌平区西关路27号	102200	107	89	100	100	5264	0
191	北京欢乐银河口腔医院	二级	合格	口腔医院	营利性	其他	其他社会组织	昌平区回南路9号院41号楼	102208	36	35	15	4	8000	0
192	北京市平谷区妇幼保健院	二级	合格	妇幼保健院	非营利性	国有全资	卫生行政部门	平谷区南岔子街49号	101200	386	318	110	110	252505	33473
193	北京市平谷区精神病医院	二级	合格	精神病医院	非营利性	国有全资	卫生行政部门	平谷区韩庄镇滑子村南	101201	55	49	200	200	21141	0
194	北京市平谷区岳协医院	二级	合格	综合医院	非营利性	集体全资	社会团体	平谷区府前西南13号	101200	255	197	200	200	98292	4438
195	北京市平谷区京东口腔医院	二级	合格	口腔医院	非营利性	私有	企业	平谷区林荫南街9号	101200	20	16	0	15	9394	

续表

序号	机构名称	等级	等次	类型	性质	经济类型	设置/主办单位	地址	邮编	职工总数（人）	卫生技术人员（人）	编制床位（张）	实有床位（张）	门诊（人次）	急诊（人次）
196	北京市怀柔区第二医院（怀柔区汤河口镇社区卫生服务中心）	二级	合格	综合医院	非营利性	国有全资	卫生行政部门	怀柔区汤河口镇汤河口村5号	101411	89	72	100	20	55100	662
197	北京市怀柔安佳医院	二级	合格	精神病医院	非营利性	国有全资	卫生行政部门	怀柔区怀柔北火车站一区23号	101408	157	138	231	180	13095	464
198	北京京北健永口腔医院	二级	合格	口腔医院	营利性	其他	个人	怀柔区迎宾北路18号	101400	50	40	15	15	18800	1436
199	北京市密云区精神卫生防治院（密云区精神病病院）	二级	合格	精神病医院	非营利性	国有全资	卫生行政部门	密云区巨各庄镇巨政大街165号	101500	96	80	200	120	32183	0
200	北京市延庆区精神病医院	二级	合格	精神病医院	非营利性	国有全资	卫生行政部门	延庆区张山营镇张山营村，延庆区新城街96号	102115	32	32	240	108	9776	134
201	北京市监狱管理局清河分局医院	二级	合格	综合医院	非营利性	国有全资	其他行政部门	天津市京山线茶淀站清河农场五科西街	300481	242	211	105	105	63728	1885
202	北京市崇文区中医医院	二级	未评	中医（综合）医院	非营利性	国有全资	卫生行政部门	东城区西兴隆街1号	100061	0	0	0	0	0	0
203	北京拜博拜尔口腔医院	二级	未评	口腔医院	营利性	其他	企业	东城区祈年大街18号院4号楼，5号楼	100062	85	77	15	15	2735	2025
204	北京恒和中西医结合医院	二级	未评	中西医结合医院	营利性	私有	个人	东城区西总布胡同46号	100005	276	176	228	101	10444	0
205	北京端安康复医院	二级	未评	康复医院	营利性	私有	其他社会组织	西城区鸭子桥路35号4号楼	100055	241	189	100	68	4048	0
206	北京新世纪儿童医院	二级	未评	儿童医院	营利性	其他内资	企业	西城区南礼士路56号	100045	405	257	105	94	86005	17215
207	北京家圆医院	二级	未评	综合医院	营利性	股份合作	个人	西城区富国街2号	100034	170	137	105	101	53356	0
208	北京军颐中医医院	二级	未评	中医（综合）医院	营利性	股份合作	个人	西城区南菜园街甲2号	100054	136	106	80	80	73901	0

序号	名称	级别	评定	类型	营利性	经济类型	主办单位	地址	代码						
209	北京长安中西医结合医院	二级	未评	中西医结合医院	营利性	股份合作	个人	西城区枣林前街19号	100053	124	82	100	100	10940	0
210	北京瑞城口腔医院	二级	未评	口腔医院	营利性	私有	个人	西城区西单北大街109号六层	100032	71	63	15	15	18245	3219
211	北京市朝阳区双桥医院	二级	未评	综合医院	非营利性	国有全资	卫生行政部门	朝阳区双桥东路	100121	380	328	236	204	500908	46038
212	北京市朝阳区第三医院	二级	未评	精神病医院	非营利性	国有全资	卫生行政部门	朝阳区双桥南路甲8号，朝阳区延静西里12号楼，朝阳区金盏乡金盏大街2号	100024	300	233	360	410	27314	0
213	中国藏学研究中心北京藏医院	二级	未评	藏医院	非营利性	国有全资	事业单位	朝阳区小关北里218号	100029	241	165	100	88	96552	0
214	北京嫣然天使儿童医院	二级	未评	儿童医院	非营利性	其他内资	社会团体	朝阳区望京东园519号楼	100102	181	114	40	40	63583	0
215	北京五洲妇儿医院	二级	未评	妇产（科）医院	营利性	其他内资	其他社会组织	朝阳区西大望路24号	100022	362	216	80	80	98225	660
216	北京和睦家医院	二级	未评	综合医院	营利性	中外合作	企业	朝阳区将台路2号	100016	1205	611	120	93	203454	22329
217	北京优联眼耳鼻喉医院	二级	未评	耳鼻喉科医院	营利性	其他内资	企业	朝阳区东四环南路53号院7号楼	100122	104	85	50	29	7916	0
218	北京市朝阳区三环肿瘤医院	二级	未评	肿瘤医院	非营利性	股份合作	企业	朝阳区十里河352号	100122	561	490	0	0	43016	0
219	北京丽婴妇产医院	二级	未评	妇产（科）医院	营利性	其他内资	企业	朝阳区朝阳北路雅成一里16号楼	100025	128	60	50	50	16081	0
220	北京亚运村美中宜和妇儿医院	二级	未评	妇产（科）医院	营利性	其他内资	企业	朝阳区安慧北里逸园5号楼	100101	449	287	42	42	99592	1490
221	北京麦瑞骨科医院	二级	未评	骨科医院	营利性	其他内资	企业	朝阳区北苑路1号	100012	219	118	150	150	18084	762
222	北京光熙康复医院	二级	未评	康复医院	营利性	其他内资	企业	朝阳区光熙门北里22号楼北楼	100028	139	124	100	100	1315	0

续表

序号	机构名称	等级	等次	类型	性质	经济类型	设置/主办单位	地址	邮编	职工总数（人）	卫生技术人员（人）	编制床位（张）	实有床位（张）	门诊（人次）	急诊（人次）
223	北京和睦家康复医院	二级	未评	康复医院	营利性	中外合作	企业	朝阳区东风乡将台洼村甲168号	100016	156	91	101	101	1294	
224	北京年轮中医骨科医院	二级	未评	骨伤医院	营利性	其他内资	个人	朝阳区八里庄北里87-89号	100025	120	68	110	110	3541	4675
225	北京伟达中医肿瘤医院	二级	未评	其他中医专科医院	营利性	其他内资	个人	朝阳区王四营乡官庄大队官庄路100号	100023	139	116	99	99	41274	0
226	北京四惠中医医院	二级	未评	其他中医专科医院	营利性	私有	个人	朝阳区高碑店乡半壁店村惠河南街1092号	100022	120	85	100	100	20049	0
227	北京瑞程医院管理有限公司瑞泰口腔医院	二级	未评	口腔医院	营利性	其他内资	个人	朝阳区天居园1号楼	100107	189	117	15	15	101063	0
228	北京希玛林顺潮眼科医院	二级	未评	眼科医院	营利性	其他内资	个人	朝阳区建国路27号院2号楼	100124	100	57	30	30	13108	0
229	北京市朝阳区租兴肿瘤医院	二级	未评	肿瘤医院	非营利性	其他内资	个人	朝阳区十八里店乡吕家营南里甲1号	100122	565	400	500	100	15658	3816
230	北京和美妇儿医院	二级	未评	妇产（科）医院	营利性	其他内资	个人	朝阳区安外小关北里甲2号	100021	420	241	72	57	67012	2077
231	北京美中宜和妇儿医院	二级	未评	妇产（科）医院	营利性	其他内资	个人	朝阳区劳动园西路9号、朝阳区四得公园将台西路9-9号	100016	416	273	99	50	127608	
232	北京玛丽妇婴医院	二级	未评	妇产（科）医院	营利性	其他内资	个人	朝阳区和平里北街5号	100013	241	125	80	40	53004	0
233	北京弘和妇产医院	二级	未评	妇产（科）医院	营利性	其他内资	个人	朝阳区红松路2号院1号楼	100018	0	0	0	0	0	
234	北京新世纪妇儿医院	二级	未评	妇产（科）医院	营利性	其他内资	个人	朝阳区望京北路51号院2号楼、5号楼	100102	353	231	102	67	75119	8300
235	北京精诚博爱康复医院	二级	未评	康复医院	营利性	其他内资	个人	朝阳区崔各庄乡南皋路188号	100015	126	66	120	120	1924	
236	北京百子湾和美妇儿医院	二级	未评	其他专科医院	营利性	其他内资	个人	朝阳区百子湾南二路18号	100022	272	157	60	44	25000	1351

序号	医院名称	等级	评审	医院类型	营利性	经济类型	主办单位	地址	邮编						
237	北京凤凰妇儿医院	二级	未评	其他专科医院	营利性	其他内资	个人	朝阳区将台西路18号	100016	139	101	50	50	18471	0
238	北京四季青医院（海淀区四季青镇社区卫生服务中心）	二级	未评	综合医院	非营利性	集体全资	卫生行政部门	海淀区远大路32号	100097	764	556	250	195	932586	57874
239	清华大学医院	二级	未评	综合医院	非营利性	国有全资	事业单位	海淀区双清路30号清华大学校内	100084	219	198	130	102	442932	33773
240	兵器工业北京北方医院	二级	未评	综合医院	非营利性	国有全资	企业	海淀区车道沟10号	100089	198	153	200	79	117365	4797
241	北京怡德医院	二级	未评	综合医院	营利性	其他内资	企业	海淀区昆明湖南路51号E座	100097	354	219	108	78	16802	0
242	北京市海淀区同步中医骨科医院	二级	未评	骨伤医院	非营利性	其他内资	企业	海淀区五孔桥田村路8号8幢	100143	76	62	99	99	10399	0
243	北京大和妇产医院	二级	未评	妇产（科）医院	营利性	股份合作	企业	海淀区闵庄路3号玉泉慧谷9-1号楼	100195	175	100	104	30	13554	629
244	北京圣宝妇产医院	二级	未评	妇产（科）医院	营利性	其他	企业	海淀区昌平路南段36号2号楼	100192	139	97	99	99	9995	184
245	北京宝岛妇产医院	二级	未评	妇产（科）医院	营利性	其他	企业	海淀区新街口外大街1号	100088	330	166	29	29	74046	538
246	北京德尔康尼骨科医院	二级	未评	骨科医院	营利性	私有	企业	海淀区阜石路甲19号	100088	225	166	170	145	60563	4350
247	北京万柳美中宜和妇儿医院	二级	未评	其他专科医院	营利性	其他内资	企业	海淀区万柳中路7号	100089	317	205	60	40	82611	7095
248	北京颐美佳中医医院	二级	未评	中医（综合）医院	营利性	其他	个人	海淀区西四环北路136号	100071	74	56	85	85	7619	0
249	北京汉琨中医医院	二级	未评	中医（综合）医院	营利性	私有	个人	海淀区定慧寺甲2号	100142	78	44	80	80	398	0
250	北京优颐口腔医院	二级	未评	口腔医院	营利性	股份合作	个人	海淀区翠微北里11号楼1栋	100036	57	48	15	15	16973	0

续表

序号	机构名称	等级	等次	类型	性质	经济类型	设置/主办单位	地址	邮编	职工总数(人)	卫生技术人员(人)	编制床位(张)	实有床位(张)	门诊(人次)	急诊(人次)
251	北京康泽肿瘤医院	二级	未评	肿瘤医院	营利性	其他	个人	海淀区双清路八家冰野公园秀良国际大厦	100010	35	14	120	120		
252	北京海婴妇产医院	二级	未评	妇产(科)医院	营利性	私有	个人	海淀区海淀南路36号	100080	0	0	0	0	0	0
253	北京博仁医院	二级	未评	综合医院	营利性	其他内资	企业	丰台区郑王坟南6号A、B、C座	100070	405	245	170	241	16402	562
254	北京维尔丰台口腔医院	二级	未评	口腔医院	营利性	其他内资	企业	丰台区政馨园三区5、6号楼	100079	21	21	15	15	1170	0
255	北京新里程肿瘤医院	二级	未评	肿瘤医院	营利性	中外合资	企业	丰台区万丰路69号	100056	158	111	101	66	6596	
256	北京新华卓越康复医院	二级	未评	康复医院	营利性	其他	企业	丰台区莲花池西里8号	100081	70	52	100	44	1746	0
257	北京劲松口腔医院	二级	未评	口腔医院	营利性	其他内资	个人	丰台区方庄路5号楼	100078	38	32	15	15	3154	0
258	北京欧亚肿瘤医院	二级	未评	肿瘤医院	营利性	其他内资	个人	丰台区新发地陈留村南口8号	100071	101	77	100	100	2642	0
259	北京英智京西康复医院	二级	未评	康复医院	营利性	其他	企业	石景山区杨庄北区29栋	100043	116	70	100	100	8584	0
260	北京市房山区精神病医院	二级	未评	精神病医院	非营利性	国有全资	卫生行政部门	房山区周口店大街28号	102405	393	271	500	530	24740	0
261	北京医大承康口腔医院	二级	未评	口腔医院	营利性	其他内资	企业	房山区良乡西潞北大街26号	102488	0	0	0	0	0	0
262	北京市通州区新华医院	二级	未评	综合医院	非营利性	国有全资	卫生行政部门	通州区九棵树东路386号	101100	907	812	800	80	597636	0
263	北京安娜贝儿妇产医院	二级	未评	妇产(科)医院	营利性	其他	其他社会组织	通州区工业开发区光华路15号	101113	84	60	50	19	8347	0
264	北京靓美口腔医院	二级	未评	口腔医院	营利性	私有	个人	通州区怡乐中路299号院1号楼	101100	53	40	15	15	10359	0

序号	机构名称	级别	评审	类别	营利性	经济类型	主办单位	地址	邮编						
265	北京先和妇产医院	二级	未评	妇产（科）医院	营利性	私有	个人	通州区九棵树中路998号	101101	67	54	50	50	2503	0
266	北京市顺义区精神病医院（顺义区精神卫生防治所）	二级	未评	精神病医院	非营利性	国有全资	其他行政部门	顺义区杨镇	101309	220	122	300	300	12011	0
267	北京强寿中医医院	二级	未评	中医（综合）医院	营利性	私有	个人	顺义区高丽营镇前渠河村利民大街215号	101300	0	0	0	0	0	0
268	北京欢乐顺意口腔医院	二级	未评	口腔医院	营利性	私有	个人	顺义区仁和镇裕龙花园三区27号楼	101300	38	35	15	15	16772	10
269	国家康复辅具研究中心附属康复医院	二级	未评	康复医院	非营利性	国有全资	卫生行政部门	经济技术开发区荣华中路1号	100176	236	202	150	227	55798	0
270	北京市大兴区老年病院	二级	未评	其他专科医院	非营利性	国有全资	卫生行政部门	大兴区礼贤镇大辛庄	102600						
271	北京南郊肿瘤医院	二级	未评	肿瘤医院	营利性	私有	企业	大兴区西红门镇育才路2号	100076	366	262	300	276	29928	0
272	北京普祥中医肿瘤医院	二级	未评	其他中医专科医院	营利性	其他	个人	大兴区亦庄镇成寿寺路2号	100176	187	168	200	200	37220	0
273	北京大兴兴业口腔医院	二级	未评	口腔医院	非营利性	其他内资	个人	大兴区枣园北里10号	102600	136	115	15	15	127297	0
274	北京龙山中医医院	二级	未评	中医（综合）医院	营利性	股份合作	其他社会组织	昌平区城南街道白浮泉路19号	102200	110	65	80	80	6073	0
275	北京天通宽街中医医院	二级	未评	中医（综合）医院	营利性	其他	企业	昌平区东小口镇天通苑东三区2号楼	102218	80	75	80	80	2673	
276	北京泰隆燕园康复医院	二级	未评	康复医院	营利性	其他	企业	昌平区南邵镇景荣街2号	102200	205	176	100	75	22709	1093
277	北京保法肿瘤医院	二级	未评	肿瘤医院	非营利性	其他	个人	昌平区沙河王庄工业园东	102206	52	31	100	90	203	

注：1. 门诊和急诊无数据为未设立门、急诊；
2. 人员和床位无数据为一个机构为一个牌子。

北京地区获国家科学技术奖项目一览表（医药卫生）

奖励名称	等级	项目名称	主要完成单位	主要完成人
国家技术发明奖	二等奖	遗传性耳聋基因诊断芯片系统的研制及其应用	清华大学、解放军总医院、博奥生物集团有限公司	程京　戴朴　邢婉丽　张冠斌 项光新　王国建
国家科技进步奖	一等奖	脑起搏器关键技术、系统与临床应用	清华大学、北京天坛医院、北京协和医院、解放军总医院、北京品驰医疗设备有限公司	李路明　张建国　郝红伟　马伯志 姜长青　文雄伟　郭毅　余新光 孟凡刚　凌至培　王伟明　胡春华 张凯　加福民　刘方军
	二等奖	"肝主疏泄"的理论源流与现代科学内涵	北京中医药大学、北京师范大学、广州中医药大学	王伟　王庆国　王天芳　赵燕 周仁来　徐志伟　李成卫　薛晓琳 刘雁峰　陈建新

 2018年度北京市科学技术奖获奖项目一览表（医药卫生）

获奖等级	获奖编号	项目名称	完成单位	主要完成人
一等奖	2018医-1-001	癌变重编程和NK细胞功能低下促进肝癌发生的分子机制研究	中国科学院生物物理研究所	范祖森　王硕　王彦英　朱平平　夏朋延 杜颖　叶步青　李翀　刘本宇
	2018医-1-002	3D打印钛合金骨科植入物的临床应用与关键技术研究	北京大学第三医院、北京爱康宜诚医疗器材有限公司、北京大学	刘忠军　蔡宏　王彩梅　郑玉峰　张克 刘晓光　张卫平　田华　韦峰　姜亮 孙垂国　孙宇　成艳　李健　刘爱国
	2018医-1-003	牙颌面功能重建关键技术创新及临床应用	北京口腔医院、武汉大学口腔医院、北京大学口腔医学院	王松灵　龙星　范志朋　刘怡　张益 邓末宏　秦力铮　房维　夏登胜　靳路远 徐骏疾　郑颖　杜娟　胡磊　张春梅
	2018医-1-004	自身免疫病发病机制和诊疗关键技术的创研和应用	北京协和医院、医科院基础医学研究所、中日友好医院、香港大学、华南理工大学、上海交通大学医学院附属仁济医院南院	张烜　何维　崔勇　吕力为　张奉春 朱朝晖　李永哲　叶霜　廉哲雄　张建民 赵丽丹　陈华　费允云　唐福林
	2018中-1-001	基于遗传与环境的道地药材品质保障技术研究	中国中医科学院中药研究所、北京大学、南京中医药大学、解放军第三〇二医院、天津大学、上海中医药大学、北京师范大学、中国科学院生态环境研究中心、江西中医药大学、北京中医药大学	黄璐琦　郭兰萍　杨秀伟　段金廒　肖小河 郝庆秀　高文远　黎万奎　孟繁蕴　陈保冬 张小波　钟国跃　刘勇　朱寿东　高伟
	2018药-1-001	通用型骨科导航手术机器人系统关键技术研发与临床应用	北京积水潭医院、北京航空航天大学、北京天智航医疗科技股份有限公司、香港中文大学	田伟　吴新宝　樊瑜波　张送根　梁国穗 刘亚军　王军强　王豫　徐进　张颖恺 刘波　赵春鹏　何达　王彬彬　吕艳伟

获奖等级	获奖编号	项目名称	完成单位	主要完成人				
二等奖	2018医-2-001	激素性股骨头坏死早期诊断、干预、个体化治疗的系统研究与应用	中日友好医院	孙 伟　王佰亮	李子荣　程立明	高福强　刘朝晖	史振才　岳德波	张念非　时利军
	2018医-2-002	我国儿童高血压标准的制定、健康风险评估与防治技术的推广应用	首都儿科研究所、首都医科大学附属北京儿童医院、山东大学	米 杰　程 红	王天有　赵 地	席 波　石 琳	侯冬青　孟玲慧	闫银坤　赵小元
	2018医-2-003	咬合疾病致口面痛的外周和中枢机制、对颅颌系统的影响及防治研究	北京大学口腔医学院	谢秋菲　徐啸翔	姜 婷　傅开元	曹 烨　甘业华	李 健　易小松	杨广聚
	2018医-2-004	外周组织微创病理在神经系统罕见病诊断中的临床研究及推广应用	北京大学第一医院	袁 云　李越星	张 巍　高 枫	王朝霞　郝洪军	吕 鹤　贾志荣	吴丽娟　孟令超
	2018医-2-005	大气颗粒物短期暴露对心血管和呼吸系统的影响特征及其机制研究	北京大学	郭新彪	邓芙蓉	吴少伟	黄 婧	
	2018医-2-006	嗅觉障碍性疾病的创新诊疗技术的建立及推广和应用	北京安贞医院	魏永祥　苗旭涛	杨 凌　任媛媛	刘 佳　陈国威	姚淋尹　占小俊	田 俊　郭怡辰
	2018医-2-007	提高肺癌放疗疗效关键技术的研究与应用	医科院肿瘤医院	王绿化　周宗玫	毕 楠　赵路军	惠周光　王静波	梁 军　吕纪马	冯勤付　杨 明
	2018中-2-001	刮痧技术标准关键指标的基础与临床研究	中国中医科学院针灸研究所、北京中科贴针灸健康科技有限公司	杨金生　刘 朝	王莹莹　吴 远	张少鹏　刘海华	徐东升　张 颖	刘冬霞　谷世喆
	2018中-2-002	益气活血中药改善急性冠脉综合征介入后患者预后的示范研究	中国中医科学院西苑医院	史大卓　刘剑刚	陈可冀　王少丽	王承龙　张大武	王培利　杜健鹏	薛 梅　马晓娟
三等奖	2018医-3-001	援塞拉利昂高等级生物安全实验平台的构建及应用	中国疾病预防控制中心、中国疾病预防控制中心病毒预防控制所、中国建筑科学研究院有限公司、北京城建集团有限责任公司	高 福　董小平	梁晓峰	武桂珍	王子军	蒋晋生
	2018医-3-002	鼠疫等致病性耶尔森菌流行规律及防控关键技术研究	中国疾病预防控制中心传染病预防控制所、贵州省疾病预防控制中心、云南省地方病防治所、甘肃省疾病预防控制中心、北京市东城区疾病预防控制中心、广西壮族自治区疾病预防控制中心	王 鑫　汪 静	景怀琦	宋志忠	韦小瑜	席进孝
	2018医-3-003	针对截瘫患者行走功能的精准康复技术体系建立及应用	中国康复研究中心、清华大学	李建军　高 峰	季林红	杨明亮	关鑫宇	杨德刚
	2018医-3-004	婴幼儿难治性心律失常一体化复合治疗的临床研究与应用	北京华信医院	李小梅　张东亚	江 河	戈海延	吴清玉	靳永强
	2018医-3-005	遗传变异在女性恶性肿瘤发生发展过程中的分子机制及应用的研究	北京大学第三医院、北京大学、苏州大学	李 华　王晓霞	杜 权	周翊峰	梁华茂	易 凡
	2018医-3-006	上尿路修复技术的改良创新及推广应用	北京大学第一医院、解放军陆军总医院、北京大学人民医院	李学松　张崔建	周辉霞	张 骞	王 刚	叶雄俊
	2018医-3-007	遗传性牙齿发育异常致病新基因的确认及分子机制研究	北京大学口腔医学院、北京大学、北京口腔医院	冯海兰　宋书娟	韩 冬	王衣祥	刘浩辰	刘 洋
	2018医-3-008	对比剂致急性肾损伤的机制研究和临床防治策略	北京安贞医院、河北医科大学第二医院、天津市心血管病研究所、河北大学附属医院	周玉杰　程 虹	刘晓丽	傅向华	丛洪良	贾辛未

2018年度北京地区获中华医学科技奖项目一览表

获奖等级	获奖编号	项目名称	完成单位	完成人			
一等奖	201801024	子宫内膜癌发病微环境及分子机制研究	北京大学人民医院、天津医科大学总医院、上海市第一人民医院	王建六 李小平 赵丽君 张 果	魏丽惠 王颖梅 周 蓉 李双弟	薛凤霞 贺银燕 周静怡 田文艳	万小平 王志启 郝 娟
	201801056	生殖细胞发育的表观遗传调控机制及体外干预方法研究	北京大学第三医院、北京大学	乔 杰 李 蓉 黄 颖 卢翠玲	汤富酬 闫丽盈 朱小辉 郑晓英	严 杰 于 洋 刘 平	赵 越 黄 锦 马彩虹
	201801062	自身免疫病发病机制和诊疗关键技术的创研和应用	北京协和医院、医科院基础医学研究所、中日友好医院、香港大学、华南理工大学、上海交通大学医学院附属仁济医院南院	张 烜 张奉春 廉哲雄 费允云	何 维 朱朝晖 张建民 唐福林	崔 勇 李永哲 赵丽丹	吕力为 叶 霜 陈 华
二等奖	201802030	输血安全与质量控制关键技术的研究及应用	解放军总医院、解放军军事科学院军事医学研究院、北京医院、北京金豪制药股份有限公司	汪德清 王小慧 钟 堃	詹林盛 常 乐 庄 远	王露楠 朱立国	于 洋 付秋霞
	201802051	人类重大传染病动物模型体系的建立及应用	医科院医学实验动物研究所、香港大学、北京科兴生物制品有限公司	秦 川 高一村 邓 巍	袁国勇 高 虹 陈福和	尹卫东 魏 强	鲍琳琳 张连峰
	201802107	高龄老人重要健康相关指标的流行病学研究与应用	中国疾病预防控制中心、北京大学、国家卫生计生委北京老年医学研究所	施小明 雷晓燕 朱小泉	曾 毅 孙 亮 石文惠	杨 泽 殷召雪	吕跃斌 陆杰华
	201802167	HIV/HCV共感染及HIV单独感染者临床特点及发病机制研究	北京大学第一医院、北京佑安医院	徐小元 陆海英 于 敏	张 彤 张玉林	吴 昊 吴赤红	于岩岩 霍 娜
	201802225	原发性头痛慢病管理规范化诊疗体系建立的关键理论技术研究及推广	解放军总医院、重庆医科大学附属第一医院	于生元 周冀英 邱恩超	董 钊 谢敬聘 张明洁	刘若卓 王湘庆	王晓琳 王蓉飞
	201802239	多模态影像引导肿瘤精准消融体系的构建及临床应用	解放军总医院、北京理工大学、中山大学附属第一医院、珠海和佳医疗设备股份有限公司、南京康友医疗科技有限公司	梁 萍 刘方义 韩治宇	于 杰 王涌天 吕明德	杨 健 谢晓燕	匡 铭 程志刚
三等奖	201803026	瘢痕疙瘩综合诊疗体系的建立——从基础研究到临床应用的转化	北京协和医院	王晓军 丁文蕴	王友彬 曾 昂	龙 笑 宋可新	刘志飞 斯楼斌
	201803027	抑郁症量化治疗模式研究	北京安定医院	王 刚 冯 媛	肖 乐 周晶晶	郭 彤 陈 旭	丰 雷 张 玲
	201803101	应用生物材料激活成年内源性神经发生修复脊髓损伤的基础及临床前研究	首都医科大学	李晓光 赵 文	杨朝阳 高钰丹	段红梅	郝 鹏

续表

获奖等级	获奖编号	项目名称	完成单位	完成人
三等奖	201803118	非体外循环下冠状动脉旁路移植术治疗冠心病的难点突破及技术推广	北京安贞医院	顾承雄　于　洋　黄信生　高铭鑫 刘长城　李海明　李海涛　戴龙圣
	201803126	高发、新发难治性耐药菌遗传进化机制研究及综合防控平台的创建	北京大学人民医院、北京协和医院	王　辉　陈宏斌　赵春江　李荷楠 王晓娟　张雅薇　王　启　张菲菲
	201803132	病原菌质谱识别鉴定新型技术体系创建与应用	中国疾病预防控制中心传染病预防控制所、北京鑫汇普瑞科技发展有限公司	肖　迪　张建中　卢金星　张慧芳 姜　海　叶长芸　赵　飞　孟凡亮
	201803146	急性冠脉综合征早期预警和规范化防治的探索与实践	北京大学人民医院	陈　红　李素芳　宋俊贤　李忠佑 任景怡　耿　强　张　锋　张　静
	201803179	基于再生和替代理念的骨关节炎阶梯治疗系列研究	解放军总医院	陈继营　郭全义　卢　强　郝立波 刘舒云　周勇刚　彭　江　付　君
	201803185	规范化缺血性脑卒中二级预防体系的建立和推广应用	北京协和医院	崔丽英　彭　斌　朱以诚　倪　俊 周立新　姚　明　金征宇　高　山
	201803191	功能影像关键技术在消化系统重大疾病中的临床转化系统性研究	北京协和医院、川北医学院附属医院、医科院肿瘤医院	金征宇　张小明　周纯武　薛华丹 陈天武　赵心明　朱　亮　朱　江
	201803216	牙齿组织再生的调控机制及应用方法	北京口腔医院	范志朋　王松灵　秦力铮　杜　娟 郑　颖　徐骏疾　靳路远　杜　鹃
	201803348	前列腺动脉栓塞术治疗前列腺增生及出血的基础和临床应用研究	解放军总医院	王茂强　段　峰　袁　凯　张国栋 张　旭　马　鑫　王　燕　阎洁羽
	201803999	腹外疝修补系列创新技术的应用和推广	北京朝阳医院	陈　杰　申英末　王明刚　刘素君 杨　硕　朱熠林　王　帆　孙　立

2018年度北京市临床重点专科项目一览表

项目	专科	医院
培育项目	心内科	大兴区人民医院、北京潞河医院、平谷区医院
	呼吸内科	房山区良乡医院、北京潞河医院、密云区医院
	神经内科	房山区良乡医院、房山区第一医院、北京潞河医院
	普通外科	北京市垂杨柳医院、北京市海淀医院、房山区良乡医院、北京潞河医院、平谷区医院
	儿科	房山区良乡医院、北京潞河医院、怀柔医院、延庆区医院
建设项目	心血管	北京友谊医院、宣武医院、北京天坛医院
	肿瘤科	北京友谊医院、北京朝阳医院、北京世纪坛医院
	妇科	北京医院、北京友谊医院、宣武医院
	儿科	北京协和医院、北京大学人民医院、北京友谊医院、北京安贞医院
	老年医学	北京朝阳医院、北京天坛医院、北京老年医院
	精神科	北京朝阳医院、北京天坛医院

续表

项目	专科	医院
卓越项目	心血管	阜外医院、北京安贞医院
	呼吸内科	北京大学第一医院、北京朝阳医院
	神经内科	宣武医院、北京天坛医院
	普外科	北京协和医院、北京友谊医院

2018年北京市临床研究质量促进中心一览表

依托单位	所在科室	中心主任
阜外医院	医学统计部	李　卫
北京大学医学部	北京大学临床研究所	武阳丰
北京大学第三医院	临床流行病学研究中心	赵一鸣
北京天坛医院	卒中临床试验与临床研究中心	王拥军
北京大学第一医院	医学统计室	姚　晨
北京友谊医院	国家消化系统疾病临床医学研究中心方法学和数据管理平台	贾继东
北京市心肺血管疾病研究所	流行病研究室	赵　冬
北京儿童医院	临床流行病学	彭晓霞
北京大学公共卫生学院	流行病与卫生统计学系	詹思延
宣武医院	循证医学中心	方向华
医科院肿瘤医院	肿瘤流行病学研究室	乔友林
解放军总医院	老年医学研究所	何　耀
北京中医药大学东方医院	临床评价研究中心	刘建平
北京朝阳医院	临床流行病学研究室	童朝晖
北京安定医院	国家精神心理疾病临床	王　刚
解放军第三〇二医院	临床研究管理中心	张　政
北京协和医院	临床流行病学教研室	刘晓清
中国中医科学院西苑医院	中国中医科学院临床药理	唐旭东
中日友好医院	临床研究数据与项目管理平台	孙瑞华
北京中医医院	药物临床试验机构办公室	刘清泉
北京肿瘤医院	流行病学研究室	潘凯枫
北京大学第六医院	社会精神病学与行为	黄悦勤
北京地坛医院	科教处	李　昂
中国医科院基础医学研究所	流行病学与卫生统计学系	单广良
中国中医科学院广安门医院	机构办公室/中医药临床	王　阶
首都儿科研究所	循证医学中心	陈博文

2018年度中医药国际合作专项项目一览表（北京地区）

项目名称	执行单位	负责人	金额（万元）
中国—新加坡中医药中心	北京中医医院	刘清泉	100
中国—德国中医药中心（汉诺威）	中国中医科学院	杨龙会	100
中国—德国中医药中心（魁茨汀）	北京中医药大学东直门医院	王耀献、戴京璋	100
中国—俄罗斯中医药中心（圣彼得堡）	北京中医药大学东方医院	刘金民	100
中国—法国中医药中心（塞纳）	世界中医药学会联合会	陈立新	100
中国—挪威中医药中心	中国中医科学院眼科医院	高云	100
中国—美国中医药中心	中国中医科学院广安门医院	王阶、侯炜	100
中国—澳大利亚中医药中心（悉尼）	北京中医药大学	徐安龙	100
中国—澳大利亚中医药中心（悉尼明医堂）	北京明医康原健康投资管理有限公司	孟文	0
中医药防治糖尿病国际合作基地	中国中医科学院广安门医院	仝小林	100
中医药康复医疗国际合作基地	中国中医科学院望京医院	朱立国	100
中国—日本中医药国际合作基地	中日友好医院	孙阳	100
中国—东南亚地区药用植物资源开发与利用基地	中国中医科学院	黄璐琦	100
中医药国际标准体系构建	中国中医科学院中医临床基础医学研究所	王燕平	150
中医药国际合作项目管理	中国中医科学院中医临床基础医学研究所	王燕平	50
中医药服务贸易管理体系建设	国家中医药管理局本级	王笑频	50
中医医师和专技人员国际人才培养机制建设与水平评价认证	国家中医药管理局中医师资格认证中心	王振宇	100
"一带一路"中医药针灸风采行	世界针灸学会联合会	刘保延、杨宇洋	100
中医中药港澳行	中国中医药报社	王淑军	50
海峡两岸暨香港、澳门中医药文化传承交流与服务创新	国家中医药管理局对台港澳中医药交流合作中心	杨金生	50
中药海外注册研究与促进	中国医药保健品进出口商会	孟冬平	50
中医英语水平考试及中医英语语料库建设	中华中医药学会翻译分会	施建蓉	50
中医药文化创意宣传品制作	中国中医科学院中医临床基础医学研究所	王燕平	25

北京市第一批老年友善医院一览表

地区	医院名称
东城区	北京协和医院、北京中医医院、北京市隆福医院、北京市和平里医院
西城区	复兴医院、西城区展览路医院、北京市肛肠医院
朝阳区	航空总医院、北京和睦家康复医院
海淀区	北京市海淀医院、北京老年医院、航天中心医院、西苑医院
石景山区	北京康复医院
门头沟区	门头沟区中医医院
昌平区	北京王府中西医结合医院
大兴区	大兴区人民医院、大兴区中西医结合医院
密云区	密云区中医医院
延庆区	北京中医医院延庆医院

 ## 北京市第二批老年友善医院一览表

地区	医院名称
东城区	北京医院、北京市普仁医院
西城区	宣武医院、北京大学人民医院、西城区广外医院、北京安定医院
海淀区	北京四季青医院
丰台区	丰台中西医结合医院、北京博爱医院、北京佑安医院
石景山区	北京英智京西康复医院、石景山医院
门头沟区	门头沟区医院
房山区	房山区老年病医院、房山区良乡医院、房山区中医医院
昌平区	北京泰康燕园康复医院
大兴区	北京南郊肿瘤医院、北京市仁和医院
怀柔区	怀柔区中医医院、怀柔医院
延庆区	延庆区医院（北京大学第三医院延庆医院）

第二届"白求恩式好医生"一览表（北京地区）

姓名	单位及职务
亢泽峰	中国中医科学院眼科医院主任医师、教授
高学军	北京大学口腔医院主任医师、教授
肖承悰	北京中医药大学东直门医院主任医师、教授
王硕	北京天坛医院神经外科中心副主任、主任医师、教授
薛晓艳	航天中心医院重症医学科主任、主任医师
张萍	北京清华长庚医院主任医师、教授
秦泗河	国家康复辅具研究中心附属康复医院矫形外科主任、主任医师

专有名词对照表

简称	全称
120	北京急救中心、北京紧急医疗救援中心
12320	北京市卫生计生热线
999	北京市红十字会紧急救援中心
125计划	北京市中医药人才培养计划
215工程	市卫生系统高层次卫生技术人才队伍建设工程
686项目	中央补助地方卫生经费重性精神疾病管理治疗项目
863计划	国家高技术研究发展计划
973计划	国家重点基础研究发展计划
985工程	创建世界一流大学和高水平大学
AEFI	疑似预防接种异常反应
AFP	急性弛缓性麻痹
AIDS	获得性免疫缺陷综合征（艾滋病）
APEC	亚太经济合作组织
CCU	冠心病重症监护病房
CH	先天性甲状腺功能减退
CPR	心肺复苏
CT	X线电子计算机断层扫描装置
DNT	到院至静脉溶栓时间
DOTS	直接督导短程化疗
DRGs	诊断相关组
DSA	数字减影血管造影
EICU	急诊重症监护
EMR	电子病历
FDC	抗结核药品固定剂量复合制剂
FPG	空腹血糖
GCP	药物临床试验管理规范
HCV	丙型肝炎病毒
HERP	医院综合运营管理信息系统
HIB	B型流感嗜血杆菌
HIS	医院信息系统
HIV	人类免疫缺陷病毒（艾滋病病毒）
HPV	人乳头瘤病毒
HRP	医院资源规划

ICME	继续医学教育管理系统
ICU	重症监护病房
IPV-OPV	脊髓灰质炎疫苗序贯免疫策略
ITLS	国际创伤生命支持
KPI	关键绩效
LA	医用电子直线加速器
LIS	实验室（检验科）信息系统
MDR	耐多药
MDT	多学科综合治疗
MICU	内科重症监护病房
MSM	男男性接触人群
MTM	药物治疗管理
NICU	新生儿重症监护病房
OA	办公自动化
PACS	医学影像的存储和传输系统
Pad	平板电脑
PADIS	国家人口宏观管理与决策信息系统
PBL	以问题为导向的教学方法
PDA	掌上电脑
PDCA	计划、执行、检查、修正闭环管理
PET	正电子发射型断层仪
PICC	经外周静脉穿刺中心静脉置管
PKU	苯丙酮尿症
PPD	结核菌素纯蛋白衍生物
RIS	放射信息管理系统
RPR	快速血浆反应素环状卡片试验（非特异性梅毒血清学试验）
SCI	科学引文索引
SCIE	科学引文索引扩展版（即网络版）
SLE	系统性红斑狼疮
ST	言语治疗师
TB	结核病
TIA	短暂性脑缺血发作
VTE	静脉血栓栓塞症
WHO	世界卫生组织
WHO西太区	世界卫生组织西太平洋地区
爱卫办	爱国卫生运动委员会办公室
安监局	安全生产监督管理局
布病	布鲁菌病
发改委	发展和改革委员会
改水办	农村改水办公室

高法	最高人民法院
公卫	公共卫生
规培	住院医师规范化培训
惠民基金会	北京市惠民医药卫生事业发展基金会
疾控	疾病预防控制
脊灰	脊髓灰质炎
健促办	健康促进工作委员会办公室
结防	结核病防治
京交会	中国（北京）国际服务贸易交易会
经信委	经济和信息化委员会
精防	精神病防治
科协	科学技术协会
两非	非医学需要的胎儿性别鉴定及非医学需要的人工终止妊娠
慢病	慢性非传染性疾病
"千人计划"	海外高层次人才引进计划
三基	基础知识、基本理论、基本技能
食药局	食品药品监督管理局
首发基金	首都医学发展科研基金
首发专项	首都卫生发展科研专项
首医委	首都医药卫生协调委员会
双一流	世界一流大学和一流学科建设
四苗	卡介苗、脊髓灰质炎疫苗、百白破疫苗、麻疹疫苗
托管	委托管理
"万人计划"	国家高层次人才特殊支持计划
卫技	卫生技术
卫生计生委	卫生和计划生育委员会
五苗	卡介苗、乙肝疫苗、脊髓灰质炎疫苗、百白破疫苗、麻疹疫苗
新农合	新型农村合作医疗
药监局	药品监督管理局
医调委	医疗纠纷人民调解委员会
医改办	深化医药卫生体制改革工作领导小组办公室
医管局	医院管理局
医科院	中国医学科学院
医联体	区域医疗联合体
院感	医院感染
质监局	质量技术监督局
质控中心	质量控制和改进中心
中治率	中医药治疗率
综治委	社会治安综合治理委员会
住培	住院医师规范化培训

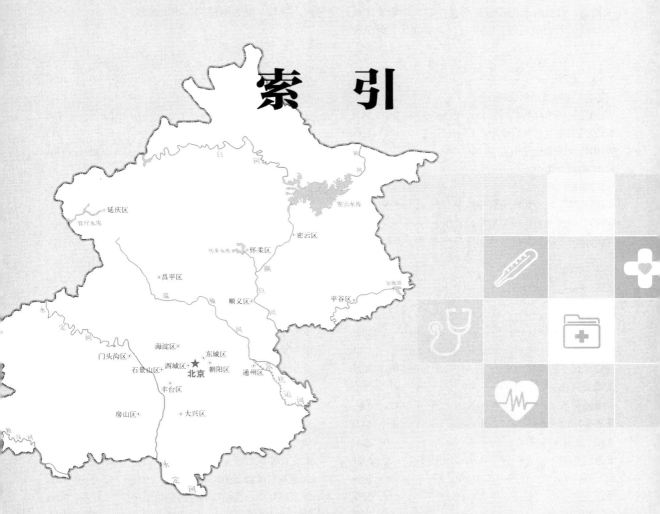

索 引

使用说明

一、本索引采用内容分析索引法编制。

二、索引基本上按汉语拼音音序排列，具体排列方法如下：以阿拉伯数字打头的排在最前面，以英文字母打头的列于其后。以汉字打头的标目按首字的音序、音调依次排列；同音字按笔画排列，笔画少的在前、多的在后；首字相同时，则以第二个字排序，并依此类推。

三、索引标目后的数字，表示检索内容所在的年鉴正文页码；数字后面的英文字母a、b，表示年鉴正文中的栏别，合在一起即指该页码及左右两个版面区域；页码后无字母，则为两栏均有相关内容。

四、本索引不包含大事记、卫生统计、附录内容。

C

D

K